ENCICLOPEDIA DE LOS
ALIMENTOS
Y SU PODER CURATIVO

Tratado de bromatología y dietoterapia

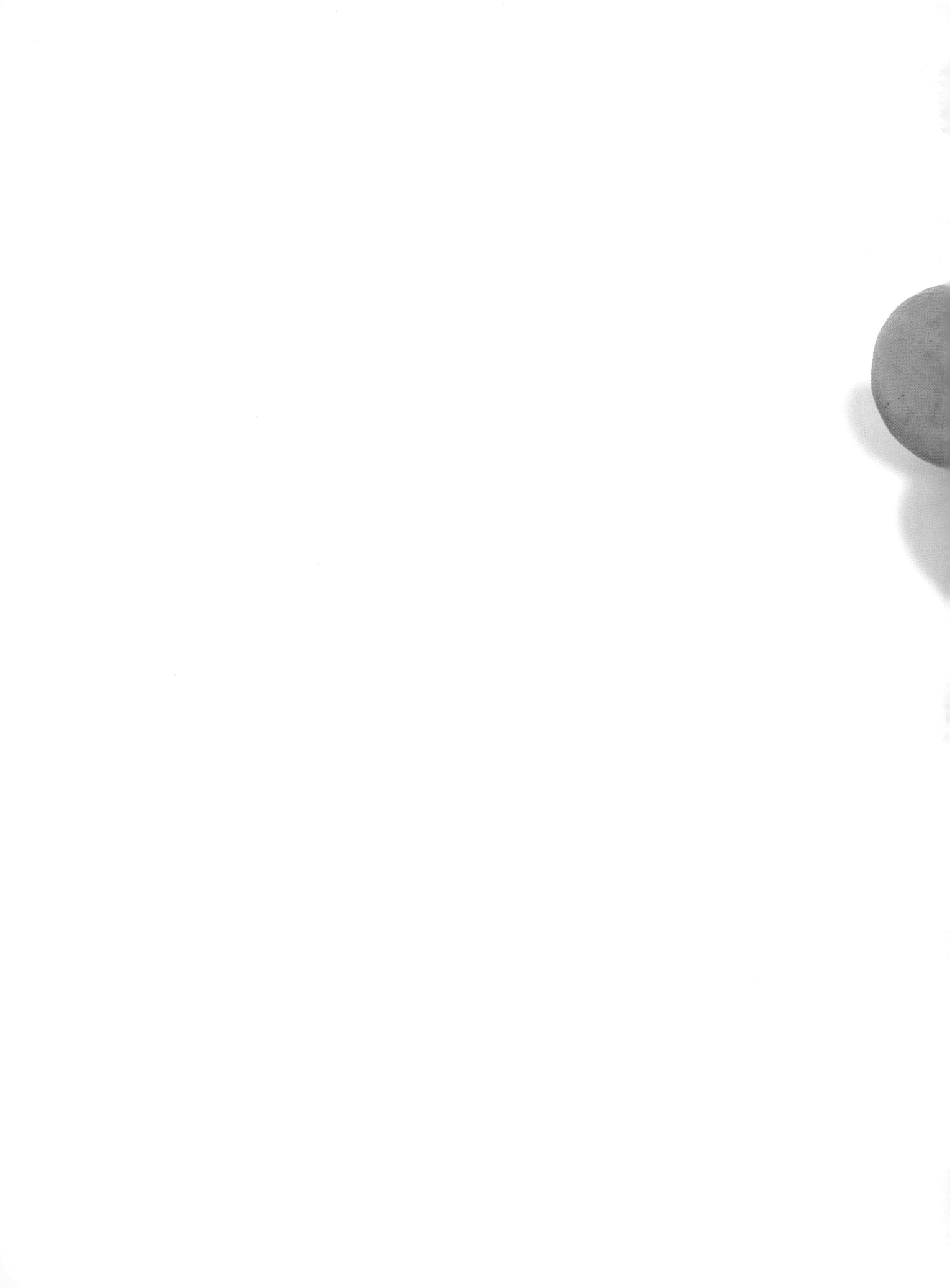

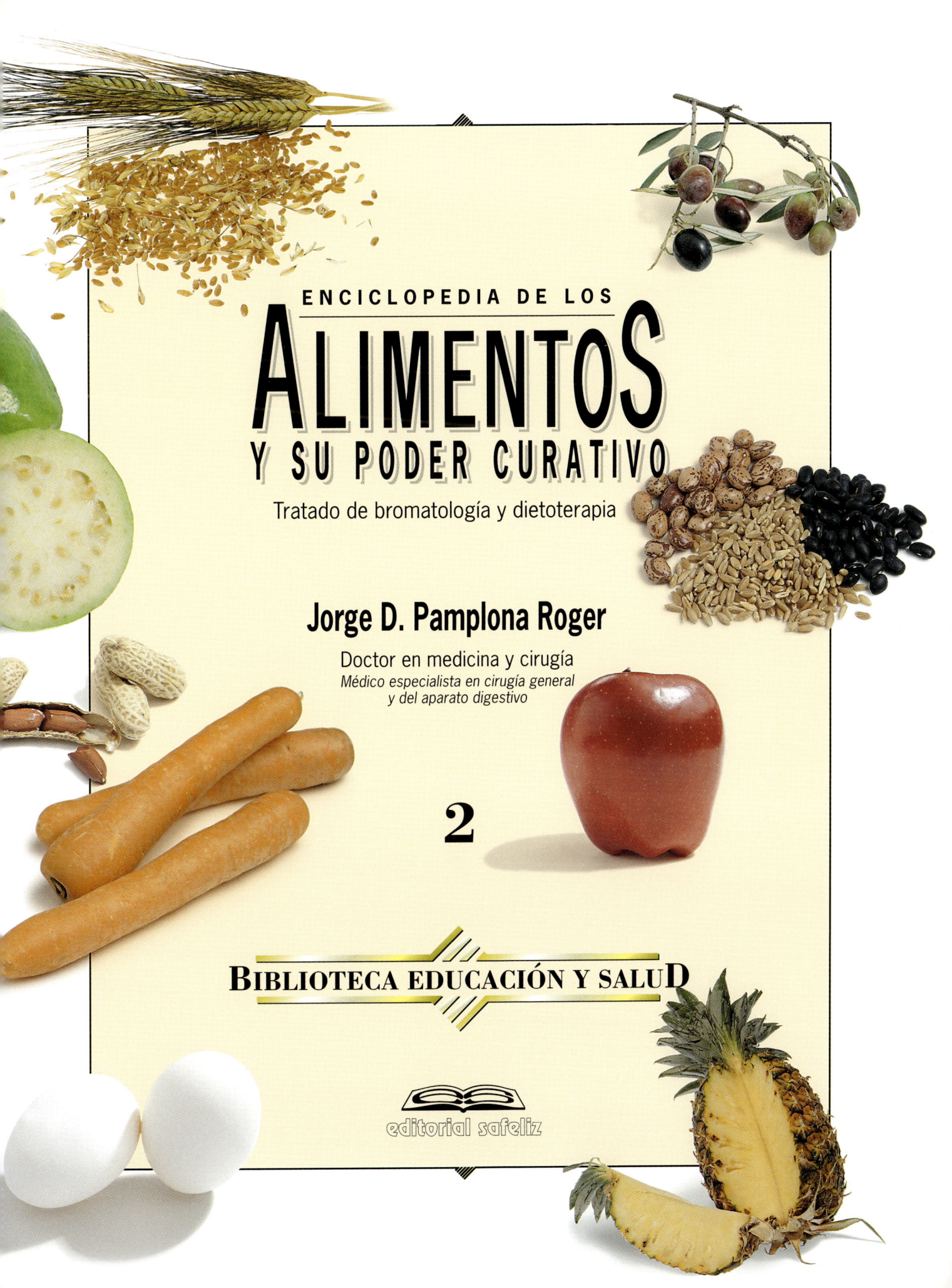

ENCICLOPEDIA DE LOS
Alimentos
Y SU PODER CURATIVO

Tratado de bromatología y dietoterapia

Jorge D. Pamplona Roger

Doctor en medicina y cirugía
*Médico especialista en cirugía general
y del aparato digestivo*

2

BIBLIOTECA EDUCACIÓN Y SALUD

Editorial safeliz

Biblioteca Educación y Salud
Enciclopedia de los alimentos y su poder curativo

EQUIPO EDITORIAL

Director General	JONATHAN VALLS ESTEBANELL	Redacción	RAQUEL CARMONA
Director de Administración	ALEJO GOYA ROSET		MÓNICA DÍAZ
Director de I+D	JORGE D. PAMPLONA ROGER		LUIS GONZÁLEZ SORIANO
Coordinación editorial	ELISABETH SANGÜESA ABENIA		JUAN F. SÁNCHEZ PEÑAS
Producción y logística	MARTÍN GONZÁLEZ HUELMO	Secretaria	MARÍA PILAR ARTAL
		Maquetación, Diseño	ISAAC CHÍA MAYOLAS
		y Fotografía	JOSÉ Mª WEINDL
			JAVIER ZANUY PASCUAL

Impresión Artes Gráficas Toledo – Jarama s/n – E-45007 Toledo

IMPRESO EN ESPAÑA / *PRINTED IN SPAIN*

Junio 2004: 8ª impresión de la 1ª edición

Copyright by © **EDITORIAL SAFELIZ, S.L.**
Pradillo, 6 – Pol. Ind. La Mina
E-28770 Colmenar Viejo, Madrid (España)
tel. [+34] 91 845 98 77 – fax [+34] 91 845 98 65
e-mail: admin@safeliz.com – www.safeliz.com

Depósito legal: TO-497-2004
ISBN: 84-7208-180-X (obra completa)
84-7208-182-6 (TOMO 2)

Promociona: **Asociación Educación y Salud**

*No está permitida la **reproducción total o parcial** de este libro (texto, imágenes o diseño) en ningún idioma, ni su tratamiento informático, ni la transmisión de ninguna forma o por cualquier medio, ya sea electrónico, mecánico, por fotocopia, por registro u otros métodos, sin el **permiso previo y por escrito** de los titulares del Copyright.*

Advertencia: Es el deseo del autor y de los editores que el contenido de esta obra sirva para orientar e informar a nuestros lectores acerca del valor nutritivo, preventivo, curativo (dietoterápico) y culinario de los alimentos, recetas y menús; sin pretender en ningún caso sustituir la asistencia médica en cualesquiera de sus aspectos preventivos, diagnósticos o terapéuticos.

Las recomendaciones y consejos que se dan en esta obra son de tipo general, y por tanto no pueden tener en cuenta las circunstancias específicas de cada persona. Es necesario que el diagnóstico de una enfermedad sea hecho por un especialista o profesional de la medicina debidamente cualificado; por lo que ante síntomas patológicos no conviene autotratarse.

Existen productos alimentarios que cuando se ingieren pueden causar una reacción alérgica en personas sensibles. Los editores y los distribuidores de esta obra no se hacen responsables de cualquier problema derivado de un empleo inapropiado de los productos alimentarios, recetas y menús por parte de los lectores.

TESTIMONIO

Las plantas han desempeñado un papel muy significativo en la conservación de la salud, así como en la medicina, a lo largo de la historia. Durante siglos se han venido usando las plantas para aliviar algunas dolencias, y se han utilizado un buen número de alimentos para protegerse contra diferentes enfermedades y trastornos. Dos famosos documentos egipcios, el Papiro Hearst y el Papiro de Ébers (siglos XV-XVI a.C.), mencionan diversos vegetales que se empleaban con fines terapéuticos, como la cebada, la granada, los higos, las aceitunas, el ajo y la cebolla.

La OMS (Organización Mundial de la Salud) señala que la dieta óptima es aquella que presenta un bajo contenido en grasa y un elevado contenido en fibra, es rica en hidratos de carbono complejos, y se caracteriza por un consumo frecuente de frutas, verduras y hortalizas, cereales integrales y legumbres. Esta dieta debe incluir diariamente, como mínimo, 400 gramos de frutas, verduras y hortalizas, y 30 gramos de legumbres, además de semillas y frutos secos oleaginosos. El Comité Internacional de Alimentación, Nutrición y Prevención contra el Cáncer recomienda seguir una dieta predominantemente vegetal, con un abundante consumo de fruta, verduras y hortalizas, legumbres, y productos farináceos mínimamente procesados, como granos, raíces y tubérculos.

Recientemente numerosos estudios científicos han puesto de manifiesto que una alimentación rica en vitaminas antioxidantes (vitaminas C y E y carotenoides) está relacionada con una mejoría de la salud y un menor riesgo de enfermedades del corazón y aparato circulatorio, y de cáncer. Además de estos antioxidantes, las frutas, hortalizas y diversas plantas aromáticas (ajo, cebolla, romero, albahaca, cilantro, orégano, tomillo, comino, eneldo, cúrcuma, estragón) poseen numerosos elementos fitoquímicos, los cuales resultan importantes, tanto para mejorar la salud, como para prevenir enfermedades. Los elementos fitoquímicos actúan como antioxidantes, estimulan el sistema inmunológico, y pueden inducir la producción de enzimas protectoras en el hígado así como evitar el deterioro del material genético.

Es sabido que los cítricos, las coles, las frutas y las hortalizas de color amarillo o anaranjado, son especialmente ricas en ciertos elementos fitoquímicos que protegen contra el cáncer. Además, la soja es única por su contenido en isoflavonas como la genisteína, que inhibe la formación de coágulos sanguíneos, reduce el nivel de colesterol, y protege contra el de cáncer de próstata y de mama. Las frutas, así como las verduras y hortalizas son especialmente ricas en potasio, y por lo tanto ayudan a bajar la presión arterial y reducen sustancialmente el riesgo de accidentes vasculares cerebrales (tromobosis y otros). Finalmente, los frutos secos, las verduras y hortalizas, la fruta y los cereales (como la avena), y en general, una alimentación basada en vegetales reduce el nivel de colesterol sanguíneo y por lo tanto el riesgo de enfermedades coronarias.

Todos podemos disfrutar de mejor salud y mayor calidad de vida si basamos nuestra alimentación en los vegetales.

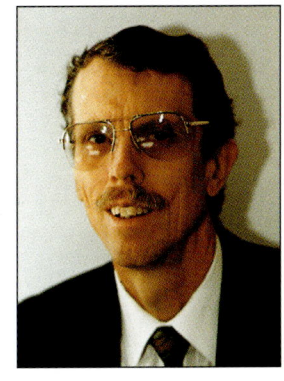

Winston J. Graig, Ph.D., R.D.
Profesor de Nutrición
Universidad Andrews
(Michigan, EE. UU.)

Plan general

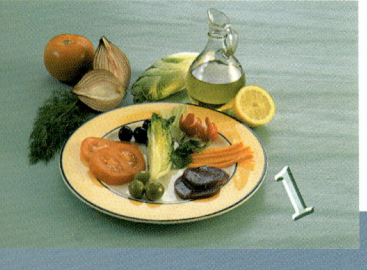

Tomo 1

 Primera parte: **La ciencia de los alimentos**

Al lector	5
Plan general de la obra	6
Índice de enfermedades	8
Índice de alimentos	10
Explicación de páginas, tablas, cuadros y gráficos	14
Presentación.	18
Prólogo.	19
1. Los alimentos para el ser humano.	22
2. La fruta.	30
3. Los frutos secos	52
4. Los cereales	60
5. Las legumbres.	78
6. Las hortalizas y las verduras	92
7. Los aceites y la margarina	112
8. Las algas	128
9. Las setas	136
10. La miel, el azúcar y los edulcorantes químicos. . . .	158
11. La leche y los productos lácteos.	180
12. Los huevos	218
13. El pescado y los mariscos	230
14. La carne	262
15. Los condimentos y las especias	334
16. Los suplementos nutritivos	348
17. Las bebidas	362
18. Los componentes de los alimentos.	382
Tabla general de composición de alimentos.	412
Bibliografía	423

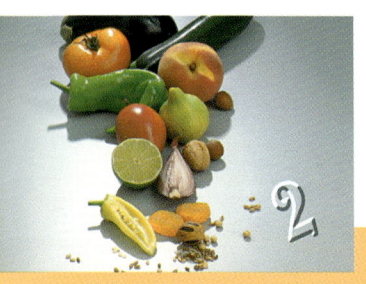

Tomo 2

Segunda parte: **El poder curativo de los alimentos**

Testimonio	5
Plan general de la obra	6
Índice de enfermedades	8
Índice de alimentos	10
Explicación de páginas, tablas, cuadros y gráficos	14
Tablas de CDR (cantidades diarias recomendadas).	17
19. Alimentos para los ojos	22
20. Alimentos para el sistema nervioso	30
21. Alimentos para el corazón	52
22. Alimentos para las arterias.	82
23. Alimentos para la sangre	118
24. Alimentos para el aparato respiratorio.	138
25. Alimentos para el aparato digestivo.	150
26. Alimentos para el hígado y la vesícula biliar	168
27. Alimentos para el estómago	182
28. Alimentos para el intestino	206
29. Alimentos para el aparato urinario.	242
30. Alimentos para el aparato reproductor	260
31. Alimentos para el metabolismo	278
32. Alimentos para el aparato locomotor.	312
33. Alimentos para la piel.	330
34. Alimentos para las infecciones	348
35. Los alimentos y el cáncer.	368
36. Los alimentos a lo largo de la vida	378
37. El buen uso de los alimentos	388
Bibliografía	404
Procedencia de las ilustraciones.	416
Abreviaturas, símbolos y siglas más usados	417
Índice de nombres de los alimentos en otros idiomas	419
Índice general alfabético tomos 1 y 2	425

de la obra

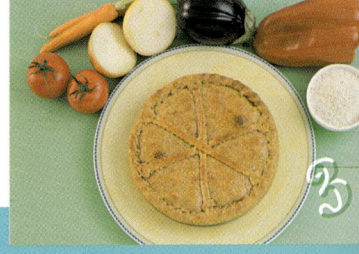

Tomo 3

 Tercera parte: **La cocina saludable**

Al lector	5
Índice de recetas por órganos y funciones	8
Explicación de páginas, tablas, cuadros y gráficos	14
38. Consejos para una cocina saludable	20
39. Una mesa saludable y bien dispuesta	32
40. Las recetas base	40
41. Aliños, salsas y entremeses	54
42. Recetas de transición	78

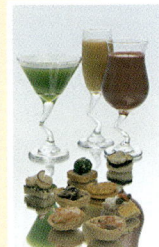

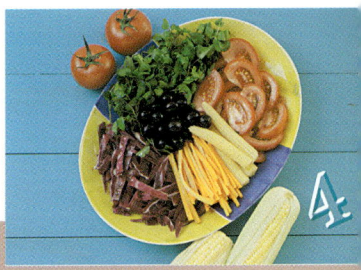

Aliños, salsas y entremeses, cap. 41

 Cuarta parte: **Recetas que previenen y curan**

43. Recetas para los ojos	128
44. Recetas para el sistema nervioso	142
45. Recetas para el corazón	160
46. Recetas para las arterias	180
47. Recetas para la sangre	202
48. Recetas para el aparato respiratorio	214
49. Recetas para el hígado y la vesícula biliar	226
50. Recetas para el estómago	238
51. Recetas para el intestino	256
52. Recetas para el aparato urinario	274
53. Recetas para el aparato reproductor	294
54. Recetas para el metabolismo	306
55. Recetas para el aparato locomotor	328
56. Recetas para la piel	344
57. Recetas para las infecciones	356
58. Recetas para prevenir el cáncer	368
Pesos promedio de piezas de fruta y de hortalizas	386
Equivalencias entre unidades de medida	388
Sinónimos y equivalentes hispánicos	390
Índice de recetas por ingredientes	392
Índice de recetas por platos	396
Índice alfabético de recetas [tomo 3]	398
Procedencia de las ilustraciones	399

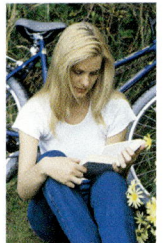

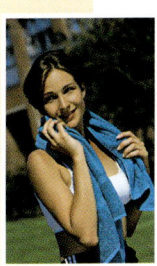

Recetas para los ojos, cap. 43

Recetas para el aparato locomotor, cap. 55

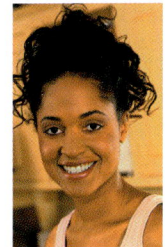

Recetas para la piel, cap. 56

Índice de enfermedades

Accidente vascular cerebral, ver Apoplejía . . . . 2 / 87
Acidez de estómago, ver Hernia de hiato . . . . 2 / 188
Ácido úrico, exceso, ver Gota . . . . 2 / 292
Acidosis metabólica . . . . **2 / 284**
Acné . . . . **2 / 331**
Adolescentes, Alimentos para los . . . . **2 / 381**
Aftas bucales, ver Llagas de la boca . . . . 2 / 151
Agotamiento físico, ver Fatiga física . . . . 2 / 285
Agresividad . . . . 2 / 32
Agudeza visual, pérdida . . . . **2 / 24**
Alergias . . . . **2 / 333**
Aliento fétido, ver Halitosis . . . . 2 / 151
Alzheimer, enfermedad de . . . . **2 / 34**
Anemia . . . . **2 / 119**
Angina de pecho . . . . **2 / 54**
'Angor pectoris', ver Angina de pecho . . . . 2 / 54
Anorexia nerviosa . . . . **2 / 33**
Ansiedad . . . . **2 / 34**
Antibióticos en alimentos, ver Infecciones . . . . 2 / 351
Apetito, exceso, ver Bulimia . . . . 2 / 35
Apetito, falta . . . . **2 / 152**
Apoplejía . . . . **2 / 87**
Arritmia . . . . **2 / 58**
Arteriosclerosis . . . . **2 / 86**
Artritis reumatoide . . . . **2 / 317**
Artritis úrica . . . . **2 / 315**
Artrosis . . . . **2 / 315**
Asma . . . . **2 / 140**
Atopia, ver Dermatitis y eccema . . . . 2 / 334
Azúcar en la sangre, descenso, ver Hipoglucemia . . . . 2 / 287

Baja de defensas, ver Inmunodepresión . . . . 2 / 350
Biliar, disquinesia ver Vesícula biliar, trastornos . . . . 2 / 173
Boca, llagas . . . . 2 / 151
Boca, mal aliento, ver Halitosis . . . . 2 / 151
Bronquitis . . . . **2 / 139**
Bulimia . . . . **2 / 35**

Cabello, fragilidad . . . . **2 / 331**
Cabeza, dolor, ver Cefaleas y jaquecas . . . . 2 / 38
Calambres musculares . . . . **2 / 318**
Cálculos biliares, ver Colelitiasis . . . . 2 / 174
Cáncer, Los alimentos y el . . . . **2 / 368**
Candidiasis . . . . **2 / 354**
Cansancio físico, ver Fatiga física . . . . 2 / 285
Caries . . . . **2 / 153**
Cataratas . . . . **2 / 23**
Cefaleas y jaquecas . . . . **2 / 38**
Ceguera nocturna . . . . **2 / 24**
Celiaquía . . . . **2 / 209**
Celulitis . . . . **2 / 332**
Cirrosis . . . . **2 / 171**
Cistitis . . . . **2 / 349**
Colelitiasis . . . . **2 / 174**
Colesterol elevado . . . . 2 / 84
Colitis . . . . **2 / 214**
Colitis espástica, ver Colon irritable . . . . 2 / 212
Colitis ulcerosa . . . . **2 / 215**
Colon irritable . . . . **2 / 212**

Conjuntivitis . . . . **2 / 23**
Constipación, ver Estreñimiento . . . . 2 / 210
Contracturas musculares, ver Calambres musculares . . . . 2 / 318
Corazón, infarto, ver Infarto de miocardio . . . . 2 / 55
Corazón, insuficiencia, ver Insuficiencia cardíaca . . . . 2 / 58
Crohn, enfermedad de . . . . **2 / 215**

Defensas, disminución, ver Inmunodepresión . . . . 2 / 350
Degeneración macular de la retina . . . . **2 / 24**
Dejar de fumar . . . . 2 / 141
Delgadez . . . . **2 / 284**
Demencia . . . . **2 / 38**
Depresión . . . . **2 / 36**
Dermatitis atópica, ver Dermatitis y eccema . . . . 2 / 334
Dermatitis y eccema . . . . **2 / 334**
Diabetes . . . . **2 / 288**
Diarrea . . . . **2 / 213**
Digestión pesada, ver Dispepsia . . . . 2 / 183
Disbacteriosis intestinal . . . . **2 / 210**
Dismenorrea . . . . **2 / 261**
Dispepsia . . . . **2 / 183**
Dispepsia biliar, ver Vesícula biliar, trastornos . . . . 2 / 173
Diverticulosis . . . . **2 / 217**
Dolor de cabeza, ver Cefaleas y jaquecas . . . . 2 / 38

Eccema . . . . 2 / 334
Eccema atópico, ver Dermatitis y eccema . . . . 2 / 334
Embarazadas y madres lactantes, Alimentos para . . **2 / 384**
Encías, inflamación, ver Gingivitis y periodontitis . . . . 2 / 152
Enfermedad de Alzheimer . . . . **2 / 34**
Enfermedad de Crohn . . . . **2 / 215**
Enfermedad de Parkinson . . . . **2 / 37**
Envejecimiento, Alimentos para retrasar el . . . . **2 / 386**
Epilepsia . . . . **2 / 32**
Eritema pernio, ver Sabañones . . . . 2 / 90
Escasez de jugos gástricos . . . . **2 / 183**
Esclerosis múltiple . . . . **2 / 39**
Espasmos del colon, ver Colon irritable . . . . 2 / 212
Esquizofrenia . . . . **2 / 39**
Estreñimiento . . . . **2 / 210**
Estrés . . . . **2 / 35**

Faringitis . . . . **2 / 355**
Fatiga física . . . . **2 / 285**
Fatiga intelectual . . . . **2 / 31**
Fibromas y quistes de la mama,
 ver Mastopatía fibroquística . . . . 2 / 260
Fiebre . . . . **2 / 349**
Flatulencia . . . . **2 / 216**
Flora intestinal, alteración, ver Disbacteriosis intestinal . . . 2 / 210
Fragilidad del cabello . . . . 2 / 331
Fragilidad vascular . . . . **2 / 90**

Garganta, infección, ver Faringitis . . . . 2 / 355
Gases intestinales, ver Flatulencia . . . . 2 / 216
Gastritis . . . . **2 / 184**
Gastroenteritis . . . . **2 / 218**
Gingivitis y periodontitis . . . . **2 / 152**
Glaucoma . . . . **2 / 23**

En este índice se incluyen, además de enfermedades, diversas condiciones no patológicas como el embarazo.
En letra negrita figuran los nombres de las enfermedades que sirven de encabezamiento en las tablas de enfermedades.

Gluten, intolerancia, ver Celiaquía . . . . 2 / 209
Gota . . . . **2 / 292**
Gripe . . . . 2 / 352

Halitosis . . . . **2 / 151**
Hematomas, ver Fragilidad vascular . . . . 2 / 90
Hemeralopía, ver Ceguera nocturna . . . . 2 / 24
Hemorragias injustificadas, ver Fragilidad vascular . . . . . . 2 / 90
Hemorroides . . . . **2 / 211**
Hepatitis . . . . **2 / 172**
Hepatopatías . . . . **2 / 169**
Hernia de hiato . . . . **2 / 188**
Hígado, enfermedades, ver Hepatopatías . . . . 2 / 169
Hiperactividad y agresividad . . . . **2 / 32**
Hipertensión arterial . . . . **2 / 88**
Hipertiroidismo . . . . **2 / 291**
Hipertrofia de la próstata . . . . 2 / 262
Hipoclorhidria, ver Escasez de jugos gástricos . . . . 2 / 183
Hipoglucemia . . . . **2 / 287**
Hipotiroidismo . . . . **2 / 292**

Ictericia . . . . **2 / 170**
'Ictus', ver Apoplejía . . . . 2 / 87
Impotencia sexual . . . . **2 / 261**
Inapetencia, ver Apetito, falta de . . . . 2 / 152
Infarto de miocardio . . . . **2 / 55**
Infecciones . . . . **2 / 351**
Inmunodepresión . . . . **2 / 350**
Insomnio . . . . **2 / 33**
Insuficiencia cardíaca . . . . **2 / 58**
Insuficiencia renal . . . . **2 / 245**
Intelectual, fatiga . . . . 2 / 31

Jaqueca . . . . 2 / 38
Jóvenes, Alimentos para los . . . . **2 / 382**
Jugos gástricos, escasez . . . . 2 / 183

Lactantes, Alimentos para los . . . . **2 / 379**
Levaduras, infección, ver Candidiasis . . . . 2 / 354
Litiasis renal . . . . **2 / 244**
Llagas de la boca . . . . **2 / 151**

Macular, degeneración . . . . 2 / 24
Madres lactantes, Alimentos para embarazadas y . . **2 / 384**
Mal aliento, ver Halitosis . . . . 2 / 151
Mama, fibromas y quistes, ver Mastopatía fibroquística . . . 2 / 260
Mastopatía fibroquística . . . . **2 / 260**
Meteorismo intestinal, ver Flatulencia . . . . 2 / 216
Musculares, calambres . . . . 2 / 318

Nefrosis . . . . **2 / 247**
Nerviosismo . . . . **2 / 31**
Neuralgia . . . . **2 / 37**
Niños, Alimentos para los . . . . **2 / 380**

Obesidad . . . . **2 / 286**
Orina escasa . . . . 2 / 243

Orina, infección, ver Cistitis . . . . 2 / 349
Osteomalacia . . . . 2 / 316
Osteoporosis . . . . **2 / 313**

Padres, Alimentación de los futuros . . . . **2 / 383**
Parásitos intestinales . . . . 2 / 217
Parkinson, enfermedad de . . . . 2 / 37
Parodontosis, ver Periodontitis . . . . 2 / 152
Pérdida de peso, ver Delgadez . . . . 2 / 284
Pérdida de visión, ver Agudeza visual, pérdida . . . . 2 / 24
Periodontitis . . . . 2 / 152
Peso, ganancia, ver Obesidad . . . . 2 / 286
Peso, pérdida, ver Delgadez . . . . 2 / 284
Piedras en el riñón, ver Litiasis renal . . . . 2 / 244
Piedras en la vesícula ver Colelitiasis . . . . 2 / 174
Piel seca . . . . **2 / 332**
Próstata, hipertrofia . . . . **2 / 262**
Psoriasis . . . . **2 / 335**

Raquitismo y osteomalacia . . . . **2 / 316**
Raynaud, síndrome de . . . . 2 / 90
Regla, dolor, ver Dismenorrea . . . . 2 / 261
Renal, insuficiencia . . . . 2 / 245
Resfriado y gripe . . . . **2 / 352**
Retina, degeneración macular . . . . 2 / 24
Reumatoide, artritis . . . . 2 / 317
Riñón, cálculos en el, ver Litiasis renal . . . . 2 / 244

Sabañones . . . . **2 / 90**
Sequedad de la piel, ver Piel seca . . . . 2 / 332
Sexual, impotencia . . . . 2 / 261
Sida . . . . **2 / 353**
Síndrome de inmunodeficiencia adquirida,
    ver Sida . . . . 2 / 353
Síndrome de Raynaud . . . . **2 / 90**
Síndrome del colon irritable . . . . **2 / 212**
Síndrome del túnel carpiano . . . . **2 / 316**
Sueño, falta de, ver Insomnio . . . . 2 / 33

Tabaco, desintoxicación . . . . **2 / 141**
Tiroides, funcionamiento escaso,
    ver Hipotiroidismo . . . . 2 / 292
Tiroides, funcionamiento excesivo,
    ver Hipertiroidismo . . . . 2 / 291
Tos . . . . **2 / 138**
Triglicéridos elevados . . . . **2 / 290**
Trombosis . . . . **2 / 121**
Tunel carpiano, síndrome . . . . 2 / 316

Úlcera gastroduodenal . . . . **2 / 186**
Úrica, artritis . . . . 2 / 315
Urinaria, infección, ver Cistitis . . . . 2 / 349
Urticaria, ver Dermatitis y eccema . . . . **2 / 334**

Vascular, fragilidad . . . . 2 / 90
Vesícula biliar, cálculos, ver Colelitiasis . . . . 2 / 174
Vesícula biliar, trastornos . . . . **2 / 173**
Visión, pérdida, ver Agudeza visual, pérdida . . . . 2 / 24

Índice de alimentos

Abadejo, 1/239
Acedera, 1/110
Aceites, 1/112
Aceite de...
 ver el alimento
 del que se extrae
Aceites, suplementos, 1/354
Aceituna, 2/165
Aceituna
 silvestre (acebuche), 2/167
Acelga, 2/297, 1/104
Acerola, 2/367, 1/46
Acerola
 mediterránea, 2/367, 1/48
Acetilcisteína, 1/356
Achicoria, 2/176, 1/105
Achicoria de hojas, 2/176
Ácido pantoténico, 1/409
Ácidos grasos trans, 2/85
Aditivos, 2/398
Adormidera, aceite, 1/126
Agar-agar, 1/130
Agracejo, 1/43
Agua, 1/362
Aguacate, 2/108, 1/108
Aguaturma, 2/300, 1/105
Ajedrea, 1/343
Ají, ver Chile (pimiento
 picante), 1/340
Ajo, 1/109, 1/338
Ajo de oso, 1/109
Ajonjolí, ver Sésamo, 1/352
Alaria, 1/135
Albahaca, 1/343
Albaricoque, 2/26, 1/49
Alberja, 1/90
Alcachofa, 2/178, 1/105
Alcachofa
 del Japón, 2/180, 1/108
Alcaucil, ver Alcachofa,
 2/178, 1/105
Alcaparra, 1/342
Alcohólicas, bebidas, 1/376
Alfalfa, 2/130, 1/91
Alforfón, 2/102, 1/77
Algarroba, 1/46
Algas, 1/134, 1/353
Algodón, aceite, 1/125
Alholva, 1/352

Almendra, 2/48, 1/59,
 1/216
Almendra del Amazonas,
 ver Nuez del Brasil, 2/44,
 1/59
Almendra,
 leche de, 2/51, 1/369
Almorta, 1/90
Alquequenje, 1/37, 1/51
Altramuz, 2/303, 1/90
Alubia, ver Judía (frijol),
 2/343, 1/91
Amanita cesarea, 1/152
Amanitas comestibles, 1/152
Amanitas venenosas, 1/148
Amaranto, 1/77
Amaranto, hojas, 1/104
Ambarela, 1/42
Anacardo, 2/40, 1/58
Ananás, 2/189, 1/43
Anchoa, 1/239
Anguila, 1/244
Anís verde, 1/343
Anón,
 ver Chirimoya, 2/59, 1/42
Anona blanca, 2/62, 1/42
Anona colorada, 2/62, 1/42
Antioxidantes, 1/354
Antocianinas, 1/411, 1/355
Apio, 2/248, 1/111
Arándano, 2/257, 1/45
Arándano agrio, 2/259, 1/45
Arándano
 americano, 2/259, 1/45
Arándano rojo, 2/259, 1/45
Arándano
 trepador, 2/259, 1/45
Arce, sirope, 1/174
Arenque, 1/239
Arracacha, 1/111
Arroz, 2/225, 1/76
Arroz silvestre, 1/77
Arrurruz, harina, 1/109
Arvejas,
 ver Guisante, 2/73, 1/109
Asimina, 1/42
Áster de costa, 1/105
Atún, 1/239
Auyama,
 ver Calabaza, 2/97, 1/107
Avellana, 2/252, 1/58

Avena, 2/41, 1/76
Azafrán, 1/343
Azúcar blanco, 1/170, 1/168
Azúcar de arce, 1/170
Azúcar invertido, 1/170
Azúcar moreno, 1/170
Azúcares, 1/170, 1/159
Azufaifa, 2/149, 1/48
Azuki, 2/266, 1/91

Babaco, 1/44
Bacalao, 1/239
Bacon, 1/326
Badea, 1/48
Bambarra, 1/91
Bambú, brotes, 1/108
Banana,
 ver Plátano, 2/70, 1/46
Baobab, 1/43
Barrilla, 1/104
Batata, 2/301, 1/105
Batidos, 1/369
Bebidas alcohólicas, 1/376
Bebidas estimulantes, 1/372
Bebidas isotónicas, 1/364
Bellota dulce, 1/58
Berenjena, 2/256, 1/111
Bergamota, 1/50
Berro, 2/132, 1/106
Berza, 2/192
Beta-caroteno, 1/354, 1/411
Biotina, 1/408
Bivalvos, 1/252
Boletos comestibles, 1/153
Boletus satanas, 1/150
Bollería refinada, 1/73
Boniato, ver Batata, 2/301
Borraja, 2/358, 1/104
Brécol, 2/63, 1/106
Brotes, ver Germinados, 1/86
Bulgur, 2/306

Caballa, 1/239
Caballo, carne, 1/329
Cacahuete, 2/336, 1/59
Cacahuete, aceite, 1/124
Cacao, ver Chocolate 1/357
Café, 1/374
Café descafeinado, 1/371

Caimito, 1/51
Calabacín, 2/159, 1/107
Calabaza, 2/97, 1/107
Calabaza de estropajo, 1/107
Calabaza, flores, 1/1
Calabaza,
 semillas, 2/99, 1/58
Calabaza vinatera, 1/107
Calamondín, 2/364, 1/50
Calcio, 1/398, 1/216
Caldo de carne, 1/316
Caldo depurativo, 1/369
Canavalia, 1/90
Canela, 1/340
Canola (colza), aceite, 1/124
Cantharellus cibarius, 1/154
Caña de azúcar, 1/108
Cañafístula, 1/46
Capulí, 1/51
Caqui, 2/222, 1/44
Caqui
 de Virginia, 2/224, 1/44
Caracoles, 1/253, 1/261
Carambola, 2/219, 1/47
Caranda, 1/43
Cardo, 2/177, 1/105
Carne, 1/262
Carne, alternativas, 1/332
Carnes curadas, 1/270
Carne de...
 ver el animal
 correspondiente
Carne vegetal, 1/332
Carpa, 1/239
Carragenato, 1/131
Cártamo, aceite, 1/124
Casimiroa, 1/50
Castaña, 2/322, 1/58
Castaña americana, 2/323
Castaña china, 2/323
Castaña de agua
 china, 2/323, 1/107
Castaña japonesa, 2/323
Catalogna, 2/176
Catsup, 1/341
Caviar, 1/239
Caza, carne, 1/328
Cebada, 2/162, 1/76
Cebada, agua de, 2/163
Cebada, verde de, 1/352

En este índice se incluyen también nutrientes y diversos productos alimentarios.
Ver también los índices de nombres científicos y de sinónimos al final del tomo 2.

Cebolla, 2/142, 1/109
Cebolleta, 2/144, 1/109
Cebollino, 1/109
Cefalópodos, 1/253
Centeno, 2/116, 1/76
Centeno, harina, 1/69
Cerdo, carne, 1/318
Cereales, 1/60
Cereales
   integrales, 1/65, 1/287
Cereza, 2/304, 1/49
Cerveza, 1/380
Cerveza sin alcohol, 1/377
Chalote, 1/109
Champiñón, 2/294
Chayote, 1/107
Chícharo,
   ver Garbanzo, 2/91, 1/90
Chicozapote, 2/220, 1/51
Chile, 1/340
Chile dulce, ver Pimiento,
   2/198, 1/111
Chirimoya, 2/59, 1/42
Chirivía, 1/111
Choclo,
   ver Maíz, 2/238, 1/77
Chocolate, 1/357
Chorizo, 1/326
Chucrut, 2/197
Chufa, 2/160, 1/107
Chufa,
   horchata, 1/369, 1/216
Cidra, 2/364, 1/50
Ciervo, carne, 1/328
Cilantro, 1/342
Cinc, 1/403
Ciruela, 2/233, 1/49
Clavo, 1/340
Clorofila, 1/355
Cobre, 1/409
Coclearia, 1/106
Coco, 2/325, 1/59
Coco, aceite o grasa, 1/124
Coco de beber, 2/328, 1/59
Coco de mar, 2/328, 1/59
Coenzima Q10, 1/356
Cogombro,
   ver Pepino, 2/339, 1/107
Col, 2/191, 1/106
Col blanca, 2/192

Col china, 2/193, 1/106
Col
   de Bruselas, 2/192, 1/106
Col rizada, 2/192
Cola,
   bebidas de, 1/366, 1/372
Colesterol, 1/406
Coliflor, 2/154, 1/106
Colina, 1/408
Colinabo, 2/193, 1/106
Colmenilla, 1/155
Colza (canola), aceite, 1/124
Comino, 1/343
Complementos
   dietéticos, 1/348
Condimentos, 1/334
Conejo, carne, 1/329
Copos de cereales, 1/67
Cordero, carne, 1/312
Cordiceps, 1/151
Coronilla, 2/115, 1/47
Corozo, 2/328, 1/48
Crema, 1/204
Crema agria, 1/200
Cromo, 1/409
Crustáceos, 1/252
Cuajada de leche, 1/199
Curry, 1/341
Curuba, 1/48
Cuscús, 1/69

Damasco,
   ver Albaricoque, 2/26,
   1/49
Dátil, 2/147, 1/48
Dolomita, 1/353
Dulse, 1/135
Durazno,
   ver Melocotón, 2/75, 1/49
Durión, 1/43

Edulcorantes, 1/176, 1/159
Elementos
   fitoquímicos, 1/410
Embutidos, 1/326
Encurtidos, 1/337
Endivia, 2/175, 1/105
Endrina, 1/49
Eneldo, 1/342

Enoki, 1/151
Ensaladas, 1/98
Entoloma lividum, 1/150
Escaña, 1/76
Escaramujo, 1/49
Escarola, 2/176, 1/105
Escorzonera, 1/105
Espagueti de mar, 1/135
Espárrago, 2/250
Especias, 1/334, 1/340
Espelta, 1/76
Espinaca, 2/28, 1/104
Espirulina, 1/134, 1/357
Estimulantes,
   bebidas, 1/372
Estimulantes,
   suplementos, 1/356

Feijoa, 2/263, 1/47
Fibra, 1/388
Fibra, suplementos, 1/354
Fitoquímicos, 1/410
Flavonoides, 1/411, 1/355
Foie-gras, 1/327
Folatos, 1/394
Fósforo, 1/399
Frambuesa, 1/49
Fresa, 2/103, 1/48
Frijol, ver Judía, 2/343, 1/91
Fritos, 1/122
Fructosa, 1/171
Fruta, 1/30
Fruta de Jack, 1/46
Fruta
   de la pasión, 2/133, 1/48
Frutilla,
   ver Fresa, 2/103, 1/48
Fruto del loto, 1/44
Fruto del pan, 2/295, 1/46
Frutos cítricos, 2/364
Frutos secos, 1/52
Fucus, 1/134

Gamba, 1/254
Gandaria, 1/42
Ganoderma, 1/151
Ganso, carne, 1/314
Garbanzo, 2/91, 1/90

Garcinia, 1/45
Gazpacho, 1/102
Gelatina, 1/317
Germen
   de trigo, 2/310, 1/352
Germen
   de trigo, aceite, 1/127
Germinados, 1/86
Girasol, aceite, 1/125
Girasol,
   semillas, 2/105, 1/58
Glucomanano, 1/354
Glucosa, 1/170
Gluten, 2/307, 1/332
Gofio de trigo, 1/69
Goma guar, 1/90
Granada, 2/236, 1/48
Grasa saturada, 1/405
Grasa total, 1/404
Grosella espinosa, 1/51
Grosella negra, 2/329, 1/51
Grosella roja, 1/51
Guamo, 1/46
Guanábana, 2/62, 1/42
Guar, 1/90
Guaraná, 1/356
Guayaba, 2/114, 1/47
Guayaba ácida, 2/115, 1/47
Guayaba
   de Brasil, 2/115, 1/47
Guayaba del país, 2/115
Guinda, 1/49
Guisante, 2/73, 1/109
Gyromitra esculenta, 1/150

Haba, 2/137, 1/109
Hamburguesa, 1/316
Harinas, 1/68
Hayuco, 1/58
Helados, 1/214
Hidratos de carbono, 1/387
Hierba de los
   canónigos, 2/136, 1/111
Hierbas
   aromáticas, 1/339, 1/342
Hierro, 1/401
Higo, 2/145, 1/46
Higo chumbo, 1/43
Hinojo, bulbo, 2/161, 1/111

Índice de alimentos (continuación)

Hongos, ver Setas, 1/137
Horchata
 de chufa, 1/369, 1/216
Hortalizas, 1/92
Huevo, 1/218
Huevo, sustitutivos, 1/221

Icaco, 1/48
Imbú, 1/42
Iziki, 1/135

Jalea real, 1/360, 1/353
Jamón, 1/327
Jarabes
 naturales, 1/174, 1/159
Jengibre, raíz, 1/341
Jícama, 1/105
Jobo amarillo, 1/42
Jobo rojo, 1/42
Judía (frijol), 2/343, 1/91
Judía egipcia, 1/90
Judía espárrago, 1/90
Judía mungo
 (soja verde),1/191, 2/266
Judía teparí, 1/91
Judía verde, 1/109
Jugos de fruta, 1/35, 1/368
Jugos de hortalizas
 y verduras, 1/368

Kamut, 1/76
Kéfir, 1/200
Ketchup, ver Catsup, 1/341
Kelp (alga), 1/132, 1/353
Kiwano, 1/36, 1/44
Kiwi, 2/356, 1/42
Kombu, 1/134
Kumis, 1/200
Kumquat, 2/364, 1/50

Lactarius deliciosus, 1/154
Lácteos, 1/180, 1/217
Lácteos, alternativas, 1/216
Lactobacilos, 1/203, 1/357
Lactosa, 1/171
Lágrimas de Job, 1/76
Laminaria, 1/134

Lamprea, 1/244
Langosta, 1/253
Langsat, 1/46
Laurel, 1/342
Leche, 1/182, 1/369
Leche acidificada, 1/200
Leche cuajada, 1/199
Leche de almendra, 2/51,
 1/369, 1/216
Leche de soja, 1/88, 1/369,
 1/216
Lechuga, 2/45, 1/105
Lecitina, 1/89, 1/354
Legumbres, 1/78, 1/287,
 1/332
Lenguado, 1/239
Lenteja, 2/127, 1/90
Lepiota procera, 1/155
Levadura de cerveza, 1/358
Levadura de tórula, 1/357
Levístico, 1/343
Lima, 2/364, 1/50
Limón, 2/124, 1/50, 1/338
Lino, 1/354
Litchi, 2/366, 1/50, 1/37
Lombarda, 2/193
Longan, 1/50
Lubina, 1/239
Lucio, 1/239
Lucumo, 1/51
Lufa, 1/107

Macadamia, 2/69, 1/59
Madroño, 1/45
Madroño americano, 1/45
Magnesio, 1/400
Maitake, 1/151
Maíz, 2/238, 1/77
Maíz, aceite, 1/127
Maíz, harina, 1/69
Maíz, palomitas, 2/239
Maíz, sirope, 1/174
Malta, 2/164
Maltosa, 1/171
Mamey, 1/45
Mandarina, 2/359, 1/50
Mandioca dulce, 1/108
Manganeso, 1/409
Mango, 2/341, 1/42

Mangostán, 1/36, 1/45
Maní, ver Cacahuete, 2/336,
 1/59
Mantequilla, 1/204
Mantequilla
 de cacahuete, 1/55
Manzana, 2/229, 1/49
Manzana de Java, 1/47
Margarina, 1/121, 1/216
Marisco, 1/252
Mate, 1/372
Mazada, 1/204
Melaza, 1/175, 1/352
Melocotón, 2/75, 1/49
Melón, 2/254, 1/44
Melón cantalupo, 2/255, 1/44
Membrillo, 2/221, 1/48
Merey del diablo, 1/50
Merluza, 1/239
Mero, 1/239
Microorganismos,
 suplementos, 1/357
Miel, 1/160, 1/159, 1/353
Miel de caña,
 ver Melaza, 1/175, 1/352
Mijo, 1/76
Minerales,
 suplementos, 1/353
Miso, 1/88
Moluscos, 1/253
Mora blanca, 1/46
Mora de Castilla, 1/49
Mora logan, 1/49
Mora negra, 1/46
Morchella esculenta, 1/155
Morinda, 1/50
Moringa, 1/110
Mostaza preparada, 1/341
Mosto sin fermentar, 1/377
Musgo de Irlanda, 1/135

N-acetilcisteína, 1/356
Nabo, 2/320, 1/106
Naranja, 2/360, 1/50
Naranja amarga, 2/364, 1/50
Nata, ver Crema, 1/204
Néctares de fruta, 1/368
Nectarina, 2/77
Niacina, 1/392

Niscalo, 1/154
Níspero, 2/298, 1/48
Níspero
 europeo, 2/299, 1/49
Nopal, 1/43
Nori, 1/135
Nuez, 2/64, 1/58
Nuez, aceite, 1/126
Nuez del Brasil, 2/44, 1/59
Nuez moscada, 1/340

Ñame, 2/101, 1/107
Ñame de cuscús, 1/107

Oca, 1/110
Okra, 2/200, 1/109
Olestra, 1/120
Oligoelementos, 1/409
Oliva, ver Aceituna, 2/165
Oliva, aceite, 1/118, 1/126
Onagra, aceite, 1/354
Orégano, 1/343
Ostra, 1/254

Palma, aceite, 1/125
Palmira, 2/328, 1/48
Palmito, 1/110
Palmito mediterráneo, 1/110
Palomitas de maíz, 2/239
Palosanto,
 ver Caqui, 2/222, 1/44
Palta, ver Aguacate, 2/108
Pan, 1/70, 1/72
Pan blanco, 1/72
Pan integral, 1/72
Panceta, 1/326
Papa,
 ver Patata, 2/201, 1/111
Papaya, 2/157, 1/44
Papaya de montaña, 1/44
Papayuela, 1/44
Paraguaya, 2/77
Pasta, 1/74
Patata (papa), 2/201, 1/111
Patés, 1/327
Pato, carne, 1/314
Pavo, carne, 1/314
Pecán, 1/58

En este índice se incluyen además de alimentos, nutrientes y diversos productos alimentarios.
Ver también los índices de nombres científicos y de sinónimos al final del tomo 2.

Pejibaye, 2/296, 1/48
Pepino, 2/339, 1/107
Pepino amargo, 1/107
Pepino dulce, 1/51
Pepita de uva, aceite, 1/127
Pera, 2/112, 1/49
Perejil, 1/342
Perifollo, 1/343
Perifollo bulboso, 1/111
Pescado, 1/232
Pescado, aceite, 1/241
Pescado graso (azul), 1/238
Pescado magro (blanco), 1/238
Pez espada, 1/245
Pez gato, 1/244
Pez globo, 1/245
Pholiota mutabilis, 1/155
Pimienta, 1/341
Pimienta de Jamaica, 1/341
Pimiento, 2/198, 1/111
Pimiento picante, 1/340
Piña tropical (americana), ver Ananás, 2/189, 1/43
Piñón, 2/47, 1/59
Piñón araucano, 2/47, 1/59
Pistacho, 2/135, 1/58
Pitahaya, 1/37, 1/43
Pitanga, 1/47
Plátano, 2/70, 1/46
Plátano enano, 2/72
Plátano macho, 2/72, 1/46
Plátano rojo, 2/72
Polen, 1/359, 1/353
Pollo, carne, 1/314
Pomarrosa, 1/47
Pomarrosa de agua, 1/47
Pomelo, 2/93, 1/50
Poroto, ver Judía (frijol), 2/343, 1/91
Poroto soja, ver Soja, 2/264, 1/90
Potasio, 1/402
Propóleos, 1/361, 1/353
Proteínas, 1/386, 1/287
Proteínas, suplementos, 1/352
Protoantocianidinas, 1/355, 1/411

Puerco, carne, 1/318
Puerro, 1/109, 2/319

Quenepa, 1/51
Queso, 1/206, 1/287
Queso, alternativas, 1/217
Quesos frescos, 1/212
Quesos madurados, 1/210
Quinoa, 1/77

Rábano, 2/181, 1/106
Rábano rusticano, 1/343
Radicchio, 1/105, 2/176
Rambai, 1/45
Rambután, 1/37, 1/51
Rape, 1/239
Raya, 1/244
Refrescos, 1/365, 1/366
Refrescos de cola, 1/366, 1/372
Reishi, 1/151
Remolacha azucarera, 2/123
Remolacha roja, 2/122, 1/104
Repollo, ver Col, 2/191, 1/106
Requesón, 1/212
Rodaballo, 1/239
Romanesco, 1/106, 2/155
Romero, 1/342
Roqueta, 1/106
Ruibarbo, 1/110
Rúsulas comestibles, 1/156

Sal, 1/344
Salaca, 2/328, 1/48
Salchichas (hot-dogs), 1/324, 1/333
Salmón, 1/239
Salsas picantes, 1/341
Salsifí blanco, 1/105
Salvado de trigo, 2/311, 1/354
Salvia, 1/342
Sandía, 2/251, 1/44
Santol, 1/46
Sarcodon imbricatum, 1/157
Sardina, 1/239

Sargazo vejigoso, 1/134
Saúco, 1/44
Saúco del Canadá, 1/44
Selenio, 1/409, 1/355
Sémolas, 1/69
Serba, 1/49
Sésamo, 1/352
Sésamo, aceite, 1/126
Seta de cardo, 1/156
Setas, 1/13
Setas comestibles, 1/152
Setas orientales, 1/151
Setas venenosas, 1/148
Shiitake, 1/151
Siropes, 1/174, 1/159
Sodio, 1/407
Soja, 2/264, 1/90
Soja verde, 1/91, 2/266
Soja, aceite, 1/125, 1/89
Soja, leche (bebida) de, 1/88, 1/369, 1/216
Soja, proteína, 1/89, 1/332
Sorgo, 1/76
Suero acidificado, 1/200
Suero de leche, 1/199
Suero de mantequilla, 1/204
Suplementos nutritivos, 1/348
Surimi, 1/239

Tahín, 1/352
Tamari, 1/88
Tamarillo, 1/36, 1/51
Tamarindo, 1/36, 1/46
Tania, 1/104
Tapioca, 1/108
Taro, 1/104
Té, 1/373
Tef, 1/76
Tempeh, 1/88
Teosinte, 1/76
Ternera, carne, 1/308
Tiburón, 1/244
Tirabeque, 2/74, 1/109
Tofu, 1/88, 1/217
Tomate, 2/275, 1/111
Tomillo, 1/343
Trébol de cuatro hojas, 1/110
Trigo, 2/306, 1/76
Trigo, germen, 2/310

Trigo, germen, aceite, 1/127
Trigo, gofio, 1/69
Trigo, salvado, 2/311, 1/354
Trigo sarraceno, ver Alforfón, 2/202
Trucha arco iris, 1/239
Trufa, 1/157
Turrón, 1/55

Uva, 2/78, 1/51
Uva espina estrellada, 1/45
Uva, pepita, aceite, 1/127

Vacuno, carne, 1/308
Vainilla, 1/341
Verde de cebada, 1/352
Verdolaga, 1/111
Verdolaga de invierno, 1/111
Verduras, 1/92
Verduras, caldo de, 1/369
Vinagre, 1/337
Vinagrillo, 1/47
Vino, 1/378
Vino sin alcohol, 1/377
Vísceras, 1/317
Vitamina A, 1/389, 1/354
Vitamina B_1, 1/390
Vitamina B_2, 1/391
Vitamina B_6, 1/393
Vitamina B_{12}, 1/395
Vitamina C, 1/396, 1/354
Vitamina D, 1/408
Vitamina E, 1/397, 1/355
Vitamina K, 1/408
Vitaminas B, 1/390
Vitaminas, suplementos, 1/353

Yodo, 1/409
Yogur, 1/201
Yuca, ver Mandioca dulce, 1/108

Zanahoria, 2/25, 1/111
Zapote, 2/220, 1/51
Zapote chupachupa, 2/220, 1/43
Zarzamora, 1/49
Zumos de fruta, 1/35, 1/368

Explicación de las tablas de enfermedades de cada capítulo

Uso
Indica cómo debe usarse cada uno de los alimentos o nutrientes mencionados: o bien **aumentando** su consumo, o bien **reduciéndolo** o **eliminándolo** por completo.

Alimento o nutriente
Nombre común de los alimentos o nutrientes que conviene tener en cuenta en el **tratamiento dietoterápico** de la enfermedad que se describe, bien sea para aumentar su consumo o para reducirlo o eliminarlo.

Tomo y página
Lugar de esta ENCICLOPEDIA donde se encuentra el **alimento** o **nutriente** mencionado. Estos están ordenados de acuerdo con su importancia relativa en el **tratamiento dietoterápico** de cada enfermedad.

Motivos y efectos
Razones por las que se recomienda aumentar o reducir el consumo de cada alimento o nutriente, con el fin de prevenir esta dolencia, o bien favorecer su alivio o curación.

Enfermedad
Principales **trastornos** o **enfermedades** propios del órgano o sistema al que está dedicado cada capítulo. Por obvias razones de espacio, la lista de enfermedades o trastornos no puede ser exhaustiva. En esta ENCICLOPEDIA DE LOS ALIMENTOS figuran las dolencias **más comunes,** así como las que **mejor responden** al tratamiento dietoterápico.

Aumentar
Alimentos o nutrientes cuyo consumo se recomienda aumentar **en el tratamiento dietoterápico** de esta enfermedad o trastorno. Aparecen sobre un **fondo de color.**

Reducir o eliminar
Alimentos u otros productos cuyo consumo se recomienda reducir, o mejor aún, eliminar, a quienes padecen esta enfermedad o trastorno. Tanto su nombre, como los motivos y efectos aparecen en letra cursiva (itálica) sobre **fondo blanco.**

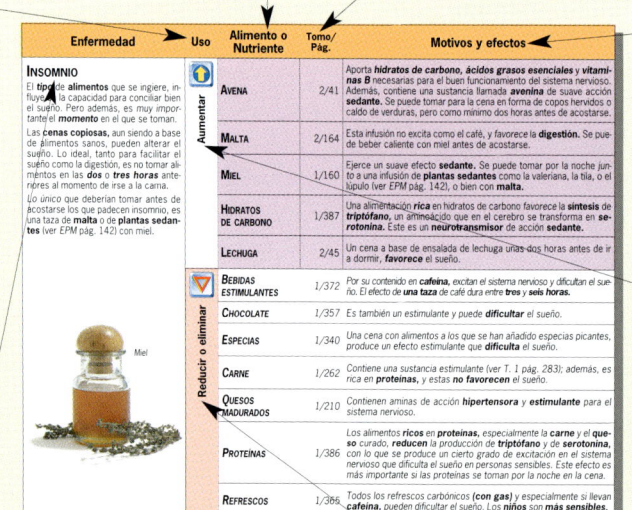

Parte comestible de la planta
iconos empleados

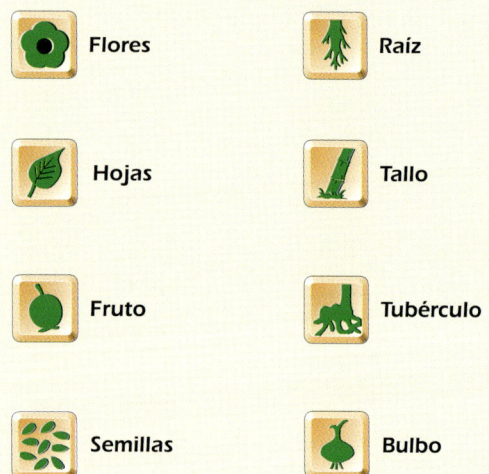

- Flores
- Hojas
- Fruto
- Semillas
- Raíz
- Tallo
- Tubérculo
- Bulbo

Cuadro de especies afines
En este tipo de cuadros se describen especies botánicas de alimentos similares a la que se describe como principal.

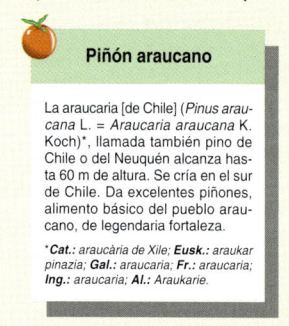

Piñón araucano

La araucaria [de Chile] (*Pinus araucana* L. = *Araucaria araucana* K. Koch)*, llamada también pino de Chile o del Neuquén alcanza hasta 60 m de altura. Se cría en el sur de Chile. Da excelentes piñones, alimento básico del pueblo araucano, de legendaria fortaleza.

***Cat.:** araucària de Xile; **Eusk.:** araukar pinazia; **Gal.:** araucaria; **Fr.:** araucaria; **Ing.:** araucaria; **Al.:** Araukarie.

Tomo   Número de página

TOMO 2 / 14

Explicación de las páginas descriptivas de los alimentos

Iconos del grado de acidez o alcalinidad de un alimento

Alimento acidificante: Es aquel que, al ser metabolizado por el organismo, produce una acidificación (es decir, una **disminución del pH**) de la **sangre** y de los **líquidos corporales** (ver T. 2 pág. 282).
El **queso** curado, la **carne**, el **pescado** y los **huevos** son los alimentos más acidificantes.
La acidificación de la sangre es causa de numerosos trastornos y enfermedades.

Alimento alcalinizante: Es aquel que al ser metabolizado por el organismo, produce una alcalinización (es decir, un **aumento del pH**) de la sangre y de los líquidos corporales (ver T. 2 pág. 282).
Las **frutas**, junto con las **verduras y hortalizas** son los alimentos más alcalinizantes, por lo que **protegen** contra la acidificación producida de forma natural por el propio organismo y agravada por el consumo abundante de alimentos de origen animal (ver T. 2 pág. 283).

Icono de la parte botánica utilizada como alimento (ver T. 2 pág. 14).

Número y título del capítulo

Icono de la indicación médica más destacada del alimento (ver T. 2 pág. 16).

Iconos de otras indicaciones médicas del alimento (ver T. 2 pág. 16).

Nombre científico
Denominación científica de la especie vegetal que produce el alimento. Dentro de cada capítulo, las diferentes especies vegetales están ordenadas alfabéticamente según su nombre científico (en latín).

Nombre común
El más extendido del alimento que se describe.

Subtítulo
Enuncia las características más destacadas del alimento.

Texto principal

Gráfico de composición del alimento (ver T. 1 pág. 16).

Gráfico de ácidos grasos
Presenta la distribución porcentual de los ácidos grasos que constituyen la **grasa** del alimento. Se omite en los alimentos cuyo contenido graso resulta despreciable, como por ejemplo las frutas y hortalizas (ver T. 1 pág. 17).

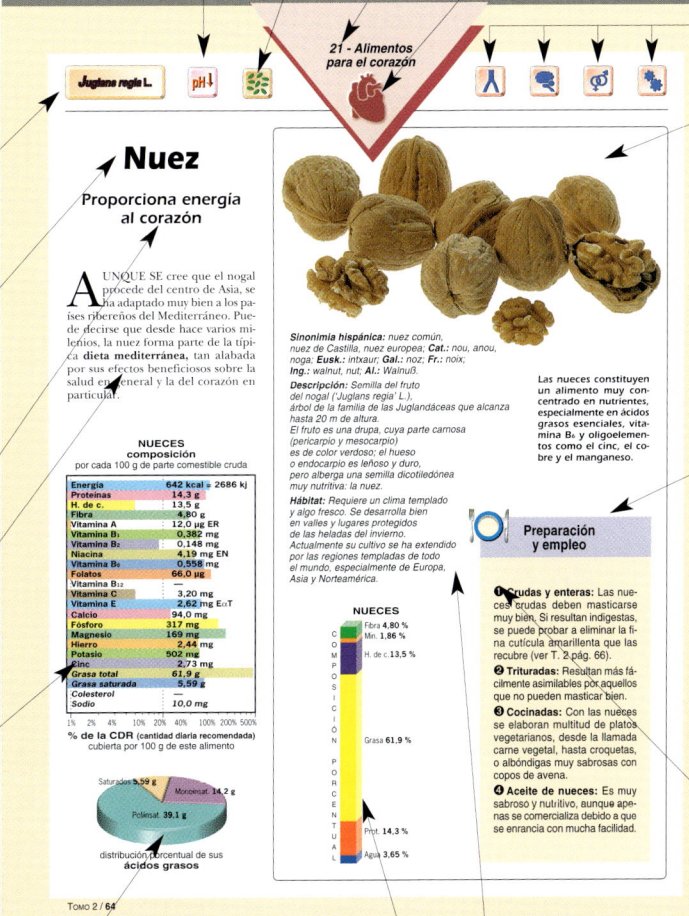

Fotografía del alimento descrito

Preparación y empleo
Este cuadro incluye tanto consejos dietéticos como culinarios para un mejor aprovechamiento de la propiedades curativas del alimento.

Número de referencia
A cada una de las diferentes formas de preparación y empleo se le asigna un número de referencia.
En el texto principal se alude a las formas de preparación y empleo con este mismo número.

Gráfico de composición porcentual del alimento (ver T. 1 pág. 17).

Sinonimia y descripción
Sinónimos científicos y comunes, y descripción botánica de la especie que produce el alimento.

Tomo **Número de página**

Tomo 2 / 15

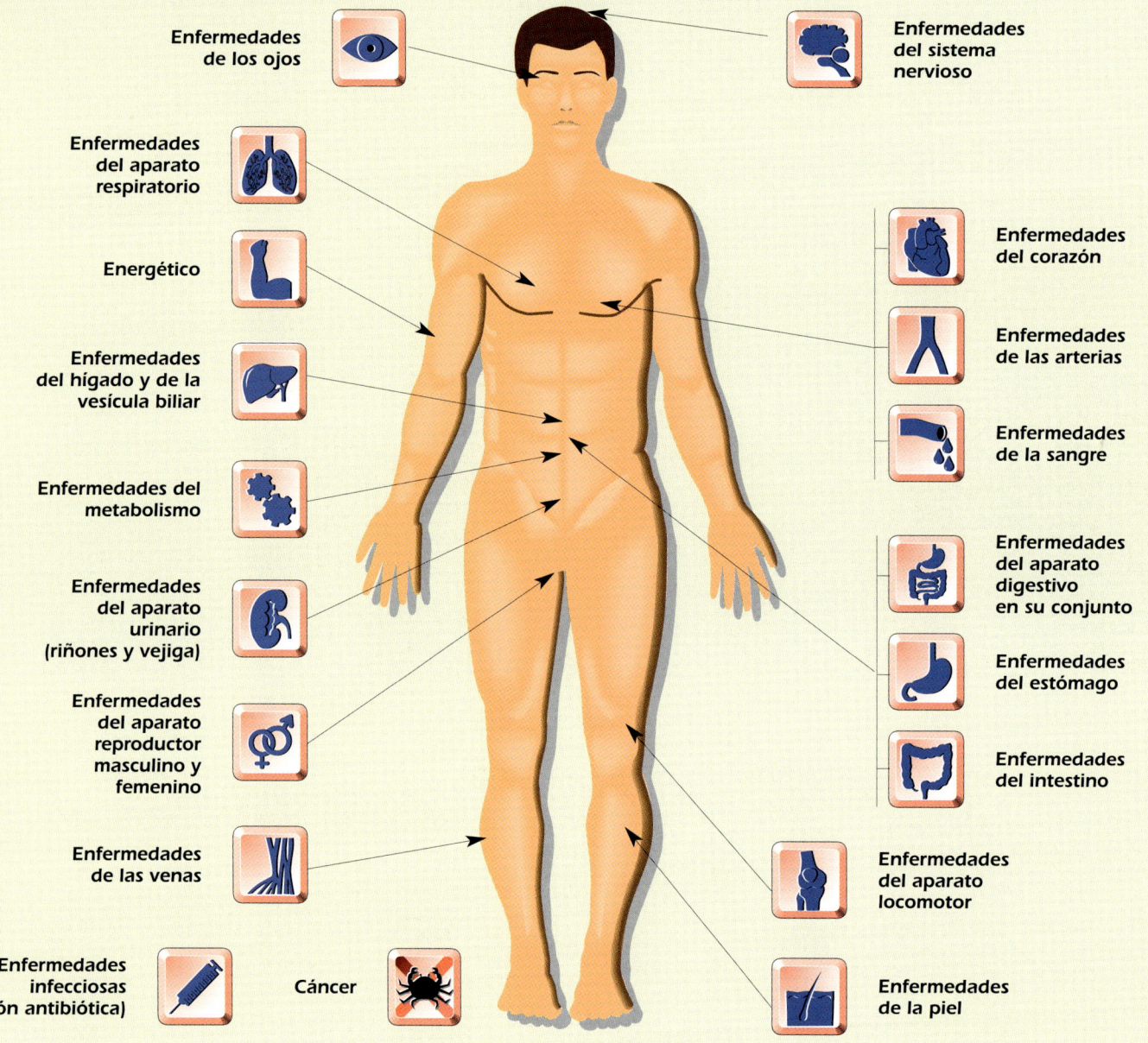

Significado de los iconos de indicaciones médicas
usados en esta obra

---

* I. EMADFA *et al. Die große GU-Nährwert-Tabelle 1996/97.* Gräfe und Unzer, Múnich. Deutsche Gesellschaft für Ernährung (DGE).

El concepto de CDR se expone en T. 1 pág. 384.

1. Estos valores se han calculado para una persona de altura y peso corporal promedio. En el caso de los adultos, las cantidades de energía que se recomiendan son las convenientees para una persona sedentaria. Las necesidades diarias de energía de quienes realicen trabajo físico, se obtienen añadiendo las siguientes cantidades al valor correspondiente:

   • Trabajo físico moderado: + 600 kcal (+ 2.510 kj)
   • Trabajo físico intenso: + 1.200 kcal (+ 5.020 kj)
   • Trabajo físico muy intenso: + 1.600 kcal (+ 6.690 kj)

2. v/m = varón / mujer.

3. Hasta los 15 años de edad, las cantidades recomendadas de proteínas se expresan en gramos por kilo (g/kg) de peso corporal y día; a partir de los 15, se dan en gramos por día (g/día).

4. Para las mujeres que no menstrúan, la CDR es de 10 mg.

a. Este valor no se aplica a los prematuros.

b. Este aumento en las cantidades correspondientes a la edad de la embarazada se recomienda únicamente a partir del 4º mes de gestación.

c. Los adultos, y las personas de la tercera edad en particular, deben procurar que su ingestión de agua sea suficiente: al menos un mililitro por caloría (1 ml/ kcal). Por ejemplo, para una dieta de 1.900 calorías se recomienda beber diariamente 1.900 ml de agua (= 1,9 litros).

d. Estas cantidades elevadas tratan de reponer las pérdidas ocurridas durante el embarazo.

Cantidad diaria recomendada (CDR) de nutrientes
según la Sociedad Alemana de Nutrición*

Edad		Energía[1]		Proteínas[3]	Ácidos grasos	Agua	Calcio	Magnesio	Hierro[4]	Yodo	Cinc
		kcal v/m²	kj v/m	g/día v/m	g v/m	ml	mg	mg v/m	mg v/m	µg	mg v/m
0 - 4	meses	550	2300	2,2	3	780	500	40	6[a]	50	5
4 - 12	meses	800	3350	1,6	3,5	1000	500	60	8	80	5
1 - 4	años	1300	5440	1,2	5	1550	600	80	8	100	7
4 - 7	años	1800	7530	1,0	7	1900	700	120	8	120	10
7 - 10	años	2000	8370	1,1	8	2000	800	170	10	140	11
10 - 13	años	2.250/2.150	9.410/9.000	1,0	9/8,5	2200	900	230/250	12/15	180	12/12
13 - 15	años	2.500/2.300	10.460/9.620	1,0	9,5/9	2400	1000	310/310	12/15	200	15/12
15 - 19	años	3.000/2.400	12.550/10.040	60/47	11,5/9,5	2700	1200	400/350	12/15	200	15/12
19 - 25	años	2.600/2.200	10.880/9.200	60/48	10/8,5	2400	1000	350/300	10/15	200	15/12
25 - 51	años	2.400/2.000	10.040/8.370	59/48	9,5/8	2300	900	350/300	10/15	200	15/12
51 - 65	años	2.200/1.800	9.200/7.530	58/48	8,5/7	2000	800	350/300	10/10	180	15/12
+65	años	1.900/1.700	7.950/7.110	55/47	7,5/6,5	1800[c]	800	350/300	10/10	180	15/12
Embarazadas		+300[b]	+1.260[b]	58[b]	9,5	2500	1.200	300	30[d]	230	15[b]
Madres lactantes		+650	+2.720	63	11	3200	1.300[d]	375	20[d]	260	22

Edad		Vitamina A	Vitamina D	Vitamina E	Vitamina K	Vitamina B₁	Vitamina B₂	Niacina	Vitamina B₆	Folatos[5]	Vitamina B₁₂	Vitamina C
		mg v/m	µg	mg	µg v/m	mg v/m	mg v/m	mg v/m	mg v/m	µg	µg	mg
0 - 4	meses	0,5	10	3	5	0,3	0,3	5	0,3	40[a]	0,5	40
4 - 12	meses	0,6	10	4	10	0,4	0,5	6	0,6	80	0,8	50
1 - 4	años	0,6	5	6	15	0,7	0,8	9	0,9	120	1,0	55
4 - 7	años	0,7	5	8	20	1,0	1,1	12	1,2	160	1,5	60
7 - 10	años	0,8	5	9	30	1,1	1,2	13	1,4	200	1,8	65
10 - 13	años	0,9	5	10	40	1,2	1,4/1,3	15/14	1,6/1,5	240	2,0	70
13 - 15	años	1,1/1,0	5	12	50	1,4/1,2	1,5/1,4	17/15	1,8/1,6	300	3,0	75
15 - 19	años	1,1/0,9	5	12	70/60	1,6/1,3	1,8/1,7	20/16	2,1/1,8	300	3,0	75
19 - 25	años	1,0/0,8	5	12	70/60	1,4/1,2	1,7/1,5	18/15	1,8/1,6	300	3,0	75
25 - 51	años	1,0/0,8	5	12	80/65	1,3/1,1	1,7/1,5	18/15	1,8/1,6	300	3,0	75
51 - 65	años	1,0/0,8	5	12	80/65	1,3/1,1	1,7/1,5	18/15	1,8/1,6	300	3,0	75
+65	años	1,0/0,8	5	12	80/65	1,3/1,1	1,7/1,5	18/15	1,8/1,6	300	3,0	75
Embarazadas		1,1[b]	10	14[b]	65[b]	1,5[b]	1,8[b]	17[b]	2,6[b]	600	3,5	100[b]
Madres lactantes		1,8	10	17[d]	65	1,7	2,3	20	2,2	450	4,0	125

Cantidad diaria recomendada (CDR)
según la Academia Nacional de Ciencias

Edad		Proteínas[1]	Vitamina A	Vitamina D[8]	Vitamina E	Vitamina K[8]	Vitamina C	Vitamina B₁	Vitamina B₂	Niacina	Vitamina B₆
		g v/m²	µg ER[3] v/m	µg[4] v/m	mg EαT[5] v/m	µg v/m	mg v/m	mg v/m	mg v/m	mg EN[6] v/m	mg v/m
0,0 - 0,5	años	13	375	7,5	3	5	30	0,3	0,4	5	0,3
0,5 - 1,0	años	14	375	10	4	10	35	0,4	0,5	6	0,6
1 - 3	años	16	400	10	6	15	40	0,7	0,8	9	1,0
4 - 6	años	24	500	10	7	20	45	0,9	1,1	12	1,1
7 - 10	años	28	700	10	7	30	45	1,0	1,2	13	1,4
11 - 14	años	45/46	1.000/800	10/10	10/8	45/45	50/50	1,3/1,1	1,5/1,3	17/15	1,7/1,4
15 - 18	años	59/44	1.000/800	10/10	10/8	65/55	60/60	1,5/1,1	1,8/1,3	20/15	2,0/1,5
20 - 24	años	58/46	1.000/800	10/10	10/8	70/60	60/60	1,5/1,1	1,7/1,3	19/15	2,0/1,6
25 - 50	años[7]	63/50	1.000/800	5/5	10/8	80/65	60/60	1,5/1,1	1,7/1,3	19/15	2,0/1,6
51+	años	63/50	1.000/800	5/5	10/8	80/65	60/60	1,2/1,0	1,4/1,2	15/13	2,0/1,6
Embarazadas		60	800	10	10	65	70	1,5	1,6	17	2,2
Madres lactantes											
1ᵒˢ 6 meses		65	1300	10	12	65	95	1,6	1,8	20	2,1
2ᵒˢ 6 meses		62	1200	10	11	65	90	1,6	1,7	20	2,1

Necesidades diarias de fibra y de potasio

	Tomo/pág.	Niños	Adultos
Fibra	1/388	La cantidad de gramos que resulta al sumarle entre 5 y 10 a los años de edad	Entre 20 y 35 gramos (25 como promedio)
Potasio	1/402	De 500 a 2.000 mg	2.000 mg

IDA (ingesta diaria admisible)
de ciertos componentes de los alimentos

Ciertos componentes de los alimentos resultan perjudiciales para la salud cuando se ingieren en exceso, de modo que se ha establecido una IDA (ingesta diaria admisible) de cada uno de ellos, la cual no deben sobrepasarse en una alimentación saludable.

En la alimentación occidental se suelen sobrepasar estas dosis diarias admisibles, lo que constituye un factor causal de enfermedades cardiovasculares, de cáncer y de diversos padecimientos crónicos.

A diferencia de lo que ocurre con muchos de los nutrientes para los que se da una CDR, el problema de estos componentes de los alimentos es su exceso, y no su carencia.

En los gráficos de composición de cada alimento, estos componentes de los alimentos aparecen en cursiva (ver T. 1 pág. 16).

	Tomo/pág.	IDA
Grasa total	1/404	Una cantidad que proporcione menos del 30% de las calorías totales ingeridas (aproximadamente 65 g para una dieta de 2.000 kcal)
Grasa saturada	1/405	Una cantidad que proporcione menos del 10% de las calorías totales ingeridas (aproximadamente 20 g para una dieta de 2.000 kcal)
Colesterol	1/406	Máximo: 300 mg
Sodio	1/407	Máximo: 2.400 mg, lo que equivale a 6 g de sal común de mesa

de nutrientes
de los Estados Unidos*

Edad		Folatos[9]	Vitamina B_{12}	Calcio	Fósforo	Magnesio	Hierro	Cinc	Yodo[8]	Selenio[8]
		µg v/m	µg v/m	mg v/m	mg v/m	mg v/m	mg v/m	mg v/m	µg v/m	µg v/m
0,0 - 0,5	años	25	0,3	400	300	40	6	5	40	10
0,5 - 1,0	años	35	0,5	600	500	60	10	5	50	15
1 - 3	años	50	0,7	800	800	80	10	10	70	20
4 - 6	años	75	1,0	800	800	120	10	10	90	20
7 - 10	años	100	1,4	800	800	170	10	10	120	30
11 - 14	años	150/150	2,0/2,0	1.200/1.200	1.200/1.200	270/280	12/15	15/12	150/150	40/45
14 - 18	años	200/180	2,0/2,0	1.200/1.200	1.200/1.200	400/300	12/15	15/12	150/150	50/50
19 - 24	años	200/180	2,0/2,0	1.200/1.200	1.200/1.200	350/280	10/15	15/12	150/150	70/55
25 - 50	años	200/180	2,0/2,0	800/800	800/800	350/280	10/15	15/12	150/150	70/55
51+	años	200/180	2,0/2,0	800/800	800/800	350/280	10/10	15/12	150/150	70/55
Embarazadas		400	2,2	1.200	1.200	320	30	15	175	65
Madres lactantes										
1ᵒˢ 6 meses		280	2,6	1.200	1.200	355	15	19	200	75
2ᵒˢ 6 meses		260	2,6	1.200	1.200	340	15	16	200	75

---

* NATIONAL ACADEMY OF SCIENCES. *Recommended Dietary Allowances.* 10ª ed., Washington, National Academy Press, 1989.
El concepto de CDR se expone en T. 1 pág. 384.

1. Estas cantidades de proteínas están calculadas a partir del peso promedio de los ciudadanos de Estados Unidos de cada edad. Sin embargo, las necesidades de proteínas también pueden calcularse a partir de las calorías totales ingeridas. En este caso, las proteínas necesarias para un adulto son las que proporcionan el 10% de todas las calorías ingeridas (ver T. 1 pág. 386). Las cantidades que se obtienen de esta forma son generalmente menores que las indicadas en la tabla de la Academia Nacional de Ciencias de los Estados Unidos.

   Por ejemplo, un hombre de 25 a 50 años debería ingerir 63 g de proteínas según esta tabla. Pero si su actividad es sedentaria e ingiere 2.000 kcal diarias, tendría suficiente con 50 g de proteínas (el 10% de 2.000 kcal son 200 kcal en forma de proteínas, que se obtienen con 50 g. Cada gramo de proteínas proporciona 4 kcal).

2. v/m = varón / mujer.

3. 1 µg ER (1 microgramo de equivalente retinol) = 3,33 U.I. de vitamina A (ver T. 1 pág. 389).

4. 1 µg de vitamina D = 40 U.I.

5. 1 mg EαT (1 miligramo de equivalente de alfa-tocoferol) = 1,5 U.I. de vitamina E.

6. Los mg EN (miligramos de equivalente de niacina) miden la niacina preformada que se encuentra en los alimentos, más la que se forma en el organismo a partir del aminoácido triptófano que se encuentra en las proteínas de los alimentos (60 mg de triptófano se transforman en 1 mg de niacina; ver T. 1 pág. 392).

7. Las CDR (cantiad diaria recomendada) para los hombres de 25 a 50 años, son las que se toman en esta obra como base de cálculo para determinar el porcentaje de la CDR de cada nutriente que proporcionan 100 g de un alimento. Ese porcentaje se representa de forma gráfica mediante una barra horizontal en los gráficos de composición de cada alimento (ver T. 1 pág. 16).

8. Las vitaminas D y K, el yodo y el selenio figuran en esta tabla. Sin embargo, no se incluyen en los gráficos y tablas de composición de alimentos, por dos razones:
   - No existen datos fiables acerca de su contenido en muchos de los alimentos tratados en esta ENCICLOPEDIA DE LOS ALIMENTOS.
   - Su contenido en los alimentos varía mucho en función de la composición del suelo donde se cultivan.

9. En 1998, la Academia Nacional de Ciencias de los Estados Unidos de Norteamérica consideró oportuno aumentar significativamente la CDR de folatos:
   - Adultos: 400 µg (en vez de 200 µg).
   - Mujeres embarazadas: 600 µg (en vez de 400 µg).
   - Madres lactantes: 500 µg (en vez de 280 µg).

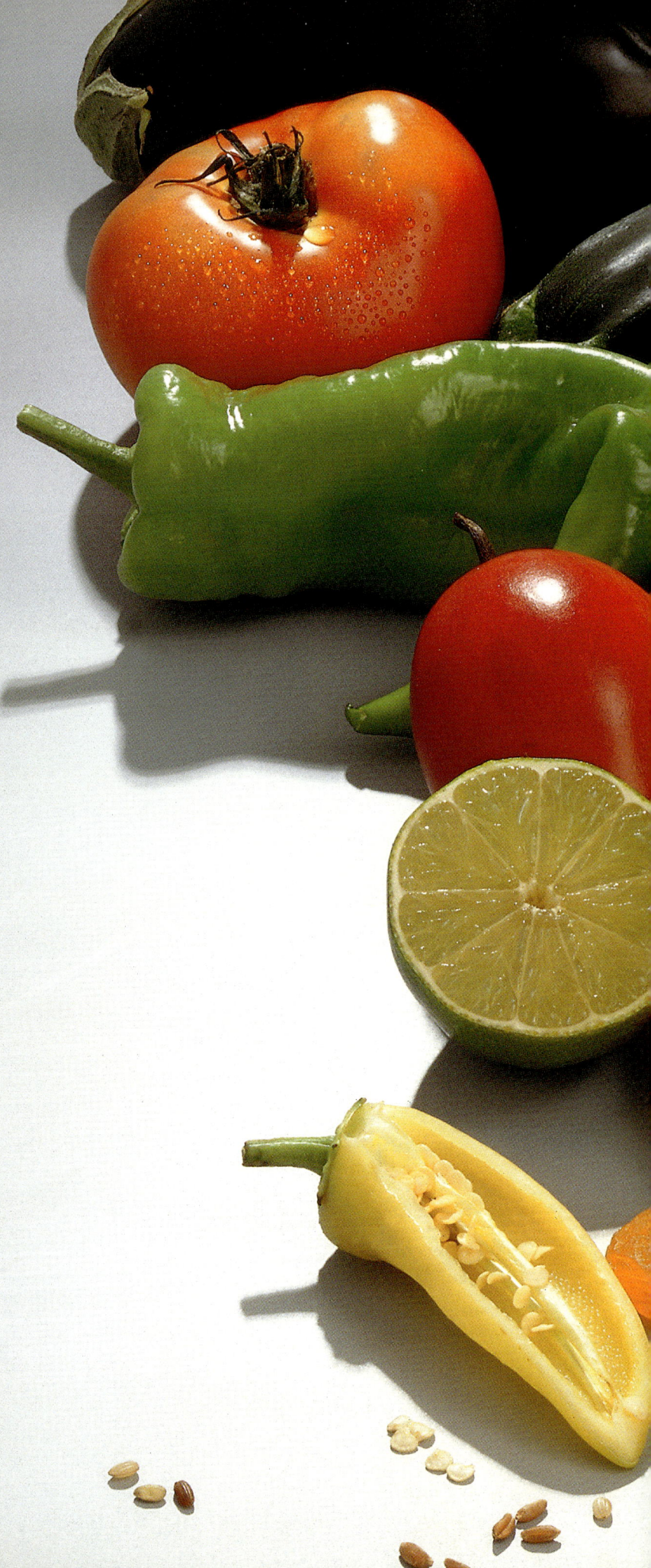

Índice de capítulos
Tomo 2

19. Alimentos para los ojos ... 22
20. Alimentos para el sistema nervioso 30
21. Alimentos para el corazón . 52
22. Alimentos para las arterias . 82
23. Alimentos para la sangre ..118
24. Alimentos para el aparato respiratorio 138
25. Alimentos para el aparato digestivo 150
26. Alimentos para el hígado y la vesícula biliar .168
27. Alimentos para el estómago 182
28. Alimentos para el intestino .206
29. Alimentos para el aparato urinario 242
30. Alimentos para el aparato reproductor 260
31. Alimentos para el metabolismo 278
32. Alimentos para el aparato locomotor 312
33. Alimentos para la piel 330
34. Alimentos para las infecciones 348
35. Los alimentos y el cáncer ..368
36. Los alimentos a lo largo de la vida 378
37. El buen uso de los alimentos .388

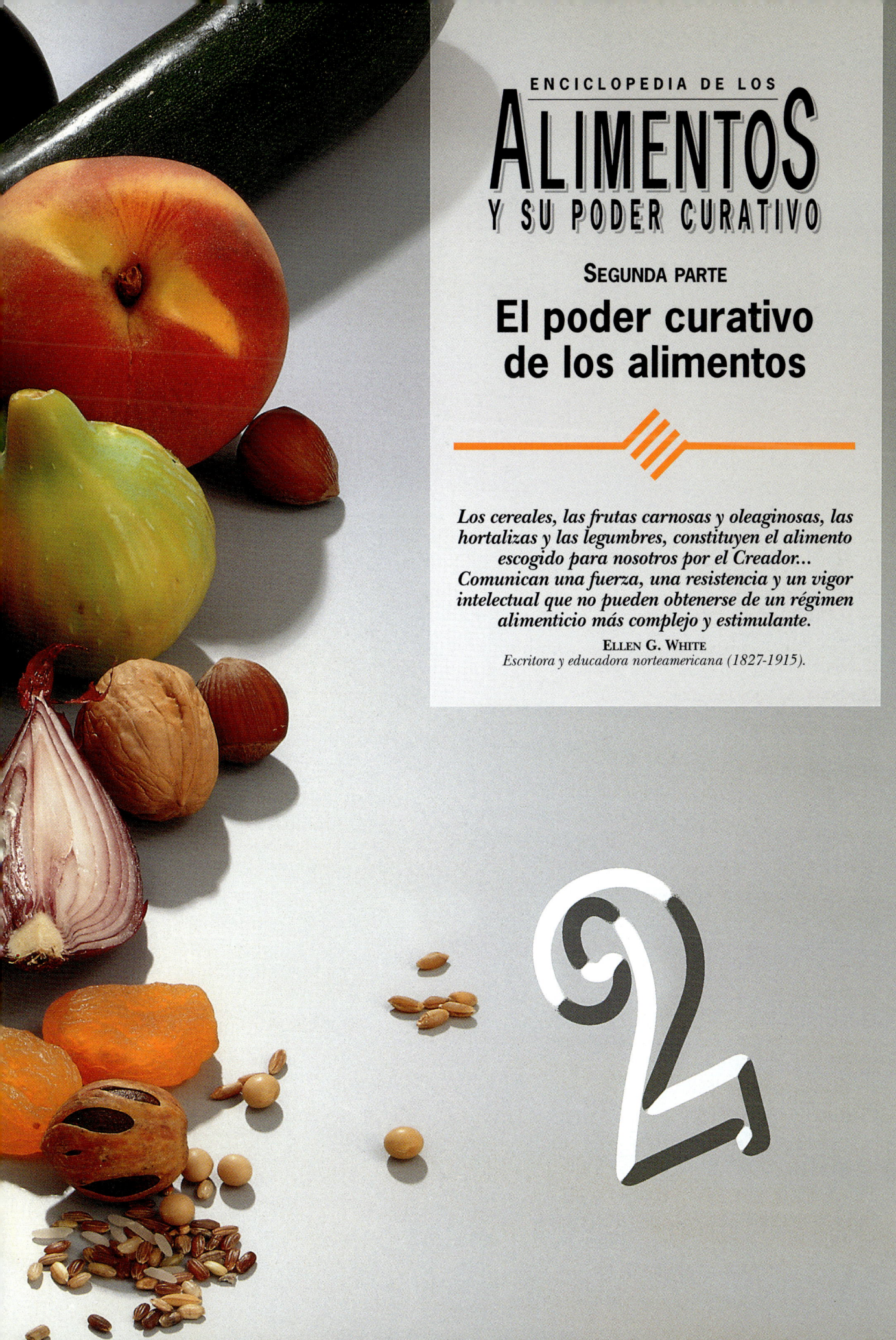

ENCICLOPEDIA DE LOS
Alimentos
Y SU PODER CURATIVO

SEGUNDA PARTE
El poder curativo de los alimentos

Los cereales, las frutas carnosas y oleaginosas, las hortalizas y las legumbres, constituyen el alimento escogido para nosotros por el Creador... Comunican una fuerza, una resistencia y un vigor intelectual que no pueden obtenerse de un régimen alimenticio más complejo y estimulante.

ELLEN G. WHITE
Escritora y educadora norteamericana (1827-1915).

19 ALIMENTOS PARA LOS OJOS

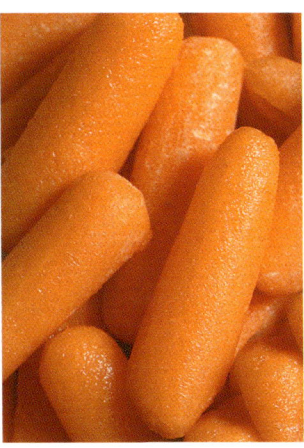

Con 100 g de zanahoria (una pieza mediana) se obtiene el beta-caroteno suficiente como para que nuestro organismo produzca casi el triple de la vitamina A que necesita un adulto cada día.

La carencia de vitamina A se manifiesta primeramente con pérdida de visión en la oscuridad y con sequedad e irritación ocular.

Además de beta-caroteno (provitamina A), para su buen funcionamiento los ojos necesitan otros carotenoides (pigmentos vegetales) como la **luteína** y la **zeaxantina**. Las espinacas sobre todo, y también el brécol, son buenas fuentes de estos carotenoides.

El consumo habitual de estas verduras, reduce el riesgo de sufrir **degeneración macular de la retina**, la causa más importante de pérdida irreversible de la visión después de los 65 años.

SUMARIO DEL CAPÍTULO

ENFERMEDADES

Agudeza visual, pérdida 24
Cataratas 23
Ceguera nocturna 24
Conjuntivitis 23
Degeneración macular de la retina 24
Glaucoma 23
Hemeralopía,
   ver Ceguera nocturna 24
Macular, degeneración 24
Pérdida de visión,
   ver Agudeza visual, pérdida ... 24
Retina, degeneración macular 24
Visión, pérdida,
   ver Agudeza visual, pérdida ... 24

ALIMENTOS

Albaricoque 26
Espinaca 28
Zanahoria 25

Un órgano sorprendente...

El ojo es uno de los órganos más sorprendentes por su admirable **precisión** y su *elevado* **rendimiento**.

Todos los músculos del ojo se hallan en continuo movimiento para realizar tres funciones simultáneas necesarias para la visión:

- exploración del **campo visual;**
- apertura y cierre de la **pupila** según la cantidad de luz (diafragmado);
- modificación de la curvatura del **cristalino** según la distancia del objeto, de forma que este se vea nítido.

Simultáneamente a todo ello, el ojo está enviando de continuo información al cerebro a través del **nervio óptico.** Se calcula que mientras nos encontramos despiertos, el millón de células nerviosas que forman la retina está enviando de modo permanente al cerebro una cantidad de información equivalente a 100 Mb cada segundo.[1] En la actualidad únicamente las redes informáticas más rápidas pueden alcanzar semejante velocidad para transmitir información.

... Y que necesita muy poco

Para llevar a cabo todas esas funciones tan complejas, el ojo solo necesita una *pequeña cantidad* de **oxígeno** y de algunas otras sustancias que se encuentran en los alimentos, como estas:

- *Vitamina A:* Necesaria para la formación de la **rodopsina,** el pigmento sensible a la luz que se encuentra en las células de la retina. También lo es para mantener la **conjuntiva** (membrana que recubre el polo anterior del ojo) húmeda y en buen estado.

- *Carotenoides:* Son colorantes naturales que se encuentran en los vegetales. Actúan como **antioxidantes** y evitan la degeneración macular de la **retina.**

- *Vitaminas C y E:* Son también **antioxidantes** que se encuentran casi exclusivamente en las frutas, hortalizas, frutos secos y germen de los cereales. Su *carencia favorece* las **cataratas** y la *pérdida* de **visión.**

Los alimentos vegetales, especialmente los que se mencionan en este capítulo, proporcionan los nutrientes que precisan los ojos para su buen funcionamiento.

ENCICLOPEDIA DE LOS ALIMENTOS

2ª Parte: El poder curativo de los alimentos

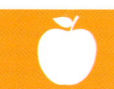

Enfermedad	Uso	Alimento o Nutriente	Tomo/Pág.	Motivos y efectos
CONJUNTIVITIS Puede ser debida a muchas causas, como la infección por diversos gérmenes o la irritación por humos. Una alimentación *deficitaria* en **vitaminas A** y **B** *predispone* a la sequedad de la conjuntiva y *favorece* o *agrava* la conjuntivitis.	Aumentar	ALBARICOQUE	2/26	Aporta **provitamina A** y **vitaminas** del grupo **B**, que favorecen el buen estado de la delicada membrana mucosa conjuntival que recubre el polo anterior del ojo.
		VITAMINA A	1/389	Su *carencia* **reseca** la **conjuntiva**, lo que en casos *graves* causa la enfermedad llamada **xeroftalmía.**
		VITAMINAS B	1/390	*Mejoran* el estado de la **mucosa** conjuntival.
CATARATAS La catarata es una **opacificación del cristalino**, la lente más importante del ojo. Hasta hace unos años, se pensaba que era una consecuencia del proceso de envejecimiento, y que poco o nada se podía hacer para prevenirla. Actualmente se sabe que existe una relación bastante estrecha entre la alimentación y la formación de cataratas. El consumo abundante de alimentos que contengan **provitamina A** y **vitaminas C** y **E** de acción **antioxidante**, como las hortalizas, frutas y semillas, puede *prevenir* la formación de cataratas en la vejez. La diabetes, el uso de ciertos medicamentos y la exposición a las radiaciones ultravioletas y a los rayos X, también pueden favorecer la formación de cataratas.	Aumentar	CALABAZA	2/97	La combinación de **beta-caroteno** y de **potasio** presente en la calabaza, ejerce una acción *preventiva* contra la formación de cataratas.
		ANTIOXIDANTES	1/354	Una **alimentación pobre** en antioxidantes (beta-caroteno y vitaminas C y E), que se encuentran sobre todo en los alimentos de origen vegetal, *favorece* la acción de los **radicales libres** dañinos y la formación de cataratas.[2]
		VITAMINA C	1/396	Por su acción **antioxidante**, *previene* la aparición de cataratas. La acerola, la guayaba, la grosella y el kiwi son buenas fuentes de esta vitamina.
		VITAMINA E	1/397	Es también un buen **antioxidante** eficaz como *preventivo* de las cataratas. El aceite de germen de trigo y el de maíz son las mejores fuentes.
	Reducir o eliminar	LÁCTEOS	1/180	*El azúcar de la leche o* **lactosa** *está formado por dos monosacáridos: la* **galactosa** *y la* **glucosa**. *Hay personas que no metabolizan bien la galactosa debido a factores hereditarios. Se ha comprobado que favorecen la opacificación del cristalino. La* **galactosa no metabolizada** *tiende a provocar cataratas.*[3] *El* **consumo excesivo** *de lácteos por parte de quienes* **no** *los asimilan bien, como ocurre con los ancianos, puede ser un factor favorecedor de la catarata.*
		GRASA TOTAL	1/404	*A* **mayor consumo** *de grasa en la dieta,* **mayor riesgo** *de catarata, según el mismo estudio.*[4]
		MANTEQUILLA	1/204	*En un estudio realizado en al Universidad de Milán (Italia) se ha concluido que la mantequilla es el alimento que* **más aumenta** *el riesgo de padecer cataratas, cuando se consume* **habitualmente.**[4]
		SAL	1/344	*El* **uso abundante** *de sal con los alimentos, también se relaciona con la aparición de cataratas.*
GLAUCOMA Se debe a un **aumento de la presión** del líquido que hay dentro del ojo, que causa una atrofia de la retina y del nervio óptico con graves alteraciones de la visión. Aunque el **glaucoma de ángulo cerrado**, que es la forma *más común* de esta enfermedad, se debe a una *alteración anatómica* en el ojo, el tipo de **alimentación** *puede influir* sobre la presión intraocular, y *mejorar* o *agravar* el glaucoma.	Aumentar	VITAMINA B1	1/390	La carencia de esta vitamina *puede* **aumentar** la **presión intraocular**. Las **semillas de girasol** y el **germen de trigo** son algunos de los alimentos más ricos en vitamina B_1, y pueden resultar útiles para evitar su déficit.
		VITAMINA A	1/389	Lo ideal es tomarla en forma de provitamina (**beta-caroteno**), que se encuentra especialmente en la zanahoria, albaricoques secos y espinacas. También *contribuye* a *reducir* la presión intraocular.
		NARANJA	2/360	Por su contenido en **rutina** (un flavonoide, ver T. 1 pág. 411) y en **vitamina C**, puede *disminuir* la presión intraocular.
	Reducir o eliminar	ÁCIDOS GRASOS 'TRANS'	2/85	*Además de favorecer la arteriosclerosis, se piensa que pueden provocar un aumento de la presión intraocular en las personas propensas a padecer glaucoma. Se encuentran en la* **margarina**, *las* **galletas** *y los productos de* **bollería** *industrial.*
		CAFÉ	1/374	*La* **cafeína** *puede inducir un aumento de la presión intraocular y favorecer el glaucoma. Además del café, se desaconsejan también otros productos con cafeína, como el té, el mate, los refrescos de cola y el chocolate.*
		PROTEÍNAS	1/386	*El* **exceso** *de proteínas en la dieta, especialmente si proceden de* **carnes rojas**, *de* **vísceras** *y de* **huevos**, *puede aumentar la presión intraocular y favorecer la aparición de glaucoma.*

Café

TOMO 2 / 23

Cap. 19: ALIMENTOS PARA LOS OJOS

Enfermedad	Uso	Alimento o nutriente	Tomo/Pág.	Motivos y efectos
AGUDEZA VISUAL, PÉRDIDA Puede ser debida a muchas causas, entre otras, a **cataratas** (ver página anterior) y a **lesiones** o **tumores cerebrales**. Pero la causa *más común* son las alteraciones de la retina causados por la **diabetes** o la **arteriosclerosis** (estrechamiento de las arterias, ver T. 2 pág. 86). El **déficit** de **antioxidantes** debido a una alimentación pobre en frutas, hortalizas, frutos secos oleaginosos y semillas puede contribuir al deterioro de la retina y favorecer la pérdida de agudeza visual.	Aumentar	ZANAHORIA	2/25	Es el alimento vegetal **más** rico en **beta-caroteno** (100 g de zanahoria aportan casi el triple de la CDR de vitamina A).
		ESPINACA	2/28	Es rica en pigmentos vegetales de tipo *carotenoide* como la **zeaxantina** y la **luteína**, que *protegen* a las células de la retina sensibles a la luz. Además es rica en **beta-caroteno**.
		ALBARICOQUE	2/26	Por su riqueza en **provitamina A**, así como en otras vitaminas y minerales, el albaricoque *favorece* el buen funcionamiento de la retina y *mejora* la agudeza visual. La **cura de albaricoques** es la forma más efectiva de tomarlo.
		CALABAZA	2/97	Aporta **beta-caroteno**, que *protege* a la retina y abundante **potasio**, que *frena* la tendencia a la formación de cataratas.
		ARÁNDANO	2/257	Las **antocianinas** (ver T. 1 pág. 411) son unos pigmentos naturales que se encuentran especialmente en el arándano, aunque también en la **uva negra**, en las **fresas** y en las **moras**. Son las principales responsables de que estos frutos mejoren el funcionamiento de la retina, y con ello, la agudeza visual.
		ZARZAMORA	1/49	Su fruto, las moras, son ricas en **antocianinas** de acción **antioxidante** y *protectora* de la **retina**.
DEGENERACIÓN MACULAR DE LA RETINA Es la causa más importante de ceguera después de los 65 años. La mácula, que solo mide unos 2 mm de diámetro, es la zona más sensible de la retina, en la que se concentra la mayor parte de la agudeza visual. Favorecen el deterioro de la mácula de la retina: • La **exposición** *prolongada* a la **luz intensa**. • Los **radicales libres**, producidos por nuestro propio organismo, o procedentes del humo del tabaco y de otros contaminantes. • La *falta* de **antioxidantes** capaces de *neutralizar* a los **radicales libres**. Las sustancias que se han mostrado **más efectivas** en al prevención de la degeneración macular son los **carotenoides** (pigmentos vegetales), especialmente la **zeaxantina** y la **luteína** que se encuentran en las espinacas y las coles.[5] El beta-caroteno de la zanahoria no es tan eficaz.	Aumentar	ESPINACA	2/28	Su efecto protector sobre la retina, y especialmente sobre la mácula, es **superior** al de la **zanahoria**. Ello se debe a su riqueza en carotenoides como la **luteína** y la **zeaxantina**.[5]
		COL	2/191	También es rica en **carotenoides** protectores de la retina, como la espinaca.
		NARANJA	2/360	Rica en **carotenoides, vitamina C** y otros **antioxidantes** que protegen la retina. Además, aporta **flavonoides** de acción protectora sobre los capilares, lo cual mejora la circulación sanguínea en la retina.
		CINC	1/403	El cinc es el oligoelemento más abundante en el ojo, y se piensa que puede frenar la degeneración macular de la retina. El **germen de trigo**, el **sésamo** y las **legumbres** son buenas fuentes de cinc. Las **dosis** *elevadas* de cinc (más de 100 mg diarios) en forma de suplementos, pueden producir **efectos secundarios** tales como bajar las defensas.[6]
		ANTIOXIDANTES	1/354	Se ha demostrado que cuando existe un nivel *elevado* de antioxidantes en la sangre, como el **beta-caroteno** (provitamina A), y las **vitaminas C** y **E**, disminuye el riesgo de pérdida de visión debido a degeneración macular de la retina.[7]
CEGUERA NOCTURNA Es el retraso o la falta total de adaptación para poder ver en la oscuridad. Constituye uno de los primeros *síntomas* de **carencia** de **vitamina A**.	Aumentar	ZANAHORIA	2/25	Una de las mejores fuentes de **beta-caroteno**, *imprescindible* para que la **retina** funcione bien en condiciones de baja luminosidad.
		ALBARICOQUE	2/26	Una buena fuente de **provitamina A** y de **vitaminas C** y **E**, que favorecen el buen funcionamiento de la **retina**.
		MANGO	2/341	Es una de las frutas frescas *más ricas* en provitamina A (**beta-caroteno**). Además, contiene otras **vitaminas antioxidantes** como la **C** y la **E**.

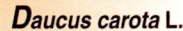

19 - Alimentos para los ojos

Zanahoria

Un auténtico alimento-medicina

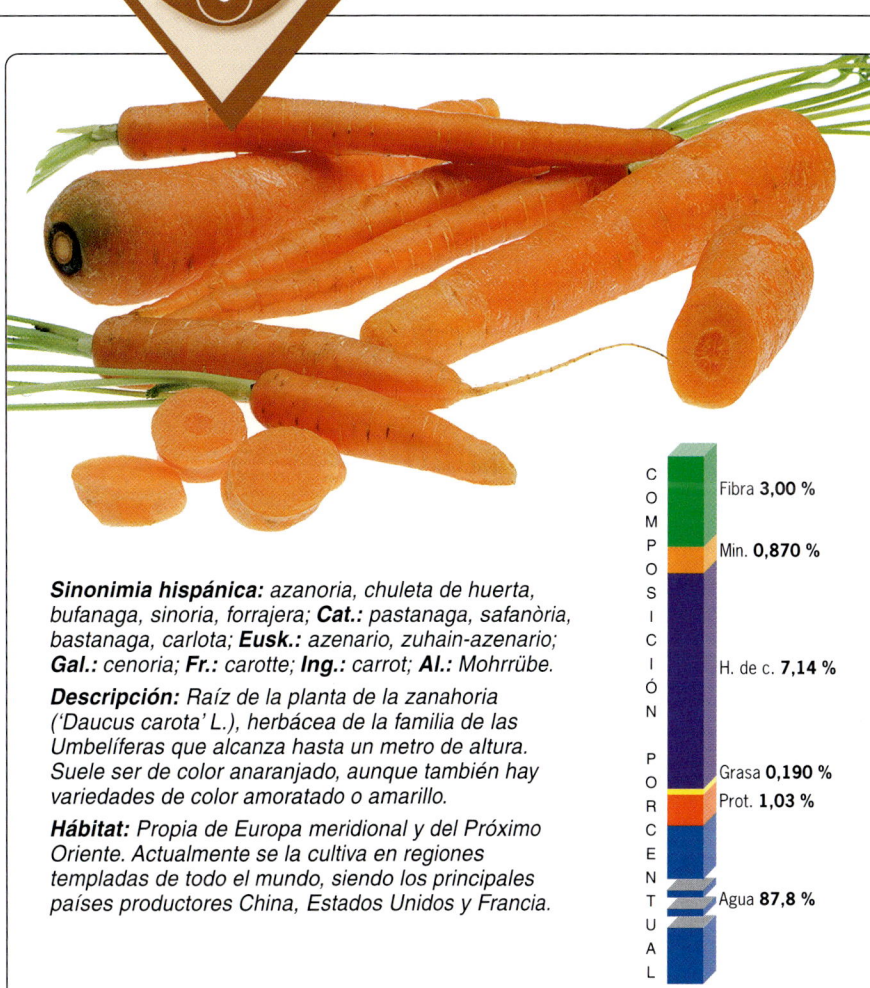

LA ZANAHORIA es con diferencia (junto con las hojas de alfalfa), el alimento *más rico* en **provitamina A,** lo que la convierte en un auténtico alimento-medicina. En la *Enciclopedia de las plantas medicinales* (ver pág. 133), se expone con más detalle su acción medicinal.

PROPIEDADES E INDICACIONES: La zanahoria contiene una pequeña pero significativa proporción de proteínas (1,03%), la mitad aproximadamente que la papa o patata. Las grasas están prácticamente ausentes (0,19%), y los hidratos de carbono suponen el 7,14% de su peso. Es una fuente bastante buena de vitaminas del grupo B, así como de vitaminas C y E. Los minerales y los oligoelementos están todos presentes, incluyendo el hierro (0,5 mg/100 g).

Tres sustancias destacan en la composición de la zanahoria:

✓ **Carotenoides,** entre los que *destaca* el *beta-caroteno,* que nuestro organismo *transforma* en *vitamina A.* Los carotenoides son *imprescindibles* para el buen funcionamiento de la **retina,** y especialmente para la **visión nocturna** o con poca luz. También favorecen el buen estado de la **piel** y las **mucosas.**

✓ **Fibra vegetal:** Contiene un 3%, la mayor parte de la cual está en forma de pectina. Normaliza el tránsito y suaviza la mucosa intestinal.

✓ **Aceite esencial:** Es activo contra los parásitos intestinales.

La zanahoria es *muy útil* en las **afecciones de la retina** y **de los ojos** en general; en los trastornos de la **piel;** en las **gastritis** y exceso de **acidez;** en las **colitis;** y como *preventiva* del **cáncer** (ver T. 2 págs. 370-371).

Sinonimia hispánica: azanoria, chuleta de huerta, bufanaga, sinoria, forrajera; **Cat.:** *pastanaga, safanòria, bastanaga, carlota;* **Eusk.:** *azenario, zuhain-azenario;* **Gal.:** *cenoria;* **Fr.:** *carotte;* **Ing.:** *carrot;* **Al.:** *Mohrrübe.*

Descripción: *Raíz de la planta de la zanahoria ('Daucus carota' L.), herbácea de la familia de las Umbelíferas que alcanza hasta un metro de altura. Suele ser de color anaranjado, aunque también hay variedades de color amoratado o amarillo.*

Hábitat: *Propia de Europa meridional y del Próximo Oriente. Actualmente se la cultiva en regiones templadas de todo el mundo, siendo los principales países productores China, Estados Unidos y Francia.*

ZANAHORIA composición
por cada 100 g de parte comestible cruda

Energía	43,0 kcal = 181 kj
Proteínas	1,03 g
H. de c.	7,14 g
Fibra	3,00 g
Vitamina A	2813 µg ER
Vitamina B_1	0,097 mg
Vitamina B_2	0,059 mg
Niacina	1,11 mg EN
Vitamina B_6	0,147 mg
Folatos	14,0 µg
Vitamina B_{12}	—
Vitamina C	9,30 mg
Vitamina E	0,460 mg EαT
Calcio	27,0 mg
Fósforo	44,0 mg
Magnesio	15,0 mg
Hierro	0,500 mg
Potasio	323 mg
Cinc	0,200 mg
Grasa total	0,190 g
Grasa saturada	0,030 g
Colesterol	—
Sodio	35,0 mg

% de la CDR (cantidad diaria recomendada) cubierta por 100 g de este alimento

COMPOSICIÓN PORCENTUAL
- Fibra 3,00 %
- Min. 0,870 %
- H. de c. 7,14 %
- Grasa 0,190 %
- Prot. 1,03 %
- Agua 87,8 %

Preparación y empleo

❶ **Cruda:** Se presenta en ensalada, entera o rallada y aliñada con limón. Conviene a los niños para fortalecer su dentadura.

❷ **Cocinada:** La zanahoria combina muy bien con las papas (patatas) y con otras hortalizas. Al someterla a cocción adquiere un sabor más dulce. Su riqueza en **beta-caroteno** *se mantiene* después de la cocción.

❸ **Jugo:** Muy apropiado como refresco sabroso y nutritivo. Combina muy bien con el jugo de manzana y de limón.

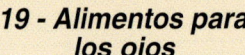

Prunus armeniaca L.

19 - Alimentos para los ojos

Albaricoque

Da brillo y belleza a la mirada

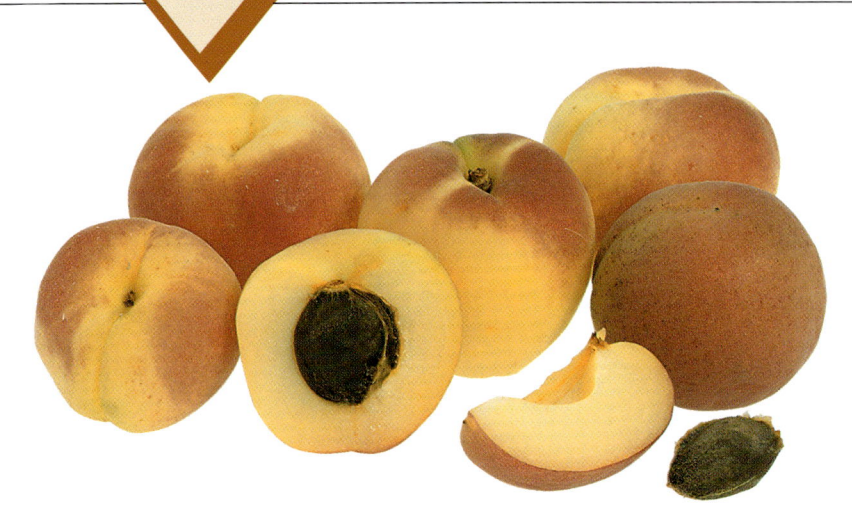

EL ALBARICOQUERO tiene fama de ser uno de los árboles más viajeros que se conoce. Su origen se sitúa en el norte de China, donde todavía se encuentra en estado silvestre como flora espontánea.

Fue llevado a Grecia por Alejandro Magno a la vuelta de sus conquistas en la India. De Grecia pasó a Roma, desde donde su cultivo se extendió por toda la región mediterránea. En el siglo XVIII fue llevado a Norteamérica, donde se aclimató en California y en los estados ribereños del Misisipí. Y su largo viaje no acaba aquí, pues los astronautas estadounidenses lo llevaron a la luna en uno de sus viajes espaciales.

Sinonimia hispánica: damasco, damasquillo, chabacano, albarillo, albérchigo, alberge, prisco; *Cat.:* albercoc; *Eusk.:* albarikoke, mertxika, muxurka; *Gal.:* albaricoque; *Fr.:* abricot; *Ing.:* apricot; *Al.:* Aprikose.

Descripción: Fruto del albaricoquero ('Prunus armeniaca' L.), árbol de la familia de las Rosáceas que alcanza hasta 10 m de altura.

Hábitat: Procedente de Asia central. Aclimatado en los países templados de Europa y de América.

Los albaricoques o damascos suelen comerse con su piel. De ahí que lo ideal sea consumirlos de cultivo biológico, con el fin de evitar la posible ingestión de restos de productos químicos como los pesticidas que quedan impregnados en la piel de la fruta, y que resultan difíciles de eliminar incluso con un buen lavado.

ALBARICOQUE
composición
por cada 100 g de parte comestible cruda

Energía	48,0 kcal = 201 kj
Proteínas	1,40 g
H. de c.	8,72 g
Fibra	2,40 g
Vitamina A	261 µg ER
Vitamina B_1	0,030 mg
Vitamina B_2	0,040 mg
Niacina	0,850 mg EN
Vitamina B_6	0,054 mg
Folatos	8,60 µg
Vitamina B_{12}	—
Vitamina C	10,0 mg
Vitamina E	0,890 mg EαT
Calcio	14,0 mg
Fósforo	19,0 mg
Magnesio	8,00 mg
Hierro	0,540 mg
Potasio	296 mg
Cinc	0,260 mg
Grasa total	0,390 g
Grasa saturada	0,027 g
Colesterol	—
Sodio	1,00 mg

1% 2% 4% 10% 20% 40% 100%
% de la CDR (cantidad diaria recomendada) cubierta por 100 g de este alimento

ALBARICOQUE

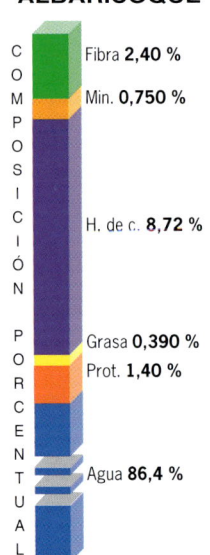

COMPOSICIÓN PORCENTUAL

Fibra 2,40 %
Min. 0,750 %
H. de c. 8,72 %
Grasa 0,390 %
Prot. 1,40 %
Agua 86,4 %

Preparación y empleo

❶ **Fresco** y bien maduro.

❷ **Desecado:** A los albaricoques desecados se los llama **orejones**.

❸ **Conserva:** compotas y mermeladas.

❹ **Cura de albaricoques:** Se realiza tomando durante 15 días, medio kilo de albaricoques bien maduros cada día, preferiblemente en la cena como plato único. Se pueden acompañar de unas tostadas de pan.

Tomo 2 / 26

Su atractivo color anaranjado, su grato aroma y su sabroso dulzor, han hecho del albaricoque uno de los frutos predilectos de la estación veraniega. Además, los albaricoques desecados (los famosos **orejones**), o en mermelada, perduran todo el invierno.

PROPIEDADES E INDICACIONES: El albaricoque tiene un poder energético bajo (unas 48 kcal/100 g), por lo que resulta muy recomendable en las dietas de **adelgazamiento.** Es **alcalinizante,** por su riqueza en sales minerales alcalinas, destacando su *bajo contenido* en *sodio* y su *riqueza* en *potasio.* Contiene varios **oligoelementos** minerales de gran importancia fisiológica, como el manganeso, el flúor, el cobalto y el boro. Es rico en azúcares (*fructosa* y *glucosa*).

En los albaricoques desecados (**orejones**) las *proteínas* alcanzan un valor importante (hasta un 5%); igualmente ocurre con el *hierro,* que es uno de sus principales minerales.

Sin embargo, el *componente más notable* de los albaricoques, tanto frescos como secos, es el beta-caroteno o *provitamina A.* A este componente se deben la mayor parte de sus indicaciones dietoterápicas, que son las siguientes:

• **Enfermedades de los ojos:** El consumo de albaricoque mantiene la vista en buen estado y da a la mirada el brillo y la belleza característicos de una buena salud. Esto se debe no solo a la acción de la provitamina A del albaricoque, sino también a la acción conjunta de las otras vitaminas y minerales que la acompañan.

El albaricoque se recomienda en caso de **sequedad conjuntival, picor** o **irritación crónica** de la conjuntiva, **pérdida de la agudeza** visual debido a atrofia de la retina y **ceguera nocturna.**

Los *mejores resultados* se obtienen siguiendo una **cura de albaricoques [❹].**

• **Anemia ferropénica** (por falta de hierro): El contenido en *hierro* de los albaricoques frescos no es muy importante, aunque si el de los secos [❷]. Por alguna razón que no conocemos bien, los *resultados* que se obtienen con su consumo en el tratamiento de las anemias, son *muy superiores* a los

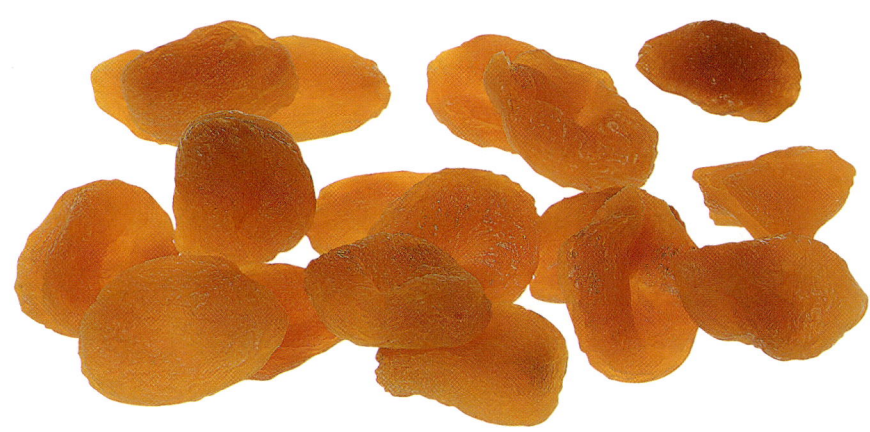

Los sabrosos orejones (albaricoques desecados) también constituyen una buena fuente de provitamina A por su riqueza en beta-caroteno.

Conviene que hayan sido desecados y conservados de forma natural sin aditivos conservantes (generalmente sulfitos), ya que estos pueden provocar diversas reacciones alérgicas en personas sensibles, como por ejemplo, ataques de asma.

que cabría esperar por su escasa proporción de hierro. Posiblemente esto sea debido a la presencia en el albaricoque de sustancias vegetales que favorecen la absorción del hierro (ver T. 1 pág. 401).

Jean Valnet, destacado médico francés que dedicó toda su vida al estudio de la fitoterapia y de la dietoterapia, dice en su libro,[8] citando experiencias previas de **Leclerc,** que se ha comprobado experimentalmente que la cura de albaricoques [❹] da resultados comparables a la cura de hígado de ternera en las anemias por pérdida de sangre.

Las cantidades de provitamina A y de hierro que contiene el albaricoque son realmente pequeñas en relación con las grandes dosis que pueden contener los preparados farmacéuticos. A pesar de ello, los resultados que se obtienen con el consumo habitual de esta fruta son superiores a lo que cabría esperar por su contenido en *hierro* o en *provitamina A.*

Este es uno de los hechos más sorprendentes de la ciencia de la nutrición, al que solo en los últimos años se está empezando a encontrar una explicación científica: La *acertada combinación* de vitaminas, minerales y otras sustancias químicas presentes en los alimentos naturales, *potencia* su *acción* y produce unos resultados superiores al de sus componentes aislados y purificados en forma de preparados farmacéuticos.

• **Afecciones de la piel y mucosas**, debido a su contenido en provitamina A. Aumenta la *resistencia* a las **infecciones.** Recomendado en caso de **faringitis** crónica, **sinusitis y eccemas.**

• **Afecciones nerviosas:** El doctor *Valnet* destaca la propiedad *equilibrante* del albaricoque sobre el sistema nervioso, y lo recomienda en caso de **astenia, depresión, nerviosismo e inapetencia.** Se atribuye esta acción a su riqueza en **oligoelementos.**

• **Afecciones digestivas:** Los albaricoques *frescos* maduros son ligeramente **astringentes [❶],** mientras que los *desecados* (orejones) son **laxantes [❷].**

Precauciones

El albaricoque debe tomarse **bien maduro,** pues de otra forma puede resultar indigesto.

En el proceso de desecación industrial del albaricoque, se suelen añadir **sulfitos** como conservante. Este aditivo puede provocar **crisis asmáticas** en individuos alérgicos.

19 - Alimentos para los ojos

Spinacia oleracea L.

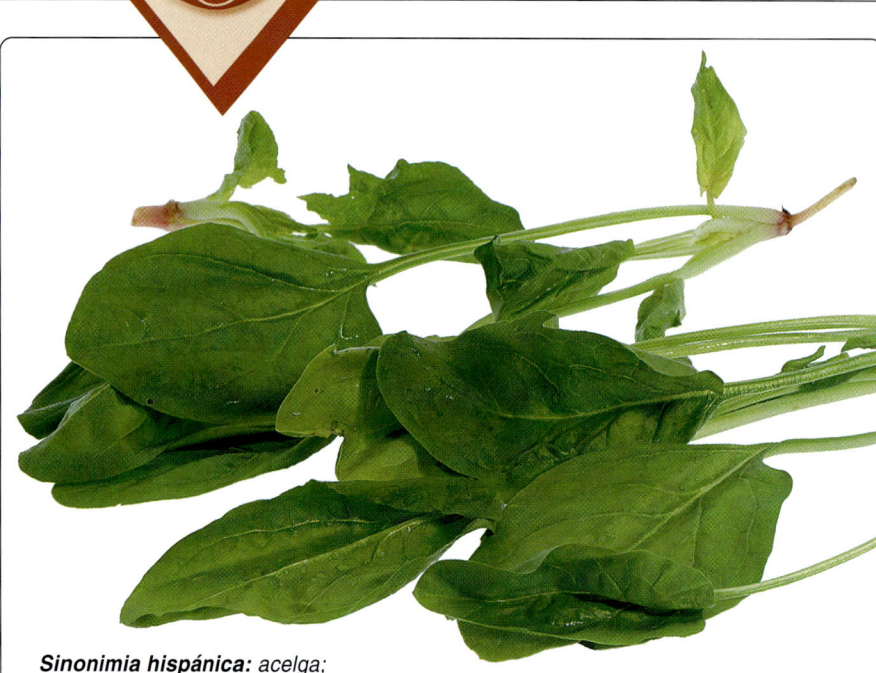

Espinaca

Además de dar fuerza a los músculos, protege la retina

POPEYE, el famoso marino de los dibujos animados, debía su gran fortaleza al consumo de espinacas. En nuestros días, las investigaciones tanto clínicas como de laboratorio, han confirmado que Popeye tenía razón al comer tantas espinacas para obtener fuerza física. Pero además, se han descubierto nuevas aplicaciones dietoterápicas de esta excelente verdura, como su acción protectora sobre la retina y la visión.

PROPIEDADES E INDICACIONES: La espinaca es posiblemente la **verdura** *más nutritiva* de cuantas se conocen, aun a pesar de que tan solo aporta 22 calo-

Sinonimia hispánica: acelga; **Cat.:** espinac; **Eusk.:** ziazerba, espinaka; **Gal.:** espinaca; **Fr.:** épinard; **Ing.:** spinach; **Al.:** Spinat.

Descripción: Hojas de la espinaca ('Spinacia oleracea' L.), planta herbácea de la familia de las Quenopodiáceas.

Hábitat: Originaria de Asia occidental, se extendió por toda Europa durante la Edad Media. Actualmente se cultiva en todo el mundo, con excepción de los trópicos. Los principales países productores son Estados Unidos, Alemania, Francia e Italia.

Las espinacas procedentes de cultivos biológicos, reconocibles por tener una hoja más oscura y rugosa, contienen menos nitratos que las que han sido cultivadas a base de abonos químicos.

ESPINACA composición
por cada 100 g de parte comestible cruda

Energía	22,0 kcal = 94,0 kj
Proteínas	2,86 g
H. de c.	0,800 g
Fibra	2,70 g
Vitamina A	672 µg ER
Vitamina B_1	0,078 mg
Vitamina B_2	0,189 mg
Niacina	1,37 mg EN
Vitamina B_6	0,195 mg
Folatos	194 µg
Vitamina B_{12}	—
Vitamina C	28,1 mg
Vitamina E	1,89 mg EαT
Calcio	99,0 mg
Fósforo	49,0 mg
Magnesio	79,0 mg
Hierro	2,71 mg
Potasio	558 mg
Cinc	0,530 mg
Grasa total	0,350 g
Grasa saturada	0,056 g
Colesterol	—
Sodio	79,0 mg

% de la CDR (cantidad diaria recomendada) cubierta por 100 g de este alimento

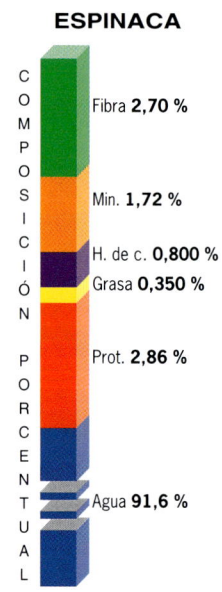

ESPINACA
COMPOSICIÓN PORCENTUAL

- Fibra 2,70 %
- Min. 1,72 %
- H. de c. 0,800 %
- Grasa 0,350 %
- Prot. 2,86 %
- Agua 91,6 %

Preparación y empleo

❶ **Crudas:** Cuando las espinacas están tiernas, se pueden comer en ensalada.

❷ **Congeladas:** Pierden una pequeña parte de vitamina C, pero tienen la ventaja de hallarse disponibles todo el año.

❸ **Cocinadas:** La forma ideal es al vapor, pues así conservan la mayor parte de sus vitaminas y minerales.

❹ **Jugo fresco:** Medio vaso al día antes de la comida o la cena, tomado a sorbos, es una dosis recomendable.

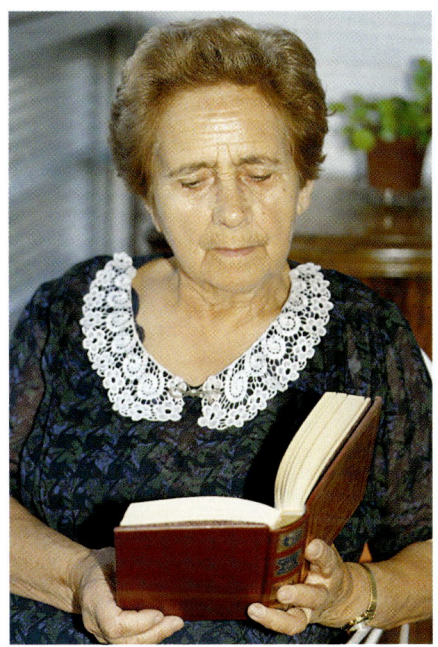

La espinaca es muy rica en luteína y zeaxantina, dos carotenoides que previenen la pérdida de agudeza visual debida a degeneración de la mácula, el punto más sensible de la retina. Este trastorno es la causa más importante de ceguera en la tercera edad.

La espinaca es más efectiva incluso que la zanahoria en la prevención de la degeneración senil de la mácula de la retina.

rías por cada 100 g. Su contenido en **proteínas** es bastante elevado para una verdura (2,86%), pero apenas contienen hidratos de carbono (0,8%) y grasas (0,35%).

El poder nutritivo de las espinacas radica en su *gran riqueza vitamínica y mineral*, ya que 100 g de espinacas aportan:

✓ *dos tercios* (672 µg ER) de las necesidades diarias de *vitamina A* (1.000 µg ER),
✓ la práctica *totalidad* (194 µg) del **ácido fólico** o folato necesario diariamente (200 µg),
✓ la *mitad* de la **vitamina C** (28,1 mg) que necesitamos cada día (60 mg),
✓ casi la *cuarta parte* (79 mg) del **magnesio** que necesitamos cada día (350 mg),
✓ más de la *cuarta parte* (2,71 mg) de las necesidades diarias de **hierro** (10 mg).

Aunque todos estos datos están basados en las necesidades diarias de un hombre adulto, como es habitual en esta obra (ver T.1 pág. 10), nos dan una idea de la gran concentración de vitaminas y minerales que se encuentran en la espinaca. Estas son sus aplicaciones más importantes:

• **Afecciones de la retina:** La **mácula** es una pequeña mancha amarillenta de unos 2 mm de diámetro que se encuentra en el centro de la retina, y que corresponde con la zona de mayor agudeza visual. La degeneración de esta zona especialmente sensible de la retina es la principal causa de ceguera en la tercera edad.

Una investigación muy minuciosa llevada a cabo en el Massachusetts Eye and Ear Infirmary (Hospital para los ojos y los oídos de Massachusetts) y en la Universidad de Harvard (Estados Unidos),[9] ha puesto de manifiesto que las personas de 55 a 80 años de edad que consumen espinacas de forma habitual, presentan un riesgo mucho menor de padecer pérdida de agudeza visual debida a **degeneración macular**.

El efecto protector de las espinacas sobre la retina es superior incluso al que se obtiene con el consumo de zanahorias (T. 2 pág. 25). Este hecho ha llamado la atención de los investigadores, quienes lo atribuyen a la *gran riqueza* de la espinaca en *luteína* y *zeaxantina*. Estas sustancias son pigmentos vegetales de tipo carotenoide, que aunque no se convierten en vitamina A como lo hace el beta-caroteno (ver T. 1 pág. 389), sí que ejercen una **potente acción antioxidante** que protege a las células sensibles de la retina.

Recomendamos pues el consumo habitual de espinacas a todos aquellos que deseen conservar su agudeza visual, especialmente por encima de los 50 años.

• **Anemia:** La espinaca contiene 2,71 mg de hierro/100 g, proporción que supera a la de la carne. Aunque el hierro de origen vegetal se absorbe con mayor dificultad que el de procedencia animal, la presencia de vitamina C procedente tanto de la propia espinaca[10] como de otros alimentos, favorece notablemente la asimilación de este mineral.

Además, la espinaca es rica en otros minerales y oligoelementos que favorecen la producción de glóbulos rojos en la médula ósea. El jugo fresco de espinaca [❹] es una forma *eficaz* de tomarla en caso de **anemia**.

• **Aumento del colesterol:** Se ha comprobado en animales de experimentación,[11] que las proteínas de la espinaca impiden la absorción del colesterol y de los ácidos biliares. Su consumo ayuda a reducir el nivel de colesterol en la sangre.

• **Embarazo:** Por la riqueza en *ácido fólico* o folato (194 µg/100 g) que previene ciertas malformaciones nerviosas en el feto, así como por su poder antianémico, la espinaca es una verdura *ideal* para las **embarazadas**.

• **Deporte y crecimiento:** Por su riqueza vitamínica y mineral, las espinacas constituyen una verdura *muy recomendable* para todos los **deportistas y adolescentes** en fase de crecimiento.

Ácido oxálico

*La espinaca es el alimento más rico en ácido oxálico (779 mg/100 g). Al unirse al calcio y a otros minerales, el ácido oxálico forma **cálculos** (piedras) en las vías urinarias de ciertas personas predispuestas a ello.*

*En las personas sanas, el ácido oxálico se elimina con la orina sin mayor problema. Sin embargo, **se desaconseja** la espinaca en caso de **cálculos renales, arenillas** en la orina, así como en caso de **gota** o de exceso de **ácido úrico**.*

No conviene *tomar espinacas **junto con leche o lácteos**, pues el **ácido oxálico impide la absorción** del **calcio**.*

*Para **disminuir** el contenido en **ácido oxálico** de las espinacas, **se desecha** el **agua** de la **cocción**. De esta forma se pierde una parte de sus vitaminas y minerales, pero también la mayor parte del ácido oxálico.*

20 Alimentos para el Sistema Nervioso

Sumario del Capítulo

Enfermedades

Agresividad 32
Alzheimer, enfermedad de 34
Anorexia nerviosa 33
Ansiedad 34
Apetito, exceso,
   ver Bulimia 35
Bulimia 35
Cabeza, dolor,
   ver Cefaleas y jaquecas 38
Cefaleas y jaquecas 38
Demencia 38
Depresión 36
Dolor de cabeza,
   ver Cefaleas y jaquecas 38
Enfermedad de Alzheimer 34
Enfermedad de Parkinson 37
Epilepsia 32
Esclerosis múltiple 39
Esquizofrenia 39
Estrés 35
Fatiga intelectual 31
Hiperactividad y agresividad 32
Insomnio 33
Intelectual, fatiga 31
Jaqueca 38
Nerviosismo 31
Neuralgia 37
Parkinson, enfermedad de 37
Sueño, falta de,
   ver Insomnio 33

Alimentos

Almendra 48
Anacardo 40
Avena 41
Leche de almendra 51
Lechuga 45
Nuez del Brasil 44
Piñón 47
Piñón araucano 47

Los cereales integrales, así como los frutos secos oleaginosos, aportan una proporción equilibrada de todos las vitaminas, minerales y otros nutrientes que el sistema nervioso necesita para su buen funcionamiento.

EL CEREBRO requiere para su funcionamiento básico *tan solo* dos sustancias: **oxígeno** y **glucosa**. Sin embargo, otros muchos nutrientes son *también* necesarios para que el desarrollo del **pensamiento,** de la **memoria,** del **autocontrol** y de otras funciones superiores de la mente que tienen su sede en el cerebro.

Las **vitaminas** del *grupo B* son las que *más* **influyen** en el buen funcionamiento del cerebro y del sistema nervioso en su conjunto. La carencia de vitamina B_1, por ejemplo, produce irritabilidad nerviosa y depresión, y la de B_6, nerviosismo y fatiga.

Los **minerales** también intervienen *directamente* en la actividad de las **neuronas.** Así, por ejemplo, la carencia de magnesio produce nerviosismo y ansiedad.

Los **ácidos grasos insaturados,** como el linoleico que predomina en los frutos secos, son necesarios para el desarrollo del sistema nervioso y del cerebro en los **niños.**

Por el contrario, el **consumo** *excesivo* de **azúcar** y de ciertos **aditivos** como los colorantes, afecta al sistema nervioso y *altera* el **comportamiento.** Existe constancia de que estos productos pueden llegar a producir **hiperactividad** e incluso **conductas agresivas,** *especialmente* de los **niños.**

ENCICLOPEDIA DE LOS ALIMENTOS

2ª Parte: El poder curativo de los alimentos

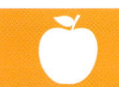

Enfermedad	Uso	Alimento o Nutriente	Tomo/ Pág.	Motivos y efectos
NERVIOSISMO Es un estado de excitación en el que el sistema nervioso responde de forma exagerada o desproporcionada a estímulos considerados normales. *Todas* las **drogas** actúan sobre el sistema nervioso y *producen* nerviosismo o lo *agravan*. Sin embargo, en algunos casos pueda dar la *impresión* de que *momentáneamente* lo calman, aunque pasado el efecto **reaparece** con *mayor fuerza*. El consumo de tabaco, o de alcohol y café u otras bebidas estimulantes, son la causa más común de nerviosismo y falta de equilibrio en el sistema nervioso. Además de los alimentos cuyo consumo recomendamos en caso de nerviosismo, existen **hábitos** saludables que pueden ayudar a **combatirlo**: • Tomar un **buen desayuno**, para evitar la **hipoglucemia** (falta de azúcar en la sangre) que suele producirse a media mañana, lo cual provoca nerviosismo e irritabilidad. • **Comer a horas regulares,** para evitar **bruscos descensos** en el nivel de **glucosa** en la sangre. • **Dormir suficiente** y de forma **regular.** • Practicar algún **deporte**, especialmente la marcha o caminata. *Fruta de la pasión*	Aumentar	AVENA	2/41	Muy buena fuente de **vitamina B₁**, cuya carencia produce irritabilidad nerviosa. Además, contiene pequeñas cantidades de **avenina,** un alcaloide de suave acción **sedante.**
		GERMEN DE TRIGO	2/310	Es una de las mejores fuentes naturales de **vitaminas** del grupo **B** necesarias para el **equilibrio** del sistema nervioso.
		GIRASOL, SEMILLAS	2/105	Contienen tanta **vitamina B₁** como el germen de trigo. La vitamina B₁ **equilibra** el sistema nervioso.
		NUEZ DEL BRASIL	2/44	*Muy rica* en **vitamina B₁,** superando en el contenido de la misma a la carne, la leche y los huevos.
		NUEZ	2/64	Rica en **ácidos grasos esenciales** que intervienen en el metabolismo de las **neuronas**, así como en **lecitina, fósforo** y **vitaminas B**.
		LECHUGA	2/45	**Sedante** muy suave; aporta vitaminas del grupo B.
		AGUACATE	2/108	Contiene **ácidos grasos esenciales, fosfolípidos** y **vitamina B₆,** todos ellos necesarios para el buen funcionamiento de las **neuronas.**
		ANACARDO	2/40	Rico en **magnesio,** cuya carencia produce nerviosismo e irritabilidad.
		GUISANTE	2/73	Es una buena fuente de **vitaminas** del grupo **B,** necesarias para el buen funcionamiento del sistema nervioso.
		FRUTA DE LA PASIÓN	2/133	Aunque la acción **sedante** del fruto de la pasión es mucho más suave que la de las flores y hojas de las plantas de su familia (pasionaria y otras, ver *EPM* pág. 167), puede resultar efectivo.
		ALBARICOQUE	2/26	Por su riqueza en **oligoelementos**, se lo considera **equilibrante** del sistema nervioso.
		POLEN	1/359	Nutre y **tonifica** el sistema nervioso.
	Reducir o eliminar	BEBIDAS ESTIMULANTES	1/372	La **cafeína causa** excitación nerviosa y **agrava** el nerviosismo. Aunque de momento pueda parecer que alivia la excitación nerviosa en las personas que sufren adicción a la cafeína, su **efecto** es **muy pasajero**, y el nerviosismo **reaparece** todavía con **mayor intensidad.**
		BEBIDAS ALCOHÓLICAS	1/376	El **alcohol etílico** que contienen es un **potente tóxico** para las **neuronas**. Aunque su efecto es paradójico, y a cierta dosis y determinados momentos puede parecer que alivia el nerviosismo, su efecto final **siempre** es nocivo para el sistema nervioso.
		AZÚCAR BLANCO	1/170	Cuando el nerviosismo se debe a **hipoglucemia** (falta de azúcar en la sangre), **un poco** de azúcar puede producir un efecto **tranquilizante**. Sin embargo, el **consumo habitual** de azúcar en forma de dulces, caramelos y otras chucherías produce **hiperactividad** y **nerviosismo,** tanto en niños como en adultos.
FATIGA INTELECTUAL Quienes realizan un trabajo intelectual intenso presentan mayor necesidad de ciertos nutrientes. Los alimentos que mejor satisfacen esas necesidades son los **cereales integrales** (especialmente la avena) y los **frutos secos oleaginosos** (especialmente las almendras y las nueces).	Aumentar	AVENA	2/41	*Combate* tanto la **fatiga** física como la intelectual, debido a su excelente valor nutritivo.
		ALMENDRA	2/48	*Excelente* alimento para el **cerebro**. Su *proporción* de **minerales** es la **más** adecuada para lograr un funcionamiento *estable* del sistema nervioso.
		NUEZ	2/64	Las nueces *mejoran* el **rendimiento intelectual** y el buen funcionamiento del sistema nervioso. No deben faltar en al dieta de los **estudiantes** e **intelectuales.**
		GERMEN DE TRIGO	2/310	Muy rico en los nutrientes que necesitan las **neuronas** para su buen funcionamiento.

TOMO 2 / 31

Cap. 20: ALIMENTOS PARA EL SISTEMA NERVIOSO

Enfermedad	Uso	Alimento o Nutriente	Tomo/Pág.	Motivos y efectos
HIPERACTIVIDAD Y AGRESIVIDAD La **hiperactividad infantil** es uno de los problemas cada vez más frecuentes en los países desarrollados. Lamentablemente, la **agresividad** y la **violencia** también lo son entre **jóvenes y adultos**. El tipo de **alimentación** desempeña un papel que *cada vez se considera* **más importante** en estos trastornos de la conducta.[1] Además de los productos que se citan en la tabla, estas son otras **causas** de hiperactividad y agresividad: • **Desayuno pobre:** Los niños que no empiezan el día con un desayuno completo y saludable sufren con *mayor frecuencia* de **nerviosismo, fatiga, irritabilidad nerviosa** e incluso **conductas agresivas**.[2] Otro tanto puede decirse de los adultos. • **Contaminación por plomo:** Un estudio realizado en la Universidad de Pittsburgh (EE. UU.) mostró que los niños que han sufrido más contaminación por plomo presentan un *mayor riesgo* de conducta **antisocial, delincuencia** y **agresividad**. La **carne** y el **pescado** de animales criados en lugares contaminados, cerca de las zonas industriales, suelen ser los alimentos más contaminados por plomo.[3]	Aumentar	CEREALES INTEGRALES	1/65	Aportan **vitaminas** del grupo **B, minerales** y **oligoelementos** de los que carecen los productos refinados.
		GERMEN DE TRIGO	2/310	Muy rico en **vitaminas** del grupo **B,** cuya carencia favorece la hiperactividad y las conductas agresivas.
		VITAMINA B$_1$	1/390	Su *carencia* produce **irritabilidad** y **desequilibrio** nerviosos.
	Reducir o eliminar	ADITIVOS		Algunos **colorantes artificiales** como la **tartracina,** pueden desencadenar hiperactividad e incluso conductas agresivas, especialmente en los niños.[4,5] El **ácido benzoico** y los **salicilatos** también son aditivos relacionados con la hiperactividad infantil. Los **edulcorantes** intensos de origen químico, como el **aspartame,** son también causa de trastornos en individuos sensibles (ver T. 1 pág. 179).
		AZÚCAR BLANCO	1/170	Aunque se ha hablado mucho de que el exceso de azúcar puede provocar hiperactividad e incluso conductas agresivas, no se ha demostrado fehacientemente hasta la fecha (ver T. 1 pág. 172). Posiblemente, el consumo elevado de azúcar resulta nocivo porque suele acompañar a **alimentos refinados** de escaso valor nutritivo y a productos ricos en **colorantes** y otros **aditivos**.
		BEBIDAS ESTIMULANTES	1/372	El **café**, el **té**, **mate** y los **refrescos** con **cafeína** favorecen la irritabilidad nerviosa y la hiperactividad en los **niños y adolescentes**, que son muy sensibles a estos estimulantes.
		BEBIDAS ALCOHÓLICAS	1/376	Las bebidas alcohólicas son la **causa más importante** de conductas **agresivas** en todo el mundo.
		CARNE	1/262	Contiene **hipoxantina** (T. 1 pág. 283), sustancia de acción similar a la de la cafeína. Su **consumo habitual** produce un estímulo artificial en el sistema nervioso y puede **favorecer** la conducta agresiva.
		BOLLERÍA REFINADA	1/73	Los productos refinados a base de azúcar y harina blancos son **deficitarios** en **vitaminas** del grupo **B** y en **minerales** necesarios para el equilibrio y buen funcionamiento del sistema nervioso.
EPILEPSIA Enfermedad del sistema nervioso central que se manifiesta con ataques de diversa intensidad, que van desde las pérdidas de memoria o ausencias *(petit mal),* hasta las convulsiones graves con pérdida de conciencia. La *carencia* de **vitaminas** del grupo **B** y de ciertos **minerales**, el **estrés**, el **cansancio**, la **fiebre** y el consumo de **bebidas alcohólicas**, son los factores que con mayor frecuencia *desencadenan* los ataques.	Aumentar	VITAMINAS B	1/390	Todas ellas pueden *contribuir* a **reducir** la frecuencia de los **ataques**. El **germen de trigo** y la **levadura de cerveza** son dos de los productos más ricos en vitaminas del grupo B.
		VITAMINA B$_6$	1/393	Se sabe que su *carencia* causa ataques epilépticos. Además de los productos citados en esta sección, las **legumbres** y los **cereales integrales** son buenas fuentes de esta vitamina.
		FOLATOS	1/394	Los **suplementos** de ácido fólico **reducen** el número de ataques. Las **legumbres** y las **verduras** de hoja (espinacas, lechugas, etc.) son buenas fuentes de folatos.
		MAGNESIO	1/400	Su *carencia* **favorece** las convulsiones en general, y los ataques epilépticos en particular. Las **semillas de calabaza**, el **sésamo** y los **frutos secos** oleaginosos son las mejores fuentes.
		MANGANESO	1/409	La falta de este oligoelemento en al alimentación de las mujeres **embarazadas** podría aumentar el *riesgo* de epilepsia congénita en el **feto**. Los **cereales integrales**, los **frutos secos**, la **melaza** y la **levadura de cerveza** son buenas fuentes de manganeso, que no deberían faltar en la alimentación de las futuras madres.
	Reducir o eliminar	BEBIDAS ALCOHÓLICAS	1/376	Su consumo **favorece** la aparición de crisis epilépticas.
		EDULCORANTES	1/179	Los de tipo químico, especialmente el **aspartame**, se ha relacionado con la aparición de crisis epilépticas en **personas sensibles**. Lo más prudente es **evitar** los productos que contienen **edulcorantes artificiales**.
		ONAGRA, ACEITE	1/354	Puede producir ataques epilépticos en **personas sensibles** a este aceite y a otros ricos en **ácidos grasos omega-3**, como los **aceites de pescado**.

Avellanas

ENCICLOPEDIA DE LOS ALIMENTOS

2ª Parte: El poder curativo de los alimentos

Enfermedad	Uso	Alimento o Nutriente	Tomo/Pág.	Motivos y efectos
INSOMNIO El *tipo* de alimentos que se ingiere, influye en la capacidad para conciliar bien el sueño. Pero además, es *muy importante* el *momento* en el que se toman. Las **cenas copiosas**, aun siendo a base de alimentos sanos, pueden alterar el sueño. Lo ideal, tanto para facilitar el sueño como la digestión, es no tomar alimentos en las **dos** o **tres horas** anteriores al momento de irse a la cama. *Lo único* que deberían tomar antes de acostarse los que padecen insomnio, es una taza de **malta** o de **plantas sedantes** (ver *EPM* pág. 142) con miel. *Miel*	Aumentar	AVENA	2/41	Aporta **hidratos de carbono, ácidos grasos esenciales** y **vitaminas B** necesarias para el buen funcionamiento del sistema nervioso. Además, contiene una sustancia llamada **avenina** de suave acción **sedante**. Se puede tomar para la cena en forma de copos hervidos en leche vegetal o caldo de verduras, pero como mínimo dos horas antes de acostarse.
		MALTA	2/164	Esta infusión no excita como el café, y *favorece* la **digestión**. Se puede beber caliente con miel antes de acostarse.
		MIEL	1/160	Ejerce un suave efecto **sedante**. Se puede tomar por la noche junto a una infusión de **plantas sedantes** como la valeriana, la tila, o el lúpulo (ver *EPM* pág. 142), o bien con **malta**.
		HIDRATOS DE CARBONO	1/387	Una alimentación **rica** en hidratos de carbono *favorece* la **síntesis** de **triptófano**, un aminoácido que en el cerebro se transforma en **serotonina**. Este es un **neurotransmisor** de acción **sedante**.
		LECHUGA	2/45	Un cena a base de ensalada de lechuga unas dos horas antes de ir a dormir, *favorece* el sueño.
	Reducir o eliminar	BEBIDAS ESTIMULANTES	1/372	Por su contenido en **cafeína**, excitan el sistema nervioso y dificultan el sueño. El efecto de **una taza** de café dura entre **tres** y **seis horas**.
		CHOCOLATE	1/357	Es también un estimulante y puede **dificultar** el sueño.
		ESPECIAS	1/340	Una cena con alimentos a los que se han añadido especias picantes, produce un efecto estimulante que **dificulta** el sueño.
		CARNE	1/262	Contiene una sustancia estimulante (ver T. 1 pág. 283); además, es rica en **proteínas**, y estas **no favorecen** el sueño.
		QUESOS MADURADOS	1/210	Contienen aminas de acción **hipertensora** y **estimulante** para el sistema nervioso.
		PROTEÍNAS	1/386	Los alimentos **ricos** en **proteínas**, especialmente la **carne** y el **queso curado**, **reducen** la producción de **triptófano** y de **serotonina**, con lo que se produce un cierto grado de excitación en el sistema nervioso que dificulta el sueño en personas sensibles. Este efecto es más importante si las proteínas se toman por la noche en la cena.
		REFRESCOS	1/365	Todos los refrescos carbónicos **(con gas)** y especialmente si llevan **cafeína**, pueden dificultar el sueño. Los **niños** son **más sensibles**.
ANOREXIA NERVIOSA Es un trastorno psicológico que afecta sobre todo a los y las adolescentes, en el que se rechazan los alimentos con el objetivo de perder peso de forma desmedida. Suele ir precedido de una baja autoestima, y se acompaña de desnutrición o malnutrición más o menos grave. Contribuye a su **prevención**: • Seguir una **dieta equilibrada** *desde* la niñez. • Consumir **más** platos de comida **tradicional**, como ensaladas, cereales, legumbres, patatas, etcétera, y **menos** comidas rápidas, bocadillos, chocolates, dulces y helados. Ver *"Bulimia"* (T. 2 pág. 35).	Aumentar	HIDRATOS DE CARBONO	1/387	Los cereales, las patatas (papas) y otros alimentos ricos en hidratos de carbono complejos (**almidón**) ayudan a **reequilibrar** la alteración del metabolismo que se produce en caso de anorexia nerviosa.
		LEGUMBRES	1/78	Buena fuente de **proteínas** y **minerales**, necesarios para *recuperar* la **desnutrición** que suele acompañar a esta enfermedad.
		CINC	1/403	Los alimentos ricos en **cinc** (sésamo, germen de trigo, frutos secos oleaginosos) y los suplementos de cinc pueden *compensar* la **deficiencia** que se suele producir de este mineral en caso de anorexia.
	Reducir o eliminar	AZÚCAR BLANCO	1/170	El consumo abundante de **azúcar** y **dulces** refinados **agravan** la desnutrición y la anorexia nerviosa.
		GRASA TOTAL	1/404	Los bocadillos de alimentos grasos (embutidos, mantequilla, etc.), los fritos y las grasas en general no convienen a los anoréxicos.
		SALVADO DE TRIGO	2/311	Debido al **estreñimiento** que suele producirse, algunos enfermos **abusan** del salvado, con lo que pueden perder **cinc** y agravar su anorexia.

TOMO 2 / 33

Cap. 20: ALIMENTOS PARA EL SISTEMA NERVIOSO

Enfermedad	Uso	Alimento o Nutriente	Tomo/ Pág.	Motivos y efectos
ANSIEDAD Es un estado emocional indeseable e injustificado. Se trata de un trastorno psicosomático, que empieza afectando a la mente pero acaba repercutiendo sobre diversos órganos del cuerpo y produciendo **taquicardia, dolor de estómago, colon irritable** (alternancias estreñimiento-diarrea), etcétera. La ansiedad **se agrava** en las siguientes situaciones: • Dietas de adelgazamiento **desequilibradas,** en las que se produce inevitablemente una *menor* ingesta de **hidratos de carbono, vitaminas y minerales,** nutrientes todos ellos necesarios para el buen funcionamiento del sistema nervioso. • Consumo de bebidas **alcohólicas** o estimulantes (con **cafeína**) y de **tabaco.** Aunque pueden aliviar la ansiedad momentáneamente, esta suele reaparecer con mayor intensidad una vez pasado su efecto. Por tratarse de **drogas adictivas,** todas ellas deterioran el sistema nervioso.	Aumentar	GERMEN DE TRIGO	2/310	Equilibra y tonifica el sistema nervioso por su gran valor nutritivo.
		CEREALES INTEGRALES	1/65	Aportan **hidratos de carbono complejos** y **vitaminas B** necesarios para el **equilibrio** del sistema nervioso.
		PLÁTANO	2/70	Una buena fuente de vitamina B_6, hidratos de carbono, potasio y magnesio, nutrientes cuya *carencia* favorece la ansiedad.
		FRUTOS SECOS	1/52	Los frutos secos oleaginosos son ricos en **ácidos grasos esenciales, lecitina** y **fósforo,** que *favorecen* el buen funcionamiento del cerebro.
		YOGUR	1/202	El yogur, *especialmente si es de tipo* "**bio**", contiene **bacterias** que *aumentan* la producción de factores vitamínicos del grupo B en el colon, como la **biotina,** la **colina** y el **ácido pantoténico** (ver T. 1 pág. 408), también necesarios para las **neuronas.**
		VITAMINA B_6	1/393	Su **deficiencia** produce **ansiedad.** Los **cereales integrales,** las **legumbres** y el **plátano** son buenas fuentes de esta vitamina.
		MAGNESIO	1/400	La **deficiencia** produce **irritabilidad** nerviosa y **ansiedad.** Los cereales integrales, las legumbres y los frutos secos oleaginosos son buenas fuentes de magnesio.
	Reducir o eliminar	BEBIDAS ESTIMULANTES	1/372	Producen **adicción** y **favorecen** un estado de excitación que genera ansiedad.
		CARNE	1/262	Su **consumo habitual** produce **adicción** (ver T. 1 pág. 283) y puede **favorecer** la ansiedad.
		BEBIDAS ALCOHÓLICAS	1/376	Aunque aparentemente alivien la ansiedad, **deterioran** el sistema nervioso y producen ansiedad e **inestabilidad** emocional.
ENFERMEDAD DE ALZHEIMER Es un tipo de **demencia progresiva** causada por una degeneración en las células del cerebro. Comienza con pérdida de memoria, seguida de confusión mental, apatía y depresión. Su causa se desconoce, aunque se ha comprobado que una **ingesta** *elevada* de **aluminio** *favorece* su aparición. El aluminio es un mineral tóxico para las células nerviosas, y en el cerebro de los enfermos de Alzheimer se encuentra más cantidad de aluminio que en el de los sanos. El mercurio podría estar también relacionado con el Alzheimer, aunque no se ha demostrado. Para **prevenir** el Alzheimer, además de los consejos alimentarios citados en la tabla, conviene evitar: • El uso de **utensilios** de cocina de **aluminio,** especialmente cuando se cocinan alimentos ácidos como el tomate, que puede liberar más aluminio. • El uso de medicamentos **antiácidos** a base de aluminio. • El consumo de **refrescos** envasados **en latas** de aluminio. • El **agua del grifo,** en el caso de que contenga mucho aluminio.	Aumentar	VERDURAS	1/92	Las verduras (hortalizas de hoja verde) son una buena fuente de **silicio.** Este oligoelemento *dificulta* la **absorción** de aluminio en el intestino, mineral que se considera relacionado con el origen de esta enfermedad.
		LEVADURA DE CERVEZA	1/358	Por su riqueza en **vitaminas** del grupo **B** y en **oligoelementos,** se considera útil en la *prevención* del Alzheimer.
		ANTIOXIDANTES	1/354	La **carencia** de **vitaminas A, C** y **E** se relaciona con un **mayor riesgo** de padecer Alzheimer.
		VITAMINA E	1/397	Por su acción **antioxidante,** se ha comprobado que puede ser *eficaz* tanto en la *prevención* como en el **tratamiento** del Alzheimer.[6]
		COLINA	1/408	Este factor vitamínico es un *precursor* de la **acetilcolina,** neurotransmisor que escasea en el cerebro de quienes padecen la enfermedad de Alzheimer. Los **cereales integrales,** los **frutos secos oleaginosos,** los **huevos** y las **coles** son buenas fuentes de colina.
	Reducir o eliminar	BEBIDAS ALCOHÓLICAS	1/376	El alcohol destruye las células nerviosas y **favorece** la aparición de esta enfermedad.
		QUESOS MADURADOS	1/210	Son una de las fuentes alimentarias más ricas de **aluminio,** mineral cuyo consumo se considera relacionado con el Alzheimer.

TOMO 2 / 34

ENCICLOPEDIA DE LOS ALIMENTOS

2ª Parte: El poder curativo de los alimentos

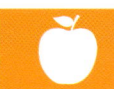

Enfermedad	Uso	Alimento o Nutriente	Tomo/Pág.	Motivos y efectos
ESTRÉS Se produce cuando los sucesos de la vida, ya sean de orden físico o psíquico, superan nuestra capacidad para afrontarlos. El **estrés psíquico** puede ser debido a una causa buena (como un nuevo empleo) o mala (como la pérdida del trabajo). En todos los casos de estrés, su repercusión sobre el organismo es muy similar. Aunque el estrés puede afectar a todos los órganos y funciones del cuerpo, sus **efectos** se concentran sobre: • El **corazón** y **sistema cardiovascular**, que se ve obligado a trabajar de forma forzada. • El **sistema inmunitario**, que reduce su efectividad en favor de otras funciones orgánicas. Esto produce una baja en las defensas contra las **infecciones**, y probablemente también contra el **cáncer** y otras enfermedades. Ciertos **alimentos** pueden *mejorar* la **adaptación** del organismo al estrés, mientras que *otros lo empeoran*. *Azúcar blanco (refinado)*	Aumentar	PROTEÍNAS	1/386	El **estrés físico** (trabajo intenso, climas muy cálidos, heridas, etc.) *aumenta* las **necesidades** de proteínas.
		HIDRATOS DE CARBONO	1/387	Necesarios para suplir la **mayor** necesidad de **energía** que se precisa en caso de estrés, tanto si es de origen físico como psíquico.
		NUEZ	2/64	Las nueces proporcionan energía al **corazón** y nutrientes muy valiosos para el **sistema nervioso.**
		ALMENDRA	2/48	Fortalece los **nervios** y tonifica los **músculos.** Su equilibrado contenido de **calcio, magnesio** y **potasio** favorece el equilibrio del sistema nervioso. Además las almendras son ricas en **proteínas** y **grasas** de gran valor nutritivo.
		PIÑÓN	2/47	Los piñones son muy ricos en **vitamina B_1** y en **ácidos grasos esenciales** necesarios para el buen funcionamiento del sistema nervioso.
		GARBANZO	2/91	Los garbanzos aporta **proteínas, hidratos de carbono** y **vitaminas** del grupo **B** de forma bastante equilibrada, nutrientes todos ellos necesarios para ayudar al organismo a hacer frente al estrés.
		GERMEN DE TRIGO	2/310	Un *excelente* **tonificante** nervioso por su riqueza en proteínas, grasas insaturadas, vitaminas y minerales.
		VITAMINAS B	1/390	Además de contribuir al buen funcionamiento del sistema nervioso, son *necesarias* para que el organismo pueda **metabolizar** los **hidratos de carbono** y así obtener energía de ellos.
		VITAMINA C	1/396	Sus necesidades *aumentan* en caso de estrés de cualquier tipo. Además, esta vitamina *estimula* las **defensas,** lo cual resulta muy conveniente en caso de estrés.
	Reducir o eliminar	BEBIDAS ESTIMULANTES	1/372	**Excitan** pero **no nutren,** y aunque momentáneamente pueden proporcionar una cierta ayuda, su **uso continuado** acaba produciendo **desgaste** nervioso, **agotamiento** y **falta de adaptación** al estrés.
		BEBIDAS ALCOHÓLICAS	1/376	**Alteran** e incluso anulan la **capacidad de respuesta** del organismo al estrés.
		AZÚCAR BLANCO	1/170	*El azúcar y los alimentos refinados que con él se elaboran (dulces, pasteles, helados, etc.) son* **pobres en nutrientes esenciales** *en caso de estrés, como las vitaminas B y E. Además,* **reducen** *la respuesta inmunitaria (bajan las defensas), precisamente lo contrario de lo que se necesita en caso de estrés.*
BULIMIA Es justamente lo *contrario* a la **anorexia** (T. 2 pág. 33): un **apetito** *voraz* e *incontrolado.* La bulimia suele presentarse de forma alternante con la anorexia, y es uno de los trastornos más comunes del comportamiento alimentario en los países desarrollados. El **tratamiento psicológico** de la bulimia o **glotonería** se basa en educar el apetito. Una buena forma de contribuir a ello consiste en: • *Eliminar* todos los **dulces** y alimentos **grasos** del alcance del que padece bulimia. • Poner a su disposición **cereales integrales, ensaladas** y otros **alimentos saludables** con los que pueda *saciar* su apetito.	Aumentar	CEREALES INTEGRALES	1/65	Sacian y nutren. Su consumo **combate** el apetito desenfrenado.
		ENSALADAS	1/98	Aportan mucho **volumen** con poca densidad energética. Son *ideales* para los glotones.
		FRUTA	1/30	Aporta sobre todo agua, azúcares, fibra, vitaminas y minerales. La fruta **sacia y alimenta.**
		FIBRA	1/388	Los alimentos ricos en fibra como los **cereales integrales** y las **verduras,** y los suplementos de fibra (por ejemplo, el **salvado**), aumentan la sensación plenitud gástrica y de saciedad, y **reducen el apetito** voraz.
	Reducir o eliminar	AZÚCAR BLANCO	1/170	*El azúcar, los dulces refinados y el chocolate suelen ser los alimentos preferidos por los que padecen de apetito descontrolado (bulimia). Evitarlos forma parte de la* **necesaria educación** *de su apetito.*
		GRASA TOTAL	1/404	*Los alimentos ricos en grasa como embutidos y fritos aceitosos también son objeto del deseo de los que padecen bulimia. Proporcionan* **muchas calorías** *en* **poco peso.** *Aprender a evitarlos es parte de la* **educación del apetito** *que necesitan los que padecen bulimia.*

TOMO 2 / 35

Cap. 20: ALIMENTOS PARA EL SISTEMA NERVIOSO

DEPRESIÓN

En general, los deprimidos tienen *tendencia* al **consumo** de productos **dulces refinados** (pasteles, caramelos, chocolate, etc.) de **escaso valor nutritivo**. También existe a veces un apetito por productos ricos en **grasa saturada**, como los embutidos y otros derivados cárnicos.

Todos estos alimentos pueden **agravar** la depresión, por lo que el enfermo puede entrar en un círculo vicioso. Se requiere un esfuerzo especial por parte del enfermo y de las personas que lo rodean, para presentarle alimentos saludables y atractivos.

Si el deseo por lo dulce es muy intenso, las **frutas dulces desecadas**, la **miel** y la **melaza** son opciones más saludables (ver T. 1 pág. 167), pues además de azúcar, aportan diversas vitaminas y minerales que el organismo necesita para metabolizar precisamente los azúcares.

Los cereales integrales, las legumbres, los frutos secos y las frutas y hortalizas, preparados de una forma sencilla, proporcionan una vitalidad y energía que no se puede obtener con otros alimentos más sofisticados.

Los **psicofármacos** antidepresivos **no reemplazan** la necesidad de seguir una dieta sana y de abstenerse de cualquier tipo de droga, incluidas claro está las llamadas legales, pues todas ellas atacan al sistema nervioso.

Nueces del Brasil

Enfermedad	Uso	Alimento o Nutriente	Tomo/Pág.	Motivos y efectos
	Aumentar	**Avena**	2/41	Aporta los **nutrientes *más importantes*** para el funcionamiento de las **neuronas**. Nutritiva y reconstituyente.
		Germen de trigo	2/310	Excelente fuente de **nutrientes** para las **neuronas**. Contiene **octacosanol**, sustancia que aumenta la resistencia a la fatiga y mejora el rendimiento.
		Garbanzo	2/91	Los garbanzos son nutritivos y ricos en **vitamina B**. Combaten la irritabilidad y depresión nerviosas.
		Almendra	2/48	Aporta vitaminas y minerales que **tonifican** los nervios y **fortalecen** los músculos. Las almendras son **energizantes** y tonificantes.
		Nuez	2/64	Las nueces son ricas en ácidos grasos esenciales, lecitina, fósforo y *vitamina B₆*, que **tonifican** el sistema nervioso.
		Nuez del Brasil	2/44	Muy rica en **vitamina B₁**, necesaria para la estabilidad del sistema nervioso.
		Anacardo	2/40	Rico en **magnesio** y en **vitaminas B₁ y B₂**, cuya falta produce nerviosismo e irritabilidad.
		Piñón	2/47	Buena fuente de **vitamina B₁**, **hierro** y **proteínas**. Los piñones son muy nutritivos y tonificantes.
		Aguacate	2/108	Rico en *vitaminas B₆* y *E*, hierro y ácidos grasos. Aumenta la **vitalidad** de una forma sana y natural.
		Levadura de cerveza	1/358	**Tonificante** y **revitalizante**, debido a su gran aporte de vitaminas y minerales, *especialmente oligoelementos* (ver T. 1 pág. 409).
		Jalea real	1/360	Nutre y **tonifica** el sistema nervioso. Combate la astenia y el cansancio.
		Lecitina	1/89	La lecitina es un **fosfolípido** que está presente en las **neuronas**. Facilita la transmisión de los impulsos nerviosos, y puede mejorar la depresión.
		Polen	1/359	Es un **concentrado** de nutrientes con efecto **tonificante** y **revitalizante**.
		Vitamina B₆	1/393	Su *carencia* produce **apatía** y **depresión**. Los **cereales integrales**, el **ajo** y el **aguacate** son buenas fuentes.
		Vitamina B₁	1/390	Cuando falta, el sistema nervioso *pierde* su **tono** y **equilibrio** emocional. Los alimentos aquí recomendados son ricos en esta vitamina.
		Vitamina C	1/396	Uno de los primeros síntomas de su *carencia* es el **cansancio** y la **falta de tono** vital. Las frutas y hortalizas frescas son la mejor fuente.
		Folatos	1/394	Su *carencia* produce **fatiga** y **depresión**. Las **legumbres** y las **espinacas** son buenas fuentes.
		Hierro	1/401	Su *carencia* produce, además de **anemia**, **depresión**.
	Reducir o eliminar	**Azúcar blanco**	1/170	*El azúcar blanco y los dulces elaborados con él suelen carecer de vitaminas y minerales necesarios para el buen funcionamiento del sistema nervioso. Su consumo* **agrava** *la* **depresión**, *aunque de momento puede producir un efecto subjetivo de bienestar.*
		Grasa saturada	1/405	*Su consumo* **favorece** *la depresión, aunque no se sabe bien por qué mecanismo. Se encuentra sobre todo en los alimentos de origen animal.*
		Bebidas estimulantes	1/372	*El* **aumento** *en el consumo de bebidas con cafeína puede ser un* **síntoma** *de depresión, pero a la vez se convierte en un* **factor agravante**. *La cafeína* **irrita** *el sistema nervioso y lo* **debilita** *más aún, a pesar de su efecto aparentemente estimulante.*
		Bebidas alcohólicas	1/376	*Su consumo habitual es* **causa** *de depresión nerviosa. El alcohol es* **depresor** *del sistema nervioso y un auténtico* **veneno** *para las* **neuronas**.

ENCICLOPEDIA DE LOS ALIMENTOS

2ª Parte: El poder curativo de los alimentos

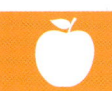

Enfermedad	Uso	Alimento o Nutriente	Tomo/Pág.	Motivos y efectos
ENFERMEDAD DE PARKINSON Suele aparecer a partir de los 50 años, y se caracteriza por tres síntomas principales: rigidez muscular, acinesia (falta de movimiento) y temblor. Se debe a que una parte del cerebro no produce *suficiente* **dopamina,** una sustancia que interviene en la transmisión de impulsos nerviosos entre las neuronas. No se conoce ningún alimento que la empeore o la mejore significativamente. Sin embargo, el consumo de alimentos de origen vegetal ricos en vitaminas B, C y E *puede contribuir* **a frenar** la progresión de la enfermedad. *Cacahuetes (maní)*	Aumentar	CEREALES INTEGRALES	1/65	Aportan **vitaminas** del grupo **B** necesarias para el sistema nervioso y **fibra** para evitar el estreñimiento que suele producirse.
		FRUTA	1/30	Aporta vitaminas **antioxidantes** y **minerales** que *mejoran* la evolución de la enfermedad.
		HORTALIZAS	1/92	Un estudio realizado en la Facultad de Medicina de Magdeburgo (Alemania) muestra que a **mayor** consumo de **frutas** y **hortalizas,** especialmente **en crudo, menos riesgo** de padecer Parkinson.[7]
		ACEITES	1/112	Se recomiendan los aceites **de semillas** ricos en **ácido linoleico** (como el de girasol, pepita de uva, o maíz).
		VITAMINA B1	1/390	Los **suplementos** de esta vitamina pueden contribuir a evitar la reducción en la producción de **dopamina.** Los alimentos ricos en vitamina B1 como los frutos secos oleaginosos y los cereales integrales también pueden resultar beneficiosos.
		VITAMINA E	1/397	Se piensa que su *deficiencia* durante la **niñez** y **juventud,** *aumenta* el riesgo de padecer Parkinson de mayor. Los **frutos secos** y los **aceites de semillas** son las mejores fuentes.
		FOLATOS	1/394	La **deficiencia** de folatos *puede* **acelerar** la progresión de la enfermedad. Las **legumbres** y las **verduras** de hoja son las mejores fuentes.
		NIACINA	1/392	El fármaco que habitualmente se prescribe a los enfermos de Parkinson, la **l-dopa,** puede causar **deficiencia** de niacina. Este factor vitamínico del grupo B es necesario para el metabolismo de las neuronas. Los **cereales integrales,** los **frutos secos oleaginosos** y los **cacahuetes** (maní), son las mejores fuentes vegetales de niacina.
	Reducir o eliminar	GRASA SATURADA	1/405	Las **dietas ricas** en grasa saturada de origen animal pueden **empeorar** la evolución del Parkinson.
		AZÚCAR BLANCO	1/170	Los dulces elaborados con azúcar y harina refinados (pasteles, bollos, etc.) son **pobres** en vitaminas **antioxidantes,** y no favorecen el freno en la progresión del Parkinson.
		BEBIDAS ESTIMULANTES	1/372	La cafeína que contienen **empeora** los síntomas, especialmente el **temblor.**
NEURALGIA Es una enfermedad de los nervios sensitivos que produce dolores punzantes o ardientes a lo largo de su trayecto. En algunos casos existe una causa conocida que irrita al nervio, pero en otros no. Los alimentos ricos en vitaminas B *pueden contribuir a* **aliviar** los dolores neurálgicos. *Germen de trigo*	Aumentar	GERMEN DE TRIGO	2/310	Buena fuente de **vitaminas B** que **frenan** los dolores neurálgicos.
		LEVADURA DE CERVEZA	1/358	Aporta **vitaminas** del grupo **B** útiles contra la neuralgia.
		VITAMINAS B	1/390	Todas en conjunto ejercen una acción **sedante** sobre los agudos dolores neurálgicos.
		VITAMINA B1	1/390	Es la **vitamina B** más eficaz contra los dolores neurálgicos. Los **suplementos** de esta vitamina y los **alimentos** ricos en ella, pueden aliviar la neuralgia.
		VITAMINA B12	1/395	Una *deficiencia* de esta vitamina *puede* **agravar** los dolores neurálgicos.
	Reducir o eliminar	BEBIDAS ALCOHÓLICAS	1/376	El consumo de alcohol es, **junto** a la **diabetes,** la **causa más frecuente** de neuralgias.

Cap. 20: ALIMENTOS PARA EL SISTEMA NERVIOSO

Enfermedad	Uso	Alimento o Nutriente	Tomo/Pág.	Motivos y efectos
CEFALEAS Y JAQUECAS La **cefalea** es el dolor de cabeza en general. La **jaqueca** es un tipo especial de dolor de cabeza, agudo y palpitante, que aparece de forma súbita acompañado en ocasiones de náuseas, vómitos y trastornos de la visión. Las posibles causas de cefalea son muy numerosas. El dolor de cabeza puede ser desde un síntoma intrascendente, hasta la primera manifestación de un tumor o de una lesión cerebral grave. No se conocen alimentos que puedan prevenir o curar las cefaleas o las migrañas. Pero sí que se sabe que ciertos alimentos *pueden* **desencadenarlas**. *Evitarlos* puede ser la forma más eficaz de **prevención**,[8] una vez que han sido descartadas las causas orgánicas como los aneurismas arteriales o los tumores. Además de los alimentos citados, otros factores pueden **desencadenar** o **agravar** las cefaleas y migrañas: • las **alergias**, • la **tensión nerviosa** y el **estrés**, • la **menstruación**, especialmente en los días previos. *Vino*	Reducir o eliminar ▽	BEBIDAS ALCOHÓLICAS	1/376	**Todas** ellas **suelen** causar cefaleas y migrañas, debido tanto al **alcohol etílico** como a otros **aditivos** y **contaminantes**. Entre estos destaca el **alcohol metílico**, mucho más tóxico que el etílico, que se encuentra en algunos **licores**, y que causa graves cefaleas.
		CERVEZA	1/380	Según un estudio realizado en el Hospital Charing Cross de Londres (Reino Unido), la cerveza con alcohol es la **causa más común** de migraña.[9] No existen estudios acerca de la cerveza sin alcohol, aunque por prudencia conviene evitarla también en caso de migraña.
		VINO	1/378	Los **aditivos** químicos que se suelen emplear en la fabricación de todos los vinos, **potenciados** por la acción del **alcohol**, son causa habitual de cefaleas y migrañas.
		QUESOS MADURADOS	1/210	Contienen **tiramina**, una sustancia de probado efecto vasoconstrictor que puede desencadenar la migraña.
		CHOCOLATE	1/357	Contiene un estimulante llamado **feniletilamina**, que puede causar vasoconstricción y migraña, además de **teobromina** y **cafeína**.
		MARISCO	1/252	Suelen causar cefaleas y migrañas debido a los **tóxicos** que habitualmente contienen y a las **alergias** que desencadenan.
		CARNES CURADAS	1/270	Los **nitritos** y **nitratos** que contienen los embutidos, jamones y otras carnes curadas suelen ser causa de cefaleas y migrañas.
		PROTEÍNAS	1/386	Las proteínas de **origen animal** suelen ser causa de cefaleas.
		ADITIVOS	2/398	El **glutamato monosódico**, un aditivo potenciador del sabor, es uno de los que **más frecuentemente** causan cefaleas. Por ser de uso habitual en la comida china, el dolor de cabeza que causa, forma parte del "síndrome del restaurante chino". El **aspartame**, un edulcorante químico, también puede producir cefaleas (ver T. 1 pág. 179).
		BEBIDAS ESTIMULANTES	1/372	Aunque la **cafeína** se usa como ingrediente en diversos medicamentos contra la cefalea, también puede causarla y agravarla. De hecho, las cefaleas y jaquecas suelen ser bastante frecuentes entre los bebedores habituales de café, té o mate.
		AZÚCAR BLANCO	1/170	El consumo de dulces a base de azúcar refinado provoca bruscas elevaciones y descensos en el nivel de **glucemia**, lo que suele ser causa de cefalea.
		LÁCTEOS	1/180	Las personas que sufren **intolerancia** a la **lactosa** pueden sufrir cefaleas al ingerir leche o productos lácteos.
		HELADOS	1/214	El **estímulo frío** que producen sobre el paladar y la faringe puede desencadenar migrañas.
		FRUTOS CÍTRICOS	2/364	Pueden producir dolor de cabeza en personas que padecen de trastornos de la **vesícula biliar**.
DEMENCIA Es una pérdida progresiva y generalmente irreversible de las facultades mentales. Aunque son diversas las causas que la producen, existen investigaciones en las que se muestra como el *consumo habitual* de ciertos alimentos durante *toda la vida*, principalmente la **grasa animal** y la **carne**, *aumenta* el **riesgo** de padecerla.	Reducir o eliminar ▽	BEBIDAS ALCOHÓLICAS	1/376	El alcohol **deteriora** las **neuronas** de forma **irreversible**, y su consumo habitual es una **causa frecuente** de demencia en todo el mundo.
		GRASA SATURADA	1/405	En un estudio realizado en la Universidad Erasmus de Rotterdam (Holanda)[10] se vio que a **mayor consumo** de **grasa**, especialmente **saturada**, **más riesgo** de sufrir demencia.
		COLESTEROL	1/406	Un **consumo elevado** de **colesterol** a lo largo de la vida, también se relaciona con la aparición de demencia a partir de los 55 años, según ese estudio citado.[10]
		CARNE	1/262	Una investigación llevada a cabo en la Universidad de Loma Linda (California) puso de manifiesto que los **consumidores habituales** de carne, incluyendo la de aves y el pescado, presentan el **doble** de **riesgo** de padecer demencia que los vegetarianos.[11]
		PESCADO	1/232	Aunque según el estudio anterior[11] el consumo de pescado se asocia con la aparición de demencia, existe otro estudio según el cual el pescado protege contra el riesgo de demencia.[10]

ENCICLOPEDIA DE LOS ALIMENTOS

2ª Parte: El poder curativo de los alimentos

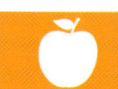

Enfermedad	Uso	Alimento o Nutriente	Tomo/Pág.	Motivos y efectos
ESQUIZOFRENIA Es una enfermedad mental hereditaria caracterizada por los cambios de personalidad y las alucinaciones. Aunque tiene un componente hereditario, no se conoce su causa. Posiblemente se deba a una sutil **alteración** en la **química** de las **neuronas** cerebrales. La alimentación puede contribuir a la evolución de la enfermedad, tanto **positiva** como **negativamente**. A falta de datos más concretos se recomienda: • Consumir **abundantes** alimentos **vegetales** preparados de una forma sencilla: frutas y hortalizas frescas, legumbres, frutos secos. • **Evitar** todos los alimentos o productos que puedan causar **alergias**. • **Evitar** las situaciones de **hipoglucemia** (falta de azúcar en la sangre), en las que el cerebro sufre por falta de glucosa. La falta de **horarios regulares** para las comidas, los **desayunos pobres** o una dieta *escasa* en **hidratos de carbono complejos** son las causas alimentarias más frecuentes.	Aumentar	GERMEN DE TRIGO	2/310	Una de las mejores fuentes de **vitaminas B, E** y **minerales** que aportan **equilibrio** al sistema nervioso.
		FRUTA	1/30	Aporta **azúcares, vitaminas** y **minerales** que *favorecen* el buen funcionamiento del cerebro.
		HORTALIZAS	1/92	Las hortalizas y verduras frescas ejercen una acción saludable y **tonificante** que conviene a los enfermos mentales.
		LEGUMBRES	1/78	Nutritivas, son una buena fuente de **proteínas, hidratos de carbono complejos** y **vitaminas** del grupo **B**, todos ellos beneficiosos para los esquizofrénicos.
		FRUTOS SECOS	1/52	Buena fuente de **vitaminas B, E** y **ácidos grasos esenciales** que desempeñan un importante papel en la química cerebral.
	Reducir o eliminar	BEBIDAS ALCOHÓLICAS	1/376	El alcohol altera **profundamente** el funcionamiento cerebral, y además **interacciona peligrosamente** con numerosos **psicofármacos.** Debe evitarse su uso en cualquier dosis.
		BEBIDAS ESTIMULANTES	1/372	La cafeína del café, té, mate, etcétera produce una **excitación** nerviosa **especialmente perjudicial** en caso de esquizofrenia.
		ADITIVOS		Pueden ser causa de hiperactividad y nerviosismo por un mecanismo alérgico (ver **"Hiperactividad y agresividad"**, T. 2 pág. 32). Los **más peligrosos** para los esquizofrénicos son los colorantes y los **edulcorantes** químicos.
		LÁCTEOS	1/180	Pueden ser causa de **alergia**, y por este mecanismo, desencadenar alteraciones de la química cerebral que **agravan** la esquizofrenia.
		GLUTEN	2/307	El gluten es la **proteína** del trigo, la cebada, el centeno y la avena. Puede ser causa de **alergia** en personas sensibles, y se piensa que esta reacción alérgica podría empeorar la esquizofrenia.
ESCLEROSIS MÚLTIPLE Esta enfermedad suele empezar entre los 25 y 40 años de edad, y afecta más a las mujeres que a los hombres. Se debe a una alteración de las vainas de mielina que recubren los nervios. Se manifiesta con diversos síntomas, dependiendo de los nervios afectados: alteraciones de la visión o del habla, pérdida de la sensibilidad en la piel y alteraciones motoras. Su curso suele ser oscilante, con periodos de empeoramiento y mejoría. Aunque no se conoce bien la causa que la origina, sí se sabe que existen *ciertos* **alimentos** que la **empeoran**, y *otros* que pueden producir *leves* **mejorías**. El consumo de **tabaco** y **alcohol** la **agravan** notablemente.	Aumentar	ACEITES	1/112	Las **grasas poliinsaturadas,** como las que se encuentran en los aceites de girasol, pepita de uva y nuez, así como en el aceite de pescado y otros, *pueden* **frenar** la progresión de la enfermedad.
		SELENIO	1/409	Este **oligoelemento** es uno de los *más efectivos* para **frenar** la progresión de la esclerosis múltiple. Las **nueces de Brasil**, la **levadura de cerveza**, el **germen de trigo** y la **melaza** son las mejores fuentes. También se puede tomar en forma de **suplementos** (ver T. 1 pág. 355).
		CEREALES INTEGRALES	1/65	Aportan **vitaminas** del grupo **B** necesarias para el sistema nervioso y **fibra** que *evita* el **estreñimiento** que se suele producir.
		LEGUMBRES	1/78	Aportan **proteínas** de gran valor biológico, y contribuyen a *evitar* el **estreñimiento** que suele producirse en esta enfermedad.
		ENSALADAS	1/98	Aportan **ácido fólico, vitamina C** y otras, necesarias en este caso.
		FRUTA	1/30	Su **consumo abundante** puede alargar el tiempo entre recaídas.
	Reducir o eliminar	GRASA SATURADA	1/405	Su consumo **empeora** la evolución de la enfermedad, siendo especialmente nociva la de origen animal.
		BEBIDAS ALCOHÓLICAS	1/376	El alcohol deteriora las neuronas y **agrava** la esclerosis en placas.
		CARNE	1/262	Las carnes en general, y las rojas en particular, **agravan** la esclerosis múltiple, aunque no se sabe bien por qué.
		LÁCTEOS	1/180	**No favorecen** la evolución positiva de los síntomas.
		AZÚCAR BLANCO	1/170	El consumo de azúcar y productos refinados resulta perjudicial, posiblemente debido a su carencia en oligoelementos.

TOMO 2 / 39

Anacardium occidentale L.

20 - Alimentos para el sistema nervioso

Anacardo

Muy rico en magnesio

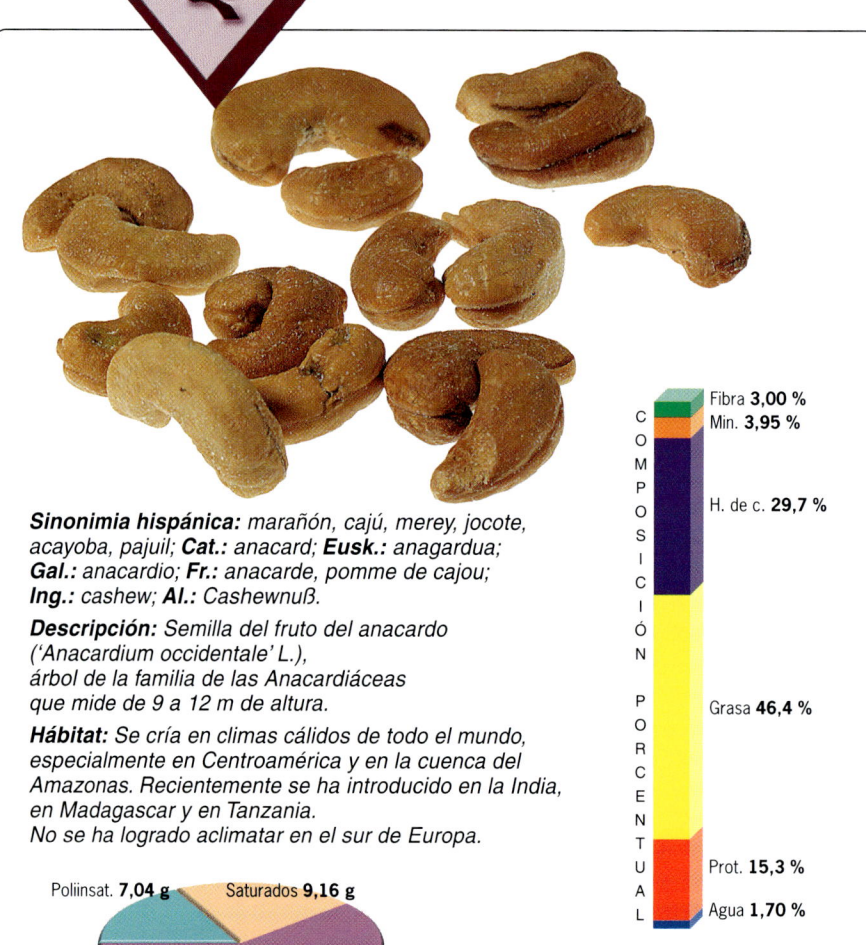

L A SEMILLA o nuez del anacardo es uno de los frutos secos más cotizados. El hecho de que solo se produzca en los países de clima tropical, aumenta todavía más si cabe su valor y atractivo.

PROPIEDADES E INDICACIONES: La **SEMILLA** del anacardo es un fruto seco oleaginoso, de sabor dulce y agradable. Es muy rica en *ácidos grasos insaturados,* como el oleico y el linoleico; en *vitaminas,* como la *B1, B2* y *ácido pantoténico;* y en *minerales,* como el magnesio (260 mg/100 g), potasio, hierro y fósforo.

Destaca sobre todo su contenido en *magnesio,* uno de los *más altos* del reino vegetal, superado únicamente por la semillas del girasol (354 mg/100 g, ver T. 2 pág. 105). La carne, la leche y los huevos son pobres en magnesio, no superando ninguno de estos productos los 24 mg/100 g.

El *MAGNESIO* interviene en numerosas funciones metabólicas, pero especialmente en la transmisión de los impulsos nerviosos. Su *carencia* produce **nerviosismo e irritabilidad,** e incluso **calambres y espasmos.** Por ser la semilla o fruto seco del anacardo muy rico en magnesio, y además en *vitamina B1 y B2* (supera a la almendra y a la nuez, ver T. 2 págs. 48, 64), también esenciales para la estabilidad nerviosa, su uso se recomienda especialmente en caso de:

• **Nerviosismo, irritabilidad** nerviosa, **depresión, debilidad** y **cansancio** anormales.

• **Espasmos** en los órganos huecos: en el colon (colon irritable), en el útero (dismenorrea) o en las arterias coronarias (angina de pecho).

Sinonimia hispánica: marañón, cajú, merey, jocote, acayoba, pajuil; **Cat.:** anacard; **Eusk.:** anagardua; **Gal.:** anacardio; **Fr.:** anacarde, pomme de cajou; **Ing.:** cashew; **Al.:** Cashewnuß.

Descripción: Semilla del fruto del anacardo ('Anacardium occidentale' L.), árbol de la familia de las Anacardiáceas que mide de 9 a 12 m de altura.

Hábitat: Se cría en climas cálidos de todo el mundo, especialmente en Centroamérica y en la cuenca del Amazonas. Recientemente se ha introducido en la India, en Madagascar y en Tanzania. No se ha logrado aclimatar en el sur de Europa.

Preparación y empleo

❶ **Semilla tostada:** Se toma con o sin sal, tal como los cacahuetes (maní) u otro fruto seco.

❷ **Porción carnosa del fruto** (pedúnculo o rabo del que crece la nuez del anacardo): Es de consistencia pulposa y algo áspera. Se consume **fresco,** en **compota, mermelada** o **jugo.** Este último se debe tomar recién exprimido, pues se conserva con dificultad.

ANACARDO composición
por cada 100 g de parte comestible cruda

Energía	574 kcal = 2402 kj
Proteínas	15,3 g
H. de c.	29,7 g
Fibra	3,00 g
Vitamina A	—
Vitamina B_1	0,200 mg
Vitamina B_2	0,200 mg
Niacina	5,35 mg EN
Vitamina B_6	0,256 mg
Folatos	69,2 µg
Vitamina B_{12}	—
Vitamina C	—
Vitamina E	0,570 mg EαT
Calcio	45,0 mg
Fósforo	490 mg
Magnesio	260 mg
Hierro	6,00 mg
Potasio	565 mg
Cinc	5,60 mg
Grasa total	46,4 g
Grasa saturada	9,16 g
Colesterol	—
Sodio	16,0 mg

% de la CDR (cantidad diaria recomendada) cubierta por 100 g de este alimento

Avena sativa L. | pH↓ |

20 - Alimentos para el sistema nervioso

Avena

Equilibra los nervios y baja el colesterol

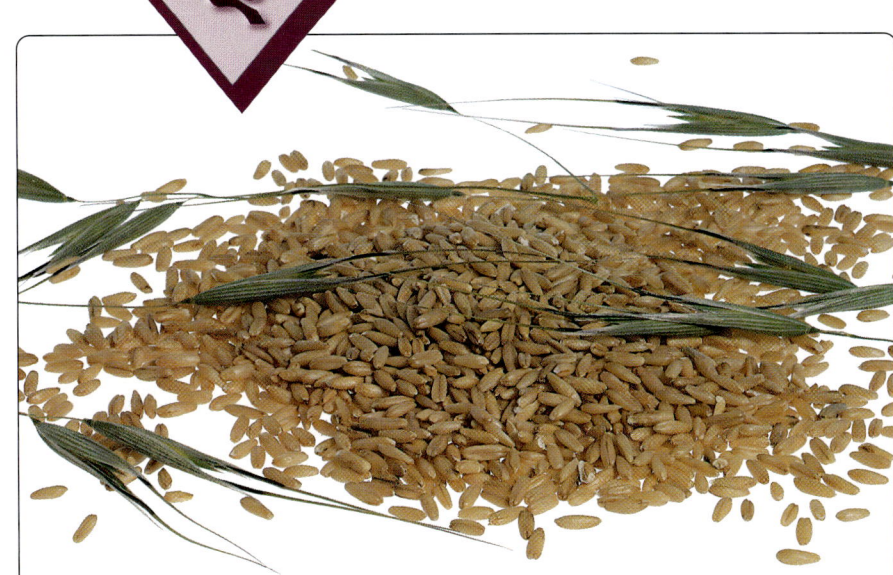

ES PRÁCTICA tradicional en algunos países centroeuropeos, hacer dormir sobre un colchón de paja de avena a quienes padecen de nerviosismo o de insomnio. Es muy posible que esta costumbre no carezca fundamento, ya que la avena contiene un alcaloide de efectos sedantes sobre el sistema nervioso.

Sin embargo, la avena se ha usado sobre todo para la alimentación del ganado. Así venía ocurriendo en la mayor parte de los países de Europa hasta hace unas décadas, cuando la industria alimentaria descubrió las notables propiedades de este pequeño grano.

En algunos lugares, como en Escocia y en el País de Gales, la avena sí que se viene usando desde hace siglos en la alimentación humana. El *porridge* [❷] es el plato fuerte del típico de-

Sinonimia hispánica: avena común, avena blanca; **Cat.:** civada, avena; **Eusk.:** olo; **Gal.:** avea; **Fr.:** avoine; **Ing.:** oats; **Al.:** Hafer.

Descripción: Fruto de la planta de la avena ('Avena sativa' L.), herbácea anual de la familia de las Gramíneas. El fruto es un grano que incluye el pericarpio o salvado y la semilla o grano propiamente dicho.

Hábitat: Originaria de Asia menor (Turquía) y de Asia central. Actualmente su cultivo se halla extendido por las regiones templadas de los cinco continentes.

La avena combina muy bien tanto desde el punto de vista nutritivo, como desde el culinario, con los garbanzos. Los potajes de avena con garbanzos proporcionan proteína completa.

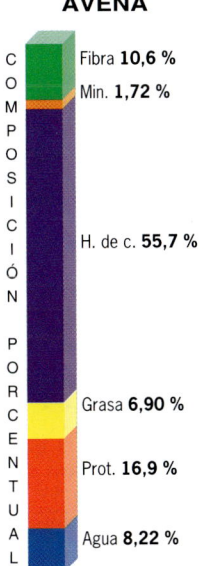

AVENA
COMPOSICIÓN PORCENTUAL
- Fibra **10,6 %**
- Min. **1,72 %**
- H. de c. **55,7 %**
- Grasa **6,90 %**
- Prot. **16,9 %**
- Agua **8,22 %**

Preparación y empleo

❶ Copos: Es la mejor forma de consumir la avena, aprovechando todas sus propiedades nutritivas. Se preparan hervidos en leche o caldo de verduras.

❷ 'Porridge': Se puede preparar de la siguiente manera: Poner cuatro cucharadas de copos de avena en remojo. A la mañana siguiente se hace hervir medio litro de agua, y se le echan entonces los copos, dejándolos que hiervan quince minutos a fuego lento. Se sirve con miel. Se le puede añadir también leche.

❸ Harina o crema: Se usa en sopas y papillas.

❹ 'Muesli': Los copos de avena son uno de los ingredientes fundamentales del *muesli* para el desayuno, junto con otros cereales, almendras, avellanas, pasas, etc. El **'Bircher-muesli'** se prepara con estos ingredientes, y además, fruta fresca, leche y un poquito de miel.

❺ Agua de avena: Se obtiene tras una decocción de dos cucharadas soperas de granos de avena en un litro de agua. Hervir durante 5 minutos y después filtrar. Se puede endulzar con miel. El agua de avena se toma como bebida a lo largo del día.

sayuno escocés. Por el contrario, en Inglaterra, se daba la avena a los animales. Posiblemente por eso se dice entre los británicos que "Escocia proporciona los más bellos ejemplares humanos, e Inglaterra los más hermosos caballos".

PROPIEDADES E INDICACIONES: La avena es el cereal *más rico* en *nutrientes*. Contiene más del doble de grasas que el trigo (T. 2 pág. 306), más proteínas y más hidratos de carbono. Es *muy rica* en *fósforo*, en *hierro* (con sus 4,72 mg/100 g, supera a la carne que no sobrepasa los 3 mg/100 g) y en vitamina B_1.

Los *HIDRATOS DE CARBONO* constituyen el nutriente *más abundante* de la avena. Debido a la peculiar estructura del grano de avena, sus hidratos de carbono se asimilan fácilmente y se absorben con lentitud, por lo que proporcionan energía durante varias horas después de haber sido ingeridos. Destacan los siguientes:

✓ *Almidón* y los productos de su descomposición: *dextrina*, *maltosa* y *glucosa*. Estas son sustancias muy asimilables que el organismo convierte fácilmente en energía.

✓ *Fructosa:* Se encuentra en cierta proporción, junto con otros hidratos de carbono. Tiene la peculiaridad de precisar menos insulina que la glucosa para ser metabolizada y transformada en energía. Esto hace que la avena sea *muy recomendable* para los **diabéticos**.

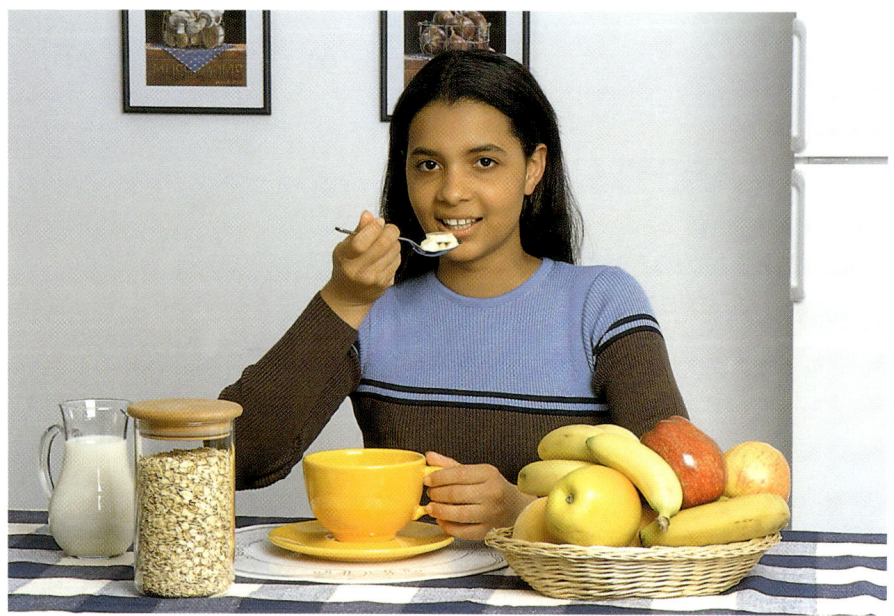

Los copos de avena hervidos con leche, a los que se puede añadir miel y unos trozos de manzana o de plátano, constituyen un desayuno excelente para niños, jóvenes, deportistas y mujeres embarazadas o que lactan. Después de un desayuno así no se sentirá la necesidad de tomar un tentempié a media mañana.

✓ *Mucílagos:* Son un tipo de hidratos de carbono de consistencia gelatinosa, que tienen la propiedad de retener agua. Constituyen un tipo especial de *fibra soluble*. Lubrifican y suavizan el interior del conducto digestivo. Esto hace que la avena resulte conveniente en caso de **gastritis** y de **colitis**.

✓ *Fibra vegetal:* Se encuentra sobre todo en la capa que recubre al grano, y que persiste en los copos integrales. Puede también consumirse por separado en forma de *salvado* de avena. Su principal componente es el *beta-glucano*, un derivado soluble de la celulosa. Tiene un efecto **laxante** suave, pero sobre todo, disminuye el nivel de **colesterol** gracias a que absorbe y arrastra los ácidos biliares del intestino, materia prima para la fabricación del colesterol en el organismo.[12]

Las *PROTEÍNAS* de la avena son abundantes (16,9%) y muy digestibles. Contienen todos los *aminoácidos esenciales,* aunque no en la proporción óptima. La avena es relativamente *pobre* en *lisina* y en *treonina,* mientras que tiene un *exceso* de *metionina.* Por el contrario, las **leguminosas** (garbanzos, lentejas o judías) son *ricas* en *lisina* y *treonina,* pero *carecen* de *metionina.* Por eso la *combinación* de **cerea-**

Riqueza de aminoácidos
en cereales y legumbres

	Cereales	Legumbres
LISINA	–	+
TREONINA	–	+
METIONINA	+	–

Los cereales son deficitarios en algunos aminoácidos (señalados con "–"), mientras que contienen un exceso de otro ("+"). Con las legumbres ocurre lo mismo. Al combinar cereales y legumbres se obtiene una proteína completa, pues sus respectivas carencias se suplen mutuamente.

AVENA
composición
por cada 100 g de parte comestible cruda

Energía	389 kcal = 1629 kj
Proteínas	16,9 g
H. de c.	55,7 g
Fibra	10,6 g
Vitamina A	—
Vitamina B_1	0,763 mg
Vitamina B_2	0,139 mg
Niacina	4,86 mg EN
Vitamina B_6	0,119 mg
Folatos	56,0 µg
Vitamina B_{12}	—
Vitamina C	—
Vitamina E	0,700 mg EαT
Calcio	54,0 mg
Fósforo	523 mg
Magnesio	177 mg
Hierro	4,72 mg
Potasio	429 mg
Cinc	3,97 mg
Grasa total	6,90 g
Grasa saturada	1,22 g
Colesterol	—
Sodio	2,00 mg

% de la CDR (cantidad diaria recomendada) cubierta por 100 g de este alimento

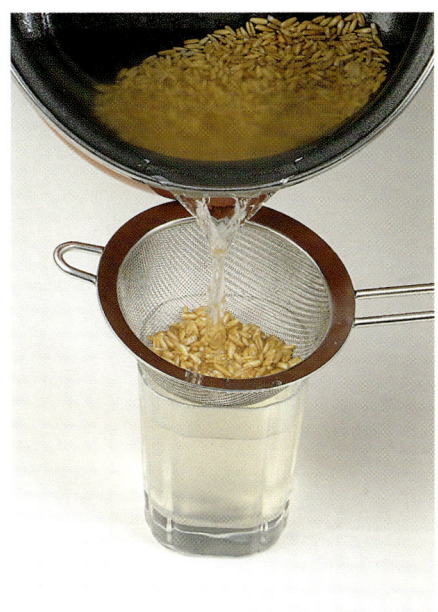

El agua de avena tiene un efecto equilibrador y tonificante sobre el sistema nervioso. Muy recomendable en caso de nerviosismo y de hipertensión arterial.
Ver su elaboración en el cuadro de preparación y empleo (T. 2 pág. 41).

les como la avena y de **leguminosas** es muy provechosa, pues las proteínas de ambos tipos de alimentos *se complementan* para formar una *proteína completa* (ver T. 1 págs. 80, 386). La avena combina especialmente bien con los garbanzos (T. 2 pág. 91). Las proteínas de la leche (T. 1 págs. 188, 190) también combinan bien con las de la avena.

Las *GRASAS* de la avena también son de gran valor nutritivo. Están formadas por:

✓ *Ácidos grasos* insaturados (80%) entre los que *destaca* el *linoleico*, y saturados (20%). El predominio de los insaturados tiene un efecto regulador sobre la síntesis de **colesterol**.

✓ *Avenasterol,* un fitosterol, sustancia vegetal similar al **colesterol**, que ejerce la interesante acción de impedir la absorción de este último en el intestino, reduciendo así su nivel en sangre.

✓ *Lecitina:* Contiene también una pequeña cantidad de este fosfolípido, de gran importancia para el funcionamiento del **sistema nervioso**. La lecitina también contribuye al descenso del **colesterol** en la sangre.

Así que, aunque la avena es el cereal más rico en grasas, no por ello deben evitarlo los que desean reducir su nivel de colesterol en la sangre, sino todo lo contrario.

Debido a sus grandes virtudes nutritivas, así como a su buena digestibilidad, la avena constituye un **alimento fundamental** en la dieta humana. Al igual que el pan, puede ser consumida a diario, pues sabido es que los cereales tienen que ser la base de la nutrición humana.

El consumo de avena resulta especialmente indicado en determinadas situaciones como las que describimos a continuación, debido a las propiedades dietoterápicas que posee.

• **Afecciones del sistema nervioso:** La avena aporta los nutrientes más importantes para el buen funcionamiento de las neuronas: *glucosa* (se libera a partir del almidón), *ácidos grasos, fósforo, lecitina* y *vitamina B₁*. Todo ello ejerce un efecto tonificante y equilibrador sobre el sistema nervioso, y favorece la actividad intelectual. Además, la avena contiene pequeñas cantidades de un alcaloide no tóxico, la *avenina*, que tiene un efecto **sedante** suave sobre el sistema nervioso.

El consumo habitual de avena en la dieta en cualesquiera de sus formas de preparación, incluida el agua de avena **{❺}**, está indicado en los siguientes casos: **nerviosismo, fatiga o agotamiento mental, insomnio** y **depresión**. Es un alimento que no debería faltar en la dieta de los **estudiantes**, especialmente en época de exámenes.

• **Afecciones digestivas:** Debido al *mucílago* que contienen y a lo bien que se digieren, los copos de avena **{❶}** tienen acción emoliente (suavizante). Cocinados con leche o caldo de verduras son muy recomendables en caso de **gastritis, úlcera** gastroduodenal o de afecciones intestinales como la **diverticulosis** (presencia de divertículos en el intestino), o la **colitis** causada por microorganismos, tóxicos, medicamentos o intolerancia a ciertos alimentos. En cualesquiera de estos casos, la avena puede constituir el plato principal, y hasta único, durante tres a cinco días, mientras que pasa la fase aguda y se produce la regeneración de las células de la mucosa digestiva.

• **Celiaquía:** Esta enfermedad se debe a una **intolerancia a la gliadina**, la *proteína* del **gluten** que se encuentra en el trigo y en otros cereales. Se manifiesta con diarreas y desnutrición graves. La avena apenas contiene gliadina, y resulta muy bien tolerada por los celiacos, tal como ha sido demostrado en varios estudios científicos.[13]

• **Diabetes:** A pesar de su gran contenido en hidratos de carbono, la avena resulta *muy bien* tolerada por los diabéticos, especialmente si se toma en forma de copos integrales que incluyen el salvado **{❶}**. Esto se debe a su contenido en *fructosa,* y sobre todo, a los *BETA-GLUCANOS* que se encuentran especialmente en el salvado de la avena. Los beta-glucanos son un tipo de *fibra* vegetal soluble, que tal como ha sido demostrado en un estudio llevado a cabo por el Departamento (Ministerio) de Agricultura de los Estados Unidos,[14] hace que los diabéticos toleren mucho mejor la glucosa que se libera del almidón de la avena durante la digestión.

• **Aumento del colesterol:** La composición de grasas de la avena favorece el descenso del colesterol. Este efecto se ve potenciado por la acción del *beta-glucano*, sustancia que se encuentra sobre todo en el salvado de la avena. El beta-glucano retiene y elimina las sales biliares en el intestino, disminuyendo además la absorción de grasas.[15,16] Los ácidos biliares son la materia prima a partir de la cual nuestro organismo sintetiza el colesterol, por lo que al favorecer su eliminación con las heces, disminuye la producción endógena de colesterol.

Esta propiedad de la avena ha sido probada en diversos estudios,[17,18] por lo que resulta muy recomendable el consumo de avena incluyendo el salvado (como en los copos integrales **{❶}**), por parte de quienes tienen el colesterol elevado.

• **Arteriosclerosis e hipertensión:** Para el tratamiento y la prevención de estas afecciones da muy buenos resultados el consumo habitual de avena, al menos una vez al día en cualesquiera de sus formas de preparación.

Bertholletia excelsa Humb.

20 - Alimentos para el sistema nervioso

Nuez del Brasil

Rica en vitamina B_1

EL ÁRBOL que produce las nueces del Brasil llama la atención entre todos los tropicales por su majestuosidad y belleza. Sin embargo, los intentos por cultivarlo han dado muy malos resultados, hasta el punto de que la mayor parte de las nueces de Brasil que se comercializan, proceden de árboles silvestres amazónicos.

PROPIEDADES E INDICACIONES: La nuez del Brasil contiene más de un 66,2% de *grasas* que se enrancian con cierta facilidad, constituidas en una proporción de hasta el 25% por *ácidos grasos saturados.* Junto con la de la palma (T. 1 pág. 125) y la del coco (T. 2 pág. 325), es una de las *grasas* vegetales más ricas en este tipo de ácidos grasos, y por lo tanto, *menos recomendable* desde el punto de vista dietético. No conviene pues abusar de ellas, especialmente quienes tengan elevado el **colesterol.**

Las nueces del Brasil son ricas en *proteínas* (14,3%), *vitamina E* y en *minerales* (fósforo, magnesio, calcio y hierro).

Pero su propiedad dietética más importante es su *elevado contenido* en *vitamina B_1*, superando a la carne, la leche y los huevos. Solo el germen de trigo, la levadura de cerveza, las semillas de girasol y los piñones, contienen más vitamina B_1 que las nueces del Brasil.

Esto las hace muy recomendables en caso de **trastornos nerviosos,** como irritabilidad, depresión, pérdida de memoria y falta de concentración o rendimiento intelectual.

Los que siguen un tratamiento para **dejar de fumar** pueden incluir las nueces de Brasil en su dieta, por el efecto favorable de la *vitamina B_1* sobre el sistema nervioso.

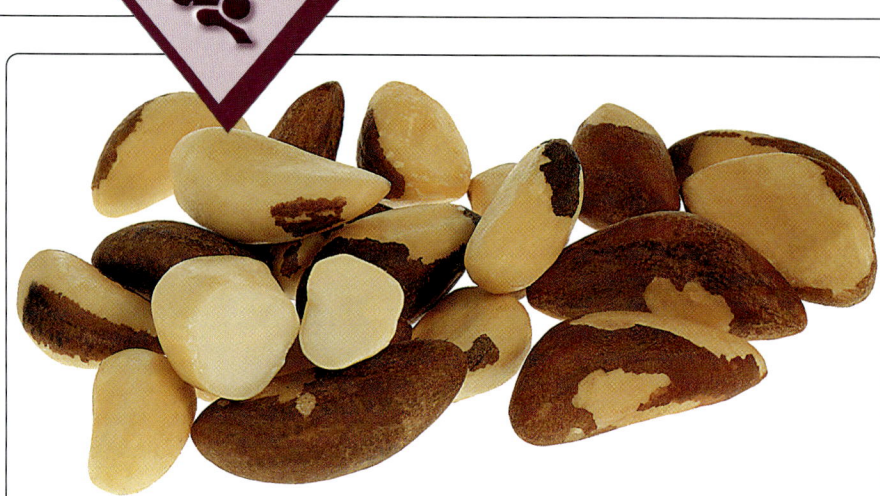

Sinonimia hispánica: coquito de Brasil, almendra del Amazonas, castaña de Pará, nuez de Pará, jubia, almendra del Beni, almendrón, nuez del Marañón; **Cat.:** nou sud-americana; **Eusk.:** brasilintxaurra; **Gal.:** noz do Brasil; **Fr.:** noix du Brésil; **Ing.:** Brazil nut; **Al.:** Paranuß.

Descripción: Semilla del fruto del árbol 'Bertholletia excelsa' Humb., de la familia de las Lecitidáceas, que alcanza hasta 40 m de altura.

El fruto del árbol está formado por una cáscara similar a la del coco, de unos 16 cm de diámetro, que al madurar se abre y deja ver en su interior de 20 a 24 semillas de forma arriñonada. Estas semillas, que miden 3-4 cm, están constituidas por una capa leñosa, que encierra una gruesa almendra conocida como nuez del Brasil.

Hábitat: El árbol de la nuez del Brasil crece silvestre en las selvas tropicales amazónicas, no habiendo tenido éxito hasta ahora los intentos de cultivarlo en otras regiones del mundo.

NUEZ DEL BRASIL
composición
por cada 100 g de parte comestible cruda

Energía	656 kcal = 2745 kj
Proteínas	14,3 g
H. de c.	7,40 g
Fibra	5,40 g
Vitamina A	—
Vitamina B_1	1,00 mg
Vitamina B_2	0,122 mg
Niacina	5,96 mg EN
Vitamina B_6	0,251 mg
Folatos	4,00 µg
Vitamina B_{12}	—
Vitamina C	0,700 mg
Vitamina E	7,60 mg EαT
Calcio	176 mg
Fósforo	600 mg
Magnesio	225 mg
Hierro	3,40 mg
Potasio	600 mg
Cinc	4,59 mg
Grasa total	66,2 g
Grasa saturada	16,2 g
Colesterol	—
Sodio	2,00 mg

% de la CDR (cantidad diaria recomendada) cubierta por 100 g de este alimento

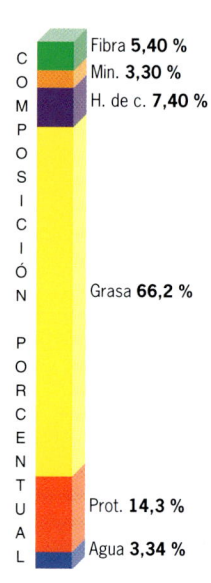

COMPOSICIÓN PORCENTUAL
- Fibra 5,40 %
- Min. 3,30 %
- H. de c. 7,40 %
- Grasa 66,2 %
- Prot. 14,3 %
- Agua 3,34 %

Preparación y empleo

❶ **Crudas:** Es la forma habitual de consumir los coquitos o nueces del Brasil. Hay que masticarlas bien, como ocurre con todos los frutos secos oleaginosos.

❷ **Tostadas:** Suele ser suficiente con 5 a 10 minutos en el horno, para que adquieran un color dorado y un grato sabor.

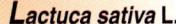   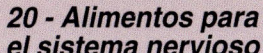

20 - Alimentos para el sistema nervioso

Lechuga

Seda los nervios y sacia el estómago

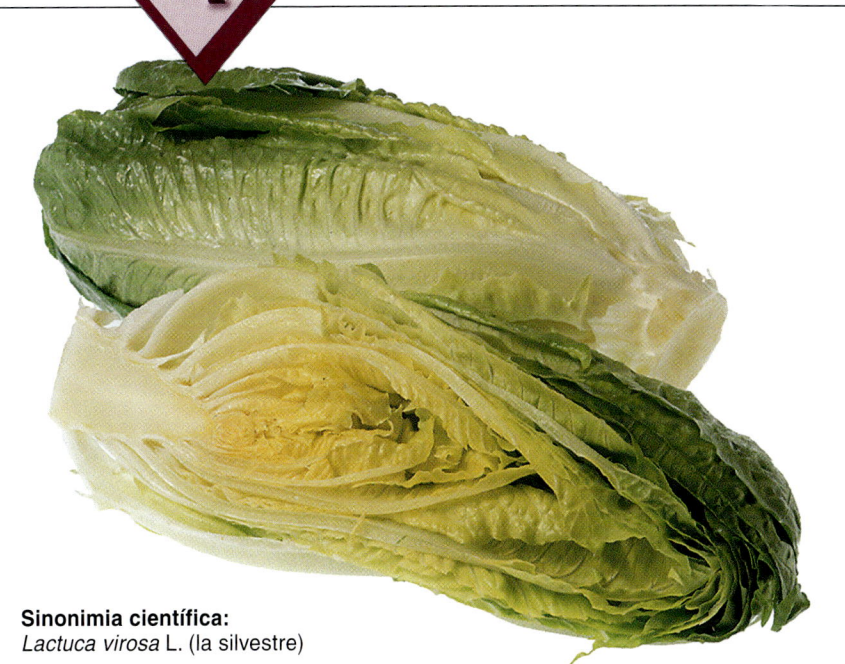

LOS ANTIGUOS romanos tenían la costumbre de comer lechuga por la noche, para favorecer el sueño después de una copiosa cena. Actualmente también recomendamos tomar lechuga por la noche a los estresados habitantes de las ciudades modernas; pero *no después*, sino *en vez de* una copiosa cena.

Lo ideal para quienes precisan de la acción sedante de la lechuga, o para aquellos que buscan un remedio contra la obesidad, es consumirla como primer o único plato de la cena. De esta forma se obtiene el máximo provecho de su suave efecto sedante y de su capacidad para producir sensación de saciedad en el estómago. Claro está, que quien se halle bajo los rigores de un régimen de adelgazamiento deberá irse pronto a dormir, para que

Sinonimia científica:
Lactuca virosa L. (la silvestre)

Sinonimia hispánica: lechuga romana, cerraja; **Cat.:** enciam, lletuga; **Eusk.:** letxu, urraza; **Gal.:** leituga; **Fr.:** laitue; **Ing.:** lettuce; **Al.:** Kopfsalat.

Descripción: Hojas de la planta de la lechuga ('Lactuca sativa' L.), de la familia de las Compuestas. Hay variedades con hojas lisas y rizadas, y su color varía desde el verde hasta el rojo violáceo.

Hábitat: Propia de Asia Menor. Su cultivo se extendió en la antigüedad por todo el Imperio Romano. Actualmente se la cultiva al aire libre en zonas templadas de todo el mundo, y también en invernaderos.

La lechuga romana cultivada al aire libre, cuya composición presentamos, es mucho más rica en provitamina A, folatos y hierro que las otras variedades.

Las lechugas de invernadero son más blancas pero menos nutritivas, y además contienen más nitratos debido al uso de abonos químicos.

LECHUGA composición
por cada 100 g de parte comestible cruda

Energía	16,0 kcal = 67,0 kj
Proteínas	1,62 g
H. de c.	0,670 g
Fibra	1,70 g
Vitamina A	260 µg ER
Vitamina B$_1$	0,100 mg
Vitamina B$_2$	0,100 mg
Niacina	0,700 mg EN
Vitamina B$_6$	0,047 mg
Folatos	136 µg
Vitamina B$_{12}$	—
Vitamina C	24,0 mg
Vitamina E	0,440 mg EαT
Calcio	36,0 mg
Fósforo	45,0 mg
Magnesio	6,00 mg
Hierro	1,10 mg
Potasio	290 mg
Cinc	0,250 mg
Grasa total	0,200 g
Grasa saturada	0,026 g
Colesterol	—
Sodio	8,00 mg

1% 2% 4% 10% 20% 40% 100%
% de la CDR (cantidad diaria recomendada) cubierta por 100 g de este alimento

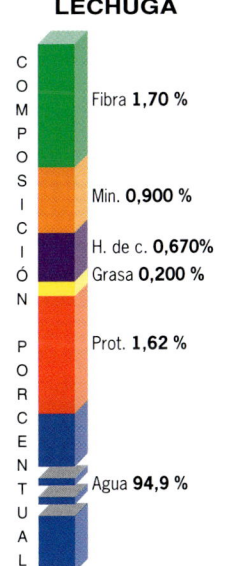

LECHUGA — COMPOSICIÓN PORCENTUAL
Fibra 1,70 %
Min. 0,900 %
H. de c. 0,670%
Grasa 0,200 %
Prot. 1,62 %
Agua 94,9 %

Preparación y empleo

❶ **Cruda:** Es la mejor forma de disfrutar de su frescura y su agradable sabor. Se aliña con un poco de aceite (preferiblemente de oliva) y unas gotas de limón. Las hojas verdes son mucho más nutritivas que las blancas del interior.

❷ **Cocinada:** Las hojas más duras se pueden someter a cocción como cualquier otra verdura.

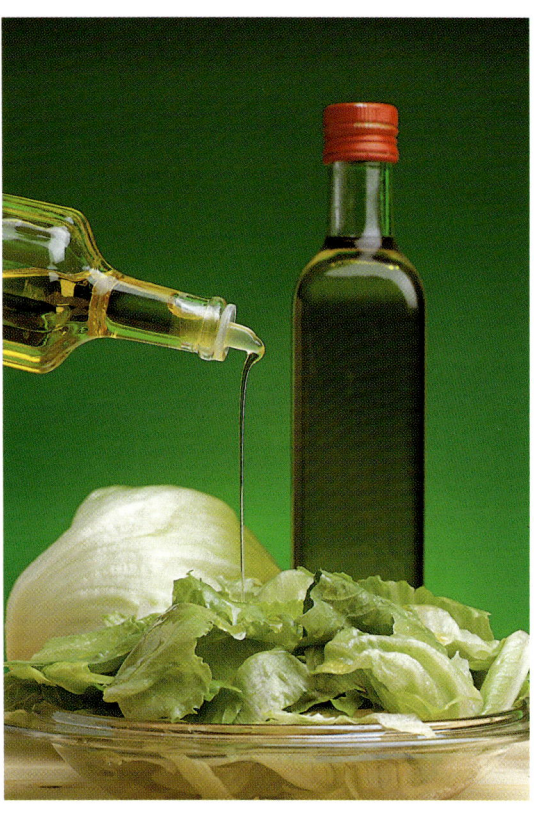

Tomar un buen plato de lechuga convenientemente aliñada con aceite y limón, facilita la digestión y ayuda a conciliar el sueño, además de producir una notable sensación de saciedad.

cuando pase el efecto saciante y vuelva el apetito una o dos horas después, ya esté dormido.

PROPIEDADES E INDICACIONES: La lechuga es uno de los alimentos *más ricos* en **agua** (94,9%). Sin embargo, sorprende por aportar una cantidad relativamente alta de **proteínas** (1,62%), un poco menos que las papas o patatas (2,07%). Se trata de proteínas incompletas, pues el aminoácido esencial metionina se encuentra en la lechuga en una proporción inferior a la necesaria. Sin embargo, combinando la lechuga con un plato de legumbres (preferiblemente en la misma comida), se produce una suplementación entre las proteínas de ambos alimentos, y nuestro organismo obtiene todos los aminoácidos en la proporción necesaria.

La lechuga es muy pobre en hidratos de carbono (0,67%) y en grasas (0,2%), lo cual explica su bajo aporte energético (16 kcal/100 g). El valor nutritivo y dietoterápico de la lechuga depende de los siguientes componentes:

✓ ***Provitamina A:*** 100 g de lechuga aportan 260 µg ER (microgramos equivalentes retinol), lo cual supone la cuarta parte de las necesidades diarias de esta provitamina. Las hojas blancas del centro contienen mucha menos provitamina A en forma de ***beta-caroteno***.

✓ ***Vitaminas del grupo B:*** Es bastante rica en vitamina B_1 (0,1 mg/100 g) y B_2 (0,1 mg/100 g), y sobre todo en ***folatos*** (135,7 µg/100 g).

✓ ***Vitamina C:*** La concentración de esta vitamina en la lechuga es de 24 mg/100 g, un poco menos de la mitad que la de la naranja o el limón.

✓ ***Minerales:*** Destaca por su contenido en potasio (290 mg/100 g) y en hierro (1,1 mg/100 g). Presenta también cantidades significativas de calcio, fósforo y magnesio, así como de los oligoelementos cinc, cobre y manganeso. Estos minerales forman sales de reacción alcalina, por lo que la lechuga actúa como un *buen* **antiácido** tanto en el estómago como en la sangre.

✓ ***Fibra vegetal*** (1,7%) que contribuye a su suave efecto laxante.

✓ ***Sustancias de acción sedante y somnífera***, las mismas que se encuentran en el ***látex*** de la lechuga silvestre[19] (lactucario), pero en mucha menor proporción. Estas sustancias son similares químicamente a las que forman el opio, aunque carecen por completo de toxicidad y de efecto adictivo.

Gracias a esta composición la lechuga tiene las siguientes propiedades: sedante, somnífera, aperitiva, laxante, alcalinizante y remineralizante. Estas son sus indicaciones:

• **Trastornos funcionales del sistema nervioso,** como nerviosismo, estrés o tensión psíquica y ansiedad. El consumo habitual de lechuga produce una suave y a veces imperceptible sedación, a la vez que aporta vitaminas del grupo B necesarias para el buen equilibrio nervioso.

• **Insomnio:** Para ello se recomienda tomar *por la noche*, tal como ya se ha dicho, un buen plato de lechuga como *plato único*.

• **Trastornos digestivos:** Tomada *antes* de la *comida*, la lechuga tonifica el estómago y facilita la digestión.

• **Estreñimiento:** Facilita el tránsito intestinal por su contenido en *fibra* y su buena digestibilidad.

• **Obesidad:** La lechuga produce una gran sensación de saciedad después de haberla comido, aportando muy pocas calorías. A la vez contribuye a reducir el nerviosismo o ansiedad por la comida que con frecuencia acompaña a la obesidad. Después de haber tomado un buen plato de lechuga se reduce mucho el apetito, y además, se aporta al organismo una considerable cantidad de vitaminas y minerales.

• **Diabetes:** La lechuga es uno de los alimentos *más pobres* en **hidratos de carbono,** de modo que los diabéticos pueden consumirla sin más límite que su apetito.

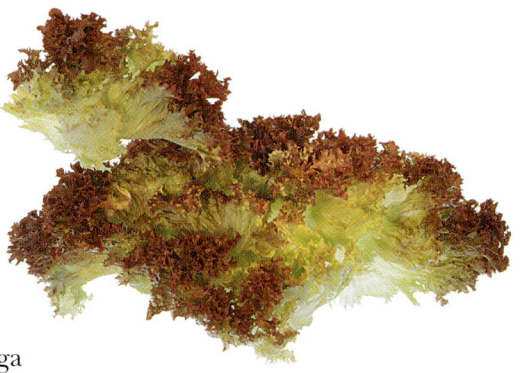

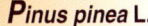   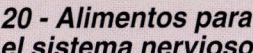

Piñón

Un buen alimento para el cerebro

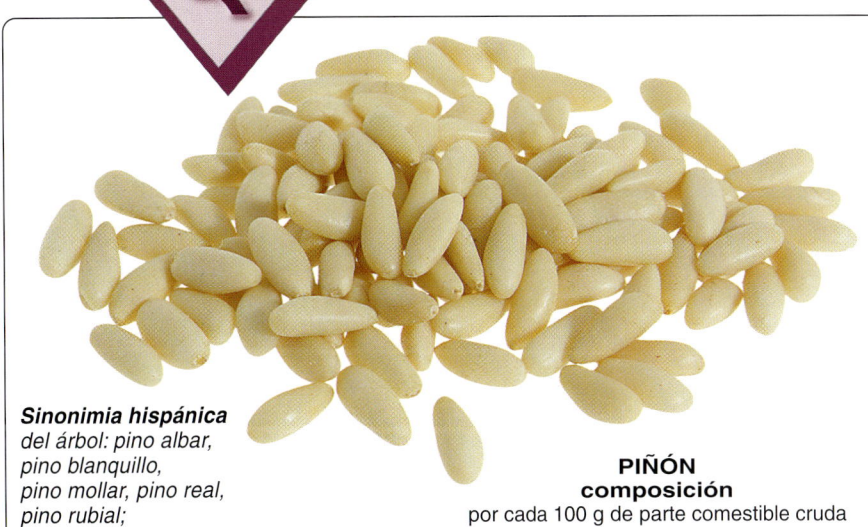

LOS PINOS son plantas gimnospermas, es decir, con la semilla desnuda y no recubierta de fruto. Las piñas, por lo tanto, no son los frutos del pino, sino sus inflorescencias femeninas, entre cuyas escamas leñosas se encuentran las semillas o piñones.

PROPIEDADES E INDICACIONES: Los piñones son un bocado muy exquisito, que, debido a su escasez y elevado precio, se suelen usar tan solo como elemento decorativo en la industria pastelera o condimento exquisito en la buena cocina.

Sin embargo, los piñones están dotados de un *gran poder nutritivo,* que muchos no valoran. Contienen un 61% de *grasas* formadas mayormente por *ácidos grasos poliinsaturados* como el *linoleico* y el *pinolénico,*[20] muy importantes en la *formación* del **tejido nervioso** y en la *reducción* del nivel de **colesterol** sanguíneo.

Son también ricos en *proteínas* (11,6%) de alta calidad biológica *(completas),* así como en *vitamina B₁* y en *hierro* (3 mg/100 g). Destaca el contenido en vitamina B₁ de los piñones, solo superado entre todos los alimentos, por las semillas de girasol, el germen de trigo y la levadura de cerveza. Estas son las aplicaciones más importantes de los piñones:

• **Afecciones del sistema nervioso,** por su contenido en *vitamina B₁* y en *ácidos grasos esenciales.* Su uso conviene a los **estresados y deprimidos,** así como a los **estudiantes.**
• **Anemias** y estados de debilidad orgánica, por su gran aporte nutritivo y mineral.
• **Afecciones cardíacas y arteriosclerosis,** por la acción beneficiosa de sus ácidos grasos sobre las arterias.

Sinonimia hispánica
del árbol: pino albar, pino blanquillo, pino mollar, pino real, pino rubial;
Cat.: pinyó;
Eusk.: pinazi;
Gal.: piñón;
Fr.: pignon;
Ing.: pine nut;
Al.: Pinienkerne.

Descripción: Semilla del pino piñonero ('Pinus pinea' L.), árbol de la familia de las Pináceas que alcanza hasta 30 m de altura, y cuyas hojas o agujas tienen la característica de ser más largas que las de otros pinos.

Hábitat: Propio de los países mediterráneos, aunque se ha aclimatado muy bien en regiones cálidas del continente americano.

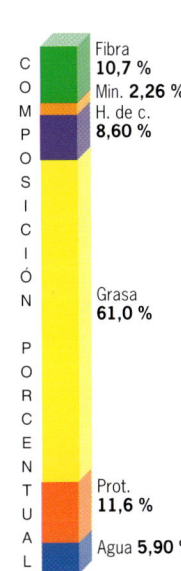

COMPOSICIÓN PORCENTUAL:
- Fibra 10,7 %
- Min. 2,26 %
- H. de c. 8,60 %
- Grasa 61,0 %
- Prot. 11,6 %
- Agua 5,90 %

PIÑÓN composición
por cada 100 g de parte comestible cruda

Energía	629 kcal = 2632 kj
Proteínas	11,6 g
H. de c.	8,60 g
Fibra	10,7 g
Vitamina A	3,00 µg ER
Vitamina B₁	1,24 mg
Vitamina B₂	0,223 mg
Niacina	6,80 mg EN
Vitamina B₆	0,111 mg
Folatos	57,8 µg
Vitamina B₁₂	—
Vitamina C	2,00 mg
Vitamina E	—
Calcio	8,00 mg
Fósforo	35,0 mg
Magnesio	234 mg
Hierro	3,06 mg
Potasio	628 mg
Cinc	4,28 mg
Grasa total	61,0 g
Grasa saturada	9,38 g
Colesterol	—
Sodio	72,0 mg

% de la CDR (cantidad diaria recomendada) cubierta por 100 g de este alimento

---

Piñón araucano

La araucaria [de Chile] (*Pinus araucana* L. = *Araucaria araucana* K. Koch)*, llamada también pino de Chile o del Neuquén alcanza hasta 60 m de altura. Se cría en el sur de Chile. Da excelentes piñones, alimento básico del pueblo araucano, de legendaria fortaleza.

Cat.: araucària de Xile; *Eusk.:* araukar pinazia; *Gal.:* araucaria; *Fr.:* araucaria; *Ing.:* araucaria; *Al.:* Araukarie.

Preparación y empleo

❶ **Crudos:** Los piñones crudos tienen un sabor muy agradable. Se come un puñado bien masticado. Hay que conservarlos en un recipiente bien cerrado, porque se enrancian fácilmente.

❷ En **diversas preparaciones** culinarias, como **complemento** por su grato sabor y su gran aporte nutritivo.

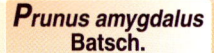

20 - Alimentos para el sistema nervioso

Almendra

Tonifica el sistema nervioso y disminuye el colesterol

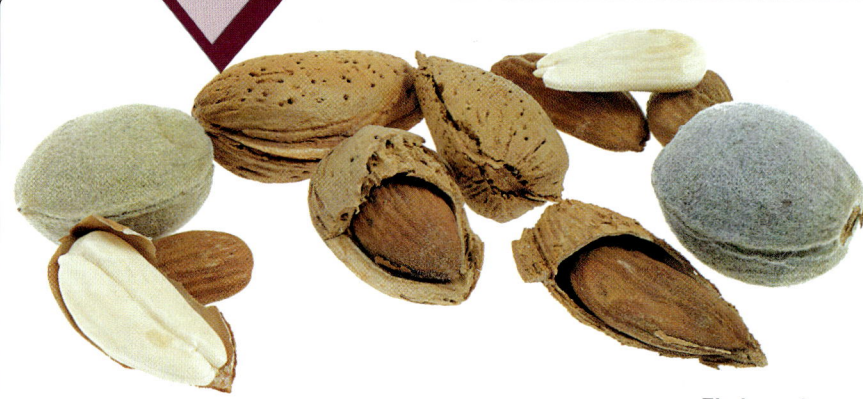

El almendro, uno de los primeros árboles en florecer, tiene la peculiaridad de que sus flores aparecen antes que las hojas.

ENTRADO ya el invierno, cuando todos los árboles de hoja caduca muestran sus ramas desnudas, el almendro se cubre de hermosas flores blancas o rosadas para anunciar que la primavera se acerca.

Aunque se llama fruto seco a la almendra, en realidad la parte comestible es la semilla del fruto, y no su mesocarpo o pulpa carnosa. Esta está formada por la cáscara verdosa que recubre a la almendra.

Sinonimia científica: *Amygdalus communis* L.
Sinonimia hispánica: arzollo (el árbol), allozo (el silvestre); **Cat.:** ametlla, ametla; **Eusk.:** arbendol, almendra; **Gal.:** améndoa; **Fr.:** amande; **Ing.:** almond; **Al.:** Mandel.
Descripción: Semilla dicotiledónea (formada por dos cotiledones y el germen) del fruto del almendro ('Prunus amygdalus' Batsch.), árbol de la familia de las Rosáceas, que alcanza de 3 a 6 m de altura.
Hábitat: Originario del Cáucaso y del Oriente Próximo. Su cultivo se extendió a Grecia, y de allí a Italia, Francia y España. Se adapta muy bien a los terrenos secos y templados próximos al mar Mediterráneo. También se cría en California y algunas regiones de México.

ALMENDRAS distribución porcentual de sus **ácidos grasos**
Saturados **4,95 g**
Poliinsat. **11,0 g**
Monoinsat. **33,9 g**

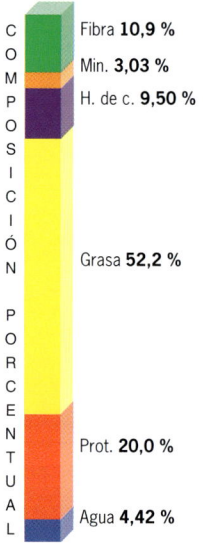

ALMENDRAS COMPOSICIÓN PORCENTUAL
Fibra **10,9 %**
Min. **3,03 %**
H. de c. **9,50 %**
Grasa **52,2 %**
Prot. **20,0 %**
Agua **4,42 %**

Bien masticadas, las almendras no son un complemento dietético para picar a modo de aperitivo o de entremés, sino un alimento completo de primera calidad con numerosas y bien demostradas propiedades dietoterápicas.

Preparación y empleo

❶ **Crudas:** Las almendras, recién cogidas del árbol. Se consumen crudas, tras partir el hueso o cáscara. Son de más fácil digestión que las secas.

❷ **Secas:** Pasado un tiempo desde su recolección, las almendras reducen su porcentaje de agua y se endurecen. Pueden tomarse **crudas,** muy bien masticadas, o ligeramente tostadas. En este último caso, pierden parte de sus vitaminas, pero se mastican y digieren con más facilidad.

❸ **Leche de almendra:** Habitualmente se obtiene añadiendo agua a la crema de almendras, una pasta de color marrón claro elaborada industrialmente a partir de almendras y de azúcar (preferiblemente fructosa). También se puede elaborar artesanalmente en casa. Se toma como la leche de vaca.

❹ **Mazapán:** Es una mezcla homogénea de almendra molida y de azúcar. En Toledo, España, se elabora un acreditadísimo mazapán.

❺ **Turrón:** Se elabora a partir de almendra y miel. Puede ser duro o blando, dependiendo de que las almendras estén enteras o molidas. Son famosos los turrones elaborados en Alicante (España).

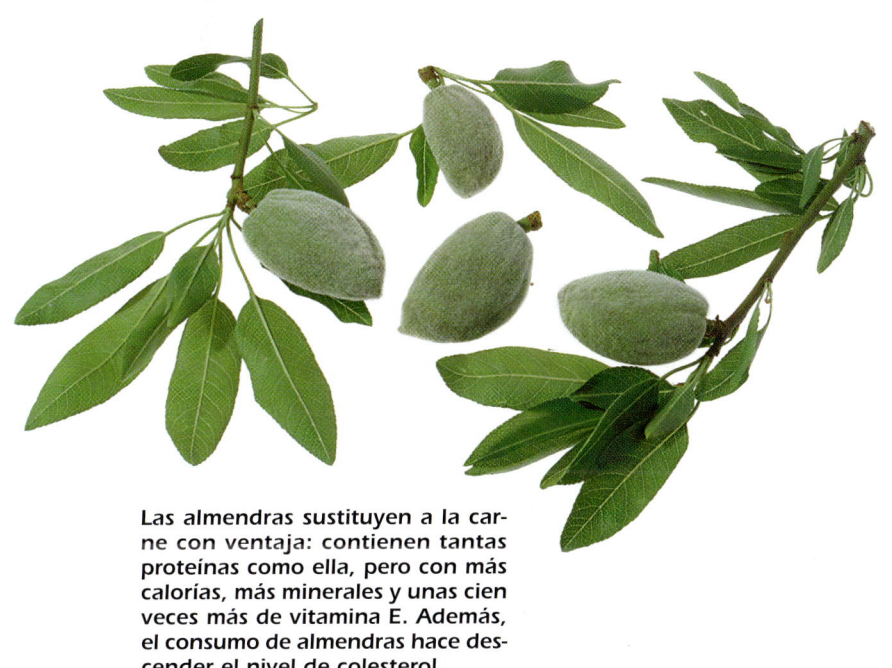

Las almendras sustituyen a la carne con ventaja: contienen tantas proteínas como ella, pero con más calorías, más minerales y unas cien veces más de vitamina E. Además, el consumo de almendras hace descender el nivel de colesterol.

ALMENDRAS composición
por cada 100 g de parte comestible cruda

Energía	589 kcal = 2465 kj
Proteínas	20,0 g
H. de c.	9,50 g
Fibra	10,9 g
Vitamina A	—
Vitamina B_1	0,211 mg
Vitamina B_2	0,779 mg
Niacina	9,33 mg EN
Vitamina B_6	0,113 mg
Folatos	58,7 µg
Vitamina B_{12}	—
Vitamina C	0,600 mg
Vitamina E	24,0 mg EαT
Calcio	266 mg
Fósforo	520 mg
Magnesio	296 mg
Hierro	3,66 mg
Potasio	732 mg
Cinc	2,92 mg
Grasa total	52,2 g
Grasa saturada	4,95 g
Colesterol	—
Sodio	11,0 mg

1% 2% 4% 10% 20% 40% 100% 200% 500%
% de la CDR (cantidad diaria recomendada) cubierta por 100 g de este alimento

---

La almendra forma parte de la alimentación humana desde tiempos inmemoriales. Sus propiedades culinarias y nutritivas hacen de las almendras un alimento especial, al igual que el árbol que las da.

PROPIEDADES E INDICACIONES: En el sureste de la península ibérica, donde se crían las mejores almendras de Europa, es tradicional entre los campesinos hacer una comida a base de un puñado de almendras, pan y una manzana. Sirva esto como ejemplo del gran valor nutritivo de esta semilla, que supera a la carne en valor calórico, y la iguala e incluso supera, en contenido proteínico

Las almendras son ricas en todos los principios nutritivos:

✓ *Proteínas:* Las proteínas de la almendra son de fácil asimilación y *completas* en cuanto a **aminoácidos** esenciales; superadas entre las vegetales, en calidad biológica, únicamente por las de la soja (ver T. 2 pág. 264). El *porcentaje* de proteínas que poseen es *muy alto* (13,3%) teniendo en cuenta que se trata de un producto vegetal (la carne y el pescado tienen entre 15 y 20 g de proteínas por cada 100 g).

✓ *Grasas:* Más de la *mitad del peso* de la almendra, está formado por grasas, cuya composición puede verse en el gráfico situado a la derecha de la página anterior. Predominan los ácidos grasos monoinsaturados (34,1%) y los poliinsaturados (11%), entre los que destaca el *linoleico,* que desempeña importantes funciones en el sistema nervioso.

✓ *Hidratos de carbono:* Las almendras contienen una cantidad menor de este nutriente, que de proteínas y de grasas, por lo que conviene combinar las almendras con el pan o con las frutas dulces desecadas (uvas pasas, higos, etc.).

✓ *Vitaminas:* Son relativamente ricas en vitaminas B_1, B_6 y *sobre todo,* en *vitamina E.* Su contenido en vitamina C es muy bajo (0,6 mg/100 g).

✓ *Minerales:* Las almendras son uno de los alimentos vegetales *más ricos* en *calcio* y en *fósforo.* Contienen también cantidades importantes de magnesio, potasio y hierro.

El contenido en *calcio* de la almendra (266 mg/100 g) supera con mucho al de la leche (119 mg/100 g); aunque, claro está, las cantidades de almendras que se toman habitualmente son menores que las de leche o derivados lácteos.

Pero lo que más llama la atención no es solo la cantidad de *minerales* que contiene la almendra, sino lo *equili-*

Comparación entre la leche de vaca entera y la de almendras (por 100 g de bebida)		
	Leche de almendra	Leche de vaca
Proteínas (g)	1,8	3,29
Grasas (g)	0,7	3,34
Hidratos de carbono (g)	7,5	4,66
Fibra (g)	0,75	0
Colesterol (mg)	0	13,6
Calorías (kcal)	43	61,4

Almendras amargas: Precauciones

La almendra amarga es una variedad de la almendra dulce que se diferencia de esta en que contiene el glucósido cianogenético **amigdalina.** Su apariencia es exactamente igual. Por la acción de la emulsina, una enzima que se encuentra en la misma almendra amarga, la amigdalina se desdobla en **ácido cianhídrico** y en una esencia de aroma típico (químicamente se trata de aldehído benzoico).

El **ácido cianhídrico** produce **sedación** nerviosa y **parálisis** respiratoria.

Unas **diez** almendras amargas pueden ser suficientes para provocar la **muerte** a un adulto.

---

brado de su composición. Tanto el calcio, como el fósforo y el magnesio deben guardar una proporción determinada en la sangre, por lo que, cuanto más se acerque un alimento a esa proporción óptima, tanto más beneficioso será para el organismo.

El *COCIENTE CALCIO/FÓSFORO* óptimo para los alimentos oscila entre 2 y 0,3. Las almendras, con 0,464 tienen un cociente aceptable, mientas que el de la leche (1,27) es ideal. Pero los huevos (0,26) y sobre todo, la carne (0,05) se desvían mucho de la relación óptima entre estos dos minerales. Esto es así porque estos alimentos contienen mucho más fósforo que calcio (veinte veces más en la carne), lo cual no es conveniente para la absorción de este mineral.

Se ha demostrado que una *dieta alta* en *fósforo,* como es la dieta **cárnica,** produce una *disminución* de la *absorción* intestinal de *calcio.*[21] Además, las grandes cantidades de proteínas hacen que se pierda calcio por la orina.[22]

El cociente calcio/fósforo de la almendra, mucho más próximo al de la leche que el de los huevos o el de la carne, así como su gran riqueza en calcio, explican las **propiedades remineralizantes** de esta semilla oleaginosa.

Igualmente ocurre con el *COCIENTE CALCIO/MAGNESIO,* cuyo punto óptimo se encuentra entre 0,5 y 2. La almendra, con 0,864 es uno de los alimentos de composición *más equilibrada* en cuanto a estos minerales.

✓ *Oligoelementos:* Al igual que otros frutos secos, las almendras son muy ricas en cinc (T. 1 pág. 403), cobre y manganeso (T. 1 pág. 409), oligoelementos que desempeñan importantes funciones en el organismo.

Por su composición privilegiada, y por su fácil digestibilidad siempre que haya sido *bien masticada,* la almendra es la semilla oleaginosa *más apreciada y recomendable,* especialmente en los siguientes casos:

• **Afecciones del sistema nervioso,** estrés, depresión, fatiga intelectual o física: El equilibrio adecuado en la sangre entre los iones de calcio, magnesio y potasio, conserva el tono muscular y evita la irritabilidad nerviosa. La *falta* de *calcio* en la sangre produce **nerviosismo.**

La proporción de estos minerales en la almendra es la más adecuada para lograr un funcionamiento estable del sistema nervioso. Además, su riqueza en fósforo y en ácidos grasos poliinsaturados (como el linoleico) favorece la producción de *fosfolípidos,* ingredientes esenciales de las membranas celulares de las neuronas.

El **consumo** *habitual* de almendras fortalece los nervios y tonifica los músculos, contribuyendo así a superar el **estrés,** la **depresión** y la **fatiga.** Los **deportistas** y aquellas personas sometidas a fuertes **trabajos físicos,** hallarán en la almendra un alimento muy energético, tonificante y saludable.

• **Colesterol elevado:** En contra de lo que muchos podrían pensar, un alimento tan rico en grasa como la almendra, no solo no aumenta el nivel de colesterol en la sangre, sino que lo hace descender. Igualmente ocurre con las nueces (ver T. 2 pág. 64). Esto es debido a la equilibrada composición en ácidos grasos de la almendra, y posiblemente también, a su riqueza en vitamina E, de *intensa acción* **antioxidante.**

En una investigación realizada en el Health Research and Studies Center de California,[23] se estudió el efecto que tiene sobre el nivel de colesterol, la ingesta diaria de 100 g de almendras. En solo tres semanas, el colesterol promedio de los que participaron en el estudio, descendió de 235

Almendras siempre tiernas

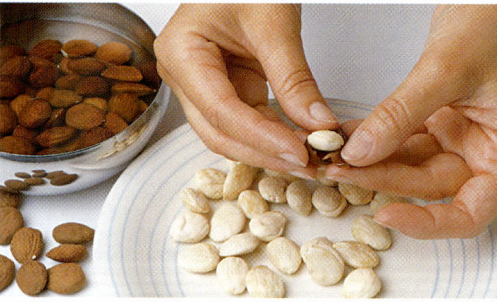

Las almendras **secas** se mastican y digieren mejor si se ponen a **remojo** durante una noche. A la mañana siguiente se habrán vuelto tiernas, y tras quitales la piel que las recubre, se comen con la sensación de estar recién cogidas del árbol.

También se pueden pelar fácilmente las almendras secas, vertiendo sobre ellas agua caliente (escaldado). Las almendras **peladas se digieren mejor.**

Leche de almendras

Se trata de una bebida **muy nutritiva** y de **fino sabor,** cuya riqueza en proteínas y minerales es comparable a la de la **leche de vaca.** Se puede usar como suplemento dietético en los casos en que se precisa un mayor aporte de nutrientes, e incluso, como sustitutivo de la leche de vaca. En el T. 1 pág. 216 se comparan las leches vegetales con la de vaca.

La leche de almendra está especialmente recomendada en los siguientes casos:

- **Intolerancia** alimentaria a la **leche de vaca,** generalmente causada por intolerancia a la lactosa (azúcar de la leche).

- **Eccemas y diarreas infantiles:** La leche de vaca es la responsable de un buen número de casos de alergia infantil, manifestada en forma de eccemas y erupciones de la piel. El doctor Bircher-Benner, un clásico de la escuela de medicina natural alemana, popularizó el tratamiento a base de leche de almendra en los lactantes y niños con alergia cutánea o atopia, obteniendo muy buenos resultados.

   Igualmente, en caso de **diarrea aguda del lactante, descomposición intestinal, flatulencias** u otros trastornos digestivos, la leche de almendra sustituye ventajosamente a la leche de vaca.

   El único **inconveniente** de la leche de almendra en los niños, es que aunque aporta suficientes proteínas, grasas y azúcares, contiene **menos calcio** que la leche de vaca o materna. Por ello, **no** se puede usar **de forma exclusiva** en la alimentación de los **lactantes,** sino solamente como tratamiento durante un tiempo limitado.

- **Exceso de colesterol en la sangre:** La leche de almendra no contiene nada de colesterol, y además, es muy rica en ácidos grasos insaturados. Por ello conviene especialmente en caso de **hiperlipemia** (exceso de grasa en la sangre) y siempre que se requiera una dieta baja en colesterol.

- **Infancia y etapas de crecimiento:** la leche de almendras es una bebida refrescante, rica en calorías y nutrientes, mucho más apropiada para los niños que la mayor parte de los refrescos que habitualmente se consumen. Especialmente recomendada a los **niños nerviosos** o con **problemas de concentración,** ya que su riqueza en **ácido linoleico** y en **fósforo** favorece el **rendimiento intelectual**.

- **Tercera edad:** los ancianos que tengan dificultades para masticar adecuadamente las almendras, pueden consumir su leche en abundancia.

- **Lactancia:** Por el efecto galactógeno (aumenta la producción de leche) de la almendra, se recomienda su leche a todas las madres que amamantan.

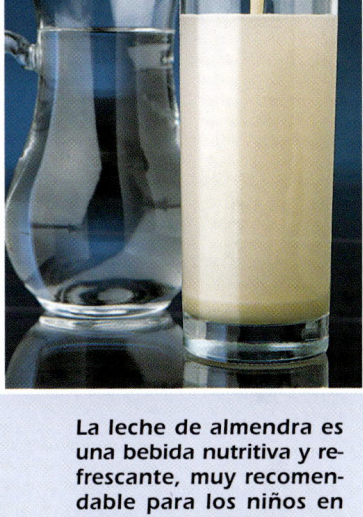

La leche de almendra es una bebida nutritiva y refrescante, muy recomendable para los niños en época de crecimiento. Se prepara fácilmente disolviendo un par de cucharadas de crema de almendras en un vaso de agua.

mg/dl a 215 mg/dl. La reducción en el nivel de colesterol se produjo a expensas del colesterol LDL (llamado también nocivo), mientras que el colesterol HDL (llamado colesterol bueno) no disminuyó, lo cual constituye un efecto ideal (ver T. 1 pág. 406).

- **Afecciones cardíacas y arteriosclerosis:** El *calcio* interviene de forma muy directa en la regulación de los latidos cardíacos, y controlando la tensión arterial. La gran riqueza cálcica de la almendra, unido a su gran contenido en vitamina E y a su acción sobre el colesterol, ejercen un efecto muy favorable sobre las afecciones cardíacas. La *vitamina E* es un *potente* **antioxidante** que evita la formación de placas de arteriosclerosis en las arterias.

- **Afecciones óseas:** La almendra contiene una proporción muy adecuada de los minerales que forman el esqueleto (calcio, fósforo y magnesio). Además, la almendra es de reacción **alcalina,** lo cual favorece la retención del calcio. Por el contrario, los alimentos de reacción ácida como la carne, aumentan la pérdida de calcio por la orina.[22] Todo esto hace de la almendra un alimento ideal para ser consumido por los que padecen de **osteoporosis** o de **desmineralización** ósea.

- **Diabetes:** Por su discreto contenido en hidratos de carbono y por la calidad de sus proteínas y grasas, la almendra es un alimento muy bien tolerado por los diabéticos.

- **Embarazo y lactancia:** Por su riqueza nutritiva, y especialmente en minerales de los que el feto necesita en abundancia, la almendra es un alimento ideal para las mujeres embarazadas.

En las mujeres que lactan, la almendra tiene un probado efecto **galactógeno** (aumenta la secreción de leche).

21 Alimentos para el corazon

Sumario del Capítulo

Enfermedades

Angina de pecho	**54**
'Angor pectoris', ver Angina de pecho	54
Arritmia	**58**
Corazón, infarto, ver Infarto de miocardio	55
Corazón, insuficiencia, ver Insuficiencia cardíaca	58
Infarto de miocardio	**55**
Insuficiencia cardíaca	**58**

Alimentos

Anona blanca	62
Anona colorada	62
Brécol	**63**
Chirimoya	**59**
Guanábana	62
Guisante	**73**
Macadamia	**69**
Melocotón	**75**
Nectarina	77
Nuez	**64**
Paraguaya	77
Plátano	**70**
Plátano enano	72
Plátano macho	72
Plátano rojo	72
Tirabeque	74
Uva	**78**

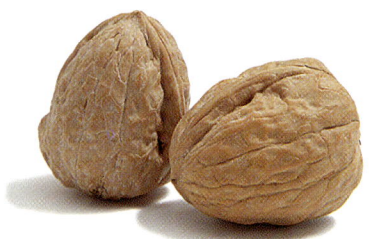

Por su riqueza en ácidos grasos poliinsaturados (linoleico y linolénico), así como en vitamina B y minerales, las nueces constituyen un alimento muy recomendable para todos los enfermos del corazón.

Además, su consumo habitual evita el infarto y otras enfermedades cardiovasculares.

*I*NTENTE CERRAR y abrir la mano con fuerza de forma rítmica, una vez cada segundo. A los pocos minutos posiblemente ya sentirá alguna incomodidad, y no tardará mucho en cansarse y abandonar el ejercicio.

Pues bien, el músculo del corazón realiza un ejercicio muy similar al que se puede hacer abriendo y cerrando la mano. Pero lo hace de forma *incesante,* sin detenerse, desde que nacemos hasta que morimos, y sin cansarse nunca; al menos mientras se conserva sano.

Esta capacidad del miocardio, el músculo que forma el corazón, para trabajar incesantemente y sin descanso, es uno de los hechos más sorprendentes tanto de la fisiología animal como de la humana.

Sin embargo, en realidad el corazón sí que **descansa.** Lo hace en el breve periodo de tiempo que hay entre latido y latido. Durante unas décimas de segundo, el miocardio se relaja y recibe sangre y nutrientes a través de las arterias coronarias.

Para que el corazón pueda funcionar de forma tan fiel y constante, precisa:

- **Riego sanguíneo** *permanente* a través de las **arterias coronarias.** Cualquier cosa que *obstruya* el paso de sangre por esas *importantísimas* arterias, provoca un ataque cardíaco y la posible parada del corazón. La **arteriosclerosis** debido a depósito de **colesterol,** es la *causa más común* de obstrucción de las arterias coronarias.

- Y el corazón necesita así mismo que esa sangre que nutre al corazón a través de las arterias coronarias, aporte *suficiente* **oxígeno** y **nutrientes,** especialmente ácidos grasos, glucosa y vitamina B_1.

ENCICLOPEDIA DE LOS ALIMENTOS

2ª Parte: El poder curativo de los alimentos

Alimentación cardiosaludable

La Asociación Americana del Corazón dio, hace ya unos años, dos sencillos consejos para *reducir* el **riesgo** de sufrir enfermedades cardiovasculares:[1]

1. *Disminuir al máximo* el consumo de las fuentes alimentarias de **grasas saturadas** y de **colesterol,** tales como carne de vacuno y de cerdo, huevos, mantequilla, quesos y helados.

2. *Reemplazar* las **grasas saturadas** de origen animal (mantequilla, tocino, etc.) *por* **aceites vegetales** poliinsaturados, como los de girasol, soja, pepita de uva o germen de trigo.

La sustitución de las grasas animales por aceite de oliva, también da buenos resultados en la prevención de las enfermedades cardiovasculares (ver T. 1 pág. 119).

Además de estos dos sencillos consejos, se recomienda también a quienes deseen mantener sano su corazón:

- Comer al menos cinco piezas o raciones de **fruta** fresca al día.
- Tomar al menos un plato de **ensalada** de hortalizas frescas al día, aliñado con aceite de oliva o de semillas.
- Comer dos o tres platos de **legumbres** por semana, como mínimo.
- Consumir **pan y pasta integral,** en vez de pan blanco y pasta refinada.
- *Reducir* el consumo de **sal,** de **azúcar.**
- *Evitar* el **tabaco** y el **café.**
- Hacer **ejercicio físico,** al menos durante 40 minutos tres veces por semana.

Una alimentación a base de frutas, frutos secos oleaginosos, hortalizas, legumbres y cereales integrales, preparados de una forma simple, es la que mejores resultados da en la prevención del infarto. Las **frutas y hortalizas** deben constituir la *base* de una dieta cardiosaludable, tal como se desprende de numerosas investigaciones lle-

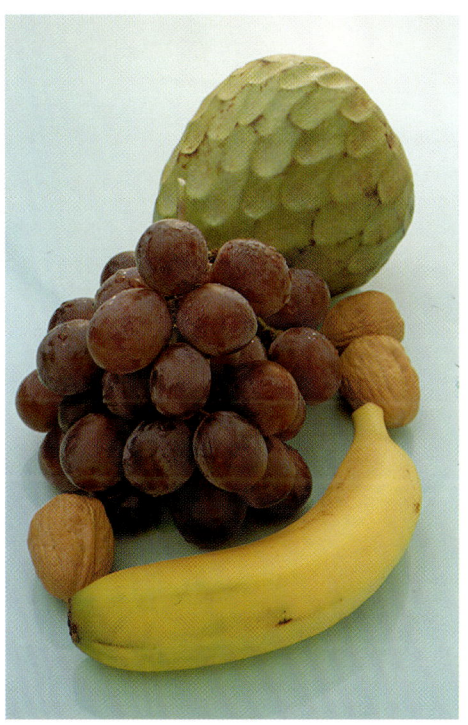

Todas las frutas y hortalizas frescas ejercen una acción preventiva de las enfermedades del corazón. Los frutos secos oleaginosos, las legumbres y los cereales integrales, también son cardiosaludables.

Entre todos ellos, destacan por su poder preventivo y curativo, la chirimoya, la uva, el plátano y la nuez, tal como se expone en este capítulo.

El jugo de uva ejerce una notable acción medicinal sobre el corazón y el sistema circulatorio:
- impide el depósito de colesterol en las arterias (arteriosclerosis);
- hace la sangre más fluida, evitando que se formen coágulos;
- dilata las arterias coronarias.

vadas a cabo en todo el mundo, y especialmente por la Universidad Forvie Site de Cambridge (Reino Unido).[2]

Qué comer después del infarto

Después de sufrir un infarto se recomienda seguir también una dieta rica en frutas y hortalizas. Su acción **antioxidante.** hace que se reduzca la necrosis (muerte celular) del músculo cardíaco.[3]

La **arteriosclerosis** causante del infarto, también puede reducirse. Un estudio realizado en California (EE. UU.), muestra que después de un año de seguir una alimentación y estilo de vida cardiosaludables, como el indicado en esta misma página, se puede lograr una reducción del 10% en el grado de estenosis (estrechez) de las arterias coronarias.[4]

TOMO 2 / 53

Cap. 21: ALIMENTOS PARA EL CORAZÓN

ANGINA DE PECHO

Consiste en un espasmo o estrechamiento reversible de las **arterias coronarias**. Estas arterias son las encargadas de proporcionar riego sanguíneo al propio músculo del corazón para que este pueda latir.

La angina de pecho o *angor pectoris* se manifiesta con un dolor intenso y opresivo en el lado izquierdo del tórax, que puede irradiarse al brazo del mismo lado. Generalmente se presenta después de un esfuerzo físico, emoción intensa o situación de estrés.

A diferencia del infarto (ver página siguiente), la angina es **reversible** y suele pasar sin dejar daños permanentes en el corazón.

El tipo de **alimentación** *influye* mucho en el buen estado y funcionamiento de las **arterias coronarias**.

Factores que **favorecen** la angina de pecho:

- La **arteriosclerosis** (estrechez y endurecimiento) de las arterias coronarias. La alimentación *pobre* en **vegetales** y *rica* en **grasas saturadas** es una de las causas más importantes, junto con el **tabaco** y la **falta de ejercicio** físico.

- La **tendencia a los espasmos** o contracturas de los músculos lisos (involuntarios), como los que forman la pared de las arterias. La *deficiencia* de **magnesio** y otros nutrientes favorecen estos espasmos.

Cebollas

Enfermedad	Uso	Alimento o nutriente	Tomo/ Pág.	Motivos y efectos
	Aumentar	UVA	2/78	Rica en **elementos fitoquímicos** como los **flavonoides** y el **resveratrol** (especialmente la uva negra o tinta), que dilatan las arterias coronarias y mejoran la circulación de la sangre en su interior.[5] La uva es la fruta **más cardioprotectora** que existe.
		NUEZ	2/64	Alimento ideal para el corazón, por su riqueza en **ácidos grasos cardiosaludables** y **vitamina B₁**, así como por su efecto **reductor** sobre el nivel de **colesterol**. Mejora el estado de las arterias coronarias y contribuye a evitar las crisis de *angor*.
		CEBOLLA	2/142	Evita la arteriosclerosis, hace que la **sangre** sea **más fluida**, y mejora la circulación sanguínea en las arterias coronarias. Sus *aceites esenciales* ejercen un suave efecto antiespasmódico que posiblemente afecta también a las arterias coronarias, lo cual *contribuye a evitar* las crisis de angina de pecho. **Cruda** resulta más efectiva que cocida.
		CEREALES INTEGRALES	1/65	Evitan la arteriosclerosis y *contribuyen a* **mejorar** la **circulación** sanguínea en las arterias coronarias.
		CEBADA	2/162	En cualesquiera de sus preparaciones integrales, la cebada es un buen **preventivo** de las enfermedades cardiovasculares, y especialmente de las coronarias.
		CENTENO	2/116	Otorga **elasticidad** a las paredes arteriales, **fluidifica** la sangre y favorece la circulación en las arterias coronarias.
		PATATA (PAPA)	2/201	*Baja* en **sodio** y *rica* en **potasio**. Las patatas cocinadas con verduras o asadas, convienen en la alimentación de los enfermos coronarios.
		MELOCOTÓN (DURAZNO)	2/75	Por su contenido en **vitaminas antioxidantes, potasio** y **magnesio,** facilita el trabajo del corazón. Esto resulta especialmente útil cuando el corazón sufre por falta de riego sanguíneo en su propio músculo, debido a la enfermedad de las arterias coronarias.
		FRESA (FRUTILLA)	2/103	**Poderoso antioxidante**, que *neutraliza* el efecto nocivo de los **radicales libres** sobre las arterias. Al mejorar el estado de las arterias, incluidas las coronarias, las fresas **frenan** la progresión de la angina de pecho hacia un posible infarto.
		CALABAZA	2/97	Alimento **ideal** para los enfermos coronarios y cardíacos en general. Prácticamente *carece de* **grasa** y de **sodio,** los mayores enemigos de las arterias. Además, es una buena fuente de **vitaminas antioxidantes** como la C, la E y el beta-caroteno (provitamina A). Es rica en **potasio**, lo que favorece el buen funcionamiento del sistema cardiovascular.
		CALABACÍN	2/159	Conviene a los enfermos coronarios porque prácticamente *carece de* **grasa** y **sodio**. A la vez, aporta una cierta cantidad de vitaminas B, especialmente folatos, de acción cardioprotectora.
		ANACARDO	2/40	Por su contenido en **magnesio** y en **vitaminas B,** ayuda a combatir los espasmos de las arterias coronarias causantes de la angina de pecho.
		MANGO	2/341	**Protege** las arterias coronarias debido a que aporta las **tres vitaminas** de *mayor* acción **antioxidante**: la provitamina A (beta-caroteno) y las vitaminas C y E.
		VINO SIN ALCOHOL	1/377	Aporta una parte de los elementos fitoquímicos y nutrientes cardioprotectores presentes en la uva. Es preferible al vino con alcohol, aunque no tan saludable como la uva o su jugo puro.
	Reducir o eliminar	GRASA SATURADA	1/405	*Su consumo* **favorece** *el estrechamiento de las arterias coronarias que irrigan el corazón, y con ello las crisis de angina de pecho.*
		SODIO	1/407	*Una alimentación rica en sodio, que se encuentra sobre todo en la* **sal común** *de mesa, hace que las paredes de las arterias sean más propensas a contraerse. Cuando esto ocurre en las arterias coronarias, se produce una crisis de angina de pecho.*

TOMO 2 / 54

ENCICLOPEDIA DE LOS ALIMENTOS

2ª Parte: El poder curativo de los alimentos

Enfermedad	Uso	Alimento o nutriente	Tomo/Pág.	Motivos y efectos
INFARTO DE MIOCARDIO Se produce como consecuencia de la **obstrucción completa** de una **arteria coronaria** o de sus ramas. Produce daños **irreversibles** en el músculo cardíaco, consistentes en la necrosis o muerte de una zona. La obstrucción de la arterias coronarias se produce por la combinación de estos dos **mecanismos:** • **Arteriosclerosis** (estrechez y endurecimiento) progresiva en esa arteria. • **Trombosis,** es decir, formación de un coágulo de sangre en el interior de la arteria estrechada, que cierra completamente el paso de sangre. El tipo de **alimentación** es *muy importante* en relación al infarto, por dos motivos: • Ciertos alimentos ejercen una acción claramente **preventiva,** mientras que otros lo **favorecen.** • Un régimen alimentario correcto *después* del infarto puede **contribuir** *decisivamente* a la **rehabilitación** y a la **prevención** de nuevas crisis.	Aumentar	FRUTA	1/30	Por su acción **antioxidante,** *reduce* el riesgo de infarto.
		LEGUMBRES	1/78	Aportan **fibra** y **vitaminas** del grupo **B.** Muy recomendables en la alimentación **postinfarto.**
		VERDURAS	1/92	Aportan vitaminas y elementos fitoquímicos **antioxidantes** que *reducen* el riesgo de arteriosclerosis e infarto.
		UVA	2/78	Es posiblemente la fruta con **mayor** acción **cardioprotectora,** especialmente la uva negra o tinta. Tanto fresca como en forma de jugo (mosto sin alcohol) tonifica el corazón y mejora la circulación en las arterias que lo irrigan. La **cura de uvas** durante al menos tres días seguidos *contribuye* **a prevenir** el infarto y a evitar nuevas crisis.
		NUEZ	2/64	Fortalecen el corazón y mejoran el riego sanguíneo en sus arterias. Se recomiendan *especialmente* en la dieta para la **recuperación** postinfarto.
		SOJA	2/264	La soja y sus derivados como el tofu, contienen **isoflavonas,** un tipo de **fitoestrógenos** que **protegen** las arterias y **evitan** la arteriosclerosis.[6] Constituye un alimento muy apropiado en la dieta de quienes deseen prevenir el infarto o recuperarse de sus consecuencias.
		GARBANZO	2/91	Su **fibra** es muy eficaz para reducir la absorción del colesterol procedente de otros alimentos. Contiene **grasas poliinsaturadas, folatos** y otras **vitaminas B** que lo hacen muy recomendable en la alimentación de los que han sufrido un infarto o tienen un riesgo elevado de padecerlo.
		GUISANTE (CHÍCHARO)	2/73	Los guisantes *carecen de* **grasa** y de **sodio,** a la vez que aportan numerosas **vitaminas** y **minerales.** Tienen todo lo necesario para ser un alimento cardiosaludable.
		ALCACHOFA (ALCAUCIL)	2/178	Conveniente en la dieta de quienes presentan riesgo de infarto, o ya lo han sufrido. **Previene** la arteriosclerosis y **mejora** la circulación sanguínea en las arterias del corazón.
		FRESA (FRUTILLA)	2/103	Es la fruta con **mayor** capacidad **antioxidante,** según un estudio que se menciona en el T. 2 pág. 104. Puede contribuir a detener el proceso de arteriosclerosis y a mejorar la circulación en las arterias coronarias después de haberse producido un infarto.
		CALABAZA	2/97	Por su *carencia* de **grasa** y de **sodio,** así como por su aporte en vitaminas **antioxidantes,** es un alimento ideal para quienes han sufrido infarto. Estos deberían tomarla al menos tres veces por semana, ya sea asada al horno, en sopas o en puré.
		MELOCOTÓN (DURAZNO)	2/75	Aunque no es un estimulante directo del corazón, debido a su composición facilita la función cardíaca y conviene en la dieta postinfarto.
		MANGO	2/341	Rico en vitaminas **antioxidantes.** *Mejora* la **circulación** sanguínea en las arterias del corazón, y contribuye a la recuperación tras haber sufrido un infarto.
		MACADAMIA	2/69	Este fruto seco oleaginoso es rico en grasa insaturada de características **similares** a la del **aceite de oliva.** Al *reemplazar* con muchas ventajas a otras fuentes de **grasa animal,** la macadamia contribuye a reducir el nivel de colesterol y la tendencia a la arteriosclerosis causante del infarto.
		PATATA (PAPA)	2/201	La patatas asadas o cocinadas con verduras, y con poca o ninguna sal, son un alimento muy recomendable para quienes presentan riesgo de infarto o lo han sufrido.
		SALVADO DE TRIGO	2/311	**Reduce** el nivel de **colesterol** y el riesgo de sufrir enfermedades coronarias e infarto de miocardio. Lo *ideal* es tomarlo en su estado **natural,** junto con los **cereales integrales.** Las personas que no ingieran suficientes cereales integrales por diversas razones, pueden tomar salvado como **suplemento** (no se recomiendan más de 30 gramos diarios).

Calabaza

continúa en la página siguiente

Cap. 21: ALIMENTOS PARA EL CORAZÓN

Enfermedad	Uso	Alimento o nutriente	Tomo/Pág.	Motivos y efectos
INFARTO DE MIOCARDIO *continuación*	**Aumentar** ⬆	OLIVA, ACEITE	1/126	Su principal componente, el **ácido oleico**, es un ácido graso monoinsaturado que **protege** de la arteriosclerosis y el infarto, *especialmente* cuando el aceite de oliva **reemplaza** a las **grasas saturadas** de origen animal. Además se ha comprobado que es tan eficaz como el aceite de pescado para **reducir** el **fibrinógeno** de la sangre, proteína que forma los coágulos que causan el infarto.[7]
		PESCADO	1/232	Su consumo resulta **favorable** para el corazón *cuando* **reemplaza** al de la **carne.** Sin embargo, quienes no incluyen carne ni pescado en su dieta, obtienen escaso o nulo beneficio al incluir el pescado en su régimen alimenticio.[8]
		ANTIOXIDANTES	1/354	Se ha comprobado que el **consumo habitual** de alimentos ricos en vitaminas **antioxidantes** (beta-caroteno, vitaminas C y E), tales como las frutas y hortalizas, **reduce** de modo *notable* el riesgo de infarto.[9] Posiblemente, otros componentes saludables de los vegetales, como los elementos fitoquímicos, pueden ejercer también un efecto cardioprotector, que se suma al de las vitaminas antioxidantes.
		VITAMINA A	1/389	Se ha demostrado que el consumo de alimentos ricos en provitamina A (beta-caroteno), como las **zanahorias** y las **espinacas**, **reduce** el riesgo de infarto.[10]
		FLAVONOIDES	1/411	Son **elementos fitoquímicos** de acción antioxidante que se encuentran sobre todo en las frutas. También se pueden tomar en forma de **suplementos**. **Protegen** el corazón contra el riesgo de infarto.[11,12]
		COENZIMA Q10	1/356	Es un **potente antioxidante** que producen nuestras células, pero que también puede tomarse como **suplemento.** *Facilita* la *recuperación* del corazón *después* de haber sufrido un infarto.
		FIBRA	1/388	Se encuentra *únicamente* en los alimentos **vegetales**, especialmente cereales integrales, frutas y hortalizas. Su **consumo habitual** *reduce* el nivel de **colesterol** y el riesgo de infarto.[13,14]
	Reducir o eliminar ⬇	CARNE	1/262	Su consumo **aumenta el riesgo** de sufrir un infarto mortal. En un estudio realizado en Finlandia,[15] se ha visto que quienes consumen carne de vacuno cuatro veces por semana tienen el 38% más de riesgo de morir a causa de infarto. En otro estudio realizado en California se vio que quienes comen carne a diario presentan el triple de riesgo de sufrir un ataque cardíaco que los que no la incluyen en su alimentación.[16]
		HIERRO	1/401	A **mayor ingesta** de hierro 'hem' (el que se encuentra en la carne), **mayor riesgo** de sufrir un infarto.[15] El **hierro 'no hem'** de los vegetales, **no** presenta este efecto indeseable.
		GRASA SATURADA	1/405	Se encuentra sobre todo en los alimentos de origen animal como la leche, los huevos y la carne. Su consumo **aumenta** el nivel de **colesterol, favorece** la progresión de la **arteriosclerosis** y aumenta significativamente el **riesgo** de sufrir un **infarto de miocardio.**[17]
		COLESTEROL	1/406	A **mayor nivel** de colesterol en la sangre, **más riesgo de infarto.** El colesterol sanguíneo aumenta por el consumo de colesterol y de grasa saturada. El colesterol se encuentra **únicamente** en los **alimentos de origen animal** (leche, huevos, pescado, marisco, carnes).
		EMBUTIDOS	1/326	Por su contenido **graso** y su **falta** de vitaminas **antioxidantes**, aumentan el riesgo de infarto.[18]
		JAMÓN DE CERDO	1/327	Su consumo incrementa el riesgo de infarto, aun siendo magro, según un estudio realizado en la Universidad de Milán, (Italia).[18]
		ÁCIDOS GRASOS 'TRANS'	2/85	Son **tan nocivos para** el **colesterol** como los ácidos grasos saturados. Se encuentran en los **fritos, margarinas** y **aceites** vegetales parcialmente hidrogenados con el fin de hacerlos **semisólidos.** En los **bollos y galletas industriales** se emplea este tipo de grasa vegetal, por lo que contienen ácidos grasos 'trans'. Su **consumo habitual favorece** la **arteriosclerosis** y el **infarto.**[19]

Manzanas

Espinacas

continúa en la página siguiente

ENCICLOPEDIA DE LOS ALIMENTOS

2ª Parte: El poder curativo de los alimentos

Enfermedad	Uso	Alimento o nutriente	Tomo/ Pág.	Motivos y efectos
INFARTO DE MIOCARDIO continuación Mantequilla	Reducir o eliminar	MARGARINA	1/121	Contiene aceites vegetales insaturados. Sin embargo, en una dieta cardiosaludable debe usarse con prudencia, o **mejor aun, evitarla**. Esto se debe a que también aporta **ácidos grasos 'trans'**, que son tan nocivos como los saturados y **favorecen** la **arteriosclerosis**.[20]
		MANTEQUILLA	1/204	Entre todos los productos **lácteos**, la mantequilla es el que **más** se relaciona con el **infarto**. Debe **evitarse por completo** siempre que exista **riesgo** coronario.[21]
		FRITOS	1/122	En los **aceites fritos** se forman **ácidos grasos 'trans'**, que favorecen la **arteriosclerosis**. Freír con **mantequilla** es aun **peor**, pues se ingiere mucha más grasa saturada nociva para las arterias.
		LECHE	1/182	Diversos estudios muestran que su **consumo habitual** constituye un factor de **riesgo** para el **infarto** (ver T. 1 pág. 195). No solamente las grasas, sino **también** las **proteínas** y la **lactosa** de la leche son inconvenientes para el corazón.
		LÁCTEOS	1/180	En general deben evitarse los productos lácteos en la dieta de quienes **pueden sufrir** o **han pasado** ya un **infarto**. Únicamente el **yogur desnatado** y el **queso fresco bajo en grasa** y **sin sal**, pueden usarse **con moderación**.
		BEBIDAS ALCOHÓLICAS	1/376	El alcohol es un **tóxico** para el corazón, y su consumo produce alteraciones en su funcionamiento, desde **arritmias** hasta **miocardiopatía** (degeneración del músculo cardíaco). Más de dos vasos diarios de vino ya resultan nocivos para el corazón. Únicamente en cantidades muy moderadas (menos de dos vasos diarios), el vino podría reducir el riesgo de infarto según ciertos estudios epidemiológicos. Sin embargo, aunque así fuese, presenta serios inconvenientes para otros órganos (ver T. 1 pág. 379).
		AZÚCAR BLANCO	1/170	A pesar de que su consumo no se relaciona directamente con un mayor riesgo de infarto, sí que lo hace el de los **productos refinados** elaborados con él: bollos, pasteles, dulces, etcétera.
		SODIO	1/407	A **mayor consumo** de sal, **más riesgo** de **hipertensión**, la cual favorece el **infarto**.

Saber el riesgo de infarto mediante un análisis de sangre

La **homocisteína** es un aminoácido que circula por la sangre, pero que tiene la particularidad de no formar parte de ninguna proteína.

Recientes investigaciones han puesto de manifiesto que cuanto **más elevado** es el nivel de homocisteína en la sangre, **mayor es el riesgo de** sufrir un **infarto de miocardio**[22] o un **ataque vascular cerebral** (apoplejía, trombosis cerebral o 'ictus').[23]

Mediante un análisis de sangre se puede determinar el nivel de homocisteína y conocer así el riesgo de infarto.

El valor normal es de 10 micromoles de homocisteína por litro de sangre. A partir de 14 o 15 micromoles por litro aumenta notablemente el riesgo cardiovascular.

Los folatos reducen el nivel de homocisteína

Se ha comprobado que el **déficit** de folatos en la sangre, incluso leve, produce un **aumento** en el nivel de **homocisteína**, y un mayor riesgo de infarto y de apoplejía.[24,25,26]

Los folatos o el **ácido fólico** tomados en forma de **suplementos** pueden hacer descender el nivel de homocisteína y reducir así el riesgo de infarto. Se recomienda tomar de 400 a 800 microgramos de ácido fólico diarios.

Los **alimentos** ricos en folatos o ácido fólico (T. 1 pág. 394) también son efectivos para reducir el nivel de homocisteína y reducir el riesgo cardiovascular:

- Las **legumbres** poseen un contenido elevado en folatos: 100 g aportan más de 400 μg de folatos.

- Las **verduras, las algas** y **los frutos secos oleaginosos** son también una fuente interesante de folatos: presentan de 60 μg a 200 μg /100 g.

La **carne**, el **pescado**, la **leche** y los **huevos** contienen pocos folatos: menos de 50 μg /100 g.

TOMO 2 / 57

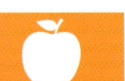

Cap. 21: ALIMENTOS PARA EL CORAZÓN

Enfermedad	Uso	Alimento o nutriente	Tomo/Pág.	Motivos y efectos
ARRITMIA Es una alteración en el ritmo de los latidos cardíacos, que suele percibirse como una **palpitación**. Si la alteración es **grave**, puede reducir la eficacia del corazón para bombear sangre a los tejidos del cuerpo, y producir una **insuficiencia cardíaca**. El algunos casos puede incluso pararse el corazón. Las causas de las arritmias son muy variadas, y a veces, desconocidas. Sin embargo, existen varios factores que las **favorecen:** • **Alimentación:** ciertos nutrientes las evitan, y otros las favorecen. • **Alergias alimentarias:** Pueden ser causa de arritmias debido a las sustancias tóxicas que se liberan como consecuencia de la reacción alérgica. • **Tóxicos:** El alcohol, el café y el tabaco pueden causar arritmias más o menos graves. • **Factores hormonales:** La hiperfunción de la glándula tiroides.	Aumentar	CALCIO	1/398	El calcio es *indispensable* para que el corazón genere la señal eléctrica que desencadena su contracción.
		MAGNESIO	1/400	La carencia de este mineral puede provocar alteraciones en el ritmo cardíaco. Los alimentos **vegetales** son la **mejor fuente** de magnesio.
		POTASIO	1/402	Mineral necesario para que el corazón lata regularmente. Se encuentra *sobre todo* en los **vegetales**. La toma de ciertos medicamentos diuréticos y la insuficiencia renal pueden provocar una pérdida de potasio que altere el ritmo cardíaco.
		ACEITES	1/112	Los ácidos grasos poliinsaturados como el linoleico y el linolénico, que se encuentran especialmente en los aceites de girasol, maíz, soja, pepitas de uva y otros, **normalizan** el ritmo del corazón.[27]
		COENZIMA Q10	1/356	Sustancia que se produce en el organismo y presente en los alimentos, aunque en ocasiones puede ser conveniente tomarla en forma de **suplementos**. Es necesaria para que el corazón lata regular y eficazmente.
	Reducir o eliminar	BEBIDAS ESTIMULANTES	1/372	*El café, el té, el mate y otras bebidas con cafeína son una causa frecuente de* **arritmias** *cardíacas, debido a que la* **cafeína** *excita anormalmente las células nerviosas, incluso a las que generan los impulsos eléctricos necesarios para que el corazón se contraiga.*
		BEBIDAS ALCOHÓLICAS	1/376	*El alcohol* **daña** *el* **músculo del corazón.** *El consumo habitual de vino u otras bebidas alcohólicas,* **incluso en dosis bajas,** *predispone a padecer arritmias.*
		GRASA SATURADA	1/405	*Las grasas saturadas, que se encuentran principalmente en la leche, huevos, carne y derivados,* **favorecen** *la aparición de* **arritmias** *cardíacas. Esto ha sido comprobado en una investigación realizada en la Universidad de Tubinga (Alemania).*[27]
INSUFICIENCIA CARDÍACA Es la enfermedad que se produce como consecuencia de la incapacidad del corazón para bombear el volumen de sangre necesario. Entre las **causas** que la pueden producir, varias tienen relación con la alimentación: • **Debilidad del corazón** por **falta** de los **nutrientes** que precisa para desarrollar su trabajo, como la **vitamina B₁** o ciertos minerales **(calcio, magnesio y potasio** especialmente). • **Exceso de líquidos** en el organismo provocado generalmente por un consumo elevado de **sodio** o sal, o por un mal funcionamiento del **riñón**. Esto supone un mayor volumen de sangre y consiguientemente, requiere un mayor esfuerzo por parte del corazón, lo que puede llegar a fatigarlo. Para el **tratamiento** de la insuficiencia cardíaca se requiere una alimentación nutritiva y tonificante para el corazón, así como una reducción en el consumo de sodio y/o sal. Los alimentos diuréticos recomendados para la orina escasa, también resultan útiles.	Aumentar	NUEZ	2/64	Las nueces aportan **ácidos grasos, vitaminas B** y **minerales** necesarios para que el corazón trabaje adecuadamente.
		CHIRIMOYA	2/59	Aporta azúcares, vitaminas B que facilitan su combustión para producir energía y minerales como el calcio. Por todo ello, **tonifica** el corazón de una forma sana y natural.
		GUISANTE (CHÍCHARO)	2/73	Son una buena fuente de **vitamina B₁**, cuya carencia produce insuficiencia cardíaca. Además aportan otras **vitaminas** y **minerales** necesarios para el buen funcionamiento del corazón.
		BRÉCOL	2/63	Aporta **calcio, magnesio** y **potasio** en una **proporción óptima** para favorecer el buen funcionamiento del corazón.
		CEREZA	2/304	Por su efecto **diurético** y **depurativo**, favorece la eliminación de líquidos y de sodio, descarga el sistema cardiocirculatorio y facilita el trabajo del corazón. La cura de cerezas resulta especialmente útil.
		POMELO	2/93	Contiene *mucho* **potasio** y *apenas* **sodio**, lo que unido a su efecto diurético, facilita el trabajo del corazón.
		COENZIMA Q10	1/356	Sustancia natural que también puede obtenerse en forma de **suplementos**. Mejora el rendimiento cardíaco.
	Reducir o eliminar	SODIO	1/407	*El sodio retiene agua, aumenta el volumen de sangre y encharca los tejidos, todo lo cual sobrecarga el corazón. La* **sal común** *es la principal fuente alimentaria de sodio, y debe* **suprimirse** *en caso de insuficiencia cardíaca.*
		BEBIDAS ALCOHÓLICAS	1/376	*El alcohol causa una* **degeneración** *en las células que forman el* **músculo cardíaco,** *por lo que su consumo habitual suele producir cardiomiopatía e insuficiencia cardíaca.*
		CERVEZA	1/380	*Los bebedores habituales de cerveza sufren a menudo de insuficiencia cardíaca. Ello se debe a la acción del* **alcohol** *y al* **exceso de líquidos** *que ingieren, que sobrecarga el sistema cardiocirculatorio.*

21- Alimentos para el corazón

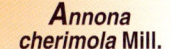

Chirimoya

Fortalece el corazón

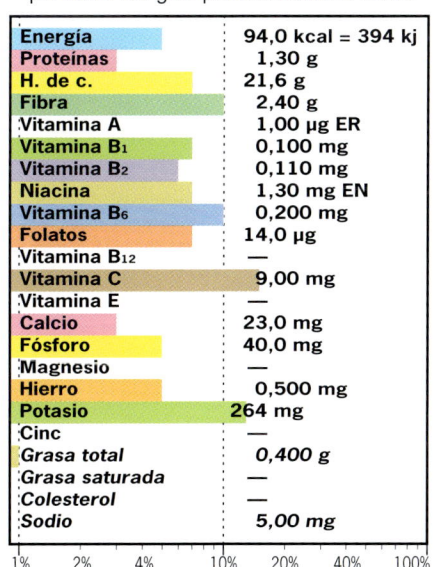

NO ES FÁCIL describir el sabor de la chirimoya a quien no ha tenido el privilegio de probarla. Para unos recuerda al de la fresa, para otros al del ananás (piña tropical), y para otros al de la pera o el plátano. Pero lo cierto es que la cremosa y blanca pulpa de la chirimoya posee un sabor muy peculiar, diferente al de todas las demás frutas, y que evoca gratos aromas tropicales.

Sinonimia hispánica: anón, anona [chirimoya], cachimán, catuche, momona, chirimorriñón; **Cat.:** xerimoia, xirimoia, poma d'Índies; **Eusk.:** txirimoia; **Gal.:** chirimoia; **Fr.:** chérimole; **Ing.:** cherimoya; **Al.:** Cherimoya.

Descripción: Fruto del chirimoyo ('Annona cherimola' Mill.), árbol de la familia de las Anonáceas que alcanza hasta 8 m de altura. El fruto tiene forma de corazón y puede pesar desde 100 g hasta más de un kilo. Se halla recubierto de una piel de color verde, en la que se dibujan unas escamas que recuerdan a las de un reptil. La pulpa alberga numerosas semillas negras que se desprenden con facilidad.

Hábitat: Se cría espontáneamente en los altiplanos andinos de Ecuador y Perú, entre los 1.000 y los 2.000 metros de altitud. Actualmente se cultiva en toda Centroamérica, sudeste asiático y países mediterráneos.

La forma acorazonada de la chirimoya nos recuerda su acción beneficiosa sobre el corazón, ya que aporta energía, vitaminas del grupo B, potasio y calcio, junto con muy poco sodio y apenas grasa. Además es diurética (elimina líquidos). Por todo ello, resulta ideal en caso de insuficiencia cardíaca.

CHIRIMOYA composición
por cada 100 g de parte comestible cruda

Energía	94,0 kcal = 394 kj
Proteínas	1,30 g
H. de c.	21,6 g
Fibra	2,40 g
Vitamina A	1,00 µg ER
Vitamina B_1	0,100 mg
Vitamina B_2	0,110 mg
Niacina	1,30 mg EN
Vitamina B_6	0,200 mg
Folatos	14,0 µg
Vitamina B_{12}	—
Vitamina C	9,00 mg
Vitamina E	—
Calcio	23,0 mg
Fósforo	40,0 mg
Magnesio	—
Hierro	0,500 mg
Potasio	264 mg
Cinc	—
Grasa total	0,400 g
Grasa saturada	—
Colesterol	—
Sodio	5,00 mg

1% 2% 4% 10% 20% 40% 100%
% de la CDR (cantidad diaria recomendada) cubierta por 100 g de este alimento

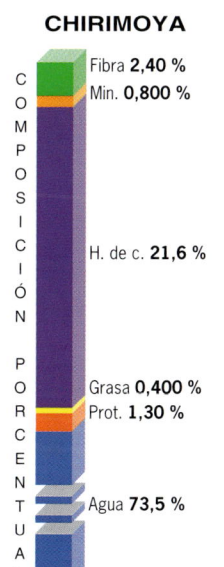

CHIRIMOYA — COMPOSICIÓN PORCENTUAL
- Fibra 2,40 %
- Min. 0,800 %
- H. de c. 21,6 %
- Grasa 0,400 %
- Prot. 1,30 %
- Agua 73,5 %

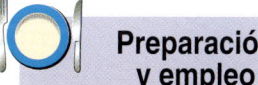

Preparación y empleo

❶ Fresca: Es la forma habitual de consumir la chirimoya. Así se disfruta plenamente de su exquisito sabor y se aprovechan todas sus propiedades dietoterápicas.

❷ Batidos: Combina muy bien con zumo de naranja o leche. Para eliminar las semillas y obtener el puré, se pasa la pulpa por un colador adecuado con la ayuda de una paleta (ver T. 2 pág. 61).

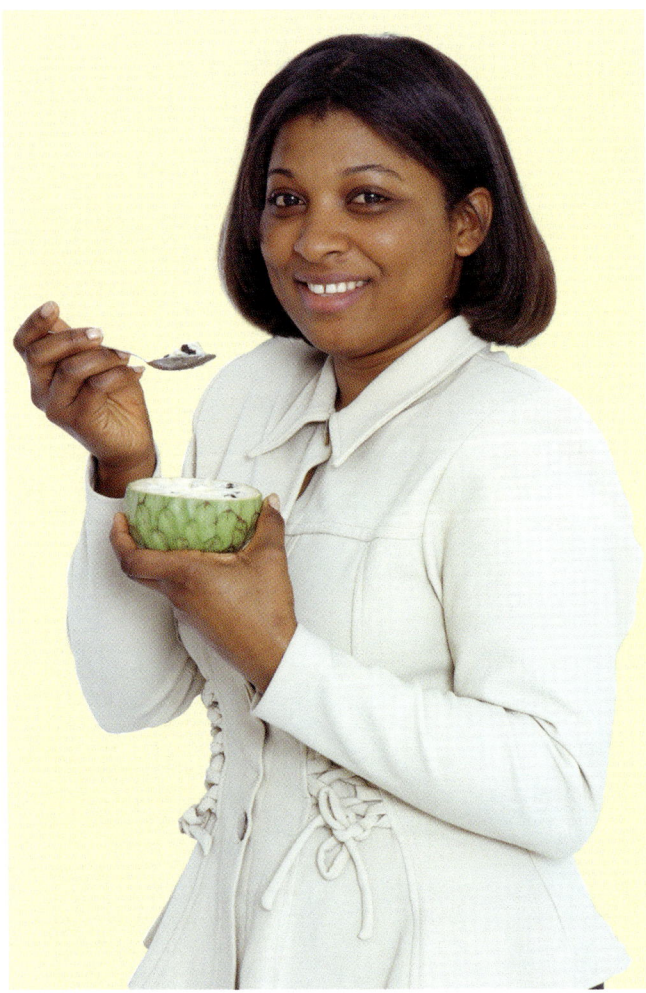

La chirimoya alcanza todo su aroma y gratísimo sabor en los meses de otoño. Gracias al calor del verano, aumenta la concentración de los azúcares y esencias en el fruto.

Desde que se cosecha el fruto, hasta que alcanza su punto óptimo de maduración, suelen pasar entre 5 o 6 días.

Durante ese tiempo, no conviene guardar las chirimoyas en el frigorífico, pues así se detiene su proceso de maduración y pierden sabor. Lo ideal es hacerlas madurar en un lugar protegido de la luz, para evitar que su piel se ennegrezca.

La chirimoya es un producto típicamente andino. Su mismo nombre es un derivado de la palabra quechua *chirimuya*. Aunque es un fruto tropical, se cría en lugares elevados. Por eso los indígenas del altiplano andino dicen que aunque la chirimoya no soporta la nieve, le gusta verla de lejos.

Quizá por ello el chirimoyo se ha aclimatado tan bien en los cálidos valles próximos a Sierra Nevada, en la provincia de Granada, al sur de España. Allí se concentra la mayor parte de la producción europea de chirimoyas. La singularidad de estos bellos parajes andaluces permite disfrutar de un clima semitropical, a la vez que se contemplan a lo lejos las cumbres nevadas de Sierra Nevada.

PROPIEDADES E INDICACIONES: La chirimoya destaca sobre todo por su riqueza en *azúcares* (más del 21.6%). Entre ellos predominan los azúcares la fructosa y la sacarosa. Su contenido en **proteínas** y en **grasas** es *muy bajo*.

Entre las *vitaminas* presentes en la chirimoya, *destacan* las del **grupo B:** B_1 o tiamina, la B_2 o riboflavina, la B_6 o piridoxina y la niacina. Como puede verse en el gráfico de composición, 100 g de chirimoya aportan entre el 6% y el 10% de las necesidades diarias de cada una de estas vitaminas. Esto significa que una sola chirimoya de tamaño mediano (medio kilo de peso) aporta entre la tercera parte y la mitad de la dosis diaria recomendada de estas vitaminas del grupo B. *Ninguna* **fruta fresca** aporta *tantas vitaminas del grupo B* como la chirimoya, a igualdad de peso.

En cuanto a **minerales**, *destaca* por su riqueza en *calcio, fósforo, hierro y potasio.* Solo la naranja, el níspero, el dátil y la frambuesa, entre las frutas frescas, contienen más *calcio* que la chirimoya.

Su *aporte energético* de 94 calorías por cada 100 g (94 kcal/100 g) es *considerable*, teniendo en cuenta que se trata de una fruta fresca. Su consumo se recomienda en todas las edades, pero *especialmente* en la **adolescencia.** Los **deportistas** y los **estudiantes** obtendrán la energía, así como las vitaminas y minerales apropiados para su actividad.

Sus aplicaciones dietoterápicas son las siguientes:

• **Insuficiencia cardíaca:** La chirimoya aporta una cantidad considerable de energía en forma de azúcares, junto con las vitaminas del grupo B necesarias para que nuestro organismo aproveche eficazmente esa energía. Las *vitaminas del grupo B* presentes en la chirimoya actúan como *catalizadores* o facilitadores de la combustión de los **hidratos de carbono,** y también de los **ácidos grasos,** que constituyen las dos fuentes más importantes de energía para las células del corazón.

Todos los músculos del organismo, incluido el músculo cardíaco, aprovechan eficazmente la energía aportada por la chirimoya. En caso de **insuficiencia cardíaca,** cuando el corazón late con menos fuerza de la necesaria, el consumo de chirimoya aporta vigor y energía a este noble órgano.

Las causas más frecuentes de **insuficiencia cardíaca** o "corazón cansado"

Preparación de las chirimoyas
y otras anonas

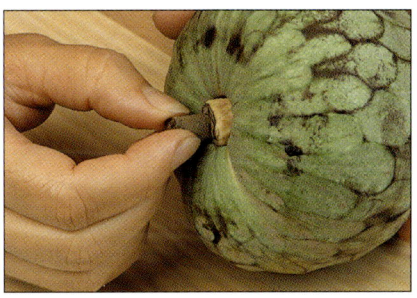

Se sabe que una chirimoya está madura y lista para el consumo, cuando al apretarla con los dedos cede ligeramente a la presión.

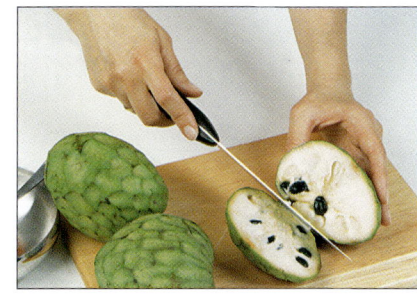

1. **Eliminar el peciolo** (rabito) con un suave tirón. En las frutas maduras sale con facilidad.

2. Con un cuchillo **cortar el fruto** por la mitad.

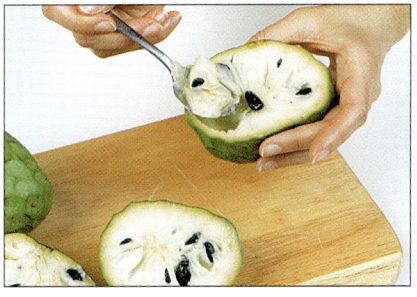

Todas las anonas combinan muy bien con la naranja y la lima. Las bebidas a base de pulpa de anona triturada y jugo de naranja o de lima son muy refrescantes y sabrosas. Constituyen una bebida saludable y deliciosa para quienes padecen del corazón.

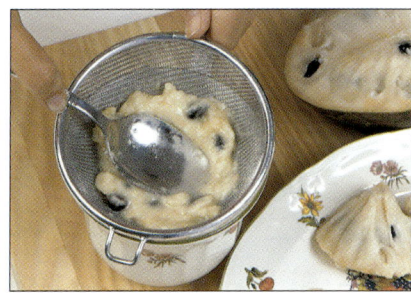

3. La pulpa se saca con la ayuda de una cuchara. Se come tal cual, o se pasa por un colador (paso 4).

4. Para obtener el **puré de la pulpa** con el que preparar bebidas, helados o batidos, se pasa por un colador.

son las lesiones en las válvulas del corazón, la hipertensión arterial, o la estrechez de las arterias coronarias. La carencia de vitaminas del grupo B, también pueden causar insuficiencia cardíaca o contribuir a agravarla.

Una chirimoya al día en los meses de otoño e invierno conviene a todos los que tienen el corazón cansado, cualquiera que sea la causa.

Además, la chirimoya contiene *fibra* vegetal, es **diurética,** *rica* en *potasio* y *muy baja* en *sodio* y en *grasa,* con lo que cumple todos los requisitos para ser un **alimento cardiosaludable.** Por si fuera poco, la chirimoya aporta una cierta cantidad de *calcio,* mineral necesario para la regulación de los latidos cardíacos.

• **Afecciones del estómago:** La pulpa cremosa y suave de la chirimoya, unido a su efecto antiácido, ejerce un efecto beneficioso sobre el estómago. Muy recomendable en caso de **gastritis** y de **úlcera** gastroduodenal.

• **Obesidad:** A pesar de su contenido relativamente alto en hidratos de carbono, la chirimoya da buenos resultados en las curas de adelgazamiento. Ello se debe a su efecto saciante. Una chirimoya de 300 g aporta menos de 300 kcal (calorías), pero sacia tanto o más que un plato de comida o que un bocadillo, más ricos en calorías y en grasa. Y además de **saciar,** la chirimoya ejerce un efecto **tonificante y vigorizante,** por su contenido nutritivo. Por ello, permite reducir la ingesta de calorías sin sensación de desfallecimiento.

La familia de las Anonáceas

El género 'Annona', con sus más de 120 especies, es el más importante de esta familia de plantas tropicales de Centroamérica. De esas 120 especies, unas 20 se cultivan por sus frutos, pero tan solo cuatro tienen importancia alimentaria. Los términos 'anón' o 'anona' se usa popularmente para referirse a cualesquiera de los frutos de esta familia. La composición y las propiedades de estos frutos son muy similares a los de la chirimoya. Las variaciones entre ellos se deben principalmente a su forma y sabor.

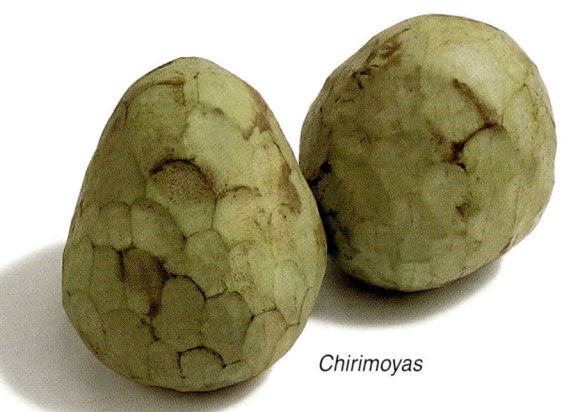
Chirimoyas

Chirimoya (T. 2 pág. 59)
Annona cherimola Mill.

Es la anona de mayor importancia económica y la de **efectos medicinales** más **comprobados,** y de ahí que sea la que analizamos en estas páginas. La suavidad y cremosidad de su pulpa, han hecho que la chirimoya conquiste mercados y paladares de todo el mundo.

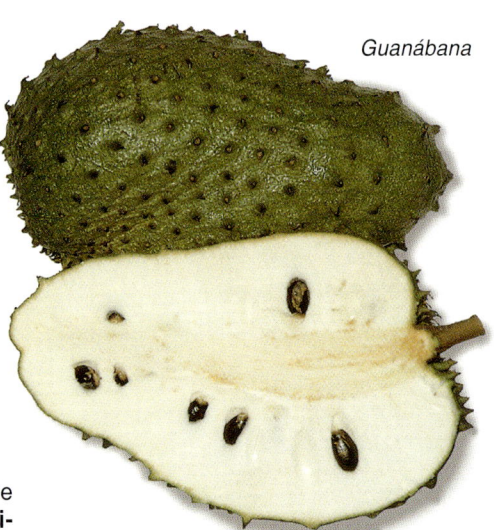
Guanábana

Guanábana *Annona muricata* L.

Sinonimia hispánica: corozol, zapote agrio, catoche, catuche, cabeza de negro, anona amarilla, anona de la India, anona de México, sinini, yaca;
Cat.: guanàbana; **Eusk:** guanabana; **Gal.:** guanabana; **Fr.:** corossol; **Ing.:** sour sop; **Al.:** Stachelannone.

Es la **mayor** de todas las anonas, pudiendo alcanzar hasta dos kilos de peso. Tiene la forma de riñón, y se halla recubierta de suaves púas. Su pulpa tiene un sabor bastante ácido, por lo que no suele consumirse fresca, sino en jugos, helados y confituras.

La guanábana es **astringente, colagoga y digestiva.** Se recomienda en caso de **estreñimiento, obesidad, hipertensión, enfermedades cardíacas** y **diabetes.**

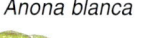
Anona blanca

Anona blanca *Annona squamosa* L.

Sinonimia hispánica: anona azucarada, anona del Perú, atá, até, saramuya, saramuyo, anón cubano, fruta del conde; **Cat.:** annona blanca;
Eusk: anona zuria; **Gal.:** anona branca;
Fr.: pomme-canelle; **Ing.:** sugar-apple;
Al.: Schuppenannone.

Se cultiva sobre todo en el Lejano Oriente. Tiene forma de corazón, con unas escamas muy prominentes en la piel. Su pulpa es cremosa como la de la chirimoya, pero algo más dulce y con un sabor que recuerda al de la canela. Se utiliza en postres, helados y bebidas.

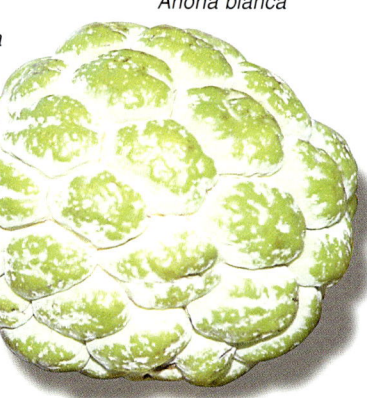

Anona colorada
Annona reticulata L.

Sinonimia hispánica: anón manteca, anona cortazón, chirimoya roja, mamón;
Cat.: annona vermella;
Eusk: anona gorria; **Gal.:** anona vermella; **Fr.:** cachiman, corossol réticulée; **Ing.:** custard-apple;
Al.: Netzannone.

Se cultiva sobre todo en la India y en el sudeste asiático. Tiene forma de corazón. Su piel es escamosa, primero verde y luego de color rojo oscuro. La pulpa se emplea sobre todo para elaborar bebidas y postres.

Brassica oleracea L. var. italica

21- Alimentos para el corazón

Brécol

Ideal para los cardíacos

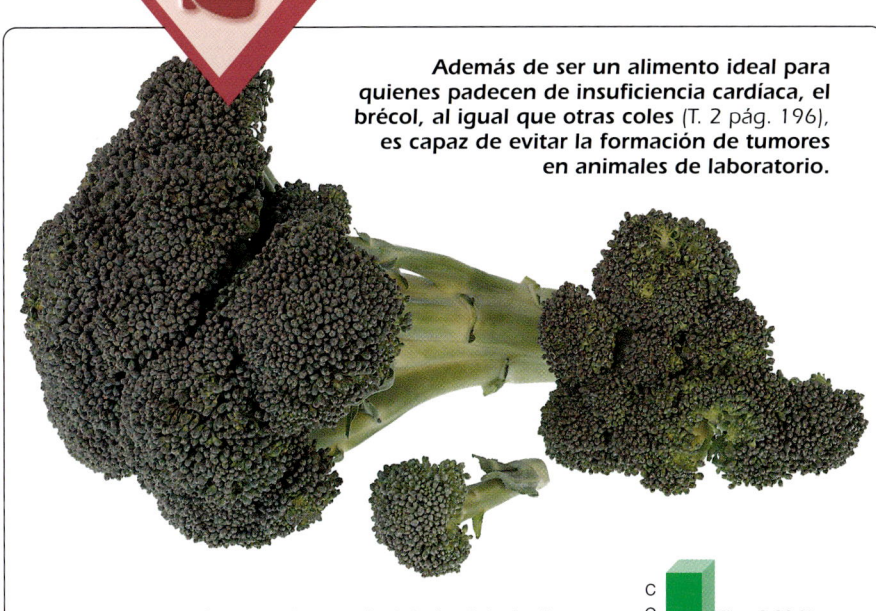

Además de ser un alimento ideal para quienes padecen de insuficiencia cardíaca, el brécol, al igual que otras coles (T. 2 pág. 196), es capaz de evitar la formación de tumores en animales de laboratorio.

EL CULTIVO del brécol ha experimentado una notable expansión en los últimos años, tanto en Europa como en América. Cada vez se consume más brécol y menos coliflor (T. 2 pág. 154), posiblemente debido a que el brécol es menos flatulento que la coliflor y tiene un sabor que a muchos les resulta más agradable.

PROPIEDADES E INDICACIONES: Entre todas las coles pertenecientes a la familia botánica de las Crucíferas, el brécol destaca por ser una de las *más ricas* en **proteínas,** en calcio y en **provitamina A** (beta-caroteno) y **vitamina C.** Es también *rico* en **potasio** y *bajo* en **sodio.** Contiene, al igual que otras Crucíferas, *elementos fitoquímicos* sulfurados de acción **anticancerígena** (ver T. 1 pág. 411). He aquí sus aplicaciones dietoterápicas más destacables:

- **Afecciones cardíacas:** Por el escaso aporte calórico, por carecer prácticamente de grasas y sobre todo, por su *óptima relación* entre los minerales **sodio y potasio,** el brécol es un alimento que resulta muy adecuado para quienes padecen **insuficiencia cardíaca** en cualquiera de sus grados. Favorece la eliminación del exceso de líquidos retenidos en los tejidos (edemas), descongestionando así el sistema circulatorio y el corazón.
- **Obesidad y diabetes:** Por ser muy bajo en calorías y azúcares, y por producir cierta sensación de saciedad, no debería faltar en la mesa de los obesos y diabéticos.
- **Afecciones cancerosas:** Su *gran contenido* en **beta-caroteno** (provitamina A) y en *elementos fitoquímicos,* hacen del brécol, al igual que de otras coles, un *poderoso* alimento **anticancerígeno,** cuya eficacia ha sido probada en numerosas investigaciones científicas.[28,29,30,31]

Sinonimia hispánica: bróculi, brócul, bróquil, brócoli, coliflor, albenga, grumo, pava, brocolate; **Cat.:** bròquil, col-i-bròquil; **Eusk.:** brokoli; **Gal.:** brócoli; **Fr.:** brocoli; **Ing.:** broccoli, brocoli; **Al.:** Brokkoli.

Descripción: Inflorescencias y tallos del brécol ('Brassica oleracea' L. var. 'italica'), planta herbácea de la familia de las Crucíferas que constituye una variedad de la coliflor. A diferencia de esta última, las inflorescencias del brécol están formadas por flores más grandes y menos apretadas. Su color varía del verde al violeta.

Hábitat: Es de origen italiano. Se cultiva en terrenos fríos o templados de Europa y Norteamérica.

BRÉCOL composición
por cada 100 g de parte comestible cruda

Energía	28,0 kcal = 116 kj
Proteínas	2,98 g
H. de c.	2,24 g
Fibra	3,00 g
Vitamina A	154 µg ER
Vitamina B₁	0,065 mg
Vitamina B₂	0,119 mg
Niacina	1,12 mg EN
Vitamina B₆	0,159 mg
Folatos	71,0 µg
Vitamina B₁₂	—
Vitamina C	93,2 mg
Vitamina E	1,66 mg EαT
Calcio	48,0 mg
Fósforo	66,0 mg
Magnesio	25,0 mg
Hierro	0,880 mg
Potasio	325 mg
Cinc	0,400 mg
Grasa total	0,350 g
Grasa saturada	0,054 g
Colesterol	—
Sodio	27,0 mg

1% 2% 4% 10% 20% 40% 100% 200% 500%
% de la CDR (cantidad diaria recomendada) cubierta por 100 g de este alimento

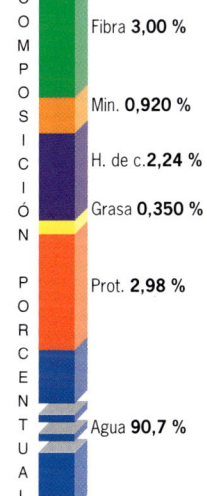

COMPOSICIÓN PORCENTUAL
- Fibra 3,00 %
- Min. 0,920 %
- H. de c. 2,24 %
- Grasa 0,350 %
- Prot. 2,98 %
- Agua 90,7 %

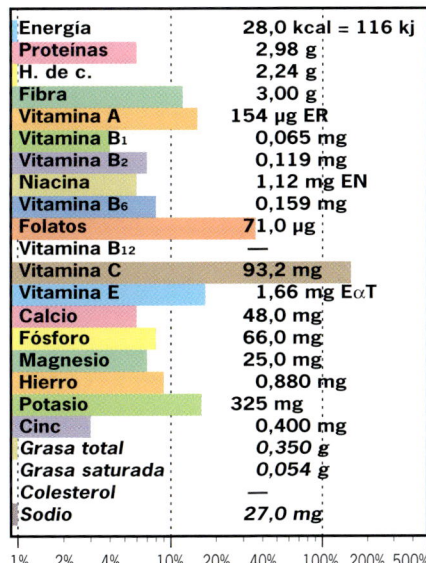

Preparación y empleo

❶ **Cocinado** de diversas formas, al igual que la coliflor. Debe hervir lo menos posible, con el fin de evitar la pérdida de sus propiedades durante la cocción.

❷ Los **tallos tiernos** se pueden comer crudos o ligeramente hervidos, **en ensalada.** Son muy sabrosos, recordando un poco a los espárragos.

21 - Alimentos para el corazón

Juglans regia L.

Nuez

Proporciona energía al corazón

AUNQUE SE cree que el nogal procede del centro de Asia, se ha adaptado muy bien a los países ribereños del Mediterráneo. Puede decirse que desde hace varios milenios, la nuez forma parte de la típica **dieta mediterránea,** tan alabada por sus efectos beneficiosos sobre la salud en general y la del corazón en particular.

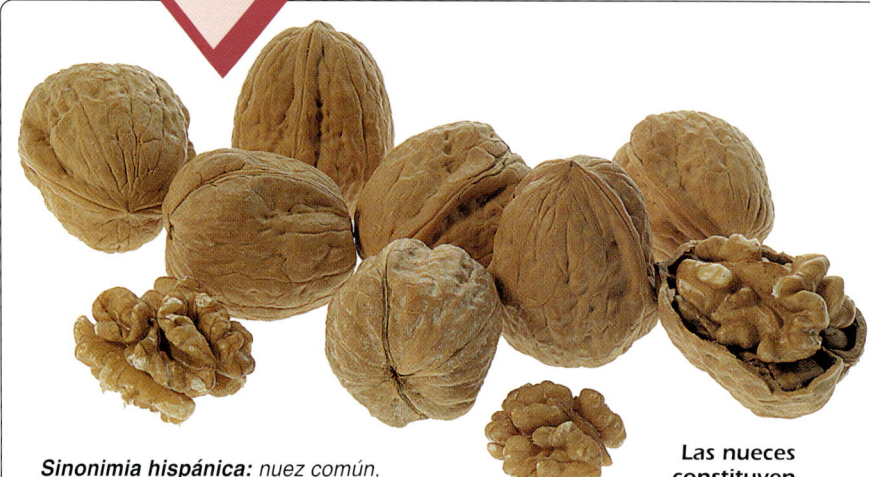

Sinonimia hispánica: nuez común, nuez de Castilla, nuez europea; **Cat.:** nou, anou, noga; **Eusk.:** intxaur; **Gal.:** noz; **Fr.:** noix; **Ing.:** [English] walnut, nut; **Al.:** Walnuß.

Descripción: Semilla del fruto del nogal ('Juglans regia' L.), árbol de la familia de las Juglandáceas que alcanza hasta 20 m de altura. El fruto es una drupa, cuya parte carnosa (pericarpio y mesocarpio) es de color verdoso; el hueso o endocarpio es leñoso y duro, pero alberga una semilla dicotiledónea muy nutritiva: la nuez.

Hábitat: Requiere un clima templado y algo fresco. Se desarrolla bien en valles y lugares protegidos de las heladas del invierno. Actualmente su cultivo se ha extendido por las regiones templadas de todo el mundo, especialmente de Europa, Asia y Norteamérica.

Las nueces constituyen un alimento muy concentrado en nutrientes, especialmente en ácidos grasos esenciales, vitamina B_6 y oligoelementos como el cinc, el cobre y el manganeso.

NUECES composición
por cada 100 g de parte comestible cruda

Energía	642 kcal = 2686 kj
Proteínas	14,3 g
H. de c.	13,5 g
Fibra	4,80 g
Vitamina A	12,0 µg ER
Vitamina B_1	0,382 mg
Vitamina B_2	0,148 mg
Niacina	4,19 mg EN
Vitamina B_6	0,558 mg
Folatos	66,0 µg
Vitamina B_{12}	—
Vitamina C	3,20 mg
Vitamina E	2,62 mg EαT
Calcio	94,0 mg
Fósforo	317 mg
Magnesio	169 mg
Hierro	2,44 mg
Potasio	502 mg
Cinc	2,73 mg
Grasa total	61,9 g
Grasa saturada	5,59 g
Colesterol	—
Sodio	10,0 mg

% de la CDR (cantidad diaria recomendada) cubierta por 100 g de este alimento

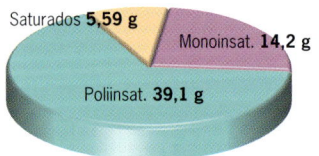

Saturados **5,59 g**
Monoinsat. **14,2 g**
Poliinsat. **39,1 g**

distribución porcentual de sus **ácidos grasos**

NUECES

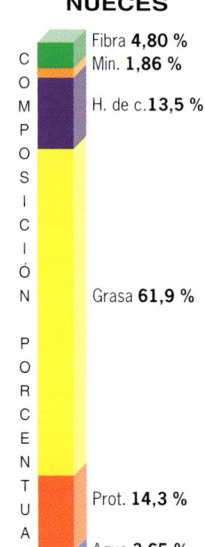

COMPOSICIÓN PORCENTUAL

Fibra **4,80 %**
Min. **1,86 %**
H. de c. **13,5 %**
Grasa **61,9 %**
Prot. **14,3 %**
Agua **3,65 %**

Preparación y empleo

❶ Crudas y enteras: Las nueces crudas deben masticarse muy bien. Si resultan indigestas, se puede probar a eliminar la fina cutícula amarillenta que las recubre (ver T. 2 pág. 66).

❷ Trituradas: Resultan más fácilmente asimilables por aquellos que no pueden masticar bien.

❸ Cocinadas: Con las nueces se elaboran multitud de platos vegetarianos, desde la llamada carne vegetal, hasta croquetas, o albóndigas muy sabrosas con copos de avena.

❹ Aceite de nueces: Es muy sabroso y nutritivo, aunque apenas se comercializa debido a que se enrancia con mucha facilidad.

La nuez viene acompañando desde siempre a los campesinos del sur de Europa. Una de las comidas tradicionales de los labriegos del norte de España, con la que han subsistido en pleno vigor incluso en épocas de escasez, es a base de pan integral y nueces.

En el siglo XVI, los navegantes españoles llevaron el nogal a Norteamérica. Fue precisamente en California donde mejor se aclimató, y actualmente ese estado norteamericano es uno de los mayores productores mundiales de nueces. Las nueces de California son grandes y de muy buena presencia, aunque los entendidos siguen prefiriendo por su sabor, las nueces algo más pequeñas y arrugadas de los viejos nogales mediterráneos.

PROPIEDADES E INDICACIONES: La nuez es, al igual que otros frutos secos oleaginosos, uno de los alimentos *más concentrados* en sustancias nutritivas de cuantos nos ofrece la naturaleza. Junto con la nuez o coquito del Brasil (T. 2 pág. 44), es el fruto seco que *más calorías* aporta (642 kcal/100 g), debido a su gran contenido en grasas (aceite). Estas son las características de los nutrientes de las nueces:

✓ *Grasas:* Constituyen más de las tres quintas partes del peso de la nuez (61,9%), superando así a las almendras, avellanas y cacahuetes (T. 2 págs. 48, 252, 336). Las grasas de la nuez están formadas en su *mayoría* por **ácidos grasos insaturados**, con *abundantes* po-

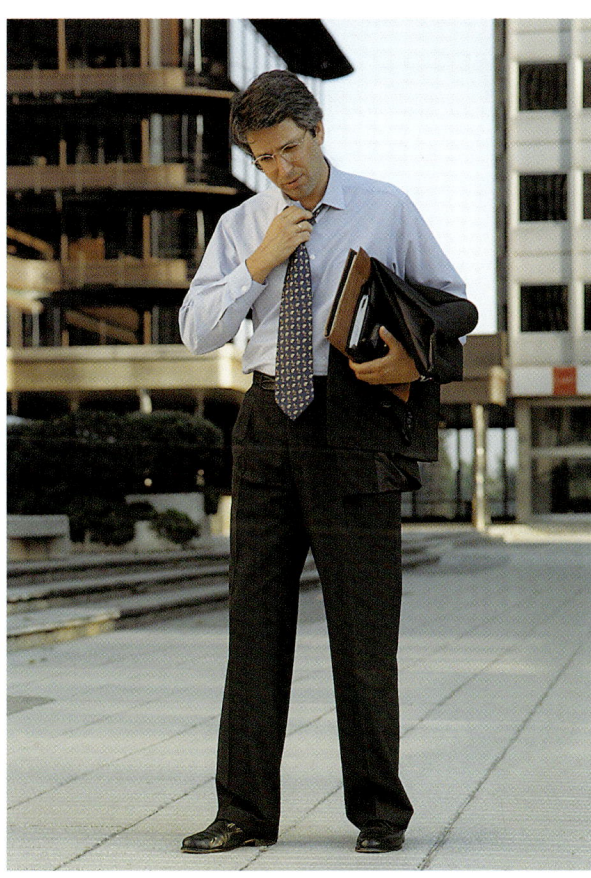

Además de no contener colesterol, los ácidos grasos de las nueces reducen la producción de colesterol en el organismo. El resultado es un descenso en el nivel sanguíneo de este lípido, y un efecto protector sobre la arteriosclerosis y el infarto.

liinsaturados, además de *lecitina*. Entre los dos ácidos grasos de la nuez, destacan estos dos:

– *Linoleico* (31,8 %), de 18 átomos de carbono y dos dobles enlaces. Es un ácido graso esencial, del que nuestro organismo no puede prescindir, especialmente durante la infancia. *Reduce* el nivel de **colesterol** e interviene en la formación del tejido **nervioso** y en la producción de **anticuerpos**.

Con sus 31,8 gramos por cien, las nueces son el alimento *más rico* en **ácido linoleico** después de las semillas de girasol (32,6%). Le siguen de cerca por la soja, las almendras y otros frutos secos. La carne de vaca, por ejemplo, posee únicamente un 0,58% ácido linoleico, es decir, 54 veces menos que las nueces.

– *Linolénico* (6,8 %), de 18 átomos de carbono y tres dobles enlaces. Este ácido graso pertenece a la serie *omega-3*, al igual que los que se encuentran en el pescado (ver T. 1 pág. 240). Reduce el nivel de colesterol y de triglicéridos en la sangre,

evita la formación de trombos dentro de los vasos sanguíneos y frena los procesos inflamatorios.

La nuez es una de las mejores fuentes vegetales de ácido linolénico, junto con el germen de trigo y los aceites de onagra y de colza.

✓ *Hidratos de carbono:* La nuez es el fruto seco oleaginoso *más pobre* en este nutriente, con un 13,5%. Desde el punto de vista químico se trata de *oligosacáridos (dextrinas)* y una pequeña cantidad de azúcares *(sacarosa y dextrosa)*. Esto hace que las nueces sean muy bien toleradas por los **diabéticos**.

✓ *Proteínas:* Las nueces contienen hasta un 14,3% de proteínas de buena calidad biológica, superior a las de los cacahuetes o maní, y muy similares a las de las almendras. Son algo deficitarias en el aminoácido esencial metionina, lo cual se soluciona fácilmente *combinándolas* con **cereales** (trigo, avena, arroz, etc.) que son muy ricos en *metionina*.

La mezcla de nueces y cereales es doblemente beneficiosa, pues estos últimos son deficitarios en *lisina* y en

---

Las proteínas de la nuez son algo deficitarias en el aminoácido metionina (señalado con el signo –), mientras que contienen un exceso de otros (+). Por eso las nueces se suplementa bien con los cereales y juntamente proporcionan una proteína completa.

Aminoácidos esenciales
en las nueces y los cereales

	Nuez	Cereales
Metionina	–	+
Lisina	+	–
Treonina	+	–

treonina, otros dos aminoácidos esenciales de los que la nuez contiene en abundancia. Por ello, la mezcla de **nueces y cereales** (pan, por ejemplo), proporciona ***proteínas** completas* de una calidad igual o superior a las que pueda aportar la carne.

✓ *Vitaminas:* La nuez es una buena fuente de vitaminas B_1, B_2, B_3 (niacina) y B_6, especialmente de esta última. Es relativamente pobre en vitaminas A y C. La vitamina B_1 o *tiamina,* es necesaria para el trabajo del corazón y también para la estabilidad del sistema nervioso.

La nuez es uno de los alimentos *más ricos* que existen en *vitamina B_6,* llamada también piridoxina. Solamente el germen de trigo (T. 2 pág. 310) y ciertos pescados, como la sardina o el salmón, igualan o superan a la nuez en vitamina B_6. La carne y la mayor parte de los pescados contienen la mitad o la tercera parte que las nueces, y los huevos y la leche, de 10 a 20 veces menos.

La *vitamina B_6* interviene en el buen funcionamiento del **cerebro,** así como en la producción de **glóbulos rojos** de la sangre.

✓ *Minerales:* La nuez es *rica* en *fósforo* y *potasio,* mientras que es *baja* en *sodio,* lo cual favorece el buen estado del sistema cardiovascular. Contiene además una buena cantidad de **hierro** (2,44 mg/100 g), de **magnesio** y de **calcio,** aunque de este último son más ricas la almendra y la avellana.

Las nueces, al igual que otros frutos secos, es una de las *mejores fuentes* de **OLIGOELEMENTOS.** Estos minerales se encuentran en cantidades muy pequeñas en nuestro organismo, y llevan a cabo numerosas funciones, algunas de las cuales todavía se desconocen. Las nueces son especialmente ricas en los siguientes:

– *Cinc:* Poseen 2.730 µg (=2,73 mg) de cinc por cada 100 g, cantidad esta superior a la de todas las carnes y pescados, con excepción del hígado. Únicamente la levadura de cerveza, los cereales y los quesos superan a las nueces y a los cacahuetes en riqueza de cinc. Puesto que la mayor parte de los alimentos vegetales son pobres en cinc, algunos investigadores piensan que la alimentación vegetariana puede ser defici-

---

Preparación de las nueces

1. Descascarillado

2. Tamizado
Para quitar los restos de cáscara o de madera que pudieran quedar.

3. Conservación
Las nueces deben de conservarse en frascos bien cerrados, y a ser posible, al vacío. Debido a su gran riqueza en ácidos grasos insaturado, **se enrancian** *con mayor rapidez* que otros frutos secos oleaginosos. El enranciamiento se debe a la oxidación de los ácidos grasos al contacto con el aire.

4. Consumo de las nueces
Deben **masticarse** *muy* **lentamente** para facilitar su digestión.
Para los ancianos, los niños y los de dentadura deficiente, se pueden **triturar** hasta formar una papilla.

5. Eliminación de la piel que las recubre
Con el fin de hacerlas más digeribles para aquellos que padecen del estómago, se puede proceder a eliminar la fina piel que las recubre. Esa piel o cutícula es muy rica en taninos, y puede resultar indigesta a algunas personas.
Para ello:

1. **Escaldar** las nueces sin cáscara en agua caliente.
2. Tenerlas a **remojo** durante unas horas.
3. La piel amarillenta se **despega** ahora con facilidad.

Sin embargo, hay que tener en cuenta que, según recientes investigaciones,[32] la **piel** que recubre la parte comestible de la nuez contiene una sustancial cantidad (4%) de **ácido elágico,** un compuesto fenólico similar al tanino, que puede **reducir** el *riesgo* de **cáncer.** Por ello conviene comer las nueces con su piel siempre que el estómago la tolere.

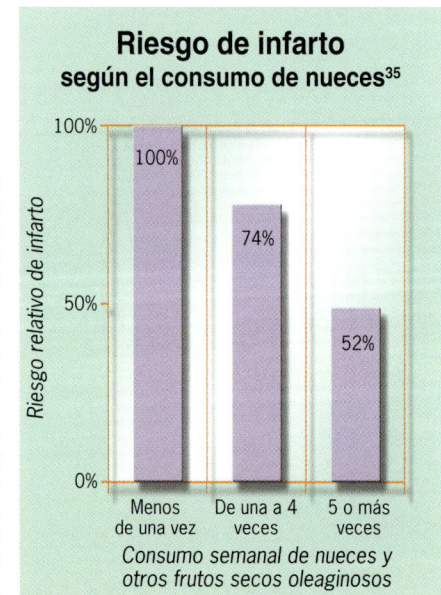

Riesgo de infarto
según el consumo de nueces[35]

A medida que aumenta el consumo de nueces y otros frutos secos, disminuye el riesgo de sufrir infarto de miocardio.
El consumo de pan integral en lugar del blanco también protege el corazón y reduce el riesgo de infarto.

Consumo semanal de nueces y otros frutos secos oleaginosos	Riesgo relativo de infarto
Menos de una vez	100%
De una a 4 veces	74%
5 o más veces	52%

taria en este importante oligoelemento. La *deficiencia* de cinc origina un *descenso* en las **defensas inmunitarias** y *retraso* en la curación de las **heridas.**

– *Cobre:* En las nueces se encuentran 1.390 µg (1,39 mg) de cobre por cada 100 g, cantidad superior a la de la mayor parte de los alimentos vegetales y animales. Solo el hígado y las ostras, productos que no es recomendable tomar a menudo, superan a la nuez y a los restantes frutos secos en cobre. Este oligoelemento *facilita la absorción* de **hierro** en el intestino, y contribuye a *evitar* la **anemia.**

– *Manganeso:* De este oligoelemento la nuez posee 2.900 µg (=2,9 mg) por cada 100 g, cantidad solo superada por las avellanas, la soja, las alubias y los cereales integrales. La carne, el pescado, los huevos y la leche son pobres en manganeso. El manganeso es necesario para las funciones reproductoras, y su *deficiencia* produce **esterilidad** en ambos sexos.

Con esta composición tan rica y variada en principios nutritivos, la nuez tiene las siguientes aplicaciones dietoterápicas:

• **Afecciones cardíacas:** Las nueces constituyen un alimento muy recomendable para los que padecen cardiopatías (enfermedades del corazón), por tres motivos fundamentales:

1º Por su *riqueza* en ***ácidos grasos:*** estos constituyen la fuente primaria de *energía* para las células del **corazón,** a diferencia de otras células, entre ellas las neuronas, que utilizan como combustible principal la glucosa. Podemos pues decir que el corazón funciona a base de ácidos grasos, y por ello, las nueces aportan abundante energía para el funcionamiento del corazón.

2º Por su contenido en ***vitamina B1,*** que, a pesar de ser moderado, resulta suficiente para contribuir a que todos los músculos, incluido el cardiaco, funcionen adecuadamente. La *falta* de vitamina B1 produce **insuficiencia cardíaca y deterioro nervioso,** lo que en *grados avanzados* constituye la enfermedad del **beriberi.**

3º Por *reducir* el nivel de **colesterol** sanguíneo, contribuyendo así a que no se deposite en las paredes de las arterias, y las obstruye. Cuanto menos colesterol hay en la sangre, *menor* es el *riesgo* de **arteriosclerosis** (obstrucción de las arterias), y *mejor* **circula la sangre** por su interior.

Por estas tres razones, las nueces son buenas amigas del corazón, y su *consumo regular* conviene a todos aquellos que padecen de **insuficiencia cardíaca** por cualquier causa, de **angina de pecho,** o de *riesgo* de **infarto.** Se recomienda su uso especialmente a quienes han sufrido un infarto de miocardio y se encuentran en fase de rehabilitación.

• **Exceso de colesterol:** Hasta no hace muchos años, los frutos secos oleaginosos, y las nueces especialmente, se desaconsejaban a aquellos que padecían de exceso de colesterol en la sangre. Sin embargo, las investigaciones llevadas a cabo por el doctor Joan Sabaté, de la Universidad de Loma Linda (California), han demostrado[34] que el consumo de 80 g diarios de nueces

La nuez y el cerebro

La semejanza entre la nuez y el cerebro humano, hizo pensar ya a los antiguos que su consumo favorecería el buen funcionamiento de este órgano vital.

Según la **teoría de los signos,** el Creador habría dejado ciertas señales en las plantas, de forma que los humanos pudieran descubrir sus propiedades y aliviar así sus dolencias. Este parece ser el caso de la nuez.

Hasta principios del siglo XX, la humanidad no dispuso de métodos para analizar la composición y las propiedades de los alimentos y las plantas. Lo cierto es que a lo largo de la historia, la intuición, aplicada a la teoría de los signos, dio buen resultado, tanto en el caso de las nueces como en muchos otros.[33]

Nueces contra el infarto

En una investigación llevada a cabo en el estado de California, conocida como 'Adventist Health Study', se analizaron los hábitos dietéticos y de salud de más de 25.000 adventistas del séptimo día, cristianos mundialmente célebres por su estilo de vida saludable.

Los resultados mostraron que el riesgo de infarto de los adventistas es bastante inferior al del resto de la población.

Pero además, aquellos que consumen nueces cinco o más veces por semana, tienen un riesgo todavía mucho menor de sufrir un ataque cardíaco: aproximadamente la mitad del que presentan los adventistas que comen nueces menos de una vez por semana.[35]

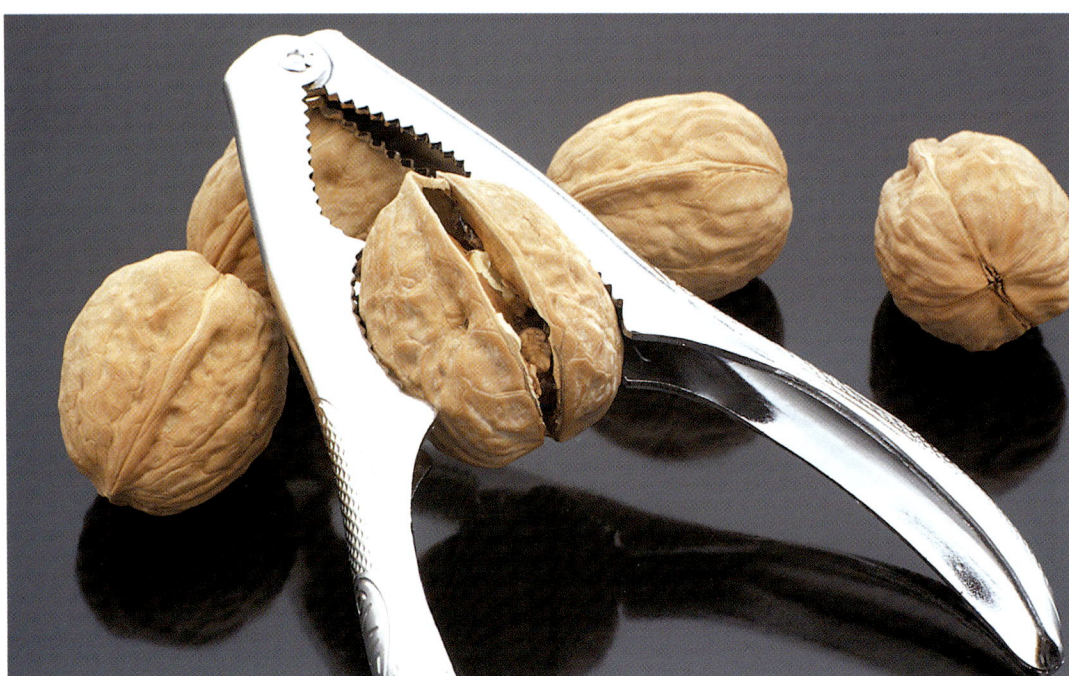

Para que las nueces reduzcan el colesterol y no provoquen obesidad, su consumo debe reemplazar al de otros alimentos ricos en calorías (margarinas, mantequilla, embutidos), y no añadirse como un suplemento.

durante dos meses, reduce el nivel de colesterol LDL ("colesterol malo") en un 16%.

A pesar de ser muy ricas en grasas, las nueces reducen las grasas de la sangre (las lipoproteínas LDL que transportan el colesterol). Este notable efecto –paradójico e inesperado para muchos– se debe a la extraordinaria composición de las grasas de las nueces: siete veces más ácidos grasos insaturados que saturados. Los ácidos grasos insaturados, y entre ellos el esencial *ácido linoleico*, frenan la producción de colesterol en el hígado.

El efecto reductor del colesterol sanguíneo, y por lo tanto de la arteriosclerosis, se obtiene cuando el consumo de nueces *reemplaza* al de otros alimentos como la **margarina**, la **mantequilla** o los **embutidos**. De esta forma *se evita también* la temida **obesidad** que equivocadamente se atribuye al consumo de frutos secos.

• **Afecciones del sistema nervioso:** Debido a la *riqueza* de las nueces en *ácidos grasos esenciales*, que intervienen directamente en el metabolismo de las neuronas, así como en *lecitina*, en *fósforo* y en *vitamina B6*, las nueces son muy recomendables en la dieta de las todas las afecciones neurológicas en general.

Mejoran el rendimiento intelectual y el buen tono y equilibrio del sistema nervioso. No deberían faltar en la mesa de los **estudiantes e intelectuales.** Los que sufren de **irritabilidad** nerviosa, **depresión, estrés** o **agotamiento nervioso,** deberían tomar *cada día* al menos un buen puñado de nueces, preferiblemente en el desayuno.

• **Trastornos sexuales y esterilidad:** Una de las numerosas funciones de los *ácidos linoleico* y *lionolénico,* tan abundantes en las nueces, es la de servir de base para la síntesis de **PROSTAGLANDINAS.** Estas sustancias desempeñan diversas funciones, como la de mediar en las **reacciones inflamatorias.** Se cree que también intervienen en los fenómenos fisiológicos que constituyen la respuesta sexual; de hecho, el **semen** es muy *rico* en *prostaglandinas.*

Sea por esta razón, por el aporte de vitaminas B1 y B6, o por la riqueza en oligoelementos de las nueces, que facilitan muchas reacciones químicas en las células, lo cierto es que el consumo de nueces tiene una acción favorecedora sobre la actividad sexual: *aumenta* la **potencia** del *varón* y *mejora* la **respuesta sexual** en la *mujer.*

No se puede decir que las nueces sean afrodisíacas en el sentido estricto de la palabra, pues realmente no aumentan el deseo sexual; pero si que facilitan las complejas reacciones fisiológicas que se producen durante la actividad sexual, tanto en el varón como en la mujer.

Además, debido a la acción del *manganeso,* que las nueces poseen en gran cantidad, *aumentan* la producción de **espermatozoides** y facilitan las funciones reproductoras. El consumo habitual de nueces puede contribuir a resolver casos de esterilidad y a mejorar la fecundidad de la pareja, tan amenazada por los contaminantes químicos en los países desarrollados.

• **Diabetes:** Por su escaso contenido en hidratos de carbono y su elevado poder nutritivo, las nueces son uno de los alimentos mejor tolerados por los diabéticos.

• **Aumento de las necesidades de nutrientes:** Por su gran aporte calórico y nutritivo, el consumo de nueces es muy recomendable en todas las situaciones en las que el organismo está sometido a un esfuerzo suplementario: **deportistas, estudiantes** en época de exámenes, mujeres **embarazadas** o **que lactan,** convalecencia de enfermedades debilitantes y **estrés** físico en general.

Macadamia

Una nuez amiga del corazón

EL ÁRBOL de la macadamia fue descubierto e identificado en Australia a mediados del siglo XIX. Entre las diez especies de macadamia que se conocen, solo esta tiene importancia alimentaria, por la calidad y propiedades de las semillas de sus frutos en nuez.

La dura y gruesa corteza de la macadamia encierra una semilla blanquecina muy rica en aceite, algo más grande que la avellana.

PROPIEDADES E INDICACIONES: Las semillas de los frutos de la macadamia, llamadas también nueces de macadamia, contienen hasta un 73,7% de *grasa*. Sus *proteínas* (8,3%) son bastante completas, aunque *pobres* en **metionina**[36] (esto se compensa fácilmente combinándolas con cereales). Son uno de los frutos secos oleaginosos *más ricos* en *grasa*.

Las nueces de macadamia son también una *buena fuente* de calcio, fósforo, hierro, vitaminas B_1 y B_2 y niacina.[36] Además, proporcionan flavonoides polifenólicos de acción antioxidante, que evitan la arteriosclerosis.[37]

El **ACEITE** que se extrae de la nuez de macadamia es similar en su composición al de oliva. Está formado por un 58,2% de ácidos grasos monoinsaturados,[38] y se halla *libre* de **ácidos grasos 'trans'**, que según recientes investigaciones, tienen un efecto negativo sobre el corazón. Este aceite resulta *muy apropiado* para **freír** por su gran estabilidad al calor y por su elevado punto de evaporación (198°C).

Las características de las grasas que forman la nuez de macadamia, hacen de ella, tanto como de su aceite, un alimento amigo del corazón, que *disminuye* el **colesterol** y *facilita* la **circulación** de la sangre por las arterias **coronarias**.

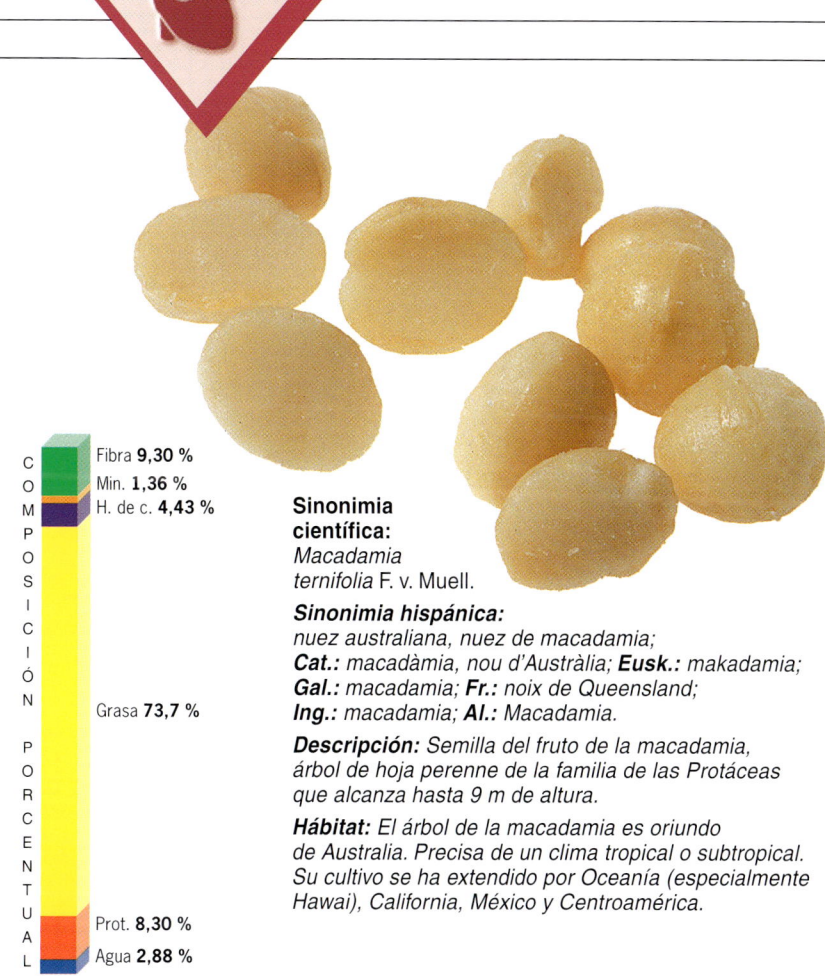

Sinonimia científica:
Macadamia ternifolia F. v. Muell.

Sinonimia hispánica:
nuez australiana, nuez de macadamia;
Cat.: macadàmia, nou d'Austràlia; **Eusk.:** makadamia;
Gal.: macadamia; **Fr.:** noix de Queensland;
Ing.: macadamia; **Al.:** Macadamia.

Descripción: Semilla del fruto de la macadamia, árbol de hoja perenne de la familia de las Protáceas que alcanza hasta 9 m de altura.

Hábitat: El árbol de la macadamia es oriundo de Australia. Precisa de un clima tropical o subtropical. Su cultivo se ha extendido por Oceanía (especialmente Hawai), California, México y Centroamérica.

MACADAMIA composición por cada 100 g de parte comestible cruda

Energía	702 kcal = 2936 kj
Proteínas	8,30 g
H. de c.	4,43 g
Fibra	9,30 g
Vitamina A	—
Vitamina B_1	0,350 mg
Vitamina B_2	0,110 mg
Niacina	5,69 mg EN
Vitamina B_6	0,196 mg
Folatos	15,7 µg
Vitamina B_{12}	—
Vitamina C	—
Vitamina E	0,410 mg EαT
Calcio	70,0 mg
Fósforo	136 mg
Magnesio	116 mg
Hierro	2,41 mg
Potasio	368 mg
Cinc	1,71 mg
Grasa total	73,7 g
Grasa saturada	11,0 g
Colesterol	—
Sodio	5,00 mg

% de la CDR (cantidad diaria recomendada) cubierta por 100 g de este alimento

Preparación y empleo

❶ **Crudas:** Las macadamias para su consumo en crudo, es preciso que estén bien maduras, y hay que masticarlas concienzudamente. Algunas tienen sabor amargo, debido a la presencia de glucósidos cianogenéticos similares a los de las almendras amargas.

❷ **Tostadas:** Son más sabrosas y más fácilmente digeribles. Se les suele añadir sal, lo cual no conviene para los que padecen del corazón.

❸ **Aceite de macadamia:** Muy apreciado para freír y en repostería.

21 - Alimentos para el corazón

Musa x paradisiaca L. var. *sapientum*

Plátano

Muy rico en potasio

DESPUÉS de la manzana, el plátano o banana es la fruta *más consumida* en todo el mundo. Posiblemente, la principal razón por la que esta fruta ha conquistado las mesas de los cinco continentes, es precisamente su sencillez de uso: un plátano se puede comer en cualquier lugar, sin necesidad de servilleta ni de cuchillo. Además, viene envuelto en un higiénico "estuche" natural –su piel– que lo preserva de la contaminación.

Pero sobre todo, el plátano es una de las frutas *más* **nutritivas y medicinales** que existen.

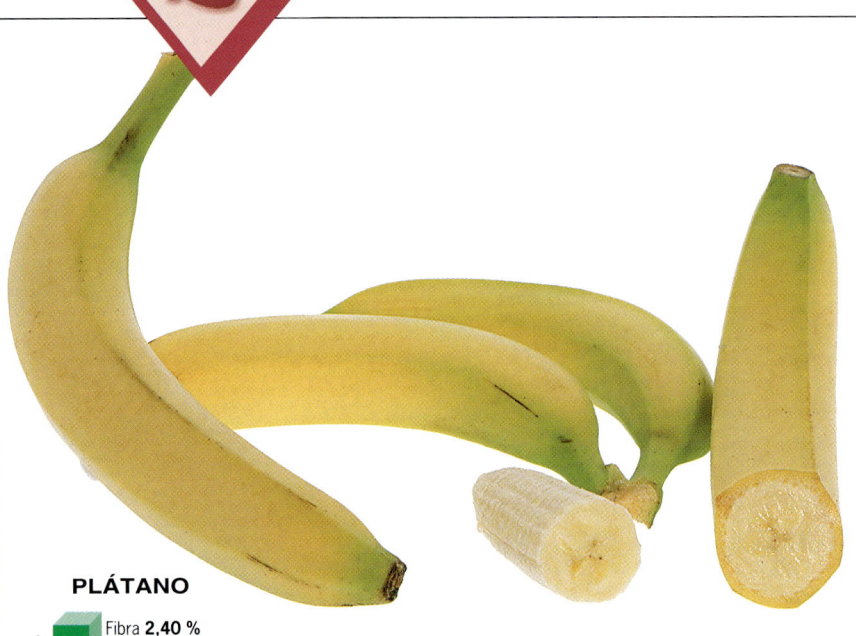

PLÁTANO

COMPOSICIÓN PORCENTUAL

- Fibra **2,40 %**
- Min. **0,800 %**
- H. de c. **21,0 %**
- Grasa **0,480 %**
- Prot. **1,03 %**
- Agua **74,3 %**

Sinonimia hispánica: *banana, guineo;* **Cat.:** *plàtan, banana;* **Eusk.:** *banana;* **Gal.:** *banana, plátano;* **Fr.:** *banane;* **Ing.:** *banana;* **Al.:** *Banane.*

Descripción: *Fruto en baya del platanero ('Musa x paradisiaca' L. var. 'sapientum'), especie formada por la hibridación de otras dos. Es un arbusto de la familia de las Musáceas que alcanza de 3 a 5 m de altura. Los plátanos crecen en racimos que pueden pesar más de 50 kg y contener hasta 300 unidades.*

Hábitat: *Propio del sudeste asiático, su cultivo se ha extendido a las regiones tropicales y subtropicales de África y América.*

PLÁTANO composición
por cada 100 g de parte comestible cruda

Energía	92,0 kcal = 384 kj
Proteínas	1,03 g
H. de c.	21,0 g
Fibra	2,40 g
Vitamina A	8,00 µg ER
Vitamina B$_1$	0,045 mg
Vitamina B$_2$	0,100 mg
Niacina	0,740 mg EN
Vitamina B$_6$	0,578 mg
Folatos	19,1 µg
Vitamina B$_{12}$	—
Vitamina C	9,10 mg
Vitamina E	0,270 mg EαT
Calcio	6,00 mg
Fósforo	20,0 mg
Magnesio	29,0 mg
Hierro	0,310 mg
Potasio	396 mg
Cinc	0,160 mg
Grasa total	0,480 g
Grasa saturada	0,185 g
Colesterol	—
Sodio	1,00 mg

1% 2% 4% 10% 20% 40% 100%
% de la CDR (cantidad diaria recomendada) cubierta por 100 g de este alimento

Preparación y empleo

❶ **Crudo:** Es la forma *ideal* de consumirlo. Hay que tener en cuenta que todos los plátanos que se consumen en los países no productores son recolectados verdes y madurados artificialmente en cámaras. Este proceso hace que tengan menos azúcares y vitaminas que los madurados en la planta.

❷ **Cocinado** de diversas formas: Con ello se **pierden** la *mayor parte* de sus **vitaminas,** aunque persisten los hidratos de carbono, minerales y demás nutrientes. Se cocinan sobre todo el **plátano macho,** muy rico en fécula (almidón).

PROPIEDADES E INDICACIONES: En la composición del plátano destaca su riqueza en *hidratos de carbono,* (hasta un 21%). En el plátano *inmaduro* están formados mayormente por *almidón.* A medida que madura, ese almidón se va convirtiendo en azúcares como la *sacarosa, glucosa* y *fructosa.* En el plátano maduro queda alrededor de un 1% de almidón, que no suele causar problemas digestivos si se mastica y ensaliva bien.

Sin embargo, los plátanos poco maduros o verdes contienen cantidades importantes de almidón de difícil digestión, lo cual puede dar lugar a flatulencias (gases intestinales) y dispepsia (mala digestión).[39]

El plátano contiene una pequeña cantidad de *proteínas* (1%) y muy pocas grasas (menos del 0,5%).

Destaca por su contenido en *vitamina B₆.* Unos tres plátanos de tamaño medio aportan la dosis diaria recomendada de esta vitamina para un hombre adulto. Contiene también cantidades significativas de *vitaminas C, B₁, B₂ y E,* así como de *folatos.*

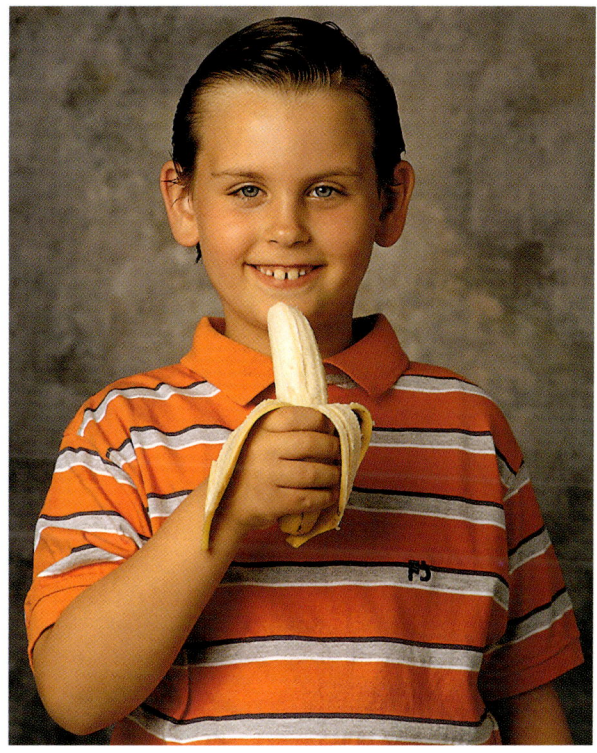

La digestión del plátano empieza en la boca. Su contenido en almidón de difícil digestión, especialmente cuando está verde, hace que pueda provocar flatulencias.

Una masticación y ensalivación cuidadosa facilita su buena digestión.

El caso de la úlcera gastroduodenal...

El plátano se ha usado tradicionalmente en la dieta antiulcerosa, por ser capaz de neutralizar el exceso de ácido en el estómago, a la vez que ejerce una acción protectora sobre la mucosa. Su uso se recomienda igualmente en cualquier tipo de dispepsia (alteración de la digestión).[44]

Sin embargo, según investigaciones llevadas a cabo en la India,[45] *el plátano no es tan efectivo como los* **copos de avena** *(ver T. 1 pág. 41) para reducir la acidez gástrica en caso de úlcera, pudiendo incluso provocar en algún caso, un aumento en la producción de jugo gástrico. Por ello, no se debe abusar de los plátanos en la dieta de los ulcerosos.*

El plátano es también bastante rico en *minerales,* entre los que *destacan* el *potasio,* el *magnesio* y el *hierro.* Su riqueza en potasio hace que sea una de las frutas frescas *más abundantes* en este mineral: solamente el aguacate y el dátil (T. 2 págs. 108, 147) superan al plátano en *potasio.*

Los dos tipos de *fibra vegetal,* soluble e insoluble, se hallan presentes en el plátano en una cantidad bastante importante, tratándose de una fruta: 2,4 g/100 g. Esta fibra contribuye a la acción hipocolesterolemiante (que hace descender el nivel de colesterol)[40] y suavizante intestinal del plátano.

El plátano contiene pequeñas cantidades de **SEROTONINA.** Esta sustancia derivada del aminoácido triptófano, realiza diversas funciones en el sistema nervioso, como vasodilatación arterial, inhibición de las sensaciones dolorosas en la médula espinal y sedación nerviosa. Está todavía en estudio el efecto que pueda ejercer sobre el organismo las pequeñas cantidades de serotonina presentes en el plátano.

Sus aplicaciones medicinales son las siguientes:

• **Afecciones cardíacas:** El plátano es una fruta *ideal* para todos aquellos que padezcan del corazón (angina de pecho, infarto, arritmias, insuficiencia cardíaca) o del sistema circulatorio (hipertensión arterial, arteriosclerosis), debido a su excepcional composición:

– *Gran contenido en potasio y ausencia de sodio:* Con sus 396 mg de potasio y 1 g de sodio por cada 100 g de parte comestible, el plátano presenta el *cociente potasio/sodio más alto* de todas las frutas y hortalizas (la carne, el pescado y los lácteos contienen mucho menos potasio y más sodio). Una alimentación rica en potasio y baja en sodio previene la hipertensión[41] arterial, las arritmias, la trombosis arterial[42] e incluso el cáncer.[43]

– Presencia significativa de *vitaminas* del grupo *B* necesarias para que el músculo del corazón produzca energía, así como de *magnesio,* que *frena* el progreso de la **arteriosclerosis** y *previene* el **infarto.**

– Abundante *fibra vegetal* que hace *descender* el nivel de **colesterol.**

Variedades de plátano

Plátano macho

También llamado **plátano de guisar** o **plátano hartón.** Se cultiva en muchas regiones de Centro y Sudamérica, así como en África. Es más grande y mucho menos dulce, pero posee *abundante* fécula (*almidón*). Su contenido en **potasio** es también *muy alto*.

No resulta apto para su consumo en **crudo.** Con él se realizan todo tipo de guisos, de forma similar a como se cocinan las papas (patatas). También se obtiene una **harina** con la que se puede hacer incluso pan.
Este tipo de plátano constituye la base de la alimentación en muchas regiones tropicales.

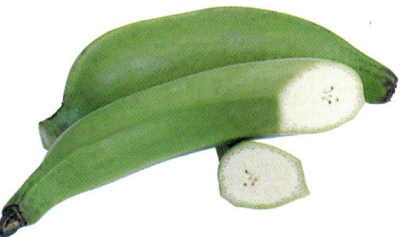

Plátano rojo

Variedad del plátano común que procede de Malasia. Su piel es de color rojo oscuro y su sabor es muy similar al del plátano común. Se consume crudo.

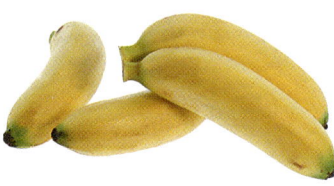

Plátano enano

Es más pequeño y también más dulce y sabroso que el plátano común. Se cría en las Islas Canarias y en el sudeste asiático.

– Pequeñas cantidades de *serotonina* de acción **vasodilatadora.**

• **Afecciones intestinales:** El plátano solo o combinado con la **manzana** (T. 2 pág. 229) da muy buen resultado para aliviar las **diarreas,** tanto en niños como en adultos. Igualmente se aconseja su uso abundante, incluso como alimento único durante unos días, en caso de **celiaquía** (mala absorción intestinal acompañada de diarrea y desnutrición producida por alergia al gluten). Al igual que el maíz y el arroz, el plátano es un alimento ideal para los celíacos (ver T. 2 págs. 226, 240).

• **Artritis úrica y gota:** El plátano provoca una **alcalinización** de la sangre, que contribuye a neutralizar y eliminar el exceso de ácido úrico causante de la artritis y la gota.

• **Régimen bajo en sodio:** Siempre que se requiera seguir una alimentación baja en sodio, el plátano es la *fruta ideal,* pues aporta a la vez calorías, vitaminas y otros minerales. Su uso se recomienda pues en caso de cirrosis hepática, ascitis (líquido en el vientre), edemas (retención de agua en los tejidos) de causa cardíaca o renal, nefritis, nefrosis e insuficiencia renal.

• **Diabetes:** El plátano no está contraindicado en la diabetes, aunque se debe usar *controlando* los hidratos de carbono en forma de azúcares que aporta. A diferencia de los azúcares refinados (azúcar blanco), los del plátano se absorben más lentamente y por lo tanto no producen una subida brusca del nivel de glucosa (azúcar) en la sangre.

Los que toman medicamentos para el corazón o la hipertensión arterial (diuréticos no ahorradores de potasio y cardiotónicos de tipo digitálico), necesitan un mayor aporte de potasio que puede ser saludablemente obtenido a partir de los plátanos.

Dos plátanos grandes (de 125 g de peso) aportan un gramo de potasio (1.000 mg), cantidad diaria que cubre sobradamente las necesidades de este mineral para quienes siguen un tratamiento medicamentoso. Además, contribuyen a evitar la hipertensión y a mantener el corazón sano.

Plátano... ¿demasiadas calorías?

El consumo de plátanos conviene a niños y adultos, como fruta energética (92 kcal/100 g) y medicinal. Aunque tiene fama de ser muy calórico, aporta las **mismas** calorías que el **queso fresco** y menos de la **mitad** que el **pan,** a igualdad de peso.

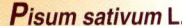   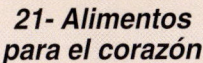

21- Alimentos para el corazón

Guisante

Amigo del corazón

Q UIZÁS era usted uno de esos niños que apartaba meticulosamente los guisantes que acompañaban al plato de arroz o al guisado de patatas (papas). En ese caso, aún está a tiempo para darles otra oportunidad a esas pequeñas semillas, especialmente si usted padece del corazón.

PROPIEDADES E INDICACIONES: Los guisantes crudos contienen un 78,9% de agua. En los secos disminuye su proporción de agua, y en los cocinados o en los enlatados, aumenta. Como es costumbre en esta obra, nos referiremos al alimento fresco y crudo. Varios son los nutrientes que destacan en el guisante:

✓ *Hidratos de carbono:* Contiene un 9,36%, cantidad significativa, aunque inferior a la de la papa o patata (16,4%). Están constituidos en su mayor parte

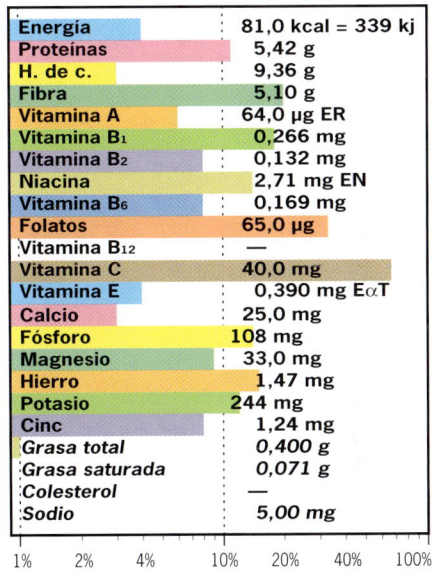

GUISANTE composición
por cada 100 g de parte comestible cruda

Energía	81,0 kcal = 339 kj
Proteínas	5,42 g
H. de c.	9,36 g
Fibra	5,10 g
Vitamina A	64,0 µg ER
Vitamina B$_1$	0,266 mg
Vitamina B$_2$	0,132 mg
Niacina	2,71 mg EN
Vitamina B$_6$	0,169 mg
Folatos	65,0 µg
Vitamina B$_{12}$	—
Vitamina C	40,0 mg
Vitamina E	0,390 mg EαT
Calcio	25,0 mg
Fósforo	108 mg
Magnesio	33,0 mg
Hierro	1,47 mg
Potasio	244 mg
Cinc	1,24 mg
Grasa total	0,400 g
Grasa saturada	0,071 g
Colesterol	—
Sodio	5,00 mg

1%   2%   4%   10%   20%   40%   100%
% de la CDR (cantidad diaria recomendada) cubierta por 100 g de este alimento

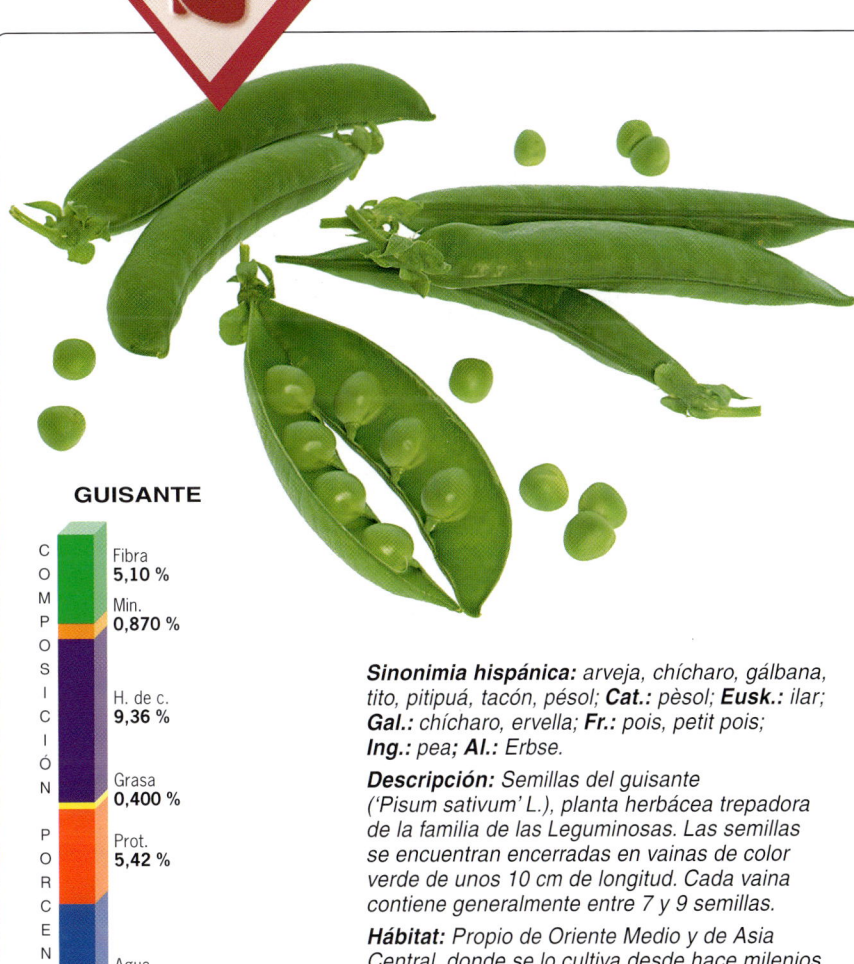

GUISANTE

Fibra **5,10 %**
Min. **0,870 %**
H. de c. **9,36 %**
Grasa **0,400 %**
Prot. **5,42 %**
Agua **78,9 %**

COMPOSICIÓN PORCENTUAL

Sinonimia hispánica: arveja, chícharo, gálbana, tito, pitipuá, tacón, pésol; **Cat.:** pèsol; **Eusk.:** ilar; **Gal.:** chícharo, ervella; **Fr.:** pois, petit pois; **Ing.:** pea; **Al.:** Erbse.

Descripción: Semillas del guisante ('Pisum sativum' L.), planta herbácea trepadora de la familia de las Leguminosas. Las semillas se encuentran encerradas en vainas de color verde de unos 10 cm de longitud. Cada vaina contiene generalmente entre 7 y 9 semillas.

Hábitat: Propio de Oriente Medio y de Asia Central, donde se lo cultiva desde hace milenios. Actualmente, los principales países productores son Rusia, Francia y China.

Preparación y empleo

❶ **Crudos:** Cuando son tiernos, los guisantes pueden consumirse crudos, y resultan muy sabrosos y saludables.

❷ **Congelados:** Después de descongelarlos se consumen después de una breve cocción.

❸ **Cocinados:** *No* conviene *superar* los **5-10 minutos** de cocción (un tiempo superior provoca la pérdida de casi todas sus vitaminas). Un escaldado rápido o una cocción al vapor son lo ideal.

❹ **Secos:** Se conservan durante mucho tiempo, pero contienen muy poca provitamina A y vitamina C. Unos minutos de cocción son suficientes.

❺ **Conservas:** Se pueden comer directamente. La pérdida de vitaminas oscila entre el 15% y el 30%

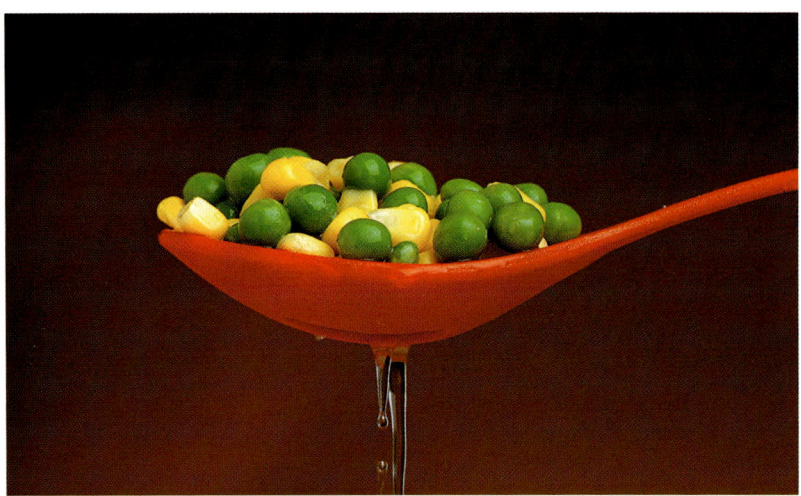

La combinación de leguminosas con cereales –guisantes con maíz, por ejemplo– proporciona a nuestro organismo todos los aminoácidos necesarios, tal como si se tratara de proteínas completas de origen animal, pero con muchas ventajas sobre ellas: casi nada de grasa, muy poco sodio, abundante potasio y una elevada proporción de fibra. Todo ello hace de los guisantes, complementados opcionalmente con maíz u otro cereal, un alimento ideal para los que padecen del corazón.

por almidón, con una pequeña proporción del azúcar sacarosa. El *ALMIDÓN* no puede pasar directamente a la sangre, sino que debe ser previamente transformado en glucosa durante el proceso de la digestión, que empieza en la boca. Para que el almidón de los guisantes sea convenientemente digerido es necesario masticarlos y ensalivarlos bien.

✓ *Proteínas:* Con su 5,42% supera a la patata o papa (2,07%), y se acerca a los cereales como el arroz (6,61%), aunque está lejos todavía de otras leguminosas como la alubia (23,4%). Las proteínas del guisante son bastante completas, aunque tienen una carencia relativa del aminoácido esencial metionina, y un exceso de lisina. Por el contrario, los cereales tienen metionina de sobra, pero les falta lisina. Por ello, la *combinación* de **guisantes y cereales** proporciona al organismo *todos* los **aminoácidos** necesarios para producir sus propias proteínas (ver T. 1 pág. 65).

Podemos decir que el guisante es una buena fuente de proteínas, especialmente si se combina con cereales, por ejemplo, con el maíz.

✓ *Vitaminas del complejo B*: 100 gramos de guisantes aportan 0,266 mg de *vitamina B_1*, lo que supone el 18% de las necesidades diarias para un varón adulto. La deficiencia de esta vitamina causa la enfermedad del **beri-beri,** caracterizada por insuficiencia cardíaca y trastornos nerviosos. Además el guisante es una buena fuente de vitaminas B_2, B_6, niacina y folatos, todas ellas necesarias para el buen funcionamiento del corazón y del sistema nervioso.

✓ *Vitamina C:* Los guisantes aportan 40 mg por cada 100 g, casi tanto como el limón (53 mg). Esta vitamina es un *potente* **antioxidante** que entre otras funciones ayuda a mantener las arterias, incluidas por supuesto las coronarias, libres de depósitos de colesterol.

✓ *Potasio:* Contienen 244 mg por 100 g de potasio, mineral imprescindible para el buen funcionamiento del corazón.

Además, los guisantes son una *buena fuente de* **hierro** (1,47 mg/100 g), *folatos, cinc* y *fibra,* y aportan cantidades significativas de *provitamina A* (beta-caroteno), *vitamina E* y *magnesio.* Por todo ello se recomiendan especialmente en los siguientes casos:

• **Afecciones cardíacas:** Los guisantes tienen todo lo necesario para ser un **alimento cardiosaludable,** tal como hemos visto. Además, *carecen* prácticamente *de* **grasa** *y de* **sodio,** dos sustancias que en exceso son enemigas del corazón. Convienen en la dieta de los que sufren de insuficiencia cardíaca, lesiones de las válvulas, miocardiopatías (degeneración del músculo cardíaco) y por supuesto, de angina de pecho o de infarto.

• **Trastornos del sistema nervioso:** Los guisantes son un alimento muy nutritivo, que además es rico en vitaminas del grupo B y en minerales necesarios para el buen funcionamiento del sistema nervioso. Convienen en caso de debilidad nerviosa, neurastenia, irritabilidad, depresión, insomnio y otros trastornos funcionales.

• **Embarazo y lactancia:** Por su riqueza en proteínas (especialmente si se combinan con cereales), vitaminas y minerales, los guisantes son un alimento muy apropiado para las mujeres embarazadas y que lactan. Además, son *muy ricos* en **folatos,** que evitan las malformaciones del sistema nervioso en el feto.

• **Diabetes:** El almidón del guisante se transforma lentamente en glucosa durante la digestión, lo cual hace que sea muy bien tolerado por los diabéticos.

Tirabeque

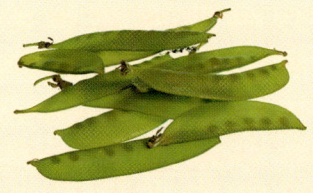

El tirabeque (*Pisum sativum* L. cv. *axiphium*) es una variedad del guisante. Se caracteriza porque su vaina (la funda que cubre las semillas) es tierna y carnosa, a diferencia de la del guisante que es dura y apergaminada. Por lo tanto se consume entero, vaina y semillas a la vez. Contiene *más* **azúcares** *que el guisante y menos* **almidón,** por lo que su sabor es más dulce. Es *también* rico en **proteínas, vitaminas** del grupo B y minerales como el **potasio** y el **hierro.**

Los tirabeques se suelen preparar cocinados, en menestras de verduras o formando parte de diversos guisos.

Sinonimia hispánica: *guisante mollar, bisalto;* **Cat.:** *estirabec, tirabec;* **Gal.:** *tirabeque;* **Fr.:** *pois mangetout;* **In.:** *field pea.*

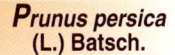   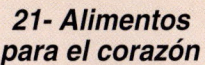

21- Alimentos para el corazón

Melocotón

Ideal para el corazón

EL MELOCOTONERO es un árbol viajero. Los cultivos más antiguos proceden de China, desde donde fue llevado a Persia (el actual Irán) varios siglos antes de Cristo. Después de extenderse por los países mediterráneos desde hace más de dos milenios, fue introducido en América por los españoles. El melocotonero se ha adaptado bien a los sucesivas regiones donde se ha cultivado, y en la actualidad, más de la mitad de la producción mundial de duraznos (nombre hispanoamericano del melocotón) procede de las Américas.

Para disfrutar plenamente del melocotón, hay que consumirlo tras haber madurado en el árbol. El momento óptimo es de uno a tres días después de haberlo recolectado: Sa-

Sinonimia hispánica: durazno, fresquilla, paraguaya, nectarina, griñón, pavía, guaytamba; **Cat.:** préssec, melicotó, bresquilla; **Eusk.:** mertxika, melokotoi; **Gal.:** melocotón, pexego; **Fr.:** pêche; **Ing.:** peach; **Al.:** Pfirsich.

Descripción: Fruto del melocotonero ('Prunus persica' [L.] Batsch.), árbol de la familia de las Rosáceas. El fruto es una drupa típica: pulpa carnosa con un hueso duro en el centro.

Hábitat: Se cultiva en regiones de clima templado del sur de Europa, de las Américas y de Asia. Resiste muy mal las heladas.

Preparación y empleo

❶ **Fresco:** Su piel aterciopelada puede provocar alergias cutáneas en personas sensibles. Esta es una buena razón para mondarlo. Además, puede contener restos de plaguicidas. Es cierto que la piel contiene vitaminas, pero la pérdida se compensa fácilmente comiendo una cantidad un poco mayor de melocotón pelado.

❷ **En conserva:** Su contenido en vitaminas y minerales es algo inferior que el del melocotón fresco (ver gráfico T. 2 pág. 77), pero tiene la ventaja de poderse consumir en cualquier época del año. Son preferibles las conservas con almíbar de bajo contenido en azúcar.

❸ **Mermelada** y **jugo.**

MELOCOTÓN composición
por cada 100 g de parte comestible cruda

Energía	43,0 kcal = 180 kj
Proteínas	0,700 g
H. de c.	9,10 g
Fibra	2,00 g
Vitamina A	54,0 µg ER
Vitamina B_1	0,017 mg
Vitamina B_2	0,041 mg
Niacina	1,02 mg EN
Vitamina B_6	0,018 mg
Folatos	3,40 µg
Vitamina B_{12}	—
Vitamina C	6,60 mg
Vitamina E	0,700 mg EαT
Calcio	5,00 mg
Fósforo	12,0 mg
Magnesio	7,00 mg
Hierro	0,110 mg
Potasio	197 mg
Cinc	0,140 mg
Grasa total	0,090 g
Grasa saturada	0,010 g
Colesterol	—
Sodio	1,00 mg

1% 2% 4% 10% 20% 40% 100%
% de la CDR (cantidad diaria recomendada) cubierta por 100 g de este alimento

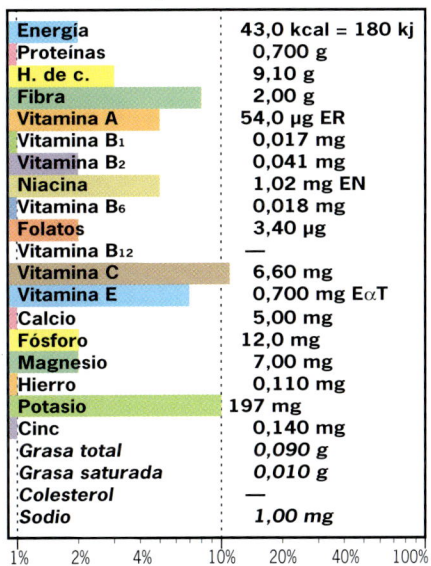
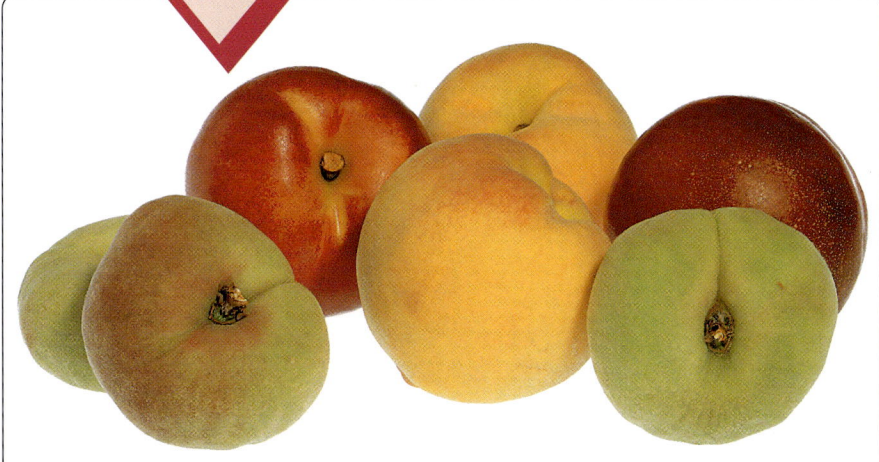
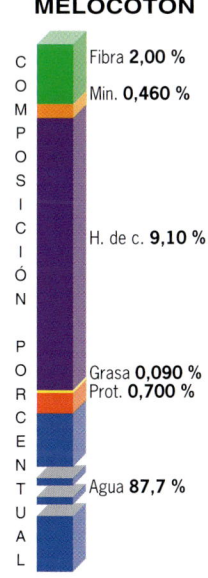

MELOCOTÓN — COMPOSICIÓN PORCENTUAL

Fibra 2,00 %
Min. 0,460 %
H. de c. 9,10 %
Grasa 0,090 %
Prot. 0,700 %
Agua 87,7 %

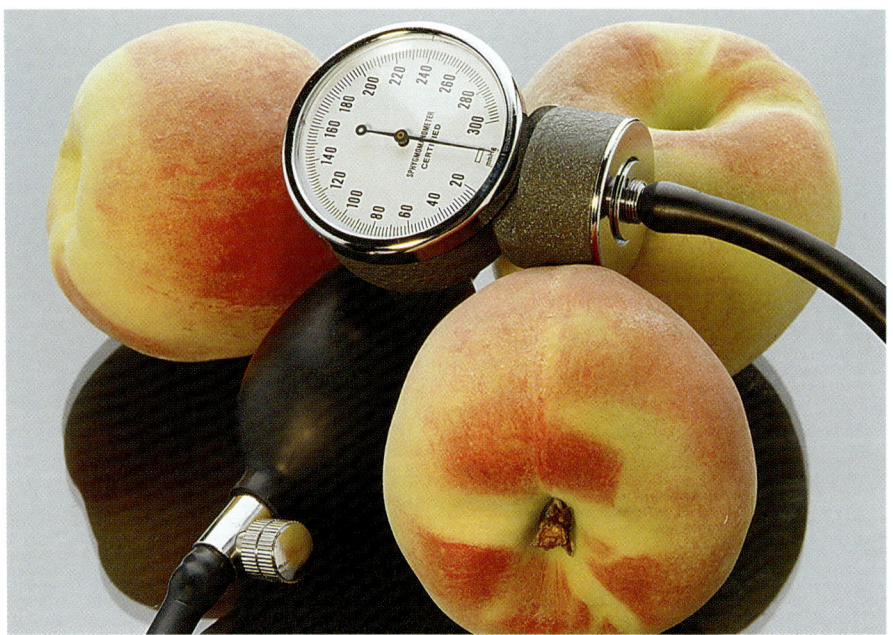

La forma del melocotón o durazno nos recuerda a la del corazón, quizá para que no olvidemos los muchos beneficios que proporciona a este órgano.
El melocotón es una fruta energética cardíaca, diurética, laxante suave y depurativa.

borearlo entonces resulta una experiencia inolvidable. Claro, que esto resulta difícil para los habitantes de las ciudades, pues la mayoría de los duraznos o melocotones puestos a la venta se han recolectado cuando estado aún verdes, y son madurados en cámaras de conservación.

PROPIEDADES E INDICACIONES: La composición del melocotón es una *equilibrada combinación* de *provitamina A* (beta-caroteno), *vitaminas* del grupo B, vitamina C, vitamina E, *potasio, magnesio* y *fibra* vegetal. Todo ello en cantidades moderadas, pero con prácticamente *nada* de *sodio* y de *grasa*. Contiene además un 9% de *fructosa* y otros *azúcares*, y menos del 1% de proteínas.

Puede decirse que la *composición* del melocotón es una fórmula *casi perfecta* para la buena salud del *corazón*. Las *vitaminas A, C y E* son los *mejores antioxidantes* de la naturaleza, y son pocos los alimentos que contienen las tres en una proporción tan equilibrada. El efecto antioxidante de estas vitaminas favorece el buen estado de las arterias en general, y de las coronarias que alimentan el propio corazón en particular.

Está comprobado que las vitaminas antioxidantes impiden el deterioro de las arterias conocido como arteriosclerosis, mejorando así el riego sanguíneo de los tejidos y órganos. Las arterias que más desgaste sufren son precisamente las coronarias, que irrigan el corazón. Por ello este órgano se beneficia especialmente del consumo abundante de alimentos que contienen las tres vitaminas A, C y E.

Las *vitaminas* del grupo *B* (B_1, B_2, niacina y B_6) presentes en el melocotón en dosis significativas, son necesarias para que las células musculares del corazón se contraigan, utilizando la energía de los ácidos grasos y azúcares.

El *potasio*, *muy abundante* en el melocotón, y el **magnesio**, son minerales *imprescindibles* para que los **latidos** cardíacos se produzcan de forma rítmica y enérgica.

Además de todo ello, el melocotón es posiblemente la fruta fresca *más baja* en *grasa*. La mayor parte de las frutas frescas contienen muy poca grasa (excepto el aguacate, T. 2 pág. 108), y además se trata de grasa vegetal principalmente insaturada y por lo tanto saludable. Pero es de destacar que el melocotón ostenta el récord de ser la fruta con menos grasa: 0,09%, es decir, *menos* del *uno por mil*. Esto hace que el melocotón sea un alimento fundamental en las dietas bajas en grasas que a veces se prescriben a los enfermos cardíacos o a los obesos.

Además de apenas contener grasa, el melocotón es también uno de los alimentos *más bajos* en **sodio**, con un solo miligramo (mg) por cada 100 g de parte comestible. Un régimen bajo en sodio contribuye a evitar la hipertensión arterial y facilita el trabajo del corazón.

El consumo de melocotón resulta indicado en los siguientes casos:

• **Afecciones del corazón:** El consumo de melocotón resulta beneficioso siempre que exista algún grado de insuficiencia cardíaca, es decir, de incapacidad del corazón para cumplir satisfactoriamente su función propulsora de la sangre. Aunque no es un estimulante directo del corazón, el melocotón facilita el trabajo de este noble órgano. Está especialmente indicado en estos casos:

– **Isquemia** (falta de sangre) en las arterias coronarias, manifestado como angina de pecho o infarto.

– **Lesiones valvulares** que dificultan el rendimiento del corazón como bomba.

– **Hipertensión** arterial, que obliga al corazón a soportar una mayor carga.

– **Miocardiopatía,** enfermedad consistente en la degeneración del músculo cardíaco cuya causa más común es el consumo de bebidas alcohólicas.

Melocotón, nectarina, paraguaya
Varias frutas con las mismas propiedades

El melocotón, la nectarina y la paraguaya son tres frutas que pertenecen a la misma especie botánica. Su composición y propiedades son muy similares, por lo que los enfermos del corazón pueden sustituirlas entre sí para disfrutar de una mayor variedad.

Melocotón (durazno)

El melocotón común o durazno es el representante más típico de las dos mil variedades de la especie *Prunus persica* que se cultivan en el mundo. Las hay que tienen la piel lisa y el hueso fácilmente separable de la carne, y otras con piel aterciopelada y la pulpa firmemente adherida al hueso.

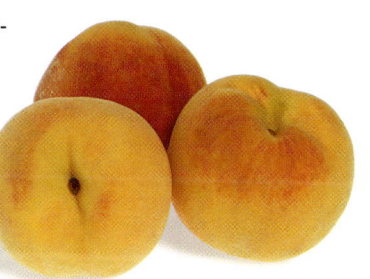

Nectarina

Eusk.: *brinoi, nektarina;* **Gal.:** *pexegueiro;* **Fr.:** *nectarine;* **Ing.:** *nectarine;* **Al.:** *Nektarine.*

En realidad se trata de la misma especie botánica que el melocotón (*Prunus persica* [L.] Batsch, var. *nectarina*), aunque presenta características singulares. Es el resultado de injertos sucesivos del melocotón con otras especies del género *Prunus*.

Es una fruta muy suculenta, con un sabor dulce y ligeramente ácido. Su *composición* es *muy similar* a la del melocotón, aunque contiene un poco más de vitaminas A y E, y un poco menos de vitamina C y de fibra.

Paraguaya

Eusk.: *paraguaia;* **Gal.:** *pexegueiro;* **Fr.:** *pêche;* **Ing.:** *peach.*

Pertenece también a la misma especie botánica que el melocotón (*Prunus persica* (L.) Batsch, var. *nucipersa*). Se trata en realidad de una variedad con personalidad propia, procedente de Asia Central, y no del Paraguay como haría suponer su nombre. Su piel es verdosa o grisácea, y su sabor muy similar al del melocotón, aunque algo menos dulce. Sus propiedades también son muy semejantes a las del melocotón.

Se cultiva en el sur de Europa, y su popularidad se está extendiendo en los últimos años a otras regiones del mundo.

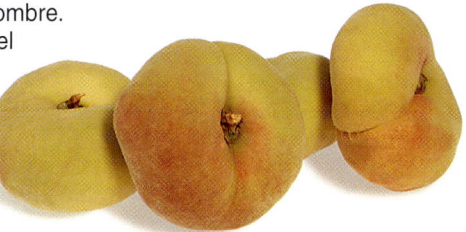

Melocotón fresco y en conserva
Comparación de su composición por 100 g

	fresco	en conserva
Vitamina A (µg ER)	54	35
Vitamina B$_1$ (mg)	0,017	0,009
Vitamina B$_2$ (mg)	0,041	0,025
Niacina (mg EN)	0,99	0,593
Vitamina B$_6$ (mg)	0,018	0,019
Vitamina C (mg)	6,6	2,4
Vitamina E (mg EαT)	0,7	0,89
Magnesio (mg)	7	5
Hierro (mg)	0,11	0,36
Sodio (mg)	1	5
Potasio (mg)	197	97

El melocotón en conserva de almíbar presenta un menor contenido en todas las vitaminas (excepto en la B$_6$) y una mayor concentración en minerales (excepto en potasio).

Aunque no es tan recomendable para el corazón como el fresco, es preferible tomarlo en conserva, que no consumirlo, como puede ocurrir durante los meses de invierno.

- **Afecciones digestivas:** El melocotón se digiere muy bien, a condición de estar bien maduro. Contiene fibra vegetal soluble que actúa como suavizante del aparato digestivo. Es un laxante suave.

- **Afecciones renales:** Ejerce una suave acción diurética, lo cual unido a su falta de sodio y su pobreza proteínica, lo hace muy recomendable en la dieta de los insuficientes renales.

- **Obesidad:** El melocotón es una de las frutas con mayor capacidad de crear sensación de saciedad, por lo que se puede decir que reduce el apetito. Su aporte calórico es bastante bajo: 43 kcal/100 g. Además, por su acción depurativa facilita la eliminación de residuos metabólicos de tipo ácido, frecuentes en caso de obesidad.

| Vitis vinifera L. | | | | | | | |

21- Alimentos para el corazón

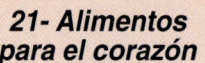

Uva

Tonifica el corazón y fluidifica la sangre

LA UVA es, después de la naranja, la fruta más cultivada en todo el mundo. Pero desgraciadamente solo una pequeña parte de la uva producida se consume como fruta; la mayor parte se destina a la fabricación de bebidas alcohólicas, especialmente vino.

La uva constituye un componente esencial de la dieta mediterránea, y hasta de su cultura. No en vano se ha venido cultivando durante milenios en las cálidas tierras que rodean a este mar.

Recientes descubrimientos científicos atribuyen la buena salud cardíaca de los habitantes del Mediterráneo, precisamente a algunas de las sustancias presentes en la uva.

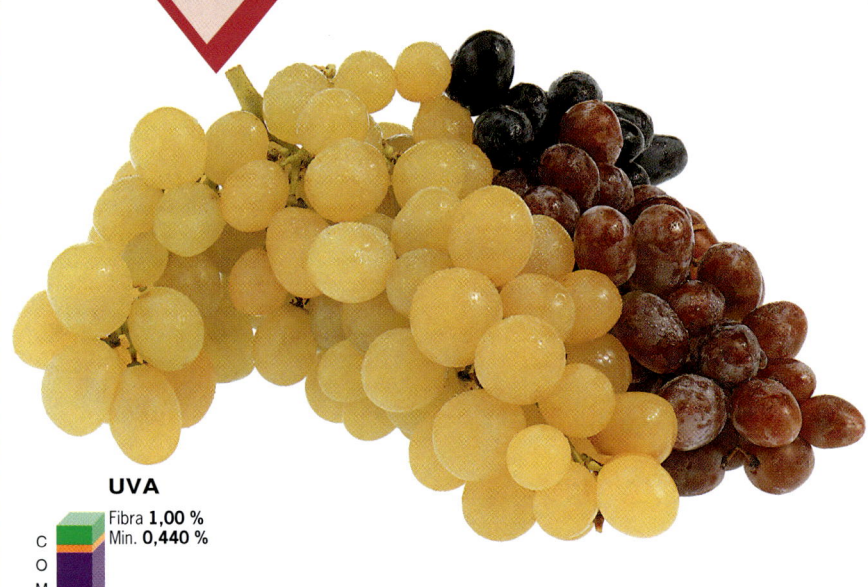

UVA
- Fibra **1,00 %**
- Min. **0,440 %**
- H. de c. **16,8 %**
- Grasa **0,580 %**
- Prot. **0,660 %**
- Agua **80,6 %**

COMPOSICIÓN PORCENTUAL

Sinonimia hispánica de la planta: viñedo, parra, vidueño, viduño; **Cat.:** raïm; **Eusk.:** mahats; **Gal.:** uva, bago; **Fr.:** raisin; **Ing.:** grape; **Al.:** Weintraube.

Descripción: Fruto de la vid ('Vitis vinifera' L.), arbusto trepador de la familia de las Vitáceas. Se trata de un fruto en baya, que crece formando racimos de unos pocos hasta más de cien frutos agrupados.

Hábitat: Propio de regiones con clima templado, como los países mediterráneos, aunque también se cría en los valles abrigados de Europa central. En el continente americano los mejores viñedos se encuentran en California, Argentina y Chile.

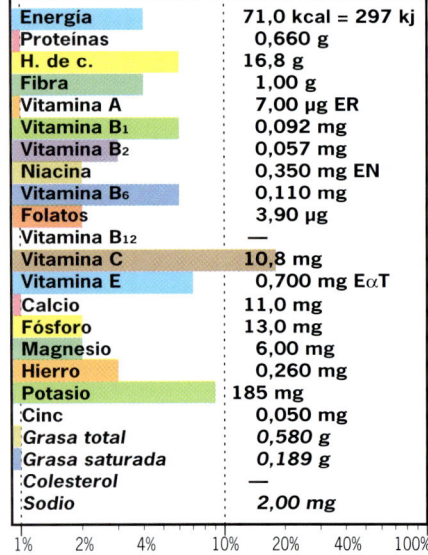

UVA composición
por cada 100 g de parte comestible cruda

Energía	71,0 kcal = 297 kj
Proteínas	0,660 g
H. de c.	16,8 g
Fibra	1,00 g
Vitamina A	7,00 µg ER
Vitamina B$_1$	0,092 mg
Vitamina B$_2$	0,057 mg
Niacina	0,350 mg EN
Vitamina B$_6$	0,110 mg
Folatos	3,90 µg
Vitamina B$_{12}$	—
Vitamina C	10,8 mg
Vitamina E	0,700 mg EαT
Calcio	11,0 mg
Fósforo	13,0 mg
Magnesio	6,00 mg
Hierro	0,260 mg
Potasio	185 mg
Cinc	0,050 mg
Grasa total	0,580 g
Grasa saturada	0,189 g
Colesterol	—
Sodio	2,00 mg

% de la CDR (cantidad diaria recomendada) cubierta por 100 g de este alimento

Preparación y empleo

❶ Fresca: La uva debe recolectarse madura, pues una vez arrancado el racimo de la vid ya no madura más. Se come sola, o bien con galletas o pan tostado (así resulta muy digerible). Al igual que ocurre con otras frutas, no se recomienda tomar uva como postre después de una comida copiosa.

❷ Cura de uvas: Se realiza tomando como único alimento, de uno a 3 kilos diarios de uvas, durante 3 días como mínimo.

❸ Jugo o mosto natural: Ver cuadro T. 2 pág. 80.

❹ Jugo o mosto conservado, generalmente obtenido a partir de jugo concentrado. Contiene los mismos azúcares, aunque menos vitaminas. Las sustancias cardioprotectoras se conservan bastante bien.

❺ Agraz: Es el jugo que se obtiene a partir de granos de uva inmaduros. Es de sabor ácido, y se usa como sustitutivo del limón o el vinagre.

❻ Uvas pasas: Ver T. 2 pág. 81.

PROPIEDADES E INDICACIONES: Dos tipos de nutrientes *destacan* en la composición de la uva: los *azúcares* y las *vitaminas* del complejo B; por el contrario, la uva aporta pocas proteínas y grasas. Las proteínas, aunque en pequeña cantidad (0,67%) contienen todos los aminoácidos esenciales. Los minerales están presentes en una cantidad moderada. Estos son los componentes de la uva que merecen una mención especial:

✓ *Azúcares,* en una proporción que oscila entre el 15% y el 30%. Las uvas que se crían en las regiones frías suelen tener menos azúcares, mientras que las cultivadas en terrenos cálidos y secos son mucho más dulces. La uva moscatel es la más dulce de las 3.000 variedades que se producen en el mundo.

Los dos azúcares más abundantes en la uva son la **GLUCOSA** y la **FRUCTOSA**. Desde el punto de vista químico, se trata de **MONOSACÁRIDOS** o azúcares simples, que tienen la propiedad de pasar directamente a la sangre sin necesidad de ser digeridos. En esto se diferencian de otros tipos de azúcares, como la *sacarosa* (presente en la caña de azúcar, en la remolacha o en el plátano), o como la *lactosa* de la leche, que necesitan ser descompuestos en el intestino antes de poder pasar a la sangre.

✓ *Vitaminas:* Con sus 0,11 mg/100 g de *vitamina B6,* la uva es una de las frutas frescas más ricas en esta vitamina, superada tan solo por las frutas tropicales como el aguacate, el plátano, la chirimoya, la guayaba o el mango. Las *vitaminas B1, B2 y B3* o *niacina* también están presentes en cantidades superiores a la mayoría de las frutas frescas.

Todas estas *vitaminas* cumplen entre otras, la función de **metabolizar** los *azúcares,* facilitando que las células puedan "quemarlos" químicamente y aprovechar así su energía. La naturaleza da así una muestra más de designio inteligente, al proporcionar una gran cantidad de azúcares en la uva, pero junto con las vitaminas necesarias para su aprovechamiento energético.

La uva contiene también cantidades bastante significativas de provitamina A (7 μg ER/100 g), de vitamina C

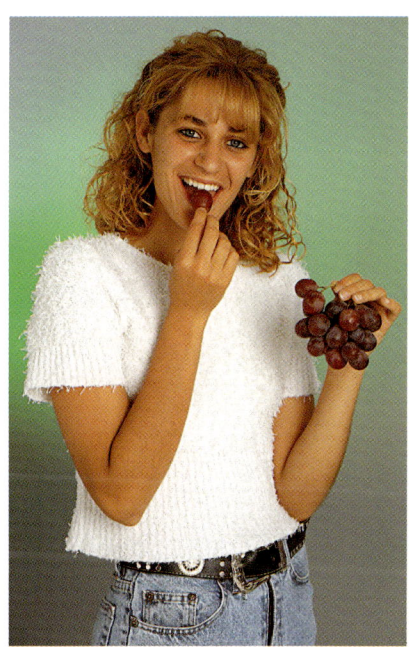

Los que se sientan fatigados o deprimidos, encontrarán en la uva y en el mosto sin fermentar un tonificante natural que aporta energía rápida (71 kcal/100 g), fortalece el corazón y eleva el estado de ánimo.

La uva es muy rica en azúcares simples que pasan fácilmente a la sangre sin necesidad de ser digeridos o transformados en el aparato digestivo.

Además, contiene las vitaminas del complejo B necesarias para que esos azúcares se "quemen" químicamente en las células, produciendo energía.

(10,8 mg/100 g) y de vitamina E (0,7 mg/ 100 g).

✓ *Minerales:* El potasio y el hierro son los minerales más abundantes en la uva, aunque contiene también calcio, fósforo, magnesio y cobre.

✓ *Fibra:* La uva contiene alrededor del 1% de fibra vegetal de tipo soluble (pectina), cantidad relativamente importante tratándose de una fruta fresca.

✓ *Sustancias no nutritivas:* La uva contiene numerosas sustancias químicas, que no pertenecen a ninguno de los clásicos grupos de nutrientes, pero que ejercen numerosas funciones en el organismo, muchas de ellas todavía desconocidas. A estas sustancias se las conoce también como **ELEMENTOS FITOQUÍMICOS** (ver T 1 pág. 410):

– *Ácidos orgánicos* (tartárico, málico, cítrico y otros): Son los responsables del sabor ligeramente ácido de la uva. Estos ácidos ejercen una acción paradójica en la sangre, produciendo **ALCALINIZACIÓN** (lo que en química se conoce como **efecto anfótero**). La alcalinización de la sangre y de la orina facilita la eliminación de los residuos metabólicos, que en su mayor parte son de tipo ácido, como por ejemplo el **ácido úrico.**

– *Flavonoides:* Los que contiene la uva son de tipo fenólico. Recientemente se ha puesto de manifiesto que actúan como *potentes* **antioxidantes,** impidiendo la oxidación del **colesterol** causante de la arteriosclerosis, y evitando la formación de trombos o coágulos en las arterias. La *quercitina* es el flavonoide más importante de la uva.

– *Resveratrol:* Se trata de una sustancia fenólica presente en la piel de la uva, de acción **antifúngica** (impide el crecimiento de los hongos) y *sobre todo,* **antioxidante.** Detiene la progresión de la **arteriosclerosis.**[46] Recientemente se ha comprobado que es además un *poderoso* **anticancerígeno.**

– *Antocianinas:* Son pigmentos vegetales, presentes en la uva blanca y sobre todo en la negra. Actúan como *potentes* **antioxidantes** *preventivos* de las afecciones **cardiovasculares.**

En esencia puede decirse que la uva es un alimento que aporta energía a nuestras células y que favorece el buen estado de las arterias, especialmente de las coronarias que irrigan el músculo cardíaco. Además es laxante,

Cómo hacer un delicioso jugo de uva natural

1. Con la **licuadora,** triturando los granos enteros con la piel. Aunque resulta laborioso, las semillas pueden eliminarse para mejorar el sabor. Este método está indicado:
   - cuando se deseen *aprovechar al máximo* las propiedades medicinales de la piel de la uva sobre el **corazón** y las **arterias;** y
   - cuando se busque un efecto **anticancerígeno** (el *resveratrol* se encuentra *sobre todo* en la **piel** de la uva).

   En estos dos casos es preferible la uva negra o roja.

2. Con el **pasapuré,** de forma que se eliminen las pieles y las semillas. Se obtiene así un delicioso jugo de textura muy fina, apropiado para las restantes indicaciones de la uva.

El jugo (zumo) de uva sin fermentar, llamado 'mosto' en diversos lugares, contiene las mismas sustancias cardioprotectoras que se encuentran en el vino, pero en mayor concentración y sin el inconveniente del alcohol etílico.

Además, la uva y su jugo aportan azúcares y vitaminas muy energéticos, de los que el vino carece.

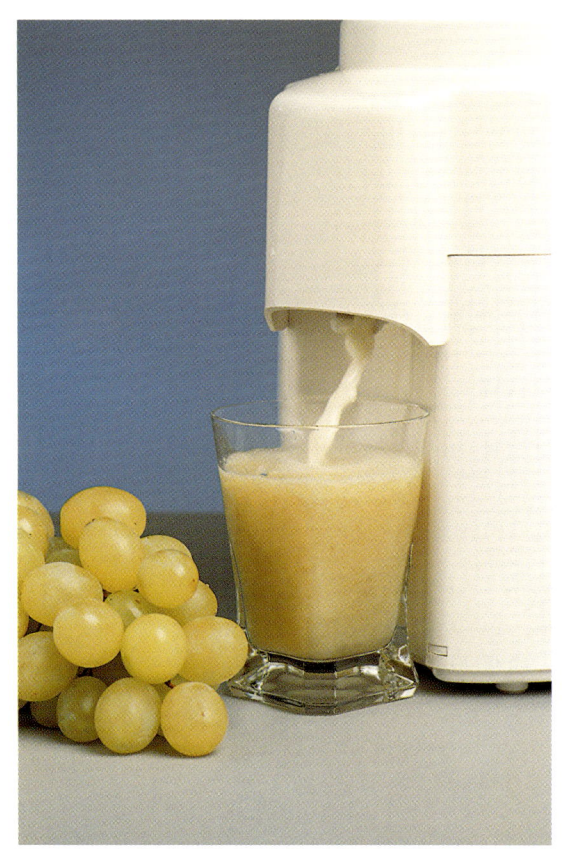

antitóxica, diurética, antianémica, y antitumoral. Estas son sus principales indicaciones:

• **Afecciones cardíacas en general:** La uva es *muy recomendable* en todas las afecciones cardíacas por los siguientes motivos:

– Aporta *energía* en forma de azúcares simples, que el músculo cardíaco utiliza para contraerse. Aunque la principal fuente de energía para el corazón son los ácidos grasos, también utiliza la glucosa.

– La uva es *rica* en **potasio** y contiene también *calcio* y **magnesio,** minerales que intervienen en las contracciones cardíacas.

– Y además, la uva *no contiene* apenas **sodio** *ni* **grasa** saturada, los dos principales enemigos del sistema cardiovascular.

• **Afecciones de las arterias coronarias:** Estas arterias son las que irrigan el músculo cardíaco, y con relativa frecuencia sufren estenosis (estrechamientos) debido a espasmos y al depósito de colesterol en sus paredes. Estas alteraciones de las arterias coronarias se manifiestan como angina de pecho, o como infarto de miocardio, en el caso de que la obstrucción al paso de la sangre sea permanente.

Las sustancias no nutritivas de tipo fenólico presentes en la uva *(flavonoides y resveratrol),* producen los siguientes efectos beneficiosos sobre la circulación en las arterias en general, y en las coronarias en particular:

– **Vasodilatación,**[47] venciendo el espasmo arterial y aumentando el flujo de sangre.

– *Disminución* de la **agregabilidad plaquetaria**[48] (tendencia de las plaquetas de la sangre a formar trombos o coágulos), con lo cual disminuye el riesgo de oclusión arterial que se produce como consecuencia de la arteriosclerosis. El alcohol etílico también produce este efecto, pero solo cuando se alcanzan niveles altos en la sangre[48] (2 g por litro), incompatibles con la buena salud.

– *Inhibición* de la **oxidación del colesterol**[49] transportado por las lipoproteínas de baja densidad (LDL). La oxidación de este tipo de colesterol (el llamado colesterol "malo") es la que desencadena su depósito en las paredes de las arterias, dando lugar a la arteriosclerosis.

En resumen, las investigaciones realizadas con la uva y su jugo muestran que ambos son capaces de: dilatar las arterias, hacer que la sangre circule más fluida sin que se formen coágulos, e impedir que el colesterol se deposite en las paredes de las arterias. De un alimento protector del corazón y del sistema circulatorio, no se puede esperar más.

El *VINO TINTO* (no el blanco), también ejerce estas mismas acciones debido a que conserva parte de las sustancias activas presentes en la uva. Sin embargo, presenta *inconvenientes* respecto a la uva o su jugo: apenas contiene azúcares y vitaminas; y contiene una sustancia tóxica, el **alcohol etílico**, que el organismo necesita forzosamente eliminar de la sangre "quemándolo" en el hígado.

Por ello la **uva** o su **jugo** son *superiores* al **vino** en cuanto a capacidad cardioprotectora, y además, *carecen* de **efectos indeseables.**

El enfermo coronario que consume uvas de forma habitual durante el verano y el otoño, y pasas o jugo de uva durante el resto del año, percibe como su corazón responde cada vez mejor a los pequeños esfuerzos. Los que han sufrido un infarto y están en fase de rehabilitación, deben incluir la uva en su dieta, con el fin de frenar la progresión de la arteriosclerosis coronaria.

• **Arteriosclerosis:** El consumo habitual de uva o de su jugo está indicado en la arteriosclerosis de cualquier localización, además de la coronaria. La arteriosclerosis iliacofemoral que produce falta de riego sanguíneo en las extremidades inferiores, y la carotídea, que lo produce en el cerebro, son las más frecuentes. En ambos casos, la uva puede *detener* el proceso de **endurecimiento** y **estrechamiento** arterial, y *mejorar* la **circulación.** La cura de uvas de tres días [❷], aplicada cada dos semanas, da muy buenos resultados en los casos graves.

• **Trombosis:** La tendencia de la sangre a formar coágulos dentro de las arterias o venas, puede reducirse con el consumo de uva, jugo o pasas. Esto es especialmente importante para quienes hayan sufrido un accidente vascular cerebral, o que tengan riesgo de padecerlo.

• **Anemia por falta de hierro:** La uva es una de las **frutas frescas** *más ricas* en hierro (0,26 mg/100 g). La uva pasa, al estar más concentrada, es mucho más rica en hierro (2,59 mg/100 g), superando incluso a la carne de cordero (2-2,5 mg/100 g).

El *hierro* de la uva es de tipo **no hem**, y por sí solo se absorbería con más dificultad que el hierro de la carne. Sin embargo, su absorción mejora mucho por la acción potenciadora de la vitamina C presente en la misma uva o en otros alimentos vegetales.

La uva es además bastante rica en **cobre,** oligoelemento que favorece la absorción y asimilación del hierro.

Todos aquellos que tengan tendencia a la anemia por falta de hierro, mejorarán con el consumo habitual de uva durante los meses de verano y otoño, y con el de pasas el resto del año.

• **Afecciones hepáticas:** *Activa* la función **desintoxicadora** del hígado, aumentando la producción de bilis (acción colerética). Además, la uva facilita la circulación de la sangre en el sistema portal, por lo que conviene en caso de **cirrosis** y **ascitis** (líquido en el vientre) debida a hipertensión portal.

• **Hemorroides:** En muchos casos están favorecidas por la congestión venosa en el sistema portal, por lo que mejoran con el consumo regular de la uva. Además, los baños de asiento con una decocción de hojas de vid[50] logran excelentes resultados.

• **Afecciones intestinales:** La uva es un laxante suave, que *combate* el **estreñimiento** crónico debido a pereza intestinal. Además, *equilibra* la **flora intestinal** y *evita* las **putrefacciones** debidas a una alimentación rica en proteínas animales.

• **Afecciones renales:** Por su acción diurética y descongestiva, así como por su composición mineral y su pobreza en proteínas, la uva es *muy recomendable* en caso de **insuficiencia renal** debida a nefritis, nefrosis u otras causas.

• **Gota y exceso de ácido úrico:** La uva es un buen eliminador de ácido úrico en los riñones, por sus acciones **alcalinizante** y **diurética**. La cura de uvas y su consumo habitual son muy recomendables a los artríticos, a los obesos y a todos aquellos que siguen una alimentación recargada o rica en alimentos cárnicos.

• **Astenia** (cansancio), falta de rendimiento y tensión nerviosa, por la acción **tonificante** de los azúcares y vitaminas naturales de la uva.

• **Procesos cancerosos:** El *RESVERATROL* contenido en la uva, y especialmente en su piel, ha mostrado experimentalmente ejercer una acción antitumoral. Aunque el uso de esta sustancia en caso de cáncer se halla todavía en proceso de investigación, se recomienda el consumo abundante de uva como medida complementaria a todos aquellos que hayan sido diagnosticados de cáncer, o a los que presenten un riesgo elevado de padecerlo.

Uvas pasas

Las uvas pasas, o simplemente **pasas**, se obtienen desecando los granos de uva, ya sea dejando los racimos en la vid, extendiéndolos al sol, o mediante la aplicación de corrientes de aire caliente.

Aportan poco menos de 300 kcal/100 g. Son **muy ricas** en **hierro**: 100 g cubren la cuarta parte de las necesidades diarias de este mineral. También son ricas en **potasio** (825 mg/100 g) y en **fibra** vegetal (6,8%). Su contenido en grasa es casi el mismo que el de las uvas frescas (0,54%). Las **vitaminas** del complejo B se hallan más concentradas, pero en cambio la C disminuye y la A prácticamente desaparece.

Sus aplicaciones son las mismas que las de la uva, aunque destacan sus acciones **laxante** y **pectoral** (suavizan los bronquios y facilitan la expectoración).

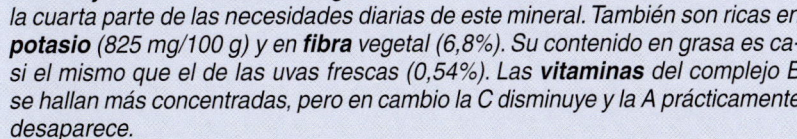

22 Alimentos para las arterias

Sumario del Capítulo

Enfermedades

Accidente vascular cerebral,
   ver Apoplejía 87
Apoplejía 87
Arteriosclerosis 86
Colesterol elevado 84
Eritema pernio, ver Sabañones 90
Fragilidad vascular 90
Hematomas,
   ver Fragilidad vascular 90
Hemorragias injustificadas . . . . .,
   ver Fragilidad vascular 90
Hipertensión arterial 88
'Ictus', ver Apoplejía 87
Raynaud, síndrome de 90
Sabañones 90
Síndrome de Raynaud 90
Vascular, fragilidad 90

Alimentos

Aguacate 108
Alforfón 102
Calabaza 97
Centeno 116
Fresa .103
Garbanzo 91
Girasol, semillas 105
Guayaba 114
Guayaba ácida 115
Guayaba de Anselmo 115
Guayaba de Brasil 115
Ñame .101
Pera .112
Pomelo 93

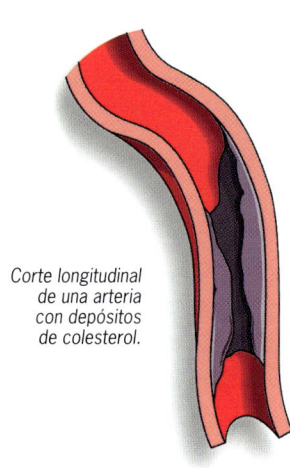

Corte longitudinal de una arteria con depósitos de colesterol.

Reducir el nivel de colesterol a base de dieta o de medicación, no es suficiente para mejorar la salud de las arterias.

Además de ello, resulta tanto o más importante aumentar el nivel de **antioxidantes** en la sangre mediante el consumo abundante de frutas y hortalizas frescas, así como de otros alimentos de origen vegetal.

La carencia de provitamina A (beta-caroteno), de vitaminas C y E, y de otras sustancias antioxidantes presentes en los vegetales, favorece la arteriosclerosis tanto como el aumento del colesterol.

LA SALUD de las arterias se halla íntimamente relacionada con la alimentación. Existen algunos componentes de los alimentos que resultan *nocivos* para las arterias, mientras que otros *favorecen* su buen estado:

- Componentes *nocivos:* El **sodio** (procede sobre todo de la sal de mesa); la **grasa saturada;** y el **colesterol,** que se encuentra únicamente en los alimentos de origen animal.

- Componentes *favorables:* Los **antioxidantes** (se encuentran especialmente en las frutas y hortalizas); la **fibra** soluble (en las frutas, hortalizas, legumbres); y los **ácidos grasos insaturados** (en los frutos secos, semillas y aceites vegetales).

El colesterol, principal enemigo de las arterias

- El colesterol resulta *necesario* para el organismo (ver T. 1 pág. 406), y no debe considerarse como una sustancia tóxica en sí misma.

  El organismo es capaz de producir la cantidad suficiente de colesterol como para satisfacer sus propias necesidades, sin que sea preciso ingerirlo con los alimentos.

- El colesterol resulta nocivo únicamente porque *se deposita* en las paredes de las **arterias,** dando lugar a la **arteriosclerosis.** A partir de cierto nivel de colesterol en la sangre, aumenta el riesgo de arteriosclerosis y de infarto.

- El colesterol es necesario, pero no suficiente para que se produzca la **arteriosclerosis.** Esta es el resultado de la combinación de los siguientes factores:

  – Nivel *elevado* de **colesterol** en la sangre.

El colesterol por sí solo no es suficiente para dañar las arterias

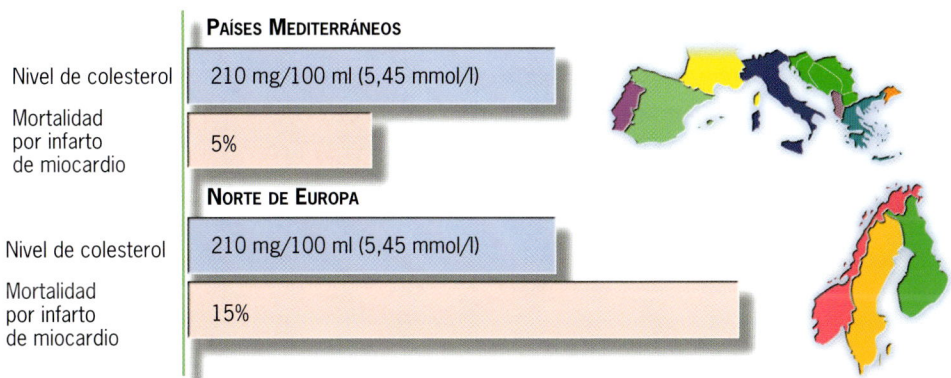

En el llamado "Estudio de los siete países" se hizo un seguimiento de 12.467 varones de 40 a 59 años de edad en siete países, con el fin de determinar la relación entre el nivel de colesterol y la mortalidad por infarto de miocardio.[1]

Este amplio estudio internacional puso de manifiesto que:

- Cuanto **más elevado** sea el **nivel de colesterol** total en la sangre, tanto **mayor** resulta el **riesgo de arteriosclerosis** coronarias así como de **infarto** de miocardio.
- Con el **mismo nivel** de colesterol, el **riesgo de infarto** es **mucho mayor** en los habitantes de los países en los que se consumen **menos frutas y hortalizas,** como los escandinavos; y **menor,** en los individuos que siguen la **dieta mediterránea,** como ocurre en los países del sur de Europa.

– *Carencia* de sustancias **antioxidantes** (ver T. 1 págs. 389, 396, 397, 410-411), como la provitamina A, las vitaminas C y E, los flavonoides y otros elementos fitoquímicos, debido a una alimentación pobre en frutas, hortalizas, cereales integrales y frutos secos.

– *Exceso* de **grasas saturadas** debido a una alimentación rica en leche, huevos, mariscos, carnes y derivados.

– Falta de ejercicio físico; tabaco; estrés; hormonas; herencia.

• Por lo tanto, preocuparse únicamente por lograr un nivel normal de colesterol mediante ciertos fármacos o dietas, tal como suelen hacer algunos médicos y pacientes, no es suficiente para evitar la arteriosclerosis y sus complicaciones. De hecho, en muchos casos de infarto, el colesterol presenta un nivel normal.

• Existen **dos tipos** de colesterol en la sangre, dependiendo de las lipoproteínas que lo transportan:

– **Colesterol LDL** o *nocivo:* Está unido a las lipoproteínas de baja densidad, y favorece la arteriosclerosis.
– **Colesterol HDL** o *beneficioso:* Está unido a las lipoproteínas de alta densidad, y protege contra la arteriosclerosis. El aceite de oliva y el ejercicio físico aumentan su nivel.

La expresión "nivel de colesterol en la sangre" hace referencia al **colesterol total,** *suma* de ambas fracciones.

• Para tener unas **arterias sanas** y reducir el riesgo de arteriosclerosis y de sus complicaciones (infarto de miocardio, trombosis arterial, falta de riego sanguíneo), es preciso:
– *reducir* el nivel de **colesterol** total,
– *aumentar* el nivel de **antioxidantes** (ver T. 1 pág. 354) en la sangre.

• Los dos requisitos anteriores se logran fácilmente siguiendo una **alimentación** *abundante* en **frutas, hortalizas** frescas y otros **vegetales.**

NIVEL NORMAL DE COLESTEROL EN LA SANGRE

Colesterol total:
5-6 mmol/l
(193-231 mg/dl).

Colesterol HDL:
1 mmol/l (38 mg/dl)

Colesterol LDL:
la diferencia entre el total y el HDL (4-5 mmol/l = 155-193 mg/dl).

El colesterol puede estar elevado en la sangre por causas no relacionadas con la alimentación, como la herencia y el hipotiroidismo u otras alteraciones hormonales.

En tales casos, es muy importante mantener un **elevado nivel** de beta-caroteno, de vitamina C, de vitamina E y de otros **antioxidantes** en la sangre, para evitar la arteriosclerosis.

Sustituir unos alimentos
reducir

La sustitución de cada uno de estos alimentos por el que se encuentra a su derecha, produce una reducción en el nivel de colesterol.
Cuantas más sustituciones se realicen, tanto más se logrará reducir el nivel de colesterol.
Además, conviene seguir las recomendaciones dadas para la arteriosclerosis (T. 2 pág. 86).

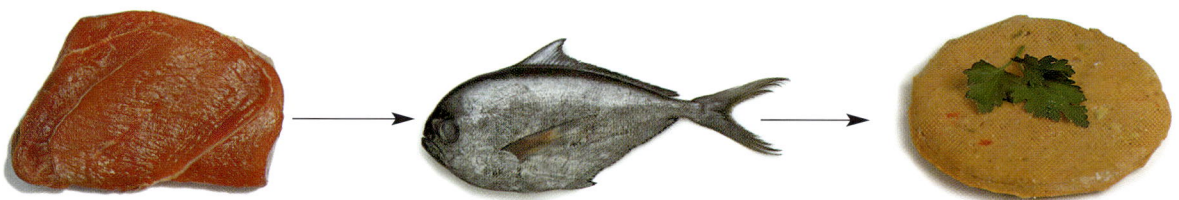

Carne roja, marisco, embutidos

Las carnes rojas son las de ternera, cordero y cerdo. Favorecen el aumento del nivel de colesterol y la arteriosclerosis (ver T. 1 págs. 291-294).
Los mariscos crustáceos contienen más del doble de colesterol que la carne, además de presentar otros inconvenientes (ver T. 1 pág. 255).

Pescado o carne de ave sin piel

Sus grasas son menos nocivas que las de la carne roja, aunque no se puede decir que sean alimentos reductores del colesterol (T. 1 págs. 237, 240). Únicamente producen un efecto favorable cuando **reemplazan** a la carne roja o al marisco.

Legumbres, carne vegetal y otras alternativas a la carne

No aportan colesterol ni grasas que favorecen su producción en el organismo (ver T. 1 pág. 332). Además, las legumbres contienen fibra soluble que reduce el nivel de colesterol y evita la arteriosclerosis.

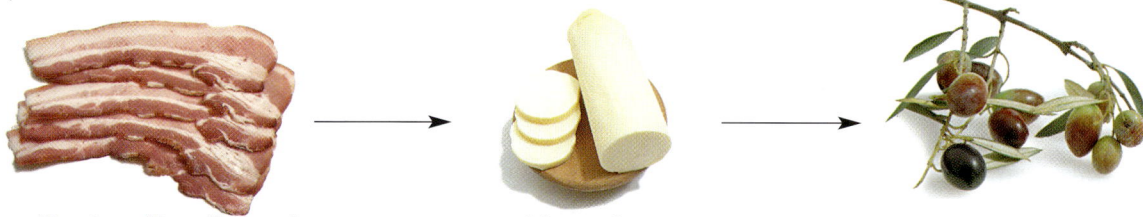

Mantequilla y 'bacon'

Son productos muy ricos en grasas saturadas y en colesterol, que se cuentan entre los más nocivos para la salud de las arterias.

Margarina

Cuando **reemplaza** a la mantequilla, al 'bacon' o a la grasa animal en general, reduce el colesterol.[2] Sin embargo, contiene **ácidos grasos 'trans'** que favorecen la arteriosclerosis (ver T. 1 pág. 121).

Aceite de oliva virgen o aceite de semillas

Ambos son más saludables que la margarina, y reducen el nivel de colesterol cuando la **reemplazan** en la alimentación.[2]
El **aceite de oliva** no reduce tanto el nivel de colesterol como el de semillas (maíz, soja, etc.), pero protege más contra la arteriosclerosis, que finalmente es lo más importante.

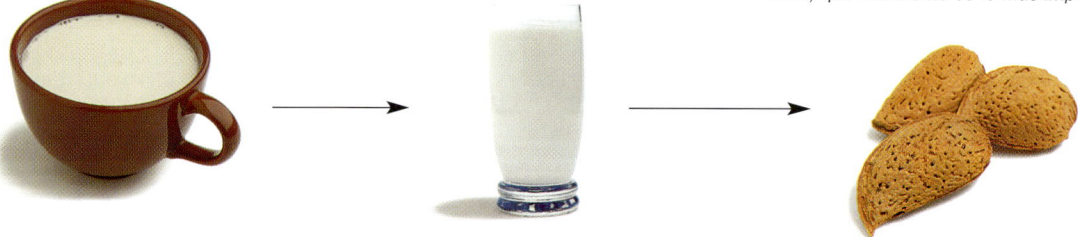

Leche completa

Contiene grasa saturada y colesterol. Además, la caseína (una de sus proteínas) también aumenta el nivel de colesterol (ver T. 1 pág. 191).

Leche desnatada

Es preferible a la leche completa, aunque debido a su contenido en caseína sigue teniendo un efecto desfavorable sobre el nivel de colesterol.

Leche de soja o de almendra

No contienen nada de colesterol, ni lactosa ni caseína, todos ellos nocivos para la salud cardiovascular. Además, la leche de soja aporta isoflavonas (fitoestrógenos) cardioprotectoras (ver T. 2 pág. 268).

por otros para
el colesterol

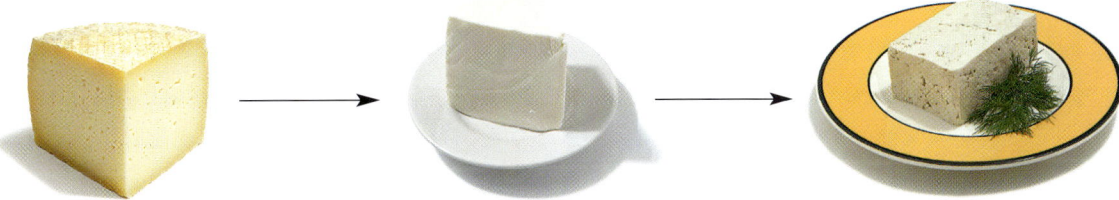

Queso curado
*Contiene **grasa** saturada, **colesterol** y **sodio**, nocivos todos ellos para la salud de las arterias.*

Queso fresco bajo en grasa
*Es **preferible** al queso curado, aunque no tan saludable como el tofu o el aguacate.*

'Tofu' y aguacate
*Reemplazan con ventaja al queso. Ambos **reducen** el nivel de colesterol. El aguacate proporciona vitamina E antioxidante.*

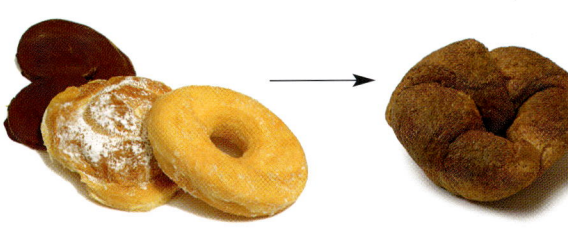

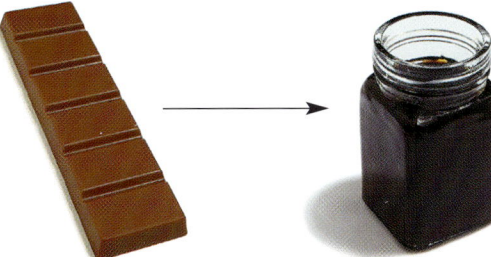

Pasteles, bollería refinada industrial
*Contienen **azúcares** refinados y **ácidos grasos 'trans'** que aumentan el colesterol y favorecen la arteriosclerosis.*

Bollería integral
Es preferible la elaborada sin grasas vegetales hidrogenadas, porque así no contiene ácidos grasos 'trans'.

Dulces, chocolate
*El **azúcar** refinado y la **grasa** que contienen aumenta el nivel de colesterol.*

Frutas desecadas, miel, melaza
Son los dulces más saludables (ver T. 1 pág. 167).

Tipos de ácidos grasos

- **Ácidos grasos saturados:** Se encuentran en la leche, en la yema del huevo, en la carne y en sus derivados. Aumentan la producción de colesterol en el organismo (ver T. 1 pág. 405).
  - **Saturados de cadena media:** Estos ácidos se encuentran en algunos vegetales como el **coco** (ver T. 2 pág. 326), y **no aumentan** la *producción* de **colesterol** como el resto de los saturados.
- **Ácidos grasos insaturados:**
  - *Monoinsaturados* como el *oleico* del aceite de oliva: *Reducen* el **colesterol LDL** o nocivo y *aumentan* el **HDL**, lo cual *protege* contra la **arteriosclerosis** (ver T. 1 pág. 406).
  - *Poliinsaturados:* Se encuentran *sobre todo* en los **aceites de semillas**. *Reducen* el **colesterol LDL** o nocivo. Los ácidos grasos **omega-3** son un tipo especial de ácidos grasos poliinsaturados, presentes sobre todo en el pescado graso (ver T.1 pág. 240).
- **Ácidos grasos 'trans':** Son ácidos grasos insaturados que han sido *alterados por* la acción del **calor** o de procedimientos industriales. Se forman al **freír** los aceites vegetales, o al someterlos industrialmente a **hidrogenación** y calor para convertirlos en **grasas semisólidas** como la **margarina**.
  - Productos que **los contienen: grasas vegetales hidrogenadas, margarinas, salsas,** productos de **bollería** industrial, **fritos**. La industria alimentaria prefiere usar este tipo de grasas debido a que **se enrancian** *menos* que los aceites vegetales.
  - **Efectos** sobre la salud: Los ácidos grasos 'trans' aumentan el **colesterol LDL** (*nocivo*), *reducen* el **colesterol HDL** (*beneficioso*), *favorecen* la **arteriosclerosis** y *aumentan* el riesgo de padecer **enfermedades coronarias**.[3,4] Sin embargo, su efecto *no* es *tan nocivo* como el de la **grasa saturada** presente en la **leche**, el **queso**, la **yema** del **huevo**, la **carne** y los **embutidos**.[5]
  Su consumo abundante se relaciona también con el cáncer de mama en las mujeres postmenopáusicas.[6]

Cap. 22: ALIMENTOS PARA LAS ARTERIAS

ARTERIOSCLEROSIS

También llamada **aterosclerosis**. Es un proceso degenerativo que puede afectar a las arterias de todo el cuerpo. Se inicia con el depósito de **colesterol** en su capa más interna, llamada íntima.

El engrosamiento y endurecimiento de la pared de las arterias, unido a la disminución de su luz o diámetro interior, trae como consecuencia una disminución en el flujo de sangre que circula por ellas. Menos aporte de sangre significa menos vida.

La **alimentación** es posiblemente el factor que *más* influye en la arteriosclerosis, a la que se considera uno de los grandes males de la civilización. En los pueblos primitivos y poco desarrollados que siguen una alimentación natural no refinada, apenas se dan casos de arteriosclerosis. En cambio, es cada vez más frecuente en los países occidentales, a medida que la alimentación se hace más refinada y artificial.

El **tabaco** es, junto con una alimentación inadecuada, una de las principales causas de arteriosclerosis.

Dientes de ajo

continúa en la página siguiente

Enfermedad	Uso	Alimento o nutriente	Tomo/Pág.	Motivos y efectos
	Aumentar	FRUTA	1/30	El consumo **abundante** de frutas frescas es una de las *mejores formas* de **prevenir** la arteriosclerosis. A mayor consumo de fruta, menor riesgo de degeneración de las arterias y mejor riego sanguíneo en los tejidos.
		CEREALES INTEGRALES	1/65	Existen muchas evidencias de que a medida que *disminuye* el consumo de cereales integrales y aumenta el de harinas refinadas y el de los productos elaborados con ellas (pan blanco, bollos, etc.), se producen *más casos* de arteriosclerosis.
		LEGUMBRES	1/78	*Ricas* en **proteínas** e **hidratos de carbono**, y *bajas* en **grasas saturadas** y en **sodio**, lo que favorece la salud de las arterias. Además, aportan **fitoestrógenos** como las isoflavonas de la soja (ver T. 2 pág. 268), que protegen las arterias al igual que lo hacen las hormonas estrogénicas, pero sin acción feminizante.
		HORTALIZAS	1/92	Las hortalizas, incluidas las verduras, protegen las arterias por su *bajo contenido* en **sal** y en **grasa saturada**, y su *riqueza* en **vitaminas** y elementos fitoquímicos antioxidantes.
		FRUTOS SECOS	1/52	Resultan especialmente beneficiosos cuando *reemplazan* a las **grasas** de origen **animal** como la mantequilla, las carnes grasas, los patés o los embutidos. Los frutos secos oleaginosos aportan **ácidos grasos insaturados** que *reducen* el nivel de **colesterol**, y **vitamina E** de acción **antioxidante**, que evita la arteriosclerosis.
		FIBRA	1/388	A *mayor consumo* de fibra, *menor riesgo* de arteriosclerosis. Lo ideal es tomarla formando parte de sus fuentes naturales: **cereales** integrales, las **frutas**, las **hortalizas** y las **legumbres**.
		AJO	1/109	Se ha demostrado que evita la oxidación de las lipoproteínas, **frenando** así el proceso de la arteriosclerosis. En forma de suplemento desodorizado también resulta efectivo.
		ACEITES	1/112	Los aceites contienen **ácidos grasos insaturados** que *reducen* la producción de **colesterol** en el organismo. La acción favorable sobre las arterias de los **aceites vegetales** es *especialmente notable* cuando *reemplazan* a otras **grasas** de origen **animal**, como la mantequilla. El efecto beneficioso *no* se obtiene al comer *más* aceite, *sino* al *reemplazar* a las grasas animales.
		ANTIOXIDANTES	1/354	Evitan la oxidación de las lipoproteínas que transportan el colesterol por la sangre, y con ello, la arteriosclerosis.[7] La provitamina A (**beta-caroteno**), las *vitaminas C* y *E*, algunos minerales como el **selenio** y ciertos elementos fitoquímicos como los **flavonoides**, son los *mejores* antioxidantes. Todos ellos se encuentran *exclusivamente* en los **vegetales**.
		FOLATOS	1/394	Entre sus muchas funciones, actúan *conjuntamente* con la **vitamina B$_6$** para *reducir* los niveles de **homocisteína** en la sangre. La homocisteína es un aminoácido procedente de la digestión de las proteínas, que favorece la arteriosclerosis. A mayor nivel de folatos y vitamina B$_6$ en la sangre, menor riesgo de arteriosclerosis. Las **legumbres** y las **verduras** de hoja son las mejores fuentes de folatos.
	Reducir o eliminar	COLESTEROL	1/406	Para que se produzca la arteriosclerosis, es necesario que exista un cierto nivel de colesterol en la sangre. Sin embargo, esto no es suficiente. Es necesario también que otros factores como la **falta de antioxidantes vegetales**, el **tabaco** o la **hipertensión**, hagan que el colesterol se deposite en las paredes de las arterias.
		GRASA SATURADA	1/405	*Favorece* la producción de colesterol en el organismo, así como su depósito en las paredes de las arterias. Por todo ello, **favorece** la arteriosclerosis.
		ÁCIDOS GRASOS 'TRANS'	2/85	Aunque se obtienen a partir de aceites vegetales saludables, son tan favorecedores de la arteriosclerosis como los ácidos grasos saturados. Se encuentran sobre todo en la margarina, en la bollería industrial y en los fritos.

ENCICLOPEDIA DE LOS ALIMENTOS

2ª Parte: El poder curativo de los alimentos

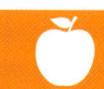

Enfermedad	Uso	Alimento o nutriente	Tomo/Pág.	Motivos y efectos
ARTERIOSCLEROSIS *continuación* *Queso parmesano curado* *Café*	Reducir o eliminar ▽	CARNE	1/262	A **mayor consumo** de carne, **mayor riesgo** de arteriosclerosis. Especialmente nocivas son las carnes grasas, como la de cerdo, y los derivados cárnicos, como los embutidos y patés.
		QUESOS CURADOS	1/210	Son ricos en **sal**, en **grasa saturada** y en **colesterol**: tres enemigos de la salud de las arterias.
		HUEVO	1/218	Aunque un consumo moderado de huevos no provoca un aumento importante del colesterol, sí que **favorece** la arteriosclerosis. Esta acción se debe sobre todo a la **yema**.
		LÁCTEOS	1/180	Únicamente el **yogur desnatado** y el **queso fresco**, bajo en grasa, pueden usarse **con moderación**.
		PROTEÍNAS	1/386	Un exceso de proteínas en la alimentación, favorece la arteriosclerosis. El consumo de **proteínas** de origen **animal**, como la caseína de la leche, tiende a **aumentar** el **colesterol**, mientras que las **proteínas vegetales**, como la de la soja, lo **reducen**.
		BEBIDAS ALCOHÓLICAS	1/376	Es un hecho cierto que alcohol favorece la arteriosclerosis. Únicamente en pequeñas dosis de ciertas bebidas alcohólicas como el vino tinto, podrían tener un efecto protector. Sin embargo, lo más probable es que ese efecto beneficioso no sea debido al alcohol, sino a otros ingredientes procedentes de la uva, como los flavonoides. Hay que tener presente que incluso pequeñas cantidades de bebidas alcohólicas pueden resultar perjudiciales para otros órganos.
		CAFÉ	1/374	El consumo de café **aumenta** el nivel del **colesterol** y favorece la arteriosclerosis, excepto si el café ha sido filtrado con filtro de papel.
		AZÚCAR BLANCO	1/170	El azúcar **aumenta** el nivel de **triglicéridos** en la sangre, lo que favorece la arteriosclerosis. Pero el efecto nocivo del azúcar se debe sobre todo a los ingredientes que le suelen acompañar en los bollos, pasteles y otros dulces: harina refinada, ácidos grasos 'trans' y ácidos grasos saturados, todos ellos favorecedores de la arteriosclerosis.
		SAL	1/344	El **sodio**, cuya fuente alimentaria principal es la sal, y la **grasa saturada**, son dos de las sustancias **más nocivas** para las arterias. El exceso de sodio infiltra las paredes arteriales y hace que se edematicen, es decir, que retengan agua. Esto favorece la hipertensión y la arteriosclerosis.
APOPLEJÍA A esta enfermedad se le llama también **ictus** o **accidente vascular cerebral**. Se produce cuando una zona del cerebro es privada bruscamente de riego sanguíneo, debido a: • La **rotura** de una **arteria**, lo que produce una hemorragia cerebral. • La **obstrucción** de una **arteria** por un trombo (coágulo de sangre que se forma en el mismo lugar de la obstrucción) o por una embolia (obstrucción causada por un coágulo que se forma en otro lugar y que se desplaza dentro de los vasos sanguíneos). La arteriosclerosis es la principal causa de apoplejía, pues favorece la rotura de las arterias y la formación de trombos en su interior. Otros factores como la **hipertensión** arterial, el **tabaco** y la **diabetes** aumentan el riesgo de padecerla.	Aumentar ⬆	FRUTA	1/30	Está demostrado que, a **mayor consumo** de frutas y verduras, **menor riesgo** de sufrir apoplejía.[8] Las frutas fluidifican la sangre y reducen la tendencia a la trombosis (formación de coágulos dentro de los vasos sanguíneos).
		HORTALIZAS	1/92	Las hortalizas, término que incluye también a las verduras, poseen un efecto similar al de las frutas, y su consumo también **reduce** el riesgo de apoplejía.
		AJO	1/109	**Reduce** la tendencia de las plaquetas de la sangre a agregarse, formando **trombos**. Hace que la sangre sea más fluida y mejora su circulación por las arterias. La cebolla (T. 2 pág. 142) también resulta efectiva.
		OLIVA, ACEITE	1/126	Actúa igual que los aceites de pescado, reduciendo la tendencia a la trombosis (ver T. 1 pág. 119), pero sin sus inconvenientes.
		PESCADO, ACEITE	1/241	**Reducen** la tendencia a la **trombosis**, debido a la acción de los **ácidos grasos omega-3** que contienen. Sin embargo, los suplementos de aceite de pescado se deben usar **con prudencia**, ya que en dosis elevadas pueden producir hemorragias cerebrales.
		SELENIO	1/409	Oligoelemento antioxidante que actúa junto con la **vitamina E** protegiendo contra la arteriosclerosis y la trombosis. Las **nueces de Brasil**, la **levadura de cerveza**, el **germen de trigo** y la **melaza** son las mejores fuentes.
	▽	LOS MISMOS QUE EN LA ARTERIOSCLEROSIS		

TOMO 2 / 87

Cap. 22: ALIMENTOS PARA LAS ARTERIAS

Enfermedad	Uso	Alimento o nutriente	Tomo/Pág.	Motivos y efectos
HIPERTENSIÓN ARTERIAL La sangre debe tener una cierta presión en las arterias para poder irrigar todos los tejidos. Se considera que existe hipertensión cuando se cumple alguna de estas condiciones: • La presión sistólica (máxima) supera los 140 mm Hg. • La presión diastólica (mínima) supera los 90 mm Hg. La hipertensión arterial **no produce síntomas**, pero deteriora lentamente las arterias y diversos órganos. La **alimentación** puede hacer *mucho por* mantener las cifras tensionales dentro de unos límites correctos. Cuantos más frutas y verduras se consuman, preparadas de la forma más sencilla posible, tanto menor es el riesgo de padecer hipertensión arterial. La **nicotina** tiene un efecto vasoconstrictor (contrae las arterias), por lo que fumar causa un aumento de la presión arterial que puede detectarse tras fumar un solo cigarrillo. *Pomelo* *Judías verdes* *continúa en la página siguiente*	Aumentar	ALIMENTOS DIURÉTICOS	2/108	Estos alimentos pueden ser *en algunos casos* **tan eficaces** como los medicamentos de acción diurética. Al aumentar el volumen de orina, los diuréticos reducen el volumen de sangre y con ello, la presión que esta mantiene dentro de las arterias. Las frutas y hortalizas de acción diurética son además ricas en potasio, fibra y vitaminas antioxidantes, todo lo cual ejerce un poder curativo sobre el sistema cardiovascular.
		FRUTA	1/30	Un **consumo** *elevado* de frutas **frescas protege** contra la hipertensión. Hacer una comida al día a base de fruta es un un hábito saludable para los hipertensos, especialmente si además son obesos.
		VERDURAS	1/92	Todas ellas son ricas en potasio y magnesio, lo cual protege contra la hipertensión. Un plato de ensalada o verdura cocida al día, sin sal, es un buen hábito para los hipertensos, especialmente si además son obesos. La **alimentación vegetariana** logra un *descenso* de la **presión** arterial, tal como ha sido comprobado.⁹
		CALDO DEPURATIVO	1/369	Se llama así al caldo de ciertas verduras como la **cebolla** y el **apio**, *especialmente eficaces* para **desintoxicar** la sangre de sustancias de desecho que pueden ser causa de hipertensión y otras enfermedades crónicas. Se bebe de medio a un litro de este caldo a lo largo del día, en lugar de agua.
		LEGUMBRES	1/78	Contienen **potasio**, **magnesio** y **calcio**, minerales que contribuyen a controlar la tensión arterial y a evitar la hipertensión. A ello contribuye también su *riqueza* en **fibra** y su *escaso* contenido en **sodio**.
		APIO	2/248	A pesar de que contiene una cierta cantidad de sodio, es **vasodilatador** y **diurético**, por lo que conviene a los hipertensos.
		CALABAZA	2/97	Uno de los alimentos *más ricos* en **potasio** y *bajos* en **sodio**, del que los hipertensos pueden comer a diario por estar considerado como un gran amigo de las arterias.
		AJO	1/109	Es **vasodilatador** (dilata las arterias) e **hipotensor**, aunque se precisa tomar una cierta cantidad de ajo (*varios dientes*) para que se produzca este efecto.
		GUAYABA	2/114	Se ha demostrado que unas guayabas al día **reducen** la tensión arterial de forma moderada, aunque efectiva.¹⁰
		PERA	2/112	Una de las frutas más eficaces contra la hipertensión arterial, por su *eficaz* acción **diurética** y su *riqueza* en **potasio**.
		POMELO	2/93	Eficaz **protector** de las arterias, **diurético** y **fluidificante** de la sangre.
		SUERO DE LECHE	1/199	**Nutritivo** y **depurativo**, por lo que se usa en curas contra la hipertensión y otras enfermedades crónicas.
		FIBRA	1/388	A *mayor consumo* de fibra en la dieta, *menor riesgo* de padecer hipertensión.¹¹
		POTASIO	1/402	Una **alimentación rica** en potasio **protege** contra la hipertensión arterial y sus consecuencias negativas. Los alimentos más ricos en potasio son los de origen vegetal.¹²
		CALCIO	1/398	La *carencia* de este mineral puede **favorecer** la hipertensión arterial.¹³ Los *lácteos* son buenas fuentes de calcio, pero también lo son algunos vegetales como las **legumbres**, los **frutos secos**, el **brécol** o la **col**.
		MAGNESIO	1/400	Una *carencia* de magnesio **predispone** a la hipertensión arterial. Los **frutos secos**, las **legumbres** y el **germen de trigo** son buenas fuentes de magnesio.¹¹
		PESCADO, ACEITE	1/241	Los *suplementos* de aceite de pescado pueden contribuir a reducir la hipertensión arterial, debido a su riqueza en **ácidos grasos omega-3**.¹⁴ Sin embargo, se ha demostrado que *pueden producir* un *aumento* del **colesterol**, especialmente cuando se administran a hipertensos.¹⁵ Por lo tanto, deben de usarse con **mucha prudencia**.

ENCICLOPEDIA DE LOS ALIMENTOS

2ª Parte: El poder curativo de los alimentos

Enfermedad	Uso	Alimento o nutriente	Tomo/Pág.	Motivos y efectos
HIPERTENSIÓN ARTERIAL *continuación*	**Reducir o eliminar** ▽	SAL	1/344	El aumento en el consumo de sal produce hipertensión, especialmente en personas sensibles. Este efecto de la sal aumenta con la edad. Además de reducir o eliminar la sal de mesa, hay que evitar la **sal oculta** que se encuentra en muchos alimentos (T. 1 pág. 347).
		SODIO	1/407	El efecto hipertensor de la sal es debido al sodio que contiene. Este mineral está presente de forma natural en ciertos **alimentos, aditivos** y **medicamentos**, que también hay que evitar.
		JAMÓN DE CERDO	1/327	El jamón curado es uno de los derivados cárnicos **más ricos en sodio**, debido a la sal y a los aditivos que se le añaden (nitrito y nitrato sódico). Los hipertensos deben evitar su consumo.
		EMBUTIDOS	1/326	Son **muy ricos** en **sodio**, tanto por el que contiene la carne de forma natural, como por el que se le añade con la sal y los aditivos (los nitritos y nitratos utilizados para el curado son sales sódicas). Además son ricos en **grasa saturada**, que favorece el endurecimiento de las arterias y la hipertensión.
		CARNE	1/262	El consumo habitual de cualquier tipo de carne se relaciona con la hipertensión, debido entre otros factores a su **riqueza** en **proteínas** y en **sodio**, y a su carencia de **potasio**.
		PROTEÍNAS	1/386	A **mayor ingesta** de proteínas, **mayor** es la **posibilidad** de sufrir hipertensión.[11] Las **proteínas animales** (leche, queso, huevos, pescado, carne) son las que **más efecto hipertensor** producen, ya que van acompañadas de niveles altos de sal y/o sodio.
		BEBIDAS ALCOHÓLICAS	1/376	El alcohol actúa como **hipertensor**. El consumo de cantidades de alcohol, que se consideran moderadas (tres vasos de vino al día), puede aumentar la presión arterial.[16]
		GRASA SATURADA	1/405	Favorece el **endurecimiento** y **estrechamiento** de las **arterias** (arteriosclerosis), lo cual causa hipertensión. Ello es debido a que el corazón se ve obligado a bombear la sangre con mayor presión para poder vencer la estrechez.
		CAFÉ	1/374	Es un hecho comprobado que cuando se deja de consumir habitualmente café, se produce una disminución en la presión arterial.[17,18] El café descafeinado no afecta a la **presión arterial**.
		BEBIDAS ESTIMULANTES	1/372	Todas ellas contienen cafeína (té, mate, refrescos, etc.), y su consumo habitual produce una **elevación** de la **presión arterial**, aunque menos que el café.
		PIMIENTA	1/341	Produce hipertensión, al igual que otras especias picantes.
		QUESOS MADURADOS	1/210	Deben descartarse debido a que contienen mucha **sal** y también, **aminas** de acción hipertensora que se forman durante la fermentación.
		HUEVO	1/218	La **yema** del huevo es bastante rica en **sodio**, y debe evitarse en caso de hipertensión. La clara apenas contiene sodio.

Whisky

Pimienta

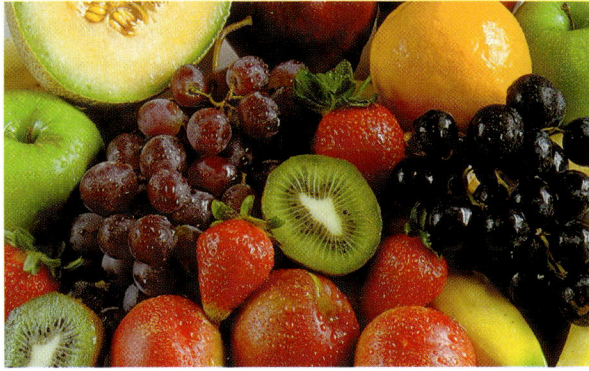

El consumo abundante de frutas y verduras en su estado natural o mínimamente procesadas, es una forma eficaz de evitar la hipertensión arterial.

Cap. 22: ALIMENTOS PARA LAS ARTERIAS

Enfermedad	Uso	Alimento o nutriente	Tomo/Pág.	Motivos y efectos
SABAÑONES Los sabañones o **eritema pernio** se deben a una falta de circulación en los pequeños capilares que irrigan la piel. El frío y la presión del calzado en los pies pueden producirlos o agravarlos. Se manifiestan como una tumoración rojiza, generalmente en los pies o en las manos, que pica y duele. Suelen desaparecer espontáneamente, aunque también pueden ulcerarse e infectarse. Además del tratamiento local con compresas de plantas medicinales apropiadas (ver *EPM* [*Enciclopedia de las plantas medicinales*] pág. 229), ciertos **alimentos** pueden mejorar el estado de los vasos capilares y de la circulación sanguínea. El **tabaco** favorece la aparición de sabañones al estrechar las arterias y reducir el flujo sanguíneo.	Aumentar	FRUTOS CÍTRICOS	2/364	Son ricos en **vitamina C** y **flavonoides** como la **rutina** de la naranja, que protegen los vasos capilares y refuerzan su fina pared.
		AJO	1/109	**Dilata** los vasos sanguíneos y **mejora el flujo** de la sangre por su interior. Dos o tres dientes diarios *pueden evitar* los sabañones en época de frío.
		VITAMINA C	1/396	*Antioxidante* que fortalece las paredes de los capilares, y también de las arterias. Las **frutas** y las **hortalizas frescas** son la mejor fuente.
		VITAMINA E	1/397	*Antioxidante* y *protectora* de la integridad de las células. Contribuye a que la circulación sanguínea sea más fluida. **El germen de trigo**, los **frutos secos** oleaginosos, sus **aceites** y el **aguacate**, son buenas fuentes.
		FLAVONOIDES	1/411	Son pigmentos vegetales a los que se debe una buena parte del poder curativo de las frutas y hortalizas. Favorecen el buen funcionamiento de los vasos capilares y arteriales.
	Reducir o eliminar	BEBIDAS ALCOHÓLICAS	1/376	*El alcohol hace que los hematíes se agrupen unos con otros, dificultando el paso de la sangre por los finos vasos capilares y agravando los sabañones. El enrojecimiento que produce en la piel debido a un aumento del flujo de sangre en los vasos de la dermis, no mejora la circulación en caso de sabañones, sino que la agrava.*
		BEBIDAS ESTIMULANTES	1/372	*La **cafeína** es **vasoconstrictora**, por lo que reduce el flujo de sangre en los tejidos y empeora los sabañones. El café, el té, el mate y los refrescos con cafeína deben evitarse.*
SÍNDROME DE RAYNAUD Se debe a un espasmo brusco de las arterias distales, generalmente de las manos. Estas se ponen primero blancas, luego moradas y finalmente rojas cuando pasa el espasmo. Suele ocurrir más a menudo a mujeres después de la menopausia. Se sabe que lo pueden desencadenar o agravar: • el hábito de fumar, • la tensión emocional, • el frío, • el manejo de aparatos que vibren, como secadores de pelo o batidoras de cocina. Aunque en ocasiones puede requerir tratamiento médico o quirúrgico, hay ciertos alimentos que pueden contribuir a evitar que se produzca.	Aumentar	AJO	1/109	**Dilata** los vasos sanguíneos y **mejora el flujo** de la sangre por su interior. Se recomienda ingerir dos o tres dientes de ajo diarios para prevenir el síndrome de Raynaud.
		FRUTOS SECOS	1/52	Ricos en **vitamina E** y en **ácidos grasos esenciales** que contribuyen a evitar el espasmo arterial causante del síndrome de Raynaud.
		VITAMINA E	1/397	Contribuye a reducir el espasmo arterial. El **germen de trigo**, los **aceites vegetales** y los **frutos secos** oleaginosos son las mejores fuentes.
		FLAVONOIDES	1/411	Pigmentos vegetales de acción protectora sobre las arterias y capilares. Las **naranjas**, las **cerezas**, las **manzanas** y las **cebollas** son unas de las mejores fuentes.
		PESCADO, ACEITE	1/241	Los **ácidos grasos omega-3** que contiene evitan el espasmo arterial.
	Reducir o eliminar	BEBIDAS ALCOHÓLICAS	1/376	*Aunque en dosis bajas son vasodilatadoras y podrían resultar beneficiosas, su uso está desaconsejado en el síndrome de Raynaud. No mejoran el espasmo de las arterias afectadas y derivan la sangre hacia otras, con lo que aun se agrava más la falta de sangre en las primeras.*
		BEBIDAS ESTIMULANTES	1/372	*La **cafeína** que contienen es **vasoconstrictora** y contribuye a aumentar el espasmo y a agravar el síndrome de Reynaud.*
FRAGILIDAD VASCULAR Debilidad de los pequeños vasos sanguíneos, por la que se producen pequeñas **hemorragias** y **hematomas** ante traumatismos poco importantes. Se debe a una debilidad generalmente hereditaria del tejido conjuntivo que forma las paredes de las arterias y venas. La deficiencia de ciertas vitaminas como la C, pueden producirla o agravarla.	Aumentar	LIMÓN	2/124	Contiene **vitamina C** y **flavonoides**, especialmente **hesperidina**, que son las sustancias que más pueden hacer por mejorar la fragilidad de los vasos sanguíneos.
		FRUTOS CÍTRICOS	2/364	Todos en general convienen en caso de fragilidad vascular, por su contenido en **vitamina C** y **flavonoides**.
		VITAMINA C	1/396	Es la sustancia que *más refuerza* los **capilares** y pequeños **vasos sanguíneos**. Una leve carencia de vitamina C se manifiesta con hemorragias hematomas de fácil producción, como ocurre en caso de escorbuto.
		FLAVONOIDES	1/411	**Protegen** y **fortalecen** las paredes de los capilares y pequeños vasos sanguíneos. Actúan *en combinación* con la **vitamina C**. El flavonoide *más efectivo* es la **hesperidina** que se encuentra en el **limón**.

22 - Alimentos para las arterias

Cicer arietinum L.

Garbanzo

Ideal para el hombre y la mujer modernos

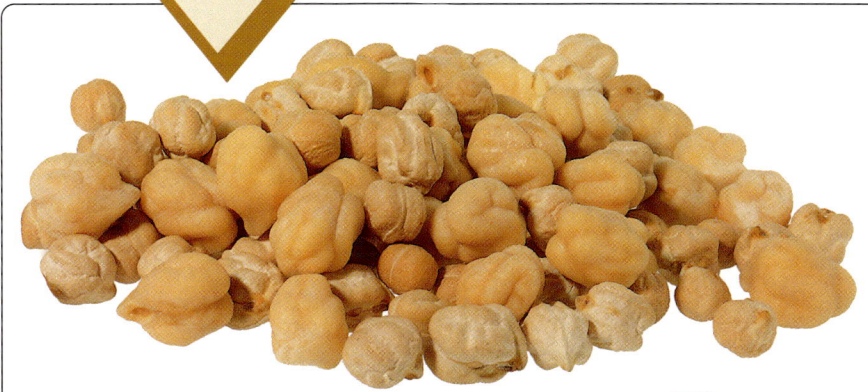

Sinonimia hispánica: chícharo; **Cat.:** cigró, ciuró; **Eusk.:** garbantxu, txitxirio; **Gal.:** garavanzo; **Fr.:** pois chiche; **Ing.:** chickpea; **Al.:** Kichererbse.

Descripción: Semilla de la planta del garbanzo ('Cicer arietinum' L.), herbácea de la familia de las Leguminosas. El fruto es una legumbre de forma ovoide, en cuyo interior se encuentran dos semillas, los garbanzos.

Hábitat: Resiste muy bien la sequía, así como los fríos y calores extremos. El 70% de los garbanzos del mundo se producen en la India. Otros países productores son México, Turquía y los países mediterráneos.

EN LA INDIA, donde una buena parte de la población sigue una alimentación predominantemente vegetal, los garbanzos constituyen una de las principales fuentes de proteínas.

Igualmente, el garbanzo ha sido uno de los ingredientes fundamentales en la dieta tradicional de los pueblos ribereños del Mediterráneo: pucheros, ollas y paellas no se conciben sin un buen puñado de garbanzos.

Quizás por todo ello, los garbanzos han sido considerados como "comida de pobres" por parte de los "modernos y desarrollados" habitantes de las ciudades. Pero son precisamente muchos de estos, amenazados por las enfermedades de la civilización (arteriosclerosis, infarto, estrés, etc.), quienes están necesitando de un buen potaje de garbanzos.

PROPIEDADES E INDICACIONES: Las notables propiedades dietoterápicas del garbanzo hacen de esta humilde legumbre un alimento idóneo para el hombre y la mujer modernos: *reduce* el **colesterol,** *evita* el **estreñimiento** y *fortalece* el **sistema nervioso.**

El garbanzo es, además, un alimento muy energético (364 kcal/100 g), nutritivo y equilibrado. Es una buena fuente de los nutrientes más importantes, excepto de vitamina B_{12} (como ocurre con todos los alimentos de origen vegetal), así como de provitamina A y de vitaminas C y E, que las contiene en pequeña cantidad. El resto de nutrientes se halla bien representado en el garbanzo:

✓ *Proteínas:* Aporta una cantidad importante (19,3%), *superior* a la de la **carne** y el **huevo,** aunque inferior a la que proporcionan otras legumbres

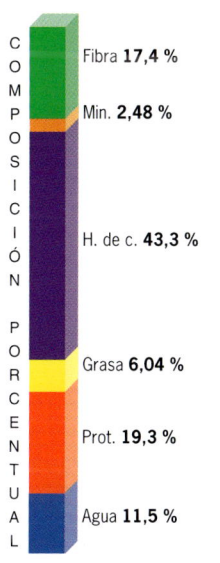

GARBANZOS composición
por cada 100 g de parte comestible cruda

Energía	364 kcal = 1525 kj
Proteínas	19,3 g
H. de c.	43,3 g
Fibra	17,4 g
Vitamina A	7,00 µg ER
Vitamina B_1	0,477 mg
Vitamina B_2	0,212 mg
Niacina	4,62 mg EN
Vitamina B_6	0,535 mg
Folatos	557 µg
Vitamina B_{12}	—
Vitamina C	4,00 mg
Vitamina E	0,820 mg EαT
Calcio	105 mg
Fósforo	366 mg
Magnesio	115 mg
Hierro	6,24 mg
Potasio	875 mg
Cinc	3,43 mg
Grasa total	6,04 g
Grasa saturada	0,626 g
Colesterol	—
Sodio	24,0 mg

% de la CDR (cantidad diaria recomendada) cubierta por 100 g de este alimento

Preparación y empleo

❶ **Cocinados:** Es la forma más común de consumir los garbanzos en Occidente. Se pueden añadir a sopas y guisos. Combinan muy bien con los platos de arroz.

❷ **Tostados al horno o fritos:** Resultan un poco indigestos, pues una parte de su almidón se hace resistente a los jugos digestivos.[19]

❸ **Harina de garbanzos:** Muy utilizada en la India, con la que se elaboran numerosas preparaciones culinarias como el *falafel*.

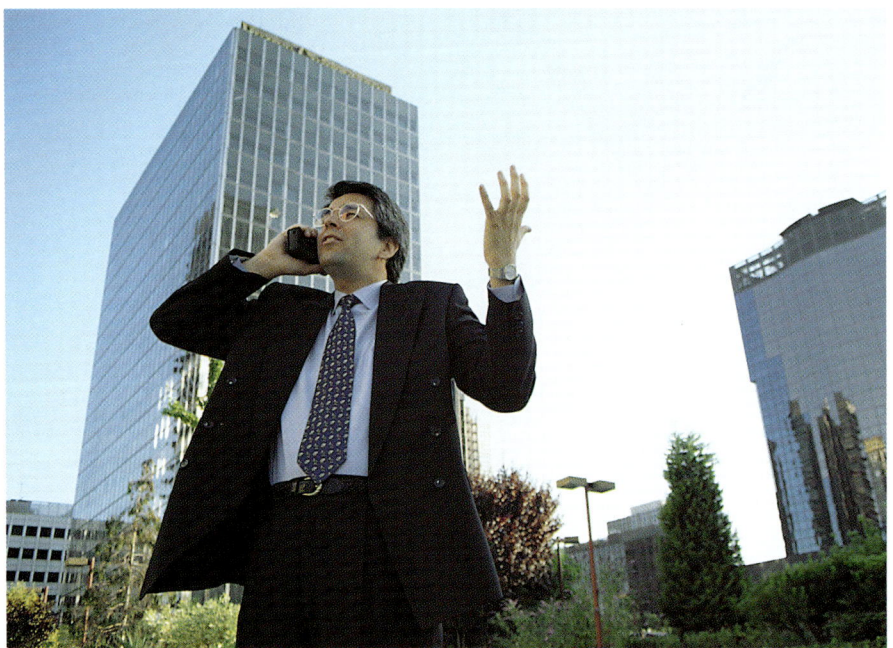

Aunque un tanto olvidado en nuestros días, el garbanzo es ideal para las gentes de hoy, ya que:

- reduce el nivel de colesterol,
- evita el estreñimiento,
- fortalece el sistema nervioso gracias a su riqueza en vitaminas del grupo B.

Ver en T. 1 pág. 81, consejos para reducir la flatulencia de las legumbres.

más ricas en proteínas, como la soja, las lentejas o las judías (ver T. 2 págs. 264, 127, 343). Se trata de *proteínas completas,* que contienen todos los aminoácidos (esenciales y no esenciales), y cuya *única deficiencia* consiste en que el aminoácido azufrado **metionina** no se encuentra en una proporción óptima.

Esta deficiencia de las proteínas del garbanzo, y de todas las legumbres en general, ha sido exagerada por algunos especialistas en nutrición, que no tenían en cuenta que cualquier cereal, como el trigo o el arroz, que se consuma juntamente con los garbanzos **compensa** *sobradamente* la carencia relativa de metionina. La combinación de legumbre y cereal proporciona una proteína de excelente calidad biológica (ver T. 1 pág. 80).[20]

✓ *Hidratos de carbono:* Los garbanzos son *muy ricos* en hidratos de carbono (43,3%), siendo el **almidón** el más abundante. El almidón se transforma lentamente en glucosa durante la digestión, pero para ello se precisa una buena masticación y ensalivación.

✓ *Grasas:* El garbanzo contiene un 6,04% de grasas; bastante más que las lentejas y las alubias, aunque menos que la soja. La mayor parte de ellas son *poliinsaturadas.*

✓ *Vitaminas:* Las más abundantes son las del *grupo B.* Con 100 g de garbanzos se obtienen 0,477 mg de vitamina B_1, lo que supone la tercera parte de las necesidades diarias de esta vitamina. Los garbanzos son también una buena fuente de vitaminas B_2 y B_6. Los *folatos,* que también intervienen en el buen funcionamiento del sistema nervioso y reducen el riesgo de infarto, son *muy abundantes:* 100 g de garbanzos aportan casi el *triple* de la CDR (cantidad diaria recomendada) de este nutriente.

✓ *Minerales:* Destacan el *hierro* (6,24 mg/100 g, casi el *triple* que la **carne**), el fósforo (366 mg/100 g), el potasio (875 mg/100 g), el magnesio (115 mg/100 g), el calcio (105 mg/100 g) y el *cinc* (3,43 mg/100 g).

Los garbanzos son un **alimento** *casi completo,* cuya proporción de nutrientes es bastante equilibrada; por lo cual pueden perfectamente constituir el plato principal de una comida, como es tradicional en la dieta mediterránea. Su uso habitual se recomienda en los siguientes casos:

• **Aumento del colesterol:** Los garbanzos contienen una moderada cantidad de grasas (6,04%) de alto valor biológico (mono y poliinsaturadas), que contribuyen a reducir el nivel del colesterol en la sangre. Además, su *fibra* impide la absorción del colesterol procedente de otros alimentos en el intestino (los garbanzos no contienen nada de colesterol). Por lo tanto, comer más garbanzos y menos alimentos cárnicos reduce el nivel de colesterol y mejora la salud de las arterias. Por todo ello, el consumo de garbanzos *previene* la **arteriosclerosis** en todas sus manifestaciones, incluido el infarto de miocardio.

• **Estreñimiento:** La fibra del garbanzo actúa como un estimulante natural de los movimientos peristálticos intestinales (los que hacen progresar el bolo fecal).

• **Trastornos funcionales del sistema nervioso** debidos a carencia de vitaminas del grupo B, como la irritabilidad, el nerviosismo y la falta de concentración. Los garbanzos son *muy recomendables* para quienes padezcan de **estrés** o **depresión** nerviosa.

• **Embarazo:** Por su *riqueza* en *folatos,* que evitan las malformaciones del sistema nervioso en el feto, así como por su *gran riqueza* en *proteínas, hierro* y otros *minerales,* esta legumbre resulta un alimento *ideal* para las mujeres embarazadas.

Déficit de cinc

*Algunos especialistas en nutrición enfatizan el hecho de que la alimentación a base de **vegetales** puede ser deficitaria en cinc. Sin embargo, 100 g de garbanzos contienen más cinc (3,43 mg) que la misma cantidad de **carne** (2,97 mg). Los garbanzos, al igual que las lentejas y la soja, son una excelente fuente de **cinc**.*

Citrus paradisi MacFad.

22 - Alimentos para las arterias

Pomelo

Desobstruye las arterias y limpia la sangre

ES MUY POSIBLE que si usted no ha probado nunca el pomelo, quede algo desconcertado al paladear su peculiar sabor: menos dulce que la naranja, menos ácido que el limón y algo amargo. Original combinación de sabores naturales, que si bien al principio le causará cierta extrañeza, pronto se acostumbrará con gusto a ella.

El pomelo es el cítrico más grande en cuanto a tamaño, y también el que ha sido objeto de un mayor número de investigaciones científicas en los últimos años. Tanto por su composición como por sus propiedades medicinales, el pomelo está sorprendiendo a

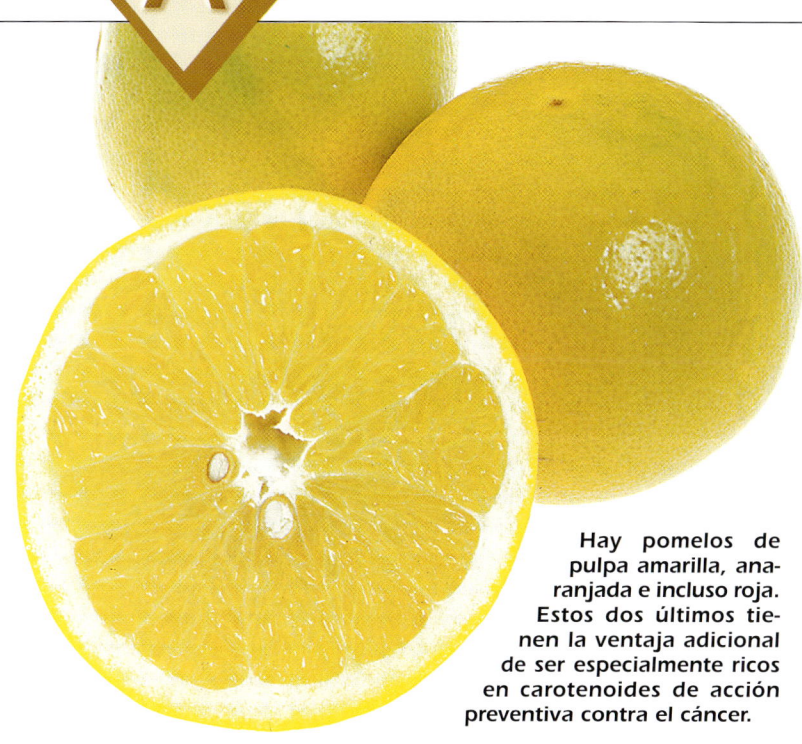

Hay pomelos de pulpa amarilla, anaranjada e incluso roja. Estos dos últimos tienen la ventaja adicional de ser especialmente ricos en carotenoides de acción preventiva contra el cáncer.

Sinonimia científica: *Citrus maxima* (Burm.) Merr., *Citrus decumanus* L.

Sinonimia hispánica: toronja, pamplemusa; **Cat.:** pomelo, aranja; **Eusk.:** arabi sagar; **Gal.:** pomelo; **Fr.:** pamplemousse, pomelo; **Ing.:** grapefruit; **Al.:** Grapefruit.

Descripción: Fruto en baya del árbol 'Citrus paradisi' MacFad., de la familia de las Rutáceas. Tiene la forma de una naranja, aunque algo mayor, con el color de un limón. También hay variedades de color verde.

Hábitat: Originario del sudeste asiático, su cultivo se ha extendido a Israel, países mediterráneos, islas caribeñas, y a los estados norteamericanos de Florida y California.

POMELO
composición
por cada 100 g de parte comestible cruda

Energía	32,0 kcal = 134 kj
Proteínas	0,630 g
H. de c.	6,98 g
Fibra	1,10 g
Vitamina A	12,0 µg ER
Vitamina B_1	0,036 mg
Vitamina B_2	0,020 mg
Niacina	0,283 mg EN
Vitamina B_6	0,042 mg
Folatos	10,2 µg
Vitamina B_{12}	—
Vitamina C	34,4 mg
Vitamina E	0,250 mg EαT
Calcio	12,0 mg
Fósforo	8,00 mg
Magnesio	8,00 mg
Hierro	0,090 mg
Potasio	139 mg
Cinc	0,070 mg
Grasa total	0,100 g
Grasa saturada	0,014 g
Colesterol	—
Sodio	—

1% 2% 4% 10% 20% 40% 100%
% de la CDR (cantidad diaria recomendada) cubierta por 100 g de este alimento

Preparación y empleo

❶ **Fresco:** Es conveniente consumir el pomelo con su fibra rica en **pectina,** que se encuentra sobre todo en la capa blanca que hay debajo de la piel y entre los gajos.

❷ **Zumo (jugo):** Es una buena alternativa al de naranja o limón, o bien mezclándolo con cualesquiera de ellos. Se puede endulzar con miel.

❸ **Cura de pomelos:** Se puede llevar a cabo tanto con el fruto como con su zumo (jugo). Se empieza tomando un pomelo por la mañana en ayunas (fruto fresco o zumo), al día siguiente dos, y así hasta llegar a cinco. Cuando se han alcanzado los cinco diarios, se va rebajando la dosis consumiendo uno menos cada día, hasta llegar a uno. A partir de entonces, se siguen otros cinco días tomando un pomelo cada mañana, hasta completar las **dos semanas** de cura.

Cómo preparar un pomelo

Para partir un pomelo, aprovechando todas sus propiedades nutritivas, conviene no desechar la capa blanca que hay debajo de la piel, llamada también **albedo**, que es muy rica en **pectina** (fibra soluble).

1. Eliminar la fina corteza de color amarillo o rosado con un pelador adecuado.
2. A continuación se parte toda la pulpa en finas rodajas.
3. Se puede endulzar con un poco de miel.

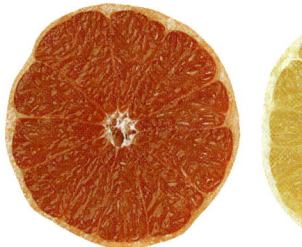
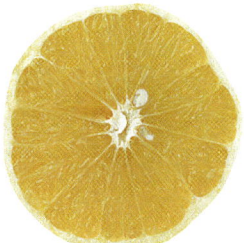
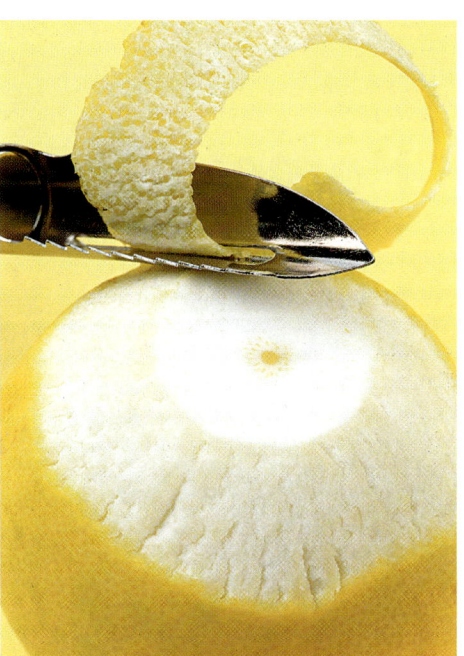

los investigadores, que continúan centrando su atención en esta fruta.

PROPIEDADES E INDICACIONES: La pulpa del pomelo contiene una cantidad moderada de hidratos de carbono y muy pocas proteínas y lípidos; entre sus *vitaminas* destaca la **C** (34,4 mg/100), aunque con una cantidad *menor* que la de la **naranja** (53,2 mg/100 g) o el **limón** (46 mg/100 g); en cuanto a sales minerales, lo más llamativo es su contenido *muy escaso* en **sodio** y *bastante elevado* en **potasio**, además de una cierta cantidad de calcio y magnesio.

Puesto que, el contenido en *nutrientes* del pomelo es *reducido*, la mayor parte de sus propiedades dietoterápicas son atribuibles a los componentes no nutritivos del fruto. Estas *sustancias de acompañamiento* que se encuentran en todos los alimentos vegetales, y que no pertenecen a ninguno de los tipos clásicos de nutrientes (hidratos de carbono, proteínas, grasas, vitaminas y minerales), son precisamente las que despiertan el mayor interés actualmente entre los investigadores.

Aunque en el pomelo se encuentran cientos de componentes no nutritivos al igual que en la naranja (ver T. 2 pág. 360), solo se conoce la función de algunos de ellos, entre los que destacan la pectina, los flavonoides y los limonoides:

✓ **PECTINA:** Es un tipo de *fibra* vegetal soluble que se encuentra en muchas frutas como los cítricos y las manzanas (T. 2 pág. 229). La fibra vegetal fue el primer componente no nutritivo de los alimentos en ser investigado por sus efectos medicinales. La pectina del pomelo se encuentra en la fibra que forma su pulpa y en la capa blanquecina que se encuentra debajo de la corteza y entre los gajos. *Destaca* por sus efectos **anticolesterol** y *protectores* de las **arterias**, tal como se ha *demostrado* en numerosos experimentos científicos.

✓ *Flavonoides:* Forman parte de los llamados *elementos fitoquímicos*. Químicamente se trata de *glucósidos,* los cuales se hallan ampliamente repartidos entre los vegetales, y cuyas propiedades medicinales no cesan de sorprender a los investigadores. El flavonoide *más abundante* del pomelo es la *naringina* (el cual se transforma en el organismo en *naringenina*), de propiedades **fluidificantes de la sangre, antioxidantes** y **anticancerígenas.**

✓ *Carotenoides:* Los **POMELOS DE PULPA ROJA** constituyen una buena fuente de *beta-caroteno,* el precursor de la vitamina A. Contienen también otras muchas sustancias de acción similar, llamados carotenoides, que *potencian* el efecto **antioxidante** de la *vitamina C* y de los *flavonoides*.

✓ *Limonoides:* Son terpenoides que constituyen la *esencia* de los cítricos. El pomelo es *especialmente rico* en uno de ellos, el *limoneno,* al que debe su sabor amargo y una buena parte de su *probada* **acción anticancerígena.**

Tanto los nutrientes como los componentes no nutritivos del pomelo explican sus aplicaciones medicinales:

• **Arteriosclerosis:** El pomelo ejerce una acción *protectora* sobre las paredes de las arterias. Evita que esas paredes se engruesen y endurezcan debido al depósito de **colesterol** y a su posterior **calcificación,** proceso conocido como arteriosclerosis. De esta forma, el pomelo aumenta el caudal de sangre que llega a los tejidos y *mejora* la **circulación** arterial. La *pectina* (fibra soluble) es el componente no nutritivo del pomelo al que se atribuye principalmente esta acción (ver el cuadro informativo de la página siguiente).

Los *efectos protectores y curativos* del pomelo sobre la arteriosclerosis son *mayores* si se consume el *fruto completo,* y no solamente la pectina en forma de extracto. Probablemente ello sea debido a que el flavonoide **naringina** contenido en el pomelo, tiene el efecto comprobado de *disminuir* el **hematocrito** de la sangre cuando este está muy elevado (más del 55%).

El **HEMATOCRITO** es una medida de la concentración de la sangre en células. Al *descender* el hematocrito a niveles normales por la acción del pomelo, la **sangre** se hace *más fluida,* circula mejor dentro de las arterias y *disminuye el riesgo* de **trombosis** (formación de coágulos o tapones), que es la complicación más grave de la arteriosclerosis. Hay que *destacar* que cuando el **hematocrito** ya se encuentra *bajo* debido a una estado de **anemia,** el pomelo no lo hace descender más, sino que curiosamente, en este caso *lo aumenta.*

Igualmente, la *vitamina C* ejerce una acción protectora de las arterias y contribuye a *reducir* el nivel de **colesterol.** Su acción *complementa y potencia* a la de la *pectina* y la *naringina.*

Los componentes del pomelo en conjunto actúan pues de forma favorable,

– sobre la pared de las arterias, aumentando su diámetro interior, y

– sobre la sangre, haciéndola más fluida.

El uso del pomelo incluyendo la pulpa (no solamente del jugo o zumo **❶**) está especialmente recomendado en todas las formas de **arteriosclerosis,** complicada o no con **trombosis** (formación de coágulos):

– **cerebral** (falta de riego en el cerebro);

– **coronaria** (angina de pecho, infarto de miocardio);

– **fémoro-poplítea** (falta de riego en las piernas).

• **Otras afecciones cardiocirculatorias:** El *bajísimo contenido* del pomelo en *sodio* y en *grasa,* así como su *elevada proporción* de *potasio,* lo hace recomendable a todos aquellos que padecen del corazón, especialmente cuando existe **insuficiencia cardíaca.** Los

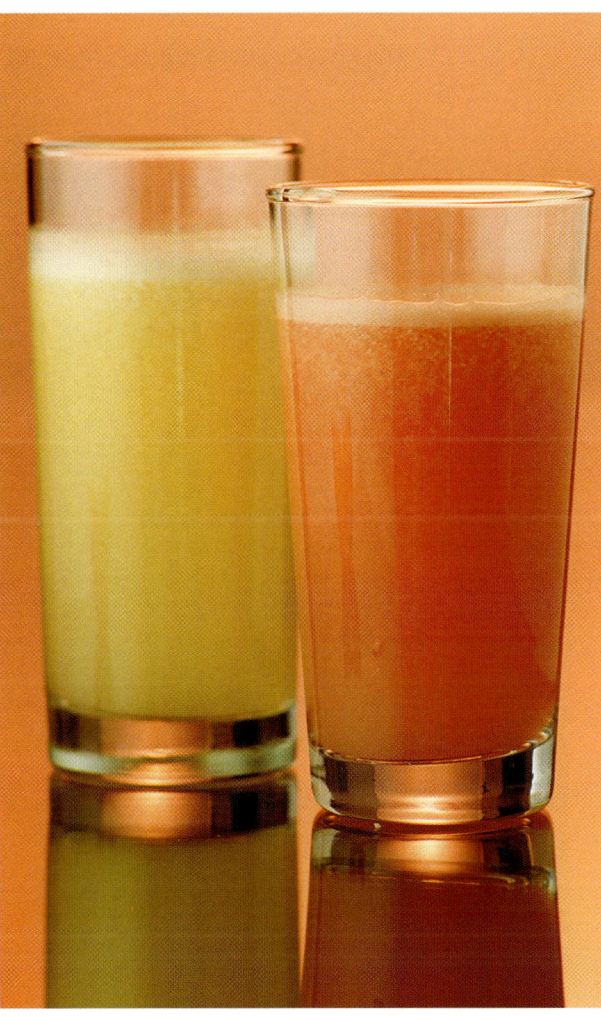

El zumo (jugo) de pomelo es rico en vitamina C, carotenoides y flavonoides antioxidantes, pero contiene mucha menos pectina (fibra soluble) que el fruto entero. En caso de arteriosclerosis, es preferible tomar el fruto con su pulpa.

hipertensos también deben consumir pomelo abundantemente. El pomelo ejerce un *suave efecto* **diurético,** que contribuye a descongestionar el sistema circulatorio. En estos casos puede tomarse solamente el jugo **❷**, aunque si se mastica el fruto con su pulpa **❶** se aprovechan mejor sus propiedades sobre el aparato circulatorio.

• **Exceso de ácido úrico,** en cualesquiera de sus manifestaciones: **gota, artritis úrica, cálculos** o arenillas en la orina, etcétera. Aunque el limón es más efectivo en estos casos, la cura de pomelo **❸** también da muy buenos resultados, y puede ser una buena alternativa para los que no toleran bien el limón (T. 2 pág. 124).

• **Curas depurativas:** siempre que se desee "limpiar la sangre", *favoreciendo* todas las funciones de **desintoxicación** del organismo (especialmente la hepática), se puede tomar un vaso de jugo de pomelo por la mañana en ayunas. Para obtener los mejores resultados, se recomienda hacerlo durante un mes, descansando uno o dos días por semana. La acción desintoxicante del pomelo se explica, al menos en parte, porque sus *limonoides* activan las **enzimas del hígado** (citocromos y glutation S-transferasa) encargadas de eliminar las sustancias nocivas para el organismo.

• **Infecciones:** Por su contenido en *vitamina C* y en *flavonoides, estimula* las funciones del **sistema inmunitario** de forma similar a como lo hace la naranja (ver T. 2 pág. 360).

• **Obesidad:** El pomelo *no* ejerce ninguna acción **adelgazante** *por sí mismo,* a pesar de lo mucho que se reco-

El pomelo y los medicamentos

*Recientemente se ha descubierto que ciertos **elementos fitoquímicos** del pomelo, pertenecientes al grupo químico de los **flavonoides,** y especialmente entre ellos la **naringina,** actúan **inhibiendo** la acción de las **enzimas** responsables de **metabolizar** determinados **fármacos**. Estas enzimas, que se encuentran principalmente en el hígado, pertenecen al sistema llamado citocromo P450. Hasta ahora se conocen dos tipos de fármacos con los que el pomelo interacciona:*

- ***Antagonistas del calcio**[21] (nifedipino y similares), que se usan en caso de afecciones cardíacas y de hipertensión.*
- ***Ciclosporina,**[22,23] un inmunosupresor que se usa en caso de trasplante de órganos, especialmente de riñón.*

*Cuando se consume pomelo, estos fármacos se **metabolizan más lentamente,** persisten durante más tiempo en la sangre, y por lo tanto ejercen una **acción más intensa.***

Quienes tomen pomelo de forma habitual, y necesiten ser tratados con estos fármacos, deberían consultar con su médico para ajustar la dosis óptima.

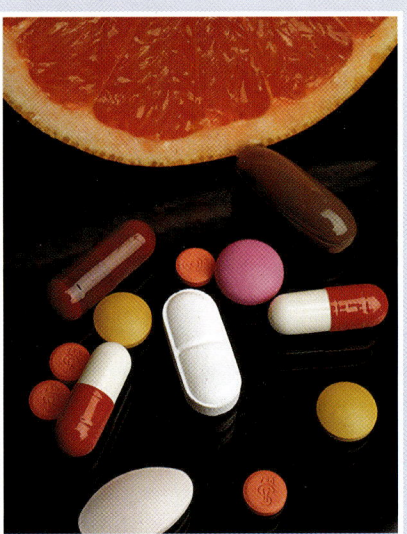

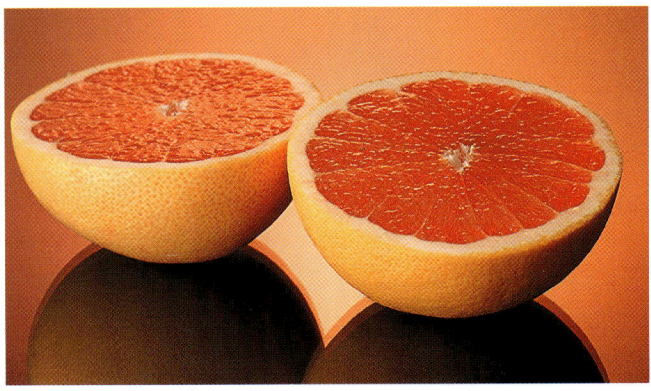

La pectina es un tipo de fibra vegetal soluble que en el pomelo se encuentra en su pulpa y en la capa blanca que hay debajo de la corteza y entre los gajos.

Numerosos experimentos han demostrado la capacidad de la pectina del pomelo para proteger la pared de las arterias y mejorar el riego sanguíneo.

mienda su uso en las dietas contra la obesidad. Sin embargo, por su acción **depurativa y desintoxicante,** es un *buen complemento* en la dieta de cualquiera que desee adelgazar. Se aconseja complementar el régimen adelgazante con una cura a base de zumo de pomelo [❸].

- **Protección contra el cáncer:** La acertada *combinación* de **vitamina C, pectina** y **limonoides** en el pomelo, ejerce una *acción preventiva* del cáncer, al impedir la acción de muchas sustancias cancerígenas. El *consumo habitual* del pomelo o de otros cítricos, es una buena forma de prevenir al cáncer (ver T. 2 página 365).

La pectina reduce el colesterol

*En la Universidad de Florida (EE. UU.) se realizó un interesante experimento[24] con animales de laboratorio: Durante todo un año se les administró una **dieta aterogénica** (generadora de arteriosclerosis) muy rica en grasas saturadas, que los hizo enfermar de **arteriosclerosis.** A partir de entonces, a un grupo de ellos se les dio a comer **cada día** una pequeña cantidad de **pectina** de pomelo. Nueve meses después, el promedio de estrechamiento arterial de estos animales era del 24%, mientras que el de los que no habían comido pectina era del 45%.*

*Otras experiencias muestran como el consumo de **pectina de pomelo** hace **descender** en cuatro semanas el nivel de **colesterol LDL** (colesterol nocivo) en un 10,8%.[25,26]*

*Los suplementos de **pectina** son más eficaces para reducir el **colesterol** que los de **celulosa**[27] (la fibra vegetal más común).*

22 - Alimentos para las arterias

 Cucurbita pepo L.   pH↑   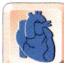

Calabaza

Una gran amiga de las arterias

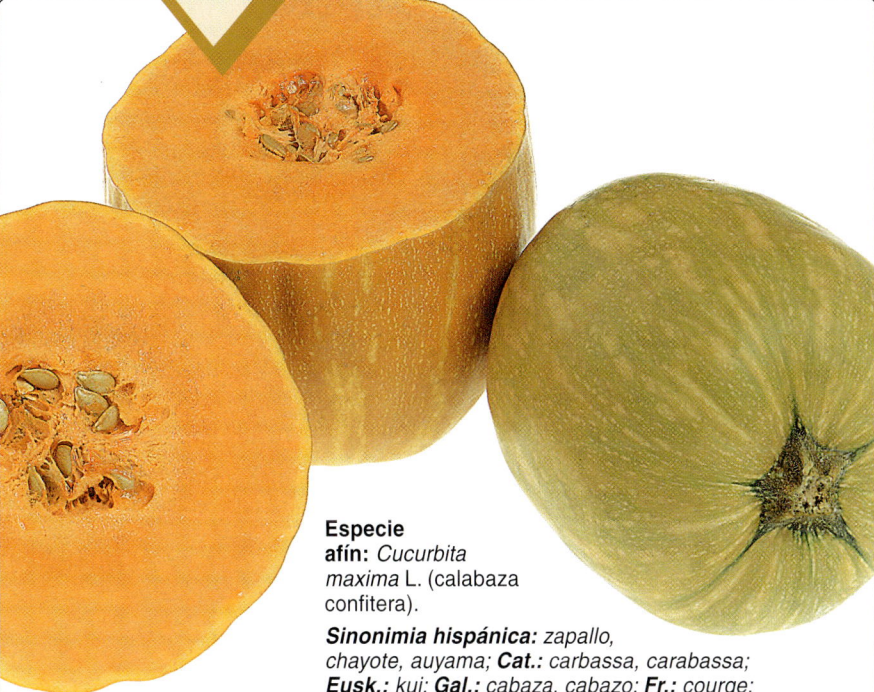

HAN SIDO muchos y variados, los usos que a lo largo de la historia se han dado a este vegetal. Jonás, el profeta bíblico, se sirvió de una calabacera para hacerse sombra en la cabeza y librarse de una insolación. Los romanos se servían de la calabaza, mezclada con miel, para ayudar a digerir las abundantes carnes que engullían en sus festines. En algunas regiones del Mediterráneo, ciertos tipos de calabaza se usan como recipiente una vez secas, por su forma de botella. Y en Norteamérica, muchos usan la calabaza únicamente como farolillo o máscara en la fiesta de *Halloween* (Día de Todos los Santos).

Las curas de un día a base de puré de calabaza, sin tomar ningún otro alimento, se recomiendan tanto a los hipertensos como a los enfermos del riñón. La cura se puede repetir una vez por semana.

Especie afín: *Cucurbita maxima* L. (calabaza confitera).

Sinonimia hispánica: zapallo, chayote, auyama; **Cat.:** carbassa, carabassa; **Eusk.:** kui; **Gal.:** cabaza, cabazo; **Fr.:** courge; **Ing.:** squash; **Al.:** Kürbis.

Descripción: Fruto en baya de la calabacera (*'Cucurbita pepo'* L.), planta herbácea perteneciente a la familia de las Cucurbitáceas. Hay calabazas de muy variadas formas, predominando las esféricas y achatadas, las ovaladas, y las alargadas en forma de botella. El color de la corteza puede ser anaranjado, amarillo, verde, blanco, negro e incluso morado. Su pulpa o carne es generalmente de color anaranjado o amarillo, y está repleta de semillas en su parte central.

Hábitat: Se cultiva en terrenos cálidos y húmedos de todo el mundo.

CALABAZA
composición
por cada 100 g de parte comestible cruda

Energía	26,0 kcal = 109 kj
Proteínas	1,00 g
H. de c.	6,00 g
Fibra	0,500 g
Vitamina A	160 µg ER
Vitamina B$_1$	0,050 mg
Vitamina B$_2$	0,110 mg
Niacina	0,800 mg EN
Vitamina B$_6$	0,061 mg
Folatos	16,2 µg
Vitamina B$_{12}$	—
Vitamina C	9,00 mg
Vitamina E	1,06 mg EαT
Calcio	21,0 mg
Fósforo	44,0 mg
Magnesio	12,0 mg
Hierro	0,800 mg
Potasio	340 mg
Cinc	0,320 mg
Grasa total	*0,100 g*
Grasa saturada	*0,052 g*
Colesterol	*—*
Sodio	*1,00 mg*

1% 2% 4% 10% 20% 40% 100%
% de la CDR (cantidad diaria recomendada) cubierta por 100 g de este alimento

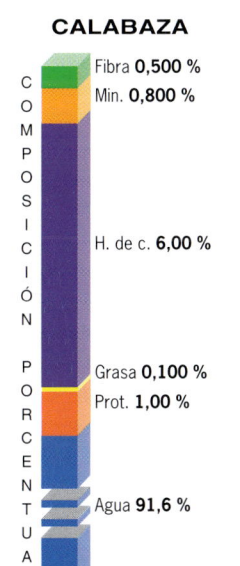

CALABAZA

COMPOSICIÓN PORCENTUAL

- Fibra **0,500 %**
- Min. **0,800 %**
- H. de c. **6,00 %**
- Grasa **0,100 %**
- Prot. **1,00 %**
- Agua **91,6 %**

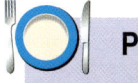 Preparación y empleo

❶ **Asada al horno:** Se parte por la mitad o en varias rodajas, y se hornea hasta que adquiere un bello color dorado. Se toma con miel o combinada con fruta.

❷ **Cocinada:** Se usa en sopas y guisos.

❸ **Puré:** Después de someterla a cocción, se tritura y se mezcla con leche o bebida de soja. Se puede endulzar al gusto, aunque preferiblemente con miel.

Preparación de la calabaza para ser cocinada

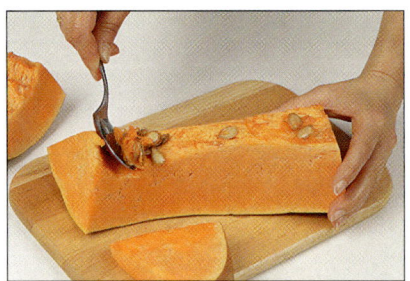

1. Después de **partirla en sectores** o gajos mediante un cuchillo grande, **se eliminan las pepitas** y el interior fibroso con una cuchara.

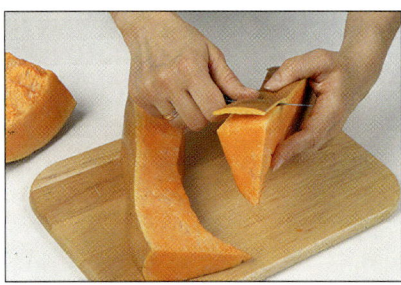

2. Eliminar la corteza.

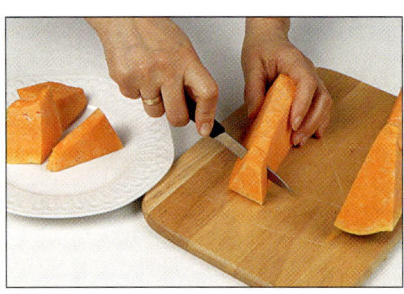

3. Trocearla según los requerimientos culinarios.

Sin embargo, las toscas calabazas encierran un tesoro de propiedades medicinales, que pocos hasta nuestros días habían sabido apreciar. La peculiar composición de su pulpa la hace uno de los mejores alimentos que se pueden tomar para favorecer la salud de nuestras arterias, entre otras muchas aplicaciones dietoterápicas.

PROPIEDADES E INDICACIONES: Podría decirse que el notable valor nutritivo de la rojiza pulpa de la calabaza se debe en parte a su composición, pero también a lo que no contiene: Se trata de uno de los alimentos *más bajos* en *grasa* y en *sodio*, dos declarados enemigos de la salud de las arterias y del corazón.

El contenido en nutrientes de la pulpa de la calabaza es muy reducido: 6% de hidratos de carbono, 1% de proteínas y prácticamente nada de grasa. En cambio, destaca por su *riqueza* en *beta-caroteno* (provitamina A) y en minerales como el *potasio* y el *calcio.* Su contenido en *fibra* soluble también es destacable, a lo que se debe su efecto saciante sobre el apetito.

A pesar de su escaso aporte calórico y nutritivo, la calabaza posee un cierto efecto saciante, posiblemente debido a su consistencia y a su riqueza en fibra soluble.

Todas las variedades de calabaza presentan las mismas propiedades hipotensoras, diuréticas, laxantes y preventivas del cáncer; de modo que estas son sus principales indicaciones:

• **Hipertensión arterial:** La calabaza destaca por contener *muy poco* **sodio** y *mucho* **potasio.** Las dietas ricas en sodio favorecen la hipertensión arterial, mientras que una alimentación abundante en potasio actúa como preventiva de la hipertensión y de sus consecuencias negativas (trombosis arterial o apoplejía).[28,29]

La mayor parte del **SODIO** que se ingiere diariamente procede de la sal añadida a los alimentos durante su proceso de preparación. Sin embargo, los alimentos en sí mismos también contienen sodio (ver T. 1 pág. 407) en cantidades variables, y contribuyen así a la ingesta diaria total de este mineral.

La calabaza conviene en la alimentación de los hipertensos, no solamente por su escasísimo contenido en sodio, sino por su gran aporte de potasio. Por ello, el *cociente Na/K* (sodio/potasio) de la calabaza es uno de los *más reducidos* de todos los alimentos, lo que explica su acción beneficiosa sobre la hipertensión.

Los hipertensos pueden comer calabaza a diario, en cualesquiera de sus formas, pero teniendo en cuenta de no añadirle sal para no desaprovechar las propiedades de este alimento. Las curas de un día a base de puré de calabaza también son muy recomendables **❸**.

• **Afecciones coronarias y arteriosclerosis:** Por sus niveles tan bajos de grasa y de sodio, así como por su abundancia en *beta-caroteno* (provitamina A) que protege la pared de las arterias, la calabaza está indicada en la dieta de todos los que deseen cuidar sus arterias. Los que sufran de **angina de pecho** o los que hayan sufrido un **infarto,** no deberían dejar de tomar calabaza al menos tres veces por semana.

• **Afecciones renales:** La calabaza actúa sobre el riñón como un **diurético** *suave,* aumentando la producción de orina y favoreciendo la eliminación

continúa en la página 100

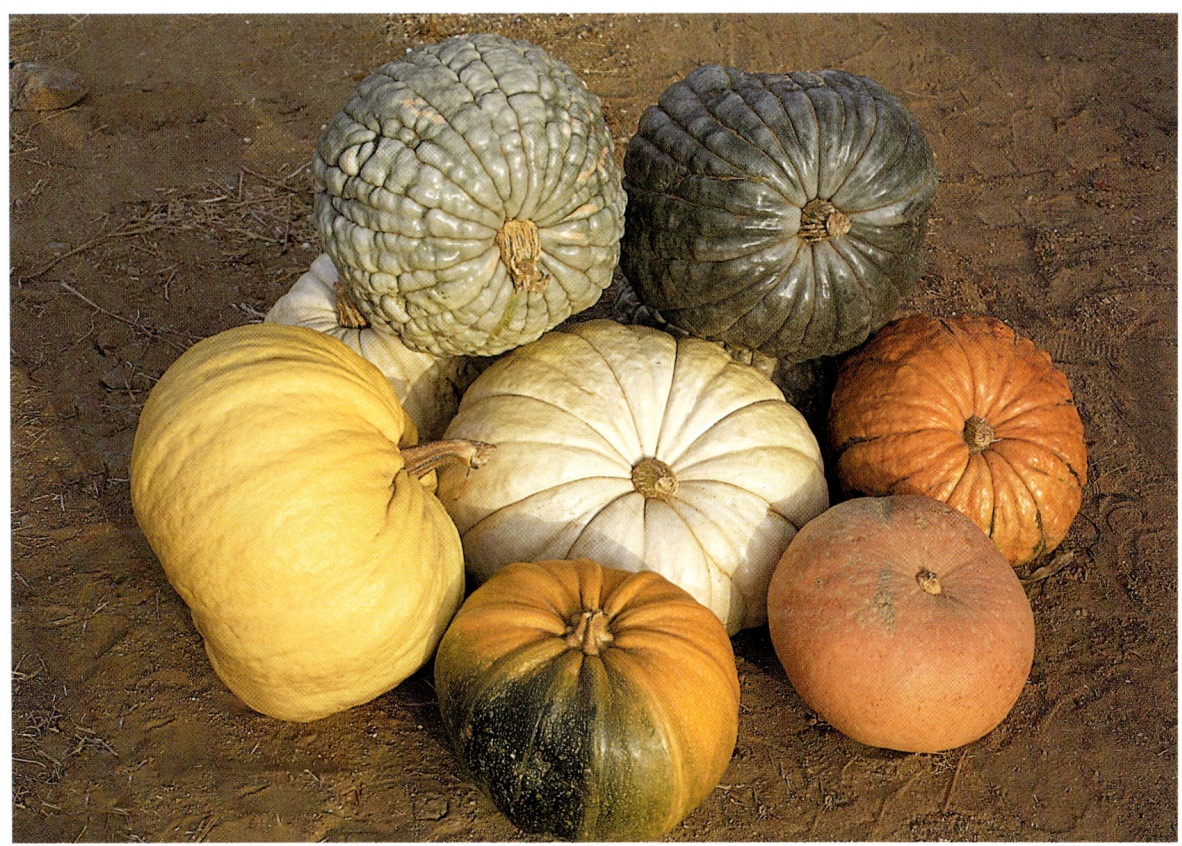

Semillas o pipas de calabaza

Las semillas –también llamadas pipas– de la calabaza, se pueden consumir crudas o ligeramente tostadas. Tanto ellas como su aceite son **muy ricos** en **vitamina E, ácido linoleico, cinc** y **hierro**.

Sin embargo, lo más interesante de las pipas de calabaza consiste en su contenido en **cucurbitacina** o cucurbitina, un principio activo de tipo alcaloideo. A esta sustancia se deben las dos propiedades medicinales diferentes pero bien conocidas de las pipas de calabaza:

• **Antiprostáticas:** Impiden la hipertrofia (crecimiento excesivo) de la próstata, que se produce en muchos varones a partir de los cincuenta años. Además, desinflaman y relajan la vejiga de la orina, facilitando así la micción.

• **Vermífugas:** Las pipas de calabaza paralizan los gusanos que parasitan el intestino, como las tenias (solitaria) y los áscaris. Una vez inmovilizados y sueltos de la pared intestinal a la que se adhieren, resulta fácil expulsarlos tomando un laxante.

Los detalles de la aplicación de la **cura antiparasitaria intestinal** con pipas de calabaza se exponen en la 'Enciclopedia de las plantas medicinales' (EPM pág. 605) que forma parte de esta BIBLIOTECA EDUCACIÓN Y SALUD.

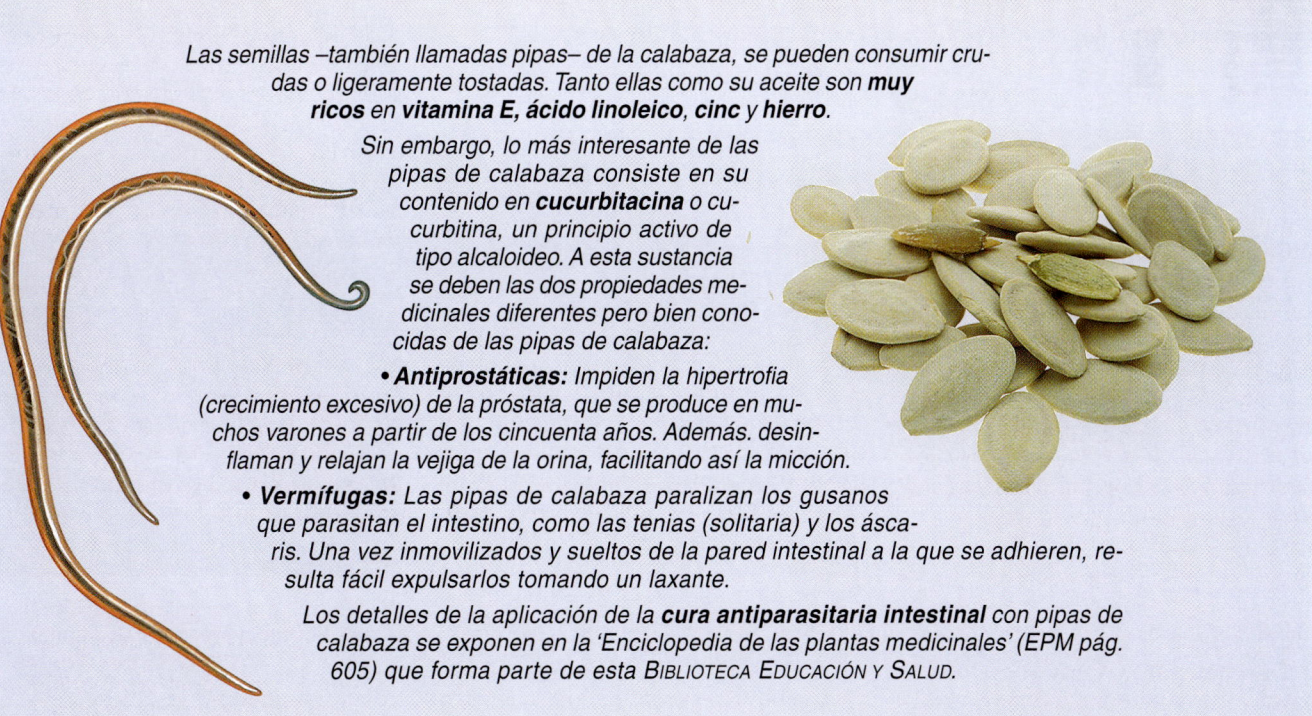

Flores de calabaza

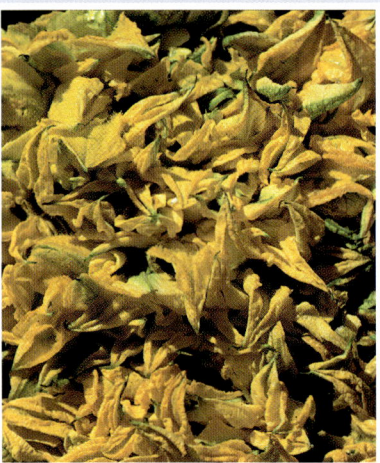

La flor de la calabaza es muy apreciada en México, con la que se elaboran deliciosas "quesadillas", tacos a base de queso y flor de calabaza envueltos en una tortilla de maíz (tortita fina). Por su fino sabor, se emplean también en diversos guisos de verduras.

Desde el punto de vista nutritivo, la flor de la calabaza aporta **fibra** vegetal y una pequeña cantidad de hidratos de carbono. Sin embargo resulta **especialmente rica** en **beta-caroteno** (provitamina A) y en **flavonoides**, sustancias de **potente acción antioxidante** que desempeñan funciones muy importantes en la **prevención** de la **arteriosclerosis** y del **cáncer**.

---

viene de la página 98

de líquidos del organismo. Su uso conviene en caso de afecciones inflamatorias del riñón (**nefritis y glomerulonefritis**), **edemas** (retención de líquidos,) y en general, siempre que exista *algún grado* de **insuficiencia renal,** es decir, de incapacidad del riñón para cumplir satisfactoriamente su función de producir la orina.

• **Afecciones del estómago:** La pulpa de calabaza es capaz de *neutralizar* el exceso de **acidez** en el estómago, debido a su riqueza en sales minerales alcalinas. Además, ejerce una acción **emoliente** (suavizante) y **protectora** sobre la mucosa (capa interna) del estómago. Su consumo, especialmente en forma de puré de calabaza con leche o bebida de soja [❸], se halla especialmente indicado en caso de **acidez** de estómago, **dispepsia** (mala digestión), **pirosis** (acidez de estómago), gastritis, y por supuesto, en la **úlcera** gastroduodenal. En este último caso, la dieta a base de de puré de calabaza con papas (patatas) y leche da muy buenos resultados en la fase aguda de la úlcera.

• **Estreñimiento:** Por su suave acción laxante, acompañada de un efecto emoliente (suavizante) sobre el conducto digestivo, la calabaza se recomienda siempre que exista estreñimiento, así como mal funcionamiento del intestino manifestado por un exceso de **fermentación o putrefacción.** La fibra de la calabaza es de tipo soluble y actúa como **laxante** *suave* y *no irritante* sobre el intestino.

• **Afecciones oculares:** La *riqueza* en *beta-caroteno* de la calabaza hace que sea un alimento recomendable en caso de *disminución* de la **agudeza visual** o de trastornos de la visión de origen retiniano. Hoy sabemos que el consumo de frutas u hortalizas ricas en *BETA-CAROTENO,* especialmente cuando esos alimentos son a la vez ricos en *potasio* como es el caso de la calabaza, *evita* la formación de **cataratas** en el cristalino. Esto ha sido demostrado en un estudio[30] llevado a cabo en la Universidad de Harvard (EE. UU.), en el que se vio que las mujeres que tomaban frecuentemente calabazas, espinacas y boniatos, no presentaban cataratas.

• **Prevención del cáncer:** La calabaza contiene tres de las sustancias vegetales de *mayor* acción **anticancerígena** *comprobada:* beta-caroteno, vitamina C y fibra vegetal. No es fácil encontrar en un solo alimento, estos tres factores de gran eficacia preventiva contra el cáncer. Por ello, la familia de las **calabazas,** junto con la de las **coles** (ver T. 2 pág. 191), constituyen los alimentos de *mayor acción* **anticancerígena.** Ni calabazas ni coles deberían faltar en la dieta de todos aquellos que debido a factores hereditarios o ambientales tengan un riesgo elevado de padecer cáncer. Igualmente, los que hayan sido ya diagnosticados y estén siguiendo un tratamiento antitumoral, se beneficiarán de un mayor aporte de calabazas en su dieta.

Una investigación realizada en el Hyogo College, en Japón, mostró que los ratones alimentados con un tipo de calabaza, llamado de San Roque o "de cuello" (*yugao-melon* en inglés), presentan la mitad de casos de cáncer de colon que los que siguen una dieta normal, tras administrarles sustancias cancerígenas.[31] Este experimento demuestra una vez más la capacidad de ciertos alimentos vegetales como este tipo de calabaza, para neutralizar la acción de las sustancias cancerígenas.

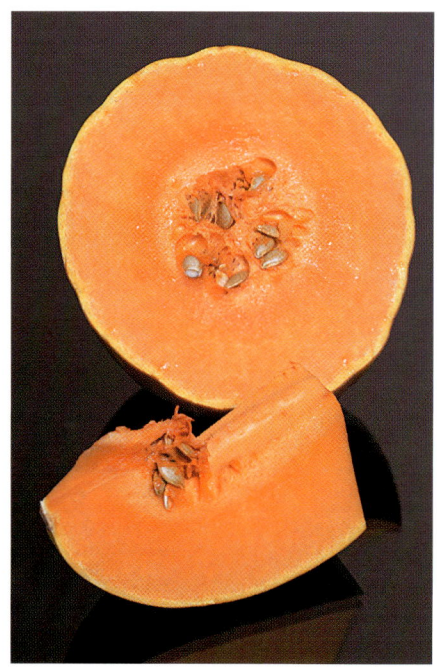

La pulpa de la calabaza es muy digestible, y sienta perfectamente a los estómagos más delicados. Resulta ideal como primer alimento sólido después de una dieta líquida o de un ayuno.

22 - Alimentos para las arterias

Dioscorea alata L.

Ñame

Nutritivo e hipolipemiante

AUNQUE AQUÍ nos vamos a referir al **ñame común** o **blanco,** existen otros muchos tubérculos comestibles a los cuales se les da, asimismo, el nombre de 'ñame':

– Otras especies del género *Dioscorea* (ver T. 1 pág. 107).

– La **jícama,** un tubérculo similar al ñame, de la familia de las Convolvuláceas (ver T. 1 pág. 105).

– El **taro** y la **tania,** de la familia de las Aráceas, propios del sudeste asiático (ver T. 1 pág. 104).

PROPIEDADES E INDICACIONES: Tanto el **ñame blanco** o **común,** como los otros tubérculos similares a los que también se denomina ñame, son un alimento habitual en diversas zonas tropicales, debido a su riqueza en **hidratos de carbono** en forma de **almidón** (23,8%). Sin embargo, a causa de lo laborioso de su cultivo y a ser relativamente *pobre* en **proteínas** (1,53%), el ñame está siendo desplazado progresivamente por la **mandioca dulce** o yuca (T. 1 pág. 108) y la **batata** o boniato (T. 2 pág. 301).

El ñame es bastante energético (118 kcal/100 g), y contiene una moderada cantidad de vitaminas del grupo B, vitamina C y minerales, entre los que destaca el *potasio* (816 mg/100 g). Sin embargo, carece de provitamina A.

Se ha comprobado[32] que el ñame contiene un esteroide que frena la peroxidación de los lípidos de la sangre (la principal causa de la arteriosclerosis) y tiene una acción **hipolipemiante** (*disminuye* el nivel de **triglicéridos,** un tipo de grasa de la sangre). Todo ello, unido a su escaso aporte de grasas y su riqueza en potasio, lo hace *muy recomendable* en las **afecciones cardiovasculares,** especialmente en la **arteriosclerosis.**

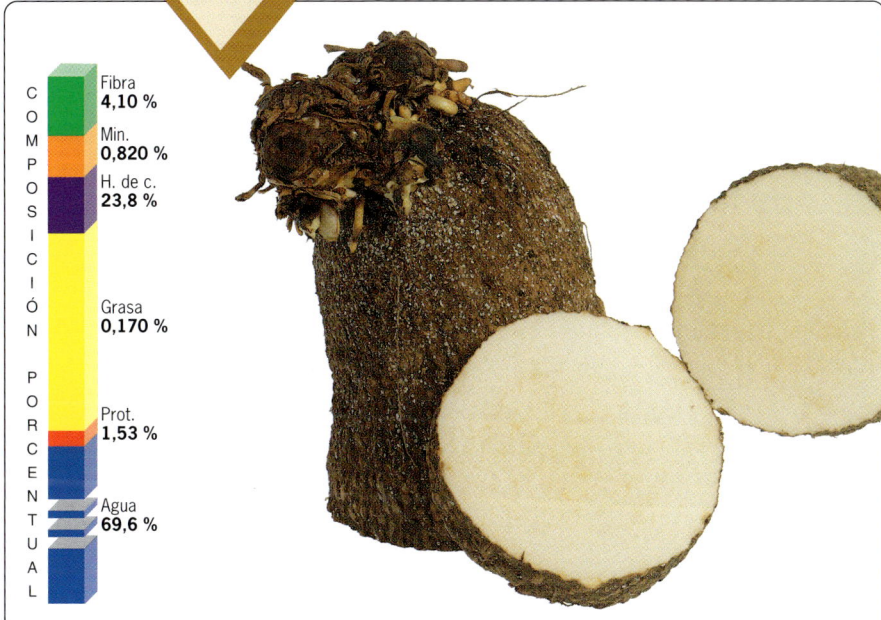

Sinonimia hispánica: papa, batata de China, ñame blanco, ñame boniato, tongo, yame; **Cat.:** nyam; **Gal.:** ñame; **Fr.:** igname; **Ing.:** yam; **Al.:** Yamswurzel.

Descripción: Tubérculos de diversas plantas trepadoras del género Dioscorea, especialmente de la 'Dioscorea alata' L., pertenecientes todas ellas a la familia de las Dioscoreáceas. Los diversos tipos de ñame varían en cuanto a su forma, color y tamaño, pero lo habitual es que pesen de 2 a 5 kilos y tengan la carne blanquecina.

Hábitat: Es propio de regiones tropicales. Se cultiva sobre todo en África occidental, y también en Centroamérica y sudeste asiático.

ÑAME composición
por cada 100 g de parte comestible cruda

Energía	118 kcal = 494 kj
Proteínas	1,53 g
H. de c.	23,8 g
Fibra	4,10 g
Vitamina A	—
Vitamina B$_1$	0,112 mg
Vitamina B$_2$	0,032 mg
Niacina	0,752 mg EN
Vitamina B$_6$	0,293 mg
Folatos	23,0 µg
Vitamina B$_{12}$	—
Vitamina C	17,1 mg
Vitamina E	0,160 mg EαT
Calcio	17,0 mg
Fósforo	55,0 mg
Magnesio	21,0 mg
Hierro	0,540 mg
Potasio	816 mg
Cinc	0,240 mg
Grasa total	0,170 g
Grasa saturada	0,037 g
Colesterol	—
Sodio	9,00 mg

% de la CDR (cantidad diaria recomendada) cubierta por 100 g de este alimento

Preparación y empleo

❶ **Crudo:** Aunque el ñame se puede consumir crudo, cuando está tierno **no** es **recomendable,** ya que puede contener pequeñas cantidades de un tipo de toxina que desaparece con el calor. Esta sustancia tóxica se encuentra sobre todo en los ñames silvestres, y provoca trastornos digestivos.

❷ **Cocinado:** Es la forma habitual de consumirlo. Se puede asar al horno, hervir o freír, al igual que la papa o patata. En África occidental se cuecen los ñames para elaborar con ellos una especie de puré muy apreciado.

Fagopyrum esculentum Moench.

22 - Alimentos para las arterias

Alforfón

Nutritivo y protector de las arterias

LOS TÁRTAROS de Rusia encontraron una excelente fuente de proteínas y de caloría en el alforfón. Se le llama también trigo sarraceno porque sus granos se parecen a este cereal. Sin embargo no es un auténtico cereal, pues no pertenece a la familia de las Gramíneas, sino a la de las Poligonáceas.

El calificativo de sarraceno no guarda relación con los árabes, sino con el color moreno de sus granos, que contrasta con el rubio del trigo común.

PROPIEDADES E INDICACIONES: El valor nutritivo del alforfón es muy similar al del trigo (ver T. 2 pág. 306) en cuanto a los principales nutrientes. Su característica más importante es que el alforfón es *rico* en **lisina,** un aminoácido esencial que escasea en el trigo y en otros cereales. Esto hace que la **proteína** del alforfón sea *más completa* que la del **trigo.**

Las propiedades dietoterápicas más peculiares del alforfón derivan de su contenido en *RUTINA* (llamado también *vitamina P*), un glucósido necesario para el buen funcionamiento de los capilares y de las arterias. La rutina se encuentra sobre todo en las hojas de la planta, que no son comestibles, pero también en sus semillas.

El uso del alforfón está indicado especialmente en los siguientes casos:

• **Afecciones circulatorias: hipertensión** arterial (por contener además muy *poco sodio*), **arteriosclerosis y fragilidad capilar** (tendencia a las hemorragias y a los moretones en la piel).

• **Aumento de las necesidades nutritivas** y calóricas: **convalecientes, trabajadores físicos, deportistas, adolescentes** en época de crecimiento. Por ser el alforfón muy nutritivo y digerible, constituye un plato de elección en todos estos casos.

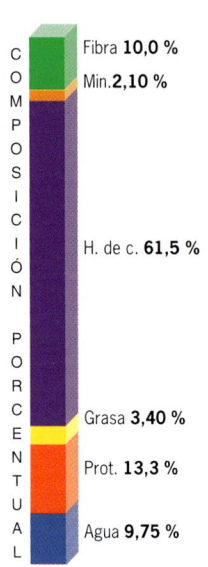

Composición porcentual:
- Fibra 10,0 %
- Min. 2,10 %
- H. de c. 61,5 %
- Grasa 3,40 %
- Prot. 13,3 %
- Agua 9,75 %

Sinonimia científica: *Fagopyrum sagittatum* Gilib.
Especie afín: *Fagopyrum tataricum* (L.) Gaertn.

Sinonimia hispánica: trigo sarraceno, trigo negro, trigo morisco, trigo árabe, castellana, grano turco, rubión; **Cat.:** fajol, cairat, blat negre, blat cairut, fajol de moro ('F. tartaricum'); **Eusk.:** arto beltz; **Gal.:** trigo mouro, trigo mourisco, trigo negro; **Fr.:** sarrasin; **Ing.:** buckwheat; **Al.:** Buchweizen.

Descripción: Semillas del alforfón, planta herbácea de la familia de las Poligonáceas.

Hábitat: Originario de las frías mesetas asiáticas de Rusia y Mongolia. Actualmente se cultiva en regiones frías de Europa, Asia y América.

Preparación y empleo

❶ **Cocinado** al igual que las lentejas u otras legumbres.

❷ **Crudo:** Sus granos se ponen a remojo en agua durante dos horas, tras lo cual se ablandan y se pueden comer crudos en ensalada, aliñados con limón y con hierbas aromáticas.

ALFORFÓN composición
por cada 100 g de parte comestible cruda

Energía	343 kcal = 1437 kj
Proteínas	13,3 g
H. de c.	61,5 g
Fibra	10,0 g
Vitamina A	—
Vitamina B$_1$	0,101 mg
Vitamina B$_2$	0,425 mg
Niacina	10,2 mg EN
Vitamina B$_6$	0,210 mg
Folatos	30,0 µg
Vitamina B$_{12}$	—
Vitamina C	—
Vitamina E	1,03 mg EαT
Calcio	18,0 mg
Fósforo	347 mg
Magnesio	231 mg
Hierro	2,20 mg
Potasio	460 mg
Cinc	2,40 mg
Grasa total	3,40 g
Grasa saturada	0,741 g
Colesterol	—
Sodio	1,00 mg

% de la CDR (cantidad diaria recomendada) cubierta por 100 g de este alimento

22 - Alimentos para las arterias

Fragaria vesca L.

Fresa

La fruta más antioxidante

LAS FRESAS que hoy se cultivan en todo el mundo son un buen ejemplo de acertada simbiosis entre los dos mundos de uno y otro lado del Atlántico. Los exploradores europeos introdujeron en su continente variedades de fresal americano, y lo hibridaron con las variedades del viejo mundo.

La fresa europea es más pequeña y delicada, pero también más aromática; por el contrario, la fresa americana, conocida también como **FRESÓN**, es más grande y resistente, aunque menos dulce y sabrosa.

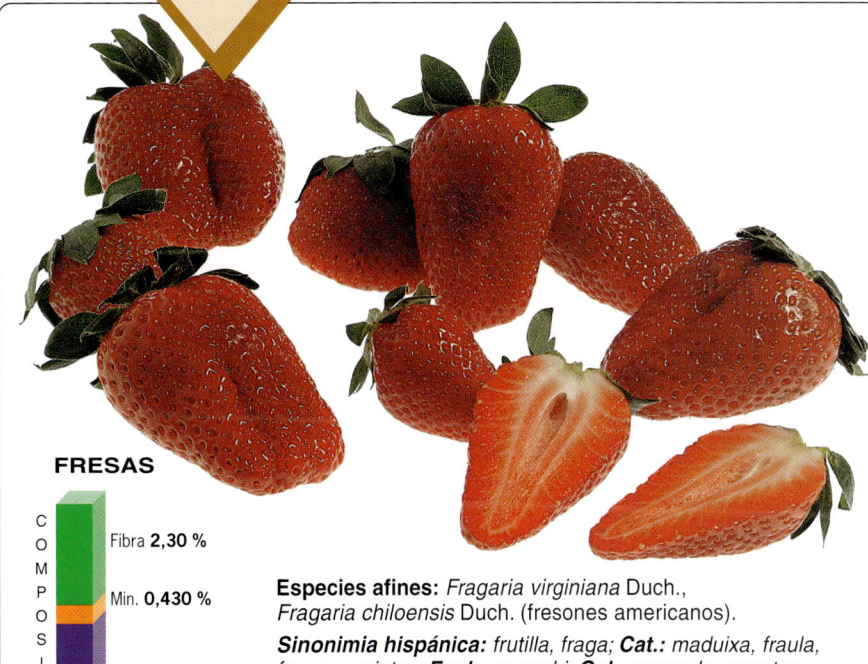

FRESAS — COMPOSICIÓN PORCENTUAL
- Fibra 2,30 %
- Min. 0,430 %
- H. de c. 4,72 %
- Grasa 0,370 %
- Prot. 0,610 %
- Agua 91,6 %

Especies afines: *Fragaria virginiana* Duch., *Fragaria chiloensis* Duch. (fresones americanos).

Sinonimia hispánica: frutilla, fraga; **Cat.:** maduixa, fraula, fraga, mariotxa; **Eusk.:** marrubi; **Gal.:** amorodo, morote; **Fr.:** fraise [sauvage]; **Ing.:** [wild] strawberry; **Al.:** Erdbeere.

Descripción: Falso fruto del fresal ('*Fragaria vesca*' L. o afines), planta de la familia de las Rosáceas; ya que botánicamente, los frutos son los granitos adheridos a la superficie de la fresa, en cuyo interior se encuentran las semillas. La fresa es en realidad un tipo carnoso de tálamo, órgano que se forma en las flores por la unión entre su parte femenina (gineceo) y la masculina (androceo).

Hábitat: Se cultiva en terrenos arenosos y templados de todo el mundo. Los principales productores son Estados Unidos, Japón y España. También se la puede encontrar silvestre en regiones montañosas de Europa y América.

FRESAS composición
por cada 100 g de parte comestible cruda

Energía	30,0 kcal = 127 kj
Proteínas	0,610 g
H. de c.	4,72 g
Fibra	2,30 g
Vitamina A	3,00 µg ER
Vitamina B$_1$	0,020 mg
Vitamina B$_2$	0,066 mg
Niacina	0,347 mg EN
Vitamina B$_6$	0,059 mg
Folatos	17,7 µg
Vitamina B$_{12}$	—
Vitamina C	56,7 mg
Vitamina E	0,140 mg EαT
Calcio	14,0 mg
Fósforo	19,0 mg
Magnesio	10,0 mg
Hierro	0,380 mg
Potasio	166 mg
Cinc	0,130 mg
Grasa total	0,370 g
Grasa saturada	0,020 g
Colesterol	—
Sodio	1,00 mg

1% 2% 4% 10% 20% 40% 100%
% de la CDR (cantidad diaria recomendada) cubierta por 100 g de este alimento

Preparación y empleo

❶ Frescas: Las fresas frescas conviene lavarlas justo antes de ser consumidas. Combinan bien con la manzana, con el jugo de naranja, con los cereales y con el yogur.

❷ Batido de fresas: Se prepara triturándolas junto con zumo de naranja, leche descremada o de soja.

❸ Mermeladas y compotas: Conservan casi todos los nutrientes y principios activos de las fresas frescas, aunque pierden vitamina C. Constituyen una forma de consumirlas fuera de su temporada de cosecha, con el inconveniente, sin embargo, de su elevado contenido en azúcar (un 50%).

❹ Congeladas: Son cada vez más populares; ya que de este modo se hallan disponibles todo el año y prácticamente en todas partes. Congeladas, las fresas suelen contener menos azúcar que en mermeladas (0%-20%), y conservan mejor sus nutrientes y principios activos, la vitamina C inclusive.

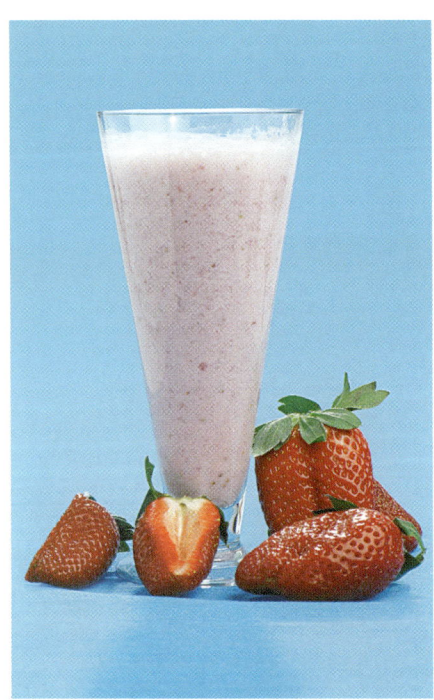

Por su acción antioxidante, las fresas neutralizan a los llamados radicales libres, que causan la oxidación de las lipoproteínas. Este proceso oxidante trae como consecuencia el depósito de colesterol en las arterias y la arteriosclerosis.

Las fresas convienen especialmente a quienes deseen mejorar la circulación sanguínea en sus arterias.

Las variedades que se cultivan actualmente combinan, con mayor o menor éxito, el aroma de las fresas europeas con el tamaño y la resistencia de las americanas.

PROPIEDADES E INDICACIONES: La fresa es una de las frutas *más bajas* en **calorías** (30 kcal/100 g), por debajo incluso del melón (35 kcal) o la sandía (32 kcal). Su contenido en *proteínas, grasas* y *sodio* es también *muy bajo*.

Los *nutrientes* más importantes de las fresa son los azúcares, con una cantidad moderada que apenas llega al 5% de su peso, la vitamina C, los folatos, el potasio y el hierro.

Las fresas son una buena fuente de *fibra dietética:* 100 g aportan 2,3 g de fibra, lo que viene a suponer la décima parte de las CDR (cantidad diaria recomendada) para un adulto.

A pesar de que las fresas contienen diversos *ácidos orgánicos,* entre los que destaca el ácido *salicílico* (precursor de la aspirina) y el ácido *oxálico,* su efecto sobre el metabolismo es *muy alcalinizante.*

El color de la fresa es debido a unos pigmentos vegetales conocidos como *ANTHOCIANINAS,* similares a los *bioflavonoides.* Las anthocianinas presentes en ciertas frutas como la fresa, actúan como *poderosos* **antioxidantes** (ver T. 1 pág. 411), además de reducir la síntesis de colesterol en el hígado.

En una investigación llevada a cabo en la Universidad Tufts de Boston (EE. UU.), se comprobó que las fresas son la fruta con *mayor capacidad* **antioxidante,**[33] seguidas por las ciruelas, las naranjas y la uva. El efecto antioxidante de la fruta se valoró por su capacidad para neutralizar *RADICALES LIBRES* oxidantes. Estas moléculas "agresivas" se pueden generar en las propias células como resultado de su actividad metabólica, o bien pueden proceder de contaminantes externos como el humo del tabaco. Los radicales libres *favorecen* la **oxidación** de las **lipoproteínas,** causa de la **arteriosclerosis,** producen **envejecimiento** celular e incluso **mutaciones** cancerígenas.

La *acción* **antioxidante** de las fresas se debe *principalmente* a su contenido en vitamina C, en bioflavonoides y en antocianinas.

La composición de las fresas, así como sus acciones antioxidante y alcalinizante, las hacen especialmente indicadas en los siguientes casos:

• **Arteriosclerosis:** Las fresas, al poseer esa *gran capacidad* **antioxidante,** gracias a la cual *neutralizan* el efecto de los **radicales libres,** constituyen un medio eficaz para evitar la arteriosclerosis (depósito de colesterol en las paredes de las arterias, con posterior endurecimiento y estrechamiento). A ello contribuye además su *carencia* en **grasa** y en **sodio,** los dos principales enemigos de la salud arterial, así como su *riqueza* en **potasio,** mineral que evita la hipertensión arterial.

El consumo habitual de fresas durante la primavera y primeros meses del verano contribuye a prevenir la arteriosclerosis y a evitar su progresión. No deben faltar en la dieta de los que han sufrido un **infarto** de miocardio o padecen de **angina de pecho,** así como cuando hay **falta de riego** en las arterias cerebrales o en las de los miembros inferiores.

• **Exceso de ácido úrico:** Las fresas son **diuréticas** (aumentan la producción de orina) y facilitan la eliminación de ácido úrico con la orina, debido a su efecto alcalinizante. Por ello se recomiendan en caso de gota y de artritis úrica.

• **Estreñimiento:** Debido a su riqueza en *fibra* vegetal de tipo soluble, las fresas facilitan el tránsito intestinal. Las fresas *descongestionan* la **circulación venosa** en el sistema portal (venas del vientre), por lo que convienen en caso de **hemorroides, ascitis** (líquido en el abdomen) y afecciones hepáticas como la **hepatitis** crónica y la cirrosis.

Ácidos salicílico y oxálico

El consumo de fresas puede presentar dos inconvenientes:

• **Reacciones alérgicas,** debido a su contenido en **ácido salicílico.** Generalmente se manifiesta como picor o erupción cutánea. Las personas alérgicas a la **aspirina** suelen serlo también a la fresa, y viceversa.

• **Cálculos urinarios:** Las personas que tiene tendencia a la formación de cálculos urinarios de tipo oxálico, deben evitar consumir grandes cantidades de fresas.[34] Ello es debido a su contenido en **ácido oxálico,** que al eliminarse por la orina forma oxalato cálcico, sustancia insoluble que forma arenillas y cálculos (piedras). Sin embargo, hay investigadores que opinan[35] que el consumo moderado de fresas no supone ningún riesgo para los que padecen de cálculos urinarios (piedras en el riñón).

Helianthus annuus L.

22 - Alimentos para las arterias

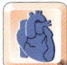

Semilla de girasol

Combate la arteriosclerosis

CADA DISCO floral del girasol, constituido por la unión de miles de pequeñas flores, produce igual número de semillas de gran valor nutritivo. Los primitivos pobladores de México ya las consumían tostadas, siglos antes de que sus propiedades dietoterápicas fueran descubiertas en occidente.

PROPIEDADES E INDICACIONES: La pipa o semilla de girasol contiene hasta un 49,6% de *grasas*, de las que se obtiene un *excelente aceite* culinario (ver T. 1 pág. 125); un 22,8% de *proteínas*, cantidad muy similar a la de la carne; y hasta un 8,3% de *hidratos de carbono*.

En cuanto a vitaminas, carecen prácticamente de la A y la C, pero las

SEMILLAS DE GIRASOL
composición
por cada 100 g de parte comestible cruda

Energía	570 kcal = 2386 kj
Proteínas	22,8 g
H. de c.	8,26 g
Fibra	10,5 g
Vitamina A	5,00 µg ER
Vitamina B_1	2,29 mg
Vitamina B_2	0,250 mg
Niacina	10,3 mg EN
Vitamina B_6	0,770 mg
Folatos	227 µg
Vitamina B_{12}	—
Vitamina C	1,40 mg
Vitamina E	50,3 mg EαT
Calcio	116 mg
Fósforo	705 mg
Magnesio	354 mg
Hierro	6,77 mg
Potasio	689 mg
Cinc	5,06 mg
Grasa total	49,6 g
Grasa saturada	5,20 g
Colesterol	—
Sodio	3,00 mg

1% 2% 4% 10% 20% 40% 100% 200% 500%
% de la CDR (cantidad diaria recomendada)
cubierta por 100 g de este alimento

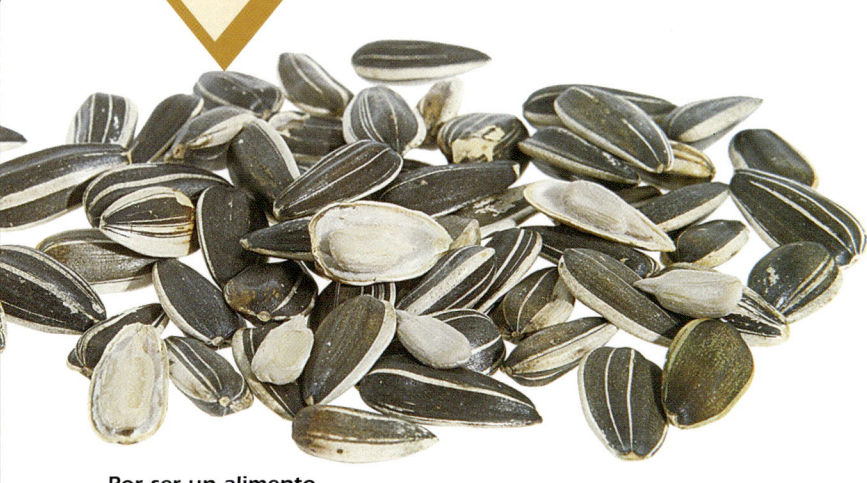

Por ser un alimento muy concentrado, las pipas de girasol no deberían consumirse entre comidas, sino como postre o merienda nutritiva para los niños.

SEMILLAS DE GIRASOL

COMPOSICIÓN PORCENTUAL
- Fibra 10,5 %
- Min. 3,53 %
- H. de c. 8,26 %
- Grasa 49,6 %
- Prot. 22,8 %
- Agua 5,36 %

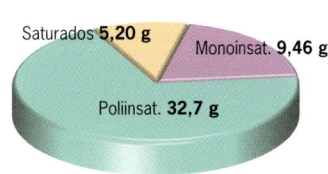

Saturados 5,20 g
Monoinsat. 9,46 g
Poliinsat. 32,7 g

distribución porcentual de sus **ácidos grasos**

Sinonimia hispánica: pipas, flor de sol, maravilla, mirasol, mirabel, tornasol, trompeta de amor, acahual, chimalte, maíz de Texas, maíz meco; **Cat.:** pipa de gira-sol; **Eusk.:** pipita; **Gal.:** semente de xirasol, pipa; **Fr.:** graine du tournesol; **Ing.:** sunflower seed; **Al.:** Sonnenblumenkerne.

Descripción: Semillas del girasol ('Helianthus annuus' L.), planta anual de la familia de las Compuestas que alcanza hasta 2 m de altura.

Hábitat: Originaria de las regiones subtropicales de América, como México, pero extendida y cultivada por todo el mundo.

Preparación y empleo

❶ **Crudas:** Después de haberlas secado durante unos días extendidas sobre una superficie lisa, es la mejor forma de consumir las semillas de girasol.

❷ **Tostadas:** Son más sabrosas, aunque si el tiempo de tostado es largo, se pierden parte de sus propiedades.

❸ **Trituradas y en puré:** Una vez quitada la cáscara, se trituran las semillas hasta formar una pasta homogénea. Es la forma ideal para niños, ancianos y personas con dentadura deteriorada.

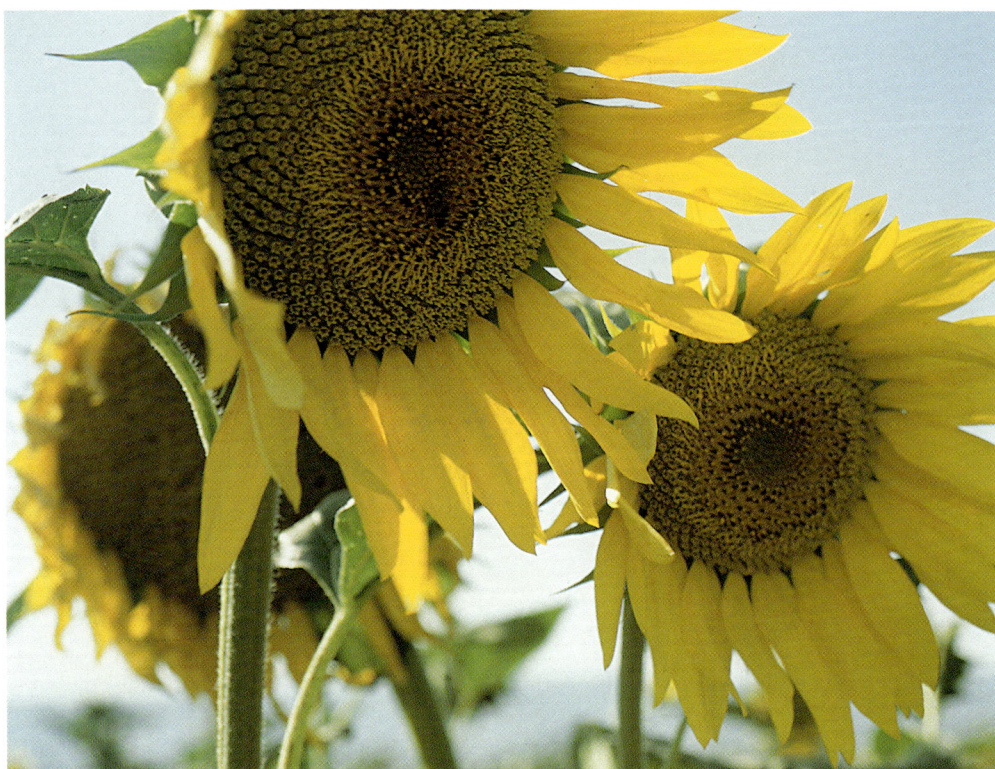

Las humildes pipas de girasol son especialmente ricas en ácido linoleico y en vitaminas B₁ y E. De ahí su gran utilidad en caso de arteriosclerosis o de exceso de colesterol.

pipas de girasol son uno de los alimentos *más ricos* en **vitamina E** (superadas solo por las almendras, T. 2 pág. 48) y ***vitamina B₁*** (superadas solo por la levadura de cerveza, T. 1 pág. 358, y el germen de trigo, T. 2 pág. 310).

Son *muy ricas* en minerales tales como el ***magnesio, hierro*** (6,8 mg/100 g, igual que las lentejas, T. 2 pág. 127), ***fósforo y calcio.***

Como puede deducirse de su composición, se trata de uno de los alimentos *más concentrados* en **nutrientes** de cuantos nos ofrece la naturaleza, especialmente en grasas, minerales y vitaminas B₁ y E. Sin embargo, a pesar de esa gran riqueza nutritiva, las pipas son *fácilmente* **digeribles,** siempre que se las mastique bien.

Las semillas de girasol son el fruto seco oleaginoso que *menos **ácidos grasos saturados*** contiene, lo cual las hace *especialmente idóneas* para **reducir** el nivel de **colesterol.** Son ricas también en ***lecitina,*** un tipo especial de grasa (fosfolípido) que contribuye igualmente al descenso de colesterol en la sangre.

El consumo habitual de pipas (por supuesto, sin sal), resulta especialmente indicado en los siguientes casos:

• **Arteriosclerosis y afecciones cardíacas:** El endurecimiento y estrechamiento de las arterias debido al depósito de colesterol en su pared, es la *causa más importante* del **infarto** de miocardio, de la **trombosis** cerebral y de la **falta de riego** sanguíneo en las **extremidades.** Los ***ácidos grasos esenciales*** de las pipas (*especialmente* el ***linoleico***) impiden el progreso de la arte-

Semillas o pipas de girasol

El consumo de pipas de girasol es **muy conveniente** a los que padecen de **arteriosclesosis** o de **afecciones coronarias,** pero deben tenerse en cuenta dos cosas:

• Las pipas **no** deben estar **saladas,** pues el **exceso de sodio** contenido en la sal favorece la contracción de las arterias y el deterioro de su pared.

• Las pipas **no** deben consumirse "**además de**" la dieta habitual, si-

no en **sustitución** de otros alimentos, como si se tratara de un plato más. De esta forma se evita la ingestión de más calorías, lo cual no resulta conveniente en caso de arteriosclerosis.

Lo mejor es ingerir pipas, y a la vez, restringir calorías eliminando el consumo de productos ricos en grasas saturadas como la mantequilla, el queso, las carnes grasas y los embutidos.

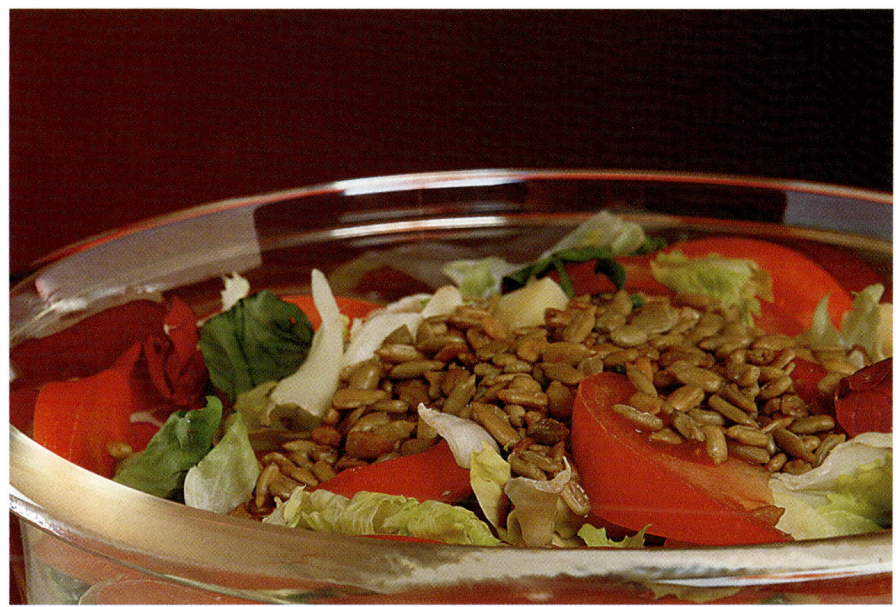

Muchos comen pipas por simple costumbre para pasar el rato, desconociendo que se trata de uno de los alimentos más concentrados y nutritivos de cuantos nos ofrece la naturaleza. Tomadas con pan y fruta u hortalizas frescas, las pipas de girasol constituyen un alimento muy completo.

riosclesosis, al disminuir el nivel de colesterol en la sangre. Además, *favorecen* la *producción* de **PROSTAGLANDINA E_1** en el organismo, sustancia muy importante desde el punto de vista fisiológico, que ejerce las siguientes acciones beneficiosas:

– *Dilata* los **vasos** sanguíneos.

– *Reduce* el *riesgo* de **trombosis,** al disminuir la agregabilidad plaquetaria (tendencia de las plaquetas de la sangre a unirse unas con otras, formando coágulos).

La **VITAMINA *E*** que las pipas contienen en abundancia es un *poderoso* **antioxidante,** que evita el deterioro de las arterias. También *disminuye* la **agregabilidad plaquetaria** y ejerce una acción *preventiva* contra la **trombosis** y el **infarto de miocardio**.[36,37]

• **Exceso de colesterol:** El consumo de pipas, *especialmente* cuando *sustituye* al de *otros* **alimentos grasos** o ricos en calorías, ejerce un notable efecto reductor del nivel de colesterol.[38] Este mismo efecto se produce consumiendo aceite de girasol.

• **Afecciones de la piel y sus anejos:** El *ácido linoleico* y también la *vitamina E,* aumentan la elasticidad de la piel, protegiendo a las células *contra* los efectos del **envejecimiento** (acción antioxidante). El consumo de pipas de girasol se recomienda en caso de **eccemas,** piel **agrietada o reseca y dermatitis** en general; *fortalece* las **uñas** y el **cabello,** logrando *reducir* el número de **canas.** El doctor Schneider refiere que una emulsión de semillas de girasol da muy buenos resultados como *sustitutivo* de la **leche** en lactantes que sufren de **eccema infantil** (atopia).

• **Afecciones nerviosas:** Las pipas de girasol contienen tanta *vitamina B_1* como el germen de trigo (T. 2 pág. 306), superando a cualquier otro alimento, con excepción de la levadura de cerveza (T. 1 pág. 358). Por aportar además fósforo, lecitina y ácido linoleico, constituyen un alimento *muy recomendable* para favorecer las funciones del **sistema nervioso,** y del **cerebro** en particular. Aquellos que padecen de **estrés, depresión, insomnio** o **nerviosismo,** encontrarán una buena ayuda en estas humildes semillas.

• **Diabetes:** Las semillas de girasol son muy bien toleradas por los diabéticos, y constituyen un alimento nutritivo que no debería faltar en su dieta. En un estudio realizado en Finlandia,[39] se comprobó que quienes toman *poca vitamina E,* tienen un *riesgo cuatro veces* mayor de padecer **diabetes** que aquellos que la toman en abundancia. El gran contenido en vitamina E de las pipas es una razón más para recomendar su consumo a los diabéticos.

• **Aumento de las necesidades nutritivas:** Las pipas de girasol constituyen un alimento *muy rico* en *calorías* y en *nutrientes esenciales,* apropiado para mujeres **embarazadas** o que **lactan, deportistas, anémicos, desnutridos, convalecientes** de enfermedades debilitantes, y en general, todos aquellos que necesitan un mayor aporte nutritivo.

• **Afecciones cancerosas:** Son numerosas las investigaciones tanto de carácter epidemiológico como experimental, en las que se ha demostrado que la *vitamina E* ejerce una acción *preventiva* del cáncer, y posiblemente *curativa* en ciertos casos.

Debido a la abundancia de las pipas de girasol en vitamina E, así como a su gran poder nutritivo en cuanto a proteínas y grasas de alto valor biológico, constituyen un alimento ideal para aquellos que están luchando contra el cáncer o que tienen un riego aumentado de padecerlo. La riqueza en minerales como el *hierro* y el *magnesio,* contribuye a hacerlas más idóneas si cabe en caso de cáncer.

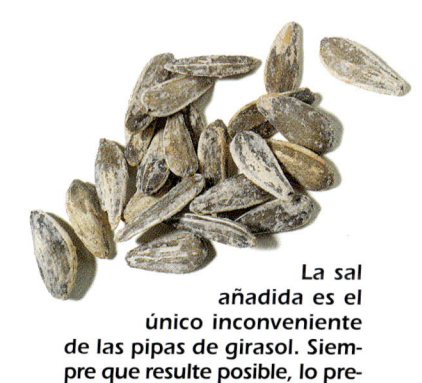

La sal añadida es el único inconveniente de las pipas de girasol. Siempre que resulte posible, lo preferible es consumirlas sin sal.

Persea americana Miller

22 - Alimentos para las arterias

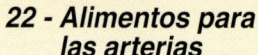

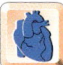

Aguacate

Reduce el colesterol y combate la anemia

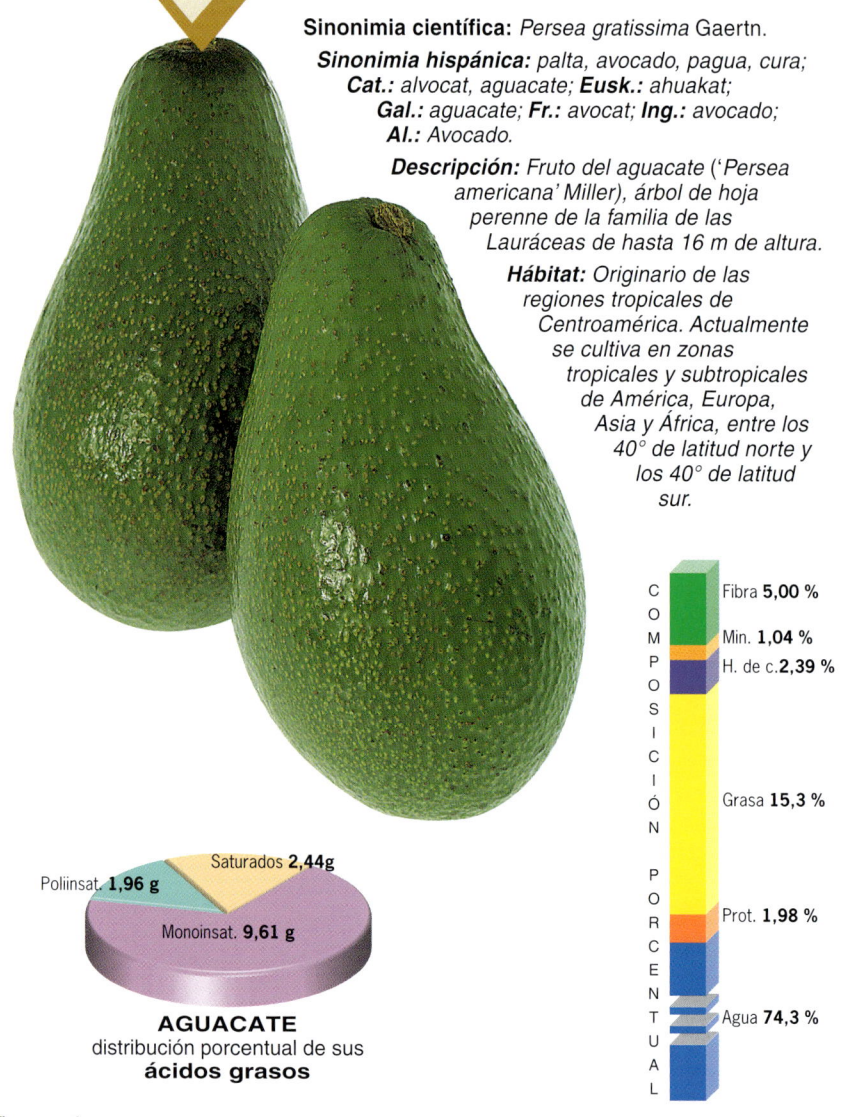

Sinonimia científica: *Persea gratissima* Gaertn.
Sinonimia hispánica: palta, avocado, pagua, cura; **Cat.:** alvocat, aguacate; **Eusk.:** ahuakat; **Gal.:** aguacate; **Fr.:** avocat; **Ing.:** avocado; **Al.:** Avocado.

Descripción: Fruto del aguacate ('*Persea americana*' Miller), árbol de hoja perenne de la familia de las Lauráceas de hasta 16 m de altura.

Hábitat: Originario de las regiones tropicales de Centroamérica. Actualmente se cultiva en zonas tropicales y subtropicales de América, Europa, Asia y África, entre los 40° de latitud norte y los 40° de latitud sur.

COMPOSICIÓN PORCENTUAL
- Fibra 5,00 %
- Min. 1,04 %
- H. de c. 2,39 %
- Grasa 15,3 %
- Prot. 1,98 %
- Agua 74,3 %

AGUACATE distribución porcentual de sus **ácidos grasos**
- Saturados 2,44 g
- Poliinsat. 1,96 g
- Monoinsat. 9,61 g

SE CUENTA que un estudiante en la ciudad de México decidió seguir una dieta a base de aguacate, con el propósito de comprobar en sí mismo las virtudes nutritivas del fruto. Para ello, le dijo a la dueña de la pensión donde se hospedaba:

—Señora, durante un mes me va a poner de comer únicamente aguacate. ¿De acuerdo?

A lo que la buena señora respondió:

—Pues ya se puede ir usted de mi pensión, que una servidora y sus hijas somos muy decentes, y no podemos arriesgarnos a tenerlo a usted aquí mientras coma tanto aguacate.

Aunque aquella señora no sabía nutrición, tenía clara la idea de que el

AGUACATE composición
por cada 100 g de parte comestible cruda

Energía	161 kcal = 674 kj
Proteínas	1,98 g
H. de c.	2,39 g
Fibra	5,00 g
Vitamina A	61,0 µg ER
Vitamina B$_1$	0,108 mg
Vitamina B$_2$	0,122 mg
Niacina	2,27 mg EN
Vitamina B$_6$	0,500 mg
Folatos	61,9 µg
Vitamina B$_{12}$	—
Vitamina C	7,90 mg
Vitamina E	2,30 mg EαT
Calcio	11,0 mg
Fósforo	41,0 mg
Magnesio	39,0 mg
Hierro	1,02 mg
Potasio	599 mg
Cinc	0,420 mg
Grasa total	15,3 g
Grasa saturada	2,44 g
Colesterol	—
Sodio	10,0 mg

% de la CDR (cantidad diaria recomendada) cubierta por 100 g de este alimento

Preparación y empleo

❶ Fresco: El aguacate no es una fruta en el sentido culinario de la palabra, pues carece del dulzor y de la acidez características de las frutas. Gracias a esto, combina muy bien con todo tipo de ensaladas y platos, tanto en dulce como salado.

Se consume preferentemente crudo, habitualmente aliñado con limón, que además evita que adquiera un color pardo oscuro debido a la oxidación de las sales de hierro que contiene. Untado sobre el pan, sustituye con ventaja a la mantequilla o margarina.

❷ Guacamole: Aunque existen varias recetas, el auténtico guacamole mexicano se prepara con la pulpa del aguacate machacada, cebolla picada, zumo de limón, sal y chile (pimiento picante, ver T. 1 pág. 340).

aguacate es un fruto afrodisíaco, capaz de despertar el deseo sexual. Por algo los antiguos aztecas lo llamaban *ahuacatl,* que en náhuatl (idioma autóctono de México) quiere decir 'testículo'.

Hoy sabemos que el aguacate es la fruta fresca con *mayor contenido* en **vitamina E,** la vitamina de la reproducción. No andaba pues tan descaminada, la dueña de la pensión.

PROPIEDADES E INDICACIONES: Hay varios aspectos que destacan en su composición:[40]

✓ *Agua:* Contiene una proporción *muy escasa* (74,2% o menos), para lo que suele ser habitual en los frutos frescos. Además de la aceituna y el plátano, no existe ningún otro fruto que presente un contenido tan bajo de agua. Esto indica que se trata de un fruto concentrado, con una *gran capacidad* **nutritiva y calórica,** que según variedades, puede llegar a las 200 kcal/100 g de parte comestible.

✓ *Grasas:* Junto con la aceituna, el aguacate es uno de los frutos *más ricos* en grasas (hasta un 20% según las variedades). Durante el proceso de maduración, aumenta el contenido en grasas: así, según un estudio realizado en California,[41] el mesocarpo (la pulpa) de de un tipo de aguacate especialmente rico en grasa contenía un promedio del 19,2% de grasa, mientras que en febrero, un mes más tarde, esa cifra llegaba hasta 22,8%. El contenido promedio de grasa es del 15,3%.

La composición de las grasas del aguacate es la siguiente:

– Lípidos neutros o *glicéridos,* formados por la unión de una molécula de glicerina con una, dos o tres de ácidos grasos, llamándose mono, di y triglicéridos respectivamente. Estos últimos son los más frecuentes, con diferencia notable respecto a los otros dos tipos de grasas. El ácido graso *más abundante* es el *oleico,* el mismo que se encuentra en la aceituna y en el aceite de oliva.

– *Fosfolípidos:* Son grasas que contienen fósforo en su molécula. Realizan funciones muy importantes en los tejidos del sistema nervioso.

– *Ácidos grasos libres,* es decir, no uni-

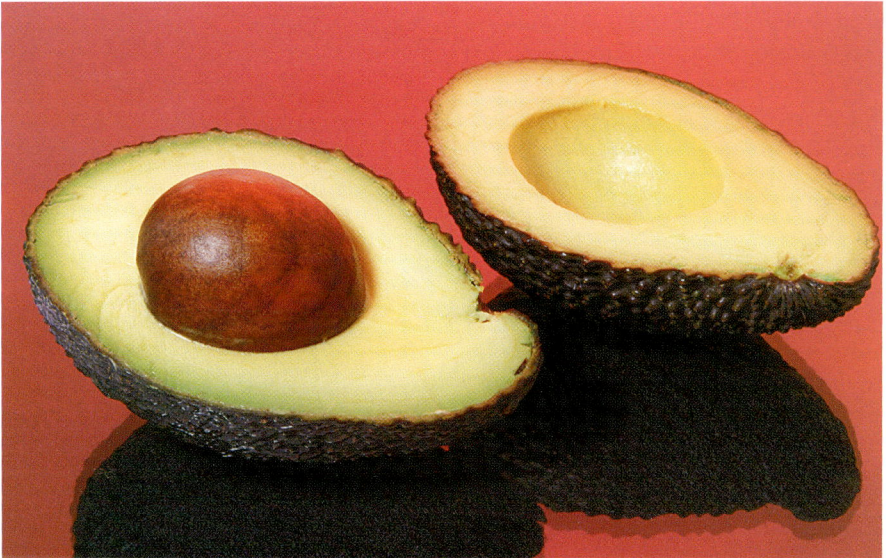

Los aguacates se suelen sacar al mercado cuando todavía están duros y su sabor es amargo. Sin embargo, el momento óptimo para consumirlos es cuando están blandos al tacto, y la pulpa se puede untar como mantequilla.

dos a la glicerina. Se hallan en muy pequeña cantidad, y son responsables en parte del aroma típico del fruto.

Como puede verse, las *grasas* del aguacate son de *elevado* **valor biológico,** *mayormente* **insaturadas,** y por supuesto, *no* contienen **colesterol** como corresponde a un alimento de origen vegetal.

✓ *Proteínas:* El aguacate es uno de los frutos frescos *más ricos* en **proteínas,** que según la variedad, alcanzan el 2% de su peso. Contienen todos los **aminoácidos esenciales,**[42] aunque su proporción no es la óptima, como suele ocurrir con los alimentos vegetales, a excepción de la soja (ver T. 2 pág. 264). A pesar de esto, las proteínas del aguacate son de un *gran valor,* tanto en cantidad como en calidad; valor que aumenta si se combinan con otras proteínas vegetales gracias al fenómeno de la **suplementación** (ver T. 2 pág. 392).

✓ *Vitamina E:* Con sus 2,3 mg por 100 g de EαT (equivalente *alfa*-tocoferol), el aguacate es la **fruta** fresca *más rica* en esta vitamina. Ningún alimento de origen animal alcanza esta cantidad, ni siquiera los huevos (1,05 mg EαT) o la mantequilla (1,58 mg EαT). Entre los vegetales, los **frutos secos** oleaginosos, el **germen de trigo**

(ver T. 2 pág. 310) y las **aceitunas** superan al aguacate (ver T. 2 pág. 165) en vitamina E.

Esta importante vitamina no solo favorece las funciones reproductoras, sino que por ser un *potente* **antioxidante,** *protege* contra el **cáncer** y contra el **envejecimiento** de las células.

✓ *Vitamina B₆:* El aguacate es, junto al plátano, el **fruto** fresco *más rico* en esta vitamina: 0,5 mg/100 g, cantidad superior incluso a la de la carne de ternera, que tiene 0,37 mg/100 g.

✓ *Hierro:* El aguacate es una de las **frutas** frescas con un *mayor contenido* en hierro (1,02 mg/100 g), superior al de todas las frutas frescas.

Del estudio de la composición del aguacate se deduce que se trata de una de las frutas *más nutritivas* que existen. Unido esto a su delicado sabor y a su versatilidad culinaria, se explica el papel tan importante que desempeñó en la alimentación de los pueblos americanos precolombinos, para quienes constituía un *sustitutivo* de la **carne.**

✓ *Fibra:* Con su 5% o más, el aguacate es el fruto fresco más rico en fibra.

En nuestros días, el aguacate está considerado como uno de los frutos más apreciados, tanto por su valor nutritivo, como por sus propiedades dietoterápicas. El consumo de aguacate se recomienda especialmente en los siguientes casos:

• **Exceso de colesterol:** Desde 1960 se conoce el hecho paradójico de que el consumo de aguacate, tan rico en grasas, produce una *disminución* en el nivel de colesterol de la sangre. Los primeros estudios fueron realizados por Grant,[43] alimentando a 16 varones de 27 a 72 años con cantidades variables de aguacate (de medio a uno y medio al día). La mitad de ellos mostró una disminución en el nivel de colesterol entre el 8,7% y el 42,8%. En ningún caso se produjo aumento.

Más recientemente, en 1992, se llevó a cabo otro estudio similar en el Hospital General de Morelia (México).[44] La dieta suministrada en este caso contenía un 30% de calorías en forma de grasa, de la que el 75% procedía del aguacate. Después de dos semanas, se produjo una *reducción* significativa en el nivel de **colesterol**, a expensas de su fracción LDL (colesterol unido a las lipoproteínas de baja densidad, llamado vulgarmente colesterol nocivo), así como un *descenso* en el nivel plasmático de **triglicéridos** (uno de los tipos de grasa que circulan por la sangre, ver T. 2 pág. 288).

Es curioso, y casi paradójico, que siendo el aguacate uno de los frutos más ricos en triglicéridos, su consumo disminuya el nivel de este tipo de grasa en la sangre. Estas son las agradables sorpresas que nos proporcionan los alimentos vegetales.

La **acción hipolipemiante** (de disminución del nivel de grasa de la sangre) del aguacate se debe posiblemente a la equilibrada composición de sus ácidos grasos, así como su *gran riqueza* en *fibra* vegetal, aunque quizá existan otras razones desconocidas hasta ahora.

Por todo ello, el consumo habitual de aguacate es *muy recomendable* a los que padecen de exceso de colesterol o de triglicéridos en la sangre, así como de cualquier otro tipo de hiperlipemia (aumento de las grasas en la sangre).

• **Trastornos circulatorios:** El aguacate es un alimento *sumamente aconsejable* en caso de **arteriosclerosis, hiper-**

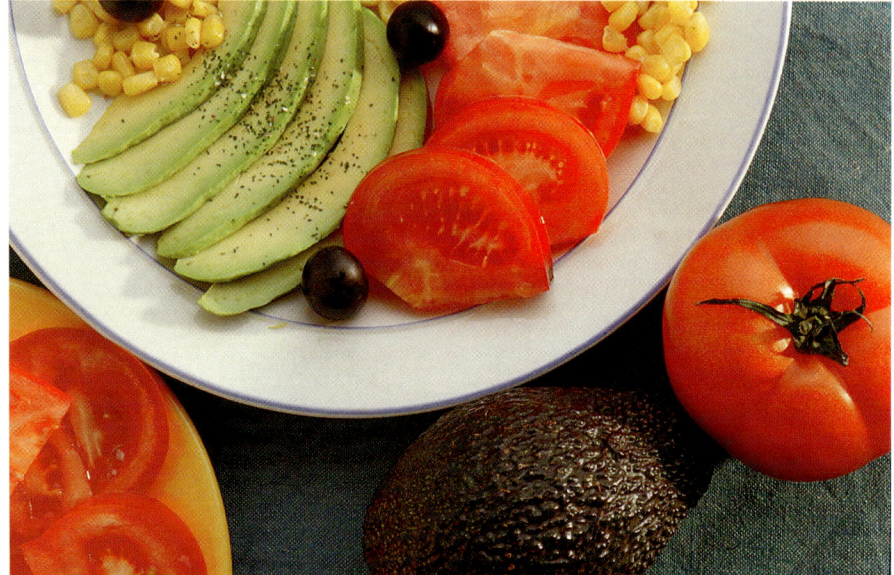

El aguacate es uno de los frutos frescos más ricos en grasas de gran valor nutritivo, proteínas, vitaminas E y B₆ y hierro, así como en fibra vegetal. Combina muy bien con todo tipo de ensaladas y platos de hortalizas.

Cuando se emplea aguacate **en lugar de queso** en las ensaladas, se **reduce** significativamente el aporte de **calorías**, de **grasa saturada**, de **colesterol** y de **sodio**.

Ácidos grasos en el aguacate[45]

	Porcentaje %
Palmítico (16:0)	13 – 16,7
Palmitoleico (16:1)	3 – 5,1
Esteárico (18:0)	–
Oleico (18:1)	67 – 72
Linoleico (18:2)	10,4 – 11,4
Linolénico (18:3)	0 – 1,5

Evolución de la concentración de ácidos grasos del aguacate
a medida que se produce la maduración del fruto[46]

A medida que el aguacate madura, aumenta mucho la concentración de **ácido oleico**, hasta ser el más abundante con diferencia.

El ácido oleico es un ácido graso monoinsaturado de 18 átomos de carbono y un doble enlace (18:1), que también es muy abundante en el **aceite de oliva** (ver T. 1 pág. 118).

tensión arterial y enfermedades del **corazón** en general. Ello se debe a que además de su interesante acción hipolipemiante (disminuye la grasa de la sangre), contiene muy *poco* **sodio** y *abundante* **potasio**.

• **Anemia:** El *hierro* del aguacate se asimila relativamente bien, por lo que su consumo conviene en todos aquellos casos en los que se precisa un mayor aporte de hierro, como la **adolescencia** (especialmente las muchachas), y el **embarazo.**

El aguacate no debería faltar en la dieta de los que padecen de anemia por pérdida de sangre o por falta de hierro.

Normalmente el *HIERRO* que se encuentra en los vegetales, llamado *hierro no 'hem'*, se absorbe con mayor dificultad que el *hierro 'hem'* de origen animal. Sin embargo, el hierro del aguacate *se absorbe mejor* que el de otros alimentos de origen vegetal, posiblemente debido a su contenido en *vitamina C* que favorece su absorción (ver T. 1 pág. 401).

• **Afecciones nerviosas:** El aguacate contiene grasas muy necesarias para el metabolismo del sistema nervioso, como el *ácido linoleico* y los *fosfolípidos.* Además es muy rico en *vitamina B6,* una de las más importantes para el buen funcionamiento de las neuronas. Por todo ello, es un alimento ideal para los que padecen de **nerviosismo, irritabilidad o depresión** nerviosa.

• **Afecciones digestivas:** Por su reacción **alcalina** y el efecto **suavizante** y protector sobre las mucosas que tienen las grasas del aguacate, resulta un alimento apropiado para la dieta de los que padecen de **úlcera** de estómago o de **gastritis.**

• **Diabetes:** Hasta hace pocos años se desaconsejaba el aguacate a los diabéticos, debido a que su pulpa contiene un azúcar monosacárido de siete átomos de carbono llamado **manoheptulosa,** que experimentalmente, en grandes dosis, se vio que producía **hiperglucemia**[47] (aumento de la glucosa en la sangre).

Estudios más recientes,[48] han puesto de manifiesto que el consumo de aguacate *conviene especialmente* a los diabéticos. No solo ayuda a mantener un nivel adecuado de glucemia (glucosa en la sangre), sino que disminuye el colesterol y mejora el perfil lipídico (la composición de las grasas) de la sangre.

• **Dietas tonificantes:** Por su gran poder nutritivo, su fácil digestión, y su contenido en *vitamina E,* el aguacate conviene que sea un alimento habitual en la dieta de los niños, adolescentes en época de desarrollo, deportistas, adultos agotados o estresados, ancianos, y en la de todos aquellos que deseen *aumentar* su **vitalidad** de una forma sana y natural.

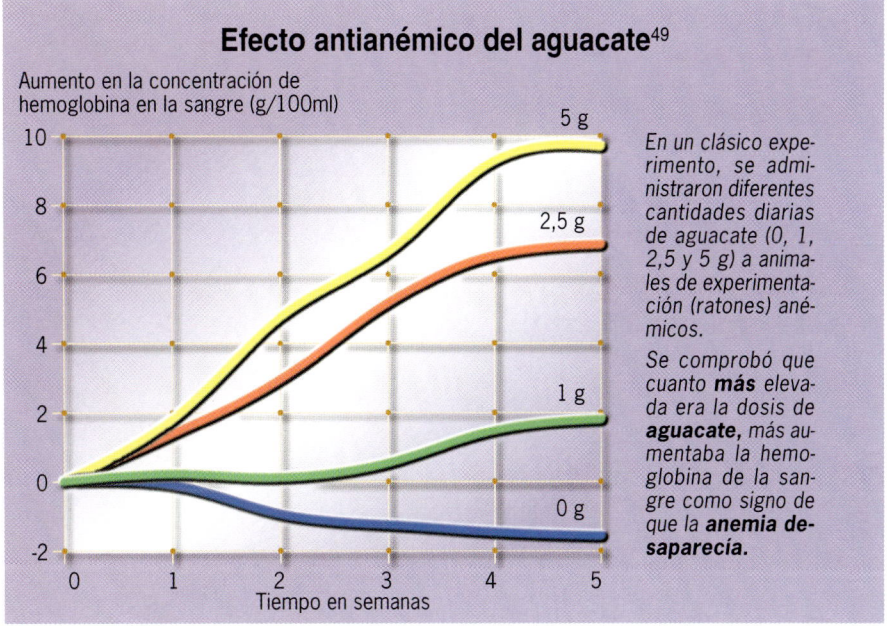

Efecto antianémico del aguacate[49]

En un clásico experimento, se administraron diferentes cantidades diarias de aguacate (0, 1, 2,5 y 5 g) a animales de experimentación (ratones) anémicos.

Se comprobó que cuanto **más** elevada era la dosis de **aguacate,** más aumentaba la hemoglobina de la sangre como signo de que la **anemia desaparecía.**

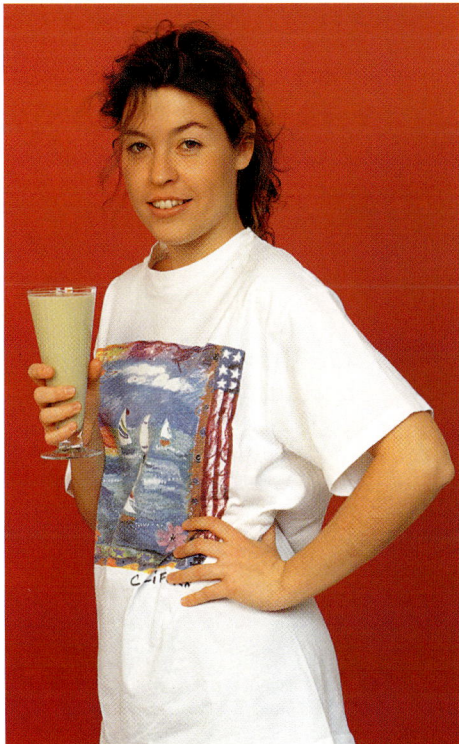

La primera vez que se come, el aguacate puede producir rechazo en algunas personas por su consistencia mantecosa.

Esta es una reacción normal, y solo tras insistir unas cuantas veces, la degustación de este fruto se convierte en un auténtico placer de 'gourmets'.

El batido de aguacate es muy apropiado para las adolescentes, por su valor nutritivo y su efecto antianémico.

22 - Alimentos para las arterias

 Pyrus communis L.   pH↑

Pera

Eficaz para controlar la tensión arterial

LA PERA es una fruta muy arraigada en la civilización europea. Hay restos arqueológicos que muestran el uso alimentario de la pera tres milenios antes de Cristo. Los escritores médicos y botánicos de la antigüedad grecorromana ya conocían bien sus virtudes nutritivas y medicinales.

La pera es una de las frutas más sabrosas y suculentas, a condición de que se consuma en su punto óptimo de maduración. Pero no es fácil encontrarla así en los mercados, pues a diferencia de la manzana, se conserva bastante mal: La pera hoy está dura, y mañana está pasada. Guardándola en

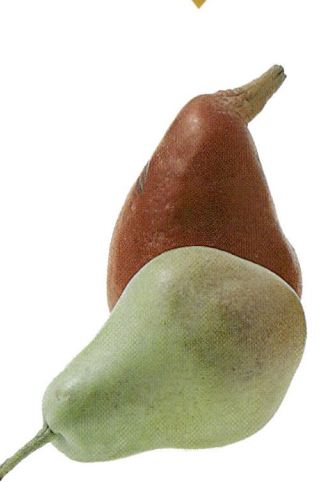

Sinonimia hispánica: *abubo, avugo, bergamota, caruja, cermeña, gambusina, mosquerola, mosqueruela, musquerola, perojo, donguindo;*
Cat.: *pera, perameny, perot;*
Eusk.: *udare, madari;* **Gal.:** *pera;*
Fr.: *poire;* **Ing.:** *pear;* **Al.:** *Birne.*
Descripción: *Fruto del peral ('Pyrus communis' L.), árbol de la familia de las Rosáceas similar al manzano.*
Hábitat: *Se cultiva en todas las regiones templadas.*

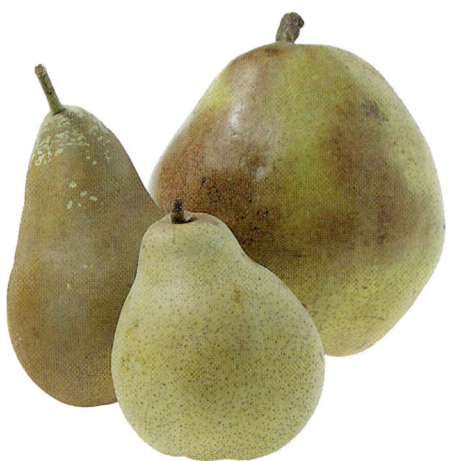

PERA
COMPOSICIÓN PORCENTUAL
- Fibra **2,40 %**
- Min. **0,280 %**
- H. de c. **12,7 %**
- Grasa **0,400 %**
- Prot. **0,390 %**
- Agua **83,8 %**

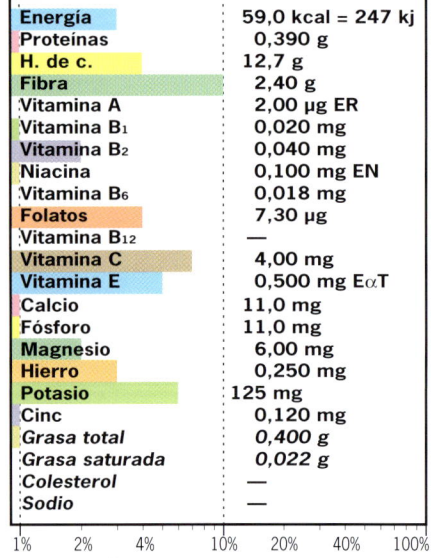

PERA composición
por cada 100 g de parte comestible cruda

Energía	59,0 kcal = 247 kj
Proteínas	0,390 g
H. de c.	12,7 g
Fibra	2,40 g
Vitamina A	2,00 µg ER
Vitamina B$_1$	0,020 mg
Vitamina B$_2$	0,040 mg
Niacina	0,100 mg EN
Vitamina B$_6$	0,018 mg
Folatos	7,30 µg
Vitamina B$_{12}$	—
Vitamina C	4,00 mg
Vitamina E	0,500 mg EαT
Calcio	11,0 mg
Fósforo	11,0 mg
Magnesio	6,00 mg
Hierro	0,250 mg
Potasio	125 mg
Cinc	0,120 mg
Grasa total	0,400 g
Grasa saturada	0,022 g
Colesterol	—
Sodio	—

1% 2% 4% 10% 20% 40% 100%
% de la CDR (cantidad diaria recomendada) cubierta por 100 g de este alimento

Preparación y empleo

❶ **Cruda:** Conviene masticarla bien, especialmente las que presentan una pulpa dura o con textura arenosa. Generalmente recomendamos que las frutas se coman peladas (debido a los contaminantes que suele haber en la piel). Sin embargo, en el caso de la pera es conveniente comer también su piel, pues así se obtiene un mayor efecto diurético. Por supuesto que debe lavarse bien, y a ser posible, proceder de cultivo biológico.

❷ **Cocinada:** Así la pera resulta de más fácil digestión a quienes tienen el aparato digestivo debilitado. El inconveniente es que, al someterla a cocción, se pierden la mayor parte de sus vitaminas, aunque no los azúcares y minerales.

❸ **Compotas y mermeladas.**

el frigorífico se puede conservar unos días más que a temperatura ambiente, pero aun así, no permite un largo almacenamiento.

PROPIEDADES E INDICACIONES: Destaca su contenido en *azúcares* (12,7%), a la vez que es muy pobre en proteínas (0,39%) y en grasas (0,4%). El azúcar más abundante de la pera es la *fructosa* o levulosa, lo que la hace ser bien *tolerada* por los **diabéticos.**

Contiene una pequeña cantidad de vitaminas C, E y B. Los *minerales* más importantes son el potasio, el magnesio y el hierro. Es una buena fuente de *oligoelementos* como el cobre y el manganeso, y en menor proporción, el cinc. Tanto en vitaminas como en minerales, la pera supera ligeramente a la manzana (T. 2 pág. 229).

La pera es también una buena fuente de *fibra* vegetal (2,4%). En esto va ligeramente por detrás de la manzana (2,7%). A diferencia de la manzana, la pera contiene una mayor cantidad de fibra insoluble rica en lignina (sustancia que le otorga la dureza a la madera y al salvado del trigo).[50]

La fibra soluble es más eficaz contra el colesterol, y la insoluble, presenta un mayor efecto laxante (ver T. 1 pág. 388).

En cuanto a componentes no nutritivos, la pera contiene una menor proporción de *ácidos orgánicos* que la manzana, y algo más de *taninos,* de efecto absorbente y antiinflamatorio.

La pera es diurética, remineralizante, suavemente astringente y refrescante. Esta son sus principales indicaciones:

• **Hipertensión arterial:** Es conocido desde antiguo el efecto hipotensor de la pera, atribuido a su acción estimulante de la diuresis. Hoy sabemos además que la pera no contiene nada de *sodio,* mineral que tiene la propiedad de retener agua en el organismo, aumentando así el volumen, y por lo tanto la presión de la sangre.

Además, la pera es *muy rica* en *potasio,* mineral que ejerce un efecto contrario al del sodio. Hay estudios[51] que demuestran que a *mayor ingesta* de *potasio, menor riesgo* de padecer **hipertensión** arterial. Cada vez hay más estudios que relacionan el tipo de alimentación con la hipertensión arterial de causa aparentemente desconocida.

• **Insuficiencia renal:** La pera activa la función de los riñones, y constituye una fruta muy recomendable en caso de insuficiencia renal debida a nefritis o nefrosis. Además de no tener *nada* de *sodio* y de ser *muy pobre* en *proteínas,* la pera es una *buena fuente* de *potasio* y produce un suave efecto diurético, todo lo cual conviene en las afecciones renales.

Se recomienda un *consumo* de peras *abundante* en caso de **edemas** (retención de líquidos), tanto de causa cardíaca como renal.

• **Exceso de ácido úrico:** La pera favorece la eliminación de ácido úrico y otras sustancias nitrogenadas con la orina. Ejerce un efecto **alcalinizante** de la sangre, lo cual resulta favorable en las dietas depurativas, para neutralizar el exceso de residuos ácidos producidos por una alimentación rica en carnes.

• **Obesidad:** La pera no debe faltar en los regímenes adelgazantes, por su suave acción diurética y su efecto depurativo.

• **Afecciones digestivas:** La pera es de fácil y rápida digestión, cuando el fruto está tierno y bien maduro. Se han hecho experiencias que muestran que a los 90 minutos de haberla ingerido, ya ha sido digerida y ha llegado al intestino grueso. Ejerce una *suave* acción **astringente,** y *combate* la **putrefacción y flatulencias** intestinales propias de la colitis (inflamación del intestino grueso) y de la dispepsia intestinal (mala digestión a nivel intestinal).

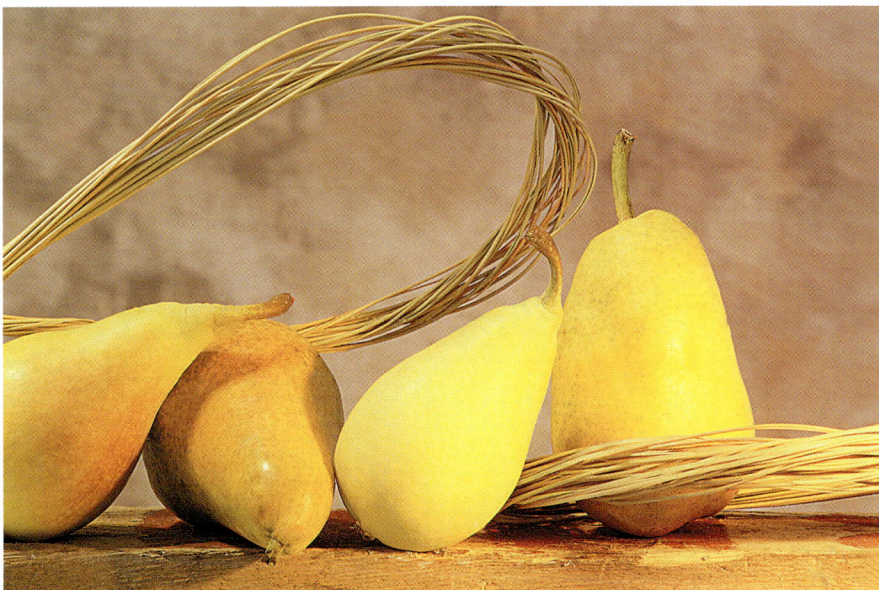

La pera es una fruta muy suculenta, que calma la sed mejor que los helados. Además, facilita la diuresis (producción de orina) y evita la hipertensión.

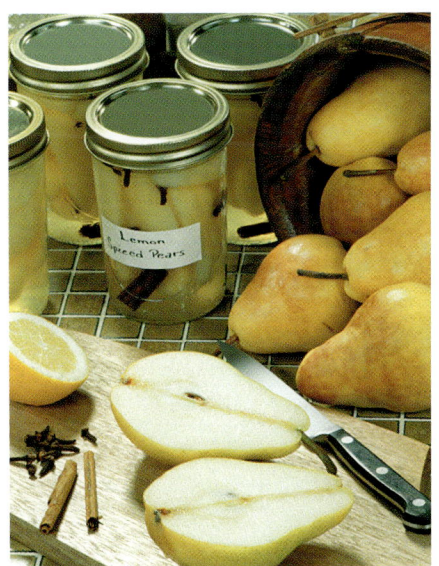

Psidium guajaba L.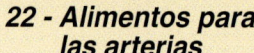

Guayaba

Reduce la hipertensión y el colesterol

LOS AZTECAS de México llamaban a la guayaba 'fruta arenosa' debido a la peculiar consistencia de su pulpa repleta de semillas. Pero a pesar de la pequeña incomodidad que supone el consumirla al natural, su exquisito aroma y sus notables propiedades salutíferas, han hecho que la guayaba sea hoy conocida y apreciada en los cinco continentes.

PROPIEDADES E INDICACIONES: La pulpa de la guayaba es *pobre* en *proteínas, grasas* (menos del 1% de ambas) e *hidratos de carbono* (6%), pero destaca por su contenido de:

✓ *Vitamina C:* Con sus 183 mg/100 g, la guayaba es una de las frutas *más ricas* en esta vitamina. Solamente la acerola (T. 2 pág. 367) y el escaramujo (*EPM* pág. 762) la superan. Existen variedades de guayaba que alcanzan los 979 mg/100 g.[52] La mayor concentración de vitamina C se da en la capa de pulpa que rodea a las semillas, justo

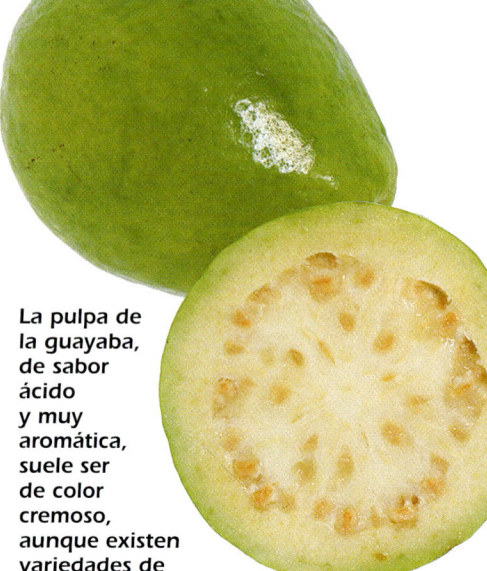

La pulpa de la guayaba, de sabor ácido y muy aromática, suele ser de color cremoso, aunque existen variedades de color asalmonado e incluso rojizo.

Sinonimia hispánica: guava, arrayán, arrayana, luma, hurapo, piche, sahuinto; **Cat.:** guaiaba; **Eusk.:** guaiaba; **Gal.:** goiaba; **Fr.:** goyave; **Ing.:** guava; **Al.:** Guave.

Descripción: Fruto del guayabo ('*Psidium guajaba*' L.), árbol de la familia de las Mirtáceas que alcanza hasta 6 m de altura.

Hábitat: Se cultiva en zonas tropicales de todo el mundo. En el continente americano se puede encontrar desde México hasta Brasil. Se trata de una especie poco exigente, por lo que últimamente se está cultivando también en zonas no tropicales, siempre que estén a salvo de heladas.

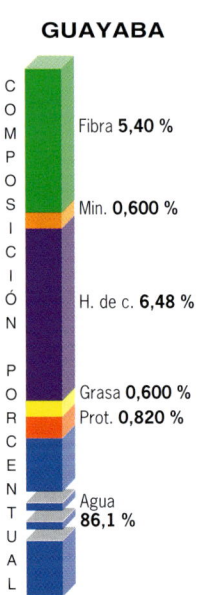

GUAYABA composición
por cada 100 g de parte comestible cruda

Energía	51,0 kcal = 211 kj
Proteínas	0,820 g
H. de c.	6,48 g
Fibra	5,40 g
Vitamina A	79,0 µg ER
Vitamina B_1	0,050 mg
Vitamina B_2	0,050 mg
Niacina	1,32 mg EN
Vitamina B_6	0,143 mg
Folatos	14,0 µg
Vitamina B_{12}	—
Vitamina C	184 mg
Vitamina E	1,12 mg EαT
Calcio	20,0 mg
Fósforo	25,0 mg
Magnesio	10,0 mg
Hierro	0,310 mg
Potasio	284 mg
Cinc	0,230 mg
Grasa total	0,600 g
Grasa saturada	0,172 g
Colesterol	—
Sodio	3,00 mg

% de la CDR (cantidad diaria recomendada) cubierta por 100 g de este alimento

Preparación y empleo

❶ **Fresca:** La parte interior de la guayaba, donde se encuentran las semillas, debe masticarse bien o pasarse por un pasapuré. La parte externa del fruto carece de semillas y es más suave. Los frutos demasiado maduros pierden vitamina C y fibra.

❷ **Productos elaborados:** Con la guayaba se producen deliciosos jarabes, jaleas y mermeladas

❸ **Goiabada:** Producto típico brasileño que se obtiene añadiendo azúcar a la pulpa de guayaba, y luego se procede a su concentración por calentamiento. Se parece al dulce de membrillo.

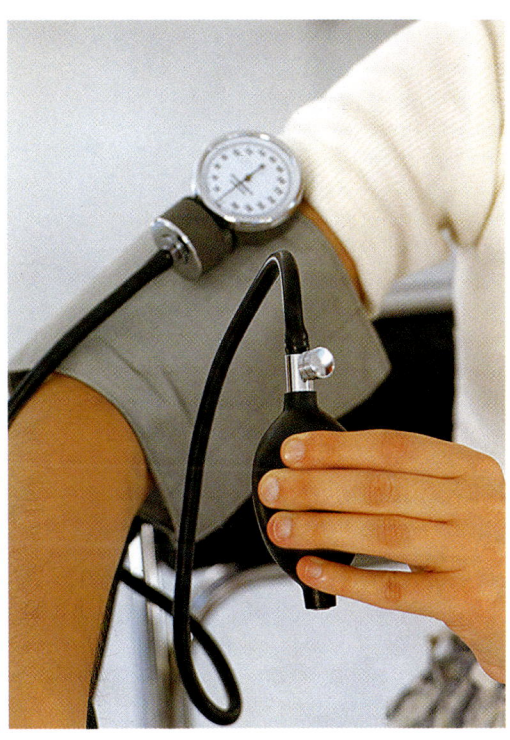

La guayaba hace descender la presión arterial, el nivel de colesterol y de grasa en la sangre; además, neutraliza los efectos de la nicotina por su riqueza en vitamina C.

Una sola guayaba, que puede pesar unos 100 g, cubre por sí sola el triple de las necesidades diarias de vitamina C de un adulto.

• **Arteriosclerosis:** La guayaba es una fruta ideal para mantener las arterias en buena salud, pues su consumo *previene* contra los factores de riesgo causantes de la arteriosclerosis: la **hipertensión** y el exceso de **colesterol.**

• **Tabaquismo:** Es otro factor importante en el endurecimiento de las arterias. La *gran cantidad* de *vitamina C* que se encuentra en la guayaba es de *gran ayuda* para los que están siguiendo una cura de **desintoxicación** tabáquica, ya que esta vitamina actúa como un *antagonista* de la **nicotina.** Dos o tres guayabas diarias constituyen un postre recomendado para los que están dejando de fumar.

• **Agotamiento físico:** La guayaba tiene efectos **tonificantes** sobre el organismo. Su uso se recomienda, además del tratamiento causal específico, en la convalecencia de enfermedades infecciosas y en caso de debilidad y cansancio provocado por enfermedades crónicas.

debajo de la piel. La guayaba contiene también pequeñas cantidades de *ácidos* orgánicos como el *cítrico* y el *málico,* que *favorecen* la *absorción* de la *vitamina C* y le otorgan su típico sabor ácido.

✓ *Carotenoides:* Son sustancias que en el organismo se transforman en vitamina A, y que ejercen una *poderosa acción* **antioxidante** en nuestras células. La riqueza en carotenoides de la guayaba es de 79 μg ER (ver T. 1 pág. 389), lo cual significa que 100 g de pulpa aportan el 8% de las necesidades diarias de vitamina A. Las variedades con pulpa de color rojizo son más ricas en caroteno, y contienen *licopeno,* el mismo carotenoide que se encuentra en los tomates.

✓ *Fibra vegetal:* La mayor parte del 5,4% de fibra que contiene la pulpa de la guayaba, es de tipo soluble, compuesta por *pectina* y *mucílagos.*

La guayaba contiene además cantidades significativas de vitaminas del grupo B (excepto la B$_{12}$), vitamina E, así como calcio, fósforo, magnesio y hierro. El mineral más abundante es el potasio. La guayaba es *relativamente rica* en **oligoelementos** como el cinc, el cobre y el manganeso.

Las aplicaciones medicinales de la guayaba son las siguientes:

• **Hipertensión:** En una investigación realizada en la India y publicada en el *American Journal of Cardiology* (Revista Americana de Cardiología),[53] se puso manifiesto que al añadir unas guayabas cada día a la dieta habitual, la tensión arterial de 61 voluntarios hipertensos descendió un promedio de 9 mm de mercurio la sistólica, y de 8 mm la diastólica (equivale a pasar de 150/90 mm de mercurio a 141/82). Estos resultados se obtuvieron tras tres meses de consumir habitualmente guayabas, y aunque no son espectaculares, aportan un elemento más en el tratamiento de la hipertensión.

No se sabe con certeza a que componente de la guayaba se puede atribuir su suave efecto hipotensor, aunque sin duda influye el hecho de que es muy *baja* en *sodio* y *abundante* en *potasio* y en *fibra* vegetal.

• **Exceso de colesterol:** En este mismo experimento,[53] se produjo una reducción del 9,9% en el colesterol total y del 7,7% en el nivel de triglicéridos (ver T. 2 pág. 288) de la sangre. Este efecto hipolipemiante de la guayaba se debe a su *riqueza* en *fibra* de tipo soluble *(pectina),* que "barre" el intestino y facilita la eliminación con las heces del colesterol, y de las sales biliares a partir de las cuales se sintetiza.

Otras guayabas

En Centroamérica se cultivan otras especies de guayaba de **composición** y **propiedades** *muy similares* a la guayaba común:

• **Guayaba del país** o **feijoa** (*Feijoa sellowiana* Berg. = *Acca sellowiana* [Berg.] Burret): ver T. 2 pág. 263.

• **Guayaba de Brasil** (*Psidium guineense* Sw.): Crece en estado silvestre en las regiones tropicales de América, aunque también se cultiva. Con sus frutos se elaboran mermeladas y jaleas.

• **Guayaba ácida** o **cas** (*Psidium friedrichsthalianum* [Berg.] Nied.): Es del tamaño de una mandarina, y se come con piel como si fuera una manzana Se cría especialmente en Costa Rica.

• **Coronilla** o **guayaba de Anselmo** (*Psidium acutangulum* L.): se cría en Colombia y su pulpa es más ácida y sabrosa que la de la guayaba común.

22 - Alimentos para las arterias

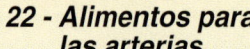

Centeno

Otorga flexibilidad a las arterias

EL CENTENO es un cereal que se adapta muy bien a las frías tierras del norte de Europa. Es más resistente al frío y a las malas hierbas que el trigo, y su cultivo no requiere tantos cuidados. Sin embargo, tiene el inconveniente de que con facilidad es atacado por el cornezuelo, un hongo venenoso que produce el alcaloide ergotamina. Afortunadamente, los agricultores disponen hoy de medios para evitar el cornezuelo.

La producción mundial de centeno es de 37 millones de toneladas anuales, unas 16 veces menos que de trigo. Sin embargo, cada vez se cultiva menos, pues lamentablemente, en el norte de Europa está aumentando el consumo de pan de trigo blanco, más suave pero menos saludable, y disminuyendo el de centeno.

CENTENO composición
por cada 100 g de parte comestible cruda

Energía	335 kcal = 1403 kj
Proteínas	14,8 g
H. de c.	55,2 g
Fibra	14,6 g
Vitamina A	—
Vitamina B$_1$	0,316 mg
Vitamina B$_2$	0,251 mg
Niacina	6,84 mg EN
Vitamina B$_6$	0,294 mg
Folatos	60,0 µg
Vitamina B$_{12}$	—
Vitamina C	—
Vitamina E	1,87 mg EαT
Calcio	33,0 mg
Fósforo	374 mg
Magnesio	121 mg
Hierro	2,67 mg
Potasio	264 mg
Cinc	3,73 mg
Grasa total	2,50 g
Grasa saturada	0,287 g
Colesterol	—
Sodio	6,00 mg

1% 2% 4% 10% 20% 40% 100%
% de la CDR (cantidad diaria recomendada) cubierta por 100 g de este alimento

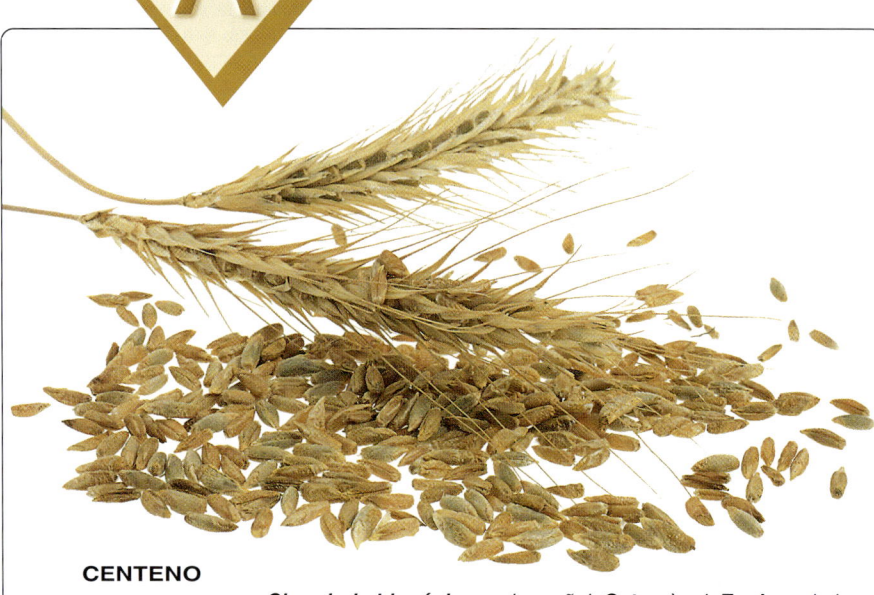

CENTENO

COMPOSICIÓN PORCENTUAL
- Fibra 14,6 %
- Min. 2,02 %
- H. de c. 55,2 %
- Grasa 2,50 %
- Prot. 14,8 %
- Agua 11,0 %

Sinonimia hispánica: anigo, añaí; **Cat.:** sègol; **Eusk.:** zekale; **Gal.:** centeo; **Fr.:** seigle; **Ing.:** rye; **Al.:** Roggen.

Descripción: Fruto en grano de la planta del centeno ('Secale cereale' L.), herbácea de la familia de las Gramíneas. Se cree que el centeno deriva de la cizaña, una gramínea considerada como mala hierba en los cultivos de trigo y cebada.

Hábitat: Propio de terrenos fríos del norte y este de Europa. Rusia, Polonia y Alemania son los principales países productores. Hay datos históricos que muestran que el centeno ya se cultivaba en Alemania en el siglo IV a.C.

La harina de centeno sigue siendo oscura, incluso después de refinada. Además, apenas pierde vitaminas y minerales, a diferencia de lo que ocurre con el trigo.

Esto es debido a que el centeno, los minerales y vitaminas se hallan uniformemente distribuidos por todo el grano, y no están tan concentrados en el salvado y en el germen, como ocurre con el trigo.

Preparación y empleo

❶ **Granos enteros:** Aunque su cáscara (salvado) es muy dura, se pueden comer en forma de copos, o puestos a remojo en crudo, formando parte del muesli.

❷ **Cocinados:** Tras tenerlos unas horas a remojo, se cuecen como el arroz. Se recomienda la olla a presión, para evitar que queden duros.

❸ **Harina:** No es tan rica en gluten como la del trigo, pero aun así, es panificable. El pan de centeno es más denso que el de trigo, ya que al tener menos gluten, la masa sube menos. Normalmente la harina de centeno se mezcla con la de trigo.

❹ **Galletas de centeno:** Son crujientes, ligeras y muy apetitosas; típicas de Alemania y países escandinavos.

PROPIEDADES E INDICACIONES: El centeno tiene una composición similar a la del trigo, aunque contiene más proteínas y fibra. Su aporte de energía es de 331 kcal/100 g, también próximo al de trigo (335 kcal/100 g).

Aunque carece de provitamina A, y de vitaminas C y B_{12} como todos los cereales, contiene una buena proporción de los restantes nutrientes. La excepción son las grasas y el calcio, que no son tan abundantes como los otros:

✓ *Hidratos de carbono:* Forman la mayor parte del grano (55,2%), con el almidón como su principal constituyente. En el centeno, más que en otros cereales, los gránulos de almidón están encerrados en una fina trama de celulosa. Esto hace que su digestión intestinal sea lenta, con lo cual las moléculas de glucosa que lo forman se liberan poco a poco. De esta forma, el centeno no provoca aumentos bruscos en el nivel de glucosa de la sangre, sacia bastante y es muy bien tolerado por los diabéticos.

✓ *Proteínas:* Es bastante rico en proteínas (14,8%); por ejemplo, más que el trigo (10,4%), aunque contiene menos cantidad de gluteína y gliadina, proteínas que forman el gluten. Por ello, el pan de centeno es menos esponjoso que el de trigo.

Al igual que ocurre con otros cereales, las proteínas del centeno son deficitarias en el aminoácido esencial lisina, lo cual supone un factor limitante de su calidad. Por ello el centeno se debe combinar con legumbres o productos lácteos, que son ricos en lisina. De esta forma, gracias al fenómeno de la **suplementación** (ver T. 2 pág. 392), se aumenta la calidad de las proteínas de este y otros cereales.

✓ *Vitaminas:* El centeno es una buena fuente de vitaminas B_1, B_2, B_6, E, niacina y folatos. Al carecer de provitamina A y de vitamina C, es bueno combinarlos con frutas y hortalizas frescas, ricas en estas vitaminas.

✓ *Minerales:* Es bastante rico en fósforo, magnesio, hierro, así como en cinc, selenio y otros oligoelementos. Sin embargo, resulta pobre en calcio. Esta es otra buena razón para comerlo con leche o productos lácteos.

Con 100 g de centeno se satisface más de la *cuarta parte* de las necesidades diarias de **hierro,** y más de la *tercera parte* de las de **magnesio.** Todo ello sin *apenas* contenido de *sodio.*

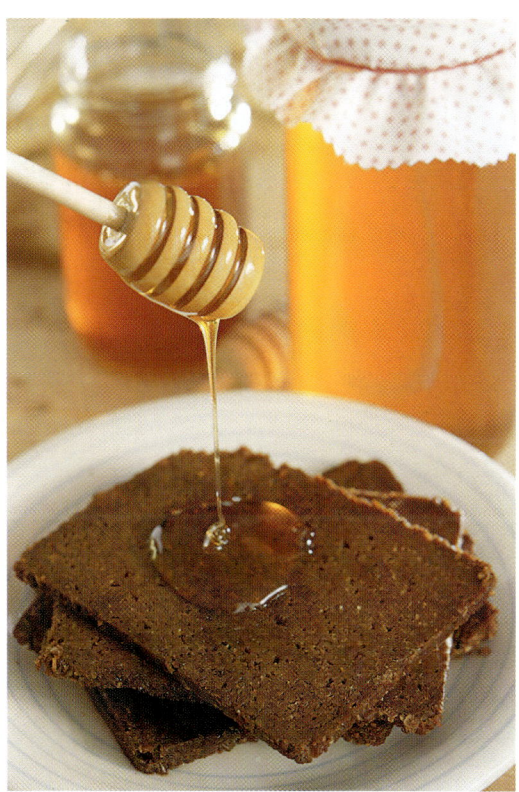

El 'pumpernickel' es un pan de centeno integral típico de Alemania, muy rico en vitaminas del grupo B y en celulosa.

Su consumo resulta muy recomendable para los que padecen de **arteriosclerosis** de las arterias **coronarias** (angina de pecho o infarto) o de otras localizaciones.

Además, una rebanada de **pan de centeno con miel** por la mañana, constituye un **eficaz y saludable laxante natural.**

El centeno es un cereal tanto o más nutritivo que el trigo, aunque no tan fácil de digerir. Su consumo se recomienda especialmente en los siguientes casos:

• **Arteriosclerosis y afecciones coronarias:** El centeno otorga elasticidad a las paredes arteriales, fluidifica la sangre y favorece la circulación. En realidad, este efecto preventivo sobre la degeneración de las arterias es común a todos los cereales integrales,[54] aunque parece ser que el centeno lo ejerce con mayor intensidad.

Su contenido en **antioxidantes** como la *vitamina E* y el selenio, así como su riqueza en *fibra* celulósica, explican en parte esta propiedad. Posiblemente existen en el centeno otras sustancias o elementos fitoquímicos aun no bien estudiados, que también contribuyen a su acción antiarteriosclerosa.

Los que padecen de arteriosclerosis en cualesquiera de sus localizaciones, especialmente la coronaria, que se manifiesta como angina de pecho o infarto de miocardio, se beneficiarán del consumo regular de centeno.

• **Hipertensión arterial:** Por su acción favorable sobre las arterias, y por su *bajo* contenido en *sodio,* conviene también a los que padecen de hipertensión. Si el centeno se consume en forma de pan, es preferible que no contenga sal añadida.

• **Estreñimiento:** La riqueza del centeno en *fibra* celulósica, mayormente insoluble, lo hace útil en la dieta de los estreñidos.

• *Prevención* del **cáncer de colon:** Además de evitar el estreñimiento, que ya es un factor de riesgo para el cáncer de colon, se ha comprobado que el pan de centeno reduce más que ningún otro la concentración de los ácidos biliares litocólico y desoxicólico en el intestino.[55] Estos ácidos, que se eliminan con la bilis, actúan como cancerígenos sobre la mucosa intestinal, y además potencian la acción de otros inductores del cáncer que pudiera haber en el intestino, procedentes especialmente de la carne.

De esta forma, el *consumo habitual* de centeno conviene a los que tengan un riesgo elevado de padecer cáncer de colon, así como a los que ya han sido operados, para evitar las recidivas.

23 ALIMENTOS PARA LA SANGRE

SUMARIO DEL CAPÍTULO

ENFERMEDADES
Anemia *119*
Trombosis *121*

ALIMENTOS
Alfalfa *130*
Berro *132*
Fruta de la pasión *133*
Granadilla = Fruta de la pasión . . .*133*
Haba *137*
Hierba de los canónigos *136*
Lenteja *127*
Limón *124*
Pistacho *135*
Remolacha azucarera *123*
Remolacha roja *122*

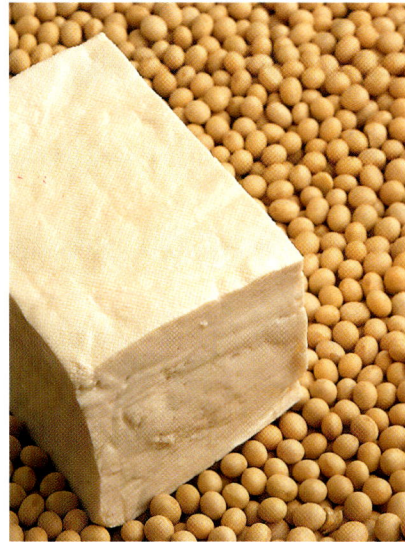

La soja y sus derivados son muy buenas fuentes de hierro, y por lo tanto, recomendables en caso de anemia.

Así, por ejemplo, el '**tofu**' contiene el **triple** de **hierro** que la **carne** o el **queso tierno**, y la **leche de soja**, **diez veces** más que la **leche de vaca**.

El **limón** consumido junto con la **soja** o sus derivados, favorece la absorción del hierro que contienen.

LA MAYOR **parte** del *hierro* que se ingiere con la alimentación se encuentra en forma de sales férricas (*hierro no hem*), y procede de las frutas, los cereales, las hortalizas y los huevos. Sin embargo, esta forma química de hierro se absorbe relativamente mal en el intestino. El hierro de la carne y del pescado, llamado *hierro hem,* se absorbe mejor (ver T. 1 pág. 401).

Numerosos experimentos han demostrado que la *vitamina C,* especialmente en forma de zumo de limón, puede *duplicar* e incluso *triplicar* la **absorción** de *hierro no hem* en el intestino.[1] De esta forma, se llega *incluso* a **compensar** el *efecto negativo* que el **fitato** (componente del salvado) o los polifenoles (**taninos**) ejercen sobre la absorción de hierro.[2]

La *mayor parte* de los casos de **anemia** están causados por una *falta* de **hierro,** necesario junto con el *ácido fólico* y la *vitamina B12* para que el organismo produzca **hematíes** (glóbulos rojos). Por lo tanto, el uso de **limón** acompañando a los alimentos **vegetales** *ricos* en **hierro,** tales como las legumbres (alubias, lentejas, soja y derivados), ciertas verduras (espinacas, puerros) o los cereales (trigo, arroz), *aumenta considerablemente* el **aprovechamiento** de este importante mineral.

Actualmente se recomienda que *cada comida* contenga, al menos 25 mg de *vitamina C,* por su efecto favorable sobre la absorción de hierro.[3] El zumo de medio limón aporta esta cantidad de vitamina C.

La carne no es imprescindible para la formación de sangre (ver T. 1 pág. 331). Con alimentos de origen vegetal se puede obtener una sangre de mejor calidad que con los de origen animal.

ENCICLOPEDIA DE LOS ALIMENTOS

2ª Parte: El poder curativo de los alimentos

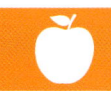

Enfermedad	Uso	Alimento o nutriente	Tomo/Pág.	Motivos y efectos
ANEMIA Literalmente significa "falta de sangre", aunque habitualmente se refiere a la disminución en la cantidad de hematíes o glóbulos rojos que hay en la sangre. Estos son los que le comunican el color rojo, y los que transportan el oxígeno necesario para la vida a todas las células del organismo. La anemia puede producirse por varios mecanismos como se indica en la página siguiente. El papel de la **alimentación** es **esencial**, pues debe proporcionar los nutrientes necesarios para la producción de células sanguíneas: • Los **más** importantes: hierro, proteínas, vitamina B_{12}, folatos o ácido fólico. • Otros **nutrientes necesarios** para la producción de sangre: vitaminas B_1, B_2 y B_6, C, E y cobre. *Alfalfa* *Pistachos* *continúa en la página siguiente*	Aumentar	LEGUMBRES	1/78	Todas ellas son ricas en **hierro**, **folatos**, **proteínas** y otros nutrientes necesarios para la producción de sangre.
		SOJA	2/264	Es la legumbre **más rica** en **hierro**. Sus derivados también son buenas fuentes de este mineral. Por ejemplo, el '**tofu**' contiene 5,36 mg/100 g (unas tres veces más que la carne o que el queso tierno) y la **leche de soja** 0,58 mg/100 g (unas 10 veces más que la leche de vaca).
		FRUTA	1/30	Todas las frutas **favorecen** la **absorción** del hierro, especialmente las ácidas. En una investigación realizada en Houston (Texas, EE. UU.) se comprobó que cuando una dosis de hierro se toma con leche, se absorbe un 5,7%.[4] En cambio, si se toma con jugo de fruta, alcanza el 13,7%.
		VERDURAS	1/92	Las verduras de hoja como las **espinacas**, **acelgas** y **lechugas**, son ricas en **hierro**. Además aportan **magnesio** (forma parte de la clorofila) y *oligoelementos*, como el **cobre**, que favorecen la producción de células sanguíneas en la médula ósea.
		ALFALFA	2/130	Los brotes de alfalfa contienen cerca de 1 mg/100 g de **hierro**, aproximadamente igual que la carne de ternera. Además, aportan **vitamina C**, que favorece la absorción del hierro, así como diversos minerales y oligoelementos que favorecen la producción de sangre. Su acción en conjunto es **antianémica** y **revitalizante**.
		BERRO	2/132	Contiene hierro y diversas vitaminas y minerales que **favorecen** la **producción de sangre**.
		REMOLACHA ROJA	2/122	Rica en **hierro** (tanto o más que la carne) y en **vitamina C**. Debido a alguno de sus componentes todavía no bien identificado, estimula la producción de células sanguíneas en la médula ósea. El mayor efecto antianémico se obtiene tomando de 50 a 100 ml de jugo fresco recién obtenido, antes de las comidas.
		ESPINACA	2/28	Contiene más **hierro** que la carne, aunque se absorbe con más dificultad. Aporta diversas **vitaminas** y *oligoelementos* que favorecen la producción de glóbulos rojos.
		AGUACATE	2/108	Es uno de los frutos *más ricos* en **hierro**, que se absorbe relativamente bien debido que también contiene **vitamina C**.
		GIRASOL, semilla	2/105	Las semillas de girasol son muy ricas en **hierro**, otros minerales y vitaminas B y E. Su consumo (sin sal) conviene a los desnutridos, anémicos y convalecientes.
		PISTACHO	2/135	Rico en **hierro** y en **cobre**, minerales oligoelementos que se potencian mutuamente en su acción antianémica. El cobre facilita la absorción y asimilación del hierro.
		UVA	2/78	Es una de las frutas frescas *más ricas* en **hierro**. Contiene también **cobre** y otros oligoelementos que favorecen la absorción y asimilación el hierro.
		FRUTA DE LA PASIÓN	2/133	Es una buena fuente de **hierro** y de **vitamina C**, por lo que constituye una fruta *ideal* para los anémicos.
		ALBARICOQUE	2/26	A pesar de que no es muy rico en hierro, el albaricoque, tanto fresco como seco ejerce una **notable** acción antianémica. La **cura de albaricoques** ha sido comparada al tratamiento a base de hígado de vacuno, en cuanto a su efectividad para mejorar la anemia causada por falta de hierro.
		LIMÓN	2/124	Por su contenido en **vitamina C** y **ácidos orgánicos**, *favorece* la **absorción** del **hierro no 'hem'** que se encuentra en las frutas, hortalizas, legumbres, cereales, e incluso en la leche y los huevos. Unas gotas de limón añadidas a las ensaladas, o a los platos de cereales o de legumbres, favorece la absorción del hierro y resulta **especialmente conveniente** en caso de anemia.

TOMO 2 / 119

Cap. 23: ALIMENTOS PARA LA SANGRE

Enfermedad	Uso	Alimento o nutriente	Tomo/Pág.	Motivos y efectos
ANEMIA *continuación* Estas son las causas más frecuentes de anemia: • **Insuficiente producción de sangre:** Los hematíes viven unos cien días, y en la médula de los huesos se están constantemente produciendo nuevas células sanguíneas. Para ello, la médula necesita hierro, proteínas, ácido fólico y diversas vitaminas. El nutriente que más a menudo escasea es el hierro, y la anemia que se produce en ese caso se llama **ferropénica** (por falta de hierro). • **Pérdida de sangre,** ya sea en forma de hemorragia aguda o de pequeñas hemorragias. En algunos casos, estas pueden pasar desapercibidas, como por ejemplo cuando sangra el interior del estómago o del intestino. • **Destrucción de los hematíes:** Da lugar a una anemia llamada **hemolítica**, en la que los glóbulos rojos se destruyen debido a diversas causas y enfermedades.	Aumentar	ESPIRULINA	1/134	Esta cianobacteria microscópica, considerada como alga hasta ahora, es muy rica en hierro. Además, aporta vitamina B_{12}, imprescindible en cierto tipo de anemias. Sin embargo, según algunos investigadores, la vitamina B_{12} de la espirulina no se asimila bien, pues se trata de una forma química diferente a la de la verdadera vitamina.
		MELAZA (MIEL DE CAÑA)	1/175	Es uno de los productos naturales *más ricos* en **hierro** y en **minerales** en general. Como endulzante, reemplaza con ventaja al azúcar blanco que apenas tiene hierro, ni otros minerales.
		HIERRO	1/401	Es el nutriente *más importante* para la **producción** de **glóbulos rojos**, y el que que **escasea** con **mayor frecuencia**. El problema del hierro es su **absorción** intestinal, especialmente del **hierro no hem** (el que no procede de la carne). La **vitamina C**, ciertos **ácidos** y el **cobre** facilitan la absorción de este tipo de hierro.
		CARNE	1/262	Por su contenido en **hierro hem**, que se absorbe con menos dificultad que el hierro no hem de los vegetales, leche y huevos, así como en **vitamina B_{12}**, la carne, y especialmente el hígado, se han usado en la antigüedad en el tratamiento de las anemias. Aunque puede resultar útil en ciertos casos, **no** es **imprescindible** para la producción de sangre, y en cambio su consumo plantea numerosos inconvenientes.
		VITAMINA B_{12}	1/395	Su carencia hace que se produzcan pocos hematíes y de gran tamaño, lo que se conoce como **anemia megaloblástica** o de células grandes. Aunque las necesidades diarias son muy pequeñas (2 μg o millonésimas de gramo), una alimentación estrictamente vegetariana y mal llevada puede ocasionar carencia de esta vitamina.
		FOLATOS	1/394	Son *necesarios* para la **producción** de **hematíes**. La carencia de folatos hace que se produzcan pocos hematíes y de gran tamaño (anemia megaloblástica). Los folatos se encuentran sobre todo en las **legumbres** y en las **verduras** de hoja verde.
		VITAMINAS B	1/390	La B_1, B_2 y B_6 *contribuyen* al proceso de **producción** de células sanguíneas, y su carencia puede agravar cualquier estado de anemia.
		VITAMINA E	1/397	La carencia de vitamina E hace que los hematíes sean más frágiles y que se destruyan con más facilidad, lo que favorece la llamada anemia hemolítica (por destrucción de glóbulos rojos). Un buen aporte de vitamina E hace *más* **estables** a los **hematíes** y *evitan* la **anemia por hemolisis** (destrucción de glóbulos rojos).
		VITAMINA C	1/396	Puede *aumentar* hasta **el doble** la **biodisponibilidad** (una medida de la proporción absorbida) de hierro en el intestino.[5] Además, se ha comprobado que la vitamina C puede compensar la disminución en la absorción de hierro causada por los fitatos contenidos los cereales integrales.[6]
	Reducir o eliminar	TÉ	1/373	*Contiene* abundantes **taninos** de tipo fenólico que **impiden** la **absorción** del **hierro**. La anemia se da con cierta frecuencia en los bebedores habituales de té.
		SALVADO DE TRIGO	2/311	*Contiene* **fitatos** y (sales del ácido fítico), que **dificultan** la **absorción** del **hierro**, del **cinc** y de otros **minerales**. Por ello se recomienda no sobrepasar los **30 g diarios** de salvado. Sin embargo, se ha demostrado que la **vitamina C** ingerida conjuntamente con el salvado o con los cereales integrales, puede compensar la disminución en la absorción de hierro producida por los fitatos.[6]
		BEBIDAS ALCOHÓLICAS	1/376	El alcohol **interfiere** en la asimilación de los **folatos** y otras **vitaminas B**, lo que es causa de anemia. Esto explica la anemia que se produce en los bebedores habituales.
		LECHE	1/182	La leche contiene **muy poco hierro**, y cuando se ingiere **mucha** leche, normalmente se come menos cantidad de otros alimentos ricos en hierro. Además, la leche puede provocar pequeñas hemorragias gástricas o intestinales, especialmente en niños alérgicos a la leche de vaca. Estas **microhemorragias** pueden ser causa de anemia.[7]

Carne de ternera

Té

ENCICLOPEDIA DE LOS ALIMENTOS

2ª Parte: El poder curativo de los alimentos

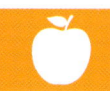

Enfermedad	Uso	Alimento o nutriente	Tomo/Pág.	Motivos y efectos
TROMBOSIS La sangre tiene una tendencia espontánea a coagularse, gracias a la cual se detienen las hemorragias. Pero cuando esa coagulación ocurre dentro de los vasos sanguíneos, y se forma un trombo o coágulo sólido en su interior, este actúa como un tapón que impide la libre circulación de la sangre. A ese proceso se le llama trombosis, y puede ocurrir tanto en las arterias, como en las venas. Sus consecuencias son siempre graves, por ejemplo, el infarto o la apoplejía (ataque cerebral). Los factores que *favorecen* la trombosis son: • La **arteriosclerosis**. • La alimentación rica en **grasas saturadas** y en **sal**. • La excesiva presencia de **toxinas** o sustancias de desecho en la sangre (lo que vulgarmente se llama "sangre sucia"). • El **tabaco** y la *falta de* **ejercicio físico**. Ciertos alimentos, *especialmente* las **frutas**, pueden hacer mucho para reducir la tendencia a la formación de trombos dentro de la sangre. *Uvas* *Aceite de oliva*	**Aumentar**	AJO	1/109	Dos o tres dientes de ajo al día son eficaces para **fluidificar** la sangre, hacerla menos "espesa" y *reducir* el **riesgo** de **trombosis**.
		LIMÓN	2/124	Sus **flavonoides** y **vitamina C** mejoran el estado de las arterias, otorgándoles mayor elasticidad. Además, el limón **alcaliniza** la sangre, facilita la **eliminación** de sustancias de desecho y *evita la tendencia* de las *plaquetas* a agregarse y formar **coágulos**.
		NARANJA	2/360	Al igual que ocurre con el limón, sus **flavonoides** y **vitamina C** reducen la tendencia de las plaquetas a agregarse (unirse unas a otras) para formar trombos. Ambos son **fluidificantes** de la sangre.
		CEBOLLA	2/142	*Reduce* la *tendencia* de la sangre a formar **coágulos** dentro de los vasos, y hace que circule con más fluidez. Sus **aceites esenciales** y el flavonoide **quercitina** son los responsables de ese efecto.
		UVA	2/78	Las **flavonoides fenólicos** y el **resveratrol** contenidos en la uva, especialmente la negra, *reducen* la **agregabilidad plaquetaria** y con ello, su *tendencia* a formar **trombos**.
		FRUTA	1/30	A *mayor* consumo de fruta, *menor* es el **riesgo** de sufrir una trombosis arterial o venosa. La fruta mejora la circulación sanguínea en general, así como el buen estado de las arterias.
		SOJA	2/264	Se ha comprobado que la **genisteína** de la soja (un fitoestrógeno del grupo de las isoflavonas) *impide* la formación de **trombos** en las arterias.[8] El consumo de soja o de sus derivados protege contra la trombosis.
		OLIVA, ACEITE	1/126	*Reduce* el nivel de **fibrinógeno** de la sangre, proteína a partir de la cual se forman los coágulos. Por ello, reduce la tendencia a la trombosis, tanto como los aceites de pescado ricos en ácidos grasos omega-3.
		PESCADO, ACEITE	1/241	Los **ácidos grasos omega-3** que se encuentran en gran proporción en el aceite del pescado, *reducen* el nivel de **fibrinógeno** (proteína de la sangre) que interviene en la formación de los trombos. A menor nivel de fibrinógeno, menor riesgo de trombosis.
	Reducir o eliminar	GRASA SATURADA	1/405	**Aumentan** el **riesgo** de que la **sangre se coagule** dentro de los vasos. Vulgarmente se dice que "vuelven la sangre espesa". Se encuentran sobre todo en la mantequilla, queso, yema de huevo, la carne y sus derivados cárnicos como los embutidos, los patés, el 'bacon' y el tocino.
		COLESTEROL	1/406	*Deteriora* las paredes de las arterias y **favorece** la **trombosis**. Debe **eliminarse por completo** del régimen alimentario de quienes padecen riesgo elevado de trombosis. Se encuentra únicamente en los alimentos de origen animal.
		SAL	1/344	El exceso de sal, que ocurre con mucha frecuencia en la alimentación occidental, constituye una amenaza para la salud de las arterias y **aumenta** el **riesgo** de **trombosis**. Los derivados cárnicos como las *carnes curadas* y los *embutidos* son muy ricos en **sal**.

TOMO 2 / 121

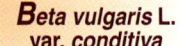   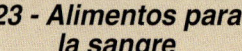

23 - Alimentos para la sangre

Remolacha roja

Su jugo rojo es antianémico

ESE COLOR rojo sangre de la remolacha, da una alegre nota de color a los platos de ensalada y a las patatas (papas) a las que tan bien acompaña. ¿Será que la remolacha tiene sangre de verdad?

Así podrían pensar aquellos que a las pocas horas de haber comido remolacha, emiten orinas o heces rojas como la sangre: ¡Qué susto! Pero no se trata de sangre, sino de un pigmento peculiar de esta planta, llamado **betacianina**.

Según un estudio llevado a cabo en la Universidad de Sheffield[9] (Reino Unido), la eliminación de orina o heces rojas después de la ingestión de remolacha, ocurre en el 10%-14% de la población, y es más frecuente en caso

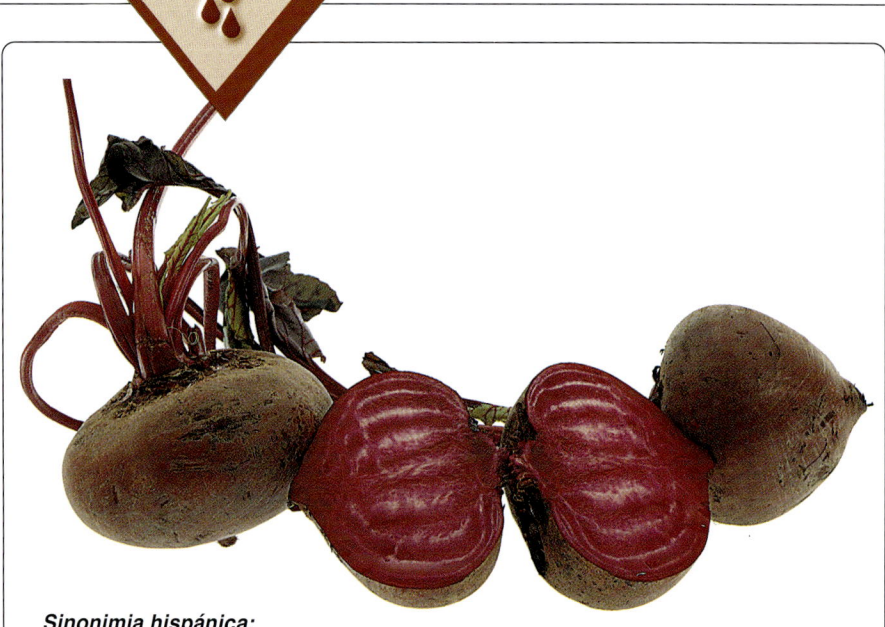

Sinonimia hispánica:
remolacha de mesa, remolacha colorada, remolacha de huerta, betabel; **Cat.:** remolatxa, bleda-rave, bleda vermella;
Eusk.: erremolatxa, frantsesarbi;
Gal.: remolacha; **Fr.:** betterave; **Ing.:** red beet; **Al.:** Rote Bete.

Descripción: Raíz tuberosa de la remolacha roja ('Beta vulgaris' L. ssp. 'vulgaris' var. 'conditiva' Alef.), planta herbácea de la familia de las Quenopodiáceas.

Hábitat: Cultivada por toda Europa y Norteamérica. Se adapta bien a los climas fríos.

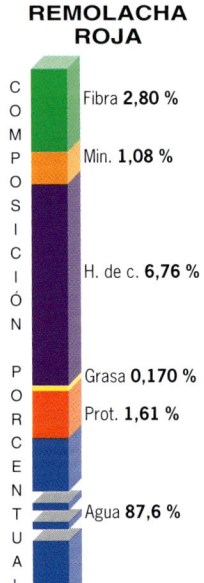

REMOLACHA ROJA composición
por cada 100 g de parte comestible cruda

Energía	43,0 kcal = 179 kj
Proteínas	1,61 g
H. de c.	6,76 g
Fibra	2,80 g
Vitamina A	4,00 µg ER
Vitamina B_1	0,031 mg
Vitamina B_2	0,040 mg
Niacina	0,651 mg EN
Vitamina B_6	0,067 mg
Folatos	109 µg
Vitamina B_{12}	—
Vitamina C	4,90 mg
Vitamina E	0,300 mg EαT
Calcio	16,0 mg
Fósforo	40,0 mg
Magnesio	23,0 mg
Hierro	0,800 mg
Potasio	325 mg
Cinc	0,350 mg
Grasa total	0,170 g
Grasa saturada	0,027 g
Colesterol	—
Sodio	78,0 mg

% de la CDR (cantidad diaria recomendada) cubierta por 100 g de este alimento

 Preparación y empleo

❶ **Jugo fresco:** Su sabor no es muy agradable, por lo que se recomienda mezclarlo con otros jugos o endulzarlo con miel. Para evitar que resulte indigesto, no se deben tomar más de 50 o 100 ml cada vez.

❷ **Rallada cruda:** Se aliña con aceite y limón.

❸ **Hervida:** Sometida a cocción es como resulta más digerible. Debe hervir al menos durante una hora. Para pelarla fácilmente se sumerge en agua fría, cuando está todavía caliente.

de falta de hierro o de malabsorción intestinal. Así que si usted es de los que se queda mirando sorprendido al retrete tras comer remolacha, agradézcale a esta simpática raíz por avisarle, mediante ese color rojo, de que posiblemente le falta hierro o hace usted mal las digestiones.

Sin embargo, no se preocupe demasiado: la remolacha le advierte de su problema, y a la vez le ayuda a solucionarlo, gracias a su acción **antianémica** y **reguladora** del aparato digestivo.

PROPIEDADES E INDICACIONES: En su composición destaca la elevada proporción de **hidratos de carbono** (azúcares) como la **sacarosa** y la *fructosa,* que puede llegar hasta el 10% de su peso. Esto hace de la remolacha roja una de las hortalizas *más ricas* en **azúcares,** superada únicamente por otra de sus variedades: la remolacha azucarera (ver el cuadro de esta misma página). Estas son sus propiedades más destacadas:

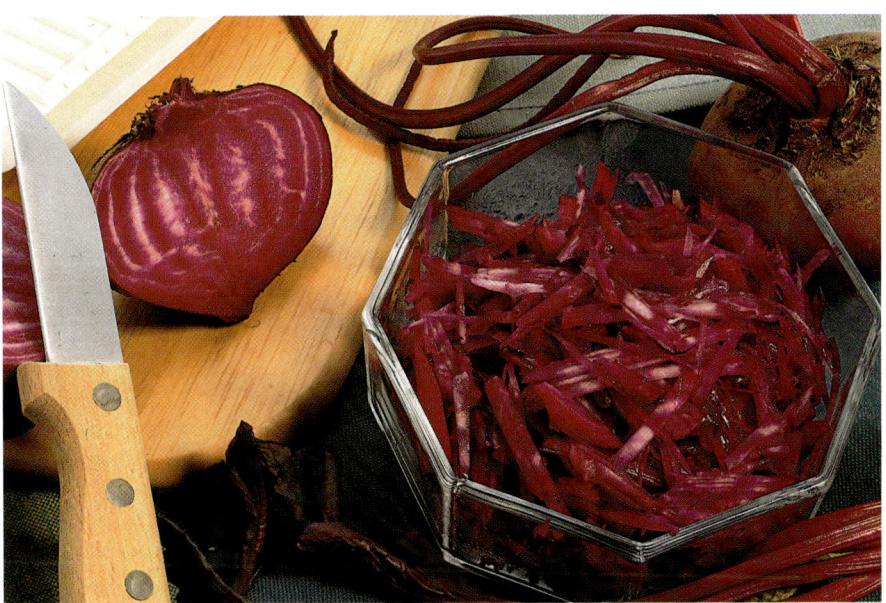

• **Antianémica:** La acción antianémica de la remolacha roja es bien conocida, y ha sido descrita por el doctor Schneider[10] entre otros. Su contenido en hierro (1,80 mg/100 g) y en vitamina C (30 mg), que favorece la absorción de este mineral, son más bien modestos, y no explican por sí solos la notable acción **antianémica** de la remolacha roja. Probablemente sea alguno de sus componentes, no bien identificado todavía, el que actúa estimulando la **hematopoyesis** (producción de células sanguíneas en la médula ósea).

El *mayor* **efecto antianémico** de la remolacha se obtiene tomando de 50 a 100 ml de su **JUGO** *crudo fresco* **[❶]** *recién obtenido,* antes de las comidas, dos veces diarias. Resulta especialmente indicada en las anemias que no responden bien al tratamiento con hierro, y que suelen estar causadas por una baja producción de sangre en la médula ósea (**anemias hipoplásticas**).

• **Alcalinizante:** El alto contenido en sales minerales de la remolacha, especialmente de *potasio, calcio* y *magnesio,* explica su efecto alcalinizador sobre la sangre. Muy recomendable en caso de **gota,** aumento del **ácido úrico** en la sangre y **alimentación recargada** en grasas y pobre en vegetales.

• **Hipolipemiante:** La raíz de la remolacha contiene una cantidad notable de *FIBRA* vegetal, que tiene la propiedad de facilitar el tránsito intestinal y sobre todo, de reducir el nivel de **colesterol** en la sangre al reducir su absorción en el intestino. En un experimento realizado en la Universidad de Minnesota[11] (EE. UU.), se pudo comprobar que 30 g diarios de fibra de remolacha durante tres semanas, lograron hacer descender el colesterol total en aproximadamente un 10% de su valor inicial. Esta reducción fue superior a la que se obtuvo con otros tipos de fibra vegetal como el salvado de trigo.

Es muy recomendable, por lo tanto, que los que desean reducir su nivel de colesterol incluyan a menudo en su dieta la remolacha roja **[❷,❸]**.

• **Laxante** suave, debido a su contenido en fibra.

• **Aperitiva:** Aumenta la producción de jugos gástricos y tonifica el estómago.

• **Anticancerígena:** El doctor Schneider[10] refiere varias experiencias llevadas a cabo en Hungría y en Alemania, en las que se logró la reducción o desaparición de tumores cancerosos tras la administración diaria de 250 g de remolacha roja rallada, o de 300-500 ml de su jugo. Estos efectos se producían incluso tras hervir y concentrar el jugo para hacerlo más tolerable por el estómago, lo cual quiere decir que la sustancia responsable de la acción anticancerígena, es resistente a la ebullición.

Es muy posible que las investigaciones que se están desarrollando actualmente sobre los *elementos fitoquímicos* que se encuentran en los vegetales, permitirán confirmar estas experiencias e identificar la sustancia anticancerígena de la remolacha.

Remolacha azucarera

*Se trata de una variedad botánica ('Beta vulgaris' L. ssp. 'vulgaris' var. 'altissima') **muy rica** en **azúcares** (sacarosa), que no es apta para el consumo directo.*

*El **jugo** de la remolacha azucarera contiene hasta un 20% de **sacarosa**. Por eso se la cultiva para la producción industrial del **azúcar blanco** (sacarosa, ver T. 1 pág. 170).*

Cat.: bleda-rave sucrera, remolatxa sucrera; **Eusk.:** azukre-erremolatxa; **Gal.:** remolacha azucreira; **Fr.:** betterave à sucre; **Ing.:** sugar beet; **Al.:** Zuckerrübe.

Citrus limon (L.) Burm.

23 - Alimentos para la sangre

Limón

Limpia y regenera la sangre

FUERON los árabes quienes introdujeron el limón en Europa en el siglo XII, por lo que fue cultivado primeramente en el sureste de la península ibérica. No en vano, la región de Murcia (España) produce los limones más aromáticos y jugosos de todos los países mediterráneos.

El limonero, al igual que los otros árboles productores de cítricos, proceden de Asia central. Después de haber sido implantado en Europa meridional, fue introducido en el continente americano por los exploradores españoles en el siglo XVI. En la actualidad se cultiva en regiones templadas de los cinco continentes.

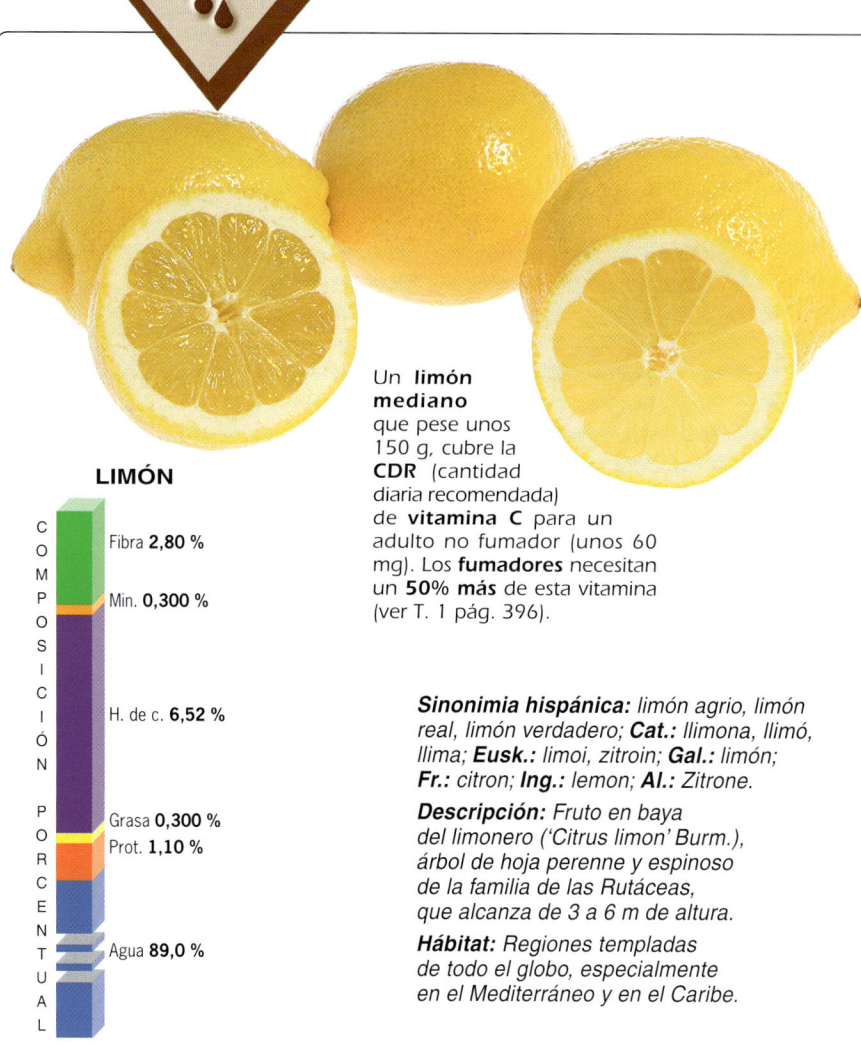

LIMÓN — COMPOSICIÓN PORCENTUAL:
- Fibra 2,80 %
- Min. 0,300 %
- H. de c. 6,52 %
- Grasa 0,300 %
- Prot. 1,10 %
- Agua 89,0 %

Un **limón mediano** que pese unos 150 g, cubre la **CDR** (cantidad diaria recomendada) de **vitamina C** para un adulto no fumador (unos 60 mg). Los **fumadores** necesitan un **50% más** de esta vitamina (ver T. 1 pág. 396).

Sinonimia hispánica: limón agrio, limón real, limón verdadero; **Cat.:** llimona, llimó, llima; **Eusk.:** limoi, zitroin; **Gal.:** limón; **Fr.:** citron; **Ing.:** lemon; **Al.:** Zitrone.

Descripción: Fruto en baya del limonero ('Citrus limon' Burm.), árbol de hoja perenne y espinoso de la familia de las Rutáceas, que alcanza de 3 a 6 m de altura.

Hábitat: Regiones templadas de todo el globo, especialmente en el Mediterráneo y en el Caribe.

LIMÓN composición
por cada 100 g de parte comestible cruda

Energía	29,0 kcal = 123 kj
Proteínas	1,10 g
H. de c.	6,52 g
Fibra	2,80 g
Vitamina A	3,00 µg ER
Vitamina B₁	0,040 mg
Vitamina B₂	0,020 mg
Niacina	0,100 mg EN
Vitamina B₆	0,080 mg
Folatos	10,6 µg
Vitamina B₁₂	—
Vitamina C	53,0 mg
Vitamina E	0,240 mg EαT
Calcio	26,0 mg
Fósforo	16,0 mg
Magnesio	8,00 mg
Hierro	0,600 mg
Potasio	138 mg
Cinc	0,060 mg
Grasa total	0,300 g
Grasa saturada	0,039 g
Colesterol	—
Sodio	2,00 mg

1% 2% 4% 10% 20% 40% 100%
% de la CDR (cantidad diaria recomendada) cubierta por 100 g de este alimento

Preparación y empleo

❶ **Zumo (jugo) fresco:** Por su gran acidez, el limón no suele tomarse como fruta; tan solo se aprovecha su zumo. Es *muy conveniente* que este incluya la **piel** (si está libre de restos de plaguicidas), pues en ella se concentran la mayor parte de los terpenos aromáticos, de gran poder medicinal.

❷ **Aliño** para platos diversos: Todas las verduras de hoja verde, los arroces y las legumbres, mejoran su sabor, digestibilidad y propiedades cuando son sazonadas con limón.

❸ **Cura de limón:** Se realiza durante dos semanas. El primer día se toma el zumo de un limón diluido en agua media hora antes del desayuno, y cada día que pasa, se toma un limón más hasta un total de 7. A partir de entonces, se va disminuyendo la dosis en un limón diario, hasta tomar uno solo el último día. Deben **abstenerse** de realizarla los **niños,** los **ancianos,** los que padecen de **descalcificación, insuficiencia renal** o **anemia** (ver el cuadro de precauciones en la página siguiente).

Precauciones

*El uso del limón en pequeñas cantidades como aliño de diversos platos, que es su uso culinario normal, no requiere ninguna precaución especial, excepto la de **no mezclarlo en la boca con alimentos muy farináceos** como las castañas, las patatas o los plátanos. Ello es debido a que los ácidos del limón inhiben la acción de la ptialina, enzima que se encuentra en la saliva y que inicia, ya en la boca, la digestión de los hidratos de carbono. Esto explica por qué los alimentos feculentos se digieren mal cuando se comen junto con limón.*

El uso de más de un limón al día de forma continuada, así como las curas de limón ❸, deben evitarse en los siguientes casos:

- **Úlcera gastroduodenal,** *debido a que aumenta la secreción de ácidos en el estómago.*
- **Estreñimiento** *crónico, por su efecto astringente.*
- **Anemia:** *Aunque el limón aumenta la absorción del hierro de los alimentos a los que acompaña, su consumo en grandes dosis se halla desaconsejado en caso de anemia.*

Aunque el limonero no gusta de los extremos de frío o de calor, necesita de unas cuantas noches frías mientras maduran sus frutos, para que su color pase del verde al amarillo brillante. Por eso los limones de las regiones tropicales suelen ser de color verde, al igual que ocurre con las naranjas y con otras frutas cítricas.

PROPIEDADES E INDICACIONES: En la composición del limón *destaca* ante todo la *vitamina C,* en cantidad similar o ligeramente inferior a la de la naranja. Carece prácticamente de proteínas y de grasa, y su porcentaje de hidratos de carbono suele ser de un 8,23%.

Sin embargo, los componentes más interesantes del limón desde el punto de vista dietoterápico son los no nutritivos, es decir, las llamadas sustancias acompañantes o *ELEMENTOS FITOQUÍMICOS.* Se trata de sustancias carentes de calorías, que no son ni vitaminas ni sales minerales, por lo que no se las puede calificar como nutrientes.

El reciente descubrimiento de estas sustancias no nutritivas en los alimentos, y de sus notables efectos preventivos sobre el cáncer y otras enfermedades, constituye uno de los más grandes adelantos de la ciencia de la nutrición.

En el limón, y en menor proporción en otros cítricos, se encuentran los siguientes componentes no nutritivos:

✓ **Ácidos orgánicos** (entre 6/8%), entre los que *destaca* el **ácido cítrico,** y en menor cantidad, el **málico, acético** y **fórmico.** Estos ácidos *potencian* la acción del ácido ascórbico o **vitamina C,** y poseen un *notable* efecto **antiséptico.**

✓ **Flavonoides,** entre lo que *destaca* la **hesperidina** y la **diosmina.** Se encuentran en la **CORTEZA** y en la **PULPA** del limón. Ejercen múltiples acciones fisiológicas, entre las que podemos destacar:

– Acción **antioxidante,** *potenciando* a la **vitamina C.** Neutralizan los radicales libres y evitan el daño oxidativo de nuestras células, principal mecanismo por el que se produce el **envejecimiento.**

– Acción **protectora capilar:** Refuerzan la estabilidad de los capilares y mejoran la circulación venosa. *Previenen* la aparición de **edemas** y de **trombosis.**

– Acción **anticancerígena:** Los *flavonoides* son capaces de neutralizar a muchas de las sustancias cancerígenas que amenazan continuamente a nuestras células.

✓ **Terpenos:** Son las sustancias responsables del peculiar aroma de los cítricos. Se encuentran sobre todo en la **CORTEZA.** El más abundante es el **d-limoneno,** de *probada* acción **desintoxicante** y **anticancerígena.**

Aunque el limón actúa sobre todo el organismo, sus aplicaciones medicinales derivan especialmente de sus efectos sobre la sangre:

– **antianémico:** aumenta la absorción de hierro,

– **fluidificante:** evita la trombosis,

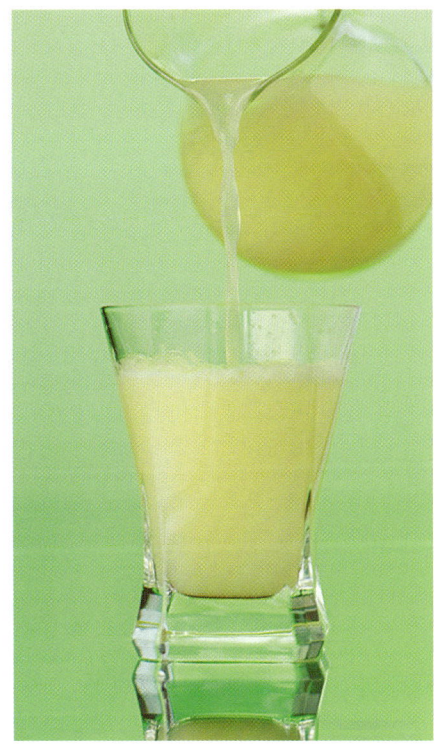

El zumo (jugo) de limón conviene que sea integral, es decir, incluyendo la corteza del fruto. De esta forma posee mayores propiedades y resulta más aromático. Endulzado con un poco de miel, es una bebida ideal para sanos y enfermos.

– **depurativo:** facilita la eliminación de las sustancias tóxicas de la sangre.

Por ello, su uso está especialmente recomendado en los siguientes casos:

• **Anemia:** El limón nunca debería faltar en la mesa de una persona que padece anemia. Aunque su contenido en hierro es muy escaso, posee un *gran poder* **antianémico** debido a que *aumenta* la *absorción* del *hierro* contenido en los alimentos vegetales. Este efecto del limón se debe principalmente a la *vitamina C,* y está notablemente *potenciado* por los componentes no nutritivos del limón, tales como los *ácidos orgánicos.*[12,13]

El limón contiene también una cierta cantidad de *ácido fólico,* que contribuye a la *producción* de **sangre,** además de otras muchas *funciones protectoras,* especialmente en las mujeres **embarazadas.**

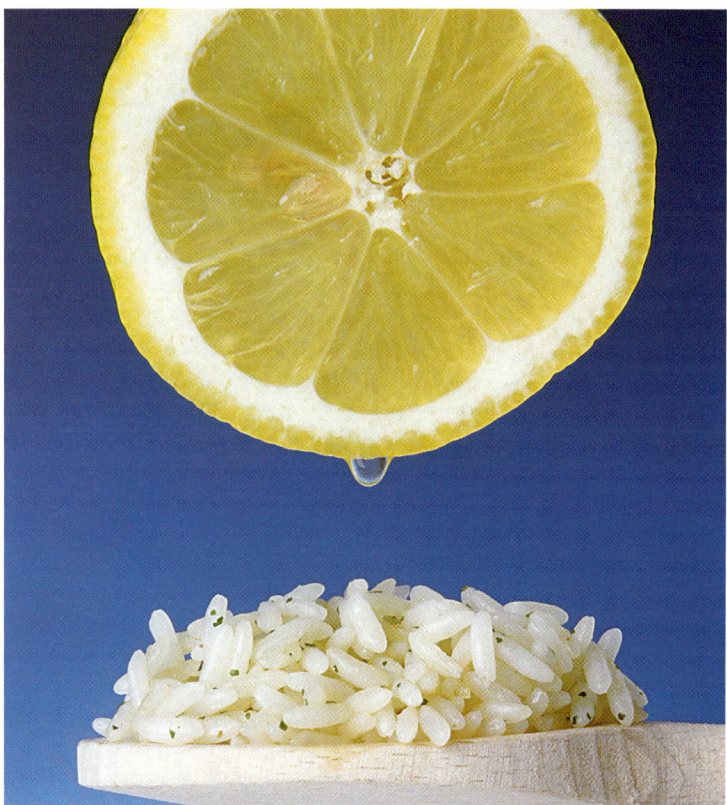

La costumbre popular de aliñar los platos con limón (por ejemplo las verduras y las legumbres) es doblemente beneficiosa:

- favorece el mejor aprovechamiento del hierro contenido en los alimentos;
- y hace menos necesario el uso de sal para acentuar el sabor de la comida.

Actualmente se recomienda que cada comida contenga, al menos 30 mg de vitamina C, por su efecto favorable sobre la absorción de hierro.[14] El zumo de medio limón aporta esta cantidad de vitamina C.

Al contrario de lo que antiguamente algunos creían, el limón –en dosis moderadas– no produce anemia, sino que aumenta la absorción del hierro de los alimentos a los que acompaña, y con ello, la producción de hematíes (glóbulos rojos).

• **Afecciones circulatorias:** La *hesperidina* y los otros *flavonoides* del limón refuerzan la pared de los vasos capilares, otorgan una mayor elasticidad a las arterias y evitan la tendencia excesiva de la sangre a coagularse y formar trombos.

El uso del limón está muy recomendado en caso de **arteriosclerosis,** tendencia a la **trombosis, edemas** (retención de líquidos en los tejidos) y siempre que se desee fluidificar la sangre y mejorar la función circulatoria.

Se ha dicho que el limón es capaz, por su acidez, de disolver los depósitos calcáreos que se forman en las arterias en caso de arteriosclerosis. Aunque no nos consta que este hecho se haya confirmado de forma experimental, sí que hemos podido comprobar que las curas de limón (❸) mejoran la circulación arterial, aumentando el flujo de sangre a través de las arterias.

Los **hipertensos** también se benefician del uso habitual del limón, por su acción favorable sobre el estado de las arterias, y por su *suave efecto* **diurético y desintoxicante.**

• **Exceso de ácido úrico:** el limón es un *gran eliminador* de ácido úrico, producto de desecho que nuestro organismo genera continuamente y que debe ser eliminado con la orina. Su exceso se deposita en las articulaciones produciendo **artritis** y dolores **reumáticos,** y en los riñones produciendo **nefritis** (inflamación).

El limón **alcaliniza** la sangre y de esta forma facilita la eliminación urinaria de las sustancias tóxicas de desecho que produce a diario nuestro organismo. Estas sustancias son de carácter ácido, como el ácido úrico, por lo que se puede decir que el limón, al favorecer su eliminación, "limpia la sangre".

• **Cálculos renales:** La cura de limón (❸) resulta de gran efectividad para favorecer la disolución de los cálculos renales, especialmente cuando están formados por sales úricas (uratos).

• **Infecciones:** Por su contenido en *vitamina C* y en *elementos fitoquímicos,* el limón *aumenta* las **defensas** del organismo y lo prepara para luchar contra las infecciones. Su uso conviene en todo tipo de enfermedades infecciosas, ya sean víricas o bacterianas.

Además, *aplicado localmente*, el limón ejerce un *notable* poder **antiséptico** y **antibiótico,** tanto en la piel, como en las fosas nasales o en la garganta, e incluso en la conjuntiva ocular. Dos gotas de limón dejadas caer en los ojos a modo de colirio, dos o tres veces diarias, pueden ser un remedio muy eficaz en caso de **conjuntivitis.**

• **Afecciones digestivas:** Por la acción antiséptica y astringente del limón (al contrario de la naranja, que es laxante), su zumo (jugo) diluido con agua se recomienda como bebida ideal en caso de **diarrea, gastroenteritis o colitis.**

• **Anticancerígeno:** El *d-limoneno,* un terpeno aromático que se encuentra en el limón, *especialmente* en la **CORTEZA,** ha demostrado tener la capacidad de neutralizar ciertas sustancias cancerígenas.[15] Cuando se administra d-limoneno por vía oral una hora antes que una sustancia cancerígena, los animales de experimentación no contraen cáncer de estómago.

Consumir habitualmente limón con las comidas, puede contribuir a neutralizar muchos de las sustancias cancerígenas que se hallan en los alimentos o en el medio ambiente, y de esta forma, ayuda a *prevenir* el cáncer (ver también el T. 2 pág. 370).

23 - Alimentos para la sangre

Lens culinaris Medik.

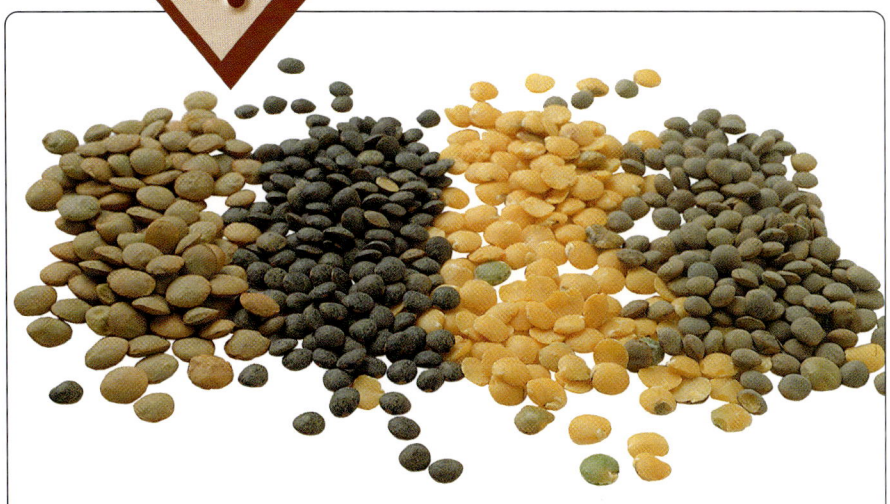

Lenteja

Muy rica en hierro y en fibra

LAS LENTEJAS son uno de los alimentos que la humanidad lleva más tiempo cultivando y consumiendo. En Palestina y Egipto ya se cultivaban en tiempos de los patriarcas bíblicos.

Actualmente, las lentejas siguen cumpliendo un valioso papel en la nutrición humana. Cientos de millones de habitantes de la India dependen de las lentejas para su subsistencia diaria. Los hindúes, que son mayoritariamente vegetarianos, encuentran en ellas una fuente saludable de proteínas y de hierro, superior en muchos aspectos a los alimentos de origen animal.

Sinonimia científica:
Lens esculenta Moench., *Ervum lens* L.

Sinonimia hispánica: lanteja; **Cat.:** llentilla, llentia; **Eusk.:** dilista; **Gal.:** lentella; **Fr.:** lentille; **Ing.:** lentil; **Al.:** Linse.

Descripción: Semilla de la planta de la lenteja ('*Lens culinaris*' Medik.) herbácea de la familia de las Leguminosas. El fruto de la planta está constituido por una legumbre con dos vainas que encierra una o dos semillas, las lentejas.

Hábitat: Propia del Próximo Oriente y de la región mediterránea. Resiste muy bien el climas seco y los terrenos pobres. Los principales países productores del mundo son Turquía y la India.

LENTEJAS

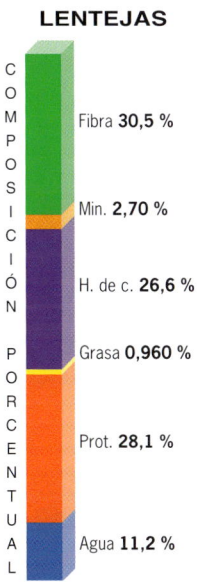

COMPOSICIÓN PORCENTUAL

- Fibra 30,5 %
- Min. 2,70 %
- H. de c. 26,6 %
- Grasa 0,960 %
- Prot. 28,1 %
- Agua 11,2 %

LENTEJAS composición
por cada 100 g de parte comestible cruda

Energía	338 kcal = 1413 kj
Proteínas	28,1 g
H. de c.	26,6 g
Fibra	30,5 g
Vitamina A	4,00 µg ER
Vitamina B_1	0,475 mg
Vitamina B_2	0,245 mg
Niacina	6,80 mg EN
Vitamina B_6	0,535 mg
Folatos	433 µg
Vitamina B_{12}	—
Vitamina C	6,20 mg
Vitamina E	0,330 mg EαT
Calcio	51,0 mg
Fósforo	454 mg
Magnesio	107 mg
Hierro	9,02 mg
Potasio	905 mg
Cinc	3,61 mg
Grasa total	0,960 g
Grasa saturada	0,135 g
Colesterol	—
Sodio	10,0 mg

1% 2% 4% 10% 20% 40% 100% 200% 500%

% de la CDR (cantidad diaria recomendada) cubierta por 100 g de este alimento

Preparación y empleo

❶ Cocinadas: Es la forma habitual de consumir las lentejas. Por acción del calor, las fibras de celulosa se hacen más blandas, lo que facilita la digestión; además, se destruyen las lectinas (proteínas tóxicas) que presentan todas las legumbres crudas. Conviene tenerlas unas horas a remojo antes de someterlas a cocción.

❷ Puré: Es más fácil de digerir que las lentejas enteras, especialmente si al elaborar el puré se elimina la piel que las recubre. Estas pieles contienen polisacáridos indigeribles que provocan flatulencias intestinales.

❸ Harina: Se elabora en los países del norte de África y en el Oriente Medio y Próximo. Se usa mezclada con la harina de cereales, para aumentar el aporte de proteínas de la dieta.

Alimentos que combinan bien con las lentejas

Estos alimentos compensan las deficiencias nutritivas de las lentejas, por lo que combinan muy bien con ellas.

Las lentejas, como todas las legumbres, son ligeramente acidificantes (disminuyen el pH), al contrario que las frutas y las hortalizas que son alcalinizantes. Por ello conviene combinar las lentejas con hortalizas y frutas en la misma comida.

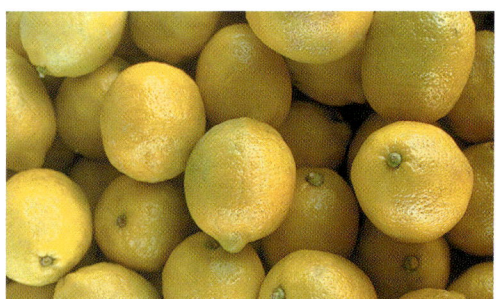

Limón
Aporta **vitamina C** que aumenta la absorción del hierro de las lentejas. Además, mejora su sabor.

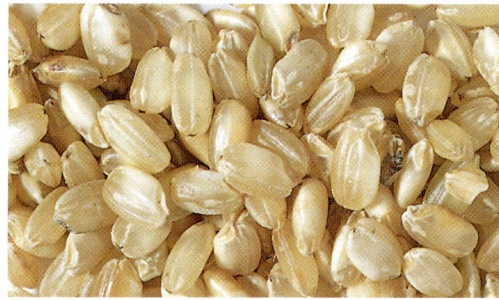

Cereales
Son ricos en el aminoácido esencial **metionina,** del que carecen las lentejas y las legumbres en general. El **arroz** es el cereal que *mejor* combina con las lentejas.

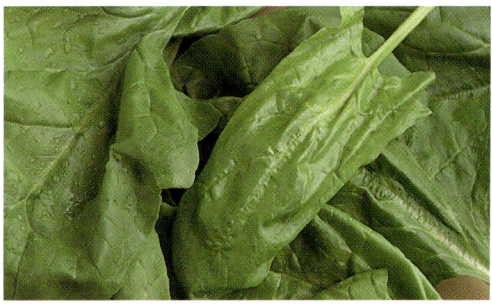

Coles, espinacas y lácteos
Son ricos en **calcio,** del que las lentejas aportan muy poco.

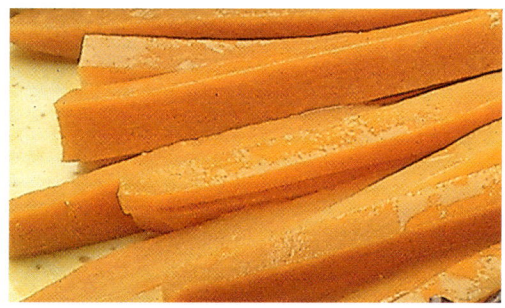

Zanahoria
Aporta la **provitamina A** de la que carecen las lentejas.

PROPIEDADES E INDICACIONES: Las lentejas constituyen un alimento muy concentrado: solo el 11,2% de su peso está formado por agua. Esto hace que sean notablemente energéticas: aportan 338 kcal/100 g. La mayor parte de esa energía procede de las proteínas y de los hidratos de carbono, ya que apenas contienen grasas (menos del 1%).

Con 100 g de lentejas crudas (lo suficientes para elaborar un plato grande de esta legumbre o dos pequeños) se satisface una buena parte, o incluso la totalidad de las necesidades diarias de varios nutrientes (para un hombre adulto):

✓ *Proteínas* (28,1 g): más de la mitad (el 53%).

✓ *Fibra* (30,5 g): se cubre prácticamente el 125%.

✓ *Vitamina B₁* (0,475 mg): casi la tercera parte (el 32%).

✓ *Vitamina B₆* (0,535 mg): más de la cuarta parte (el 27%).

✓ *Folatos* (433 µg): más del doble (el 216%).

✓ *Magnesio* (107 mg): casi la tercera parte (el 31%).
✓ *Hierro* (9 mg): el 90%.
✓ *Potasio* (905 mg): casi la mitad (el 45%).
✓ *Cinc* (3,61 mg): prácticamente la cuarta parte (el 24%).
✓ *Cobre* (0,852 mg): más de la mitad (el 57%).

Todo esto en un solo plato de lentejas. Así que uno podría pensar que no es tan extraño que Esaú vendiera su primogenitura a su hermano Jacob, el patriarca bíblico, a cambio de tan nutritivo plato.

Sin embargo, aunque las lentejas ofrecen una concentración tan alta en estos nutrientes, son *deficitarias* o simplemente carecen de otros:

– ácidos grasos poliinsaturados, debido a que apenas contienen grasas de ningún tipo;
– provitamina A, vitaminas C y E;
– calcio;
– vitamina B$_{12}$ (como todos los vegetales).

Las lentejas constituyen pues un alimento muy energético y rico en muchos nutrientes. Sin embargo, al carecer de otros, no deben consumirse aisladamente, sino *combinadas* adecuadamente con otros alimentos vegetales que pueden *compensar* sus deficiencias y aumentar así su valor nutritivo (ver cuadro de la página anterior).

El consumo de lentejas se recomienda especialmente en los siguientes casos:

• **Anemia:** Las lentejas son una **fuente** *muy buena* de **hierro**, pues aportan 9 mg/100 g. Esta es una cantidad muy superior a la de la carne (alrededor de 2 mg/100g) y los huevos (1,44 mg/100g).

Es cierto que el hierro de las lentejas es de tipo *no hem*, a diferencia del de la carne que es de tipo hem. Esto hace que su índice de absorción oscile entre el 10% y el 15 % (de cada 100 mg ingeridos se absorben 10 o 15 mg), mientras que en el caso de la carne se absorbe el 25% del hierro ingerido. No obstante, la *vitamina C* presente en otros alimentos acompañantes, *aumenta* significativamente la tasa de **absorción** del hierro no hem de los alimentos no cárnicos.

La deficiencia de hierro en la dieta, o su pobre absorción en el intestino, es la causa más importante de anemia. Por ello, las lentejas, acompañadas de alimentos ricos en vitamina C como el limón, las patatas (papas) o ciertas frutas, constituyen un alimento ideal en caso de anemia por falta de hierro.

Pero además de hierro, las lentejas aportan grandes cantidades de otros nutrientes que contribuyen a aumentar la producción de hematíes (glóbulos rojos): los *folatos* (un factor vitamínico del grupo B) y el *cobre* (un oligoelemento).

• **Estreñimiento:** La *gran riqueza* en *fibra* de las lentejas, excesiva incluso para algunos intestinos sensibles, actúa como un estimulante de los movimientos peristálticos del intestino. En un experimento realizado en la Universidad de Saskatchewan[16] (Canadá), se comprobó que un plato diario de lentejas hace aumentar el volumen de las heces en un 45%, que así además son menos duras y secas. Este aumento en el volumen fecal facilita la progresión de las heces por el intestino y el acto de la defecación.

• **Diabetes:** Aunque las lentejas son muy ricas en hidratos de carbono, estos liberan lentamente sus moléculas de glucosa en el intestino y no provocan una subida brusca en el nivel de azúcar en la sangre. Por ello se recomiendan en la dieta de los diabéticos[17], al igual que todas las legumbres, a pesar de que antiguamente les estuvieran prohibidas.

• **Aumento del colesterol:** La fibra de las lentejas arrastra con las heces al colesterol contenido en otros alimentos, así como a los ácidos biliares que sirven de materia prima para su síntesis en el organismo. El consumo de lentejas conviene pues a quienes deseen reducir su nivel de colesterol.

• **Embarazo:** Las mujeres gestantes tienen en las lentejas *hierro abundante* para evitar la anemia del embarazo, *fibra* para facilitar la evacuación y *folatos en gran cantidad* para prevenir las malformaciones del sistema nervioso del feto. Se trata pues de un alimento *muy recomendable* para ellas, que deberían consumir al menos dos veces por semana.

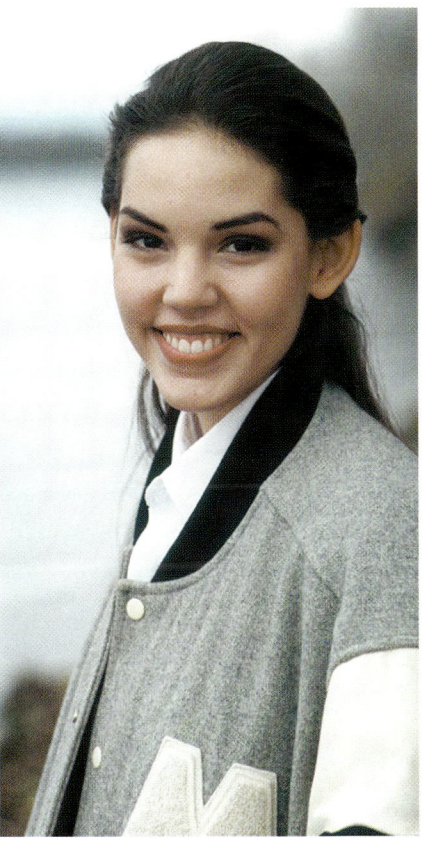

Las lentejas son muy ricas en folatos y en hierro, dos nutrientes especialmente necesarios para las mujeres jóvenes y las futuras embarazadas. El hierro y los folatos contribuyen a evitar la anemia.

Se ha comprobado que un **elevado consumo** de **folatos** en las semanas previas a la concepción y durante los tres primeros meses de **embarazo, reduce** el **riesgo** de que se produzcan **malformaciones** en el feto (ver T. 2 pág. 384).

La **CDR** (cantidad diaria recomendada) de **folatos** para las mujeres **gestantes** es 400 μg, **más del doble** que para las no embarazadas (180 μg). Un **plato de lentejas** elaborado con 50 g de esta legumbre cruda, proporciona aproximadamente 215 μg de folatos, algo más de la **mitad** de la CDR de folatos para una embarazada.

Medicago sativa L.

23 - Alimentos para la sangre

Alfalfa

Un gran alimento poco apreciado

ESTOS pollos van a morir todos desangrados– exclama Dam, un investigador danés, quien los había estado alimentando con una dieta exenta de grasas; y que sin saber por qué, a las pocas semanas, todos ellos presentaban múltiples hemorragias.

–¿Por qué no prueba a suplementar su dieta con algún vegetal?–, le sugiere uno de sus discípulos.

Estamos en 1930, dos años después de que se descubriera la vitamina C en los vegetales, y los investigadores buscan entusiasmados esos componentes casi secretos de los alimentos, las "aminas vitales" o vitaminas.

Posiblemente, debido al gran prestigio que la alfalfa ha alcanzado como planta para el ganado, algunos humanos han sentido cierto desprecio hacia ella. Actualmente, las investigaciones científicas la confirman como una de las verduras más nutritivas.

Sinonimia hispánica: alfalfe, alfaz, cadillo de hierba, alcacer, trébol de carretilla, alfalfa de Colombia; **Cat.:** alfals, alfàs, fals, melga, melgó, userda; **Eusk.:** alpapa, luzerna; **Gal.:** alfalfa; **Fr.:** luzerne; **Ing.:** alfalfa; **Al.:** Luzerne.

Descripción: Brotes tiernos, hojas y semillas de la alfalfa ('Medicago sativa' L.), planta herbácea de la familia de las Leguminosas.

Hábitat: Procede del país de los medos (antigua Asiria), y de ahí su nombre latino 'Medicago'. Su cultivo se ha extendido desde el Oriente Medio a todas las regiones templadas del mundo.

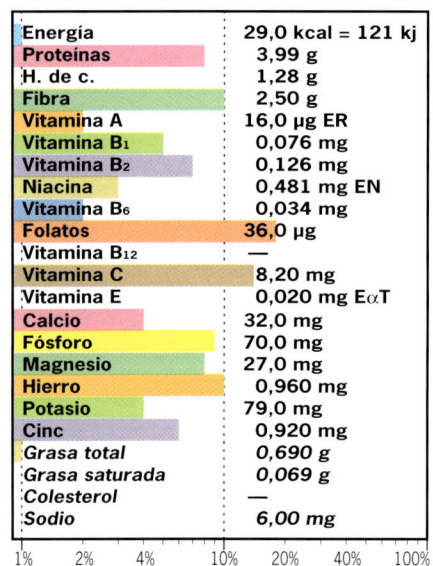

ALFALFA GERMINADA composición
por cada 100 g de parte comestible cruda

Energía	29,0 kcal = 121 kj
Proteínas	3,99 g
H. de c.	1,28 g
Fibra	2,50 g
Vitamina A	16,0 µg ER
Vitamina B_1	0,076 mg
Vitamina B_2	0,126 mg
Niacina	0,481 mg EN
Vitamina B_6	0,034 mg
Folatos	36,0 µg
Vitamina B_{12}	—
Vitamina C	8,20 mg
Vitamina E	0,020 mg EαT
Calcio	32,0 mg
Fósforo	70,0 mg
Magnesio	27,0 mg
Hierro	0,960 mg
Potasio	79,0 mg
Cinc	0,920 mg
Grasa total	0,690 g
Grasa saturada	0,069 g
Colesterol	
Sodio	6,00 mg

% de la CDR (cantidad diaria recomendada) cubierta por 100 g de este alimento

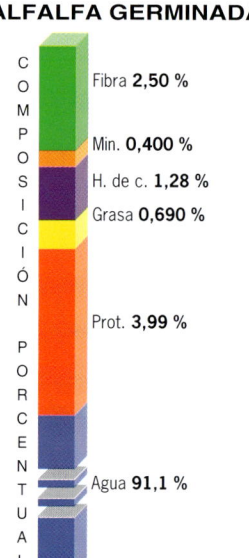

ALFALFA GERMINADA

COMPOSICIÓN PORCENTUAL

Fibra **2,50 %**
Min. **0,400 %**
H. de c. **1,28 %**
Grasa **0,690 %**
Prot. **3,99 %**
Agua **91,1 %**

Preparación y empleo

❶ **Brotes tiernos** (germinados): Se toman crudos acompañando a ensaladas y bocadillos.

❷ **Hojas:** Las tiernas pueden tomarse crudas en ensalada. Habitualmente se usan cocinadas, como si se tratara de acelgas o de espinacas, en sopas, tortillas y croquetas.

❸ **Semillas:** Lo ideal es tomarlas en infusión, que se prepara con una cucharada sopera de semillas por litro de agua, de la que se toman 2-3 vasos diarios.

–Probaré a darles alfalfa–, dijo Dam. Y para su sorpresa, pocos días después aquellos pollos enfermos y llenos de hemorragias, dejaron de sangrar y recuperaron su vitalidad.

Unos años más tarde, en 1939, se identificó y aisló la sustancia **antihemorrágica** presente en la alfalfa, a la que se llamó filoquinona o *VITAMINA K*. Se trata de una sustancia de origen vegetal, muy abundante en la alfalfa y en otras verduras, pero que por ser soluble en grasas, se absorbe mal cuando estas faltan en la dieta. En el experimento de Dam, la gran cantidad de vitamina K que contiene la alfalfa, compensó su absorción deficiente en una dieta exenta de grasas, y solucionó de esta forma la enfermedad carencial.

PROPIEDADES E INDICACIONES: Los **brotes tiernos (germinados)** de alfalfa {❶}, y en menor proporción las hojas, contienen una amplia gama de minerales y vitaminas, siendo ricos en *proteínas, calcio* y *hierro,* así como en *vitaminas C* y *K* y *ácido fólico.* El valor nutritivo de la alfalfa supera al de la mayor parte de las hortalizas, por lo que no es de extrañar que los caballos alimentados con ella consigan marcas tan notables en las carreras.

Son muchas las propiedades dietoterápicas que esta humilde planta ofrece a los seres humanos:

• **Antihemorrágica:** La alfalfa contiene de 300 a 400 µg (microgramos) de vitamina K por 100 g, cantidad muy superior a la de la carne (7 µg) o a la de la leche (3,5 µg). La *VITAMINA K* es imprescindible para que el hígado pueda producir protrombina y otros factores que intervienen en la **coagulación** de la sangre. En ciertos trastornos intestinales, o cuando se toman antibióticos por vía oral, se altera la flora intestinal, disminuyendo el número de bacterias que también producen vitamina K. En estos casos, el organismo cuenta únicamente con el aporte alimentario de esta vitamina, y se recomienda aumentar el consumo de hortalizas como la alfalfa.

• **Antianémica:** Los brotes de alfalfa contienen cerca de 1 mg de *hierro* por cada 100 g, cantidad inferior a los 2,71 mg de las espinacas, pero suficiente como para favorecer la producción de glóbulos rojos. La *vitamina C,* que posee la alfalfa, favorece la absorción del hierro de origen vegetal (*hierro nohem*, ver T. 1 pág. 401).

Además del hierro, la alfalfa contiene otros muchos minerales, algunos de ellos en cantidades muy pequeñas como el *cobre* y el *boro* (oligoelementos), así como *vitaminas,* que ejercen en conjunto una acción antianémica y revitalizante. Por ello la alfalfa se recomienda en caso de **anemia** por falta de hierro, **desnutrición** y **agotamiento** físico.

• **Remineralizante:** Los brotes de alfalfa contienen *calcio, fósforo* y *magnesio.*

Investigaciones recientes[18,19] han puesto de manifiesto que la *VITAMINA K,* muy abundante en la alfalfa, mejora la utilización del calcio por parte de los huesos. De esta forma, la vitamina K potencia la acción antirraquítica de la vitamina D.

Se recomienda la alfalfa en caso de **raquitismo, osteoporosis** y **artrosis,** por su acción favorable sobre el metabolismo óseo. También los **artríticos** y **reumáticos** mejoran tras el consumo habitual de esta verdura, especialmente con la infusión de semillas.

• **Digestiva:** los brotes de alfalfa contienen abundantes *enzimas,* como amilasas y proteasas, que contribuyen a una buena digestión *exenta* de **gases** y de **pesadez** abdominal.

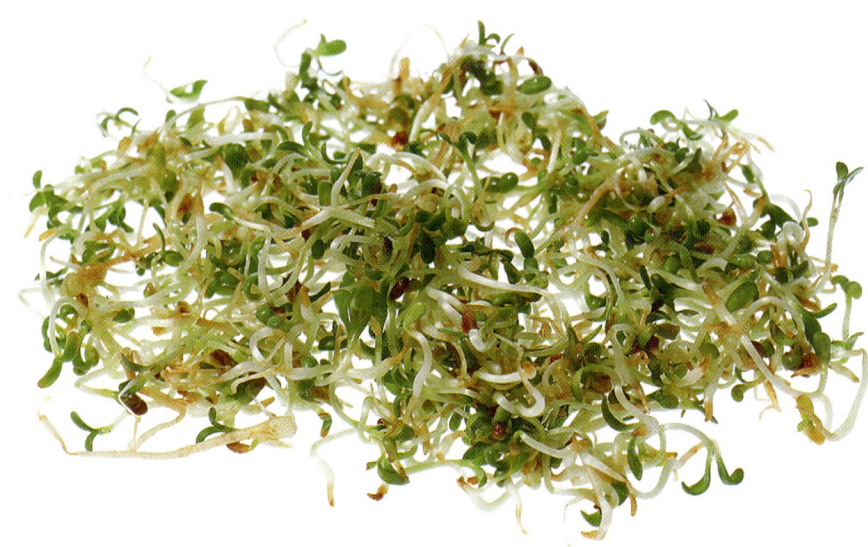

Los brotes o germinados de alfalfa constituyen las forma más fácil y agradable de consumirla. Se usan en crudo formando parte de ensaladas y platos de verdura.

• **Reductora del colesterol:** Se ha demostrado en animales de experimentación, que los brotes de alfalfa reducen el nivel de colesterol en el hígado (que es donde se produce y acumula), y por lo tanto, en la sangre.[20] Este efecto se atribuye principalmente a las saponinas que contienen.

• **Tonificante** general del organismo: Se han obtenido buenos resultados, mediante el consumo habitual de alfalfa, en los casos de **depresión** nerviosa y de **agotamiento.**

Precauciones

*Las personas que padecen de **lupus eritematoso** o de otras **enfermedades autoinmunes**, no deben tomar* alfalfa. Diversos estudios recientes[21] muestran que la l-canavanina, un aminoácido presente en la alfalfa, puede desencadenar reacciones autoinmunes en el organismo.

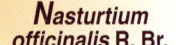   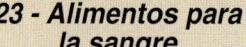 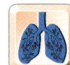

23 - **Alimentos para la sangre**

Berro
Depurativo de la sangre

AL IGUAL que las coles y los rábanos, el berro pertenece a la familia botánica de las Crucíferas, caracterizada porque sus flores tienen cuatro pétalos en cruz.

PROPIEDADES E INDICACIONES: Desde el punto de vista nutritivo, el berro aporta una pequeña cantidad de hidratos de carbono y de proteínas, y apenas nada de grasas; vitaminas A y C; *abundantes* **minerales**, *especialmente* **hierro** *y* **yodo;** y un *glucósido sulfurado,* responsable de su sabor ligeramente picante así como de la mayor parte de sus propiedades medicinales, que son las siguientes:

• **Depurativo de la sangre:** Facilita la eliminación de los residuos ácidos del metabolismo, y además, por su riqueza mineral, estimula la producción de hematíes (glóbulos rojos). Conviene a **artríticos, gotosos, obesos, anémicos,** y a quienes padecen de **eccemas** y **erupciones** de la piel debido a autointoxicación.

• **Tonificante:** *Aumenta* el **apetito** y la secreción de jugos digestivos. Es un tonificante general del organismo. Muy útil en caso de **astenia** (debilidad) y **fatiga** primaveral. Por su contenido en *yodo* se recomienda en caso de **hipotiroidismo.**

• **Expectorante:** Favorece la eliminación de mucosidad bronquial, haciéndola más fluida.

Precauciones

Los berros debe tomarse en **pequeñas cantidades** *y* **bien limpios** *(lo ideal es tenerlos media hora a remojo con unas gotas de lejía o un puñado de sal), ya que puede contener parásitos.*

Las **embarazadas** *deben* **evitarlos.**

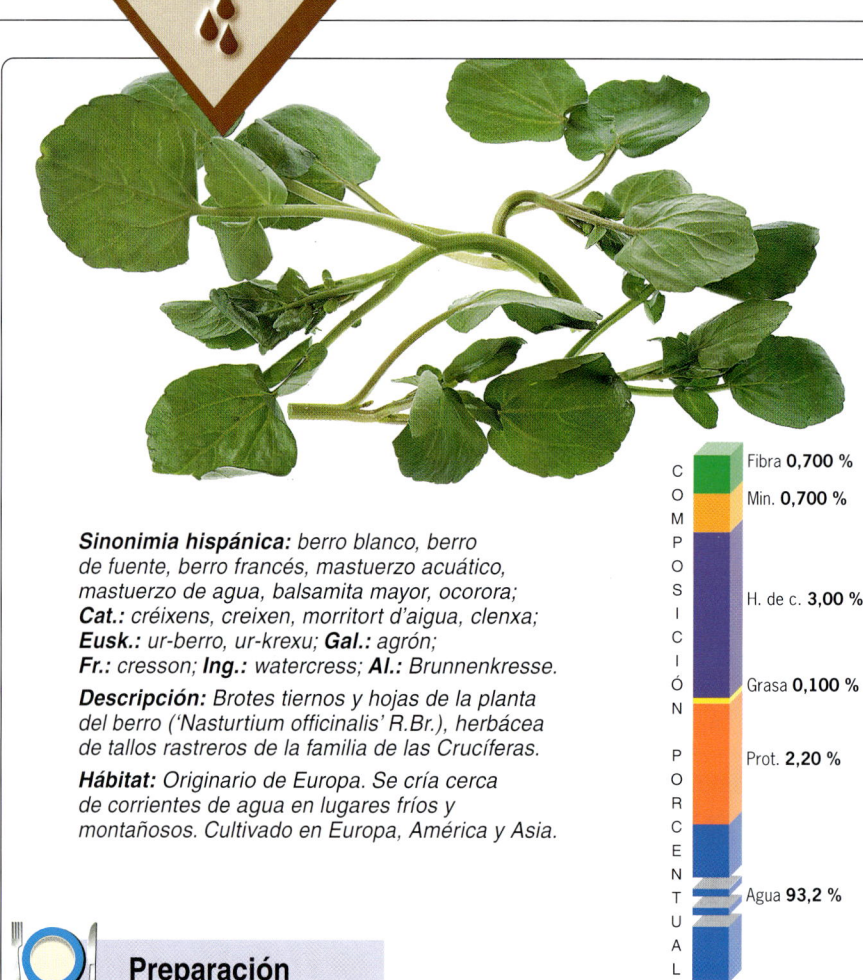

Sinonimia hispánica: berro blanco, berro de fuente, berro francés, mastuerzo acuático, mastuerzo de agua, balsamita mayor, ocorora; **Cat.:** *créixens, creixen, morritort d'aigua, clenxa;* **Eusk.:** *ur-berro, ur-krexu;* **Gal.:** *agrón;* **Fr.:** *cresson;* **Ing.:** *watercress;* **Al.:** *Brunnenkresse.*

Descripción: Brotes tiernos y hojas de la planta del berro ('Nasturtium officinalis' R.Br.), herbácea de tallos rastreros de la familia de las Crucíferas.

Hábitat: Originario de Europa. Se cría cerca de corrientes de agua en lugares fríos y montañosos. Cultivado en Europa, América y Asia.

Preparación y empleo

❶ **Crudos** en ensalada, aliñados con aceite y limón. Los berros tienen que ser muy tiernos, pues cuando la planta ya ha florecido resultan muy fuertes. No se deben tomar más de 50 o 100 g por plato.

❷ Como **condimento,** picados finamente sobre los platos de patatas (papas) o de pasta. También se pueden poner unas hojas en los bocadillos para darles un grato sabor.

❸ **Cocinados:** Pierden parte de sus propiedades y sabor, aunque resultan más tolerables para algunas personas. Se pueden usar en tortilla o en sopas de verduras.

COMPOSICIÓN PORCENTUAL: Fibra 0,700 %; Min. 0,700 %; H. de c. 3,00 %; Grasa 0,100 %; Prot. 2,20 %; Agua 93,2 %

BERROS composición
por cada 100 g de parte comestible cruda

Energía	19,0 kcal = 79,5 kj
Proteínas	2,20 g
H. de c.	3,00 g
Fibra	0,700 g
Vitamina A	470 µg ER
Vitamina B_1	0,090 mg
Vitamina B_2	0,120 mg
Niacina	0,700 mg EN
Vitamina B_6	0,129 mg
Folatos	9,20 µg
Vitamina B_{12}	—
Vitamina C	43,0 mg
Vitamina E	1,00 mg EαT
Calcio	120 mg
Fósforo	60,0 mg
Magnesio	21,0 mg
Hierro	0,200 mg
Potasio	330 mg
Cinc	0,110 mg
Grasa total	0,100 g
Grasa saturada	0,027 g
Colesterol	—
Sodio	41,0 mg

% de la CDR (cantidad diaria recomendada) cubierta por 100 g de este alimento

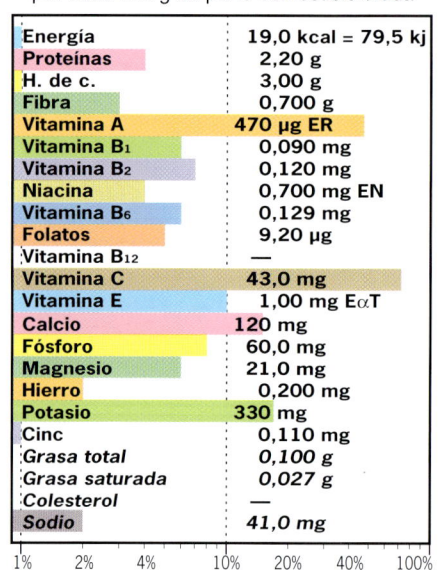

Passiflora edulis Sims.

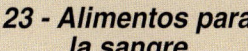
23 - Alimentos para la sangre

Fruta de la pasión

Fruta rica en hierro

SON VARIAS las especies del género *Passiflora* que dan frutos comestibles (ver T. 1 pág. 48), todos ellos de sabor ácido y muy aromáticos. Los más extendidos y utilizados son los llamados frutas de la pasión, a los que también se llama **granadillas** o **maracuyás.**

Existen dos variedades principales de frutos de la pasión, que se diferencian únicamente por su color y sabor:

• *Passiflora edulis* variedad edulis: Es de color **púrpura** o morado, su pulpa tiene un sabor agridulce muy refrescante.

• *Pasiflora edulis* variedad *flavicarpa*: De color **amarillo,** resulta algo más ácida y menos dulce que la variedad púrpura.

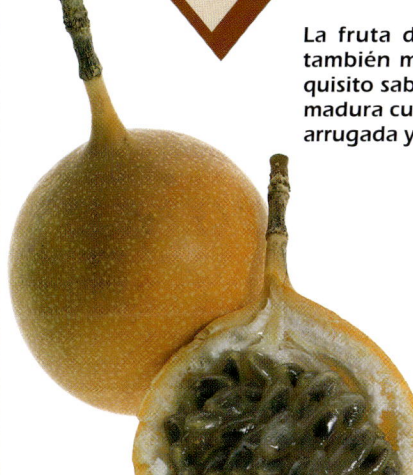

La fruta de la pasión amarilla es también muy apreciada por su exquisito sabor. Se sabe que está bien madura cuando la cáscara está algo arrugada y de color amarillo oscuro.

Sinonimia hispánica: *pasionaria, granadilla, parcha, maracuyá, ceibey, chinola;* ***Cat.:*** *passionària, passionera;* ***Eusk.:*** *maracujá;* ***Gal.:*** *froita da paixón;* ***Fr.:*** *grenadille;* ***Ing.:*** *passionfruit;* ***Al.:*** *Passionsfrucht.*

Descripción:
Fruto de las diversas variedades de la 'Passiflora edulis' Sims., planta trepadora de la familia de las Pasifloráceas. Tiene aproximadamente el tamaño y forma de un huevo. Su color varía, según las variedades, del morado al amarillo. Contiene una pulpa gelatinosa repleta de semillas negras.

Hábitat: *Se cría en regiones tropicales, preferiblemente de cierta altitud (entre 400 y 2.000 metros). Brasil es posiblemente el mayor productor, seguido de Colombia, Venezuela y toda Centroamérica.*

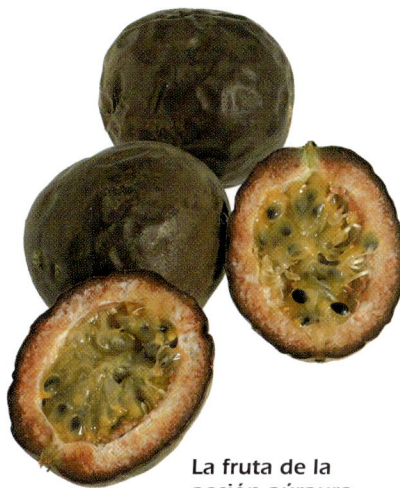

La fruta de la pasión púrpura tiene la piel algo arrugada y tiene un color morado oscuro cuando está madura.

FRUTA DE LA PASIÓN
composición
por cada 100 g de parte comestible cruda

Energía	97,0 kcal = 408 kj
Proteínas	2,20 g
H. de c.	13,0 g
Fibra	10,4 g
Vitamina A	70,0 µg ER
Vitamina B₁	—
Vitamina B₂	0,130 mg
Niacina	1,50 mg EN
Vitamina B₆	0,100 mg
Folatos	14,0 µg
Vitamina B₁₂	—
Vitamina C	30,0 mg
Vitamina E	1,12 mg EαT
Calcio	12,0 mg
Fósforo	68,0 mg
Magnesio	29,0 mg
Hierro	1,60 mg
Potasio	348 mg
Cinc	0,100 mg
Grasa total	0,700 g
Grasa saturada	0,059 g
Colesterol	—
Sodio	28,0 mg

1% 2% 4% 10% 20% 40% 100%
% de la CDR (cantidad diaria recomendada) cubierta por 100 g de este alimento

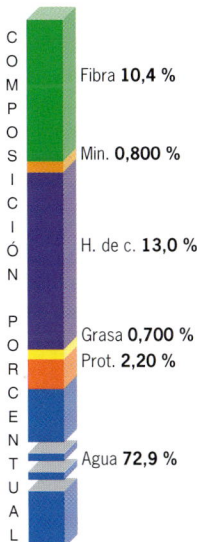

FRUTA DE LA PASIÓN
COMPOSICIÓN PORCENTUAL
Fibra 10,4 %
Min. 0,800 %
H. de c. 13,0 %
Grasa 0,700 %
Prot. 2,20 %
Agua 72,9 %

Preparación y empleo

❶ **Fresca:** La pulpa gelatinosa se toma con la ayuda de una cuchara, usando la cáscara como recipiente. Resulta algo incómodo separar las semillas de la pulpa en la boca.

❷ **Jugo:** Se filtra la pulpa mediante un colador, y después se bate con una batidora.

❸ **Complemento** para dar una nota de sabor exótico en macedonias de frutas, helados y diversos tipos de postres.

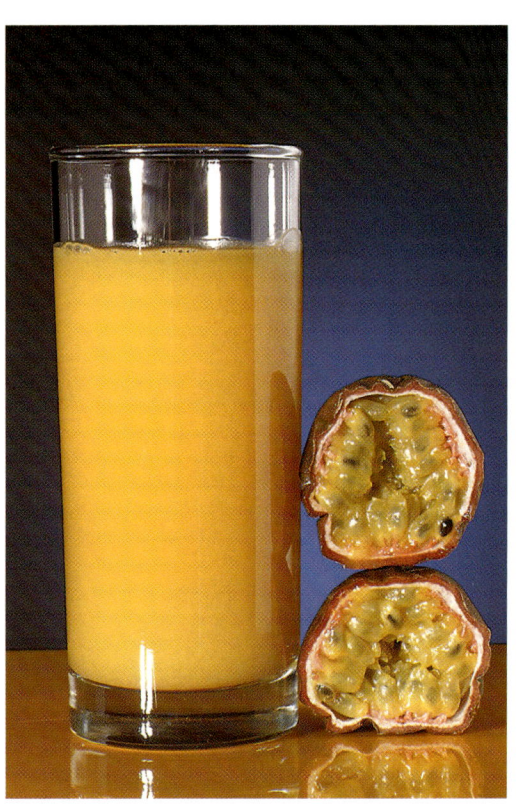

Para obtener el jugo de la fruta de la pasión:

1. Extraer la pulpa del fruto con una cuchara.
2. Pasarla por un colador para eliminar las semillas.
3. Batirla para obtener un jugo homogéneo.

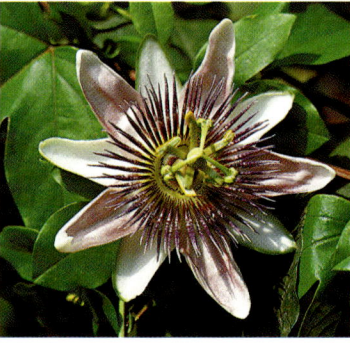

Las flores y hojas de la pasionaria ('Passiflora incarnata' L.), **otra especie del mismo género que el fruto de la pasión, se usan en fitoterapia por su acción sedante y somnífera** (ver EPM ['Enciclopedia de las plantas medicinales', BIBLIOTECA EDUCACIÓN Y SALUD], pág. 167).

Existe bastante confusión en cuanto al nombre que se le da a cada variedad en los distintos países del mundo, por lo que lo más seguro es identificarlas por su color, púrpura o amarillo.

Aunque la composición, propiedades e indicaciones que describimos se refieren específicamente a la fruta de la pasión púrpura *(Passiflora edulis* forma *edulis)*, pueden aplicarse con escasas diferencias a la forma *flavicarpa* de color amarillo.

PROPIEDADES E INDICACIONES: La pulpa del fruto de la pasión es gelatinosa y de sabor muy aromático. En su composición destacan los siguientes nutrientes:

✓ *Azúcares:* Aunque no lo parezca debido a su sabor ácido, contiene *bastantes* azúcares (13%), constituidos por una mezcla casi a partes iguales de glucosa, frutosa y sacarosa.

✓ *Proteínas:* Con su 2,2%, es una de las **frutas** frescas *más ricas* en proteínas.

✓ *Hierro:* Es posiblemente la fruta fresca *más rica* en este mineral (1,6 mg /100 g), seguida de lejos por el membrillo (0,7 mg), el limón (0,6 mg), la frambuesa (0,57 mg) y la chirimoya (0,5 mg). La fruta de la pasión supera en hierro incluso al huevo (1,41 mg) y se acerca al contenido de la carne (alrededor de 2 mg/100 g). Aunque el hierro de origen vegetal es de tipo **no-hem** y se absorbe peor que el de origen animal, la presencia simultánea de *vitamina C* en la granadilla *potencia* notablemente la absorción de este mineral.

✓ *Otros minerales:* Es bastante rica en magnesio, calcio, fósforo y potasio.

✓ *Vitaminas:* 100 g de pulpa de fruto de la pasión aportan 30 mg de *vitamina C,* la *mitad* de la **CDR** (cantidad diaria recomendada). Además, contiene provitamina A y vitaminas B_2, B_6, E, así como niacina y ácido fólico.

✓ *Fibra:* La pulpa de la fruta de la pasión es uno de los productos **vegetales** *más ricos* en fibra de tipo *soluble* (pectinas y mucílagos), que a diferencia de la fibra insoluble contenida en el salvado de los cereales, no contiene ácido fítico, y por lo tanto, *no interfiere* la **absorción** del **hierro** (ver T 1 pág. 401).

✓ *Ácidos orgánicos:* Predomina el ácido cítrico, aunque también se hallan presentes los ácidos málico, láctico, malónico y succínico. El total de ácidos supone el 3,4% en la fruta de la pasión púrpura y el 4% en la amarilla.[22] A pesar de ser relativamente rica en ácidos, produce un *aumento* de **alcalinidad** en la sangre y en el metabolismo en general.

✓ *Sustancias no nutritivas* de tipo aromático: El agradable aroma de la fruta de la pasión se debe a la combinación de más de cien sustancias químicas.[23] La acción ligeramente sedante de estos frutos puede ser debida a algunas de estas sustancias aromáticas, que se hallan en mucha mayor concentración en las hojas y flores de la pasionaria (*Passiflora incarnata* L.), usada como planta medicinal, (ver [Enciclopedia de las plantas medicinales] pág.167).

Tanto la pulpa como los jugos elaborados con la fruta de la pasión, son refrescantes, tonificantes de las funciones digestivas y ligeramente sedantes, aunque su propiedad medicinal más importante es la antianémica. Estas son sus indicaciones medicinales:

• **Anemia por falta de hierro:** Debido a su gran contenido en hierro, así como en vitamina C que facilita la absorción de este mineral, la fruta de la pasión constituye una fruta *ideal* para los **anémicos.**

• **Estreñimiento:** La pulpa gelatinosa {❶}, y en menor proporción los jugos elaborados con ella, ejercen una suave acción laxante y a la vez protectora de las paredes del intestino.

• **Estados de nerviosismo y ansiedad:** Aunque su acción sedante es mucho más suave que la de las hojas y las flores de la pasionaria,[24] su empleo conviene a los que deseen sedar su sistema nervioso.

23 - Alimentos para la sangre

Pistacia vera L.

Pistacho

El fruto seco más rico en hierro

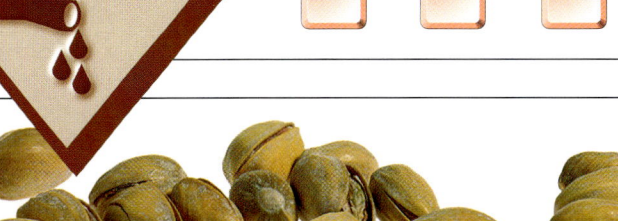

UNOS 1.700 años antes de Cristo, el pistacho ya formaba parte de "lo más fino del país", junto con la miel y las almendras, según la expresión del patriarca Jacob que habitaba en Palestina.[25] Desde entonces se lo viene usando en todos los países mediterráneos, y más recientemente, también en Norteamérica.

PROPIEDADES E INDICACIONES: La forma y composición del pistacho son semejantes a la del piñón (ver T. 2 pág. 47), si bien contiene más *proteínas* (hasta un 20,6% de su peso), pero menos *grasas* (48,4%). Su aporte de hidratos de carbono también es considerable (hasta un 14%).

Su contenido en *provitamina A* y en *vitamina C* es relativamente pobre. Es *muy rico* en *minerales*, aportando potasio, magnesio, fósforo y calcio.

Pero el pistacho destaca sobre todo por su *gran riqueza* en **hierro** (6,8 mg/100 g), que iguala o supera a la de las lentejas (T. 2 pág. 127). Contiene valiosos oligoelementos como el *cobre* (1,2 mg/100 g), que según recientes investigaciones facilita la absorción y asimilación del hierro.[26] La *combinación* de **hierro y cobre** produce un efecto **antianémico** *muy superior* al de cualquier preparado farmacéutico a base de hierro solo.

Esta acción **antianémica** del pistacho *se potencia* si se ingiere *junto con* **frutas o verduras** frescas ricas en *vitamina C*, de la que apenas contiene. Es sabido que la vitamina C *facilita* en gran manera la *absorción* del **hierro** en el intestino.

Los que padecen de **anemia ferropénica** (por falta de hierro), se beneficiarán del consumo habitual de pistachos.

Sinonimia hispánica: alfóncigo, alfónsigo, alhócigo, alhóstigo, pistachero; **Cat.:** pistatxo, festuig; **Eusk.:** pistatxa; **Gal.:** pistacho; **Fr.:** pistache; **Ing.:** pistachio; **Al.:** Pistazie.

Descripción: Semilla del alfóncigo o pistachero ('Pistacia vera' L.) pequeño árbol de hoja perenne de la familia de las Anacardiáceas.

Hábitat: Propio de Siria y del Próximo Oriente, donde se lo cultivaba desde siglos antes de Cristo. Desde el siglo primero se extendió por todo el Imperio Romano, siendo hoy cultivado sobre todo en Sicilia y en el norte de África. En el siglo XX fue llevado al continente americano, habiéndose aclimatado en los estados norteamericanos cálidos como California, Texas y Nuevo México.

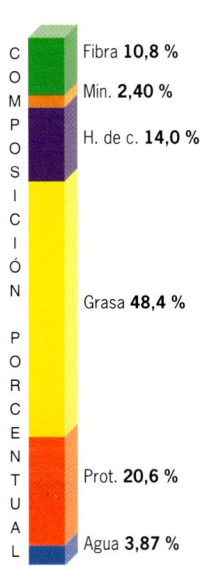

COMPOSICIÓN PORCENTUAL
- Fibra **10,8 %**
- Min. **2,40 %**
- H. de c. **14,0 %**
- Grasa **48,4 %**
- Prot. **20,6 %**
- Agua **3,87 %**

PISTACHOS composición
por cada 100 g de parte comestible cruda

Energía	577 kcal = 2416 kj
Proteínas	20,6 g
H. de c.	14,0 g
Fibra	10,8 g
Vitamina A	23,0 µg ER
Vitamina B$_1$	0,820 mg
Vitamina B$_2$	0,174 mg
Niacina	5,80 mg EN
Vitamina B$_6$	0,250 mg
Folatos	58,0 µg
Vitamina B$_{12}$	—
Vitamina C	7,20 mg
Vitamina E	5,21 mg EαT
Calcio	135 mg
Fósforo	503 mg
Magnesio	158 mg
Hierro	6,78 mg
Potasio	1093 mg
Cinc	1,34 mg
Grasa total	48,4 g
Grasa saturada	6,13 g
Colesterol	—
Sodio	6,00 mg

% de la CDR (cantidad diaria recomendada) cubierta por 100 g de este alimento

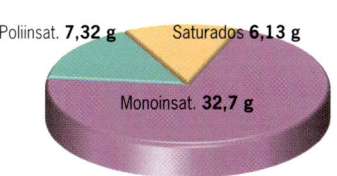

- Poliinsat. **7,32 g**
- Saturados **6,13 g**
- Monoinsat. **32,7 g**

distribución porcentual de sus **ácidos grasos**

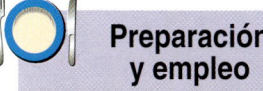

Preparación y empleo

❶ **Tostados:** Ligeramente tostados es la forma más habitual de consumir los pistachos. Hay que evitar el exceso de sal.

❷ Por su exquisito sabor, son muy apreciados en **pastelería y confitería**, así como en la elaboración de **helados.**

Valerianella locusta Betcke.

23 - Alimentos para la sangre

Hierba de los canónigos

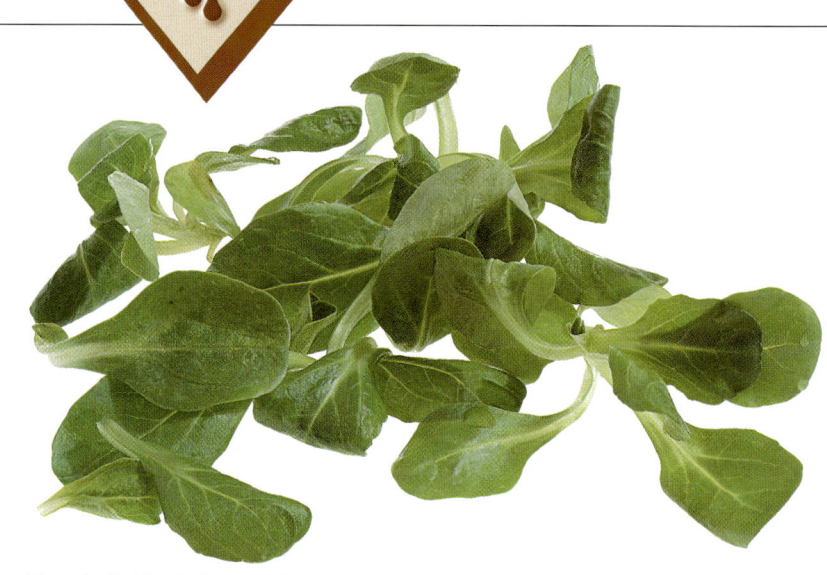

LA HIERBA de los canónigos pertenece a la misma familia que la valeriana (ver *EPM [Enciclopedia de las plantas medicinales]* pág. 172), planta que destaca por su acción sedante sobre el sistema nervioso.

La hierba de los canónigos constituye una verdura de fino sabor, muy apreciada como ensalada en los países centroeuropeos.

PROPIEDADES E INDICACIONES: Aunque se trata de una humilde hierba, posee una sorprendente composición, en la que destacan los siguientes nutrientes:

✓ *Proteínas* (2%): casi igual que las papas (patatas) (2,07%).

✓ *Provitamina A* (709 µg ER/100 g): más que las espinacas (672 µg ER).

✓ *Vitamina B_6* (0,273 mg/100 g): más que el huevo (0,139 mg).

✓ *Vitamina C* (38,2 mg/100 g): más que el tomate (19,1 mg).

✓ *Hierro* (2,18 mg/100 g): casi tanto como la carne de ternera (2,29 mg). Aunque se trata de hierro *no hem*, que no se absorbe tan bien como el hierro *hem* de la carne, la presencia de la *vitamina C* hace que *mejore mucho* su absorción. Con 100 g de hierba de los canónigos, se cubre casi la cuarta parte de las necesidades diarias de este mineral, para un hombre adulto.

La hierba de los canónigos es antianémica, remineralizante, estimulante digestiva y suavemente laxante. Su indicación dietoterápica más importante es la **anemia ferropénica** (por falta de hierro). Debido a que no aporta solamente hierro, sino también *vitamina C* y minerales como el *cobre,* que favorecen su absorción y asimilación, la hierba de los canónigos actúa como un *poderoso* **antianémico.**

Sinonimia hispánica: canónigos, lechuga de campo, dulceta; **Cat.:** [herba dels] canonges, margarideta, margaridoia dolceta; **Eusk.:** balerianela; **Fr.:** mâche; **Ing.:** lamb's lettuce, mâche, cornsalad; **Al.:** Feldsalat.

Descripción: Hojas de la hierba de los canónigos ('Valerianella locusta' Betcke), planta herbácea de la familia de las Valerianáceas que alcanza hasta 30 cm de altura.

Hábitat: Procede de las islas mediterráneas de Córcega y Sicilia. Debido a que resiste muy bien el frío, su cultivo se ha extendido a toda Europa y a Norteamérica. Los principales países productores son Francia, Italia y Alemania.

HIERBA DE LOS CANÓNIGOS
composición
por cada 100 g de parte comestible cruda

Energía	21,0 kcal = 88,0 kj
Proteínas	2,00 g
H. de c.	2,40 g
Fibra	1,20 g
Vitamina A	709 µg ER
Vitamina B_1	0,071 mg
Vitamina B_2	0,087 mg
Niacina	0,848 mg EN
Vitamina B_6	0,273 mg
Folatos	13,6 µg
Vitamina B_{12}	—
Vitamina C	38,2 mg
Vitamina E	—
Calcio	38,0 mg
Fósforo	53,0 mg
Magnesio	13,0 mg
Hierro	2,18 mg
Potasio	459 mg
Cinc	0,590 mg
Grasa total	0,400 g
Grasa saturada	—
Colesterol	—
Sodio	4,00 mg

% de la CDR (cantidad diaria recomendada) cubierta por 100 g de este alimento

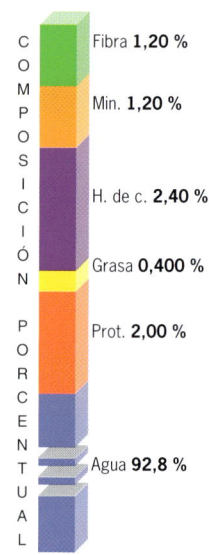

COMPOSICIÓN PORCENTUAL
- Fibra 1,20 %
- Min. 1,20 %
- H. de c. 2,40 %
- Grasa 0,400 %
- Prot. 2,00 %
- Agua 92,8 %

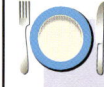

Preparación y empleo

❶ **Cruda:** Es la forma habitual de consumirla. Se sirve en ensalada, aliñada preferentemente con aceite de oliva y limón.

❷ **Cocinada:** Se puede emplear para sopas y tortillas de huevo.

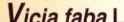

23 - Alimentos para la sangre

Haba

Nutritiva y rica en hierro

LA HUMANIDAD lleva varios milenios consumiendo habas, hasta el punto de que es posiblemente la leguminosa que se cultiva desde más antiguo.

PROPIEDADES E INDICACIONES: Las habas tiernas, contienen una considerable proporción de **proteínas** de *buena calidad* biológica (5,6%), hidratos de carbono en forma sobre todo de almidón (7,5%) y apenas grasas (0,6%). Entre sus vitaminas, destacan la B_1 (0,17 mg/100 g), los folatos (96,3 µg/100 g), así como la vitamina C (33 mg/100 g), de la que contiene la mitad aproximadamente que el limón.

El *hierro* es el *mineral más abundante* en las habas (1,9 mg/100 g), casi tanto como en la carne. Se trata de hierro *no hem* (ver T. 1 pág. 401), cuya **absorción** *se potencia* por la presencia simultánea de la *vitamina C*.

Las habas se recomiendan en caso de **anemia** hipocroma o ferropénica (por falta de hierro), así como en el embarazo, en la adolescencia, en los deportistas, y en la convalecencia de enfermedades infecciosas o de intervenciones quirúrgicas.

Favismo

*Existe un pequeño porcentaje de habitantes de los países mediterráneos que sufre por causas genéticas una **intolerancia** a las habas. Cuando estos individuos comen habas sufren hemolisis (destrucción de la sangre) y diversos trastornos conocidos como favismo.*

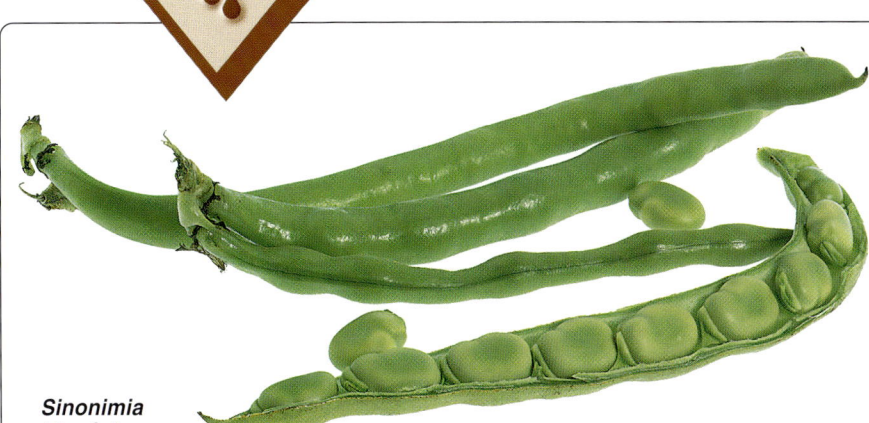

Sinonimia hispánica:
fabera, habón, haboncillo, habichuela; **Cat.:** fava; **Eusk.:** baba; **Gal.:** faba, fabón, faballón, feixón, faba loba; **Fr.:** fève; **Ing.:** broad bean; **Al.:** Dicke Bohne.

Descripción: Semillas del fruto del haba ('Vicia faba' L.), planta herbácea de la familia de las Leguminosas cuyo tallo alcanza alrededor de un metro de altura. Desde el punto de vista botánico, el fruto es una legumbre formada por una vaina carnosa de color verde, de 15 a 25 cm de largo, en cuyo interior se hallan 6 o 7 semillas (las habas propiamente dichas).

Hábitat: Propia del Oriente Medio, se cultiva desde hace milenios en los países mediterráneos. Su cultivo se ha extendido a zonas de clima cálido de todo el mundo.

HABAS TIERNAS composición
por cada 100 g de parte comestible cruda

Energía	72,0 kcal = 302 kj
Proteínas	5,60 g
H. de c.	7,50 g
Fibra	4,20 g
Vitamina A	35,0 µg ER
Vitamina B_1	0,170 mg
Vitamina B_2	0,110 mg
Niacina	2,43 mg EN
Vitamina B_6	0,038 mg
Folatos	96,3 µg
Vitamina B_{12}	—
Vitamina C	33,0 mg
Vitamina E	—
Calcio	22,0 mg
Fósforo	95,0 mg
Magnesio	38,0 mg
Hierro	1,90 mg
Potasio	250 mg
Cinc	0,580 mg
Grasa total	0,600 g
Grasa saturada	0,138 g
Colesterol	—
Sodio	50,0 mg

% de la CDR (cantidad diaria recomendada) cubierta por 100 g de este alimento

Preparación y empleo

❶ **Crudas:** Así se consumen cuando son muy tiernas, aunque no siempre son bien toleradas. Conviene desechar la piel, que puede causar flatulencia y trastornos digestivos.

❷ **Cocinadas:** Es la forma más recomendable de consumir las habas. El calor y el agua inactivan las pequeñas cantidades de lectinas (proteínas tóxicas; ver T. 1 pág. 84) que pudieran contener, al igual que las otras leguminosas. Un corto hervor o una cocción al vapor son más que suficientes para destruir cualquier toxina y hacerlas perfectamente digeribles.

❸ **Secas:** El desecado es el proceso tradicional para conservarlas, aunque con él se pierde una buena parte de su riqueza vitamínica (no mineral). Las habas secas requieren un tiempo de cocción bastante prolongado.

24 ALIMENTOS PARA EL APARATO RESPIRATORIO

SUMARIO DEL CAPÍTULO

ENFERMEDADES

Asma *140*
Bronquitis *139*
Dejar de fumar *141*
Tabaco, desintoxicación *141*
Tos *138*

ALIMENTOS

Azufaifa *149*
Cebolla *142*
Dátil *147*
Higo *145*

LA ALIMENTACIÓN influye más de lo que pudiera parecer en el buen estado del aparato respiratorio. Ciertos alimentos como la leche o los huevos pueden desencadenar crisis asmáticas; otros, como la cebolla o el ajo combaten la bronquitis; y las frutas y hortalizas ricas en beta-caroteno protegen contra el cáncer de pulmón.

Una investigación realizada en Inglaterra y en Gales muestra que los **niños** que ingieren *dos o más* piezas o raciones de **fruta** al día, **respiran** *mejor* y presentan *menor riesgo* de sufrir **disnea** (dificultad respiratoria); por el contrario, en los que consumen **carnes** procesadas (jamón, embutidos, etc.) *empeora* la **función pulmonar**.[1]

Enfermedades	Uso	Alimento o Nutriente	Tomo/Pág.	Motivos y efectos
TOS Es el *síntoma* más *común* de las enfermedades del aparato respiratorio. En realidad, la tos no es más que un **mecanismo defensivo** del organismo para expulsar de los bronquios alguna sustancia extraña o irritante. Ciertos alimentos pueden poner al organismo en la mejor disposición para vencer el problema causante de la tos, otros pueden aliviarla, y algunos empeorarla.	Aumentar	CEBOLLA	2/142	La simple **inhalación** de la esencia que desprende una cebolla cruda, puede *aliviar* la tos. Los compuestos azufrados de la cebolla ejercen una acción **antiespasmódica**, **sedante**, **mucolítica** (facilitan la eliminación de la mucosidad) y **antibiótica**.
		MIEL	1/160	Ejerce una suave acción **sedante**, **antitusígena** y **suavizante** de las vías respiratorias.
		LIMÓN	2/124	El **jugo** de limón **con miel** es un remedio tradicional y *efectivo* contra la tos.
		VITAMINA A	1/389	Las células que recubren el interior de los bronquios necesitan vitamina A para mantenerse en buen estado. Los alimentos ricos en **beta-caroteno** (provitamina A) como la **zanahoria**, la **espinaca** o el **mango**, mejoran el estado de la mucosa bronquial y contribuyen a aliviar la tos.
		VITAMINA C	1/396	Su carencia disminuye la **resistencia** a las **infecciones**, que en el aparato respiratorio suelen ser causa de tos. Los **cítricos** y otras frutas como el **kiwi** o las **grosellas** son las mejores fuentes.
	Reducir o eliminar	SAL	1/344	El *exceso* de **sodio** procedente de la sal en su mayor parte, causa retención de líquidos en los tejidos. En el aparato respiratorio, esto puede agravar la tos.
		LÁCTEOS	1/180	Es posible que **aumenten** la producción de **mucosidad** en las vías respiratorias, lo que puede desencadenar o agravar la tos.

Miel

ENCICLOPEDIA DE LOS ALIMENTOS

2ª Parte: El poder curativo de los alimentos

Enfermedades	Uso	Alimento o Nutriente	Tomo/Pág.	Motivos y efectos
BRONQUITIS Es la inflamación de la mucosa que recubre el interior de los bronquios. Normalmente es de causa infecciosa, y se *favorece* o *agrava* por la inhalación de humos irritantes como el del **tabaco**. Existen alimentos con diversas propiedades curativas útiles en caso de bronquitis: • **Mucolíticos**: Ablandan la mucosidad y favorecen su expulsión, como la cebolla y el rábano. • **Emolientes**: Suavizan y desinflaman las mucosas respiratorias, como los dátiles, los higos y la okra. • **Antibióticos** y **antisépticos**: Combaten los gérmenes, bacterianos o víricos, causantes o agravantes de la bronquitis: ajo, propóleos, etcétera.	Aumentar	CEBOLLA	2/142	El aceite esencial de cebolla, responsable de su olor típico, es **mucolítico** (deshace la mucosidad), **expectorante** y **antibiótico**, lo que resulta idóneo en caso de bronquitis aguda o crónica. Para aprovechar todo su poder curativo, es *preferible* tomarla **cruda,** o simplemente **inhalar** su *esencia*.
		AJO	1/109	Su esencia sulfurada es **antibiótica** y **mucolítica** (deshace la mucosidad y facilita su expulsión). Puesto que se elimina por vía respiratoria con el aliento, a los pocos minutos de haberlo ingerido, resulta muy apropiado en las infecciones respiratorias.
		RÁBANO	2/181	Contiene una *esencia sulfurada* de sabor picante que *facilita* la **eliminación** del exceso de **mucosidad** bronquial.
		RÁBANO RUSTICANO	1/343	Su composición y acción son similares a los del rábano común. **Descongestiona** y **limpia** los bronquios.
		PUERRO	2/319	Contiene una esencia de acción **mucolítica** (deshace el moco) similar a la de la cebolla.
		BERRO	2/132	Contiene un compuesto sulfurado, responsable de su sabor ligeramente picante, que *facilita* la **expectoración** bronquial.
		AZUFAIFA	2/149	Debido a los mucílagos que contiene, suaviza las vías respiratorias y *favorece* la **expectoración**, lo que conviene en caso de bronquitis.
		DÁTIL	2/147	Ablandan las mucosas respiratorias. Hervidos con leche constituyen un remedio tradicional para la bronquitis y los catarros bronquiales.
		BORRAJA	2/358	Contiene mucílagos de acción **emoliente** (suavizante). Hervida con su caldo, resulta beneficiosa para los bronquios.
		HIGO	2/145	*Calman* la **tos**, *facilitan* la **expectoración** y **suavizan** las vías respiratorias. Además, son fuente de hierro y vitaminas B.
		OKRA	2/200	Es una hortaliza popular en Oriente Medio, muy rica en **mucílagos** de acción **suavizante** sobre las vías digestivas y respiratorias.
		MIEL	1/160	Ejerce una suave acción **sedante**, **antitusígena** y **suavizante** de las vías respiratorias.
		PROPÓLEOS	1/361	Es un **antibiótico** *natural* producido por las abejas a partir de resinas y ceras vegetales. **Protege** y **desinflama** las vías respiratorias, y es *eficaz* contra los **virus**. Se recomienda su uso tanto en las bronquitis infecciosas agudas como en las crónicas debidas al tabaco u otras causas.
		VITAMINA A	1/389	Es necesaria para el buen estado de las células que tapizan el interior de los bronquios. La **zanahoria**, las **verduras** y algunas frutas como el **mango** o el **albaricoque** son buenas fuentes de **beta-caroteno**, que se transforma en vitamina A en el organismo.
	Reducir o eliminar	SAL	1/344	El **sodio** retiene agua en los tejidos, lo cual no resulta conveniente cuando existe un proceso infeccioso o inflamatorio como la bronquitis. Reducir o eliminar la ingesta de sal (especialmente la oculta en los alimentos procesados) contribuye a la curación de la bronquitis.
		BEBIDAS ALCOHÓLICAS	1/376	El alcohol deprime las defensas y **retrasa** o hace **más difícil** la curación de la bronquitis.
		GRASA SATURADA	1/405	El exceso de grasa saturada, habitual en la alimentación occidental omnívora, debilita el sistema inmunológico (**baja** las **defensas**), y **retrasa** la curación de la bronquitis.

Okra

Patatas fritas

TOMO 2 / 139

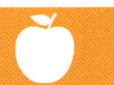

Cap. 24: ALIMENTOS PARA EL APARATO RESPIRATORIO

Enfermedades	Uso	Alimento o Nutriente	Tomo/ Pág.	Motivos y efectos
ASMA Se manifiesta con ataques de *disnea* (dificultad respiratoria) acompañados de silbidos al respirar, tos, expectoración y sensación de opresión en el pecho. El asma se debe a un espasmo e inflamación de los bronquios, causado *casi siempre* por un mecanismo **alérgico**. El consumo abundante de ciertos alimentos puede contribuir a reducir la sensibilidad bronquial y la predisposición a los ataques de asma. La reducción en el consumo de sal y la abstinencia de los alimentos que más a menudo causan alergias puede hacer mucho para reducir la frecuencia e intensidad de las crisis. Además de ciertos alimentos alergizantes, existen otros factores que pueden desencadenar crisis de asma, por ejemplo: la **contaminación** ambiental, el **polvo** y el **estrés** físico o psíquico. *Naranjas* *Cerveza* *continúa en la página siguiente*	**Aumentar**	CEBOLLA	2/142	Es broncodilatadora y antiespasmódica (relaja los músculos lisos de los bronquios), por lo que puede **aliviar** y **prevenir** los ataques de asma. La simple **inhalación** de su aroma ya es efectiva.
		NARANJA	2/360	Es un fruto dotado de acción antialérgica, capaz de **neutralizar** *parcialmente* los efectos de la **histamina**. Su *consumo abundante* conviene en caso de asma o de cualquier otra manifestación de alergia.
		RÁBANO RUSTICANO	2/181	Su **esencia sulfurada** descongestiona y fortalece los bronquios, por lo que contribuye a evitar los ataques de asma.
		ACEITES	1/112	Los aceites vegetales son ricos en **ácidos grasos poliinsaturados**, que al contrario que las grasas saturadas, reducen la respuesta bronquial a los factores causantes de asma.[2] Además, contienen **vitamina E** de acción **antioxidante**.
		MIEL	1/160	Suele contener una pequeña cantidad de **polen**, que puede actuar como **desensibilizante** o "vacuna" frente a la exposición respiratoria al polen ambiental causante de asma.
		YOGUR	1/202	Un estudio realizado en la Universidad de Arkansas (EE. UU.) muestra que los **yogures "bio"**, que contienen bacterias vivas como el *Lactobacillus acidophillus*, pueden **mejorar** la respuesta inmunitaria del organismo y reducir las manifestaciones de alergia (aumenta el interferón y disminuye la eosinofilia). Sin embargo, no produce una mejora clínica evidente de los asmáticos.[3]
		HORTALIZAS	1/92	Las de hoja verde como la **espinaca** o las de color rojo como el **pimiento** son una buena fuente de **beta-caroteno** y de otros **carotenoides** que *aumentan* la *resistencia* de las células bronquiales a las agresiones causantes de asma.
		MAGNESIO	1/400	La carencia de este mineral causa espasmos en los músculos, incluidos los de los bronquios, lo que favorece el asma. Las **legumbres**, el **germen de trigo** y las **verduras** son buenas fuentes de magnesio.
		VITAMINAS B	1/390	*Todas* las **vitaminas B**, especialmente la **B6**, reducen la exagerada sensibilidad bronquial frente a los factores químicos o físicos desencadenantes de asma.
		ANTIOXIDANTES	1/354	Los *más eficaces* son la **provitamina A** (frutas y hortalizas coloreadas), la **vitamina C** (frutas ácidas y otras) y la **vitamina E** (aceites vegetales). Aumentan la **resistencia** de los bronquios a la acción de los **radicales libres** procedentes de los contaminantes ambientales y de la inflamación de los bronquios. Estos radicales libres favorecen o desencadenan los ataques de asma.
	Reducir o eliminar	SAL	1/344	*Se ha comprobado que a* **mayor consumo** *de sal,* **peor** *es la* **función respiratoria** *de los enfermos de asma, y mayor es la frecuencia de ataques.*[4] *Una alimentación baja en sal y en sodio, mejora el asma y reduce la necesidad de medicación antiasmática.*[5]
		ADITIVOS	2/399	*Muchos de ellos pueden ser causa de alergias, y también de crisis asmáticas.*[6] *Por ejemplo: el* **glutamato monosódico** *(un potenciador del sabor); los* **sulfitos** *(se emplean como conservantes en frutas desecadas y en el vino); el* **nitrito** *y* **nitrato sódico** *(en las carnes curadas, embutidos, jamones, etc.); los* **colorantes** *artificiales son todos en general muy peligrosos para los asmáticos, especialmente en el E 102 (tartracina), el E 104 y el E 110.*
		VINO	1/378	Habitualmente se le añaden diversos aditivos causantes de asma, como los **sulfitos**.
		CERVEZA	1/380	Debido a la **levadura** de cerveza y a diversos **aditivos** empleados en su producción, puede ser causa de ataques asmáticos.
		PESCADO	1/232	Contiene **histamina**, especialmente si no está muy fresco o si se ha conservado en malas condiciones. La histamina de los alimentos **favorece** todas las manifestaciones **alérgicas**.

ENCICLOPEDIA DE LOS ALIMENTOS
2ª Parte: El poder curativo de los alimentos

Enfermedades	Uso	Alimento o Nutriente	Tomo/Pág.	Motivos y efectos
ASMA *continuación* *Langostino*	Reducir o eliminar ▽	MARISCO	1/252	Causa **frecuente** de **alergias** que puede desencadenar o agravar los ataques de asma.
		QUESOS MADURADOS	1/210	Contienen **histamina** que **favorece** las reacciones **alérgicas** y el asma. Los quesos elaborados con **mohos**, como los quesos azules, son aún **más peligrosos**.
		HUEVO	1/218	Causa **frecuente** de **alergias**, especialmente la **yema**, y sobre todo en los lactantes. Evitarlo en caso de asma, hasta comprobar que se tolera sin reacciones adversas.
		LEVADURA DE CERVEZA	1/358	Puede ser causa de **alergia** y favorecer los ataques de asma.
		JALEA REAL	1/360	Sus proteínas pueden ser causa de ataques asmáticos e incluso de reacciones **alérgicas** graves de tipo anafiláctico.[7]
		LECHE	1/182	La leche de vaca es causa frecuente de **alergias**, especialmente en los niños, que pueden manifestarse con síntomas asmáticos (ver T. 1 pág. 194).
		FRUTOS SECOS	1/52	En niños sensibles pueden ser causa de **alergias** y favorecer el asma, especialmente los **cacahuetes** y las **nueces**.
TABACO, DESINTOXICACIÓN La alimentación desempeña un papel muy importante en la cura de desintoxicación del tabaco. Cuando se deja de fumar, se deben elegir los alimentos que sean capaces de lograr estos tres objetivos: • **Eliminar la nicotina** y otros venenos del organismo: El agua, las frutas y las verduras de acción depurativa contribuyen a ello. • **Reparar los daños**: Los alimentos vegetales ricos en vitaminas **antioxidantes** protegen a las células de la agresión química causada por el tabaco, y contribuyen a la reparación de los daños causados. • **Reducir el deseo de fumar**: Se debe evitar los alimentos o productos que lo estimulan. *Chile rojo*	Aumentar ▲	AGUA	1/362	Un *consumo* abundante de agua *facilita* la **eliminación** por vía urinaria de la nicotina y de otros tóxicos que existen en el organismo del fumador.
		FRUTA	1/30	La fruta aporta vitaminas y elementos fitoquímicos **antioxidantes**, que *neutralizan parte* de los **venenos** del tabaco. Además, *facilita* la **desintoxicación** del organismo, aumentando la producción de orina y la eliminación de sustancias de desecho y de toxinas.
		HORTALIZAS	1/92	Son ricas en minerales y vitaminas de acción **desintoxicante** y **depurativa**. Las que tienen colores vivos son ricas en **carotenos**, que protegen las células de la mucosa bronquial; los **ajos**, las **cebollas**, los **rábanos** y otras ricas en esencias sulfuradas, *reducen* el **deseo** de fumar.
		VITAMINA C	1/396	Esta vitamina es el **principal antídoto** natural de la nicotina y de los alquitranes del tabaco. Su función es *neutralizar* los **radicales libres** y otros **venenos** del tabaco, por lo que los fumadores necesitan hasta un 50% más de vitamina C que los no fumadores. En la cura de desintoxicación del tabaco es necesario ingerir cantidades elevadas de vitamina C en forma de frutas y hortalizas, o de suplementos.
		GERMEN DE TRIGO	2/310	Muy rico en **vitaminas B** y **minerales**, necesarios para el buen funcionamiento del **sistema nervioso** y para vencer el nerviosismo que produce la abstinencia del tabaco.
		ANTIOXIDANTES	1/354	Neutralizan los daños celulares producidos por los tóxicos del tabaco. La **provitamina A** (beta-caroteno), las **vitaminas C** y **E** y los **flavonoides** son algunos de los más efectivos, que se encuentran *sobre todo* en **frutas** y **hortalizas**.
	Reducir o eliminar ▽	BEBIDAS ALCOHÓLICAS	1/376	**Aumentan** el **deseo** de fumar, y **reducen** la fuerza de **voluntad** necesaria para dejar de fumar.
		BEBIDAS ESTIMULANTES	1/372	La cafeína que contiene el café, el té y el mate, es un **alcaloide** de efectos complementarios a los de la nicotina. Por ello, el café aumenta el deseo del tabaco, y viceversa.
		GRASA SATURADA	1/405	Aumenta el nivel de **colesterol** y deteriora las arterias. Por ello no conviene a los fumadores, ya que suelen tenerlas afectadas por la acción de la nicotina, favorecedora de la **arteriosclerosis**.
		CARNE	1/262	La carne contiene también un **estimulante** del sistema **nervioso**, de acción similar a la cafeína, que **favorece** el **deseo** de fumar.
		ESPECIAS	1/340	Los sabores fuertes **aumentan** el **deseo** de fumar, y no convienen durante la desintoxicación tabáquica.

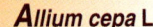   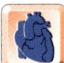

24 - Alimentos para el ap. respiratorio

Cebolla

Eficaz contra la bronquitis y el asma

SE DICE en el cuarto libro de Moisés, el de Números, que cuando los israelitas andaban errantes por el desierto del Sinaí, se acordaban de los alimentos que comían en Egipto; y se citan específicamente las cebollas, los ajos y los puerros.[8] Cabe pensar, pues, que las cebollas, junto con otros vegetales, ocuparon un lugar importante en la dieta de los esclavos constructores de pirámides, hace ahora más de 3.500 años.

Sin embargo, las cebollas aportan muy pocas calorías a la dieta, especialmente cuando se está realizando un ejercicio físico intenso; tampoco se puede decir que su sabor sea delicioso. Así que aquel pueblo de rudos esclavos debió añorar las cebollas, sobre todo por sus propiedades medicinales: ¡Cuántos de ellos debieron de enfermar de bronquitis o neumonía mientras pisaban el frío lodo con el que fabricar los ladrillos de adobe!

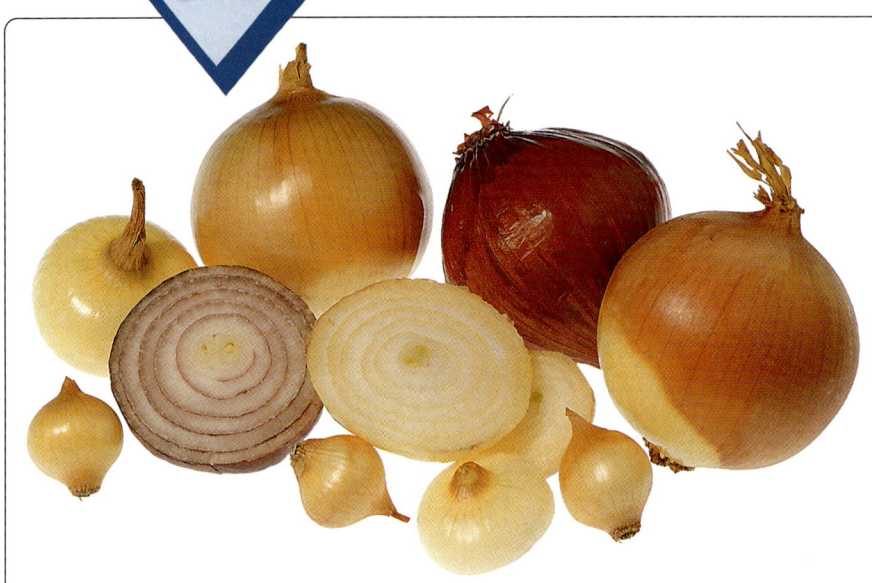

Sinonimia hispánica: cebolla común, cebollín; **Cat.:** ceba; **Eusk.:** tipula; **Gal.:** cebola; **Fr.:** oignon; **Ing.:** onion; **Al.:** Winterzwiebel.

Descripción: Bulbo de la planta de la cebolla ('Allium cepa' L.), herbácea de la familia de las Liliáceas. El bulbo no es una raíz, sino un engrosamiento subterráneo del tallo de la planta. La verdadera raíz está formada por los filamentos que nacen en la parte inferior del bulbo.

Hábitat: Se cultiva en terrenos fértiles y climas templados de los cinco continentes. Los principales países productores del mundo son China, India, Estados Unidos, Rusia, Japón y España.

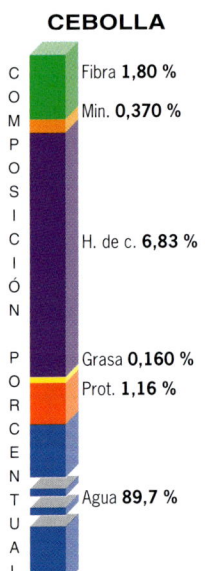

CEBOLLA
COMPOSICIÓN PORCENTUAL
Fibra **1,80 %**
Min. **0,370 %**
H. de c. **6,83 %**
Grasa **0,160 %**
Prot. **1,16 %**
Agua **89,7 %**

Preparación y empleo

❶ **Cruda:** Es la forma ideal de consumirla, aunque para ello debe ser tierna. Lavándola durante unos minutos en agua, y aliñándola después con limón, se atenúa un poco su picor. Quienes padecen úlcera gástrica o gastritis deben consumir las cebollas hervidas o asadas.

❷ **Hervida en agua:** Desaparece su picor y se tolera mejor, pero también disminuyen sus efectos medicinales. Conviene que el tiempo de hervor sea muy corto (menos de un minuto), y tomar también el caldo.

❸ **Asada:** Resulta muy sabrosa; aunque cuanto más tiempo pase al fuego, menores serán sus efectos medicinales.

❹ **Jarabe de cebolla:** Se hierven varias cebollas cortadas a rodajas. Después de machacarlas hasta formar una pasta, se añaden unas cucharadas de miel o azúcar moreno.

❺ **Agua de cebolla:** Se obtiene poniendo a macerar una cebolla cruda troceada en un vaso de agua durante unas horas.

En la cebolla, como en las otras aliáceas (ajos y puerros), los israelitas posiblemente encontraron un alimento-medicina que les ayudó a prevenir y curar las afecciones respiratorias, además de otorgarles vigor y salud.

En nuestro días, la cebolla continúa siendo uno de los alimentos con mayor poder curativo.

PROPIEDADES E INDICACIONES: Ningún nutriente destaca cuando se examina la composición de la cebolla. Las 38 kcal/100 g que aporta, proceden en su mayoría del contenido en glucosa, sacarosa y otros **hidratos de carbono** (6,83%). Las *proteínas* están presentes en un pequeño porcentaje (1,16%), aunque notable tratándose de una hortaliza. Su contenido en *grasas* es prácticamente despreciable (0,16%).

Las *vitaminas* están todas presentes (excepto la B$_{12}$), aunque en pequeñas cantidades. Igualmente ocurre con los *minerales,* entre los que destaca únicamente el potasio (157 mg/100 g). Entre los oligoelementos, el más abundante es el *azufre,* que forma parte de la esencia volátil.

Las sales minerales de la cebolla se convierten en carbonatos de reacción alcalina al pasar a la sangre,[9] lo cual

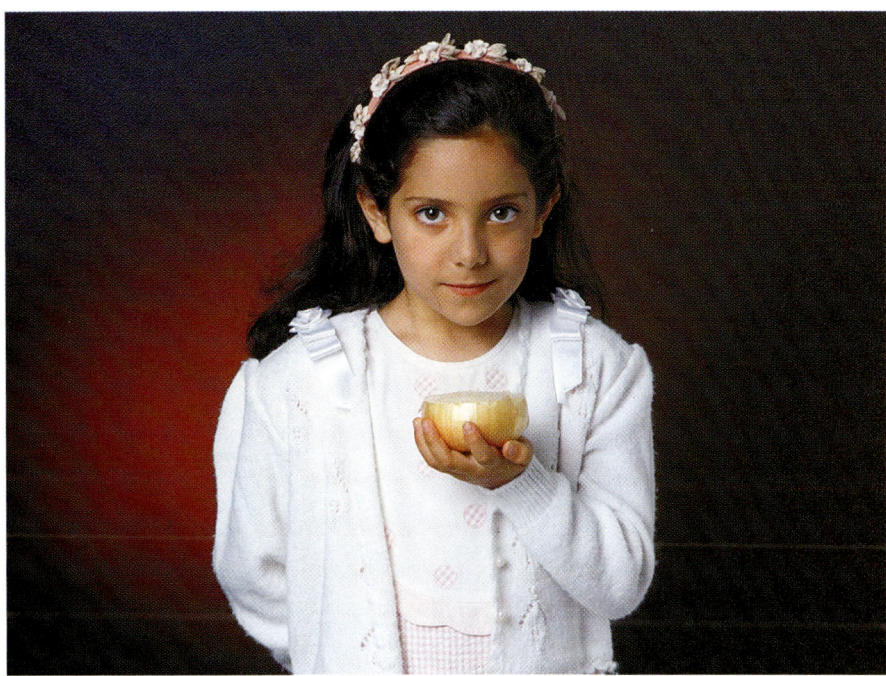

La ingestión de una cebolla cruda puede detener o aliviar una crisis de asma, por su acción antialérgica y broncodilatadora. El efecto persiste durante doce horas. La inhalación del aceite esencial de la cebolla también resulta beneficiosa, y más adecuada para los niños.

CEBOLLA
composición
por cada 100 g de parte comestible cruda

Energía	38,0 kcal = 158 kj
Proteínas	1,16 g
H. de c.	6,83 g
Fibra	1,80 g
Vitamina A	—
Vitamina B$_1$	0,042 mg
Vitamina B$_2$	0,020 mg
Niacina	0,431 mg EN
Vitamina B$_6$	0,116 mg
Folatos	19,0 µg
Vitamina B$_{12}$	—
Vitamina C	6,40 mg
Vitamina E	0,130 mg EαT
Calcio	20,0 mg
Fósforo	33,0 mg
Magnesio	10,0 mg
Hierro	0,220 mg
Potasio	157 mg
Cinc	0,190 mg
Grasa total	0,160 g
Grasa saturada	0,026 g
Colesterol	—
Sodio	3,00 mg

1% 2% 4% 10% 20% 40% 100%

% de la CDR (cantidad diaria recomendada)
cubierta por 100 g de este alimento

explica el *notable* **efecto alcalinizante** de este bulbo. Los alimentos alcalinizantes facilitan la eliminación de las sustancias de desecho que se producen en nuestro organismo, que son todas ellas de naturaleza ácida.

En contraste con esta composición poco relevante en cuanto a nutrientes, la cebolla es muy rica en sustancias no nutritivas dotadas de una gran actividad fisiológica:

✓ *Aceite esencial:* Es el responsable del típico olor de la cebolla. Es un aceite muy volátil, que se evapora fácilmente. Su composición es muy compleja, pues está formado por la mezcla de más de cien sustancias diferentes, entre las que destaca el **disulfuro de alilo** y el **tiosulfinato**.

✓ *FLAVONOIDES:* Son sustancias de tipo glucosídico que favorecen la circulación sanguínea, impiden la formación de coágulos (acción antiagregante plaquetaria) y bloquean la oxidación de las lipoproteínas de baja densidad (un tipo de grasa de la sangre), causante de la arteriosclerosis. La cebolla es *rica* en **quercitina**, uno de los **flavonoides** *más activos*. En un estudio llevado a cabo en la Universidad de Wageningen (Holanda) se ha demostrado que la quercitina se absorbe bien en el intestino, tanto cuando procede de cebolla cruda como cocinada.[10]

A las sustancias que forman este aceite esencial y a los flavonoides, se atribuyen la mayor parte de las propiedades de la cebolla: **antibiótica**, **pectoral**, **antiasmática**, *protectoras* del **corazón** y de las **arterias**, **diurética** y **antitumoral**.

La cebolla contiene además otras muchas sustancias no nutritivas con acciones no tan definidas como las de los dos grupos anteriores. Entre ellas destacan las siguientes:

✓ *Enzimas:* La cebolla es rica en sustancias enzimáticas como las oxidasas y las diastasas,[9] que tienen una acción dinamizadora sobre los procesos digestivos.

✓ *Glucoquina:* El doctor Schneider[11] la define como una *"hormona vegetal"* que tiene la facultad de reducir el nivel de glucosa en la sangre. Esto explica la acción favorable de la cebolla en caso de **diabetes.**

✓ *Fibra vegetal* (1,8%), que contribuye a su acción hipolipemiante (disminuye la absorción de colesterol) y antidiabética (retrasa el paso de azúcar a la sangre).

Se han descrito muchas propiedades medicinales de la cebolla, y se ha recomendado para numerosas afecciones. Puesto que su aceite esencial es muy volátil e impregna rápidamente todos los tejidos del organismo, es lógico pensar que pueda actuar sobre múltiples órganos. Sin embargo, vamos a mencionar únicamente las aplicaciones dietoterápicas que han sido *investigadas* y *probadas* **científicamente**:

- **Afecciones respiratorias:** Los compuestos azufrados que forman el aceite esencial de la cebolla pasan rápidamente a la sangre nada más llegar al estómago, y se eliminan en primer lugar por los pulmones. A ello se debe que a los pocos minutos de haber comido cebolla, el aliento ya haya adquirido un olor característico. La cebolla produce un efecto **mucolítico** (deshace la mucosidad espesa), **expectorante** (facilita la eliminación de las mucosidades bronquiales) y **antibiótico** sobre gérmenes gram-positivos.[12,13]

Todas las infecciones de las vías respiratorias, desde la sinusitis hasta la bronquitis y la neumonía, mejoran con el consumo de cebolla, preferiblemente cruda [1], aunque también hervida [2], asada [3] o en jarabe [4].

- **Asma bronquial:** En la clínica infantil de la Universidad Ludwig-Maximilians de Múnich (Alemania), se comprobó que el tiosulfinato, uno de los componentes del aceite esencial de la cebolla, es capaz de frenar la respuesta alérgica bronquial en caso de asma.[14,15]

Además, se ha comprobado que el tiosulfinato de la cebolla actúa también sobre el centro respiratorio del tronco cerebral, produciendo una dilatación de los bronquios.[16]

Estas investigaciones justifican plenamente el uso de la cebolla cruda en caso de asma bronquial, por su acción antialérgica y broncodilatadora. Los efectos beneficiosos de la cebolla sobre los bronquios se dejan sentir a los pocos minutos de haberla ingerido.

- **Arteriosclerosis y afecciones coronarias:** Cada vez son mayores las evidencias de que el consumo de cebolla evita la arteriosclerosis, *impide* la **trombosis** (formación de trombos o coágulos dentro de las arterias y venas) y mejora la circulación de la sangre por las arterias coronarias. En el año 1989, un estudio realizado en la Universidad de Limburg (Maastricht, Holanda),[17] concluía que la acción beneficiosa de la cebolla sobre el sistema cardiovascular no estaba suficientemente demostrada. Sin embargo, en 1996, varias investigaciones[18,19] pusieron de manifiesto que quienes consumen más **cebollas y manzanas** (dos de los alimentos más ricos en el flavonoide quercitina), tienen un menor riesgo de morir a consecuencia de infarto de miocardio.

El consumo habitual de cebolla en cualesquiera de sus formas [1,2,3] previene la arteriosclerosis, hace más fluida la circulación sanguínea en todas las arterias y reduce el riesgo de padecer una complicación grave como el infarto de miocardio.

- **Aumento de triglicéridos en la sangre:** Los triglicéridos, formados por ácidos grasos y glicerina, son uno de los tipos de grasa que circula por la sangre. Un nivel elevado de triglicéridos favorece la arteriosclerosis y las enfermedades coronarias. Se ha demostrado que el consumo de extracto acuoso de cebolla (agua de cebolla [5]) reduce el nivel de triglicéridos en la sangre y en el hígado.[20] Además, la cebolla aumenta el nivel de colesterol HDL (el llamado colesterol "bueno"), que evita la arteriosclerosis.

- **Afecciones renales:** Aumenta el volumen de orina, facilitando la eliminación de sustancias de desecho por su acción **alcalinizante.** Conviene en la dieta de los que padecen litiasis (**cálculos**), **infecciones** urinarias o algún grado de **insuficiencia renal.**

- **Diabetes:** Reduce el nivel sanguíneo de glucosa, por lo que constituye un alimento *muy recomendable* para los diabéticos.

- **Afecciones hepáticas:** Estimula la función desintoxicadora del hígado, igual que favorece la acción de las otras glándulas digestivas productoras de jugos. *Muy recomendable* en caso de insuficiencia hepática por hepatitis crónica o cirrosis.

- **Cáncer:** Una investigación llevada a cabo en China, y patrocinada por el Instituto Nacional del Cáncer de los Estados Unidos, mostró que quienes consumen más cebollas y ajos tienen un **riesgo** *mucho menor* de padecer **cáncer de estómago**.[21,22] Otras investigaciones[23] ponen de manifiesto la capacidad de la cebolla, así como del ajo (ver T. 1 págs. 109, 338), para inhibir el desarrollo de las células tumorales y neutralizar las sustancias cancerígenas.

Está pues justificado el consumo abundante de cebollas como preventivo y como complemento del tratamiento de determinados tipos de cáncer, como el de estómago y el de colon. Sin embargo, otros estudios llevados a cabo en Holanda, muestran que la cebolla carece de efecto en caso de cáncer de mama[24] o de pulmón.[25]

Cebolleta

Se trata de una especie (*Allium fistulosum* L.) intermedia entre la cebolla y el puerro. Es más tierna que la cebolla común, y se consumen además del bulbo, las hojas y el tallo de la planta.

Contiene los *mismos* **nutrientes** y sustancias de **acción medicinal** que la cebolla, aunque en una concentración algo inferior. Sus aplicaciones medicinales son las mismas que las de la cebolla. Se suele consumir cruda en ensalada o ligeramente asada y con una salsa adecuada.

Sinonimia hispánica: cebolla inglesa, cebolla de primavera; **Cat.:** calçots; **Eusk.:** tipuleta; **Gal.:** ceboliña; **Fr.:** ciboulette; **Ing.:** Welsh onion; **Al.:** Winterzwiebel.

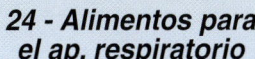

Ficus carica L.

24 - Alimentos para el ap. respiratorio

Higo

Suaviza los bronquios y tonifica todo el cuerpo

LOS HIGOS eran uno de los alimentos preferidos por los atletas de la Grecia clásica, quienes, siguiendo los consejos de Galeno, los consumían para rehacer sus fuerzas. En nuestros días, los higos siguen ocupando un lugar preferente en la alimentación de los campesinos griegos, italianos, españoles y portugueses.

Los descargadores de barcos en los puertos de Turquía, famosos por su robustez, se alimentaban a base de higos cuando todavía los puertos no contaban con tantas máquinas. Probablemente de ahí proceda la expresión popular "Tiene más fuerza que un turco".

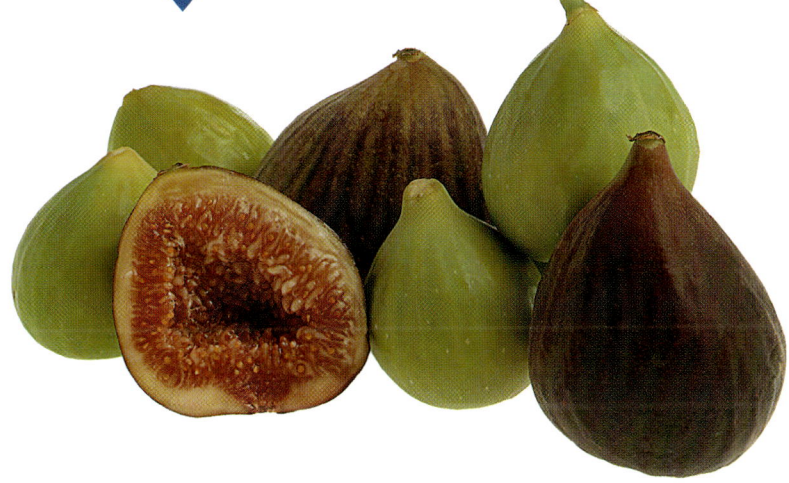

*Sinonimia hispánica: breva, higo extranjero; **Cat.:** figa; **Eusk.:** piku; **Gal.:** figo; **Fr.:** figue; **Ing.:** fig; **Al.:** Feige.*

*Descripción: Falso fruto de la higuera ('Ficus carica' L.), árbol o arbusto de hoja caduca de la familia de las Moráceas. Se trata de un falso fruto, pues en realidad el higo es una inflorescencia (grupo de flores) carnosa. Cierto tipo de higueras dan dos cosechas al año: las **brevas** en primavera, que son muy tiernas y jugosas; y los **higos** propiamenmte dichos en verano-otoño.*

Hábitat: Propio de regiones mediterráneas cálidas y semiáridas. Introducido en el continente americano por los exploradores españoles, se aclimató muy bien en la costa oeste de Norteamérica. Los principales productores mundiales son actualmente Turquía, Grecia, España, Portugal y California.

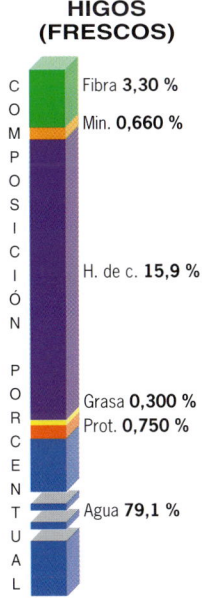

HIGOS (FRESCOS) — COMPOSICIÓN PORCENTUAL: Fibra 3,30 %; Min. 0,660 %; H. de c. 15,9 %; Grasa 0,300 %; Prot. 0,750 %; Agua 79,1 %

Preparación y empleo

❶ **Frescos:** Para disfrutar de su dulzor y de su aroma, a los higos hay que dejarlos **madurar en el árbol**. Si se recolectan verdes, jamás adquirirán su espléndida plenitud y madurez. La dificultad de su transporte hace que solo se encuentren disponibles en el mercado durante unas pocas semanas al año.

❷ **Desecados:** Los llamados higos secos han perdido las dos terceras partes de su contenido acuoso, con lo que se concentran mucho sus azúcares, vitaminas y minerales. Tienen la ventaja de estar disponible todo el año. Pueden ponerse a remojo durante toda la noche antes de comerlos.

❸ **Hervidos con leche** (preferiblemente vegetal): Media docena de higos secos cocinados en medio litro de leche hirviente, constituyen un buen remedio para ablandar la tos y favorecer la expectoración, especialmente si se les añaden unas cucharadas de miel.

❹ **Pan de higos:** Se elabora con higos secos, almendras y hierbas aromáticas. Resulta altamente energético y muy tonificante.

Además de energía y fuerza muscular, los higos proporcionan otras muchas propiedades medicinales, que hacen de ellos una fruta especialmente saludable.

PROPIEDADES E INDICACIONES: En la composición de los higos *destacan* los *hidratos de carbono,* que suponen un 15,9% de su peso total. La mayor parte de ellos están constituidos por monosacáridos o azúcares simples (glucosa y fructosa), y una pequeña parte, por disacáridos (sacarosa). La proporción de proteínas no alcanza el 1%, y la de grasas es tan solo del 0,3%.

Los higos son bastante ricos en *vitaminas* E, B$_6$, B$_1$ y B$_2$. Por el contrario, son más bien escasos en vitaminas A y C. En cuanto a *minerales,* es de destacar su contenido en potasio, calcio, magnesio y hierro. Los *oligoelementos* cinc, cobre y manganeso están presentes en cantidades significativas.

Los higos se digieren muy bien, y actúan como **emolientes** (suavizantes) de los bronquios y del aparato digestivo; son también **laxantes** y **diuréticos**. Su consumo se halla especialmente indicado en los siguientes casos:

• **Afecciones bronquiales:** Los higos en cualesquiera de sus formas, pero especialmente los secos a remojo ❷ y los hervidos con leche ❸, ejercen una acción pectoral y antiinfecciosa.[26] Calman la tos, facilitan la expectoración y suavizan las vías respiratorias. Su uso se recomienda tanto a los que padecen de **bronquitis** crónica, como a los que sufren de infecciones agudas de vías respiratorias por **resfriado** o **gripe.**

• **Estreñimiento:** Los higos frescos ❶ y los secos puestos a remojo ❷ se hallan *especialmente indicados* en caso de pereza intestinal. Su acción es similar a la de las ciruelas. Suavizan el conducto digestivo y estimulan los movimientos peristálticos del intestino que hacen progresar las heces en su interior.

• **Aumento de las necesidades nutritivas:** Los higos en cualesquiera de sus formas son un alimento muy recomendable en caso de anemia o de fatiga por causa orgánica o psíquica, debido a su acción tonificante.

Las mujeres embarazadas o que lactan, los adolescentes y todos aquellos que estén sometidos a esfuerzos físicos (deportistas) o psíquicos (estudiantes), encontrarán en el higo un alimento muy nutritivo, fácilmente digerible y rico en energía.

En aplicación externa, los higos se usan en afecciones de la piel, tal como se expone en la *Enciclopedia de las plantas medicinales* (ver *EPM* pág. 708) que forma parte de esta BIBLIOTECA EDUCACIÓN Y SALUD.

Tabla comparativa de la composición de los higos frescos y secos
por 100 gramos

	frescos	secos
NUTRIENTES CUYA CONCENTRACIÓN AUMENTA CON LA DESECACIÓN		
Proteínas	0,75	3,05
Grasas	0,3	1,17
Hidratos de carbono	15,9	56,1
Fibra	3,3	9,3
Vitamina B$_1$	0,06	0,07
Vitamina B$_2$	0,05	0,09
Vitamina B$_6$	0,113	0,224
Calcio	35	144
Magnesio	17	59
Hierro	0,37	2,23
Calorías	74	255
NUTRIENTES CUYA CONCENTRACIÓN DISMINUYE CON LA DESECACIÓN		
Vitamina A	14	13
Vitamina C	2	0,8

HIGOS (FRESCOS)
composición
por cada 100 g de parte comestible cruda

Energía	74,0 kcal = 310 kj
Proteínas	0,750 g
H. de c.	15,9 g
Fibra	3,30 g
Vitamina A	14,0 µg ER
Vitamina B$_1$	0,060 mg
Vitamina B$_2$	0,050 mg
Niacina	0,500 mg EN
Vitamina B$_6$	0,113 mg
Folatos	6,00 µg
Vitamina B$_{12}$	—
Vitamina C	2,00 mg
Vitamina E	0,890 mg EαT
Calcio	35,0 mg
Fósforo	14,0 mg
Magnesio	17,0 mg
Hierro	0,370 mg
Potasio	232 mg
Cinc	0,150 mg
Grasa total	0,300 g
Grasa saturada	0,060 g
Colesterol	—
Sodio	1,00 mg

% de la CDR (cantidad diaria recomendada) cubierta por 100 g de este alimento

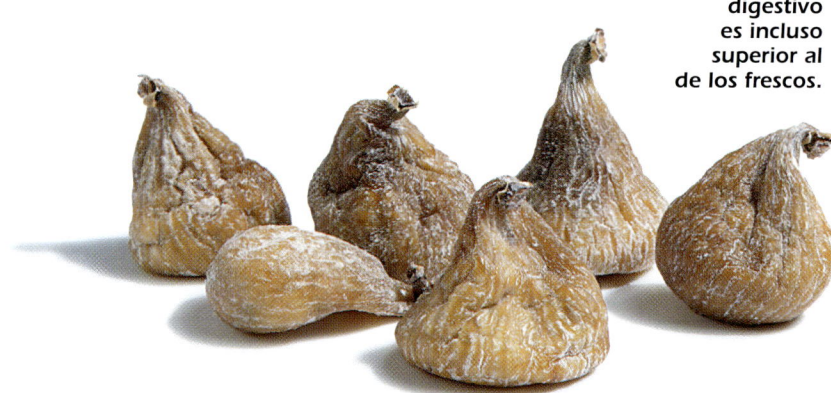

En los higos secos se concentran la mayor parte de sus nutrientes, excepto las vitaminas C y E que prácticamente desaparecen.

Su efecto medicinal sobre los bronquios y el aparato digestivo es incluso superior al de los frescos.

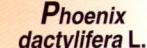   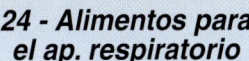

Dátil

Calma la tos y suaviza los bronquios

LOS ÁRABES del desierto consideran a la palmera datilera como "la fuente de la vida". No solamente regala al viajero sus nutritivos frutos, los dátiles, sino que además proporciona una bebida azucarada que destila al sangrar el tronco, fibras textiles con las que se elaboran vestidos y cuerdas, y una refrescante sombra.

Aunque durante milenios los dátiles han constituido la base de la alimentación de muchos pueblos del Próximo Oriente, en los países occidentales son muchos los que desconocen su poder nutritivo, y los usan simplemente como postre o golosina.

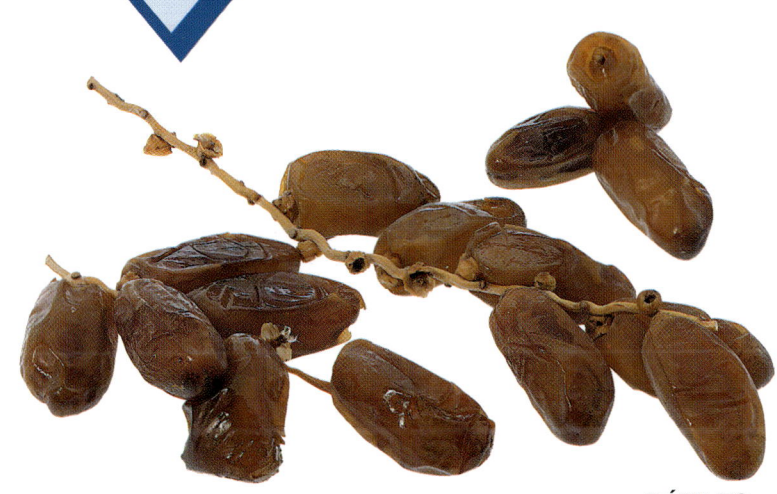

El nombre de dátil deriva del **griego** '**dactylos**', que significa '**dedo**', debido a la semejanza de este fruto con los dedos de la mano.

Sinonimia hispánica: támara;
Cat.: dàtil; **Eusk.:** datil; **Gal.:** dátil;
Fr.: datte; **Ing.:** date; **Al.:** Dattel.

Descripción: Fruto de la palmera datilera ('Phoenix dactylifera' L.), árbol de la familia de las Palmáceas que alcanza hasta 20 m de altura.

Hábitat: Se cultiva desde hace varios milenios en la región de Mesopotamia, entre los ríos Tigris y Éufrates. En la Edad Media los árabes introdujeron la palmera datilera en las tierras cálidas de sur y del este de la península ibérica. Los conquistadores españoles la llevaron al continente americano. El estado norteamericano de California es uno de los mayores productores mundiales en la actualidad.

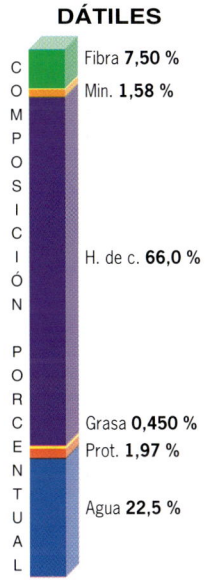

DÁTILES composición
por cada 100 g de parte comestible cruda

Energía	275 kcal = 1151 kj
Proteínas	1,97 g
H. de c.	66,0 g
Fibra	7,50 g
Vitamina A	5,00 µg ER
Vitamina B$_1$	0,090 mg
Vitamina B$_2$	0,100 mg
Niacina	3,03 mg EN
Vitamina B$_6$	0,192 mg
Folatos	12,6 µg
Vitamina B$_{12}$	—
Vitamina C	3,00 mg
Vitamina E	0,100 mg EαT
Calcio	32,0 mg
Fósforo	40,0 mg
Magnesio	35,0 mg
Hierro	1,15 mg
Potasio	652 mg
Cinc	0,290 mg
Grasa total	0,450 g
Grasa saturada	0,191 g
Colesterol	—
Sodio	3,00 mg

% de la CDR (cantidad diaria recomendada) cubierta por 100 g de este alimento

Preparación y empleo

❶ **Frescos:** Los dátiles frescos resultan más suaves y agradables que los secos. En muchos casos, los dátiles se congelan en el país de origen después de la recolección, y se descongelan inmediatamente antes de ser exportados para la venta. Aunque el proceso de congelación les afecta muy poco, debido a su escaso contenido en agua, son más sabrosos –y caros– los que no han sido previamente congelados.

❷ **Desecados:** La desecación es la forma tradicional de conservar los dátiles. Para evitar su dureza, se pueden poner a remojo en leche o agua antes de su consumo.

❸ **Hervidos con leche** (preferiblemente vegetal): Se ponen unos 100 g de dátiles a hervir en medio litro de leche durante unos minutos. Se toman los dátiles con la leche, para obtener un mayor **efecto pectoral**. Se puede añadir una cucharada de miel.

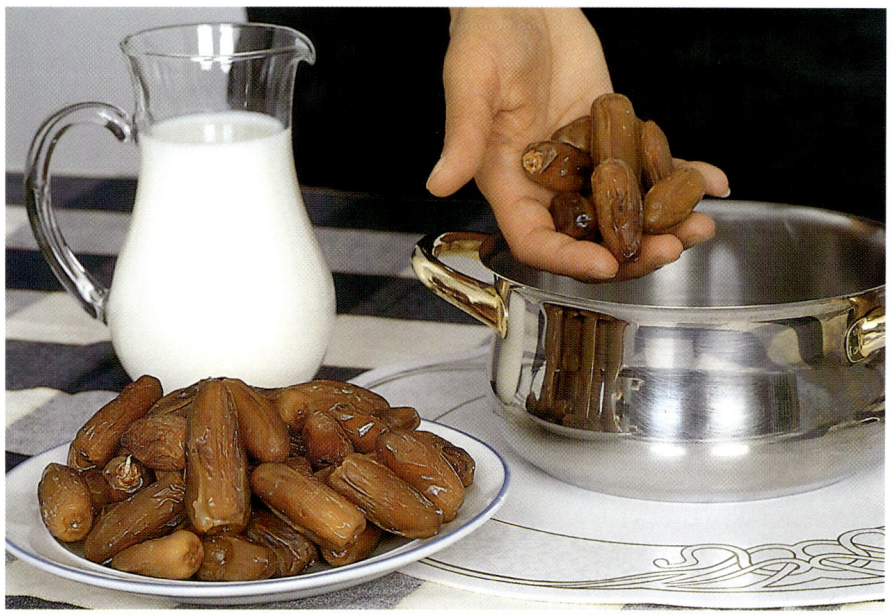

Los dátiles hervidos con leche constituyen un remedio tradicional contra la tos y las afecciones respiratorias. Es preferible que la leche sea vegetal.

Precauciones

Debido a la gran riqueza en azúcares del dátil, los **diabéticos** y los **obesos** deben ser **muy prudentes** a la hora de consumirlos, o abstenerse por completo de ellos.

La palmera datilera es un árbol que puede vivir más de 200 años, siempre que tenga "los pies en el agua y la cabeza en el fuego", tal como dice un proverbio árabe.

Esta palmera necesita un suelo húmedo y mucho calor, condiciones que se dan en los oasis del desierto. Se trata de un árbol dioico (hay palmeras masculinas y femeninas). Los dátiles se recolectan de los árboles femeninos, pues los masculinos solo producen polen fecundante.

PROPIEDADES E INDICACIONES: Los dátiles constituyen una de las frutas de mayor riqueza energética: 100 g (unos 10 dátiles) aportan 275 kcal, lo que supone el 11% de las necesidades diarias de energía para un hombre adulto de actividad física media. En la composición del dátil destacan los siguientes nutrientes:

✓ *Azúcares* (66%), compuestos *principalmente* de **glucosa y fructosa.** El dátil es una de las frutas *más ricas* en azúcares.

✓ *Vitaminas del grupo B,* especialmente la B1, B2, niacina y B6. Estas vitaminas, entre otras funciones, tienen la de *facilitar* el **aprovechamiento** de los *azúcares* por las células de nuestro organismo. El dátil aporta cantidades significativas de todas estas vitaminas, lo cual contribuye a su acción **vigorizante.**

✓ *Minerales:* los dátiles son una de las frutas *más ricas* en minerales. Aportan sobre todo **potasio, hierro, magnesio, fósforo y calcio,** por este orden de importancia. Los **oligoelementos** cobre, manganeso y cinc también están presentes en cantidades significativas.

✓ *Fibra vegetal:* Con 100 g de dátiles se consigue casi la *tercera parte* de la CDR (cantidad diaria recomendada) de fibra vegetal. Se trata mayormente de fibra soluble, formada por **pectinas** y **gomas,** aunque también contiene fibra insoluble o celulósica. Ambos tipos de fibra ejercen acciones favorables complementarias sobre el intestino (ver T. 1 pág. 388).

Los dátiles constituyen pues una fruta muy nutritiva y energética. Su contenido proteínico, que apenas llega al 2%, es más bien escaso, pero aun así supera al de la mayor parte de las frutas frescas, excepto el aguacate (T. 2 pág. 108). Se trata de **proteínas** bastante completas, y fácilmente asimilables por el organismo. En cuanto a **grasas,** apenas alcanza el 0,5%.

Las aplicaciones dietoterápicas más importantes de esta fruta son:

• **Afecciones respiratorias:** Tradicionalmente los dátiles se vienen usando para ablandar la **tos** cuando es excesivamente seca y para combatir los **catarros** de las vías respiratorias. Ejercen un probado efecto emoliente (suavizante) sobre los bronquios, y antitusígeno, posiblemente debido a su riqueza en azúcares y a algún componente todavía no identificado.

La forma más efectiva de tomarlos con este fin, es hervidos con leche 【❸】.

• **Dietas hipoproteínicas:** Los dátiles aportan muy pocas proteínas en proporción a su riqueza energética. Esto resulta muy útil cuando se necesita limitar la ingesta de proteínas, como ocurre por ejemplo en caso de insuficiencia renal.

• **Dietas energéticas:** El consumo de dátiles tiene efectos **tonificantes y vigorizantes.** Se recomienda en caso de fatiga o debilidad a cualquier edad. Por su riqueza en azúcares, vitaminas y minerales (incluido el hierro), se benefician especialmente del consumo de dátiles los **adolescentes,** los **jóvenes deportistas,** y las mujeres **embarazadas** o que **lactan.**

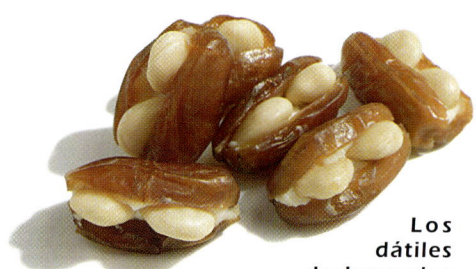

Los dátiles deshuesados se prestan muy bien a ser rellenados con frutos secos oleaginosos (nueces, almendras o avellanas).

Unos cuantos dátiles así rellenos constituyen una auténtica "bomba" **energética** para jóvenes y deportistas.

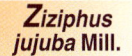   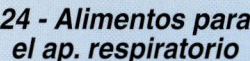

Azufaifa

Ablanda la tos y facilita la expectoración

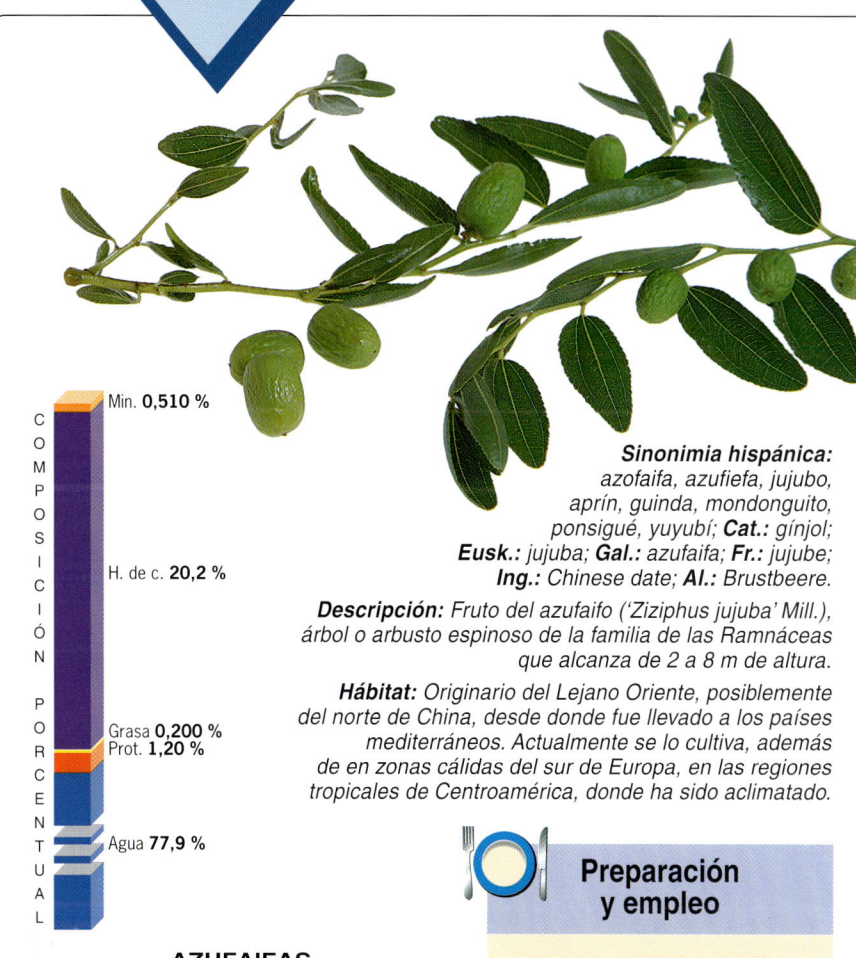

Sinonimia hispánica: azofaifa, azufiefa, jujubo, aprín, guinda, mondonguito, ponsigué, yuyubí; **Cat.:** gínjol; **Eusk.:** jujuba; **Gal.:** azufaifa; **Fr.:** jujube; **Ing.:** Chinese date; **Al.:** Brustbeere.

Descripción: Fruto del azufaifo ('Ziziphus jujuba' Mill.), árbol o arbusto espinoso de la familia de las Ramnáceas que alcanza de 2 a 8 m de altura.

Hábitat: Originario del Lejano Oriente, posiblemente del norte de China, desde donde fue llevado a los países mediterráneos. Actualmente se lo cultiva, además de en zonas cálidas del sur de Europa, en las regiones tropicales de Centroamérica, donde ha sido aclimatado.

LAS AZUFAIFAS son unos pequeños frutos, de un tamaño un poco mayor que las aceitunas y de color pardusco. Al igual que estas, contienen también un solo hueso. Se consumen poco, a pesar de los agradable de su sabor y de sus propiedades medicinales conocidas desde antaño.

PROPIEDADES E INDICACIONES: Las azufaifas contienen *abundantes azúcares* y muy escasas grasas y proteínas. Entre sus *vitaminas*, destaca la *C* con 69 mg/100 g, cantidad similar a la de la naranja. La pulpa blanquecina de estos frutos es rica en *mucílagos* y en *ácidos orgánicos* que le otorgan su sabor característico. Contiene también cierta cantidad de *taninos.*

Su consumo tiene el aliciente de ser una fruta poco conocida, que gusta sobre todo a los niños. Sus aplicaciones dietoterápicas son dos:

• **Afecciones bronquiales:** Debido a su gran cantidad de mucílagos las azufaifas ejercen una acción **emoliente** (suavizante) y **balsámica** sobre las mucosas respiratorias. Facilitan la **expectoración.** Su consumo tanto crudas como desecadas [❶,❷], se recomienda a todos los que padecen de **tos, bronquitis o asma.**

El líquido resultante de la decocción de sus frutos [❹], ablanda la tos y favorece la expectoración (ver cuadro de preparación y empleo en esta misma página).

• **Estreñimiento:** A pesar de su contenido en tanino, los frutos, especialmente los desecados [❷] ejercen acción laxante. Esto es debido a la acción de los *mucílagos.*

AZUFAIFAS composición
por cada 100 g de parte comestible cruda

Energía	79,0 kcal = 329 kj
Proteínas	1,20 g
H. de c.	20,2 g
Fibra	—
Vitamina A	4,00 µg ER
Vitamina B₁	0,020 mg
Vitamina B₂	0,040 mg
Niacina	0,900 mg EN
Vitamina B₆	0,081 mg
Folatos	—
Vitamina B₁₂	—
Vitamina C	69,0 mg
Vitamina E	—
Calcio	21,0 mg
Fósforo	23,0 mg
Magnesio	10,0 mg
Hierro	0,480 mg
Potasio	250 mg
Cinc	0,050 mg
Grasa total	0,200 g
Grasa saturada	—
Colesterol	—
Sodio	3,00 mg

% de la CDR (cantidad diaria recomendada) cubierta por 100 g de este alimento

Preparación y empleo

❶ **Frescas:** Las azufaifas se recolectan en otoño, y se consumen crudas tal cual.

❷ **Desecadas:** Así se conservan durante varios meses. Se secan al aire, como las pasas o los dátiles.

❸ **Mermelada:** Se elabora con las azufaifas frescas, triturando la pulpa y añadiendo azúcar.

❹ **Decocción:** Se prepara con un puñado de azufaifas por litro de agua. Se pueden añadir también pasas, higos secos y dátiles. Hervir hasta que el agua se reduzca a la mitad. Se toma medio vaso del líquido resultante después de cada comida, tres veces diarias. No requiere la adición de azúcar.

25 Alimentos para el aparato digestivo

Sumario del Capítulo

Enfermedades

Aftas bucales,
  ver Llagas de la boca 151
Aliento fétido,
  ver Halitosis 151
Apetito, falta 152
Boca, llagas 151
Boca, mal aliento,
  ver Halitosis 151
Caries 153
Encías, inflamación,
  ver Gingivitis y periodontitis ...152
Gingivitis y periodontitis 152
Halitosis 151
Inapetencia,
  ver Apetito, falta de 152
Llagas de la boca 151
Mal aliento,
  ver Halitosis 151
Parodontosis,
  ver Periodontitis 152
Periodontitis 152

Alimentos

Aceituna 165
Aceituna silvestre (acebuche) ...167
Bulbo de hinojo 161
Calabacín 159
Cebada 162
Cebada, agua de 163
Chufa 160
Coliflor 154
Hinojo, bulbo 161
Papaya 157

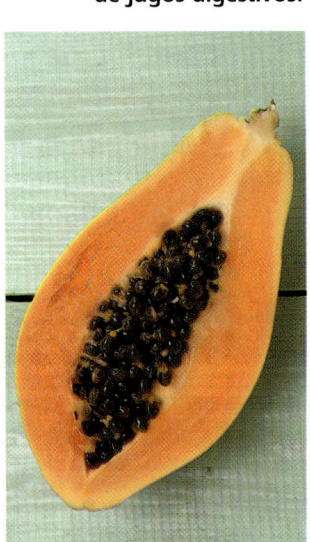

La papaya favorece todos los procesos digestivos debido, entre otras cosas, a su contenido en papaína. Esta enzima deshace las proteínas y puede suplir en parte la deficiencia de jugos digestivos.

E N ESTE CAPÍTULO se abordan las enfermedades del aparato digestivo que no afectan específicamente al hígado, a la vesícula biliar, al estómago o al intestino, pues estas se abordan en su capítulo respectivo.

Los alimentos descritos en el presente capítulo –el 25– tienen en común que actúan favorablemente sobre todo el aparato digestivo **en conjunto**.

En los capítulos siguientes, se analizan los alimentos que ejercen una acción curativa específica sobre determinados órganos del aparato digestivo:

• el **hígado** y la **vesícula** biliar (capítulo 26, T. 2, pág. 168);
• el **estómago** (capítulo 27, T. 2, pág. 182), y
• el **intestino** (capítulo 28, T. 2, pág. 206).

Los primeros tramos del conducto digestivo

La boca, la faringe, el esófago y el estómago son los primeros tramos del conducto digestivo que recorren los alimentos. En este recorrido se pueden ver afectados por las siguientes características de los mismos:

• **Composición química:** El azúcar favorece la caries dental; las sustancias cancerígenas que se encuentran en ciertos tipos de carne (ver T. 1 pág. 306) así como las bebidas alcohólicas, favorecen el cáncer de boca, de esófago y de estómago (ver T. 2 pág. 374).

• **Textura física:** Los alimentos duros que exigen masticación vigorosa, fortalecen las encías y las piezas dentarias; pero, si no son bien masticados, pueden irritar el esófago y el estómago.

• **Temperatura:** Los alimentos muy calientes o muy fríos irritan la mucosa digestiva, y pueden ser incluso un factor causante de cáncer.

ENCICLOPEDIA DE LOS ALIMENTOS

2ª Parte: El poder curativo de los alimentos

Enfermedades	Uso	Alimento o Nutriente	Tomo/Pág.	Motivos y efectos
LLAGAS DE LA BOCA Llamadas también **aftas bucales**. Son pequeñas úlceras dolorosas de fondo blanco y borde rojo, que aparecen en la mucosa bucal. Sus causas pueden ser muy variadas: • **Deficiencias nutritivas**, especialmente de hierro, vitaminas B, incluidos los folatos. Pueden ser la primera manifestación de una anemia por falta de hierro. • **Alergia** a algún alimento, en muchos casos desconocido. • **Depresión inmunitaria** (baja de defensas). • **Estrés** y **tensión** emocional. • **Infecciones** víricas. *Yogur*	Aumentar	HIERRO	1/401	Es el mineral cuya *deficiencia* causa llagas bucales con más frecuencia. La **espirulina**, la **melaza** (miel de caña), el **sésamo** y las **legumbres** son excelentes fuentes de hierro de origen vegetal.
		VITAMINAS B	1/390	La deficiencia de alguna de las **vitaminas** del grupo **B** puede producir o favorecer las llagas o aftas bucales. Los **cereales integrales**, el **germen de trigo**, las **legumbres** y los **frutos secos** son las mejores fuentes.
		FOLATOS	1/394	Son necesarios para mantener en buen estado las células que forman la mucosa bucal. Las **legumbres,** el **germen de trigo** y las **verduras** son buenas fuentes de folatos.
		CINC	1/403	Su deficiencia favorece las úlceras bucales. El **germen de trigo,** el **sésamo,** el **azúcar de arce,** la **soja** y los **frutos secos** oleaginosos contienen abundante cinc. Las ostras también, pero resultan desaconsejables por sus muchos inconvenientes.
		YOGUR	1/202	El tipo de yogur que contiene bacterias lácticas vivas tiene un efecto **inmunoestimulante**[1] (aumenta el interferón) y se ha comprobado que facilita la curación de las aftas bucales.
		SUERO ACIDIFICADO	1/200	También se elabora con **bacterias acidolácticas** similares a las del yogur, de efecto estimulante sobre las defensas. Su consumo resulta igualmente favorable en caso de aftas.
	Reducir o eliminar	BEBIDAS ALCOHÓLICAS	1/376	*El alcohol deprime las defensas e irrita las mucosas. Su consumo* **predispone** *a las úlceras bucales o las* **empeora** *si ya existen por otras causas.*
		VINAGRE	1/337	*Causa irritación de la mucosa bucal y* **favorece** *su ulceración. Igualmente nocivos resultan los* **encurtidos** *(productos conservados en vinagre).*
		SAL	1/344	*El exceso de sal o el consumo de alimentos salados o de salazones,* **favorece** *las úlceras bucales y* **retrasa** *su* **cicatrización.**
HALITOSIS Se define como el **mal aliento** o el olor desagradable del mismo. Una deficiente higiene bucal, las malas digestiones, el estreñimiento, el consumo de bebidas alcohólicas y el hábito de fumar, son las causas más comunes. Una alimentación a base de vegetales que favorezca la buena digestión, y la abstinencia del tabaco y del alcohol, puede solucionar muchos casos de halitosis. *Manzanas*	Aumentar	SALVADO DE TRIGO	2/311	Combate el **estreñimiento,** causante de muchos casos de halitosis. No se recomienda consumir más de 30 g diarios.
		MANZANA	2/229	Por su contenido en **pectina** (fibra soluble) **regula** el intestino y **equilibra** la flora intestinal, con lo cual puede mejorar la halitosis.
		YOGUR	1/202	**Normaliza** la **flora intestinal,** evita las **fermentaciones** y **putrefacciones** y puede reducir la halitosis.
		AGUA	1/362	Contribuye a evitar el estreñimiento y puede disminuir la halitosis.
	Reducir o eliminar	BEBIDAS ALCOHÓLICAS	1/376	Alteran las mucosas digestivas y **favorecen** la halitosis.
		AZÚCARES	1/170	**Favorecen** el desarrollo de los gérmenes bucales causantes de **gingivitis**, **periodontitis** y **caries**, todo lo cual predispone a la halitosis.
		REFRESCOS	1/365	Por su contenido en ácidos y en azúcar, **favorecen** el crecimiento bacteriano de la boca, la **gingivitis** y la **caries**, que cursan con mal aliento.

TOMO 2 / 151

Cap. 25: ALIMENTOS PARA EL APARATO DIGESTIVO

Enfermedades	Uso	Alimento o Nutriente	Tomo/Pág.	Motivos y efectos
GINGIVITIS Y PERIODONTITIS La gingivitis es la inflamación de las encías, que además sangran fácilmente. Si no se corrige el problema a tiempo, puede afectar a periodonto (conjunto de tejidos que rodean al diente), dando lugar a la periodontitis. La **periodontitis** deteriora el hueso alveolar, que es la parte de la mandíbula o del maxilar que sirve de soporte a los dientes. El resultado es la movilidad y finalmente la pérdida de las piezas dentarias. La carencia de ciertos nutrientes puede producir o agravar la gingivitis o la periodontitis. El consumo de algunos alimentos, también. *Kiwis*	Aumentar	FRUTA	1/30	Aporta **vitamina C**, necesaria para el buen estado de las encías. Las frutas cítricas contienen además **flavonoides** que *potencian* la acción protectora de la vitamina C.
		VITAMINA C	1/396	Su deficiencia hace que las encías sangren con facilidad y que se deterioren los tejidos que rodean y fijan las piezas dentarias. Las **frutas frescas** son las mejores fuentes de esta vitamina.
		FOLATOS	1/394	Usado como suplemento, y también en enjuagues bucales, puede reducir la inflamación de las encías. Los alimentos más ricos en folatos son las **legumbres**, el **germen de trigo** y las **verduras.**
		VITAMINA A	1/389	Es necesaria para el buen estado de todas las mucosas del organismo, incluida la que recubre la boca. Las **frutas** y **hortalizas** aportan provitamina A (**beta-caroteno**) que el organismo transforma en vitamina A a medida que lo requiere.
		COENZIMA Q10	1/356	Es una sustancia que producen todas las células. Ejerce diversas funciones en el organismo, entre ellas mantener las encías en buen estado. En caso de gingivitis se puede tomar en forma de **suplementos** para evitar su carencia.
	Reducir o eliminar	AZÚCARES	1/170	*El consumo de azúcar* **facilita** *el desarrollo de la placa bacteriana dental, lo cual* **predispone** *a la gingivitis y periodontitis, además de a la* **caries.**
		BEBIDAS ALCOHÓLICAS	1/376	**Deterioran** la mucosa bucal, **especialmente** cuando se combinan **con** el **tabaco.**
		FÓSFORO	1/399	*El* **exceso** *de fósforo en la alimentación hace que se* **pierda calcio** *y* **debilita** *los* **huesos,** *incluyendo los que sujetan los dientes. El consumo habitual o excesivo de productos ricos en fósforo, como las bebidas de cola, el pescado, el marisco y la carne, favorece el debilitamiento de los dientes, la periodontitis, y también la* **osteoporosis.**
		CARNE	1/262	La periodontitis es **más frecuente** entre los que consumen habitualmente carne, posiblemente debido a su **exceso** de **fósforo** y a su **carencia** de **calcio.**
APETITO, FALTA DE La **inapetencia** o falta de apetito puede deberse a múltiples causas. *Siempre conviene* **diagnosticar** *cuanto antes la causa de la inapetencia, ya que en algunos casos puede deberse a enfermedades malignas como el cáncer.* Los alimentos indicados pueden mejorar el apetito y facilitar la digestión. *Polen*	Aumentar	CONDIMENTOS	1/334	**Estimulan** el apetito y preparan el estómago para la digestión. Los más recomendables son el **ajo**, el **limón** y las **hierbas aromáticas.**
		ACEITUNA	2/165	Dos o tres aceitunas antes de empezar a comer **estimulan** los jugos gástricos y abren el apetito.
		RÁBANO RUSTICANO	2/181	Produce un estímulo suave y natural de los órganos digestivos, con lo cual aumenta la producción de jugos y los prepara para recibir y procesar los alimentos.
		RUIBARBO	1/110	Los **pedúnculos** (rabos de las hojas) se usan como verdura. Son aperitivos, laxantes y colagogos (estimulan el vaciamiento de la vesícula biliar).
		COCLEARIA	1/106	Planta silvestre cuyos hojas y tallos tiernos se consumen en ensalada. Estimula la producción de jugos gástricos y además, es muy rica en **vitamina C.**
		ENDRINA	1/49	Fruta silvestre similar a la ciruela usada tradicionalmente como aperitiva (estimulante del apetito) por su riqueza en ácidos y en taninos.
		POLEN	1/359	Por su riqueza vitamínica y mineral **estimula** los procesos fisiológicos, y especialmente los digestivos.

ENCICLOPEDIA DE LOS ALIMENTOS

2ª Parte: El poder curativo de los alimentos

Enfermedades	Uso	Alimento o Nutriente	Tomo/ Pág.	Motivos y efectos
CARIES Hoy sabemos que la caries está causada por cierto tipo de **bacterias** que viven en la boca. Estas bacterias se reproducen muy rápidamente cuando existe azúcar en la cavidad bucal. Los ácidos que contienen los refrescos, y también los de la fruta, pueden deteriorar el esmalte dentario y facilitar el proceso de la caries. Además de una alimentación con pocos dulces, lo más importante para evitar la caries es una **buena higiene dental y bucal**. *Refresco*	**Aumentar**	ZANAHORIA	2/25	El **masticarla cruda** obliga a un intenso ejercicio de la mandíbula el cual aumenta la irrigación de los tejidos que sostienen las piezas dentarias; esto las hace más resistentes a la caries. Además, aporta **provitamina A,** necesaria para la correcta formación de los dientes.
		CEREALES INTEGRALES	1/65	Por su contenido en **fibra** obligan a un abundante ejercicio masticatorio que fortalece la dentadura.
	Reducir o eliminar	AZÚCARES	1/170	Todos en general **favorecen** la caries, pero **especialmente** la **sacarosa** que constituye al azúcar blanco y el moreno. Su consumo hace proliferar las bacterias que causan la caries. Es necesario un **correcto cepillado** dental después de **cada** ingestión de azúcar o dulces de cualquier tipo, incluidas las frutas.[2]
		CHOCOLATE	1/357	Además de contener mucho azúcar, su consistencia pastosa hace que permanezca más tiempo en la boca. Todo ello favorece el desarrollo bacteriano. La **higiene dental** después de haber consumido chocolate es **imprescindible** para conservar una boca sana.
		REFRESCOS	1/365	Suelen contener sustancias acidificantes como el **ácido fosfórico**, y **azúcar**. Ambos resultan **enormemente nocivos** para la conservación del esmalte dentario.[3] Los refrescos sin azúcar, edulcorados con productos químicos, son menos nocivos para la salud dental.[4]
		JUGOS DE FRUTA	1/368	Se ha demostrado en la Escuela de Odontología de la Universidad de Berna (Suiza) que pueden ser tanto o más dañinos para el esmalte dentario que los refrescos carbónicos, **especialmente** el jugo **de manzana**.[3] Hay que enjuagarse la boca y cepillarse los dientes después de haberlos ingerido.
		FRUTOS CÍTRICOS	2/364	El **azúcar** y los **ácidos** que de forma natural contienen, resultan nocivos para el esmalte dentario.[5] Por ello conviene **enjuagarse** la boca y **cepillarse** los dientes después de su consumo. Sin embargo, su efecto cariógeno no es tan intenso como cabría esperar; esto se explica por el hecho de que la **vitamina C** que contienen protege contra la caries, tal como se ha demostrado en la Universidad de Kuopio (Finlandia).[6]

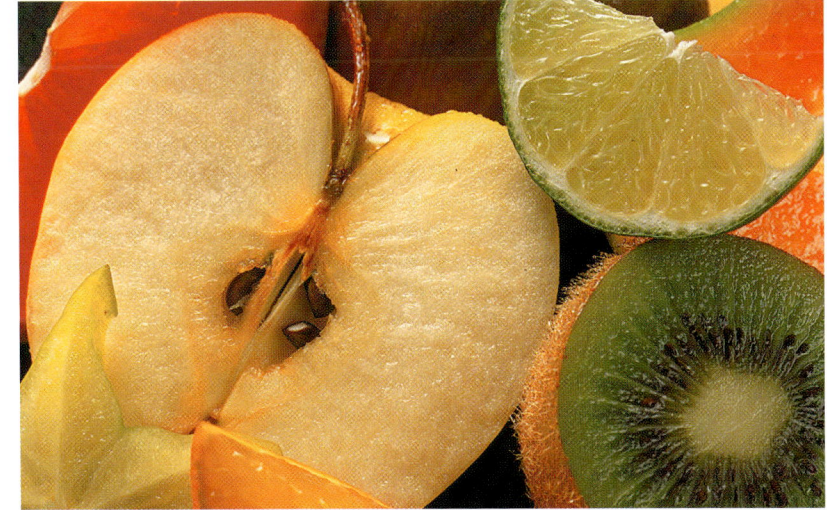

El consumo de frutas en abundancia es garantía de una dieta sana, favorecedora de la salud y grata al paladar de los más exigentes por sus diferentes texturas y sabores.

TOMO 2 / 153

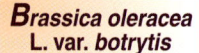   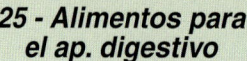

Coliflor

La más digestiva de las coles

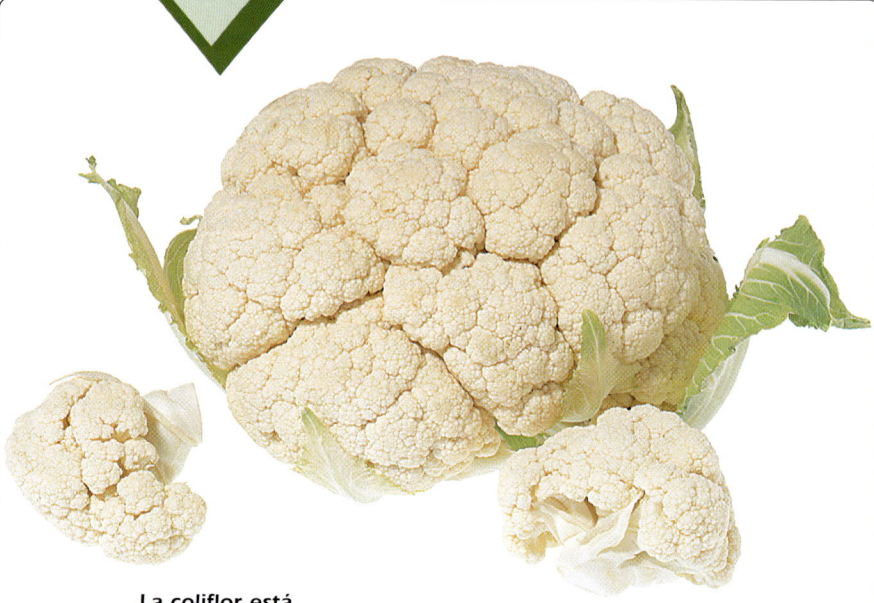

LA PARTE comestible de la coliflor es precisamente la inflorescencia de la planta antes de alcanzar su pleno desarrollo, formada por la reunión de miles de pequeñas florecillas todavía cerradas. Desde el punto de vista botánico, tanto la coliflor, como el brécol (T. 2 pág. 63) y todas las coles (T. 2 pág. 192), constituyen variedades de una misma especie.

Los agricultores consiguen el inmaculado color blanco de la coliflor, uniendo por encima de la mata las verdes hojas que la rodean, de forma que impidan la entrada de luz solar.

La coliflor está considerada como la más exquisita y digestiva de todas las coles (T. 2 pág. 192), a pesar de que a algunos les resulte flatulenta. Su sabor se adapta muy bien, tanto a la cocina europea, como a la asiática o la árabe.

Sinonimia hispánica: brécol de cabeza, brócoli calabrés, brócoli de cabeza, brocolate, grumo, pava, albenga; **Cat.:** col-i-flor, flor-i-col, flor-col; **Eusk.:** azalore; **Gal.:** coliflor; **Fr.:** chou-fleur; **Ing.:** cauliflower; **Al.:** Blumenkohl.

Descripción: Inflorescencia de la planta 'Brassica oleracea' L. var 'botrytis', herbácea de la familia de las Crucíferas.

Hábitat: Procedente de la Europa mediterránea, donde todavía puede encontrarse silvestre en algunos países. Se adapta muy bien a los terrenos fríos, y su cultivo se ha extendido a los cinco continentes.

COLIFLOR composición
por cada 100 g de parte comestible cruda

Energía	25,0 kcal = 105 kj
Proteínas	1,98 g
H. de c.	2,70 g
Fibra	2,50 g
Vitamina A	2,00 µg ER
Vitamina B_1	0,057 mg
Vitamina B_2	0,063 mg
Niacina	0,959 mg EN
Vitamina B_6	0,222 mg
Folatos	57,0 µg
Vitamina B_{12}	—
Vitamina C	46,4 mg
Vitamina E	0,040 mg EαT
Calcio	22,0 mg
Fósforo	44,0 mg
Magnesio	15,0 mg
Hierro	0,440 mg
Potasio	303 mg
Cinc	0,280 mg
Grasa total	0,210 g
Grasa saturada	0,032 g
Colesterol	—
Sodio	30,0 mg

1% 2% 4% 10% 20% 40% 100%
% de la CDR (cantidad diaria recomendada) cubierta por 100 g de este alimento

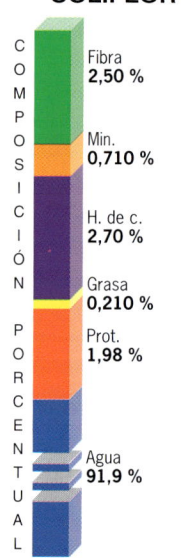

COLIFLOR — COMPOSICIÓN PORCENTUAL
Fibra 2,50 %
Min. 0,710 %
H. de c. 2,70 %
Grasa 0,210 %
Prot. 1,98 %
Agua 91,9 %

Preparación y empleo

❶ **Cruda** en ensalada, cuando está tierna.

❷ **Cocinada** en sus muchas preparaciones culinarias: hervida, cocinada al vapor (estas dos son las formas más sanas de prepararla), asada, frita, estofada, gratinada.

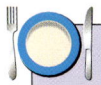

Preparación de la coliflor

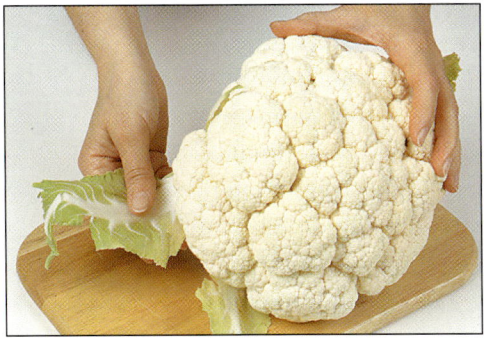

1. Las hojas verdes protectoras pueden usarse como verdura, aunque hay quien prefiere eliminarlas.

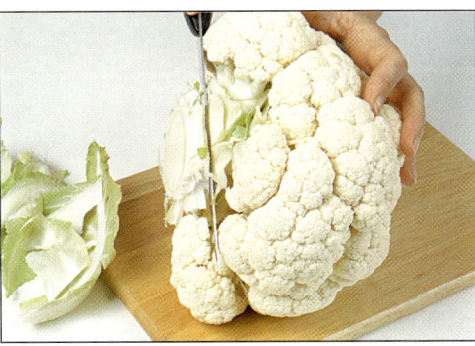

2. Cortar la base de la coliflor con un cuchillo grande.

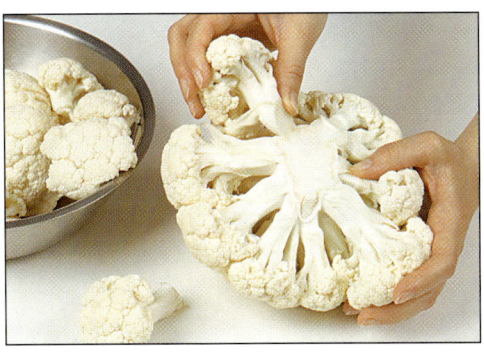

3. Cortar los pequeños ramos de inflorescencias que forman la coliflor.

4. Lavar esos fragmentos de coliflor bajo un chorro de agua.
5. Se puede tomar cruda ❶, o bien cocinarla de diversas maneras. ❷

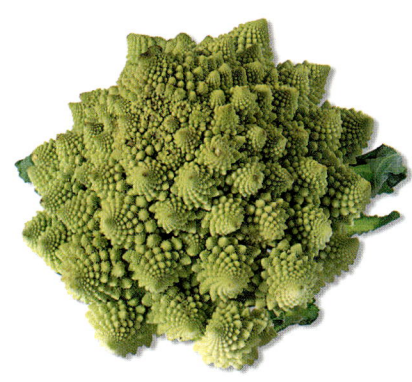

El **romanesco** o **minarete** es una coliflor de color verde amarillento, muy apreciada en Alemania. Se caracteriza porque la inflorescencia adquiere la forma de una torrecilla o minarete. Se recomienda hervirla y servirla entera.

Cuando se permite que los rayos de sol alcancen la inflorescencia, se obtienen coliflores de diversos colores según la variedad: **verde** (como el **romanesco**), debido a la presencia de clorofila, o **morado,** causado por su contenido en antocianinas.

La coliflor es un hortaliza muy apreciada se consume ampliamente en todo el mundo. China es el principal país productor, con la fabulosa cantidad de ¡un millón de toneladas anuales!

PROPIEDADES E INDICACIONES: La coliflor contiene pequeñas cantidades de hidratos de carbono y de proteínas, y prácticamente nada de grasas. Contiene provitamina A (beta-caroteno), *vitaminas* B, C y E, *destacando* especialmente la *C* con 46,4 mg/100 g. En cuanto a minerales, es *muy rica* en **potasio** y *baja* en **sodio;** contiene cantidades significativas de calcio, magnesio, fósforo y hierro.

La coliflor es una hortaliza *rica* en **oligoelementos,** tales como el cromo, cinc, manganeso, cobre y selenio. Todos ellos realizan notables funciones en el organismo, muchas de las cuales aún son objeto de investigación. Sin embargo, se sabe con certeza que los oligoelementos, que la coliflor contiene en cantidades apreciables, proporcionan vitalidad y energía al organismo, y contribuyen a mantenerlo en un buen estado de salud.

Al igual que las otras plantas de la familia de las Crucíferas, la coliflor es *muy rica* en sustancias **anticancerígenas** pertenecientes al grupo de los *elementos fitoquímicos* (ver T. 1 pág. 410); de ahí su utilidad como *preventiva* del cáncer.

Las aplicaciones medicinales de la coliflor, son las siguientes:

• **Afecciones digestivas:** La coliflor es una excelente portadora de vitaminas, minerales y oligoelementos, que tonifica las funciones digestivas. Actúa sobre el conducto digestivo en su conjunto, desde el estómago hasta el colon. Por su buena **digestibilidad,** superior a la de otras coles, es muy recomendable en la dieta de los enfer-

Precauciones

Aunque la coliflor se recomienda en las afecciones gástricas e intestinales, su uso debe restringirse en los siguientes casos:

- **Colelitiasis** *(piedras en la vesícula),* debido a que puede producir pesadez y dispepsia de tipo biliar.
- **Flatulencias intestinales:** La coliflor aumenta la producción de gases intestinales en personas propensas, debido a su abundante contenido en celulosa.

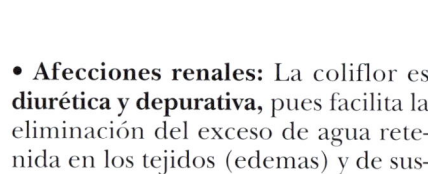

La coliflor verde se obtiene permitiendo que los rayos de sol alcancen la inflorescencia central. Es más rica en vitamina C y en clorofila que la variedad blanca.

mos del estómago (**gastritis, úlcera, dispepsia**). Actúa como un *normalizador* del tránsito intestinal, tanto en caso de estreñimiento como de descomposición o diarrea, o del intestino; por lo cual está indicada en caso de **estreñimiento, colitis y diverticulosis.**

La coliflor es, junto con la zanahoria (T. 2, pág. 25) y los espárragos (T. 2, pág. 250), una de las *primeras hortalizas* que debe darse a los enfermos *después* de una afección aguda, como una **gastritis** o una **gastroenteritis.**

• Afecciones **cardiocirculatorias:** Debido a su *escasez* en **sodio,** su *abundancia* en **potasio** y su práctica *carencia* de **grasas,** la coliflor es uno de los alimentos *más apropiados* para los enfermos del corazón y del sistema circulatorio. No debe faltar en la mesa de los **cardiópatas,** de los **hipertensos** y de los que sufren de **arteriosclerosis** en cualesquiera de sus manifestaciones.

• **Obesidad y diabetes:** La coliflor aporta una cantidad mínima de calorías: tan solo 28 kcal/100 g, y sin embargo produce sensación de saciedad. Hervida o cocinada al vapor, la coliflor constituye una cena ideal para los que deseen adelgazar y para los diabéticos, debido a su escaso contenido en hidratos de carbono.

• **Afecciones renales:** La coliflor es **diurética y depurativa,** pues facilita la eliminación del exceso de agua retenida en los tejidos (edemas) y de sustancias de desecho como la urea. Su uso conviene en caso de **insuficiencia renal, artritismo, gota, edemas** de causa renal y **cálculos** renales.

• **Afecciones cancerosas:** En los últimos años se están realizando investigaciones, tanto de tipo estadístico como experimental, que demuestran la acción anticancerígena de la coliflor, el brécol, la col y otras plantas de la familia de las **Crucíferas** (ver T. 2 pág. 371). Esta acción se debe a dos tipos de *elementos fitoquímicos:* los *glucósidos sulfurados* y los derivados de los *indoles*.[7,8] Administradas por vía oral, ambas sustancias son capaces de impedir la formación de tumores malignos en animales de laboratorio a los que previamente se les han aplicado sustancias carcinógenas como el benzopireno.[9]

Así pues, su uso abundante se recomienda a las personas con mayor riesgo de padecer enfermedades cancerosas, ya sea por causas hereditarias, por haber consumido tóxicos como el tabaco, o por otras razones. Igualmente, aquellos que ya han sido diagnosticados de algún tipo de **tumoración,** y están *en tratamiento,* deberían incluir *todos los días* en su dieta alguna hortaliza de la familia de las Crucíferas: por ejemplo, coliflor, brécol (T. 2 pág. 63), col (T. 2 pág. 191) o rábano (T. 2 pág. 181).

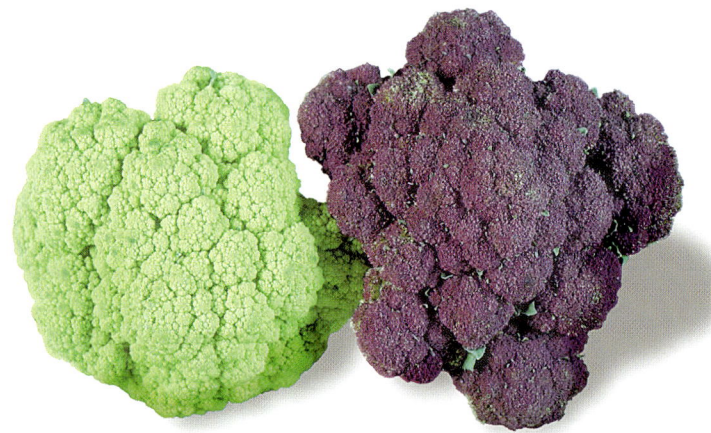

Aunque la variedad más común de coliflor es la **blanca**, existen también otras de color **verde** y **morado**.

La coliflor tiene fama de producir **flatulencias**, pero a menudo eso es debido a las pesadas recetas que se elaboran con ella, más que a la coliflor en sí misma.

La forma **más sana y digestiva** de prepararla es cocinándola **al vapor**, y servirla aliñada con unas gotas de **limón y aceite**.

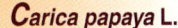   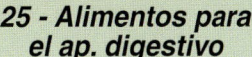

Papaya

Activa los procesos digestivos

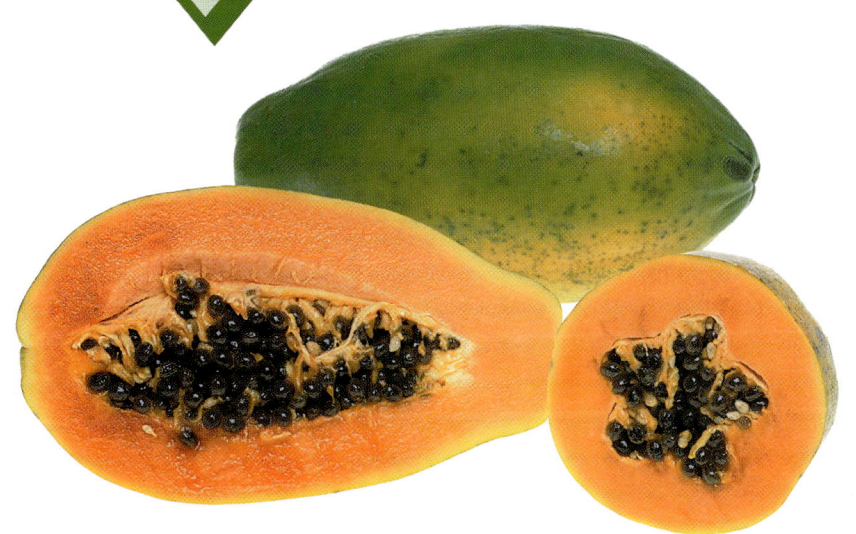

CORRÍA EL AÑO 1492, cuando Cristóbal Colón se hallaba en las recién descubiertas islas de Cuba y La Española (llamada después Santo Domingo). Todo un fascinante nuevo mundo se abría ante él y su tripulación. Uno de ellos bien pudo decirle:

–Almirante, he visto que los nativos comen tanta carne o pescado como les apetece, siempre y cuando terminen tomando como postre una fruta parecida al melón, pero que crece en el tronco de un árbol.

Colón, según relata en su diario, indagando acerca de tal costumbre, supo que los nativos llamaban *vanti* a ese árbol, que significa 'encontrarse bien'.

Sinonimia hispánica: lechosa, frutabomba, ababaya, melón zapote, mamao, mamén; **Cat.:** papaia; **Eusk.:** papaia; **Gal.:** papaia; **Fr.:** papaye; **Ing.:** papaya, pawpaw; **Al.:** Papaya.

Descripción: Fruto del papayo ('Carica papaya' L.), árbol de tronco sin ramificar y no leñoso de la familia de las Caricáceas, que alcanza de 3 a 6 m de altura. El fruto suele pesar de 0,5 a 2 kg, aunque los hay de hasta 6 kg. Su cáscara verde o amarilla encierra una pulpa de textura muy fina y color amarillo o anaranjado. En su interior hay una cavidad ocupada por numerosas semillas de color negro y sabor agrio.

Hábitat: Propio de México y de las Antillas, donde crece incluso de forma espontánea. Actualmente su cultivo se ha extendido a países tropicales de todo el mundo.

PAPAYA composición
por cada 100 g de parte comestible cruda

Energía	39,0 kcal = 161 kj
Proteínas	0,610 g
H. de c.	8,01 g
Fibra	1,80 g
Vitamina A	175 µg ER
Vitamina B_1	0,027 mg
Vitamina B_2	0,032 mg
Niacina	0,471 mg EN
Vitamina B_6	0,019 mg
Folatos	38,0 µg
Vitamina B_{12}	—
Vitamina C	61,8 mg
Vitamina E	1,12 mg EαT
Calcio	24,0 mg
Fósforo	5,00 mg
Magnesio	10,0 mg
Hierro	0,100 mg
Potasio	257 mg
Cinc	0,070 mg
Grasa total	0,140 g
Grasa saturada	0,043 g
Colesterol	—
Sodio	3,00 mg

1% 2% 4% 10% 20% 40% 100% 200% 500%
% de la CDR (cantidad diaria recomendada) cubierta por 100 g de este alimento

PAPAYA
COMPOSICIÓN PORCENTUAL

- Fibra 1,80 %
- Min. 0,610 %
- H. de c. 8,01 %
- Grasa 0,140 %
- Prot. 0,610 %
- Agua 88,8 %

Preparación y empleo

❶ **Fresca:** Es la *mejor* forma de consumirla. Las papayas que se venden en los países no tropicales normalmente se recolectan verdes para que soporten el transporte, con lo cual pierden algo de sabor y calidad. La papaya es muy apreciada como desayuno y como postre, aunque también se sirve **en ensalada**, con lechuga y jugo de limón.

❷ **Preparaciones culinarias:** La papaya se presta muy bien para realizar **refrescos, batidos, helados** y la **jalea** de papaya, postre popular en las regiones tropicales de América.

❸ **Conserva:** Se enlata para facilitar su transporte a tierras lejanas.

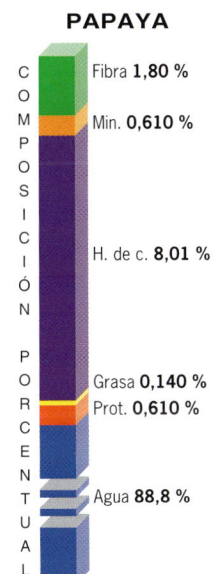

Hoy sabemos que la papaya contiene pequeñas cantidades de una enzima o fermento capaz de digerir un peso de proteínas 200 veces superior al suyo propio. Y también sabemos que aunque las papayas ayuden en el proceso de la digestión de las proteínas, no por eso conviene abusar de ellas, como hacían los nativos del Caribe.

PROPIEDADES E INDICACIONES: La papaya contiene un 88,8% de agua, casi tanta como el melón (92%), por lo que algunos le llaman "melón del trópico". Sin embargo, la papaya y el melón pertenecen a distintas familias botánicas, y sus características son bien diferentes.

Su contenido en *nutrientes energéticos* es más bien reducido, tanto en hidratos de carbono (8%), como en proteínas (0,61%) o en grasas (0,14%). La mayor parte de sus hidratos de carbono está formado por los azúcares: sacarosa, glucosa y fructosa.

Destaca, sin embargo, el contenido *vitamínico* de la papaya: 100 g de pulpa aportan el 103% de las necesidades diarias de *vitamina C,* y el 18% de las de *vitamina A* (para un adulto).

Las vitaminas del grupo B están también presentes, aunque en pequeñas cantidades excepto los **folatos,** de los que contiene 38 µg/100 g tantos como el mango (T. 2 pág. 341) o la feijoa (T. 2 pág. 263), las frutas frescas más ricas en estas sustancias.

En cuanto a minerales, la papaya es *rica* en **potasio** (257 mg/100 g), y contiene cantidades apreciables de calcio, magnesio, fósforo y hierro. La *pectina* (fibra vegetal de tipo soluble) está presente en la proporción de 1,8%.

Mediante sofisticados métodos de análisis químico[10] se han identificado hasta 106 *sustancias químicas volátiles* en la pulpa de la papaya, responsables de su aroma. Este dato nos da una idea de lo compleja que es la composición de las frutas. ¡De cuántas sustancias presentes en los alimentos vegetales desconocemos todavía su función, o incluso su misma existencia!

La *PAPAÍNA* es una enzima proteolítica (que deshace las proteínas), similar a la pepsina contenida en el jugo gástrico. Se encuentra sobre todo en las hojas del árbol y en el jugo blanco o látex que mana de los frutos verdes, pero es escasa en la papaya madura.

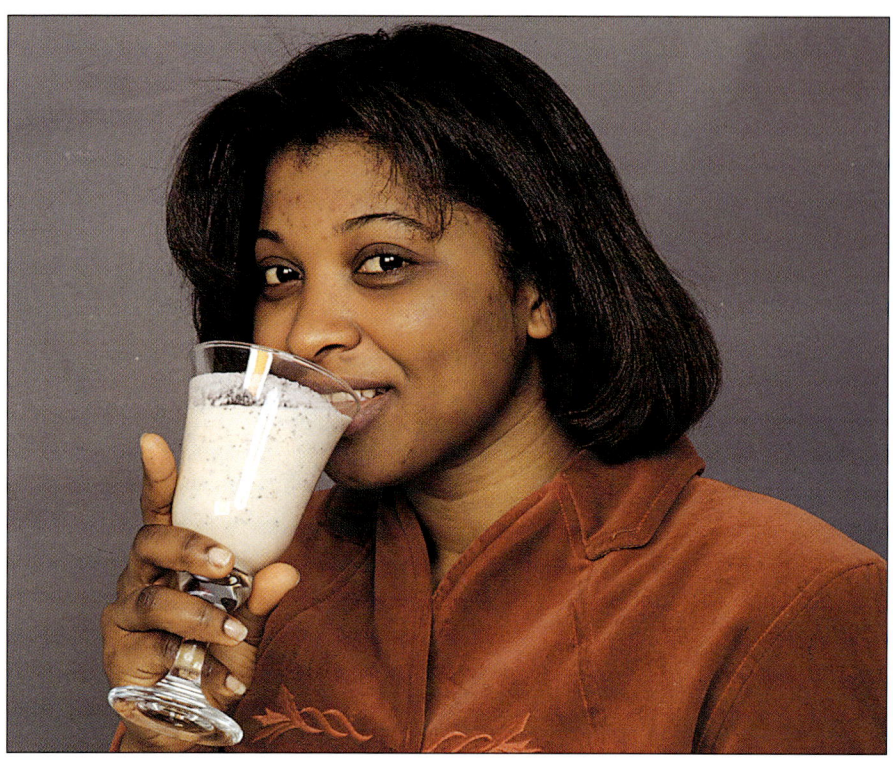

En los países tropicales, la papaya está considerada como el desayuno ideal, posiblemente por su fácil digestión y su riqueza vitamínica. El batido de papaya es una de las formas más agradables de consumir este fruto.

La papaya es *ante todo* una fruta fácil de digerir, y que además, contribuye a facilitar el paso de otros alimentos por el conducto digestivo. Estas son sus principales indicaciones terapéuticas:

• **Afecciones del estómago:** Se recomienda en caso de digestión pesada, ptosis gástrica (estómago caído), gastritis, y siempre que exista pereza digestiva debido a inflamación de la mucosa gástrica.

La papaya contribuye a *neutralizar* el exceso de *acidez gástrica,* y su consumo resulta beneficioso en caso de **úlcera** gastroduodenal, **hernia de hiato** y **pirosis** (acidez de estómago).

• **Dispepsia biliar y pancreatitis** crónica: Resulta muy aconsejable por tonificar todos los procesos digestivos y ser muy baja en grasas.

• **Afecciones intestinales:** Su acción suavizante sobre las mucosas digestivas y antiséptica, la hace útil en caso de gastroenteritis y de colitis de cualquier tipo: infecciosa, ulcerosa, espástica (colon irritable).

Investigaciones llevadas a cabo en Japón,[11] muestran que la papaya, especialmente cuando no está completamente madura, ejerce una acción **bacteriostática** (que impide su desarrollo) sobre muchos gérmenes enteropatógenos, causantes de infecciones intestinales: *Enterobacter cloacae, Escherichia coli, Salmonella typhi, Staphylococcus aureus, Pseudomonas aeruginosa* y otros. Es pues un alimento muy recomendable en los casos de **diarrea infecciosa.**

• **Parásitos intestinales:** El látex de la papaya,[12] y en menor proporción su pulpa, ejercen una acción antihelmíntica y vermífuga contra los parásitos intestinales, especialmente las tenias.

• **Afecciones de la piel:** Por su riqueza en provitamina A, la papaya forma parte de la dieta recomendada para las enfermedades de la piel como eccemas, furunculosis y acné.

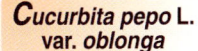   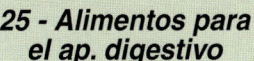

Calabacín

Suaviza el conducto digestivo

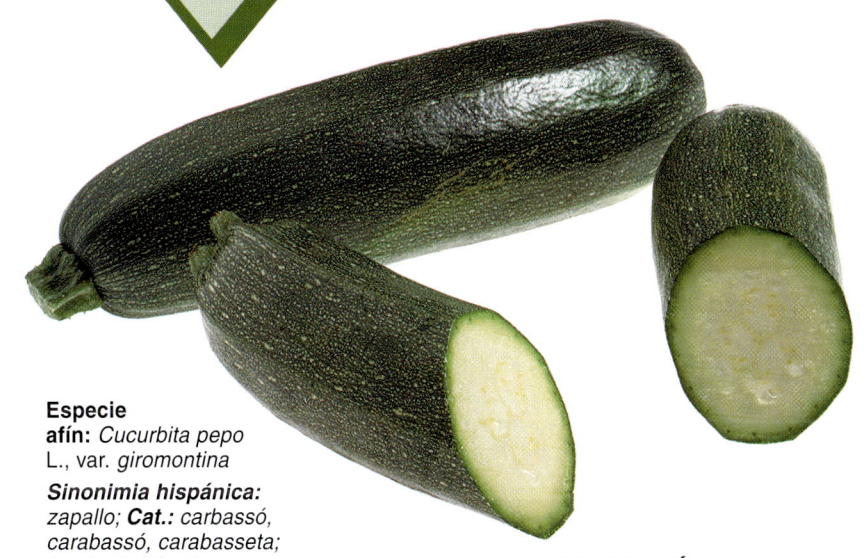

EL CALABACÍN se parece mucho al pepino (T. 2 pág. 339), aunque botánicamente se encuentre mucho más cerca de la calabaza (T. 2 pág. 97). Todas las variedades de calabacín tienen una carne blanca o amarillenta similar a la del pepino, aunque más consistente. Por su exquisito sabor (que recuerda algo al de la nuez), y sus propiedades dietoterápicas, el calabacín se ha ganado una merecida reputación entre las hortalizas.

PROPIEDADES E INDICACIONES: Aunque el calabacín pertenece a la misma especie botánica que la calabaza, presenta características propias. Por ejemplo, apenas contiene beta-caroteno, a diferencia de la calabaza que es muy rica en esta importante provitamina; por otro lado, posee un 1,16% de proteínas, una cantidad muy similar a la de la calabaza.

Ambos, la calabaza y el calabacín, tienen en común el ser *muy bajos* en *grasas,* en *sodio* y en *calorías,* aunque la calabaza presenta los valores más bajos de ambos nutrientes.

El calabacín *destaca* por sus propiedades **emolientes** (suavizantes) sobre el aparato digestivo, debido a su contenido en mucílago. También es *ligeramente* **diurético.** Todo ello lo hacen muy apropiado en los siguientes casos:

• **Dispepsia** (mala digestión), **gastritis, colon irritable, colitis** (inflamación del colon).

• **Curas de adelgazamiento:** Aporta muy poca grasa y calorías, con una cantidad relativamente alta de proteínas.

• **Afecciones cardiovasculares,** como hipertensión arterial, arteriosclerosis y afecciones coronarias.

Especie afín: *Cucurbita pepo* L., var. *giromontina*

Sinonimia hispánica: zapallo; **Cat.:** *carbassó, carabassó, carabasseta;* **Eusk.:** *kalabazín;* **Gal.:** *cabaciña;* **Fr.:** *courgette;* **Ing.:** *zucchini;* **Al.:** *Zucchini.*

Descripción: *Fruto en baya de la planta del calabacín ('Cucurbita pepo' L. var. 'oblonga'), variedad botánica de la calabacera ('Cucurbita pepo' L., T. 2 pág. 97). Se trata de una planta herbácea anual de la familia de las Cucurbitáceas, cuyo tallo no reptante (a diferencia del de la calabacera) alcanza hasta un metro de longitud.*

Hábitat: *Se cultiva en los países mediterráneos, en Holanda y en Norteamérica.*

CALABACÍN composición
por cada 100 g de parte comestible cruda

Energía	14,0 kcal = 60,0 kj
Proteínas	1,16 g
H. de c.	1,70 g
Fibra	1,20 g
Vitamina A	34,0 µg ER
Vitamina B_1	0,070 mg
Vitamina B_2	0,030 mg
Niacina	0,567 mg EN
Vitamina B_6	0,089 mg
Folatos	22,1 µg
Vitamina B_{12}	—
Vitamina C	9,00 mg
Vitamina E	0,120 mg EαT
Calcio	15,0 mg
Fósforo	32,0 mg
Magnesio	22,0 mg
Hierro	0,420 mg
Potasio	248 mg
Cinc	0,200 mg
Grasa total	0,140 g
Grasa saturada	0,029 g
Colesterol	—
Sodio	3,00 mg

% de la CDR (cantidad diaria recomendada) cubierta por 100 g de este alimento

COMPOSICIÓN PORCENTUAL:
- Fibra 1,20 %
- Min. 0,520 %
- H. de c. 1,70 %
- Grasa 0,140 %
- Prot. 1,16 %
- Agua 95,3 %

Preparación y empleo

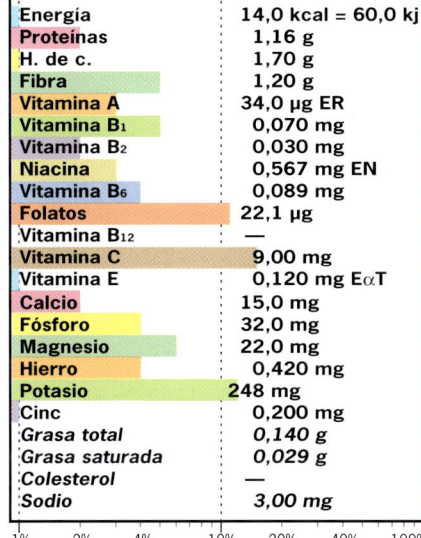

❶ **Cocinado** en guisos, tortillas o pistos. Frito es muy sabroso, pero presenta el inconveniente de absorber una gran cantidad de aceite.

❷ **Crema de calabacín:** El calabacín bien troceado se hace hervir con leche de vaca o de soja algo diluidas. Se tritura y se puede espesar con harina fina de maíz (maicena).

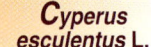   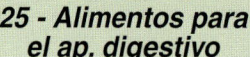

25 - Alimentos para el ap. digestivo

Chufa

Sus enzimas facilitan la digestión

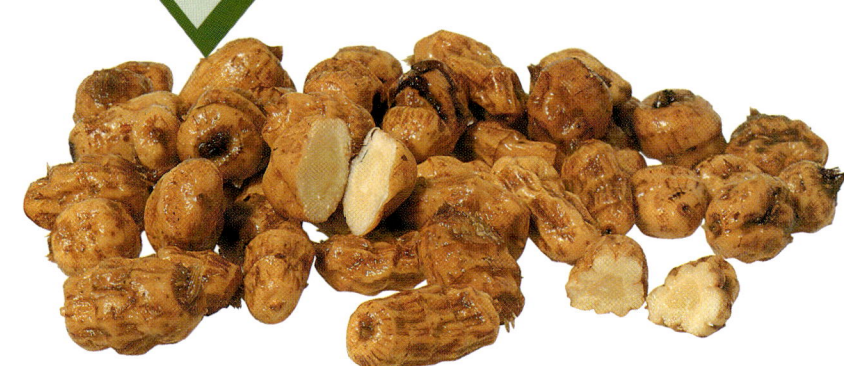

Los pequeños tubérculos de la juncia avellanada, llamados comúnmente chufas, miden entre uno y dos centímetros.

FUERON LOS árabes quienes, en la Edad Media, introdujeron el cultivo de la chufa en la costa levantina española. Desde entonces, la bebida que se elabora con este pequeño tubérculo: la horchata, ha venido nutriendo y deleitando a los habitantes de esta región del Mediterráneo. Desde hace unos años, la horchata de chufa ha cobrado fama internacional, y ya se la conoce en muchos otros países.

PROPIEDADES E INDICACIONES: La chufa es muy rica en **hidratos de carbono** (azúcares y almidón); en **grasas** de composición similar al aceite de oliva (T. 1 pág. 118), formadas principalmente (85%) por *ácidos grasos insaturados,* entre ellos el *linoleico; proteínas* de buena calidad biológica, que contienen *todos* los *aminoácidos esenciales;* vitaminas B_1 y E; y minerales, entre los que destaca el *calcio,* el *magnesio* y el *hierro.*

Los componentes más interesantes de la chufa desde el punto de vista dietoterápico son las numerosas y abundantes *enzimas,* sustancias que facilitan la digestión de los nutrientes. Se han encontrado catalasa, peroxidasa, lipasa y amilasa, entre otras. Estas enzimas hacen de la **HORCHATA** **❷** una bebida muy apreciada debido a sus características:

- **nutritiva,**
- *facilita* la **digestión**,
- **astringente,**
- *combate* las **fermentaciones** intestinales.

El uso de la horchata (mejor sin añadirle azúcar), se recomienda especialmente en caso de **dispepsia** (mala digestión), de inflamación intestinal (**colitis**) y de **diarrea.**

Preparación y empleo

❶ Los **tubérculos** de la chufa pueden consumirse directamente masticándolos bien, después de haber estado en remojo varias horas.

❷ **Horchata:** Es la forma más agradable de consumir la chufa. El proceso de elaboración para un litro es el siguiente:

1. Poner unos 150 g de chufas en remojo durante 24 horas.
2. Triturarlas hasta obtener una pasta homogénea.
3. Dejar en remojo en un litro de agua la pasta durante una media hora.
4. Prensar y colar la pasta para obtener la horchata líquida. Se puede endulzar (no más de 150 g de azúcar por litro) y añadirle una ramita de canela.

Sinonimia hispánica: cotufa, cuca, corocillo; **Cat.:** xufla, xufleta, ravenissa dolça; **Eusk.:** bedaur, txufa; **Gal.:** chufa; **Fr.:** souchet; **Ing.:** tiger nut, chufa; **Al.:** Erdmandel.

Descripción: La chufa es el tubérculo de la juncia avellanada ('Cyperus esculentus' L.), planta herbácea perenne de la familia de las Ciperáceas. El tubérculo mide 1-2 cm de longitud.

Hábitat: Requiere clima templado y tierra fina. En España se cultiva en huertas próximas al mar Mediterráneo, especialmente en la provincia de Valencia. Alboraia, población situada junto a la ciudad de Valencia, está considerada como la capital mundial de la chufa.

La **horchata de chufa** es una bebida **muy saludable y refrescante, comparable a la leche** en algunos aspectos (tiene menos proteínas y calcio que la leche, pero más hidratos de carbono, hierro y magnesio).

Comparación entre la horchata de chufa y la leche de vaca (por 100 g)

	Horchata	Leche
Hidratos de carbono	5,2 g	4,8 g
Grasas	3 g	3,2 g
Proteínas	0,8 g	3,3 g
Calcio	7,6 mg	120 mg
Fósforo	28 mg	95 mg
Magnesio	15,5 mg	12 mg
Hierro	0,3 mg	0,1 mg

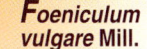

25 - Alimentos para el ap. digestivo

Bulbo de hinojo

Tonificante y laxante

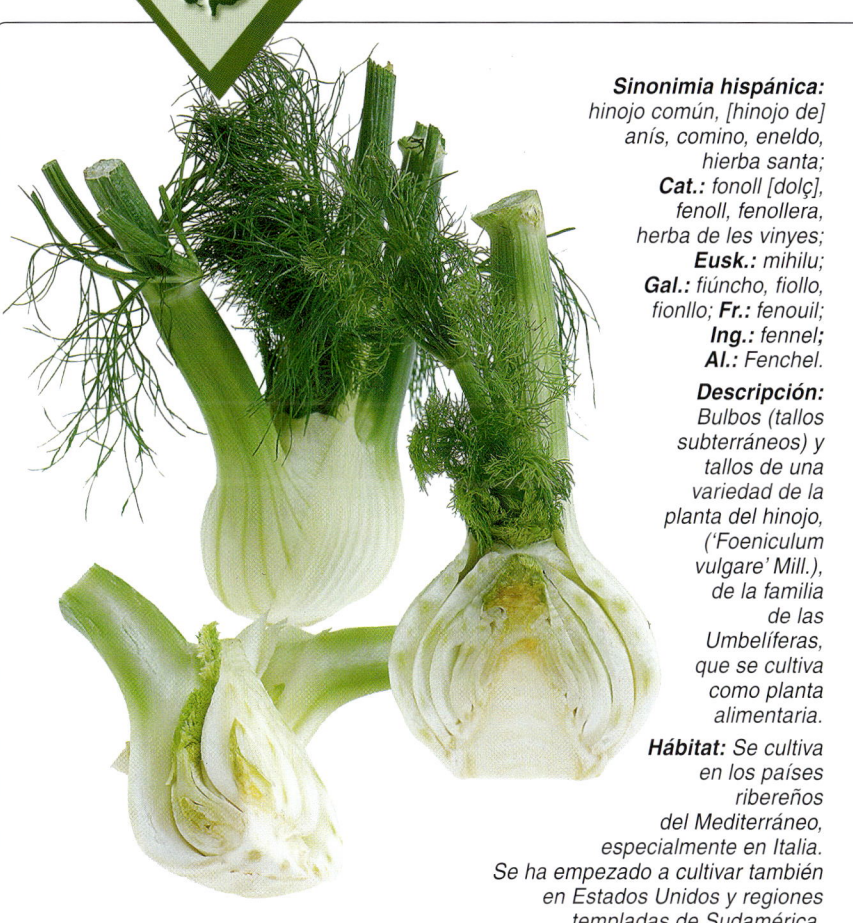

Sinonimia hispánica: hinojo común, [hinojo de] anís, comino, eneldo, hierba santa; **Cat.:** fonoll [dolç], fenoll, fenollera, herba de les vinyes; **Eusk.:** mihilu; **Gal.:** fiúncho, fiollo, fionllo; **Fr.:** fenouil; **Ing.:** fennel; **Al.:** Fenchel.

Descripción: Bulbos (tallos subterráneos) y tallos de una variedad de la planta del hinojo, ('Foeniculum vulgare' Mill.), de la familia de las Umbelíferas, que se cultiva como planta alimentaria.

Hábitat: Se cultiva en los países ribereños del Mediterráneo, especialmente en Italia. Se ha empezado a cultivar también en Estados Unidos y regiones templadas de Sudamérica.

DEL HINOJO silvestre que se cría en todos los países mediterráneos, se aprovechan sus semillas ricas en anetol, esencia de propiedades digestivas. Pero en Florencia (Italia), los agricultores lograron una variedad de hinojo con un bulbo muy tierno y carnoso, idóneo para ser consumido como verdura.

La suave textura y el peculiar aroma que acompaña al bulbo del hinojo, han hecho que resulte cada vez más apreciado como verdura selecta.

PROPIEDADES E INDICACIONES: A pesar de su riqueza en agua (90,2%), contiene una cierta cantidad de hidratos de carbono (4,19%) y de proteínas (1,24%). Las grasas apenas están presentes (0,2%). Aporta *pocas calorías* (31 kcal/100 g) y su contenido en fibra (3,1%) es considerable.

Destaca por su contenido en *potasio* (414 mg/100 g), *folatos* (27 μg/100 g), *vitamina* C (12 mg/100 g), *calcio* (49 mg/100 g) y *hierro* (0,726 mg/100 g).

El bulbo del hinojo contiene un aceite esencial rico en **anetol,** aunque en menor proporción que las semillas. Esto contribuye a su acción estimulante digestiva y carminativa (elimina los gases intestinales). Por su contenido en fibra es ligeramente laxante.

Su consumo está especialmente recomendado en los siguientes casos:

- **Dispepsia** (mala digestión), indigestión y pesadez de estómago, por su acción tonificante de los procesos digestivos.
- **Estreñimiento** por atonía (pereza) intestinal.

HINOJO, BULBO composición
por cada 100 g de parte comestible cruda

Energía	31,0 kcal = 129 kj
Proteínas	1,24 g
H. de c.	4,19 g
Fibra	3,10 g
Vitamina A	13,0 μg ER
Vitamina B$_1$	0,010 mg
Vitamina B$_2$	0,032 mg
Niacina	0,640 mg EN
Vitamina B$_6$	0,047 mg
Folatos	27,0 μg
Vitamina B$_{12}$	—
Vitamina C	12,0 mg
Vitamina E	—
Calcio	49,0 mg
Fósforo	50,0 mg
Magnesio	17,0 mg
Hierro	0,726 mg
Potasio	414 mg
Cinc	0,200 mg
Grasa total	0,200 g
Grasa saturada	—
Colesterol	—
Sodio	52,0 mg

% de la CDR (cantidad diaria recomendada) cubierta por 100 g de este alimento

Preparación y empleo

❶ **Crudo:** Los bulbos tiernos se pueden tomar en ensalada, aliñados con un poco de aceite y limón.

❷ **Cocinado:** Al vapor o hervido como cualquier verdura. Se puede aderezar con bechamel o queso fundido. Combina muy bien con las patatas.

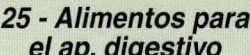

25 - Alimentos para el ap. digestivo

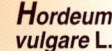   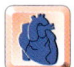

Cebada

Facilita la digestión

AUNQUE se cultiva desde tiempos remotos, la cebada se ha considerado siempre como el pariente pobre del trigo.

Los países en desarrollo, especialmente los del continente asiático, la consumen en abundancia, mezclada en muchos casos con el arroz. Sin embargo, en los países ricos, más de la mitad de la producción se usa para alimentar al ganado. Con la otra mitad se elabora la malta, la cerveza y el whisky, y una pequeña parte se dedica a la alimentación humana.

Los expertos prevén que el aumento de la población mundial, el cual no se está acompañando de un incremento paralelo de los recursos alimentarios, va a obligar a que muchas toneladas de granos de cebada se dediquen al consumo humano, en vez de a alimentar el ganado para luego

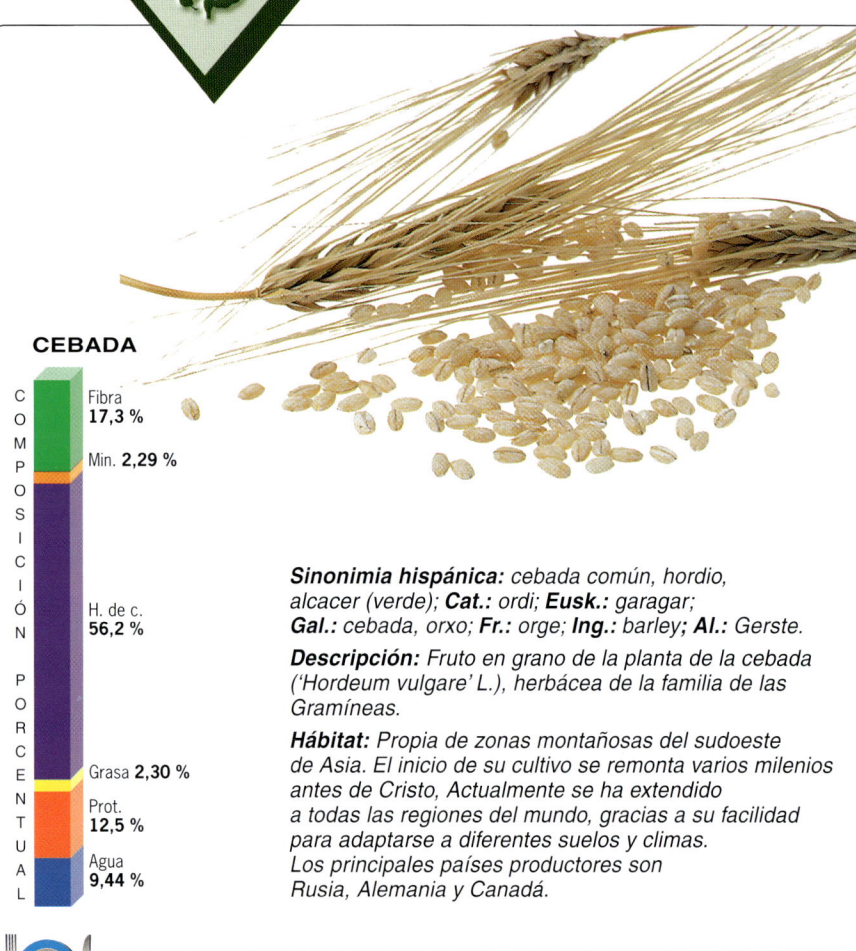

CEBADA — COMPOSICIÓN PORCENTUAL:
- Fibra 17,3 %
- Min. 2,29 %
- H. de c. 56,2 %
- Grasa 2,30 %
- Prot. 12,5 %
- Agua 9,44 %

Sinonimia hispánica: cebada común, hordio, alcacer (verde); **Cat.:** ordi; **Eusk.:** garagar; **Gal.:** cebada, orxo; **Fr.:** orge; **Ing.:** barley; **Al.:** Gerste.

Descripción: Fruto en grano de la planta de la cebada ('Hordeum vulgare' L.), herbácea de la familia de las Gramíneas.

Hábitat: Propia de zonas montañosas del sudoeste de Asia. El inicio de su cultivo se remonta varios milenios antes de Cristo, Actualmente se ha extendido a todas las regiones del mundo, gracias a su facilidad para adaptarse a diferentes suelos y climas. Los principales países productores son Rusia, Alemania y Canadá.

CEBADA composición
por cada 100 g de parte comestible cruda

Energía	354 kcal = 1481 kj
Proteínas	12,5 g
H. de c.	56,2 g
Fibra	17,3 g
Vitamina A	2,00 µg ER
Vitamina B$_1$	0,646 mg
Vitamina B$_2$	0,285 mg
Niacina	8,07 mg EN
Vitamina B$_6$	0,318 mg
Folatos	19,0 µg
Vitamina B$_{12}$	—
Vitamina C	—
Vitamina E	0,600 mg EαT
Calcio	33,0 mg
Fósforo	264 mg
Magnesio	133 mg
Hierro	3,60 mg
Potasio	452 mg
Cinc	2,77 mg
Grasa total	2,30 g
Grasa saturada	0,482 g
Colesterol	—
Sodio	12,0 mg

% de la CDR (cantidad diaria recomendada) cubierta por 100 g de este alimento

Preparación y empleo

❶ **Cebada mondada o descortezada (integral):** Granos de cebada a los que se les quita por abrasión la cáscara exterior indigerible (gluma), y una pequeña parte del salvado. Después de tenerla a remojo, se hierve durante una hora con verduras o se cocina como una sopa.

❷ **Cebada perlada (refinada):** Granos de cebada sometidos a un intenso proceso de abrasión, que se repite hasta eliminar la cáscara exterior (gluma), el salvado y la mayor parte del germen. Los granos quedan pulidos, redondeados y de un tamaño uniforme. Se usan hervidos, como si se tratara de arroz, aunque su sabor es un poco más intenso que el de este último. Requiere un mínimo de 45 minutos de cocción (ver precauciones).

❸ **Agua de cebada:** Ver su preparación en el cuadro de la página siguiente.

❹ **Copos:** Se elaboran con granos puestos a remojo, hervidos y después, prensados. Se usan formando parte del muesli, o cocinados durante diez minutos con leche o caldo de verduras.

❺ **Harina:** Puede hacerse a partir de granos mondados (integral) o perlados (refinada).

❻ **Granos malteados y harina de malta:** Ver el cuadro de T. 2 pág. 164.

❼ **Malta:** Es el extracto acuoso de los granos de cebada germinados y tostados (ver cuadro T. 2 pág. 164).

Agua o caldo de cebada

El agua de cebada [❸] se prepara hirviendo de 50 a 100 g de granos de cebada preferiblemente perlada, en la cantidad de agua necesaria para que, después de media hora de cocción, quede un litro de caldo.

El caldo resultante, que es el agua de cebada, es rico en almidón y minerales. Se le puede añadir jugo de limón. Se aconseja en los siguientes casos:

- *Diarreas y colitis, debido a su acción protectora sobre la mucosa intestinal.*
- *Dispepsia (mala digestión) por empacho o trastornos funcionales del aparato digestivo.*
- *Enfermedades febriles o debilitantes, y siempre que la capacidad digestiva esté mermada. En este caso se le puede añadir azúcar o mejor, miel.*

comer su carne. Cuando eso ocurra, la salud de los humanos saldrá ganando.

PROPIEDADES E INDICACIONES: Los granos de cebada integrales o mondados tienen una composición muy similar a la del trigo completo (ver T. 2 pág. 306), con algunas diferencias:

✓ **Proteínas:** Su porcentaje es algo superior (12,5%) al del trigo (11,3%), aunque con menos gluten. Por lo tanto, los panes hechos con cebada son más compactos y menos esponjosos que los elaborados con trigo.

El grano de cebada

Al igual que la avena, y a diferencia del trigo (ver T. 2 pág. 309) y del centeno, su grano está recubierto por una cáscara leñosa e indigerible, además del salvado.

- Capas de salvado
- Cáscara
- Endospermo
- Germen

Las proteínas de la cebada también son deficitarias en lisina. Esta aumenta al combinarlas con leguminosas o productos lácteos, ricos en lisina.

✓ **Hidratos de carbono:** La cebada contiene (56,2%) algo menos que el trigo (61,7%). Los hidratos de ambos cereales están formados por **almidón**. Este se digiere mejor cuando se consume en forma de harina bien molida, que cuando se ingiere el grano entero[13] (cebada hervida, copos). Sin embargo, como *más* **digestiva** resulta la cebada es malteada, en forma de granos o de harina, [❻] o como malta [❼].

✓ **Vitaminas:** La cebada aporta más vitaminas B_1 y B_2 que el trigo, aunque solo la mitad de vitamina E. Al igual que todos los cereales, carece de provitamina A, de vitamina C y de vitamina B_{12}.

✓ **Minerales:** Su composición es similar a la del trigo, es decir, rica en fósforo, magnesio, hierro, así como en cinc y otros **oligoelementos**, pero pobre en calcio.

✓ **Fibra:** La cebada contiene 17,3 g de fibra celulósica por cada 100 g, unos 5 g más que el trigo.

Por el contrario, la cebada perlada [❷] y su harina [❺], por ser refinadas, contienen muchos menos nutrientes, al igual que ocurre con la harina blanca de trigo. En el proceso de perlado se pierden el 74% de las proteínas, el 88% de los minerales y vitaminas, y el 97% de la fibra.

Los granos malteados y la harina de malta [❻], al no estar tan refinados como la cebada perlada, contienen más nutrientes que esta. Por su riqueza en enzimas son más digeribles; y por haber sido tostados, más sabrosos.

La cebada está indicada en los siguientes casos:

• **Afecciones digestivas:** La cebada perlada [❷], la harina de cebada [❺], y sobre todo los granos malteados y la harina de malta [❻], son muy bien tolerados por los estómagos delicados. Su uso conviene en caso de gastritis, dispepsia (mala digestión), úlcera gastroduodenal, gastroenteritis y colitis.

El agua de cebada [❸] y la malta bebida [❼], también son muy recomendables en caso de trastornos digestivos.

Al igual que el trigo y el centeno, no se debe consumir en caso de padecer celiaquía (intolerancia al gluten).

• **Exceso de colesterol:** El consumo de cebada en cualesquiera de sus preparaciones: integrales (granos mondados [❶], copos [❹], harina integral [❺]), o semiintegrales (granos y harina malteados [❻]); produce una reducción en los niveles de colesterol total, colesterol LDL (nocivo) y triglicéridos. Esto se comprobó en el Instituto de Salud y Nutrición de Tokio (Japón),[14,15] al reemplazar por cebada la mitad del arroz que tomaban diariamente un grupo de pacientes con un nivel alto de colesterol.

El consumo de cebada, como de todos los cereales integrales, se ha demostrado eficaz en la prevención de la **arteriosclerosis** y los trastornos circulatorios. No debería faltar en la dieta de los que tienen un riesgo elevado de padecer **enfermedades coronarias**.

• **Diabetes:** Los animales diabéticos de experimentación, alimentados con cebada, presentan unos menores niveles de glucosa en sangre que los alimentados con trigo.[16] Este efecto se atribuye a la presencia en la cebada de algún factor hipoglucemiante, todavía en estudio.

Las variedades de cebada ricas en fibra y en beta-glucano (un derivado de la celulosa que también se encuentra en la avena), son las mejor toleradas por los diabéticos.[17] Hoy se recomienda que la cebada, al igual que otros cereales ricos en almidón de liberación lenta, formen parte de la dieta de estos enfermos.

• **Afecciones del colon:** La fibra de la cebada contribuye a evitar el estreñimiento y todas sus complicaciones, incluido el cáncer de colon.[18]

Cuidado con la cocción

Al cocinar los granos de cebada en una olla a presión, se forma una espuma de almidón que puede taponar la válvula de seguridad de la olla y provocar un accidente.

Esto puede evitarse añadiendo un poco de aceite al agua con la cebada.

Malteado y malta

El malteado es un proceso que sufren los cereales, y especialmente la cebada debido a su gran capacidad para formar enzimas durante la germinación.

Proceso del malteado

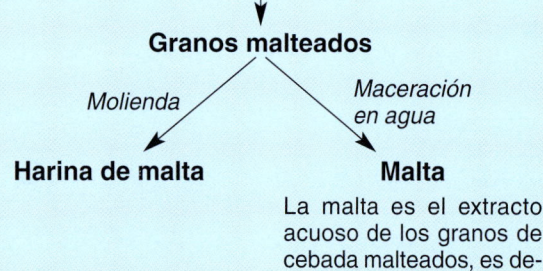

Granos de cebada

1. *Germinación* controlada de los granos durante unos días.
2. Aplicación de **calor y desecación** moderados (tostado), para detener la germinación logrando a la vez que no se inactiven o destruyan las enzimas que se han producido durante la germinación.
3. Eliminación de los pequeños brotes y radículas que surgen de los granos malteados.

↓

Granos malteados

Molienda ↙ ↘ *Maceración en agua*

Harina de malta   **Malta**

La malta es el extracto acuoso de los granos de cebada malteados, es decir, germinados y tostados.

Usos de la malta

Una vez obtenida la malta, encontramos en ella diversas utilidades:

– Usarse como **bebida**.

– Desecarse para convertirse en **extracto seco** de malta, a partir del cual se reconstituye la malta añadiéndole agua.

– Concentrarse para formar **jarabe** o **polvo de malta**. Ambos son ricos en *diastasas* (un tipo de amilasas). Estas enzimas son capaces de predigerir el almidón, transformándolo en un tipo de azúcar conocido como *maltosa*. El jarabe y el polvo de malta ricos en diastasas se emplean en la industria panadera para añadirlos a la masa. De esta forma, parte del almidón se convierte en el azúcar maltosa, con lo que la masa se hace más ligera, más fácil de digerir y más dulce.

– Fermentarla para producir **cerveza** (ver T. 1 pág. 380) o **whisky**, añadiendo otros cereales a la malta. Las levaduras fermentan la maltosa (azúcar de la malta), convirtiéndola en alcohol.

Valor nutritivo de la malta

La malta contiene:

- **Agua** (86%).
- **Hidratos de carbono** (13,4%), constituidos en su mayor parte por el azúcar *maltosa,* resultado de la acción de las diastasas sobre el almidón.
- Muy pocas **proteínas** (0,29%): La mayor parte de las proteínas del grano de cebada son insolubles en agua, por lo que no pasan a la malta.
- Muy pocas **grasas** (0,12%), **vitaminas** y **minerales.**
- **Enzimas:** *Diastasas* que digieren el almidón, transformándolo en maltosa. Aunque están presentes en una pequeña proporción, son las responsables de la acción **digestiva** de la malta, ya que favorecen la digestión del almidón contenido en los alimentos.

El aroma típico de la malta, resultado de la caramelización del azúcar (maltosa) que se forma en el grano, también contribuye a su acción digestiva.

Valor nutritivo de los granos malteados y de la harina de malta

Los granos malteados (germinados y tostados) tienen una composición similar a la de los granos en su estado natural, pero con las siguientes diferencias:

- *Más* **vitaminas** del grupo **B** y una pequeña cantidad de vitamina C, que se forman durante la germinación.
- *Menos* **almidón** y *más* **azúcar,** por la acción de las enzimas (diastasas).
- **Diastasas:** Enzimas o fermentos que se forman durante la germinación, a partir de las proteínas que se encuentran en la capa de aleurona (una de las capas del salvado de los cereales). Favorecen la digestión del almidón del grano y de otros almidones presentes en el conducto digestivo.

Por todo ello, los granos de cebada malteados, así como la **harina de malta** son:

- más ricos en vitaminas y minerales,
- más fácilmente digeribles, y
- más dulces y aromáticos que los granos o la harina de cebada en su estado natural.

La harina de malta se suele añadir a la harina de trigo para la elaboración de pan y de bollería malteados.

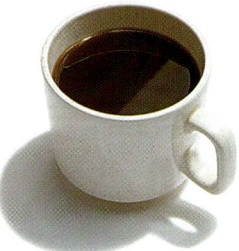

La malta es una bebida muy aromática, que sustituye con ventaja al café por ser:

- Digestiva y saludable;
- Nutritiva (contiene maltosa, un azúcar, y una cierta cantidad de vitaminas y minerales);
- No excita el sistema nervioso, ni produce adicción como la cafeína del café.

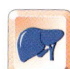

Olea europaea L. — pH↑

25 - Alimentos para el ap. digestivo

Aceituna

Una perla mediterránea

S I HAY un árbol que simbolice la civilización mediterránea, este el olivo. Su fruto, la aceituna (del árabe *al-zagtuna*) u oliva (del latín *oliva*), viene siendo empleado en la alimentación humana desde los tiempos más remotos, tanto para su consumo directo, como para la elaboración de aceite.

Fueron los fenicios quienes introdujeron el olivo en Europa, concretamente en Grecia. Desde allí pasó a Roma y a todo su imperio. Fenicios, griegos y romanos gustaban de las aceitunas, que ocupaban un destacado papel en la dieta de estos pueblos, ya que las consideraban un auténtico manjar. Refiere Columela, el filósofo hispanorromano del siglo I d.C., que en la Bética (la actual Andalucía), se cultivaban ya en aquella época más de diez variedades de aceitunas.[19]

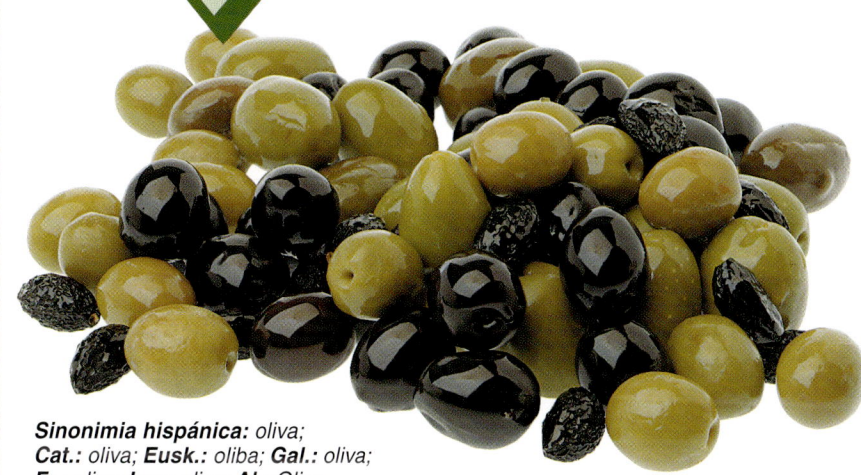

Sinonimia hispánica: oliva; **Cat.:** oliva; **Eusk.:** oliba; **Gal.:** oliva; **Fr.:** olive; **Ing.:** olive; **Al.:** Olive.

Descripción: La aceituna u oliva es el fruto del olivo ('Olea europaea' L.), árbol de la familia de las Oleáceas. Las aceitunas **verdes** se cosechan al comienzo de la estación otoñal, mientras que las **negras** se recogen a partir del mes de diciembre, cuando ya están bien maduras.

Hábitat: El olivo procede de la región comprendida entre Irán, Turquía y Egipto, desde donde se ha extendido por todos los países del Mediterráneo. En el siglo XVI fue introducido en el continente americano.

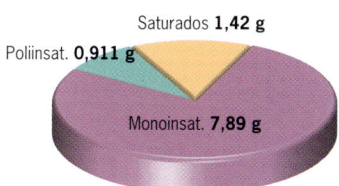

ACEITUNAS distribución porcentual de sus **ácidos grasos**

Saturados **1,42 g**
Poliinsat. **0,911 g**
Monoinsat. **7,89 g**

Preparación y empleo

❶ **Al natural:** En su estado natural, las olivas son duras y amargas, tanto las verdes como las negras.

Para hacerlas comestibles se las somete a un proceso de **maceración** (remojo), cambiando el agua a diario hasta que pierdan su sabor amargo.

Para acelerar el proceso de **desamargado**, antes de ponerlas a remojo se efectúan unos cortes en su superficie, o se las golpea con un objeto contundente hasta abrirlas.

❷ **Tratadas:** Se añade al agua de maceración unos 10-20 g de hidróxido sódico (sosa cáustica). De esta forma es suficiente con 24-36 horas de maceración. Después se lavan en agua limpia, cambiándola cada 2 horas, 3 o 4 veces consecutivas.

Una vez desamargadas las aceitunas por cualquiera de los dos métodos expuestos, se ponen en **salmuera** (20-30 g de sal por litro de agua), y se añade una o varias **plantas aromáticas**: ajedrea, orégano, tomillo, laurel o romero. Después de 15 días están listas para el consumo.

❸ **Paté de aceitunas:** Se hace preferiblemente con aceitunas negras bien maduras, machacándolas hasta obtener una pasta uniforme. Por su exquisito sabor, se lo ha llamado "caviar vegetal".

Precauciones

El consumo de aceitunas debe evitarse o consumirse en pequeñas cantidades en los siguientes casos:

- **Hipertensión,** *debido a la gran cantidad de* **sal** *que contienen, no de forma natural, sino como consecuencia del remojo en salmuera.*
- **Obesidad,** *debido a su riqueza en triglicéridos (ver en la página siguiente).*

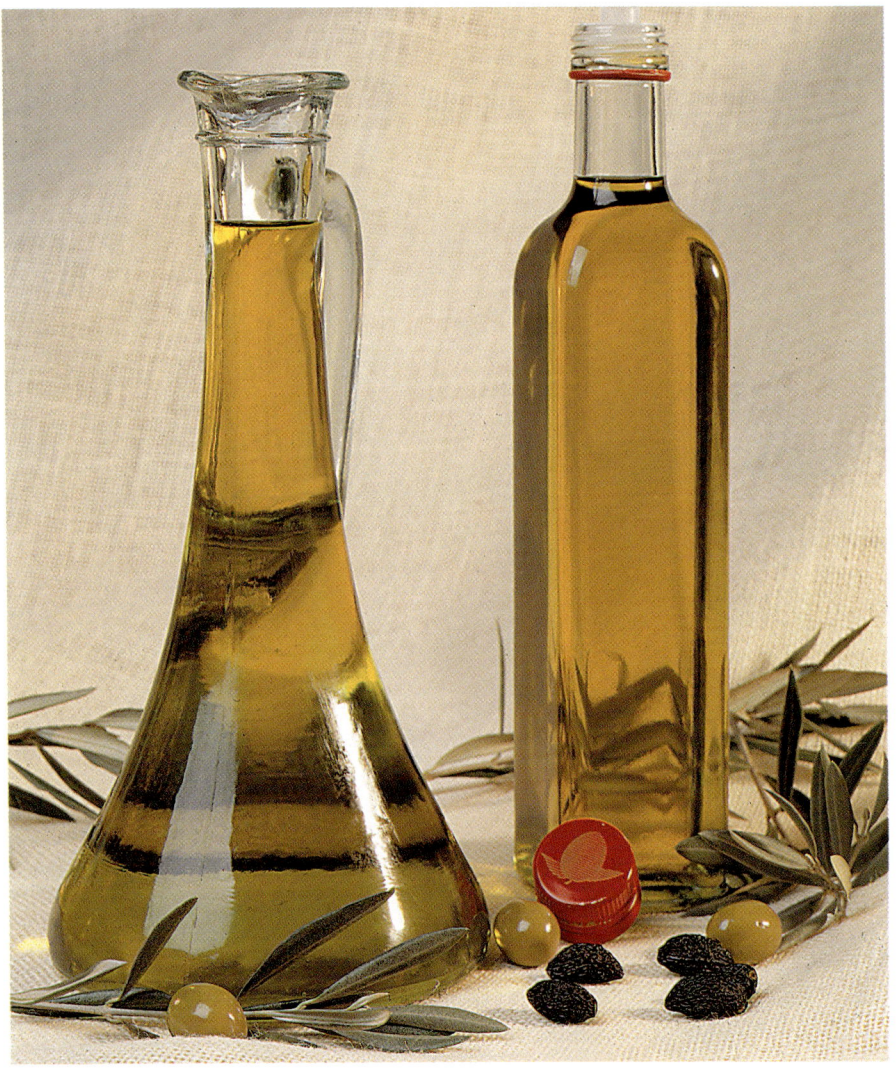

Aunque los diversos pueblos mediterráneos conocían las técnicas de extracción del aceite, fueron los árabes quienes las perfeccionaron. A partir del siglo VIII, cuando los musulmanes entraron en Europa por el sur de España, mejoraron mucho las rudimentarias formas de cultivar el olivo y de obtener su aceite.

Los españoles llevaron el olivo a las regiones de clima templado de las Américas. Los primeros olivares del Nuevo Mundo fueron plantados en Centroamérica durante el siglo XVI. Después el olivo pasó a Perú, Argentina y California, y recientemente se ha introducido su cultivo en Australia. Sin embargo, el 98% de todos los olivos del mundo se encuentra en los países ribereños del Mediterráneo.

Las **ACEITUNAS** surgen de unas florecillas blancas que aparecen en el olivo en primavera. Son una drupa típica, que consta de *pericarpio* (la piel), *mesocarpio* (la pulpa) y *endocarpio* (el hueso con su semilla). Su tamaño es muy variable, como puede observarse en la fotografía de la página anterior.

PROPIEDADES E INDICACIONES: Las **aceitunas** son un fruto oleaginoso, *muy rico* en *grasas,* y por lo tanto en *calorías.* Destaca también su contenido en *proteínas,* superior al de la mayor parte de los frutos, y de alto valor biológico, ya que contienen todos los aminoácidos esenciales.

En un estudio llevado a cabo por el Instituto de la Grasa de Sevilla (España), y publicado en una prestigiosa revista alemana, se destaca la alta **digestibilidad,** y por lo tanto, capacidad nutritiva, de las grasas de la aceituna.[20]

La *piel* de las aceitunas es rica en pigmentos vegetales (antocianinas) y en sustancias volátiles que otorgan a las aceitunas su aroma peculiar. La *pulpa* es rica en fibra vegetal y en sustancias grasas llamadas triglicéridos (hasta el 30% de su peso). Los triglicéridos están compuestos por la unión entre una molécula de glicerina y tres de ácidos grasos.

Los *ácidos grasos* que forman los triglicéridos de la aceituna son los siguientes:

✓ *ácido oleico* (monoinsaturado), el más abundante;

✓ *ácido linoleico* (poliinsaturado);

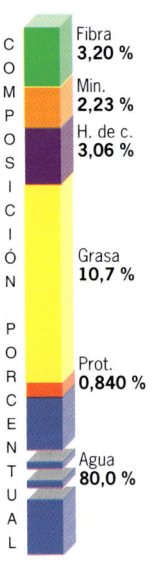

ACEITUNAS
composición
por cada 100 g de parte comestible cruda

Energía	115 kcal = 480 kj
Proteínas	0,840 g
H. de c.	3,06 g
Fibra	3,20 g
Vitamina A	40,0 µg ER
Vitamina B_1	0,003 mg
Vitamina B_2	—
Niacina	0,037 mg EN
Vitamina B_6	0,009 mg
Folatos	—
Vitamina B_{12}	—
Vitamina C	0,900 mg
Vitamina E	3,00 mg EαT
Calcio	88,0 mg
Fósforo	3,00 mg
Magnesio	4,00 mg
Hierro	3,30 mg
Potasio	8,00 mg
Cinc	0,220 mg
Grasa total	10,7 g
Grasa saturada	1,42 g
Colesterol	—
Sodio	872 mg

% de la CDR (cantidad diaria recomendada) cubierta por 100 g de este alimento

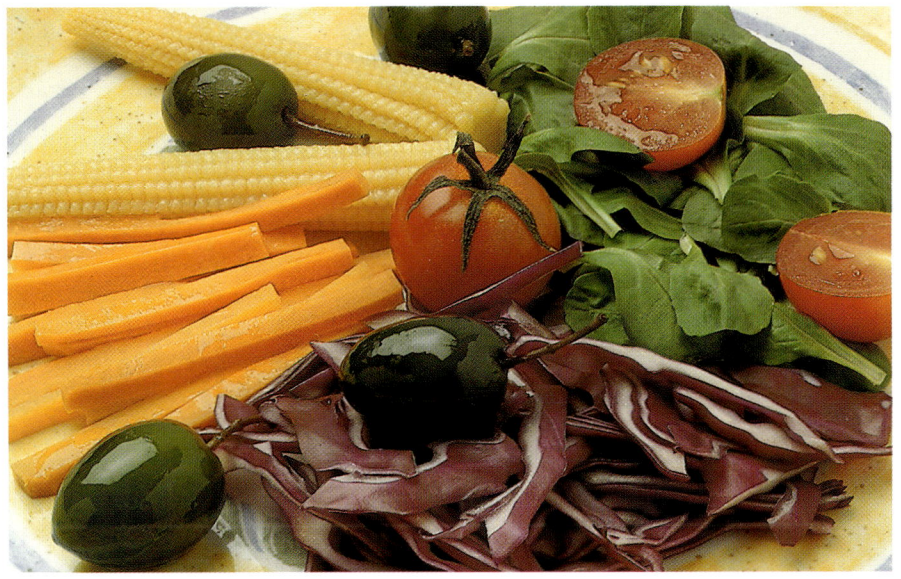

El aceite de oliva, auténtico jugo de la aceituna, es ideal para aliñar cualquier hortaliza o ensalada.

Aceitunas silvestres

También llamadas **acebuchinas,** son el fruto del olivo silvestre o **acebuche*** *(Olea europaea* L., var. *sylvestris* Brot.), que se encuentra en todos los países mediterráneos. El tamaño de las aceitunas silvestres es menor que el de las cultivadas, pero son más sabrosas y medicinales. Si se recolectan bien maduras, pueden incluso tomarse directamente del árbol.

* **Cat.:** olivera borda, ullastre; **Eusk.:** olibondo; **Gal.:** zambullo; **Fr.:** olive; **Ing.:** olive; **Al.:** Wilde Olive.

✓ *ácidos palmítico y esteárico* (saturados).

En T. 1 pág. 118 se ofrecen más datos acerca de la composición del **aceite de oliva** y de sus ácidos grasos.

Las aceitunas contienen cantidades significativas de *provitamina A* y de *vitaminas B y E.* En cuanto a minerales, el *calcio* es el más abundante, aunque contiene también cantidades apreciables de *potasio, hierro* y *fósforo.* El *elevado* contenido en *sodio* se debe a la **sal** que se les añade durante su remojo en salmuera.

Veamos sus indicaciones más importantes:

• **Inapetencia:** Las aceitunas estimulan los procesos digestivos y abren el apetito. Dos o tres aceitunas antes de empezar a comer, constituyen un aperitivo natural que aumenta la producción de jugos gástricos y facilita la digestión.

Sin embargo, a causa de su riqueza en fibra vegetal, deben *masticarse bien* para que no resulten indigestas.

• **Afecciones de la vesícula biliar:** Las olivas, al igual que su aceite, tienen efecto **colagogo,** es decir, facilitan el vaciamiento de la vesícula biliar. Resultan útiles en caso de **disquinesia biliar** (vesícula perezosa) y de **dispepsia biliar** (mala digestión debida a alteraciones en el vaciamiento de la vesícula). En caso de **colelitiasis** (piedras en la vesícula) se pueden usar, aunque con prudencia.

• **Estreñimiento:** Debido a su contenido en aceite y en fibra vegetal, las aceitunas tienen un suave pero eficaz efecto laxante. Las aceitunas son uno de los frutos *más ricos* en *fibra*.

Aceitunas verdes y negras

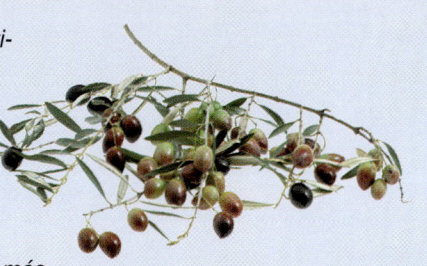

*Las aceitunas **negras** son más nutritivas que las verdes, ya que al haber pasado más tiempo en el árbol, las sustancias nutritivas se encuentran en una mayor proporción. Las olivas negras contienen menos agua, y una cantidad mayor de aceite, vitaminas y minerales.*

*Cuanto más verdes son las aceitunas, más cantidad de **oleuropeósido** contienen. Este glucósido de acción vasodilatadora e hipotensora, que también se encuentra en las hojas del olivo, es una de las sustancias responsables de su sabor amargo. El tratamiento con sosa cáustica y la maceración en agua destruyen el oleuropeósido.*

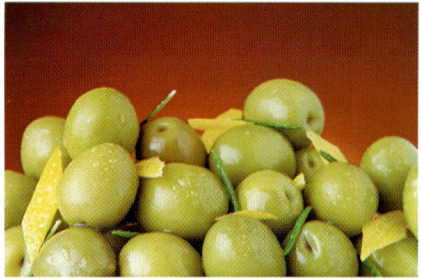

Además de las correspondientes plantas aromáticas, los mejores especialistas recomiendan añadir corteza de naranja a las aceitunas negras y corteza de limón a las verdes.

26. ALIMENTOS PARA EL HIGADO Y LA VESICULA BILIAR

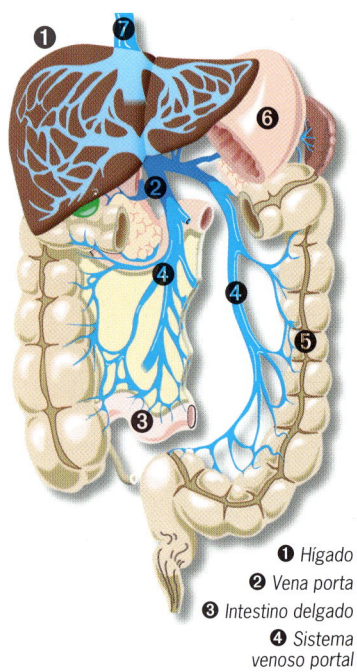

❶ Hígado
❷ Vena porta
❸ Intestino delgado
❹ Sistema venoso portal
❺ Intestino grueso
❻ Estómago
❼ Vena cava

El hígado es un gran filtro donde son neutralizadas la mayor parte de las toxinas y sustancias químicas extrañas al organismo que se ingieren, como el alcohol etílico, los pesticidas y la mayor parte de los medicamentos.

Aunque el hígado es capaz de neutralizar estas sustancias tóxicas, le supone un sobreesfuerzo que puede hacerlo enfermar; por ello es mejor evitarlas tanto como sea posible.

En cambio, las frutas como la uva y las hortalizas como la alcachofa o la cebolla, favorecen la función desintoxicadora del hígado.

SUMARIO DEL CAPÍTULO

ENFERMEDADES

Biliar, disquinesia
  ver Vesícula biliar, trastornos ...173
Cálculos biliares,
  ver Colelitiasis 174
Cirrosis **171**
Colelitiasis **174**
Dispepsia biliar
  ver Vesícula biliar, trastornos ...173
Hepatitis **172**
Hepatopatías **169**
Hígado, enfermedades,
  ver Hepatopatías 169
Ictericia **170**
Piedras en la vesícula
  ver Colelitiasis 174
Vesícula biliar, cálculos,
  ver Colelitiasis 174
Vesícula biliar, trastornos ...**173**

ALIMENTOS

Achicoria 176
Achicoria de hojas 176
Alcachofa **178**
Alcachofa del Japón 180
Alcaucil, ver Alcachofa 178
Cardo **177**
Catalogna 176
Endivia **175**
Escarola 176
Rábano **181**
Radicchio 176

CON SUS 1.500 g de peso, el hígado es la víscera *más grande* del organismo y la que *mayor número* de **procesos** químicos y **funciones** metabólicas realiza.

Cada minuto llega al hígado ❶ por la **vena porta** ❷ aproximadamente *litro y medio* de sangre procedente del intestino. Esta sangre contiene:

- los **componentes nutritivos** de los alimentos,
- las **toxinas** que pueda haber en ellos,
- los **medicamentos** que se hayan ingerido, así como
- **cualquier otra sustancia** que se encuentre en el conducto digestivo y que sea capaz de pasar a la sangre.

Antes de que la sangre procedente del intestino ❸, que circula por el llamado **sistema venoso portal** ❹, se reparta por el resto del organismo, debe pasar primeramente por el hígado. Allí se produce:

- El **procesamiento** de las **sustancias nutritivas** que transporta la sangre portal procedente del intestino. Por ejemplo, una *parte* de la *glucosa* es transformada en **glucógeno** *de reserva;* los *aminoácidos* son unidos unos con otros en una secuencia específica, para dar lugar a las **proteínas** *propias* de cada organismo; y los *ácidos grasos* se unen con la *glicerina* para formar **grasa** *de depósito*.

- La **neutralización** de las **toxinas** y **sustancias extrañas** procedentes del conducto digestivo.

El hígado realiza otra importante función: *segregar* la **bilis** necesaria para la digestión (aproximadamente un litro diario); la cual es almacenada en la **vesícula biliar.**

ENCICLOPEDIA DE LOS ALIMENTOS

2ª Parte: El poder curativo de los alimentos

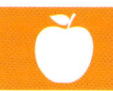

Enfermedades	Uso	Alimento o Nutriente	Tomo/Pág.	Motivos y efectos
HEPATOPATÍAS Son las **enfermedades del hígado** en general, que cursan con alguna alteración en las numerosas funciones de esta indispensable glándula. Los **alimentos** saludables pueden hacer *mucho* para **favorecer** la **recuperación** del hígado. En cambio, las **bebidas alcohólicas** y los alimentos *ricos* en **grasas y proteínas** de *origen animal* son las *principales* **amenazas** para el hígado. El hígado constituye la **primera estación procesadora y depuradora** para las sustancias que transporta la sangre procedente del intestino. Por lo tanto, en caso de hepatopatía (enfermedad del hígado) resulta especialmente importante: • *Elegir bien* los **alimentos** que se ingieren, evitando todos aquellos que sobrecargan su función. • *Evitar* el consumo de **bebidas alcohólicas.** Existe un tipo de hepatopatía causado principalmente por el consumo de este tipo de bebidas. • *Evitar* tanto como sea posible, los **medicamentos** *de origen químico* y los **contaminantes alimentarios** como los pesticidas, y los **aditivos químicos,** que deben ser neutralizados y eliminados por el hígado. *Alcachofas (alcauciles)* *continúa en la página siguiente*	Aumentar	CEREALES INTEGRALES	1/65	Aportan hidratos de carbono complejos (**almidón**) y **vitaminas B** necesarios para el funcionamiento del hígado.
		FRUTA	1/30	Rica en **azúcares** de *fácil asimilación* y vitaminas **antioxidantes,** que favorecen el buen funcionamiento del hígado.
		VERDURAS	1/92	Conviene tomarlas *crudas* siempre que sea posible, o cocinadas con muy poca sal. Aportan **potasio** y otros minerales especialmente necesarios en caso de trastorno hepático.
		UVA	2/78	Además de aportar **azúcares** naturales y vitaminas **antioxidantes** necesarios para el hígado, *activa* la función **desintoxicadora** del mismo. También estimula la producción de bilis (acción **colerética**), lo cual descongestiona el hígado y facilita la circulación de sangre por su interior.
		MANZANA	2/229	**Facilita** el vaciamiento de la bilis y la descongestión del hígado.
		CIRUELA	2/233	Su consumo evita el **estreñimiento** y *favorece* la **eliminación** de los desechos orgánicos. Es *muy* baja en **sodio, grasas** y **proteínas.** Por todo ello resulta idóneo en caso de afecciones hepáticas, ya que no sobrecarga el hígado, sino que *facilita* su trabajo.
		CEREZA	2/304	Las cerezas son un buen **antioxidante** y **depurativo** de la sangre, que favorece el buen funcionamiento del hígado y de los riñones.
		NÍSPERO	2/298	Rico en **provitamina A** y **minerales. Descongestionan** el hígado, llegando a reducir su volumen cuando es debido a acúmulo de sangre (hepatomegalia congestiva). La forma *más eficaz* de tomarlos es en forma de **cura primaveral** (de uno a dos kilos diarios durante dos o tres días como alimento principal).
		ALCACHOFA (ALCAUCIL)	2/178	Debido a su contenido en **cinarina** y otras sustancias activas, *potencia* la función del hígado, **desintoxica** y *facilita* la **eliminación** de sustancias de desecho con la bilis.
		CARDO	2/177	Gracias a la **cinarina,** sustancia también presente en la alcachofa, *estimula* la producción de bilis, *descongestiona* el hígado y *facilita* su buen funcionamiento.
		CEBOLLA	2/142	*Estimula* la función **desintoxicadora** del hígado gracias a su aceite esencial sulfurado.
		CHUCRUT	2/197	Por su contenido en **ácido láctico** natural, *regenera* la flora intestinal y *favorece* el metabolismo hepático.
		RÁBANO	2/181	Debido a su esencia sulfurada de sabor picante, **estimula** las funciones del hígado de forma *suave y natural*.
		TAPIOCA	1/108	Es la harina de un tipo de *mandioca*. Aporta **hidratos de carbono** de *fácil asimilación* y apenas nada de grasa, lo que *contribuye a* **facilitar** la función hepática.
		TAMARINDO	1/36	Su pulpa agridulce facilita la producción de bilis (acción **colerética**) y su eliminación (acción **colagoga**), lo que **descongestiona** el hígado y mejora su función.
		MIEL	1/160	La **fructosa,** uno de los dos azúcares de la miel, *favorece* la producción de **glucógeno** (sustancia similar al almidón) en las células hepáticas, y mejora su funcionamiento.
		LECITINA	1/89	La lecitina contiene **colina,** un factor vitamínico necesario para el metabolismo hepático y para evitar que la grasa se deposite en el hígado.
		LEVADURA DE CERVEZA	1/358	Muy rica en **vitaminas** del grupo **B** y en **minerales.** Por su acción **desintoxicante** (favorece la eliminación de toxinas) y **antioxidante,** resulta muy favorable en todas las enfermedades hepáticas.
		OLIVA, ACEITE	1/126	Tomado en cantidad moderada (30-45 g diarios = 2-3 cucharadas) **favorece** el buen funcionamiento del hígado.

TOMO 2 / **169**

Cap. 26: ALIMENTOS PARA EL HÍGADO Y LA VESÍCULA BILIAR

Enfermedades	Uso	Alimento o Nutriente	Tomo/Pág.	Motivos y efectos
HEPATOPATÍAS *continuación* *Embutido* *Fritos*	Reducir o eliminar ▽	BEBIDAS ALCOHÓLICAS	1/376	El alcohol es un **auténtico veneno** para las células del hígado. En **cualquier dosis**, **resulta altamente** nocivo para el hígado, al que **degenera y destruye**. La **abstinencia total** de bebidas alcohólicas es **imprescindible** para la recuperación del hígado.
		GRASA TOTAL	1/404	La alimentación de los enfermos hepáticos debe ser **baja** en **grasas,** especialmente en grasas saturadas. Únicamente ciertos aceites como el de oliva o los de semillas pueden tomarse en crudo y en cantidades controladas.
		PROTEÍNAS	1/386	El **exceso** de proteínas **sobrecarga** el hígado y favorece el empeoramiento de las hepatopatías. Se ha comprobado en diversos estudios, que las **proteínas** de **origen animal** son más nocivas para el hígado que las vegetales.[1,2]
		SAL	1/344	Cuando el hígado no funciona bien, se suele producir retención de **sodio** y, como consecuencia, de agua y líquidos. La **sal** es la principal fuente de sodio en la alimentación, y debe restringirse **al mínimo** o eliminarse en caso de hepatopatía.
		'BACON' DE CERDO	1/326	Es muy rico en **grasa** y en **sal,** y sobrecarga el hígado. **Contraindicado** en cualquier enfermedad del hígado.
		EMBUTIDOS	1/326	Son ricos en **grasa** saturada, **proteínas** y **sal,** sustancias todas ellas enemigas del hígado.
		MARISCO	1/252	Debido a las **numerosas toxinas** que contiene y a lo **pesado** de su digestión, el marisco está contraindicado en cualquier enfermedad hepática. El consumo de mariscos es una de las principales causas de **hepatitis tipo A**.
		CARNE	1/262	La carne es muy rica en **proteínas,** lo que no conviene en caso de enfermedad hepática. Además, aporta **sodio**, **grasa saturada**, poco potasio y poco calcio, lo que resulta **desfavorable** para el hígado. **Cuanta menos** carne coman los enfermos hepáticos, tanto **mejor**.
		NATA	1/204	La nata o crema contienen una elevada proporción de **grasa** láctea. Su digestión exige un esfuerzo adicional al hígado y el sistema biliar, por lo que es preferible evitarla.
		MANTEQUILLA	1/204	Por su riqueza en **grasa,** aumenta el trabajo del hígado y no facilita su curación.
		FRITOS	1/122	Son ricos en **grasa,** de **digestión pesada** e inconvenientes para el buen funcionamiento del hígado.
		ESPECIAS	1/334	Las picantes **recargan** el hígado y no convienen cuando este no funciona bien.
ICTERICIA Es la coloración amarillenta de la piel debida a un exceso del pigmento llamado **bilirrubina**. Puede ser de tres tipos: • **Prehepática:** La destrucción de los hematíes, en caso de **anemia hemolítica**, produce un aumento de bilirrubina en la sangre. • **Hepática:** El mal funcionamiento del hígado puede producir ictericia. • **Posthepática:** Se debe a una **obstrucción** en la vía **biliar** (conductos hepáticos y colédoco) por donde se vacía la bilis. Aunque lo *fundamental* es *solucionar* la **causa** de la ictericia, mientras que esta persiste se deben tener en cuenta diversas recomendaciones alimentarias.	Aumentar ⬆	CEREALES INTEGRALES	1/65	Aportan **hidratos de carbono complejos** y **vitaminas B** que favorecen el buen funcionamiento del hígado. Por su **fibra**, evitan el estreñimiento que suele producirse acompañando a la ictericia.
		VERDURAS	1/92	Aportan vitaminas **antioxidantes** y **folatos** necesarios para el metabolismo hepático. Los folatos y el **hierro** contribuyen a evitar la anemia, cuando la destrucción de hematíes es la causa de la ictericia.
		VITAMINA E	1/397	Cuando la bilis no se vierte al intestino debido a una obstrucción biliar, las grasas se digieren mal y arrastran consigo las vitaminas liposolubles como la E. Conviene pues **aumentar** la ingesta de vitamina E para *compensar* la menor absorción.
		VITAMINA K	1/408	Ocurre lo mismo que con la vitamina E, por lo que convienen **suplementos** de esta vitamina.
	Reducir o eliminar ▽	BEBIDAS ALCOHÓLICAS	1/376	El alcohol altera el funcionamiento hepático y puede agravar la ictericia.
		GRASA TOTAL	1/404	Si falta la bilis en el intestino, las grasas se digieren mal y conviene **reducir** su ingesta.

TOMO 2 / 170

ENCICLOPEDIA DE LOS ALIMENTOS

2ª Parte: El poder curativo de los alimentos

CIRROSIS

Es una enfermedad grave en la que se destruyen de forma permanente las células hepáticas. Estas son reemplazadas por un tejido fibroso que al proliferar impide el paso de sangre a través del hígado. Ello trae como consecuencia:

- Un **aumento** de la **presión** en el sistema venoso **portal,** que recoge la sangre del intestino.
- La retención de líquido en el vientre (**ascitis**).
- El **deterioro** de las **funciones desintoxicadoras** del hígado.

Ciertos alimentos pueden minimizar las consecuencias de la cirrosis, mientras que otros la agravan y pueden causar el fallo completo del hígado. Las bebidas alcohólicas y las proteínas de origen animal, junto con la grasa, son los nutrientes más nocivos en caso de cirrosis.

Además de los alimentos citados en *"Hepatopatías"* (ver T. 2 pág. 169), se deben tener en cuenta los que se citan en esta página.

Plátanos

Leche

Enfermedades	Uso	Alimento o Nutriente	Tomo/Pág.	Motivos y efectos
	Aumentar	**HIDRATOS DE CARBONO**	1/387	Los hidratos de carbono **complejos,** como el **almidón,** constituyen el nutriente que más fácilmente puede metabolizar el hígado enfermo. Los cereales integrales, las patatas (papas), la tapioca y otros tubérculos son las mejores fuentes.
		VITAMINAS B	1/390	**Aumentan** las **necesidades** de todas ellas, incluidos los folatos y la vitamina B_{12}. Además de **germen de trigo,** puede ser necesaria la administración de **suplementos** vitamínicos.
		FRUTA	1/30	Aporta vitaminas **antioxidantes** que facilitan la reparación de los daños ocasionados por la cirrosis en las células hepáticas. Además son **diuréticas** y ricas en **potasio,** lo cual conviene a los cirróticos.
		HORTALIZAS	1/92	Son ricas en **potasio** y en otros minerales. Muchas de ellas como el rábano, los berros, las coles o las cebollas, contienen **esencias sulfuradas** que *favorecen* la producción de bilis y *descongestionan* el hígado.
		ALCACHOFA (ALCAUCIL)	2/178	Aumenta la producción de bilis, **desintoxica** el hígado y **protege** las células hepáticas dañadas.
		MANZANA	2/229	Mejora la función del hígado por su efecto **colerético** y **depurativo.**
		UVA	2/78	Facilita el retorno de la sangre del aparato digestivo al hígado, con lo cual disminuye la hipertensión portal que suele producirse como consecuencia de la cirrosis. Por ello *mejora* la **ascitis** (acúmulo de líquido en el vientre).
		NÍSPERO	2/298	La cura de nísperos (de uno a dos kilos diarios durante tres días) *reduce* la **hepatomegalia** (aumento de tamaño del hígado) y la **ascitis** (líquido en el vientre).
		PLÁTANO	2/70	Aporta **hidratos de carbono, vitaminas** del grupo **B** y **potasio,** nutrientes que convienen en caso de cirrosis.
		FRESA (FRUTILLA)	2/103	Las fresas (frutillas) mejoran la circulación venosa en el sistema portal hepático, y contribuyen a *reducir* la **ascitis** (líquido en el vientre) que se produce en caso de cirrosis.
		CEBOLLA	2/142	**Desintoxica** el hígado y mejora su función alterada por la cirrosis. **Cruda** es más efectiva.
	Reducir o eliminar	**BEBIDAS ALCOHÓLICAS**	1/376	Resultan sumamente dañinas para el hígado en caso de cirrosis, ya que **agravan** la destrucción de células hepáticas. La **abstinencia** debe ser **total y permanente**.
		GRASA TOTAL	1/404	Los cirróticos asimilan muy mal la grasa, y conviene **restringir** todo lo posible su ingesta. Especialmente nociva resulta la grasa saturada de origen animal.
		SODIO	1/407	En caso de cirrosis se produce retención de sodio, y es necesario **limitar** la ingesta de este mineral con los alimentos. La principal fuente dietética de sodio es la **sal de mesa**.
		CARNE	1/262	Los cirróticos que consumen **proteínas** de origen **animal,** especialmente carne y marisco, presentan **mayor riesgo** de padecer **encefalopatía** (trastorno cerebral debido a un exceso de proteínas). Las proteínas vegetales se toleran mejor.[2]
		QUESOS MADURADOS	1/210	Son ricos en **grasa saturada** y en **sal,** por lo que no convienen en caso de cirrosis.
		LÁCTEOS	1/180	Los productos lácteos ricos en grasas como la mantequilla o la nata (crema) resultan **inadecuados** en caso de cirrosis. El que mejor se tolera es el yogur desnatado.

TOMO 2 / 171

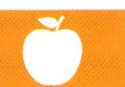

Cap. 26: ALIMENTOS PARA EL HÍGADO Y VESÍCULA BILIAR

Enfermedades	Uso	Alimento o Nutriente	Tomo/Pág.	Motivos y efectos
HEPATITIS Es la **inflamación** o **infección del hígado**, causada por un virus, el alcohol, un medicamento u otro tóxico. Consiste en una alteración de las células hepáticas, que dejan de cumplir su función principal: la de producir y eliminar la bilis. Esta pasa entonces a la sangre e infiltra la piel y otros tejidos, produciendo la típica pigmentación amarilla conocida como **ictericia** (ver T. 2 pág. 170). La **alimentación** en caso de hepatitis debe ser **ligera y saludable**, pero **nutritiva**. Además de los alimentos citados en el apartado de *"Hepatopatías"* (ver T. 2 pág. 169), conviene tener en cuenta de forma especial los que aquí se citan.	**Aumentar**	HORTALIZAS	1/92	Aportan **potasio** y otros minerales necesarios para *facilitar* la **recuperación** del hígado. Algunas de ellas como las **alcachofas**, los **berros** y la **cebolla**, *favorecen* el buen funcionamiento del hígado.
		VITAMINA C	1/396	*Favorece* la producción de **defensas antiinfecciosas**, especialmente contra los virus, que son muy necesarias en caso de hepatitis. Las frutas **cítricas**, aunque son una buena fuentes de vitamina C, *pueden* **no** *ser* **bien** *toleradas*. La **acerola**, la **guayaba**, la **grosella** y el **kiwi** superan en vitamina C a los cítricos.
		VITAMINAS B	1/390	*Necesarias* para el buen **funcionamiento** y la **regeneración** de las células hepáticas. El **germen de trigo** y el **sésamo** son algunas de las mejores fuentes en caso de hepatitis.
		FOLATOS	1/394	*Necesarios* para la **regeneración** de las células hepáticas dañadas. Las **legumbres** y las **verduras** son las mejores fuentes.
		ANTIOXIDANTES	1/354	*Necesarios* para **compensar** el exceso de **radicales libres** que se produce como consecuencia de la inflamación del hígado. La provitamina A (**beta-caroteno**), las **vitaminas C** y **E** y el **selenio** son los **mejores** antioxidantes.
	Reducir o eliminar	BEBIDAS ALCOHÓLICAS	1/376	Constituyen un **auténtico veneno** para las células hepáticas, y deben **evitarse en cualquier dosis**.
		GRASA SATURADA	1/405	**Sobrecarga** el hígado y **retrasa** la curación de la hepatitis. Se encuentra sobre todo en los productos **lácteos** grasos (nata o crema, mantequilla, queso curado, etc.), en la **yema** del huevo y en la **carne** y derivados.
		PROTEÍNAS	1/386	Conviene **reducir** la ingesta de todo tipo de proteínas. Las de origen animal (carnes y mariscos especialmente) son las que más trabajo causan al hígado, por lo que deben evitarse con el fin de favorecer la regeneración del mismo.
		AZÚCARES	1/170	Conviene *restringir* su uso en caso de hepatitis, **especialmente** el de los azúcares **refinados**. El exceso de azúcar blanco y de los productos que con él se elaboran, disminuye las defensas antiinfecciosas. Los azúcares de las **frutas** son **mejor** tolerados.
		CAFÉ	1/374	**Sobrecarga** el hígado, no solo por la **cafeína**, sino también por el **aceite esencial** que contiene, responsable de su aroma.
		VITAMINA A	1/389	El **retinol** o vitamina A de origen animal, que se encuentra en los mamíferos, en el pescado y en los productos lácteos grasos, produce inflamación del hígado cuando se sobrepasa una cierta dosis. Conviene pues **controlar** el consumo de estos alimentos, para evitar sobredosis de vitamina A. Con la provitamina A vegetal (beta-caroteno) no hay problema, pues el organismo la convierte en vitamina A a medida que la va necesitando.

Berros

Queso Cheddar

ENCICLOPEDIA DE LOS ALIMENTOS

2ª Parte: El poder curativo de los alimentos

Enfermedades	Uso	Alimento o Nutriente	Tomo/Pág.	Motivos y efectos
VESÍCULA BILIAR, TRASTORNOS La vesícula biliar es un reservorio de bilis que debe vaciarse en el *momento* adecuado (cuando pasen grasas por el duodeno) y con la *intensidad* adecuada. Por diferentes motivos, como **cálculos biliares** en su interior, **inflamación,** o **bilis espesa,** la vesícula puede no vaciarse en el momento preciso o con la intensidad debida. A estos trastornos se les llama también **coledisquinesias** o **vesícula perezosa**. Se manifiestan como pesadez abdominal, dolor en el costado derecho o dolor de cabeza. Ciertos alimentos dotados de acción **colerética** (que aumentan la secreción de bilis y la fluidifican) y **colagoga** (que estimulan el vaciamiento más o menos suave de la vesícula) pueden evitar estos trastornos funcionales. Otros, especialmente si son ricos en grasas, los favorecen. *Rábano rusticano* *Puerros*	Aumentar	ALCACHOFA (ALCAUCIL)	2/178	**Aumenta** la secreción de bilis y **mejora** su vaciamiento al intestino. Alivia el mal gusto de boca y la digestión pesada debida a **coledisquinesia** (mal funcionamiento de la vesícula).
		ACHICORIA	2/176	Contiene una sustancia amarga que **facilita** el vaciamiento de la vesícula biliar.
		ENDIVIA	2/175	Contiene pequeñas cantidades de sustancias amargas que **estimulan** el vaciamiento de la vesícula biliar.
		ESCAROLA	2/176	Es una de las variedades de la achicoria, de la que se consumen sus hojas crudas en ensalada. Muy conveniente para los que padecen de la vesícula por su acción *favorable* sobre su **motilidad.**
		RÁBANO	2/181	Tanto el rábano común como el rusticano, **aumentan** la producción de bilis, haciéndola *más fluida* y *facilitando* su vaciamiento al intestino.
		BERENJENA	2/256	Es un **tónico digestivo** que activa suavemente la función de la vesícula biliar.
		RUIBARBO	1/110	Los pedúnculos (rabos de las hojas) son **colagogos** (facilitan el vaciamiento de la vesícula), **laxantes** y **digestivos.** Se comen cocinados como si fueran espárragos.
		TAMARINDO	1/36	Su pulpa agridulce facilita la producción de bilis (acción **colerética**) y su eliminación (acción **colagoga**), lo que *descongestiona* el hígado y mejora la función de la vesícula biliar.
		ACEITUNA (OLIVA)	2/165	Las aceitunas, al igual que el aceite que se extrae de ellas, tienen efecto **colagogo** (estimulan la motilidad y el vaciamiento de la vesícula). Pueden ser útiles en caso de **coledisquinesia** (vesícula perezosa o que funciona mal) y de **dispepsia** (mala digestión) de causa biliar.
		PAPAYA	2/157	Es un **tonificante** de la digestión que resulta útil en caso de **dispepsia** (mala digestión) de origen biliar.
	Reducir o eliminar	GRASA TOTAL	1/404	*La grasa es el nutriente que más hace trabajar a la vesícula. Debe **reducirse** su consumo según la tolerancia, y nunca debería aportar más del 10% del total de las calorías ingeridas.*
		FRUTOS CÍTRICOS	2/364	*Especialmente la **naranja** o su jugo, cuando se toman **en ayunas**, puede provocar un **vaciamiento brusco** de la vesícula biliar acompañado de molestias leves, como **náuseas** o **pesadez abdominal**. Aunque estas molestias no revisten gravedad, explican el temor de muchas personas a tomar jugo de naranja por la mañana. En realidad son el resultado de una acción beneficiosa, aunque intensa, de los cítricos.*
		VERDURAS	1/92	*Las **verduras flatulentas**, como los **puerros** o la **coliflor**, pueden producir molestias abdominales en los que padecen trastornos de la vesícula biliar. No son graves, y se deben únicamente al aumento de presión abdominal.*

TOMO 2 / 173

Cap. 26: ALIMENTOS PARA EL HÍGADO Y VESÍCULA BILIAR

Enfermedades	Uso	Alimento o Nutriente	Tomo/Pág.	Motivos y efectos
COLELITIASIS Es la presencia de **cálculos** o **piedras** en la **vesícula biliar**. Suelen estar formados *principalmente* de **colesterol**. Este es uno de los componentes de la bilis, y se caracteriza por su difícil solubilidad y por su tendencia a cristalizar y precipitar formando piedras o cálculos. Además de los alimentos indicados en el apartado *"Vesícula biliar, trastornos"* (ver página anterior), conviene tener en cuenta los que aquí se citan; tanto para **evitar** que se formen cálculos, como para **prevenir** sus **complicaciones** una vez que estos se han formado, tales como el **cólico biliar** y la **colecistitis** o inflamación de la vesícula. Algunos estudios epidemiológicos han puesto de manifiesto que el consumo de **bebidas alcohólicas** puede reducir el riesgo de padecer colelitiasis.[3] Sin embargo, los posibles beneficios del consumo de bebidas alcohólicas, no compensan sus **muchos inconvenientes** sobre el hígado y otros órganos. *Frijoles* *Lecitina*	Aumentar	FRUTA	1/30	La fruta no contiene apenas **grasa** y su consumo hace **descansar** a la **vesícula**. Se ha comprobado que el 25% de las mujeres omnívoras adultas tienen piedras en la vesícula. En cambio, en las vegetarianas la proporción es solo del 12%.[4]
	Aumentar	LEGUMBRES	1/78	Aunque existe la creencia de que el consumo habitual de legumbres puede favorecer la formación de cálculos biliares, Existen investigaciones que muestran todo lo contrario.[5] Su *elevado* contenido en **fibra** y a su *escasa* proporción de **grasa**, apoyan los resultados epidemiológicos, en el sentido de que a **mayor consumo** de legumbres, **menor riesgo** de colelitiasis.[6]
	Aumentar	ALCACHOFA (ALCAUCIL)	2/178	Después de ingerir alcachofas, la **bilis** se vuelve **más fluida** y menos densa, lo cual evita que precipite formando cálculos. Además, la **cinarina** hace que la vesícula vacíe mejor la bilis, y así disminuye el riesgo de que se formen sedimentos y cálculos biliares. La alcachofa puede ser uno de los primeros alimentos sólidos que se ingieran después de un cólico biliar.
	Aumentar	MANZANA	2/229	Se ha demostrado en animales de experimentación, que la manzana vuelve la bilis más fluida y reduce su tendencia a precipitar formando cálculos.[7]
	Aumentar	RÁBANO	2/181	Debido a la esencia sulfurada que contiene, aumenta la producción de bilis (*acción* **colerética**) y facilita el funcionamiento de la vesícula biliar (*acción* **colagoga**). Todo ello contribuye a *reducir* el **riesgo** de que se formen cálculos.
	Aumentar	SOJA, LECHE O BEBIDA DE	1/88	Cuando se *reemplaza* la **leche** de vaca o sus derivados por **leche** bebida de **soja**, '**tofu**' y otros productos a base de soja, *disminuye* el riesgo de formación de cálculos biliares. Las **proteínas** de la soja **reducen** la **tendencia** a la formación de cálculos biliares.[8]
	Aumentar	LECITINA	1/89	Tanto la lecitina aislada, tomada como suplemento, como la **soja** y otras **legumbres** y **frutos secos** que la contienen de forma natural, *aumentan* la **solubilidad** del **colesterol** que se encuentra en la bilis, y evita que precipite formando cálculos.[9]
	Aumentar	FIBRA	1/388	Se ha comprobado que una ingesta adecuada de fibra (de 20 a 30 g diarios) ejerce un ligero efecto protector en cuanto a la formación de cálculos biliares.[10,11] La fibra se encuentra sobre todo en los **cereales integrales**, **frutas** y **hortalizas**. A **mayor consumo** de fibra, **menos riesgo** de colelitiasis.[12]
	Aumentar	VITAMINA C	1/396	Un estudio realizado en la Universidad de San Francisco (California), muestra que las mujeres que consumen *abundante* vitamina C, incluidos los suplementos farmacéuticos, presentan un 26% **menos** de **riesgo** de padecer colelitiasis.[13] No solo los cítricos son ricos en vitamina C; otras frutas como la **acerola**, la **guayaba**, la **grosella** y el **kiwi** son las más ricas en esta vitamina.
	Reducir o eliminar	GRASA TOTAL	1/404	**Cualquier tipo** de grasa provoca la contracción de la vesícula biliar por un mecanismo reflejo hormonal, lo que puede **precipitar** o **agravar** un cólico biliar.
	Reducir o eliminar	LÁCTEOS	1/180	La **caseína**, la proteína más abundante en la leche, puede **favorecer** la formación de cálculos biliares.[8] Además, la leche completa o los lácteos grasos como la nata y la mantequilla, provocan la contracción de la vesícula biliar y producen malestar abdominal a quienes padecen colelitiasis.
	Reducir o eliminar	AZÚCARES	1/170	El **consumo abundante** de azúcar **favorece** la formación de cálculos biliares. Los dulces, bollos y otros productos que contienen azúcar y harina refinados además de **grasa**, resultan especialmente inadecuados en caso de colelitiasis.
	Reducir o eliminar	PROTEÍNAS	1/386	El **exceso** de proteínas, especialmente si son de origen animal, **favorece** la formación de cálculos biliares.

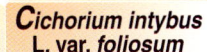   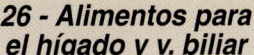

Endivia

Facilita la digestión de los enfermos biliares

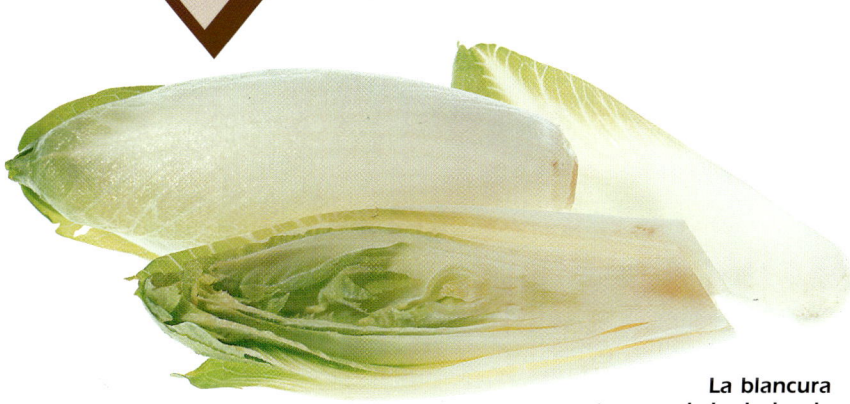

La blancura y ternura de las hojas de la endivia se consigue privándolas de la luz solar. Ello las hace también más pobres en vitaminas y otros nutrientes que las hojas verdes de otras variedades de achicoria.

SE DICE que para conseguir una excelente endivia, es necesario no alejarse de Bruselas y tener en cuenta las tres exigencias del cultivo forzado de esta hortaliza: humedad, calor y oscuridad.

La endivia es en realidad una variedad de la achicoria, que se obtiene mediante un **cultivo** forzado o **artificial**. Los agricultores belgas descubrieron en el siglo XIX, que las raíces de la achicoria guardadas en un ambiente oscuro, cálido y húmedo, producen unos brotes muy tiernos y blancos.

PROPIEDADES E INDICACIONES: La endivia tiene un sabor y textura muy agradables, pero por tratarse de una planta cultivada artificialmente, contiene menos nutrientes y principios activos que las otras variedades de achicoria, incluida la silvestre. Sin embargo, los refinados paladares occidentales admiten más fácilmente la blanca endivia que las variedades verdes de achicoria.

La endivia está formada por un 94,5% de **agua**. Las **proteínas** suponen el 0,9% de su peso, lo cual es una cantidad significativa tratándose de una verdura fresca. Los **hidratos de carbono** no llegan al 1%, siendo el más abundante la **inulina**. El contenido en **grasas** es prácticamente *despreciable* (0,1%). En conjunto, la endivia aporta *17 kcal/100 g*, una de las cifras *más bajas* de todos los alimentos.

La endivia es una buena fuente de *ácido fólico* (37 μg/100 g), así como de *vitamina B₁* (tiamina). Las vitaminas B₂, B₆ y niacina también están presen-

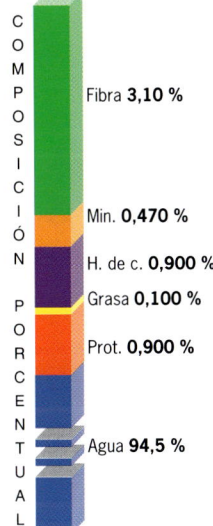

COMPOSICIÓN PORCENTUAL

Fibra 3,10 %
Min. 0,470 %
H. de c. 0,900 %
Grasa 0,100 %
Prot. 0,900 %
Agua 94,5 %

Preparación y empleo

❶ **Cruda:** Es la forma ideal de comerla. Aliñada con aceite de oliva y limón, constituye un plato muy saludable y digestivo.

❷ **Cocinada,** ya sea mediante ebullición (se acompaña con mayonesa, como los espárragos), o asada al horno complementando a diversos platos.

Sinonimia hispánica: endibia, endive, achicoria blanca; **Cat.:** endívia; **Eusk.:** endibia; **Gal.:** endivia; **Fr.:** endive; **Ing.:** Belgian endive, chicory, witloof; **Al.:** Chicorée.

Descripción: Hojas de la endivia ('Cichorium intybus' L. var. 'foliosum'), planta herbácea de la familia de las Compuestas. Se trata de una variedad de la achicoria, obtenida al hacer brotar sus raíces en un ambiente oscuro, cálido y húmedo.

Hábitat: Se cultiva en Bélgica, Francia, Holanda y Alemania, así como en Estados Unidos y Canadá.

ENDIVIA composición
por cada 100 g de parte comestible cruda

Energía	17,0 kcal = 72,0 kj
Proteínas	0,900 g
H. de c.	0,900 g
Fibra	3,10 g
Vitamina A	3,00 μg ER
Vitamina B₁	0,062 mg
Vitamina B₂	0,027 mg
Niacina	0,427 mg EN
Vitamina B₆	0,042 mg
Folatos	37,0 μg
Vitamina B₁₂	—
Vitamina C	2,80 mg
Vitamina E	—
Calcio	19,0 mg
Fósforo	26,0 mg
Magnesio	10,0 mg
Hierro	0,240 mg
Potasio	211 mg
Cinc	0,160 mg
Grasa total	0,100 g
Grasa saturada	0,024 g
Colesterol	—
Sodio	2,00 mg

% de la CDR (cantidad diaria recomendada) cubierta por 100 g de este alimento

tes. Apenas contiene vitaminas A y C, al contrario de lo que ocurre con las achicorias de hojas verdes, que son bastante ricas en estas dos vitaminas.

En cuanto a **minerales,** contiene pequeñas cantidades de calcio, fósforo, magnesio y hierro; es bastante rica en potasio y contiene los oligoelementos cinc, cobre y manganeso.

La endivia contiene las mismas sustancias amargas que se encuentran en las achicorias de hoja verde, aunque en menor cantidad. A ello se debe que su sabor sea ligeramente amargo. Estas sustancias actúan sobre el hígado, aumentando la producción de bilis (acción **colerética**) y facilitando el vaciamiento de la vesícula biliar (acción **colagoga**). Además, ejercen una acción **aperitiva** y **tonificante** sobre el estómago y las funciones digestivas. Esto hace que el consumo de la endivia convenga en los siguientes casos:

• **Trastornos de la vesícula biliar** debidas a la presencia de cálculos (colelitiasis) o a alteraciones en su vaciamiento (vesícula perezosa o disquinesia biliar). A la acción favorable de las sustancias amargas de la endivia sobre las vías biliares, se une el hecho de que apenas contiene grasa, y resulta de muy fácil digestión.

• **Diabetes:** La endivia es un alimento *ideal* para los diabéticos debido a que contiene muy pocos hidratos de carbono, y además, están formados en su mayor parte por *fructosa* (la *inulina* es un polímero de la fructosa). Este azúcar simple *necesita menos* **insulina** para ser metabolizado, a diferencia de lo que ocurre con la glucosa, y por lo tanto, es muy bien tolerado por los diabéticos.

Experiencias realizadas con animales de laboratorio[14] muestran que los extractos de endivia producen un enlentecimiento en la absorción de glucosa en el intestino delgado. De esta forma, los diabéticos que comen endivias junto con otros alimentos, no sufren una subida brusca del nivel de glucosa en sangre.

• **Obesidad:** La endivia exige una cierta actividad masticatoria, a la vez que apenas aporta calorías. Esto la hace muy apropiada en las dietas de adelgazamiento.

Achicorias y escarola

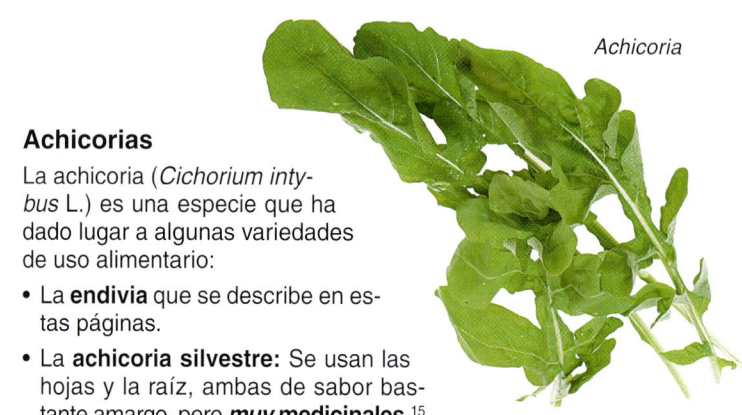

Achicoria

Achicorias

La achicoria (*Cichorium intybus* L.) es una especie que ha dado lugar a algunas variedades de uso alimentario:

• La **endivia** que se describe en estas páginas.

• La **achicoria silvestre:** Se usan las hojas y la raíz, ambas de sabor bastante amargo, pero *muy* **medicinales**.[15]

Radicchio

• La **achicoria de hojas** o '**catalogna**': Se cultiva en los países mediterráneos, especialmente en Italia. Sus hojas son de color verde oscuro y muy similares a las del diente de león. Son bastante amargas y muy ricas en **provitamina** A.

• El '**radicchio**': Un tipo de endivia muy común en Italia, que tiene las hojas de color rojo vinoso. Se usa igual que la endivia.

Escarola

La **escarola** pertenece al mismo género *Cichorium* que la endivia, pero constituye una especie diferente. Hay dos variedades de escarola:

• escarola **lisa** (*Cichorium endivia* L. var. *latifolium*),

• escarola **rizada** (*Cichorium endivia* L. var. *crispum*).

Ambas son muy ricas en **provitamina A** (205 µg ER/100g), en **ácido fólico** (142 µg/100 g) y en **cinc** (0,79 mg/100 g), oligoelemento que escasea en los alimentos de origen vegetal.

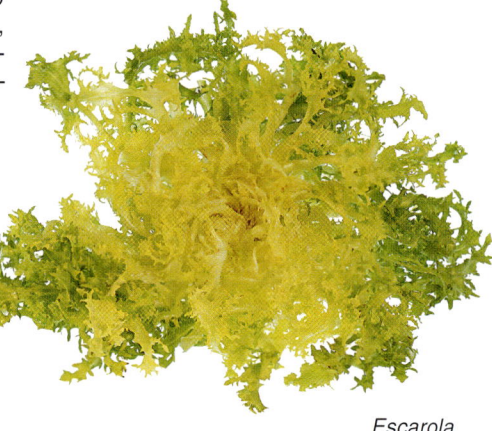

Escarola

La escarola contiene igualmente una sustancia amarga que estimula los órganos digestivos y facilita el vaciamiento de la *vesícula* biliar. Además de **colerética** y **colagoga**, es **alcalinizante** y ligeramente diurética. Se suele consumir en ensalada, y se recomienda *especialmente* en caso de **afecciones biliares** y de **obesidad.**

Cardo

Conviene a los enfermos del hígado y a los diabéticos

AUNQUE se trata de una verdura mediterránea, el cardo es muy apreciado en los países germánicos, donde se lo considera un manjar exótico. Aunque su aspecto externo recuerda al apio, su sabor es similar al de la alcachofa, planta que pertenece al mismo género botánico.

PROPIEDADES E INDICACIONES: Su composición es también similar a la de la alcachofa (ver página siguiente). Destacan únicamente los siguientes:

✓ *Hidratos de carbono* (3,29%), constituidos en su mayor parte por *inulina* (ver página anterior). Este hidrato de carbono formado por moléculas de fructosa, y muy bien tolerado por los diabéticos.

✓ *Minerales:* El cardo es muy rico en calcio, magnesio y hierro. Contiene también pequeñas cantidades de los oligoelementos cinc, cobre y manganeso.

✓ *CINARINA:* Es una sustancia no nutritiva, que también se encuentra en la alcachofa, y que ejerce una notable acción sobre el hígado: aumenta la secreción de bilis, descongestiona la glándula hepática, y facilita los procesos de desintoxicación. Al ser la bilis más fluida, la vesícula biliar se vacía con mayor facilidad y existe menor tendencia a la formación de cálculos.

El uso del cardo se recomienda especialmente en los siguientes casos:

• **Afecciones hepáticas** de tipo crónico y degenerativo (hepatitis, cirrosis, etc.).

• **Colelitiasis** y alteraciones en el funcionamiento de la vesícula biliar.

• **Diabetes.**

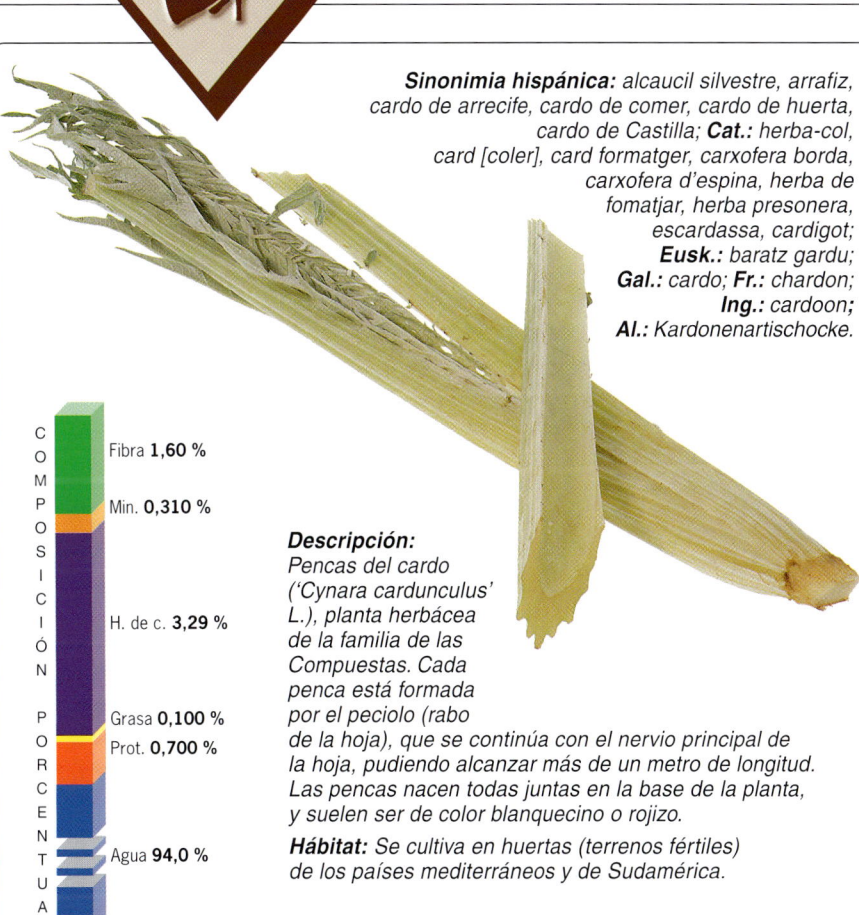

Sinonimia hispánica: alcaucil silvestre, arrafiz, cardo de arrecife, cardo de comer, cardo de huerta, cardo de Castilla; **Cat.:** herba-col, card [coler], card formatger, carxofera borda, carxofera d'espina, herba de fomatjar, herba presonera, escardassa, cardigot; **Eusk.:** baratz gardu; **Gal.:** cardo; **Fr.:** chardon; **Ing.:** cardoon; **Al.:** Kardonenartischocke.

COMPOSICIÓN PORCENTUAL:
- Fibra 1,60 %
- Min. 0,310 %
- H. de c. 3,29 %
- Grasa 0,100 %
- Prot. 0,700 %
- Agua 94,0 %

Descripción: Pencas del cardo ('Cynara cardunculus' L.), planta herbácea de la familia de las Compuestas. Cada penca está formada por el peciolo (rabo de la hoja), que se continúa con el nervio principal de la hoja, pudiendo alcanzar más de un metro de longitud. Las pencas nacen todas juntas en la base de la planta, y suelen ser de color blanquecino o rojizo.

Hábitat: Se cultiva en huertas (terrenos fértiles) de los países mediterráneos y de Sudamérica.

CARDO composición
por cada 100 g de parte comestible cruda

Energía	20,0 kcal = 84,0 kj
Proteínas	0,700 g
H. de c.	3,29 g
Fibra	1,60 g
Vitamina A	12,0 µg ER
Vitamina B_1	0,020 mg
Vitamina B_2	0,030 mg
Niacina	0,300 mg EN
Vitamina B_6	0,043 mg
Folatos	28,3 µg
Vitamina B_{12}	—
Vitamina C	2,00 mg
Vitamina E	—
Calcio	70,0 mg
Fósforo	23,0 mg
Magnesio	42,0 mg
Hierro	0,700 mg
Potasio	400 mg
Cinc	0,170 mg
Grasa total	0,100 g
Grasa saturada	0,011 g
Colesterol	—
Sodio	81,0 mg

% de la CDR (cantidad diaria recomendada) cubierta por 100 g de este alimento

Preparación y empleo

❶ **Crudo:** Las pencas jóvenes y muy tiernas del cardo pueden consumirse crudas en ensalada.

❷ **Cocinado:** Hervidos u horneados, y rebozados con salsa bechamel y almendras picadas, los cardos constituyen un plato típico del menú navideño en los países mediterráneos.

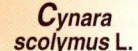

26 - Alimentos para el hígado y v. biliar

Alcachofa

Desintoxica el hígado

¿A QUIÉN se le ocurriría comerse la flor de un cardo, rodeada por duras hojas protectoras terminadas en una afilada punta? Pues, así eran las alcachofas que se consumían en tiempo de los griegos y los romanos, que fueron los descubridores de las virtudes culinarias y medicinales que encierra esta flor.

Sin embargo fueron los árabes quienes, durante la Edad Media, extendieron la alcachofa por la Europa occidental y mejoraron las variedades de cultivo hasta conseguir unas brácteas más carnosas y exentas de espina en la punta. (Alcachofa viene del árabe, *al-jarshuf*; alcaucil, en cambio, proviene de vocablo latino *capitiellum*, 'cabecita', a través del hispanoárabe *al-qabsil*.).

Puede que algunos se extrañen al saber que la alcachofa es una flor, o mejor dicho, una **inflorescencia**: conjunto de muchas flores minúsculas unidas por un pedúnculo (rabito) común. La partes comestibles de esta flor son el receptáculo (corazón de la alcachofa) y los engrosamientos carnosos de las brácteas (hojas protectoras) que rodean la flor.

PROPIEDADES E INDICACIONES: La alcachofa *carece* prácticamente de *grasas*, mientras que su contenido en *hidratos de carbono* (5,11%) y *proteínas* (3,27%) es considerable. Sin embargo, lo más destacable de su composición son una serie de sustancias que se encuentran en cantidades muy pequeñas, pero dotadas de notables efectos fisiológicos. Son las siguientes:

✓ **CINARINA:** Se trata del ácido 1,5-dicafeilquínico, que actúa tanto sobre los hepatocitos (células del hígado) haciendo que estos *aumenten* su pro-

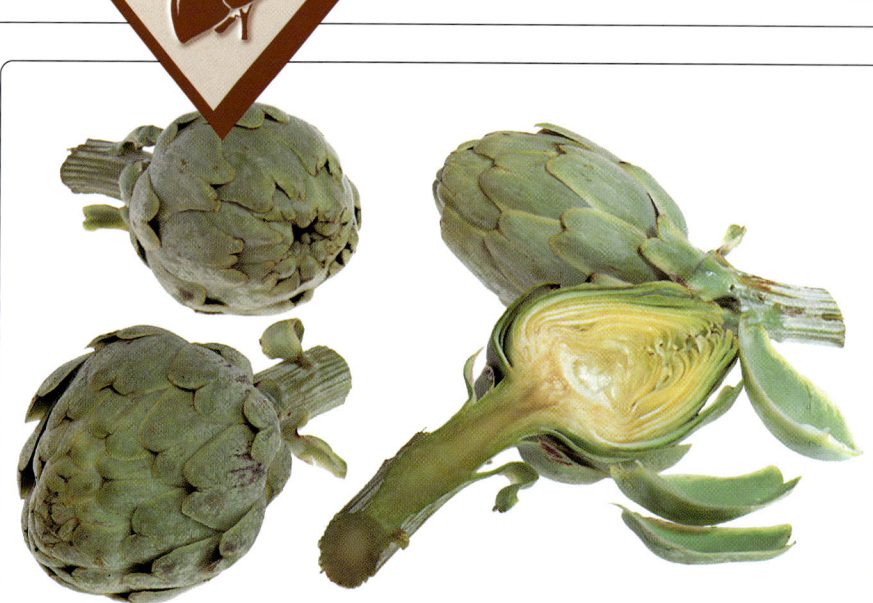

Sinonimia hispánica: *alcaucil, morrillera, mortas, cardo alcachofero;* **Cat.:** *carxofa, escarxofa;* **Eusk.:** *orburu, alkatxofa;* **Gal.:** *alcachofa;* **Fr.:** *artichaut;* **Ing.:** *artichoke;* **Al.:** *Artischocke.*

Descripción: *Inflorescencia o cabezuela floral no madura de la alcachofera ('Cynara scolymus' L.), planta herbácea de las familia de las Compuestas que alcanza hasta 2 m de altura.*

Hábitat: *Se cultiva sobre todo en las regiones templadas en torno al Mediterráneo, que es su hábitat originario. Igualmente se ha adaptado a zonas templadas y no muy húmedas del continente americano. Es, una planta muy sensible al frío.*

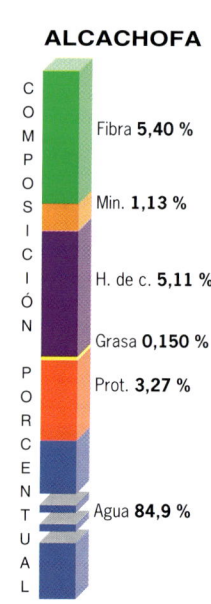

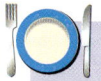

Preparación y empleo

❶ **Cruda:** Los corazones de alcachofa tierna se pueden usar en la ensalada, aliñados con aceite y limón. Su sabor resulta muy agradable, y de esta forma se aprovechan mejor su contenido en vitaminas y oligoelementos.

❷ **Asada,** tanto a la plancha como en el horno. En este caso no deben cortarse las puntas de las hojas, pues estas contribuyen a mantener la humedad interna durante el proceso de asado.

❸ **Hervidas:** Lo ideal es cocinar las alcachofas al vapor. Se colocan enteras en una cestilla, dentro de la olla. De esta forma conservan la mayor parte de sus sales minerales y oligoelementos. En el caso de cocinar las alcachofas en agua, se recomienda aprovechar el agua de cocción para caldo o sopa.

ducción de **bilis,** como sobre las células del riñón, provocando una *mayor* excreción de **orina.**

✓ *Cinarósido:* Glucósido flavonoide derivado de la luteolina, dotado de acción **antiinflamatoria.**

✓ *Cinaropicrina:* Es una sustancia aromática, responsable del sabor amargo.

✓ *Ácidos orgánicos:* Málico, láctico, cítrico, glicólico y glicérico, entre otros. Aunque todavía no se conoce bien su acción, se sabe que *potencian* la acción de la **cinarina** y del *cinarósido.*

✓ **ESTEROLES:** *beta-sitosterol* y *estigmasterol.* Son sustancias similares al colesterol en su estructura química, pero de origen vegetal. Poseen el interesante efecto de *limitar* la absorción del **colesterol** en el intestino (ver T. 1 pág. 406).

✓ *Otras muchas sustancias,* como pectina, mucílagos, oligoelementos (especialmente manganeso), completan la composición de esta sorprendente hortaliza. La ciencia desconoce todavía la acción fisiológica de muchas de ellas, pero el hecho cierto es que las **propiedades medicinales** de la alcachofa no se pueden atribuir a ninguno de sus muchos componentes en particular, sino a la *acción conjunta y sinérgica* de todos ellos.

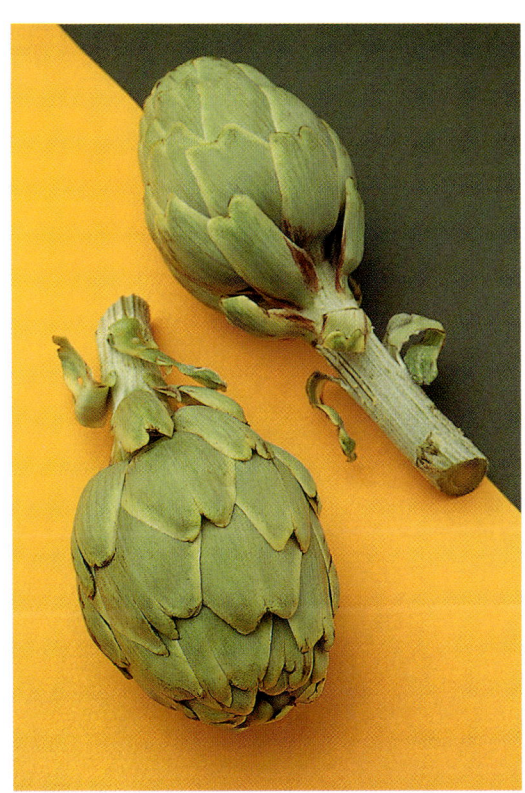

Los tallos, las hojas y la raíz de la alcachofera contienen los mismos principios activos que la alcachofa, e incluso más concentrados. Por no ser comestibles, su uso cae dentro del campo de la fitoterapia (ver EPM ['Enciclopedia de las plantas medicinales'] pág. 387).

ALCACHOFAS
composición
por cada 100 g de parte comestible cruda

Energía	47,0 kcal = 196 kj
Proteínas	3,27 g
H. de c.	5,11 g
Fibra	5,40 g
Vitamina A	18,0 µg ER
Vitamina B_1	0,072 mg
Vitamina B_2	0,066 mg
Niacina	1,05 mg EN
Vitamina B_6	0,116 mg
Folatos	68,0 µg
Vitamina B_{12}	—
Vitamina C	11,7 mg
Vitamina E	0,190 mg EαT
Calcio	44,0 mg
Fósforo	90,0 mg
Magnesio	60,0 mg
Hierro	1,28 mg
Potasio	370 mg
Cinc	0,490 mg
Grasa total	0,150 g
Grasa saturada	0,035 g
Colesterol	—
Sodio	94,0 mg

1% 2% 4% 10% 20% 40% 100%

% de la CDR (cantidad diaria recomendada) cubierta por 100 g de este alimento

La alcachofa es una hortaliza muy digerible y bien tolerada, tanto por sanos como por enfermos. Sus componentes hacen de ella un auténtico **alimento-medicina,** especialmente indicado en lo siguientes casos:

• **Afecciones del hígado:** La *CINARINA,* potenciada por los otros componentes de la alcachofa, produce un *intenso* efecto **colerético** (aumento de la secreción biliar). Normalmente el hígado segrega diariamente unos 800 ml de bilis, pero tras la ingestión de medio kilo de alcachofas cada día, esta cantidad puede llegar hasta los 1.200 ml (1,2 litros).

La bilis segregada tras la ingestión de alcachofas es menos densa y más fluida, lo cual descongestiona el hígado. De esta forma se ve *favorecida* la función **desintoxicante** del **hígado,** gracias a la cual esta víscera neutraliza y elimina con la bilis muchas de las sustancias extrañas y tóxicos que circulan por la sangre, incluidos los medicamentos, los aditivos y otras sustancias químicas.

La alcachofa constituye, pues, un *auténtico* **hepatoprotector,** muy recomendable en caso de hepatitis (A y B), cirrosis, degeneración grasa del hígado causada por el alcohol, hepatitis alcohólica, intoxicación por medicamentos, y siempre que se deseen *potenciar* las **funciones desintoxicantes** del hígado.

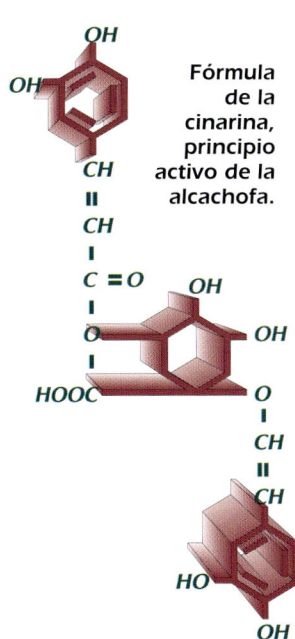

Fórmula de la cinarina, principio activo de la alcachofa.

- **Afecciones biliares:** La *CINARINA* también ejerce, aunque con menor intensidad, una acción **colagoga** (facilita el vaciamiento de la vesícula biliar), por lo que su uso resulta adecuado en caso de **dispepsia biliar** provocada por colelitiasis (piedras en la vesícula) o mal funcionamiento de la vesícula.

El gusto amargo de boca y las digestiones pesadas tras la ingesta de alimentos grasos, mejoran sensiblemente después de practicar una cura de alcachofas (medio kilo diario durante 3 o 4 días).

- **Afecciones del riñón:** La *CINARINA* y las sustancias que la acompañan en la alcachofa, producen un *aumento* de la **diuresis** (producción de orina), pero sobre todo, de la concentración de urea en la orina. La urea es una sustancia muy venenosa que se produce constantemente en nuestro organismo como resultado del metabolismo de las proteínas, y que debe ser eliminada por los riñones. Cuando estos órganos fallan en su función eliminadora de urea debido a infección, inflamación (glomerulonefritis) o degeneración del tejido renal (nefrosis), se produce una insuficiencia renal con aumento del nivel de urea en la sangre.

En cualesquiera de estos casos está indicado el consumo abundante de alcachofas, ya que aumentan la eliminación de urea por los riñones y desintoxican el organismo. También se recomiendan las alcachofas cuando existe retención de líquidos (**edemas**) con **oliguria** (producción escasa de orina).

Cómo cortar las alcachofas

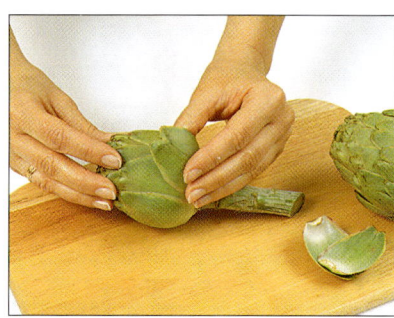

1. Arrancar las dos o tres primeras capas de hojas.

2. Cortar el tallo y las puntas de las hojas.

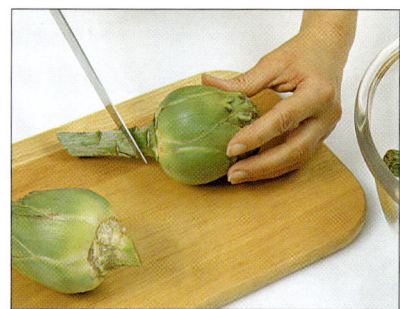 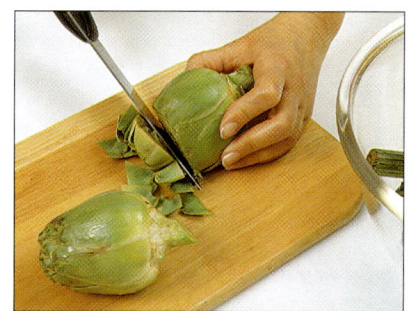

3. Para evitar que las alcachofas se ennegrezcan debido a la oxidación de sus sales minerales al contacto con el aire, se las rocía con jugo de limón o se frotan con medio limón.

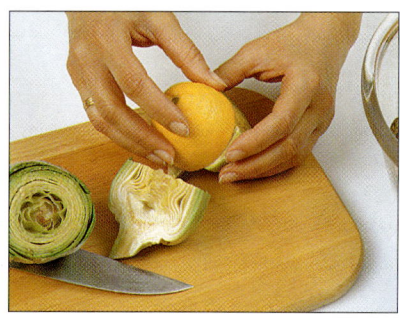

Alcachofa del Japón

En Japón, en China y recientemente en Europa, se cultiva una planta herbácea llamada alcachofa del Japón (*Stachys sieboldii* Miq.). Sus **tubérculos**, que son muy ricos en **minerales** y **oligoelementos**, especialmente fósforo y silicio[17] se consumen hervidos o asados.

Gal.: alcachofa do Xapón; **Fr.:** artichaut; **Ing.:** Chinese artichaut.

- **Aumento del colesterol:** La alcachofa disminuye la tendencia del colesterol a depositarse en las paredes de las arterias,[16] dando lugar a su endurecimiento (arteriosclerosis). Es un alimento *ideal*, por lo tanto, para todos aquellos que padecen de aumento de **colesterol** en la sangre con tendencia a la **arteriosclerosis**. Muy recomendable en la dieta de los que han sufrido un **infarto** de miocardio, casi siempre como consecuencia de arteriosclerosis de las arterias coronarias.

- **Diabetes:** La *CINARINA* y sus sustancias acompañantes tienen una suave acción **hipoglucemiante** (disminuyen el nivel de glucosa en la sangre). Además, la alcachofa es rica en *inulina*, un hidrato de carbono fácilmente asimilable por los diabéticos. Por todo ello, la alcachofa no debería faltar en la alimentación de los diabéticos.

- **Afecciones de la piel:** Es un hecho comprobado clínicamente, que muchas **dermatitis**, incluidos los **eccemas** y las manifestaciones de la **alergia** cutánea, desaparecen o mejoran sensiblemente tras estimular los procesos de desintoxicación hepática. El consumo abundante de alcachofas puede lograr efectos sorprendentes en las **afecciones crónicas** de la piel.

Rábano

Favorece la producción de bilis

AUNQUE fueron los antiguos romanos quienes extendieron el cultivo del rábano por toda Europa, es en los países del Lejano Oriente donde más se lo aprecia y consume. Mientras que en Alemania el consumo medio es de 250 g de rábano por persona y año, en Japón llega a los 13 kilos, y en Corea incluso a los 30.[18]

PROPIEDADES E INDICACIONES: El rábano está formado casi en un 95% de agua. Apenas contiene proteínas (0,6%) y grasas (0,54%), y su porcentaje de hidratos de carbono es también bajo (1,99%). También es muy pobre en provitamina A y en vitaminas del grupo B, excepto en *folatos*, que contiene 27 µg/100 g. Tampoco aporta vitamina E. La *vitamina C* es la más abundante (22,8 mg/100 g). Los minerales están presentes en pequeñas cantidades, excepto el *potasio*. Todo ello hace que su valor desde el punto de vista nutritivo sea escaso, aportando tan solo 17 kcal/100 g.

Todas las variedades de rábano contienen una *esencia sulfurada* de sabor picante, a la que se atribuyen sus propiedades **coleréticas** (aumentan la secreción de bilis en el hígado), **colagogas** (facilitan el vaciamiento de la vesícula biliar), **digestivas**, **antibióticas** y **mucolíticas** (ablandan la mucosidad). Sus aplicaciones son las siguientes:

• **Afecciones hepáticas** y **biliares**.

• **Trastornos digestivos** de tipo funcional (digestión lenta y pesada), por su efecto aperitivo y tonificante.

• **Sinusitis** y **bronquitis**.

• **Preventivo** del **cáncer:** El rábano chino, y posiblemente el común también, impide las mutaciones celulares que conducen al cáncer.[19]

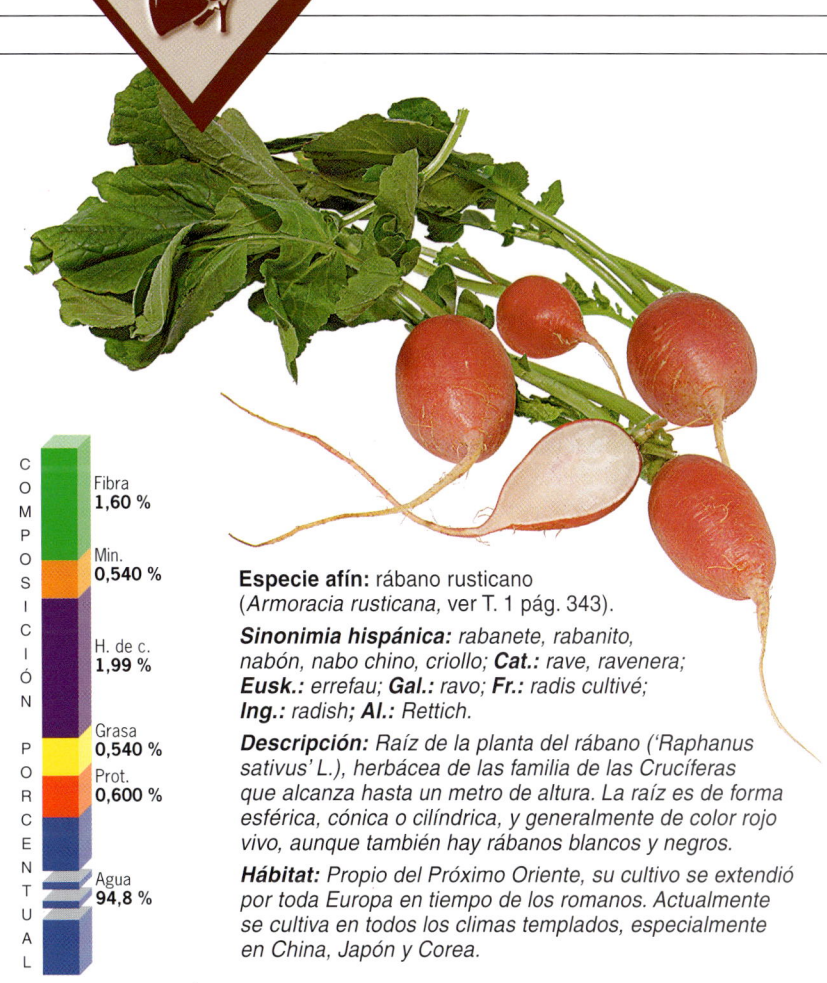

Especie afín: rábano rusticano (*Armoracia rusticana*, ver T. 1 pág. 343).

Sinonimia hispánica: rabanete, rabanito, nabón, nabo chino, criollo; **Cat.:** rave, ravenera; **Eusk.:** errefau; **Gal.:** ravo; **Fr.:** radis cultivé; **Ing.:** radish; **Al.:** Rettich.

Descripción: Raíz de la planta del rábano ('*Raphanus sativus*' L.), herbácea de las familia de las Crucíferas que alcanza hasta un metro de altura. La raíz es de forma esférica, cónica o cilíndrica, y generalmente de color rojo vivo, aunque también hay rábanos blancos y negros.

Hábitat: Propio del Próximo Oriente, su cultivo se extendió por toda Europa en tiempo de los romanos. Actualmente se cultiva en todos los climas templados, especialmente en China, Japón y Corea.

RÁBANOS composición
por cada 100 g de parte comestible cruda

Energía	17,0 kcal = 69,0 kj
Proteínas	0,600 g
H. de c.	1,99 g
Fibra	1,60 g
Vitamina A	1,00 µg ER
Vitamina B_1	0,005 mg
Vitamina B_2	0,045 mg
Niacina	0,367 mg EN
Vitamina B_6	0,071 mg
Folatos	27,0 µg
Vitamina B_{12}	—
Vitamina C	22,8 mg
Vitamina E	0,001 mg EαT
Calcio	21,0 mg
Fósforo	18,0 mg
Magnesio	9,00 mg
Hierro	0,290 mg
Potasio	232 mg
Cinc	0,300 mg
Grasa total	0,540 g
Grasa saturada	0,030 g
Colesterol	—
Sodio	24,0 mg

% de la CDR (cantidad diaria recomendada) cubierta por 100 g de este alimento

Preparación y empleo

❶ **Crudo:** Es la forma habitual de consumirlo. Contribuye con una nota de vivo color (cuando es rojo) al plato de ensalada. Su sabor suavemente picante lo hace aperitivo y digestivo.

❷ **Conservas:** En los países del lejano oriente se lo conserva en vinagre y también fermentado en diversas preparaciones. De esta forma se reduce mucho su contenido vitamínico y sus propiedades medicinales.

27 ALIMENTOS PARA EL ESTOMAGO

SUMARIO DEL CAPÍTULO

ENFERMEDADES

Digestión pesada,
　ver Dispepsia 183
Dispepsia **183**
Escasez de jugos gástricos **183**
Gastritis **184**
Hernia de hiato **188**
Hipoclorhidria,
　ver Escasez de jugos gástricos . . .183
Jugos gástricos, escasez *183*
Úlcera gastroduodenal *186*

ALIMENTOS

Ananás **189**
Berza *192*
Chucrut *197*
Col **191**
Col blanca *192*
Col china *193*
Col de Bruselas *192*
Col rizada *192*
Colinabo *193*
Lombarda *193*
Okra **200**
Patata (papa) **201**
Pimiento **198**
Piña tropical
　(americana) = Ananás *189*

El estómago está preparado para resistir la acción corrosiva de un ácido tan fuerte como el clorhídrico, que él mismo produce.

Y sin embargo, resulta curioso que no sea capaz de resistir la acción de ciertos alimentos insanos, del café, del tabaco, de las bebidas alcohólicas o de algunos medicamentos, que rompen la barrera mucosa gástrica (ver el pie de T. 2 pág. 187).

UNAS GOTAS de **ácido clorhídrico** son capaces de destruir cualquier tejido del organismo humano, provocando un intenso dolor y la muerte de las células que constituyen ese tejido. Sin embargo, la capa interna que recubre el estómago, llamada **mucosa gástrica,** es capaz de resistir la acción de dicho ácido durante toda la vida, sin resultar dañada.

El **ácido clorhídrico** es uno de los componentes del jugo que produce el estómago. El efecto corrosivo de este ácido queda bien patente cuando alguien vomita sobre un suelo de mármol: el jugo gástrico es capaz de deshacer el mármol, lo cual deja una huella indeleble sobre la piedra.

El ácido clorhídrico, junto con la **pepsina,** es necesario para iniciar la digestión de los alimentos, especialmente de las proteínas.

¿Cómo logra el estómago protegerse de los efectos corrosivos del ácido que él mismo segrega?

Esto venía siendo un enigma para la ciencia, hasta que recientemente se han comprendido los mecanismos defensivos del estómago.

Existe una auténtica **barrera protectora,** formada principalmente por **mucosidad,** que protege la capa interna del estómago. Del mantenimiento en buen estado de esa barrera defensiva, depende en buen grado la salud de este importante órgano.

La **gastritis** y la **úlcera gastroduodenal** son dos de las *consecuencias* más comunes de la *alteración* de la *barrera mucosa* del estómago.

Los alimentos que en este capítulo se describen favorecen el buen estado de la barrera **mucosa protectora** del estómago.

ENCICLOPEDIA DE LOS ALIMENTOS

2ª Parte: El poder curativo de los alimentos

Enfermedad	Uso	Alimento o nutriente	Tomo/Pág.	Motivos y efectos
ESCASEZ DE JUGOS GÁSTRICOS Se conoce también como **hipoclorhidria,** ya que uno de los componentes esenciales del jugo gástrico es el ácido clorhídrico. Una vez diagnosticada la causa de la escasez de jugos, o al menos *descartado* que se deba a una enfermedad orgánica, se pueden ingerir alimentos que **favorecen** su secreción, pero **sin** producir **irritación** del estómago. Es necesario **evitar** los productos que aumentan la secreción de jugos a costa de producir una irritación del estómago, como ocurre con las **bebidas alcohólicas,** el **café** y las **especias** picantes, entre otros.	Aumentar	CONDIMENTOS	1/334	Los condimentos **saludables** como el **limón,** el **ajo** y ciertas **plantas aromáticas** de acción digestiva, favorecen la producción de jugos digestivos sin producir irritación ni inflamación del estómago, a diferencia de las especias picantes, del café y del vino.
		PIMIENTO	2/198	El pimiento *dulce* es **estimulante** de la producción de jugos y **antiinflamatorio** gástrico. Conviene a quienes padecen **atonía digestiva** o escasez de jugos. La mejor forma de tomarlo es **asado** o **crudo** en ensalada.
		ANANÁS (PIÑA TROPICAL)	2/189	**Aumenta** la producción de jugos sin producir irritación en el estómago. Además, contiene enzimas como la **bromelina** que *facilitan* la **digestión** de las **proteínas,** compensando así parcialmente la escasez de jugo gástrico.
DISPEPSIA Es un trastorno del **proceso digestivo**: este se vuelve **difícil y doloroso.** Comúnmente la dispepsia se denomina como **mala digestión.** Se manifiesta con eructos, sensación de plenitud gástrica, malestar o distensión abdominal y acidez. En algunos casos la dispepsia es de causa **orgánica** y puede ser incluso uno de los primeros síntomas de una enfermedad grave. Sin embargo, *lo habitual* es que la dispepsia sea de tipo **funcional,** causada por una alimentación inadecuada o por hábitos insanos. Es preciso corregir estas causas para que pueda curarse la dispepsia. Si no es así, puede evolucionar hacia la gastritis y la úlcera de estómago. Estos son algunos de los factores que pueden **producir** dispepsia, o **agravarla:** • **Masticación insuficiente** (comer deprisa). • **Irregularidad** en el horario de las comidas. • El **estrés** o la tensión nerviosa. • Alimentación rica en **fritos, conservas** y **encurtidos** (conservas en vinagre), como suele ser habitual en la llamada "comida basura". • **Exceso de grasa** y el consumo de alimentos que suelen causar **intolerancia digestiva,** tales como la leche. • **Exceso de líquidos,** especialmente refrescos carbónicos y cerveza. *continúa en la página siguiente*	Aumentar	GERMINADOS	1/86	Contienen **enzimas** que *predigieren* los hidratos de carbono, proteínas y grasas que se encuentran en la semilla. Gracias a ello se digieren y asimilan con poco esfuerzo para el aparato digestivo, lo cual resulta muy conveniente en caso de dispepsia.
		CEREALES INTEGRALES	1/65	La cebada, el arroz, la avena, el centeno y el trigo en forma de **copos** o de **papillas,** son muy bien tolerados por los estómagos delicados. La **fibra** que contienen no constituye un inconveniente, sino una *ventaja* en caso de dispepsia.
		ENSALADAS	1/98	A pesar de lo que vulgarmente se cree, las hortalizas **crudas** bien **masticadas** *no* resultan *difíciles* de **digerir,** sino que preparan el estómago para recibir otros alimentos a la vez que estimulan los procesos digestivos. Su contenido en **enzimas** y en **fibra** vegetal explican en parte su acción tonificante de la digestión.
		CALABAZA	2/97	Protege y suaviza la mucosa (capa interna) del estómago, además de neutralizar el exceso de acidez. Se recomienda consumirla en forma de **puré.**
		PAPAYA	2/157	Es de fácil digestión y además facilita la digestión de otros alimentos debido a su contenido en **papaína,** una enzima que *digiere* (deshace) las **proteínas.**
		HINOJO, BULBO	2/161	Su aceite esencial rico en **anetol** tonifica los procesos digestivos y favorece la buena digestión.
		MALTA, BEBIDA	2/164	Contiene **enzimas** que digieren el **almidón** y facilitan la digestión.
	Reducir o eliminar	FRITOS	1/122	*Al sobrecalentar el aceite durante la fritura, se forman sustancias irritantes para los órganos digestivos, tales como la* **acroleína.** *A mayor consumo de fritos,* **más riesgo** *de sufrir dispepsia.*
		ESPECIAS	1/340	*Aunque en pequeñas dosis pueden producir un* **estímulo** *de tipo* **irritativo** *sobre la mucosa digestiva, y un aumento en la producción de jugos, constituyen una causa frecuente de trastornos digestivos y de mala digestión.*
		BEBIDAS ALCOHÓLICAS	1/376	*El alcohol que contienen produce* **irritación e inflamación** *en la mucosa del estómago. El consumo habitual de bebidas alcohólicas afecta* **negativamente** *tanto al* **estómago** *como al* **páncreas,** *los principales productores de jugos digestivos.*
		CAFÉ	1/374	*El consumo habitual de café es causa de dispepsia. La* **esencia** *del café y la* **cafeína,** *irritan la mucosa gástrica y alteran la fisiología digestiva. La costumbre de terminar la comida con una taza de café no es saludable. El* **aparente bienestar** *que se obtiene no es la consecuencia de una mejora en la digestión, sino de la acción estimulante de la cafeína.*

TOMO 2 / 183

Cap. 27: ALIMENTOS PARA EL ESTÓMAGO

Enfermedad	Uso	Alimento o nutriente	Tomo/Pág.	Motivos y efectos
DISPEPSIA *continuación*	**Reducir o eliminar** ▽	VINAGRE	1/337	*Altera la mucosa del estómago,* haciéndola más sensible a la acción del ácido contenido en el jugo gástrico. El vinagre y los **encurtidos** (conservas en vinagre) **producen** o **agravan** la pesadez, el ardor y el dolor de estómago propios de la dispepsia.
		REFRESCOS	1/365	**Diluyen** los **jugos gástricos** (al igual que otros líquidos), lo que **frena** la **digestión** cuando se toman después de las comidas. Además, el azúcar y el gas carbónico que suelen contener **irritan** el estómago.
		GRASA TOTAL	1/404	Todas las grasas son insolubles en agua, por lo que resultan de **difícil digestión**. La grasa animal que **menos** mal se digiere es la de la leche y los productos **lácteos**, ya que se encuentra **homogeneizada** (finamente mezclada con el agua, ver T. 1 pág. 184). Al **reducir** el consumo de grasa se alivia la dispepsia.
		MARISCO	1/252	Resulta de **difícil digestión**, debido entre otras cosas a que las células musculares que forman su carne se hallan envueltas en una densa red de fibras colágenas difícilmente atacables por los jugos digestivos.
		CHOCOLATE	1/357	Por ser un producto muy concentrado, especialmente en **azúcares** y **grasas**, resulta de **difícil digestión**. Además, contiene sustancias estimulantes que **irritan** la mucosa gástrica.
		LECHE	1/182	La **intolerancia a la lactosa** (azúcar de la leche) es bastante frecuente en los adultos de todos los grupos raciales, excepto en los de tez clara. A menudo, el consumo de leche es causa inadvertida de mala digestión, especialmente si se toma con azúcar. La leche completa (no desnatada) se digiere peor que la descremada.
GASTRITIS Es la **inflamación de la mucosa del estómago,** causada casi siempre por malos hábitos alimentarios o por sustancias agresivas para el estómago, como estos: • Las **bebidas alcohólicas** en general y café. • Ciertos **medicamentos,** especialmente los antiinflamatorios como la aspirina. • Alimentos o bebidas **demasiado calientes** (como el té) o **fríos** (como la cerveza y los helados). • El **tabaco:** Al fumar, la **nicotina,** los **alquitranes** y otras sustancias irritantes son disueltas en la saliva y pasan al estómago, pudiendo ser causa de gastritis. El **tratamiento dietético** de la gastritis requiere una alimentación blanda, suave y no irritante para el estómago. Resulta **fundamental** evitar **todo** aquello que pueda **irritar** la mucosa gástrica, así como el **tabaco** y la **tensión nerviosa.** La **medicación antiácida** que habitualmente se prescribe en caso de gastritis resulta poco efectiva si no se corrigen los hábitos dietéticos y los hábitos insanos.	**Aumentar** ⬆	PATATA (PAPA)	2/201	Cuando las patatas son cocinadas de una forma saludable (hervidas, asadas o en puré, pero no fritas), su consumo produce una sensación de bienestar en el estómago. Esto se debe a su acción **antiácida**, a la suavidad de su textura y a su contenido en sustancias sedantes. Las patatas *contribuyen* **decisivamente** a la curación de la gastritis.
		AVENA	2/41	Contiene un **mucílago** que la hace **suavizante y protectora** de la mucosa. Los **copos de avena** cocinados constituyen un alimento muy recomendable en caso de gastritis.
		ARROZ	2/225	Ejerce un efecto **astringente** (seca las mucosas) y **antiinflamatorio** sobre el estómago e intestino, por lo que resulta *muy recomendable* en caso de gastritis.
		TAPIOCA	1/108	Es una harina rica en **mucílagos** de gran poder **suavizante y protector** sobre la mucosa del conducto digestivo. Cocinada con **caldo de verduras** constituye un alimento muy recomendable en la alimentación de los que padecen gastritis.
		ZANAHORIA	2/25	Por la **provitamina A** y la **fibra** vegetal que contiene, **regula** la producción de jugo gástrico y **neutraliza** el exceso de acidez. Tanto cruda, como cocinada o en jugo, calma el dolor de estómago y **favorece** la curación de la gastritis.
		AGUACATE	2/108	**Suaviza, desinflama** y **protege** la mucosa del estómago, *además de* **neutralizar** el exceso de ácido.
		CALABAZA	2/97	La pulpa de la calabaza **neutraliza** el exceso de acidez y **protege** la mucosa del estómago. En forma de **puré**, con o sin leche, la calabaza es uno de los alimentos que **mejor** se **toleran** en caso de gastritis.
		CHUCRUT	2/197	Evita la excesiva producción de ácido en el estómago, y reduce el nivel de acidez. Al igual que la col, **protege** y **desinflama** el estómago.
		CHIRIMOYA	2/59	Su pulpa cremosa **neutraliza** el exceso de ácido y **protege** la pared del estómago.
		MANZANA	2/229	Contiene **fibra** soluble (pectina) así como **taninos**, que desinflaman las mucosas digestivas inflamadas en caso de gastritis o de colitis. **Asada** al horno y en compota es como *mejor* se tolera.

Refresco

continúa en la página siguiente

ENCICLOPEDIA DE LOS ALIMENTOS

2ª Parte: El poder curativo de los alimentos

Enfermedad	Uso	Alimento o nutriente	Tomo/Pág.	Motivos y efectos
GASTRITIS *continuación*	**Reducir o eliminar** ▽	**CERVEZA**	1/380	Debido a su contenido en alcohol y en gas carbónico, y a que habitualmente se ingiere muy fría, su consumo constituye una **agresión** para la mucosa del estómago. Se requiere una **abstinencia total** de cerveza para que la gastritis pueda curarse. La cerveza **sin alcohol** también resulta **nociva** para el estómago inflamado.
		BEBIDAS ALCOHÓLICAS	1/376	El alcohol produce una **irritación** en la mucosa del estómago. Esto trae como resultado un **aumento** de la producción de jugo gástrico, que **momentáneamente favorece** la digestión, pero a costa de una **reacción inflamatoria** en el estómago. El resultado final es que el consumo habitual de vino u otras bebidas alcohólicas acaba produciendo un estado inflamatorio permanente en este órgano, conocido como **gastritis crónica**.
		BEBIDAS ESTIMULANTES	1/372	Por su contenido en **cafeína**, tanto el café como el té y el mate, resultan inconvenientes en caso de gastritis.
		CAFÉ	1/374	El café aumenta la producción de ácido en el estómago y **favorece** la gastritis. Este efecto se debe, no solo a la **cafeína**, sino también a las sustancias que forman la **esencia** del café. Por ello, el café **descafeinado** resulta también **nocivo** para el estómago, aunque menos que el café ordinario.
		REFRESCOS	1/365	Suelen contener **azúcar, aditivos** químicos y en muchas ocasiones, **gas carbónico**, sustancias todas ellas **irritantes** para el estómago.
		ESPECIAS	1/340	Está bien demostrado que las especias picantes **aumentan** la producción de jugos gástricos, pero **a costa** de una **inflamación** y **agresión** a la mucosa gástrica similar a la producida por la aspirina. Tras ingerir pimienta, por ejemplo, se produce una exfoliación de células mucosas y microhemorragias en el interior del estómago.[1] El consumo de especias **favorece** la gastritis y **dificulta** su curación.
		MARISCO	1/252	Su consumo produce una inflamación de las mucosas digestivas, debido, entre otros factores, a la **gran cantidad** de **toxinas** que contiene y a lo **dificultosa** que resulta su **digestión**.
		CARNE	1/262	Las **sustancias nitrogenadas no proteínicas** que contiene la carne, que pertenecen en su mayor parte al grupo químico de las **purinas** (ver T. 1 pág. 281), son las que le confieren su sabor típico. Pero además, estas sustancias aumentan la producción de jugos digestivos y producen un cierto grado de inflamación en el estómago. El consumo de carne **favorece** la gastritis y **dificulta** su curación.
		AZÚCARES	1/170	Un exceso de azúcar **irrita** la mucosa del estómago y favorece la **proliferación** de ciertas **bacterias** como el 'Helicobacter pylori' causante de gastritis y de úlcera.
		HELADOS	1/214	El **frío intenso** produce **vasoconstricción** y falta de riego sanguíneo en la mucosa del estómago, lo cual la debilita y la hace más susceptible a sufrir procesos inflamatorios.
		FRUTOS CÍTRICOS	2/364	Pueden resultar **indigestos** y agresivos para la mucosa gástrica inflamada, debido a su **acidez**.

Mate

Nuez moscada

Azúcar blanco

TOMO 2 / 185

Cap. 27: ALIMENTOS PARA EL ESTÓMAGO

Enfermedad	Uso	Alimento o nutriente	Tomo/Pág.	Motivos y efectos
ÚLCERA GASTRODUODENAL Es una pérdida de sustancia en la mucosa que recubre el interior del estómago o del comienzo del duodeno. Sus **causas** son múltiples, destacando las siguientes: • **Exceso de ácido** en el estómago. • **Sustancias irritantes** (especias, alcohol, café, bebidas carbónicas, aspirina, tabaco, etc.). • Ciertos **microorganismos** como el *Helicobacter pylori*, que pueden causar gastritis y ulceración en el estómago y duodeno. • **Estrés** o tensión nerviosa, que causan una vasoconstricción y un menor aporte de sangre a la mucosa del estómago, la cual queda así desprotegida. En los últimos años, se ha demostrado que algunas de las **recomendaciones tradicionales** para el tratamiento de la úlcera gastroduodenal, *carecen de fundamento;* por ejemplo:[2] • Que el consumo abundante de **leche** facilita la curación de la úlcera. Hoy se sabe que puede aumentar la acidez. • Que es preciso **comer a menudo y poca cantidad:** Esto somete al estómago a una estimulación casi permanente, que aumenta más la producción de ácido y resulta contraproducente en la curación de la úlcera. Tres comidas al día son preferibles a cinco o seis. • Que se debe **evitar el consumo de fibra y de alimentos crudos:** Si son bien masticados, protegen contra la úlcera. *Pimiento rojo* *continúa en la página siguiente*	Aumentar	COL	2/191	Todos los tipos de col ejercen una acción **cicatrizante** y **antiinflamatoria** sobre la mucosa gástrica. Su ingesta es efectiva tanto si se toma en forma de **jugo fresco**, cocinada, fermentada o cruda cuando es tierna. La **coliflor** y el **brécol** se hallan asimismo especialmente indicados en caso de úlcera gastroduodenal.
		PATATA (PAPA)	2/201	Es **nutritiva, antiácida, suavizante** y **sedante,** por todo lo cual resulta muy indicada como **alimento básico** en caso de úlcera gastroduodenal. Deben evitarse las patatas fritas y los guisos con grasa. **Hervidas** y en **puré** ejercen todo su efecto curativo. El **jugo de patata** crudo es un buen antiácido y sedante gástrico.
		AVENA	2/41	La avena puede constituir el **alimento principal** durante los días o semanas que dura el **brote agudo** de úlcera gastroduodenal. Además de ser muy **nutritiva, suaviza, desinflama** y **cicatriza** la mucosa gástrica. Los copos cocidos, el **'porridge'** y la **papilla** de avena son las formas de preparación más adecuadas.
		TAPIOCA	1/108	Es la harina o sémola que se obtiene a partir del tubérculo de una especie de mandioca. Es muy rica en **mucílagos** que protegen y suavizan el interior del conducto digestivo. Constituye junto a la **patata**, uno de los **alimentos ideales** para **proteger** el estómago y *favorecer* la **curación** de la úlcera, además de evitar que reaparezca.
		OKRA	2/200	Es una hortaliza muy nutritiva que contiene un **mucílago** capaz de suavizar y proteger las mucosas digestivas, *favoreciendo* la **cicatrización** de la úlcera. Conviene tomarla junto con el jugo viscoso que suelta durante la cocción.
		CHIRIMOYA	2/59	La pulpa carnosa y suave de esta fruta neutraliza el exceso de acidez y protege la mucosa del estómago, todo lo cual *favorece* la **cicatrización** de la úlcera gastroduodenal.
		ACEITES	1/112	Se ha demostrado que los **ácidos grasos poliinsaturados** que se encuentran en los aceites vegetales pueden *frenar* la proliferación de la bacteria *Helicobacter pylori* considerada como un importante factor causal de la gastritis y de la úlcera.[3] Deben tomarse en **sustitución** de otras grasas de origen animal, como la mantequilla, y *siempre* en cantidades *controladas* para no sobrepasar la IDA (ingesta diaria admisible) de grasa.
		MIEL	1/160	Por su acción **cicatrizante**, favorece la curación de la úlcera gastroduodenal. Además, la miel contiene sustancias **antibióticas** que pueden combatir a ciertos gérmenes como el *Helicobacter pylori* que puede causar gastritis y úlcera. La **miel de manuka** que se produce en Nueva Zelanda, llamada así porque la producen las abejas a partir de las flores de un árbol llamado manuka, resulta especialmente efectiva en caso de úlcera.
		FIBRA	1/388	Existe constancia epidemiológica de que una alimentación baja en fibra y rica en productos refinados (pan blanco, pasta, bollería, pasteles, etc.) aumenta el riesgo de padecer úlcera gastroduodenal.[4] La fibra se encuentra especialmente en los **cereales integrales**, las **legumbres**, las **hortalizas** y las **frutas**, alimentos todos ellos cuyo consumo *habitual* protege contra la úlcera.
		VITAMINA A	1/389	*Favorece* el buen estado de las **mucosas** y es *necesaria* para los procesos de **cicatrización**. La **zanahoria**, las **verduras** de hoja verde y el **mango** son algunas de las mejores fuentes de **provitamina A**, que nuestro organismo transforma en vitamina A.
		VITAMINA C	1/396	La deficiencia de esta vitamina aumenta el riesgo de padecer úlceras de diversos tipos y hemorragias. Si los **cítricos** no son bien tolerados durante el brote agudo de úlcera, existen otras frutas incluso más ricas en vitamina C: la **acerola**, la **guayaba**, la **grosella** y el **kiwi**. Entre las hortalizas, la más rica es el **pimiento** dulce rojo.

ENCICLOPEDIA DE LOS ALIMENTOS
2ª Parte: El poder curativo de los alimentos

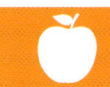

Enfermedad	Uso	Alimento o nutriente	Tomo/ Pág.	Motivos y efectos
ÚLCERA GASTRODUODENAL *continuación*	**Reducir o eliminar** ▽	**BEBIDAS ALCOHÓLICAS**	1/376	Deben **evitarse por completo** en caso de úlcera.[2] El consumo de bebidas alcohólicas **favorece** la aparición de úlcera gastroduodenal y **retrasa** su cicatrización. Los licores y la cerveza son las bebidas más nocivas.
		CAFÉ	1/374	Aumenta la producción de jugos gástricos y **retrasa** la cicatrización de la úlcera gastroduodenal. Existe poca diferencia entre el efecto nocivo para el estómago del café **ordinario** y del café **descafeinado**, por lo que ambos **deben evitarse** igualmente.[2] Las bebidas de malta o de achicoria sustituyen ventajosamente al café.
		ESPECIAS	1/340	Las especias picantes **aumentan** la secreción de jugos, lo que **dificulta** la **curación** de la úlcera. Su acción, tal como se ha podido comprobar mediante endoscopia, es similar a la de la aspirina.[5] La **pimienta** resulta especialmente nociva.[2] Sin embargo, existen estudios que muestran que la **capsaicina** contenida en el pimiento picante o chile aumenta la secreción de mucosidad gástrica y protege el estómago.[6] A pesar de ello, los ulcerosos deben ser muy prudentes y **evitar** el uso de **cualquier picante.**
		MARISCO	1/252	Su consumo produce irritación e inflamación de la mucosa del estómago, lo que **favorece** la aparición de úlceras y **retrasa** su curación.
		CARNE	1/262	Contiene **purinas** (sustancias nitrogenadas no proteínicas) que le otorgan su sabor típico y estimulan al estómago para que produzca jugos ácidos. Por ello, no constituye un alimento recomendable en caso de úlcera.
		LECHE	1/182	Aunque tradicionalmente se venía recomendando a los ulcerosos, recientes investigaciones **desaconsejan** su uso en caso de úlcera, al menos su **uso abundante.**[2] Se ha visto que por un **efecto de "rebote"**, produce un aumento de la acidez gástrica, nada conveniente para los ulcerosos. Según algunos estudios, el consumo abundante de leche (**no** el de **yogur u otros lácteos**) se relaciona con la aparición de úlceras digestivas.[7,8]
		AZÚCAR BLANCO	1/170	Se ha demostrado que un **consumo elevado** de azúcar refinado aumenta el riesgo de padecer úlcera gastroduodenal. Una **alimentación baja** en este tipo de azúcar y en los productos elaborados con ella, constituye una **protección** contra la úlcera.

Café

Leche

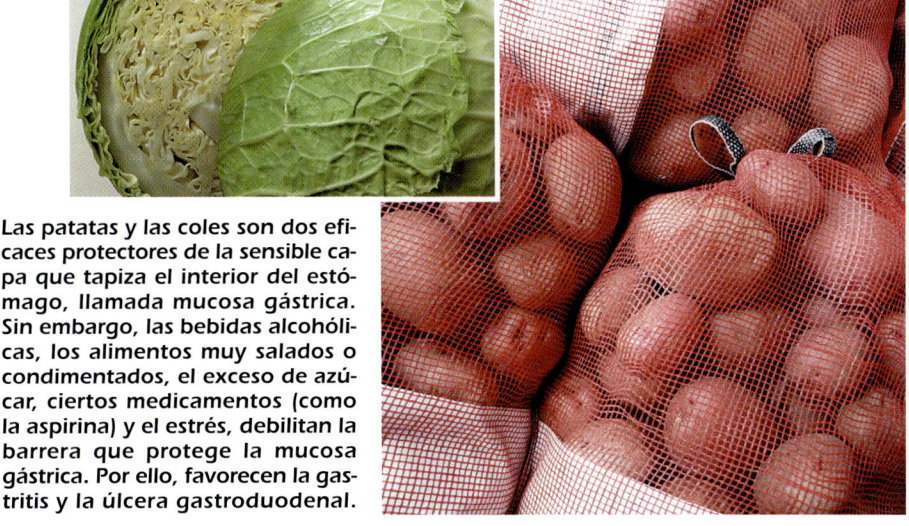

Las patatas y las coles son dos eficaces protectores de la sensible capa que tapiza el interior del estómago, llamada mucosa gástrica. Sin embargo, las bebidas alcohólicas, los alimentos muy salados o condimentados, el exceso de azúcar, ciertos medicamentos (como la aspirina) y el estrés, debilitan la barrera que protege la mucosa gástrica. Por ello, favorecen la gastritis y la úlcera gastroduodenal.

Cap. 27: ALIMENTOS PARA EL ESTÓMAGO

HERNIA DE HIATO

Consiste en que *la parte superior del estómago pasa hacia la cavidad torácica* a través de un orificio o hiato que existe en el diafragma, por el que normalmente discurre el esófago.

Esta alteración anatómica impide que el esfínter o válvula que separa el esófago del estómago, cumpla su función de evitar el paso del contenido del estómago hacia el esófago.

La manifestación más común de la hernia de hiato es el **reflujo** hacia el esófago del contenido gástrico, que normalmente es muy ácido. Ese ácido ataca el esófago y produce la típica sensación de acidez en la boca del estómago, conocida como **pirosis**.

El **tratamiento dietético** de la hernia de hiato consiste fundamentalmente en **evitar**:

- Los alimentos que **relajan** aun más el **esfínter esofágico**.
- Los que **estimulan la producción de ácido** en el estómago.

Una **postura correcta** que evite el aumento de presión en la parte superior del abdomen, así como la **abstinencia** del **tabaco**, *contribuyen a evitar* la **progresión** de la hernia de hiato y de la **inflamación del esófago** que la acompaña.

Granadas

Enfermedad	Uso	Alimento o nutriente	Tomo/Pág.	Motivos y efectos
	Aumentar	**PATATA (PAPA)**	2/201	Las patatas **neutralizan** el exceso de ácido y **reducen** su producción, lo que frena su reflujo hacia el esófago. Todo ello, por supuesto, si son **cocinadas** de forma **saludable** y **sin grasas.** El mayor efecto antiácido se obtiene con el **jugo de patata** cruda.
		ZANAHORIA	2/25	Por su contenido en **provitamina A,** mejora la función de la mucosa gástrica, normalizando la producción de jugo ácido. Así se evita el reflujo del ácido al esófago.
		ALGAS	1/134	Son muy ricas en gomas o **mucílagos,** sustancias dotadas de gran capacidad para retener líquidos. Por ello, retienen el ácido en el estómago, impidiendo que este refluya hacia el esófago.
		GRANADA	2/236	Por su acción **astringente,** seca la mucosa gástrica reduciendo la producción de jugos, y la desinflama. El **jugo de granada** reduce la acidez de estómago y el reflujo esofágico.
	Reducir o eliminar	**BEBIDAS ALCOHÓLICAS**	1/376	El alcohol aumenta la producción de ácido y debilita el esfínter esofágico inferior que separa el esófago del estómago. Cualquier tipo de bebida alcohólica, y especialmente el vino, **agrava** los síntomas de la hernia de hiato.
		VINO	1/378	Está demostrado que el vino, incluso en **pequeñas cantidades,** favorece el reflujo de ácido desde el estómago hacia el esófago, lo cual provoca sensación de acidez y **agrava** los síntomas de la hernia de hiato.[9]
		CAFÉ	1/374	Relaja el esfínter que separa el esófago del estómago, y permite el reflujo de ácido desde el estómago al esófago. El consumo de café aumenta la sensación de acidez y **empeora** la hernia de hiato. La cafeína no parece ser la única sustancia responsable de esta acción nociva del café. El **café descafeinado** también aumenta la acidez, aunque menos que el ordinario, según se ha comprobado en el Hospital Bogenhausen de Múnich (Alemania).[10,11]
		ESPECIAS	1/340	Estimulan la producción de ácido en el estómago y producen un cierto grado de **inflamación** en la mucosa del esófago y del estómago. Deben evitarse en caso de hernia de hiato o de acidez.
		CHOCOLATE	1/357	Por su contenido en **azúcar, grasa** y sustancias **estimulantes,** favorece la **producción de ácido** en el estómago y **su reflujo** al esófago, agravando los síntomas de la hernia hiatal.
		GRASA TOTAL	1/404	Cualquier tipo de grasa **favorece el reflujo** de ácido desde el estómago al esófago y **agrava** los síntomas de la hernia de hiato. La ingesta de grasa se debe **reducir al mínimo,** con el fin de evitar el reflujo y la sensación de acidez.
		LECHE	1/182	Aunque de momento calma la sensación de acidez, suele producir un **efecto de "rebote"** con aumento de la secreción ácida. Se debe usar **con prudencia o suprimir,** especialmente la leche completa.

TOMO 2 / 188

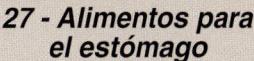

Ananás

Amigo del estómago

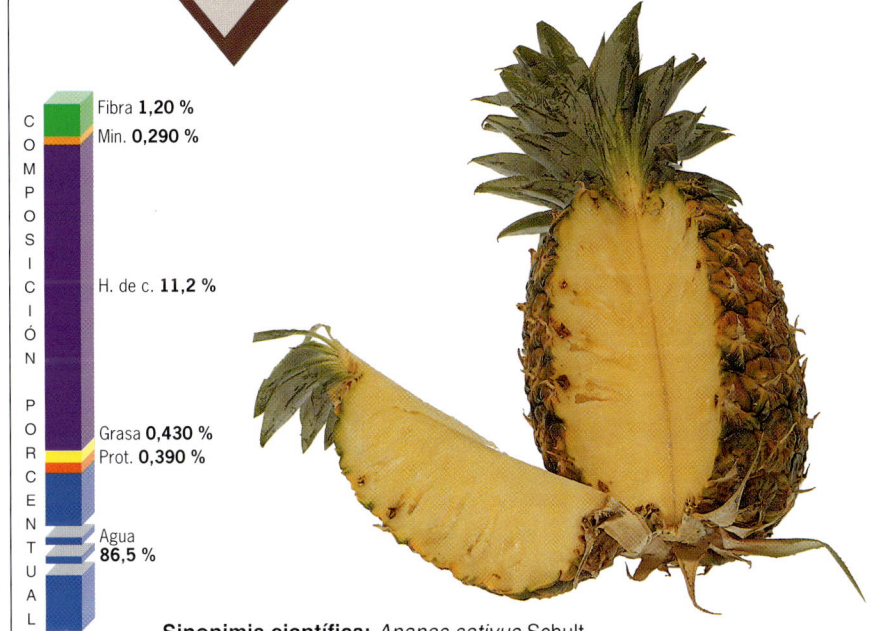

CUENTA la historia que en 1493 los habitantes de la isla antillana de Guadalupe ofrecieron a Cristóbal Colón el ananás (llamado hoy también piña americana o piña tropical), quien pensó que se trataba de una variedad de alcachofa. Al comprobar la exquisitez de su pulpa, la llevó a España, desde donde se fue extendiendo por las zonas tropicales de Asia y África. En el siglo XIX se empezó a cultivar en las islas Hawai, convertidas hoy en uno de los principales productores mundiales.

PROPIEDADES E INDICACIONES: A diferencia del plátano, la piña americana solo madura satisfactoriamente en la planta. Su contenido en azúcar y en principios activos se duplica en las últimas semanas de maduración, por lo que los frutos recolectados prematuramente resultan ácidos y pobres en nutrientes. Conviene pues consumir ananás que hayan sido madurados correctamente en la planta.

Bien madurado, el ananás contiene alrededor del 11% de hidratos de carbono, la mayor parte de los cuales son *azúcares*. En cuanto a grasas y proteínas, su contenido es despreciable.

Las *vitaminas* más abundantes en la piña americana son la *C*, la *B₁* y la *B₆*. Es también una buena fuente de *folatos*. Entre los *minerales*, destaca el manganeso, con 1,65 mg/100 g, seguido del cobre, potasio, magnesio y hierro.

Los componentes no nutritivos de la piña son los más significativos desde el punto de vista dietoterápico:

✓ *Ácidos cítrico y málico:* Son los responsables de su sabor ácido, y como ocurre con los cítricos, *potencian* la

Sinonimia científica: *Ananas sativus* Schult.

Sinonimia hispánica: piña [tropical], piña americana; **Cat.:** ananàs, pinya tropical, pinya americana, pinya d'Amèrica; **Eusk.:** pinaburu; **Gal.:** ananás, piña; **Fr.:** ananas; **Ing.:** pineapple; **Al.:** Ananas.

Descripción: Fruto compuesto (formado por la unión de los frutos de varias flores alrededor de un eje carnoso) de la piña americana o ananás ('Ananas comosus' Merr.), planta herbácea de la familia de las Bromeliáceas que alcanza hasta 50 cm de altura.

Hábitat: Se cultiva en regiones tropicales de América, Asia y Oceanía. Las islas Hawai, Tailandia y Brasil son los principales productores.

ANANÁS (PIÑA AMERICANA)
composición
por cada 100 g de parte comestible cruda

Energía	49,0 kcal = 207 kj
Proteínas	0,390 g
H. de c.	11,2 g
Fibra	1,20 g
Vitamina A	2,00 µg ER
Vitamina B₁	0,092 mg
Vitamina B₂	0,036 mg
Niacina	0,503 mg EN
Vitamina B₆	0,087 mg
Folatos	10,6 µg
Vitamina B₁₂	—
Vitamina C	15,4 mg
Vitamina E	0,100 mg EαT
Calcio	7,00 mg
Fósforo	7,00 mg
Magnesio	14,0 mg
Hierro	0,370 mg
Potasio	113 mg
Cinc	0,080 mg
Grasa total	0,430 g
Grasa saturada	0,032 g
Colesterol	—
Sodio	1,00 mg

% de la CDR (cantidad diaria recomendada) cubierta por 100 g de este alimento

Preparación y empleo

❶ **Al natural:** Es ideal como postre, para favorecer la digestión, y también como aperitivo, para preparar el estómago.

❷ **Jugo:** Debe tomarse lentamente debido a su acidez.

❸ **Conserva:** Contiene todavía la mayor parte de sus vitaminas, minerales y fibra, pero sin embargo es pobre en su enzima bromelina, que se degrada con facilidad. Por ello, la piña en conserva apenas actúa como estimulante digestivo.

Ananás (piña tropical o americana): elegirlo bien y aprovecharlo mejor

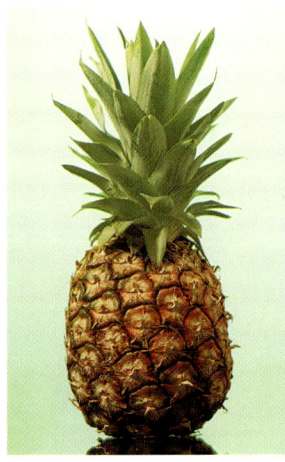

La piña americana o ananás únicamente madura bien en la planta. Si se recolecta cuando todavía no está madura, con el fin de facilitar su transporte, resulta ácida y pobre en nutrientes.

Es importante saber elegir los frutos recolectados en su sazón. Se sabe que un ananás está bien **maduro**, porque:

1. Su **pulpa** cede a la presión con los dedos.
2. Su **aroma** es intenso.
3. Las **hojas** pueden arrancarse con cierta facilidad.

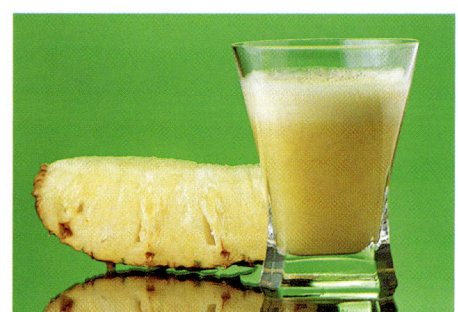

Para preparar la piña, se monda y se corta en rodajas de unos 2 cm de espesor.

El **zumo** se elabora pasando los trozos de pulpa por una batidora o trituradora. Se recomienda tomarlo *enseguida,* con el fin de evitar que se pierdan sus propiedades. Hay que tomarlo **a *pequeños* sorbos,** ensalivándolo bien.

---

acción de la *vitamina C*. A pesar de su riqueza en ácidos, la piña se comporta desde el punto de vista metabólico, como un alcalino, es decir, como un **antiácido,** al igual que ocurre con el limón y otros cítricos (ver T. 2 pág. 124).

✓ *B*ROMELINA (también llamada bromelaína): Se trata de una enzima o fermento de acción proteolítica, es decir, capaz de "romper" las moléculas de las proteínas dejando libres los aminoácidos que las forman. Por ello la bromelina del ananás se usa desde antiguo en la industria alimentaria para ablandar las carnes y hacerlas más tiernas.

La bromelina actúa en el tracto digestivo deshaciendo las **proteínas** y *facilitando su digestión,* al igual que lo hace la pepsina, enzima producida en el estómago que forma parte del jugo gástrico.

La piña tropical o ananás constituye una fruta muy suculenta, sabrosa y rica en ciertas vitaminas y minerales. Muchos la consideran un postre ideal, por *facilitar* la **digestión** de los otros alimentos; otros prefieren consumirla como aperitivo, antes de la comida, especialmente cuando el estómago se encuentra debilitado. Su consumo está especialmente indicado en las siguientes afecciones del estómago:

• **Hipoclorhidria** (falta de jugos), que se manifiesta por digestión lenta y pesadez de estómago.

• **Ptosis gástrica** (estómago caído) causada por la incapacidad del estómago para vaciar su contenido (atonía gástrica).

En ambos casos, la piña debe tomarse **fresca** (no en conserva) y **bien madura,** ya sea antes o después de la comida.

• **Obesidad:** El ananás o su jugo fresco tomados antes de las comidas reduce el apetito (efecto saciante) y constituye un buen complemento en las dietas adelgazantes. Además es ligeramente diurético (favorece la eliminación de orina).

• **Esterilidad:** Esta fruta tropical es uno de los alimentos *más ricos* en **manganeso,** oligoelemento que interviene activamente en la formación de las células reproductoras, tanto masculinas como femeninas. Por ello se aconseja en la dieta de los que padecen de esterilidad debido a una insuficiente producción de células germinales (espermatozoides en el hombre y óvulos en la mujer).

• **Cáncer de estómago:** Se ha demostrado[12] que el ananás es un *potente inhibidor* de la formación de **nitrosaminas.** Estas sustancias de marcada acción cancerígena, se forman en el estómago como consecuencia de una reacción química entre los nitratos y ciertas proteínas contenidas en los alimentos. Las nitrosaminas son una de las causas conocidas más importantes del cáncer de estómago.

La *vitamina C* por sí sola impide la formación de nitrosaminas, pero el ananás (entero o su jugo fresco) se muestra *mucho más eficaz.* Por lo tanto, se recomienda como preventivo del cáncer de estómago en quienes presentan un riesgo elevado de padecerlo. Igualmente se beneficiarán de esta deliciosa fruta quienes lo hayan padecido ya, para evitar que se reproduzca.

Úlcera gastroduodenal

El ananás (piña tropical o americana) **no se recomienda** *durante la fase activa de la úlcera gastroduodenal, pues en este caso suele existir un exceso de jugos gástricos.*

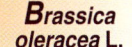   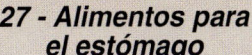 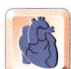

27 - Alimentos para el estómago

Col

Cicatriza las úlceras

Cat.: *col;*
Eusk.: *aza;*
Gal.: *col;*
Fr.: *chou;*
Ing.: *cabbage;*
Al.: *Kohl.*

Descripción: Hojas de las diversas variedades de la especie 'Brassica oleracea' L., planta herbácea bianual o plurianual de la familia de las Crucíferas.

Hábitat: Originaria de las regiones costeras de Europa central y meridional. Su cultivo se ha extendido por los cinco continentes. Se adapta muy bien a los terrenos fríos.

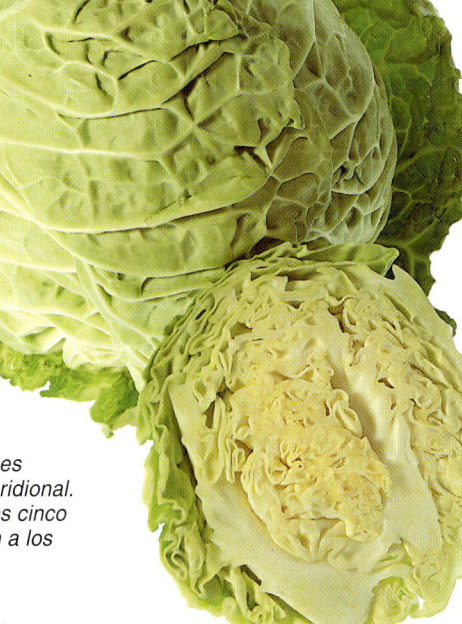

POCAS ESPECIES vegetales han dado lugar a tan elevado número de variedades, y además, tan diferentes entre sí. ¿Quién diría que la col de Bruselas y la lombarda, por ejemplo, son la misma especie? El mundo vegetal participa de ese gran potencial de variación intraespecie que también observamos en el reino animal. Porque, ¿diría usted que un perrito chihuahua y un San Bernardo pertenecen a la misma especie?

A pesar de las diferencias en cuanto a forma y color que se observan entre los diferentes tipos de coles, todas ellas contienen el mismo número de cromosomas en sus células (18), y se

continúa en la página 194

Un repollo es, desde el punto de vista botánico, un apiñamiento de hojas con forma más o menos esférica. La mayor parte de las coles son repollos, aunque algunas, como la coliflor y el brécol, son inflorescencias (ver T. 2 págs. 154, 63).

A la col blanca se la llama también repollo.

COL
composición
por cada 100 g de parte comestible cruda

Energía	25,0 kcal = 105 kj
Proteínas	1,44 g
H. de c.	3,13 g
Fibra	2,30 g
Vitamina A	13,0 µg ER
Vitamina B_1	0,050 mg
Vitamina B_2	0,040 mg
Niacina	0,550 mg EN
Vitamina B_6	0,096 mg
Folatos	43,0 µg
Vitamina B_{12}	—
Vitamina C	32,2 mg
Vitamina E	0,105 mg EαT
Calcio	47,0 mg
Fósforo	23,0 mg
Magnesio	15,0 mg
Hierro	0,590 mg
Potasio	246 mg
Cinc	0,180 mg
Grasa total	0,270 g
Grasa saturada	0,033 g
Colesterol	—
Sodio	18,0 mg

1% 2% 4% 10% 20% 40% 100%

% de la CDR (cantidad diaria recomendada) cubierta por 100 g de este alimento

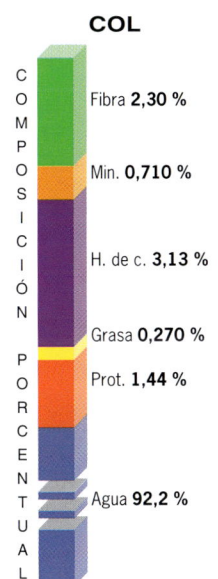

COL
COMPOSICIÓN PORCENTUAL
- Fibra 2,30 %
- Min. 0,710 %
- H. de c. 3,13 %
- Grasa 0,270 %
- Prot. 1,44 %
- Agua 92,2 %

Preparación y empleo

❶ **Cruda:** Las hojas tiernas en ensalada, picadas bien finas, y aderezadas con aceite (a ser posible de oliva) y limón.

❷ **Jugo fresco:** Se elabora con una licuadora. Tomar de dos cucharadas a medio vaso antes de cada comida (con el estómago vacío), 3 o 4 veces diarias.

❸ **Cocinada:** Con el fin de conservar al máximo las propiedades medicinales de la col, se recomienda evitar el exceso de cocción. Los elementos fitoquímicos de tipo sulfuroso son sensibles al calor, y desaparecen con la cocción prolongada. La forma *ideal* de cocinado es **al vapor**.

La familia de las coles

Todas las coles pertenecen a la familia botánica de las Crucíferas, y la mayor parte de ellas constituyen variedades de una misma especie: la 'Brassica oleracea'. Existen más de cien tipos de coles, pero aquí describimos únicamente las más conocidas.

Col común

Brassica oleracea L. var. *acephala*

Sinonimia hispánica: *col [verde], col forrajera, berza [gallega], berza común, bretón;* **Cat.:** *col verda, col aloma, col bajana, col primerenca, col de fulles;* **Eusk.:** *[zuhain]-aza;* **Gal.:** *verza;* **Fr.:** *chou [commun];* **Ing.:** *collard;* **Al.:** *Grünkohl.*

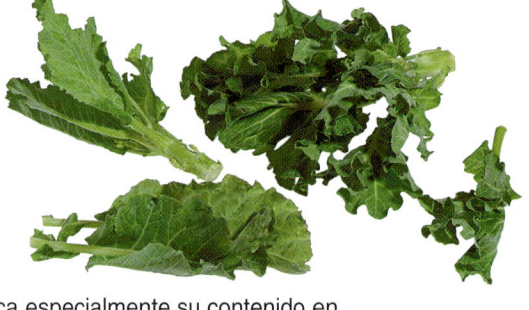

A pesar de su apelativo de común, es una de las variedades de col *más ricas* en **principios nutritivos.** Destaca especialmente su contenido en **beta-caroteno** (provitamina A), **vitamina C,** y en los minerales **potasio, calcio** y **manganeso.** Es *muy rica* en **clorofila** y en **fibra** vegetal.

Su sabor es algo más fuerte que el de las otras coles. Debido a que la consistencia de sus hojas es un poco dura, a causa de su *gran riqueza* en **celulosa,** no resulta apropiada para el consumo en crudo. La forma ideal de tomarla es hervida, cocinada al vapor o asada.

Col de Bruselas

Brassica oleracea L. var. *gemmifera*

Sinonimia hispánica: *berza de Bruselas, repollito de Bruselas, bretón;* **Cat.:** *col de Brussel·les, col de brot;* **Eusk.:** *Brussela-aza;* **Gal.:** *repolo;* **Fr.:** *chou de Bruxelles;* **Ing.:** *Brussels sprouts;* **Al.:** *Rosenkohl.*

Empezó a cultivarse hace algo más de un siglo en Bélgica, cerca de Bruselas. Hoy se cultiva también en Holanda, Francia, Inglaterra y en otros muchos países. Las coles de Bruselas son las yemas a modo de pequeños repollos (apiñamientos de hojas), que se forman a lo largo del tronco de la planta. Su forma es redondeada, y su diámetro entre 3 y 5 cm.

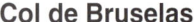

Posiblemente, constituyen la variedad de col más apreciada gastronómicamente, por su intenso y particular sabor. Las coles de Bruselas son *muy ricas* en **vitaminas** (especialmente A y C) y **minerales** (sobre todo potasio, calcio, hierro y azufre).

Destacan entre las coles, por ser la variedad con *mayor porcentaje* de **hidratos de carbono** y **proteínas.**

Col blanca

Brassica oleracea L. var. *capitata* ssp. *alba*

Sinonimia hispánica: *repollo [blanco], repollo de queso, repollo liso, col [murciana], lombarda;* **Cat.:** *col [de cabdell];* **Eusk.:** *[buru]-aza;* **Gal.:** *repolo;* **Fr.:** *chou pommé;* **Ing.:** *white cabagge;* **Al.:** *Weißkohl.*

Es la variedad de col más utilizada en los países centroeuropeos, y la más apreciada para la elaboración del **chucrut** col fermentada). Alemania es uno de los principales países productores.

Sus hojas lisas y de color verde claro tienen un sabor delicioso, siendo las variedades más tempranas las más tiernas. Es ideal para hacer rollos de col asados, para todo tipo de guisos y para consumirla rallada en crudo.

Brécol (T. 2 pág. 63)

Brassica oleracea L. var. *italica*

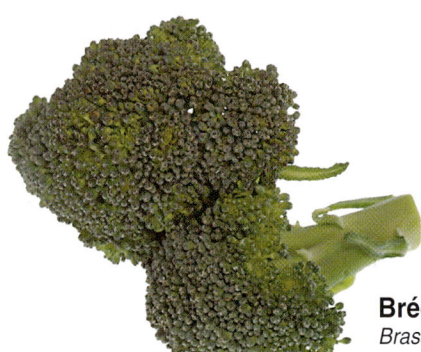

Coliflor (T. 2 pág. 154)

Brassica oleracea L. var. *botrytis*

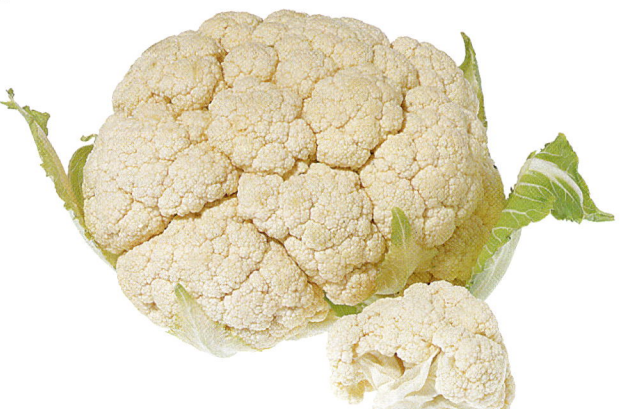

Col roja
Brassica oleracea L. var. *capitata* ssp. *rubra*

Sinonimia hispánica: lombarda, repollo colorado; **Cat.:** col vermella, col roja; **Eusk.:** aza gorri; **Gal.:** lombarda; **Fr.:** chou rouge; **Ing.:** red cabagge; **Al.:** Rotkohl.

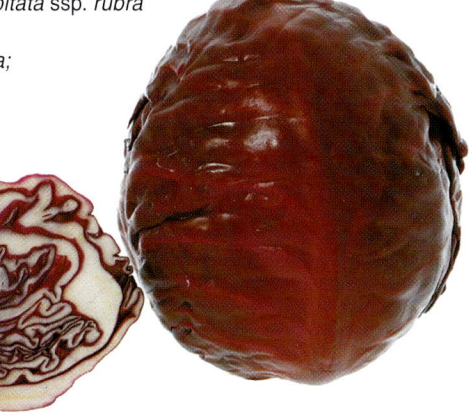

Su forma externa es muy similar a la col blanca, pero las hojas están teñidas de un fuerte color violeta debido a su contenido en **antocianinas.**

La lombarda tiene un sabor ligeramente más dulce que las demás coles. Desde el punto de vista nutritivo, constituye una de las variedades de col *menos rica* en **proteínas, vitaminas** y **minerales.** Pero en compensación, aporta una nota de vivo color en los platos en los que está presente.

Col china
Brassica pekinensis (Lour.) Rupr.

Sinonimia hispánica: repollo chino; **Cat.:** col de la Xina, col xinesa; **Eusk.:** aza txinatar; **Gal.:** col chinesa; **Fr.:** chou chinois; **Ing.:** Chinese cabagge, pe-tsai; **Al.:** Chinakohl.

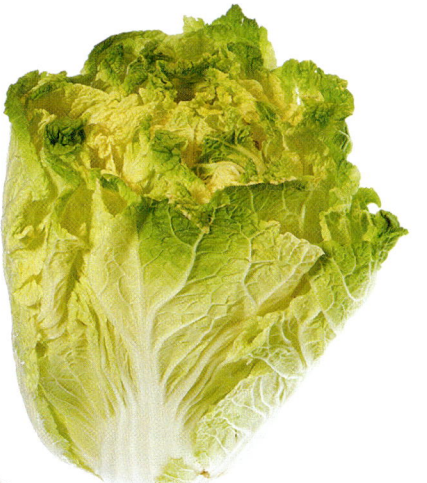

Aunque procede de China, cada vez se cultiva más en Europa. Sus hojas se asemejan a las de la lechuga y la acelga; tiernas se pueden tomar crudas en **ensalada**. Cocinadas son de un sabor más fino que el de otras coles.

Su valor nutritivo es *muy reducido* en cuanto a hidratos de carbono, grasas y proteínas, y por lo tanto en cuanto a *calorías* (16 kcal/100 g). En cambio, contiene *mucho* **beta-caroteno** (provitamina A) y *bastante* **vitamina C.**

Colinabo
Brassica oleracea L. var. *gongylodes*

Sinonimia hispánica: colirrábano, col rábano, colrabi, berza de Siam; **Cat.:** col-i-nap; **Eusk.:** arbi-aza; **Fr.:** chou-rave; **Ing.:** kohlrabi; **Al.:** Kohlrabi.

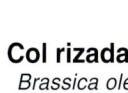

Esta variedad de col, propia de los países centroeuropeos, se caracteriza por el bulbo que se forma en su base, blanco o morado, de hasta 20 cm de diámetro. Se consumen tanto las hojas centrales (las más tiernas) como el bulbo, el cual resulta tierno y jugoso, y puede servirse rallado crudo (en ensalada) o bien frito en rodajas.

Las hojas del colinabo son *ricas* en **vitaminas** y **minerales,** al igual que las otras coles. Destaca su contenido en **magnesio** y en **beta-caroteno** (provitamina A).

Col rizada
Brassica oleracea L. var. *sabauda / bullata*

Sinonimia hispánica: berza, col de Milán, repollo de Milán, repollo crespo, llanta; **Cat.:** col borratgenca, col nana; **Eusk.:** Aza kizkur; **Fr.:** chou cloqué, chou de Milan, chou de Savoie; **Ing.:** Savoy [cabbage]; **Al.:** Wirsing.

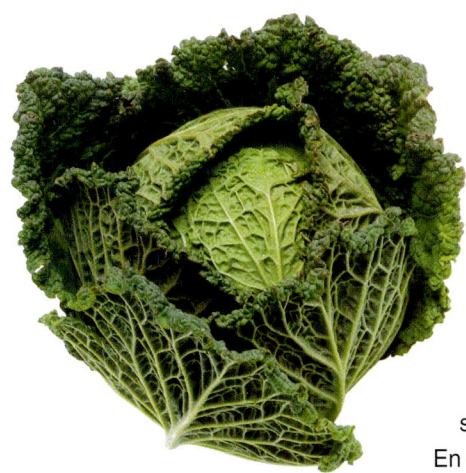

Sus hojas rizadas forman repollos (apiñamientos de hojas) menos compactos que los de otras coles. La forma del repollo puede ser redondeada, ovalada o terminada en punta. Los ejemplares más tempranos aparecen en primavera, tienen las hojas más tiernas y blanquecinas, y se suelen cocinar rehogadas, al vapor e incluso se toman crudas; por el contrario, las *coles rizadas* de verano son de color verde intenso y de sabor más fuerte; se usan en sopas de verduras y potajes.

En general, contiene *menos* **nutrientes** que otras variedades de col.

Tabla comparativa de la composición de las coles
por 100 g de parte comestible cruda

	Proteínas g	H.de c. g	Vit. A µg ER	Folatos µg	Vit. C mg	Calcio mg	Hierro mg
COL COMÚN	1,44	3,13	13	43	32,2	47	0,59
COL DE BRUSELAS	3,38	5,16	88	61,1	85	42	1,4
COL RIZADA	2	3	100	80,2	31	35	0,4
COL ROJA	1,39	4,12	4	20,7	57	51	0,49
COLINABO	1,7	2,6	4	16,1	62	24	0,4
COL CHINA	1,2	0,13	120	78,7	27	77	0,31
COLIFLOR	1,98	2,7	2	57	46,4	22	0,44
BRÉCOL	2,98	2,24	154	71	93,2	48	0,88

viene de la página 191

reproducen entre sí por polinización cruzada; es decir, constituyen una misma especie, al igual que las diferentes razas de perros.

Todas las variedades actuales de la col derivan de la col silvestre, que todavía puede encontrarse en las costas atlánticas de Francia y de Inglaterra.

Según en qué parte de la planta se concentra su energía de crecimiento, obtenemos las diferentes **variedades** de col:

– en las **hojas:** col blanca, lombarda, col rizada;

– en las **inflorescencias:** coliflor, brécol;

– en la **base del tallo** (bulbo): colirrábano;

– en las **yemas** o brotes: col de Bruselas.

Las coles se usaban como alimento ya en la época grecorromana. Los griegos, además de apreciarlas como alimento, descubrieron sus propiedades medicinales. Hipócrates, Galeno y Dioscórides, alabaron las virtudes dietoterápicas de las coles. Catón el Viejo, filósofo romano del siglo II a.C., declaraba que «si los romanos habían podido pasar sin médicos durante más de seis siglos, el mérito debía atribuirse al uso de las berzas».

A pesar de ello, durante toda la historia las coles han sido consideradas como un alimento propio de gentes humildes y poco distinguidas. Este concepto un tanto despectivo en cuanto a las coles, cambió radicalmente hace unas décadas cuando se descubrió su *gran potencial* **anticancerígeno:** las coles contienen sustancias capaces *impedir* la formación de **tumores** malignos, e incluso de *detener* su crecimiento.

Además de esta acción anticancerígena, las coles poseen muchas otras propiedades dietoterápicas y medicinales, tal como se expone a continuación.

PROPIEDADES E INDICACIONES: Las hojas de las coles contienen una gran variedad de nutrientes:

✓ *Proteínas,* en porcentaje nada desdeñable que oscila entre el 3,38% de las coles de Bruselas, y el 1,39% de la lombarda. Se trata de proteínas *incompletas,* como muchas de origen vegetal, por no contener todos los aminoácidos en la proporción idónea. Sin embargo, *combinadas* con otras proteínas vegetales, como las que se encuentran en los **cereales** o en las **leguminosas,** se convierten en proteínas *completas* de alta calidad.

✓ *Grasas* o lípidos, en una cantidad mínima, prácticamente *despreciable.* Únicamente la col de Bruselas alcanza el 0,3%, oscilando todas las demás coles entre 0,1% y 0,2% de su peso. Esta escasez en grasas hace de las coles un alimento *muy adecuado* para **cardíacos y obesos.**

Las grasas de la col, aunque están presentes en *muy escasa* proporción, tienen una *gran importancia* preventiva y curativa. Disueltas en ellas, se encuentran las sustancias sulfuradas –responsables de la mayor parte de sus acciones medicinales–, identificadas actualmente como **elementos fitoquímicos** (ver T. 1 pág. 410).

✓ **Hidratos de carbono:** La mayor parte de las coles contienen entre un 3% y un 5%.

✓ *Vitaminas:* Son *especialmente ricas* en **beta-caroteno** (provitamina A) y *vitamina C,* aunque contienen también cantidades significativas de vitaminas B, E y K. La cantidad de provitamina A varía mucho entre unas coles y otras, siendo en general mayor cuanto más verdes son las hojas.

✓ **Minerales** y **oligoelementos:** Todas las coles en general son *ricas* en *potasio* y *muy bajas* en *sodio,* lo que las hace muy apreciadas en caso de **hipertensión** o de retención de líquidos (**edemas**). Contienen también bastante calcio, fósforo, hierro y magnesio, así como una gran variedad de oligoelementos, entre los que *destaca* el *azufre.*

Las coles son en general una *buena fuente* de *calcio,* tanto por la cantidad que contienen (35 - 77 mg/100 g, la mitad que la leche), como por lo fácilmente que ese calcio se absorbe. Las investigaciones muestran que el organismo absorbe mucho mejor el calcio de las coles que el de la leche.

✓ *Fibra vegetal:* Las coles son ricas en fibra vegetal de tipo celulósico. Esto las hace **laxantes y reguladoras** del tránsito intestinal; aunque también, **flatulentas** para algunas personas propensas a la formación de gases intestinales.

✓ **ELEMENTOS FITOQUÍMICOS:** Son sustancias de reciente descubrimiento, que se encuentran en las frutas, en las verduras y hortalizas en cantidades muy pequeñas, y que realizan importantes funciones en el organismo (ver T. 1 pág. 410). A medida que se perfeccionan los métodos de análisis químico, se van descubriendo nuevos elementos fitoquímicos. En la búsqueda de elementos fitoquímicos, las plantas de la familia de las Crucíferas son de las más estudiadas científicamente.

Estos elementos, desconocidos hasta hace poco, han despertado un gran

Las coles y el tiroides

La col contiene diversos tipos de **glucosinolatos**, que son las sustancias responsables de su sabor picante y de su **acción anticancerígena**. Uno de ellos, llamado antiguamente **goitrina**, tiene también un efecto **indeseable**: impide la absorción de yodo en la glándula tiroides, frenando así la actividad de esta importante glándula (**efecto antitiroideo**).

Esta sustancia solo se produce por la acción de una enzima, que se libera al machacar o masticar la col en crudo. En la **col cocinada no se da este efecto**.[13]

Es poco probable que esta sustancia antitiroidea contenida en las coles, llegue a producir bocio, incluso aunque se consuman coles crudas a menudo. A pesar de ello, como medida de precaución, se recomienda **evitar** el consumo habitual de col **cruda** en caso de **hipotiroidismo** o de **bocio**.

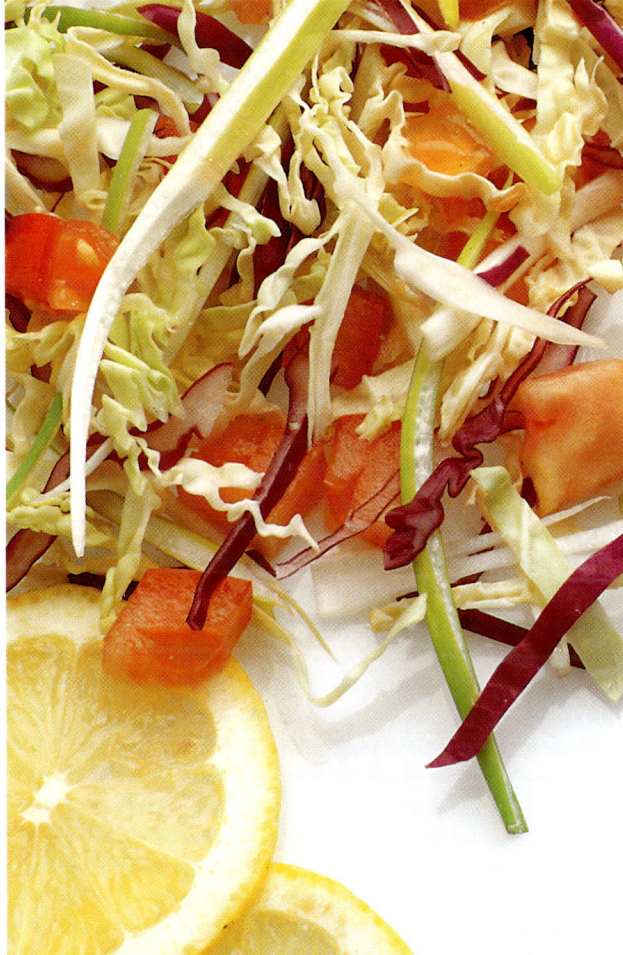

Para reducir el efecto flatulento de las coles, se tienen que elegir las hojas más tiernas, cortarlas finamente, y tras una suave cocción, aderezarlas con aceite, limón y hierbas antiflatulentas (hinojo, comino, alcaravea, etc). Hay que masticarlas despacio y ensalivarlas bien, y no consumirlas juntamente con otras verduras u hortalizas ricas en celulosa, cereales integrales o salvado.

---

interés científico, mostrando que todavía queda mucho por descubrir en la composición de los vegetales.

La **acción** *más importante* y estudiada de los elementos fitoquímicos descubiertos en las coles, es la **anticancerígena**. Pero posiblemente, también otros **efectos** medicinales como el **antiulceroso** o el **antidiabético** o el **antibiótico,** puedan atribuirse a estas sorprendentes sustancias.

Con esta composición tan variada y atractiva, desde el punto de vista científico, las coles presentan las siguientes aplicaciones medicinales:

• **Úlcera gastroduodenal:** La capacidad **cicatrizante** de las hojas de col sobre la **piel,** en aplicación externa es un hecho bien conocido y experimentado desde antaño.[14]

El doctor Ernst Schneider refiere las experiencias llevadas a cabo en la Universidad de Stanford, en las que se puso de manifiesto el efecto cicatrizante del jugo de col bebido, sobre las úlceras gástricas y duodenales.[15] Los pacientes ulcerosos que tomaban un vaso de jugo de col fresco (200-250 ml) cuatro o cinco veces diarias, veían acortar el tiempo de cicatrización de su úlcera a dos semanas; además, el dolor de estómago desaparecía a los pocos días de empezar a tomar dicho jugo.

Experiencias posteriores han puesto de manifiesto que cantidades menores de jugo de col (entre dos cucharadas y medio vaso) son suficientes para obtener un resultado eficaz [❷].

Los primeros investigadores atribuyeron la acción antiulcerosa de la col a una sustancia de tipo lipídico no bien conocida, a la que llamaron "*vitamina U*". Hoy sabemos que no se trata de una vitamina, y posiblemente se trate de uno de los elementos fitoquímicos que están siendo identificados y analizados en la col.

• **Otros trastornos del estómago:** Unas cucharadas de jugo de col, tomadas con el estómago vacío cinco o diez minutos antes de las comidas, son capaces de aliviar la **inflamación** del estómago en pocos días de tratamiento. Desaparecen los síntomas típicos de la **dispepsia** de origen funcional, tales como pesadez, eructos, y dolor de estómago.

• **Afecciones intestinales:** La col ejerce una suave acción **laxante y reguladora** del tránsito intestinal, debido a su contenido en *fibra* celulósica. Su uso conviene en caso de **estreñimiento** crónico y de **diverticulosis.**

Las *sustancias sulfurosas* contenidas en la col ejercen acción **antibiótica,** y pueden contribuir a *reequilibrar* la **flora bacteriana** intestinal en caso de in-

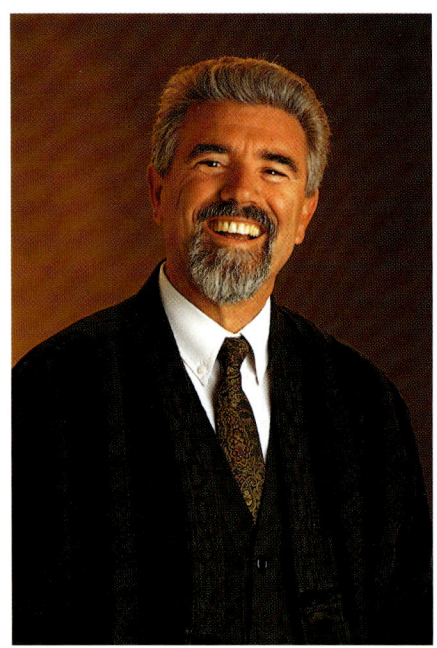

Según experimentos realizados con animales de laboratorio, podemos afirmar que el consumo habitual de los diversos tipos de coles, previene al organismo de la posible formación y desarrollo de tumores.

fecciones intestinales. Se recomienda incluir el jugo de col fresca [❷] (medio vaso tres o cuatro veces diarias) como *complemento* en el tratamiento de las **colitis, fermentaciones** y **disbacteriosis** intestinales.

Se han realizado experiencias con jugo de col en pacientes de **colitis ulcerosa,** una grave enfermedad de la mucosa intestinal de causa desconocida. El jugo se administra igualmente antes de las comidas, tres o cuatro veces diarias [❷]. Es de esperar que la acción cicatrizante de la col se manifieste igualmente sobre las úlceras intestinales que se producen en la colitis ulcerosa.

• **Parásitos intestinales:** El jugo de col en ayunas ha sido usado también como **vermífugo,** para expulsar los parásitos intestinales. Se toma medio vaso por las mañanas en ayunas, durante cinco días seguidos.

• **Afecciones cardiocirculatorias:** Las coles son en general *muy ricas* en **potasio** y *bajas* en **sodio.** Este último mineral influye directamente en la génesis de la hipertensión arterial, por su capacidad para retener agua y aumentar el volumen de la sangre.

Las coles tienen un *suave* efecto **diurético,** y constituyen un alimento muy apropiado para los enfermos del **corazón,** los **hipertensos** y los que sufren **arteriosclerosis** (endurecimiento y estrechamiento de las arterias). Su contenido en *vitaminas antioxidantes* (A, C y E) contribuye a la regeneración de las paredes arteriales.

• **Obesidad:** Las coles aportan muy pocas calorías (20-40 kcal/100 g, excepto las de Bruselas, que llegan a las 43 kcal/100g), y sin embargo producen una notable sensación de saciedad (quitan el apetito). Por ello, y por su riqueza vitamínica y mineral, la col es un alimento ideal para los obesos, que no debería nunca faltar en las dietas de adelgazamiento.

• **Osteoporosis y descalcificación:** Debido a la *notable cantidad* de *calcio* que contienen las coles (aproximadamente la mitad que la leche), y especialmente a lo bien que ese calcio es absorbido por el organismo, las coles constituyen un alimento a tener en cuenta en caso de osteoporosis y descalcificación, así como en todos los casos en que se necesite un mayor aporte de este mineral.

• **Diabetes:** Por su escaso contenido en hidratos de carbono, y su riqueza en vitaminas y minerales, la col es muy bien tolerada por los diabéticos. El doctor Schneider[15] explica el efecto beneficioso de las coles, en caso de diabetes, por la presencia de sustancias que ejercen una acción similar a la insulina, disminuyendo el nivel de glucosa en la sangre.

• **Escorbuto:** El contenido en *vitamina C* de las coles, similar al de la naranja (53 mg/100 g) ha otorgado a estos vegetales la fama de antiescorbúticos. Ciertamente, en los países del centro y norte de Europa, donde especialmente en la época invernal escasean las frutas y verduras frescas (ricas en vitamina C), las coles son una de las mejores fuentes disponibles de esta vitamina, si no la única.

• **Afecciones cancerosas:** Son ya muchos los estudios que muestran cómo un *consumo regular* de coles, evita la formación de cánceres en los animales de experimentación, tal como se expone en el cuadro informativo adjunto (ver también T. 2 pág. 371).

Las coles previenen el cáncer

*Son **muchos** los **experimentos** realizados con animales de laboratorio (ratones casi siempre), en los que se pone de manifiesto la acción anticancerosa de las coles, y en general, de todos los vegetales de la familia de las **Crucíferas.**[16,17,18] En todas estas investigaciones se demuestra que los animales que son alimentados con coles, no desarrollan tumores, incluso aunque se los someta a la acción de potentes cancerígenos como el benzopireno que se encuentra en el humo del tabaco.[19,20]*

*Las investigaciones están avanzando, y se ha llegado a demostrar la acción inhibidora de ciertas sustancias contenidas en las coles, como la **glucobrasicina,** sobre el desarrollo de cánceres de ovario y de mama en mujeres.[21]*

*Las sustancias responsables de la acción anticancerígena de las coles, así como del sabor algo picante de algunas variedades, son los **glucósidos sulfurosos** (glucosinolatos), **indoles** y **sulfóxidos,** que se agrupan bajo la denominación común de **elementos fitoquímicos** (ver T. 1 pág. 410). Su acción es tanto **preventiva** como **curativa,** ya que se ha demostrado que impiden el crecimiento de ciertos tumores.[21,22]*

La col fermentada o 'chucrut'

Un sabroso y salutífero plato centroeuropeo

El chucrut se conoce también como col fermentada o 'sauerkraut', que es su nombre alemán. Aunque su consumo no se halla muy extendido fuera de los países germánicos, va en aumento debido a sus numerosas propiedades medicinales.

La fermentación con bacilos lácticos es una forma tradicional de conservar las verduras en general, y la col en particular. La col fermentada permite disponer de una *buena fuente* de **vitamina C** durante los largos inviernos centro y noreuropeos.

Según el doctor Schneider[15], las propiedades curativas del *chucrut* se deben, probablemente, a su *elevado contenido* en ***ácido láctico*** natural. Esta sustancia ejerce efectos beneficiosos en padecimientos tan extendidos, como la **arteriosclerosis, el reumatismo, la artritis** y las enfermedades **hepáticas**.

La col fermentada ejerce las siguientes acciones salutíferas en el organismo:

- Aporta *abundante* **vitamina C**, con todos los efectos beneficiosos propios de esta vitamina.
- *Facilita* la **eliminación** de residuos **tóxicos** acumulados en los tejidos del organismo durante los meses de invierno (acción depurativa).
- **Digestiva:** El *chucrut* favorece el buen funcionamiento del estómago y del intestino. Aunque algunos piensan que resulta pesado y de difícil digestión, la realidad es que esto se debe a los embutidos con los que frecuentemente se lo acompaña.
- *Evita* **la pirosis** (sensación de acidez) en el estómago, ya que frena el exceso de producción de ácido en el estómago.
- *Favorece* **la evacuación** y *alivia* el **estreñimiento**, debido a su elevado contenido en **fibra**.

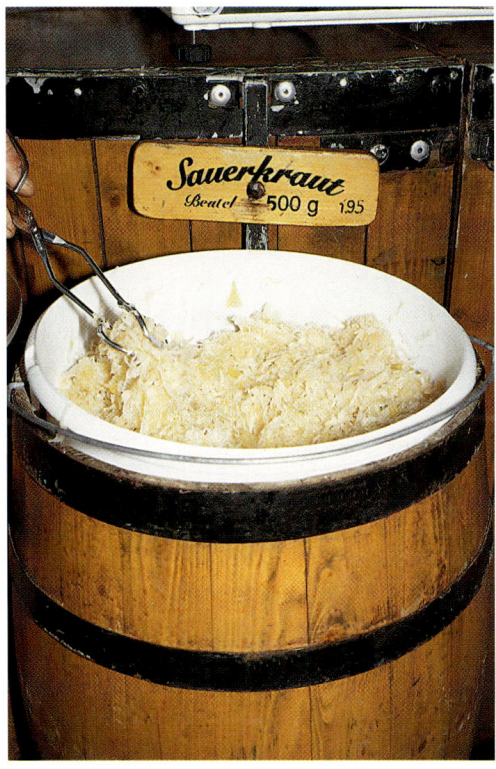

Es preferible que el 'chucrut' se produzca mediante un proceso de fermentación natural. La col fermentada industrialmente a base de vinagre no es recomendable, y debe ser evitada.

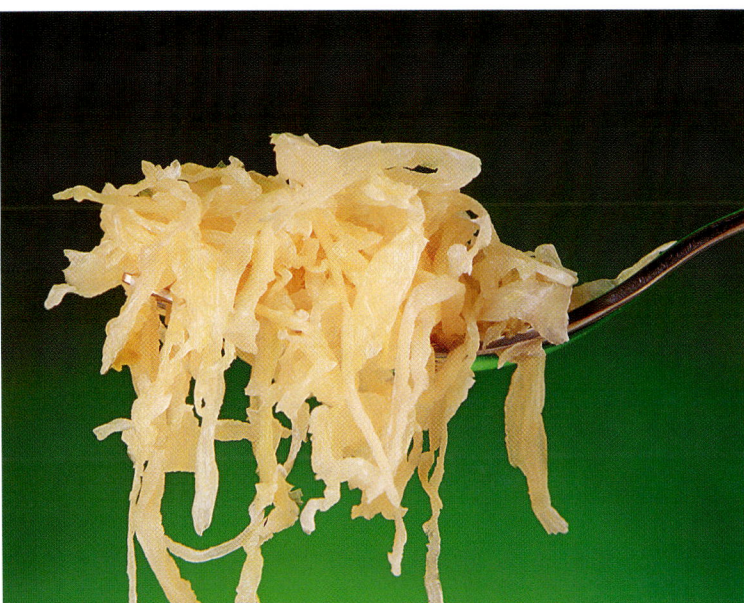

La col fermentada constituye un eficaz depurativo de la sangre, que no debería faltar en la mesa de los diabéticos y obesos.

Existen muchas formas de preparar la col fermentada o 'chucrut':

- **En crudo:**
  Es como mejor se aprovechan sus virtudes curativas. Se puede preparar con aceite de oliva, añadiéndole trocitos de piña tropical (ananás) o de manzana.

- **Cocinada:**
  Después de hacerla hervir a fuego lento durante 20 o 25 minutos, se toma con patatas hervidas, con puré de patata o con productos de soja. De esta forma constituye un plato muy saludable y nutritivo

27 - Alimentos para el estómago

Capsicum annuum L.

Pimiento

Aperitivo y tonificante gástrico

SIN DUDA que cuando Cristóbal Colón arribó a tierras americanas en busca de las especias que llegaban a Europa procedentes de Asia, tuvo que probar los "chiles" picantes.

«He encontrado una especie que pica incluso más que la pimienta de la India, –pudo decir Colón a sus marinos–. ¡La llamaré pimiento!»

Pronto el pimiento empezó a ser cultivado en España y en los países del sur de Europa. Los navegantes españoles y portugueses lo llevaron a Asia y África, ya en los siglos XVI y XVII. Y así el pimiento se extendió rápidamente por todo el mundo, aunque en países como Alemania no se hizo popular hasta mediados del siglo XX.

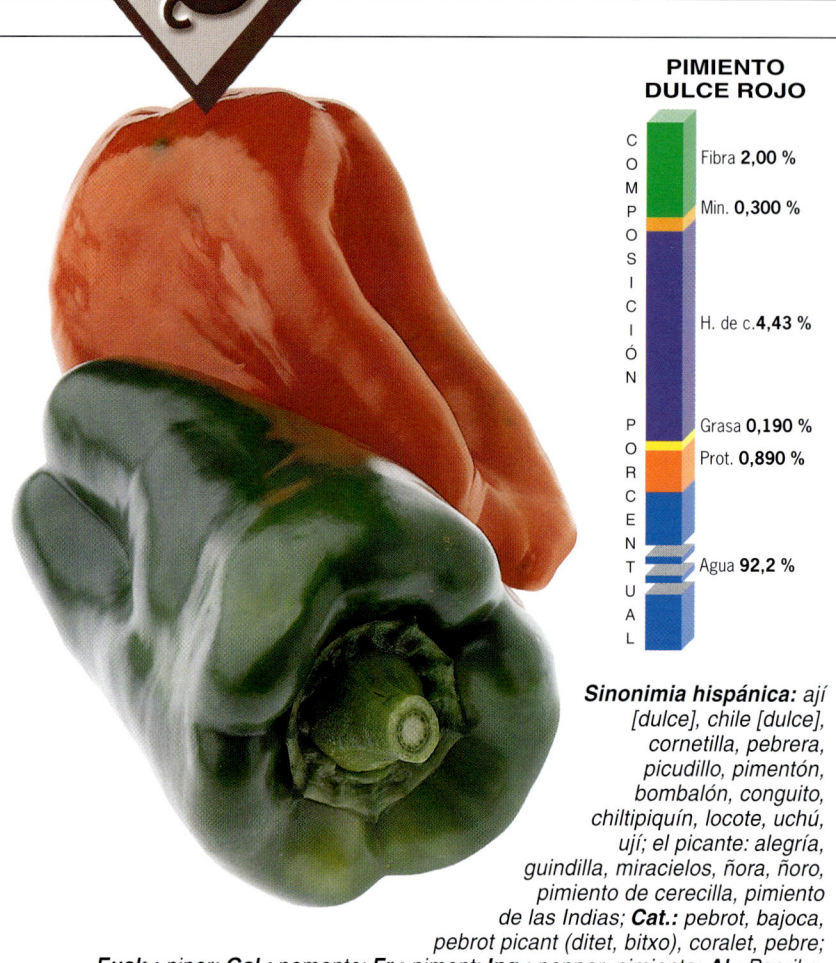

PIMIENTO DULCE ROJO

- Fibra 2,00 %
- Min. 0,300 %
- H. de c. 4,43 %
- Grasa 0,190 %
- Prot. 0,890 %
- Agua 92,2 %

COMPOSICIÓN PORCENTUAL

Sinonimia hispánica: *ají [dulce], chile [dulce], cornetilla, pebrera, picudillo, pimentón, bombalón, conguito, chiltipiquín, locote, uchú, ují; el picante: alegría, guindilla, miracielos, ñora, ñoro, pimiento de cerecilla, pimiento de las Indias;* **Cat.:** *pebrot, bajoca, pebrot picant (ditet, bitxo), coralet, pebre;* **Eusk.:** *piper;* **Gal.:** *pemento;* **Fr.:** *piment;* **Ing.:** *pepper, pimiento;* **Al.:** *Paprika.*

Descripción: *Fruto de la planta del pimiento ('Capsicum annuum' L.), herbácea de la familia de las Solanáceas que alcanza hasta 60 cm de altura. El fruto suele ser rojo, verde o amarillo, aunque hay también ejemplares de color anaranjado, morado e incluso negro.*

Hábitat: *Propio de Centroamérica, su cultivo se ha extendido por zonas templadas y subtropicales de los cinco continentes. Los principales países productores son China, Turquía, México, España y Hungría.*

PIMIENTO DULCE ROJO
composición
por cada 100 g de parte comestible cruda

Energía	27,0 kcal = 112 kj
Proteínas	0,890 g
H. de c.	4,43 g
Fibra	2,00 g
Vitamina A	570 µg ER
Vitamina B₁	0,066 mg
Vitamina B₂	0,030 mg
Niacina	0,692 mg EN
Vitamina B₆	0,248 mg
Folatos	22,0 µg
Vitamina B₁₂	—
Vitamina C	190 mg
Vitamina E	0,690 mg EαT
Calcio	9,00 mg
Fósforo	19,0 mg
Magnesio	10,0 mg
Hierro	0,460 mg
Potasio	177 mg
Cinc	0,120 mg
Grasa total	0,190 g
Grasa saturada	0,028 g
Colesterol	—
Sodio	2,00 mg

1% 2% 4% 10% 20% 40% 100% 200% 500%
% de la CDR (cantidad diaria recomendada) cubierta por 100 g de este alimento

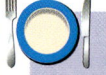

Preparación y empleo

❶ **Crudo:** Cuando es **tierno** el pimiento puede servirse crudo en ensalada; en cuyo caso hay que cortarlo finamente y masticarlo bien. De esta forma se aprovecha al máximo su riqueza vitamínica.

❷ **Cocinado:** La forma **más sana** de cocinarlo es el **asado al horno**. **Frito** resulta bastante **indigesto** por la gran cantidad de aceite que absorbe. El pimiento forma parte de numerosas recetas culinarias, especialmente de salsas y pistos (con tomate y calabacín).

❸ **Pimentón:** Es el polvo que se obtiene tras moler el pimiento rojo. Puede ser dulce o ligeramente picante. Es muy rico en **provitamina A**, y otorga un grato tono rojizo a salsas, patatas, arroces y diversos platos; así que se lo usa como colorante culinario saludable.

Preparación del pimiento

La **piel** del pimiento puede resultar indigesta a los que tienen estómagos delicados. Para quitarla, se asa entero en el horno hasta que la piel empiece a separarse, y después se enfría rápidamente sumergiéndolo en agua fría.

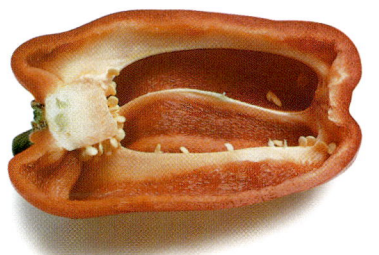

Una vez asado, se puede aliñar con aceite, un poco de sal, limón, ajo y perejil. De esta forma resulta muy sabroso y se puede conservar durante unos días en el refrigerador.

El **pimiento rojo** *supera* al verde en ***provitamina A*** y en ***vitamina C***, aunque el resto de nutrientes figuran en igual proporción.

Las **semillas** y sobre todo las membranas que las recubren pueden dar sabor amargo, así que conviene **eliminarlas**.

Aunque los primeros pimientos que salieron de Centroamérica eran picantes, las técnicas de selección vegetal han logrado muchas variedades dulces exentas de picor, que son a las que nos referimos aquí. Del **pimiento picante, chile** o **ají,** se habla en el T. 1 página 340 y en la *Enciclopedia de las plantas medicinales* (*EPM* pág. 354).

PROPIEDADES E INDICACIONES: Los pimientos contienen un porcentaje escaso de proteínas (0,89%) e hidratos de carbono (4,43%), y apenas grasa (0,19%). Por ello aportan tan solo 27 kcal/100 g. Contienen pequeñas cantidades de vitaminas del grupo B, de vitamina E y de todos los minerales. Pero en su composición destacan sobre todo dos vitaminas:

✓ *Provitamina A* (beta-caroteno), con 570 µg ER/100 g (pimiento rojo), lo que supone *más* de la *mitad* de las necesidades diarias de esta vitamina para un hombre adulto. El pimiento verde contiene solo 63 µg ER/100g. Únicamente las espinacas, las acelgas y por supuesto, las zanahorias, superan al pimiento rojo en provitamina A (ver T. 2 págs. 28, 297, 25).

Además de beta-caroteno, que se transforma en vitamina A en el organismo, el pimiento aporta también otros carotenoides como el *licopeno*. Este carotenoide es muy abundante en el tomate, el cual, aunque no se transforma en vitamina A, sí que es un *potente* **antioxidante** que protege contra la degeneración cancerosa de las células (ver T. 2 pág. 276).

✓ *Vitamina C:* El pimiento es el alimento común *más rico* en vitamina C (190 mg/100 g). Lo superan el escaramujo[23] (600 mg/100 g) y la acerola (1.678 mg/100 g, ver T. 2 pág. 367).

El pimiento rojo aporta casi cuatro veces más vitamina C que el limón o la naranja: con 100 g de pimiento se consigue *más* del *triple* de la CDR (cantidad diaria recomendada).

El pimiento verde no es tan rico en vitamina C (89,3 mg/100 g). Sin embargo, el resto de nutrientes se encuentran en cantidad similar.

El pimiento destaca también por otras sustancias no nutritivas:

✓ *Flavonoides:* Son *potentes* **antioxidantes** que actúan como antiinflamatorios y protectores del sistema circulatorio.

✓ *Capsacina:* Es la sustancia responsable del picor. Los pimientos dulces la contienen en una proporción del 0,1%, diez veces menos que los picantes (1% o más). A *bajas dosis,* como las que se encuentran en el pimiento dulce, la capsacina es **aperitiva y estimulante** digestiva, aunque en dosis elevadas es rubefaciente (irrita la piel y las mucosas).

✓ *Fibra vegetal:* Contiene alrededor del 2%. Contribuye, junto con la capsacina, a la acción laxante del pimiento.

Las aplicaciones dietoterápicas del pimiento son las siguientes:

• **Afecciones del estómago:** Por su acción aperitiva, estimulante de la producción de jugos gástricos y antiinflamatoria, el pimiento conviene a los que padecen de **dispepsia** (mala digestión) debido a **insuficiencia de jugos** gástricos o a **atonía** digestiva.

• **Estreñimiento:** El pimiento es un laxante suave, y además tiene acción antiflatulenta.

• **Diabetes y obesidad:** Debido a su escaso aporte de hidratos de carbono y de calorías, el pimiento es muy bien tolerado por los diabéticos, y conviene en la dieta de los obesos.

• **Preventivo del cáncer digestivo:** Por su *extraordinaria riqueza* en *vitaminas antioxidantes* (A y C), que protegen a las células de la acción mutágena de las sustancias cancerígenas,[24] el *consumo habitual* de pimientos contribuye a evitar el cáncer, especialmente el de los órganos digestivos (estómago y colon).

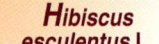   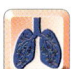

27 - Alimentos para el estómago

Okra

Nutritiva y suavizante

LA OKRA, también conocida por otros nombres como **gombo** o **dedos de dama,** es una de las verduras más antiguas del mundo. Los etíopes y los egipcios ya la usaban hace varios milenios. En la actualidad se cultiva sobre todo en regiones tropicales de África, Asia y América. Aunque no es demasiado conocida en Europa, resulta cada vez más fácil encontrarla en los mercados como verdura de importación.

PROPIEDADES E INDICACIONES: Se trata de una de las hortalizas más nutritivas, que además posee numerosas propiedades medicinales. Destaca por su contenido en proteínas (2%), bastante elevado para tratarse de un vegetal; provitamina A (66 µg ER/100 g); *vitaminas* del grupo *B* (especialmente la B_1, con 0,2 mg/100 g, casi el doble que la harina blanca de trigo); vitamina C y vitamina E. Pocas hortalizas sobrepasan el contenido de la okra en *calcio* (81 mg/100 g), magnesio (57 mg/100 g) y *hierro* (0,8 mg/100g).

Además de su riqueza vitamínica y mineral, la okra es rica en *fibra* soluble de tipo mucilaginoso,[25] que ejerce una función suavizante y protectora en el conducto digestivo.

Cuando se usa con fines medicinales, conviene tomarla junto con el jugo que suelta durante su cocción [❶]. Se recomienda especialmente en los siguientes casos:

• **Úlcera de estómago**, gastritis y afecciones del estómago en general.

• **Colitis** de todo tipo, incluida la ulcerosa.

• **Afecciones de la garganta y bronquitis:** Se toma su líquido mucilaginoso caliente, con el que también pueden hacerse gárgaras [❶].

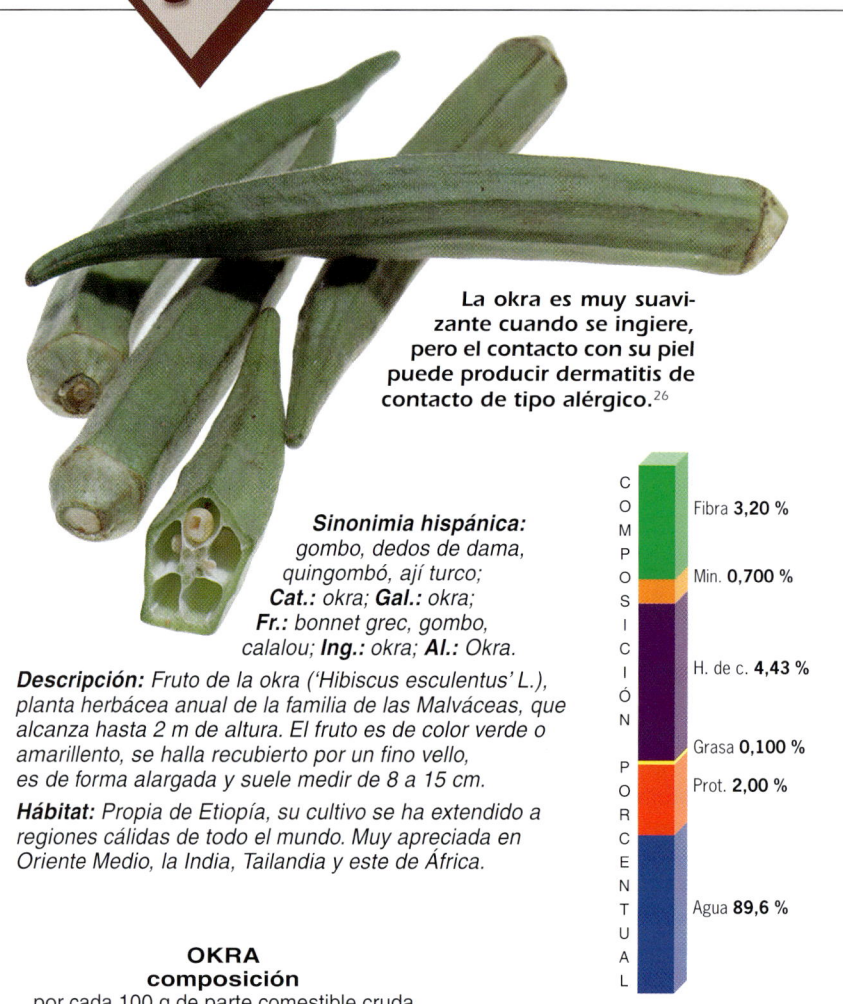

La okra es muy suavizante cuando se ingiere, pero el contacto con su piel puede producir dermatitis de contacto de tipo alérgico.[26]

Sinonimia hispánica: gombo, dedos de dama, quingombó, ají turco; **Cat.:** okra; **Gal.:** okra; **Fr.:** bonnet grec, gombo, calalou; **Ing.:** okra; **Al.:** Okra.

Descripción: Fruto de la okra ('Hibiscus esculentus' L.), planta herbácea anual de la familia de las Malváceas, que alcanza hasta 2 m de altura. El fruto es de color verde o amarillento, se halla recubierto por un fino vello, es de forma alargada y suele medir de 8 a 15 cm.

Hábitat: Propia de Etiopía, su cultivo se ha extendido a regiones cálidas de todo el mundo. Muy apreciada en Oriente Medio, la India, Tailandia y este de África.

COMPOSICIÓN PORCENTUAL: Fibra 3,20 % | Min. 0,700 % | H. de c. 4,43 % | Grasa 0,100 % | Prot. 2,00 % | Agua 89,6 %

OKRA composición
por cada 100 g de parte comestible cruda

Energía	38,0 kcal = 158 kj
Proteínas	2,00 g
H. de c.	4,43 g
Fibra	3,20 g
Vitamina A	66,0 µg ER
Vitamina B_1	0,200 mg
Vitamina B_2	0,060 mg
Niacina	1,28 mg EN
Vitamina B_6	0,215 mg
Folatos	87,8 µg
Vitamina B_{12}	—
Vitamina C	21,1 mg
Vitamina E	0,690 mg EαT
Calcio	81,0 mg
Fósforo	63,0 mg
Magnesio	57,0 mg
Hierro	0,800 mg
Potasio	303 mg
Cinc	0,600 mg
Grasa total	0,100 g
Grasa saturada	0,026 g
Colesterol	—
Sodio	8,00 mg

% de la CDR (cantidad diaria recomendada) cubierta por 100 g de este alimento

Preparación y empleo

❶ **Cocinada** con limón: Forma parte de numerosos guisos. No desechar el líquido mucilaginoso que suelta al hervirla en agua, pues es muy medicinal. Combina bien con huevos, patatas u otras verduras y hortalizas.

❷ **Asada:** Algunos prefieren la okra así, con el fin de evitar el líquido mucilaginoso que suelta al hervirla en agua, aunque asada resulta menos medicinal que sometida a cocción.

Solanum tuberosum L.

27 - Alimentos para el estómago

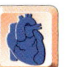

Patata

Gran amiga del estómago

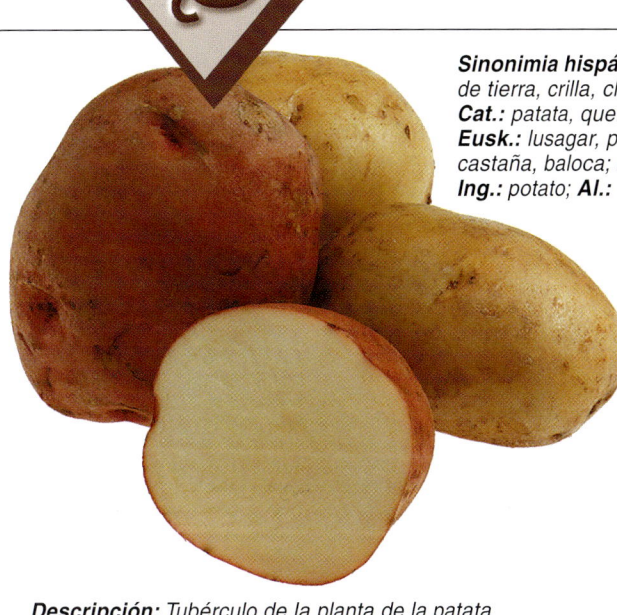

Sinonimia hispánica: papa, criadilla de tierra, crilla, chunu, chuño, poguy; **Cat.:** patata, queradilla, creïlla, trumfa; **Eusk.:** lusagar, patata; **Gal.:** pataca, castaña, baloca; **Fr.:** pomme de terre; **Ing.:** potato; **Al.:** Kartoffel.

FUE EL CONQUISTADOR español Francisco Pizarro, quien en 1534 desembarcó en Sevilla por primera vez con un saco de patatas procedente del Perú. Su fácil cultivo hizo que pronto se extendieran por todo el viejo continente.

Pero la verdad es que las patatas fueron muy mal recibidas: en España se las llamaba despectivamente "piedras comestibles"; en Francia se las rechazaba debido a la creencia popular de que eran transmisoras de la peste; en Alemania solo se usaban para alimentar al ganado; y en Inglaterra se las censuraba porque no aparecen mencionadas en la Biblia.

Tuvieron que pasar más de doscientos años para que las humildes patatas demostraran que son capaces de calmar el hambre de los pueblos. Fue precisamente en los años previos a la Revolución Francesa, cuando se divulgó el consumo de este tubérculo. El farmacéutico francés Antoine-Auguste Parmentier fue el principal impulsor de su consumo en Europa. En 1785, cuatro años antes de que se iniciara la gran revolución, ofreció un ramito de flores de patatera al rey Luis XVI, diciéndole:

— Señor, esta es la flor de una planta que puede solucionar la alimentación de los franceses. A partir de ahora, el hambre es imposible.

Pero posiblemente la patata no llegó a tiempo para calmar el hambre de las muchedumbres, pues debido a ella, entre otras razones, finalmente estalló la Revolución Francesa.

A partir de entonces, la patata se hizo un lugar en la mesa de los europeos, y por extensión, en la de todos los habitantes del mundo.

continúa en la página 203

Descripción: Tubérculo de la planta de la patata ('Solanum tuberosum' L.), herbácea perteneciente a la familia de las Solanáceas. Los tubérculos no son raíces, sino engrosamientos subterráneos de los tallos. El peso y tamaño de las patatas son muy variables: desde unos gramos hasta más de un kilo.

Hábitat: Propia de la región andina, en Perú y Bolivia. Actualmente se cultiva en regiones templadas y frías de todo el mundo, siendo Rusia, Polonia, Estados Unidos y Alemania los principales países productores.

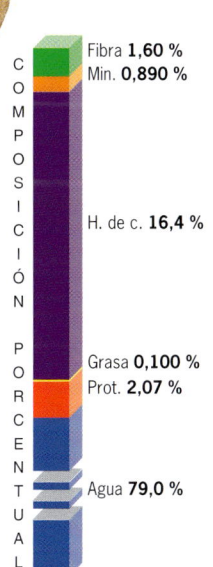

COMPOSICIÓN PORCENTUAL
- Fibra 1,60 %
- Min. 0,890 %
- H. de c. 16,4 %
- Grasa 0,100 %
- Prot. 2,07 %
- Agua 79,0 %

PATATAS (PAPAS) composición
por cada 100 g de parte comestible cruda

Energía	79,0 kcal = 331 kj
Proteínas	2,07 g
H. de c.	16,4 g
Fibra	1,60 g
Vitamina A	—
Vitamina B₁	0,088 mg
Vitamina B₂	0,035 mg
Niacina	2,02 mg EN
Vitamina B₆	0,260 mg
Folatos	12,8 µg
Vitamina B₁₂	—
Vitamina C	19,7 mg
Vitamina E	0,060 mg EαT
Calcio	7,00 mg
Fósforo	46,0 mg
Magnesio	21,0 mg
Hierro	0,760 mg
Potasio	543 mg
Cinc	0,390 mg
Grasa total	0,100 g
Grasa saturada	0,026 g
Colesterol	—
Sodio	6,00 mg

% de la CDR (cantidad diaria recomendada) cubierta por 100 g de este alimento

Preparación y empleo

❶ **Cocinadas al vapor:** Es la forma ideal de consumir las patatas, pues así se conservan mejor sus nutrientes. Si no proceden de cultivos biológicos, es preferible pelarlas (ver T. 2 pág. 204).

❷ **Hervidas,** solas o con verdura.

❸ **Asadas al horno,** acompañadas o no de cebollas o pimientos.

❹ **Fritas:** Es la forma menos saludable de consumirlas (ver T. 2 pág. 205).

❺ **Jugo crudo:** Se usa como antiácido (ver T. 2 pág. 203).

Las papas, un alimento equilibrado y casi completo

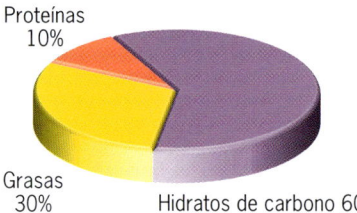
Procedencia de las calorías en una dieta equilibrada
Proteínas 10%
Grasas 30%
Hidratos de carbono 60%

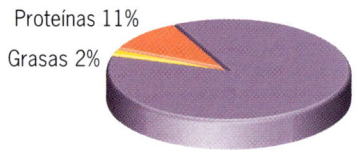
Procedencia de las calorías en la patata
Proteínas 11%
Grasas 2%
Hidratos de carbono 87%

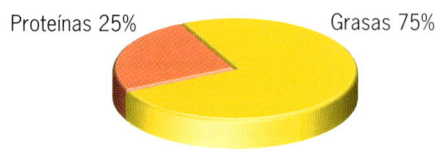
Procedencia de las calorías en la carne
Proteínas 25%
Grasas 75%
Hidratos de carbono 0%

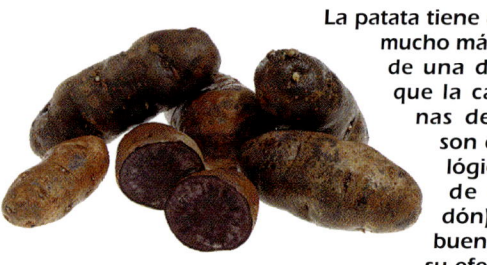

La patata tiene una composición mucho más cercana al ideal de una dieta equilibrada que la carne. Las proteínas de este tubérculo son de alto valor biológico, y sus hidratos de carbono (almidón) destacan por su buena digestibilidad y su efecto antiácido.

Las patatas fotografiadas aquí son de las llamadas 'Vitelotte noire', una exquisita variedad francesa cuyo sabor recuerda al de las nueces.

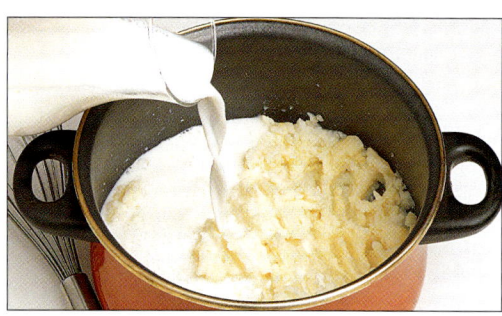

Las patatas por sí solas constituyen un alimento bastante equilibrado y completo. Si se desea además obtener un alimento casi completo, es suficiente con añadirles leche entera. La leche aporta la grasa, la vitamina A y el calcio que le faltan a las patatas.

También se obtiene un alimento equilibrado y casi completo, añadiendo a la patata aceite vegetal para compensar su falta de grasas, y una verdura rica en provitamina A y en calcio como las espinacas; o bien brécol o col (ricos en calcio) y zanahoria (rica en provitamina A).

El puré de patatas es una de las formas más digestibles de tomarlas, y resulta especialmente útil en las afecciones estomacales.

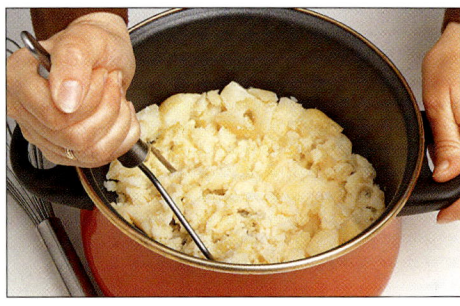

Pérdidas de nutrientes con el cocinado

La patata **cruda solo** puede usarse **esporádicamente** con fines terapéuticos (ver T. 2 pág. 203). Experimentos realizados con animales y confirmados en humanos,[27] muestran que el **almidón** de la patata cruda no se digiere. Además, las patatas crudas contienen inhibidores de las proteasas[28,29] sustancias tóxicas que impiden la acción de las enzimas que digieren las proteínas en el intestino.

La **cocción** de las patatas en agua **reduce** en un 25% su contenido en **vitamina C** y en **sales minerales**.

Lamentablemente, esta pérdida es algo mayor cuando las patatas han sido previamente peladas, pues la piel produce un cierto aislamiento, impidiendo que ciertos nutrientes pasen al agua. Ahora bien, debido a la contaminación, es recomendable pelar la patatas (ver cuadro T. 2 pág. 204).

Las patatas **asadas** o cocinadas **al vapor** son las que **mejor conservan** sus **nutrientes**. Hay que tener en cuenta que a más tiempo de cocción, mayor perdida de vitamina C.

viene de la página 201

Con más de 1.300 variedades, la patata es actualmente la hortaliza más cultivada en todo el planeta (unos 270 millones de toneladas anuales). En Alemania, por ejemplo, cada habitante consume por término medio unos 70 kilos de este tubérculo al año.

Humildes, despreciadas y baratas, pero siempre sabrosas y saludables; las patatas resultan hoy insustituibles en la alimentación humana.

PROPIEDADES E INDICACIONES: El Servicio de Investigación Agrícola del Departamento de Agricultura de los Estados Unidos declara que una **dieta** a base de **leche** completa y **patatas** proporciona *casi todos* los *nutrientes* necesarios para el mantenimiento del cuerpo humano.

La patata es un alimento bastante completo, que aporta sobre todo hidratos de carbono y proteínas de mucha calidad. Únicamente es deficitaria en los siguientes nutrientes: grasa, provitamina A, vitamina E, calcio y vitamina B_{12}. Todos los demás están bien representados en la patata:

✓ *Hidratos de carbono:* Contiene 16,4 g/100 g (16,4 %), de los cuales la mayor parte (unos 16 g) son de *almidón.* El resto (unos 0,4 g) están formados por glucosa, fructosa y sacarosa. El almidón o fécula de la patata es de fácil digestión y no produce flatulencias. Por acción de las enzimas digestivas (principalmente la amilasa del páncreas), se va transformando en *glucosa,* a medida que transcurre por el intestino delgado. La glucosa pasa a la sangre y proporciona así energía a nuestras células.

Hay que recordar que la digestión del almidón empieza en la boca por acción de la enzima *ptialina.* La buena **masticación y ensalivación** de la patata, favorece su posterior digestión y asimilación en el intestino delgado.

✓ *Proteínas:* La patata es una **buena fuente** de proteínas, aunque desde el punto de vista estrictamente cuantitativo pueda parecer modesta (2,07%). Las proteínas de la patata tienen las siguientes características:

– Son de *alto* **valor biológico,** es decir, aportan *todos* los *aminoácidos* que nuestro organismo necesita, y además, en una **proporción** *adecuada*

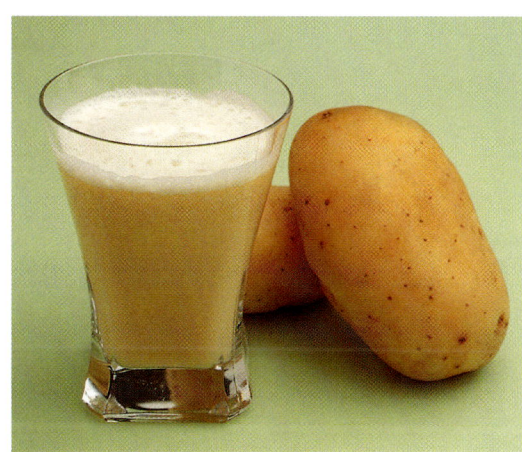

Jugo de patata cruda

Neutraliza la acidez gástrica

El doctor Schneider[37] recomienda un remedio popular en Alemania: el jugo de patata cruda, por ser muy rico en sustancias alcalinas. Unas cucharadas antes de la comida, son suficientes para calmar la acidez de estómago.

Por supuesto que recomendamos pelar las patatas antes de obtener su jugo.

para *favorecer* el **crecimiento.** La mejor prueba de ello es que la patata se emplea satisfactoriamente en la recuperación de niños malnutridos por su gran digestibilidad y por la gran calidad de sus proteínas, muy similar al de la caseína de la leche.[31]

– Las proteínas de la patata son *ricas* en *lisina,* el aminoácido esencial que escasea en los cereales.[32] Desde este punto de vista, las patatas resultan idóneas para combinarlas con los cereales (especialmente con el maíz), pues por el fenómeno de la suplementación proteínica (ver T. 2 pág. 392), entre ambos productos vegetales proporcionan abundante proteína, y de alta calidad biológica.

– Aunque la cantidad de proteínas de la patata es relativamente baja en relación a su peso (2,07%), suponen el 10,3% del total de calorías, lo cual es casi ideal. Todos los nutricionistas están de acuerdo en que las proteínas no deben proporcionar más del 15% de las calorías de una dieta. La proporción de proteínas de la patata respecto a las calorías (10,3%) es mucho más equilibrada que por ejemplo la de la carne (25%), claramente hiperproteínica.

La familia de las Solanáceas y la solanina

La papa o patata pertenece a la familia botánica de las Solanáceas, al igual que el tomate (T. 2 pág. 275), el pimiento (T. 2 pág. 198), la berenjena (T. 2 pág. 256) y el tabaco. La batata o boniato (T. 2 pág. 301), por el contrario, pertenece a otra familia, la de las Convolvuláceas.

*Todas las **Solanáceas** contienen el alcaloide **solanina,** que se concentra en ciertas partes de la planta. En la papa se encuentra en los **frutos** y en las **hojas.***

*Los **tubérculos** (parte comestible de la patatera) solo contienen una **pequeña cantidad** de solanina cuando están **verdes,** o alrededor de los **brotes** (grillos).*

*La **toxicidad** de la solanina es **baja.** Su ingestión provoca trastornos poco graves como picor en la boca, molestias en el estómago y dolor de cabeza. **Desaparece** en su práctica totalidad por la acción del calor **al cocinarlas.***

La piel de la patata
Concentra las vitaminas, pero también los tóxicos

Es cierto que justo debajo de la piel se concentra una buena parte de las vitaminas y sales minerales de la patata. Sin embargo, a menos que procedan de un cultivo biológico garantizado, recomendamos que se consuman **bien peladas,** por las siguientes razones:

- Las patatas comerciales se suelen **fumigar** con sustancias químicas para evitar que se grillen.
- La piel contiene bastante **cadmio,** un metal tóxico similar al plomo que contamina el aire y los suelos, especialmente cerca de las zonas donde hay industrias.

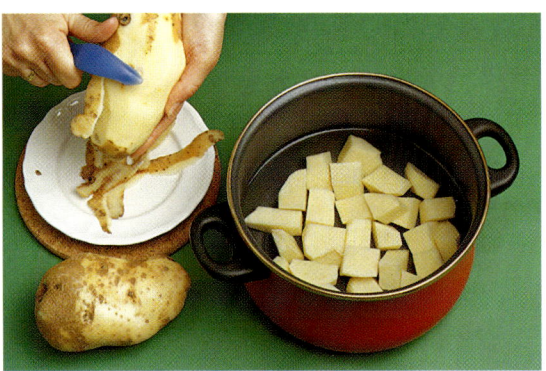

Conviene pelar las patatas antes de cocinarlas, pues las sustancias tóxicas que existen en su piel pueden pasar al interior durante la cocción o el asado.

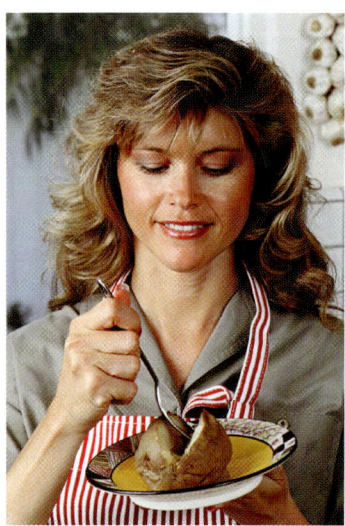

Si desea disfrutar de una sabrosa patata asada al horno con su piel, procure que proceda de un cultivo biológico para evitar los contaminantes que se acumulan en la piel.

✓ *Vitaminas:* Las patatas son una buena fuente de vitamina C, aunque durante el proceso de cocción se pierde una parte de esta vitamina. Cocinadas al vapor es como menos vitamina C pierden; y fritas, como más. Prácticamente no contienen provitamina A ni vitamina E; en cambio son bastante ricas en vitaminas del complejo B, especialmente la B1 y la B6.

✓ *Minerales:* Las patatas destacan por su *riqueza* en *potasio* y su *bajo contenido* en *sodio,* lo que las hace muy recomendables en caso de hipertensión y de afecciones cardiovasculares. Son pobres en calcio, pero bastante ricas en hierro, fósforo y magnesio, así como en cinc, cobre, manganeso y otros oligoelementos.

✓ *Fibra vegetal:* Las patatas contienen un 1,6% de fibra vegetal de tipo soluble. Dos patatas de tamaño mediano (300 g) contienen casi la quinta parte de las necesidades diarias de fibra vegetal.

Las patatas son un alimento nutritivo y bastante equilibrado en cuanto a la proporción de sus nutrientes. Cuando se quiera obtener una comida casi completa hay que mezclarlas con leche, o bien añadirles un poco de aceite vegetal para compensar su falta de grasas, y una verdura rica en provitamina A y en calcio como las espinacas; o bien brécol o col (ricos en calcio) y zanahoria (rica en provitamina A).

Este tubérculo es un alimento muy útil en diversos trastornos y enfermedades, entre los que destacan:

• **Afecciones del estómago:** Se ha dicho que la patata es la *mejor* **amiga del estómago,** por el bienestar gástrico que se suele sentir tras consumirla. Este efecto beneficioso de la patata se atribuye al menos a tres factores:

– **Efecto antiácido:** Es un alimento relativamente alcalino, capaz de neutralizar el exceso de ácido. Esta acción alcalinizante se produce tanto localmente en el estómago, como en la sangre y en la orina.

– **Consistencia física:** La textura suave de la patata reduce la necesidad de trabajo digestivo por parte del estómago, y le proporciona un relativo descanso.

– **Contenido en sustancias sedantes:** Varios trabajos de investigación realizados en los laboratorio Hoffman-La Roche de Basilea (Suiza)[33] y en la Universidad de Gotinga (Alemania)[34] han puesto de manifiesto que en la patata se encuentran pequeñas cantidades de varias benzodiazepinas, sustancias sedantes muy usadas en farmacia. Una de las sustancias encontradas en la patata es precisamente el diazepam,[33] el mismo principio activo que se encuentra en el conocido medicamento Valium®. Estos sedantes naturales de la patata podrían actuar también localmente sobre el estómago, contribuyendo a la relajación de este órgano.

Por todo ello, las patatas, especialmente en forma de puré, son *muy recomendables* en caso de hiperacidez gástrica, gastritis, úlcera de estómago,

Patatas fritas

Al freírse las patatas pierden agua por evaporación, y ganan en aceite. Del 15 % al 20 % de su peso está formado por grasa.

Las patatas fritas proporcionan de 500 a 600 kcal/100 g (crudas solo 79 kcal/100 g). Además suelen contener abundante **sal**. Todo ello las hace poco recomendables desde el punto de vista dietético.

Para reducir la cantidad de grasa de las patatas fritas, se las puede pasar un poco por la sartén (con poco aceite), y después acabarlas de cocinar en el horno.

El **aceite** más recomendable para freírlas es el **de oliva**, pues es el que mejor resiste las altas temperaturas. Aun así, conviene que el aceite no se sobrecaliente, es decir, que no humee.

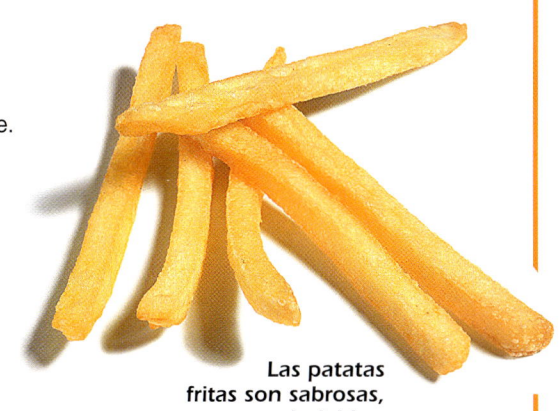

Las patatas fritas son sabrosas, pero poco saludables.

---

ptosis gástrica (estómago caído), neurosis gástrica (nervios en el estómago), y en general, en todos los casos de **digestión difícil** o de **estómago delicado**.

Por supuesto es necesario cuidar de que la forma de cocinar las patatas (fritas con exceso de aceite, condimentos) o los alimentos que las acompañan (fritos, carnes, etc.) no anulen los efectos curativos de este tubérculo sobre el estómago.

- **Afecciones cardiovasculares:** Al ser muy bajas en grasas y en sodio, las patatas constituyen un **alimento** *ideal* en caso de arteriosclerosis, insuficiencia cardíaca, angina de pecho o infarto e hipertensión arterial. El hecho de ser **tan ricas** en *potasio* (543 mg/100 g) hace que contribuyan a reducir la hipertensión arterial.

- **Afecciones de los riñones:** Estos órganos se encargan de eliminar con la orina el exceso de sustancias ácidas tóxicas que se producen como resultado de nuestro metabolismo. Una alimentación rica en proteínas aumenta mucho la producción de ácidos metabólicos, lo cual produce descalcificación (pérdida de calcio por la orina), artritis úrica (gota) y propensión a padecer enfermedades degenerativas.

Las patatas **alcalinizan** la sangre y la orina, favoreciendo la eliminación de las sustancias ácidas tóxicas. De esta forma, alivian el trabajo de los riñones y depuran (limpian) la sangre. Una alimentación rica en patatas, o la llamada "*dieta de patatas*" resulta muy útil en caso de acidosis metabólica, exceso de ácido úrico, artritis úrica y cálculos urinarios.

Por su abundancia en potasio y su escasez en sodio, las patatas favorecen la eliminación de los edemas (exceso de líquidos retenidos en los tejidos) producidos por insuficiencia cardíaca o renal.

- **Diabetes:** Las patatas contienen hidratos de carbono complejos (almidón) que se transforman en glucosa de forma lenta, durante las tres o cuatro horas que dura su digestión en el intestino. Esto hace que no provoquen aumentos bruscos del nivel de glucosa en la sangre (como lo hacen los hidratos de carbono simples o azúcares), y que sean bastante bien toleradas por los diabéticos.

Sin embargo, hay que decir que según estudios realizados,[35] las patatas no se toleran tan bien como las alubias (ver T. 2, pág. 343), que constituyen la mejor fuente de hidratos de carbono para los diabéticos.

En el Hospital Danderyd de Suecia, se ha comprobado que una merienda a base de patatas fritas[30] no resulta perjudicial para los niños diabéticos, aunque son preferibles las patatas hervidas.

- **Obesidad:** Las patatas por sí solas no favorecen la obesidad, sino que al contrario, resultan útiles para combatirla, al menos por dos razones:

  – Producen una gran sensación de saciedad, que reduce el deseo por seguir comiendo. Así, por ejemplo, 350 g de patatas (dos patatas medianas) contienen las mismas calorías que una hamburguesa pequeña (unas 270 kcal), pero satisfacen mucho más el apetito.

  – Contienen abundantes vitaminas del grupo B que ayudan a metabolizar los hidratos de carbono, así como minerales que evitan la retención de agua en los tejidos, lo cual contribuye también a la obesidad.

Por supuesto que nos referimos a las patatas hervidas o asadas, pero no a las guisadas con alimentos grasos o a las patatas fritas. Estas últimas son altamente calóricas (unas siete veces más que en crudo), y favorecen la obesidad por la cantidad de aceite y de sal que contienen. Lo que engorda es lo que suele acompañar a las patatas, y no estas por sí mismas.

- **Desnutrición:** Los niños pueden ser satisfactoriamente alimentados con una dieta a base de patatas, en la que este tubérculo proporcione hasta el 80% de las necesidades proteínicas infantiles.[36] Esto confirma la gran calidad de las proteínas de la patata. La patata es un alimento apropiado, tanto en caso de desnutrición infantil como de adultos.

28 ALIMENTOS PARA EL INTESTINO

SUMARIO DEL CAPÍTULO

ENFERMEDADES

Celiaquía 209
Colitis .214
Colitis espástica,
　ver Colon irritable 212
Colitis ulcerosa 215
Colon irritable 212
Constipación,
　ver Estreñimiento 210
Crohn, enfermedad de 215
Diarrea 213
Disbacteriosis intestinal 210
Diverticulosis 217
Enfermedad de Crohn 215
Espasmos del colon,
　ver Colon irritable 212
Estreñimiento 210
Flatulencia 216
Flora intestinal, alteración,
　ver Disbacteriosis intestinal 210
Gases intestinales,
　ver Flatulencia 216
Gastroenteritis 218
Gluten, intolerancia,
　ver Celiaquía 209
Hemorroides 211
Meteorismo intestinal,
　ver Flatulencia 216
Parásitos intestinales 217
Síndrome del colon irritable 212

ALIMENTOS

Arroz .225
Caqui .222
Caqui de Virginia 224
Carambola 219
Ciruela 233
Granada 236
Maíz .238
Maíz, palomitas 239
Manzana 229
Membrillo 221
Palomitas de maíz 239
Zapote 220
Zapote chupachupa 220

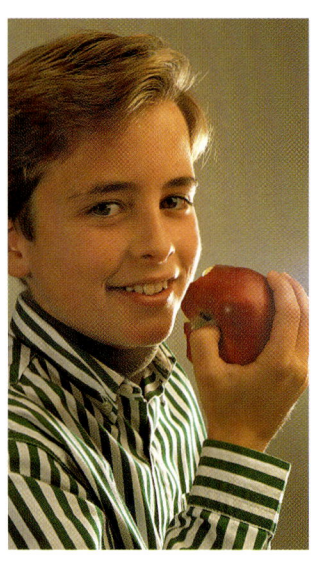

El estreñimiento es el trastorno intestinal más común en los países desarrollados, debido principalmente a una alimentación pobre en fibra.

La vida moderna impone a veces demasiadas restricciones para llevar a cabo la defecación, lo cual también contribuye al estreñimiento.

Muchos casos de cefalea (dolor de cabeza), eccema, alergia, aumento de colesterol, reumatismo, apatía y depresión, mejoran simplemente al evitar el estreñimiento.

EL INTESTINO es un lugar de paso para los alimentos. A medida que estos van avanzando por el intestino delgado, se produce la absorción de los principales nutrientes que contienen.

Lo que queda de los alimentos sin haber sido absorbido pasa al intestino grueso; se concentra allí y forma las heces, que posteriormente han de ser expulsadas.

Las dos alteraciones más comunes en el funcionamiento del intestino tienen que ver con la velocidad a la que los alimentos transitan por su interior:

- **Tránsito demasiado rápido:** Da lugar a la *diarrea,* con la consiguiente pérdida de agua, de sales minerales y de otros nutrientes que el organismo no absorbe.

- **Tránsito demasiado lento:** Se produce *estreñimiento.* Las heces sufren un proceso de putrefacción que da lugar a la producción de sustancias tóxicas. Estas pasan a la sangre provocan un estado de autointoxicación en todo el organismo.

Evitar el estreñimiento

Se entiende por estreñimiento, la *dificultad para realizar el acto de la defecación*. Se acompaña de:
- expulsión de heces duras y escasas,
- reducción en la frecuencia de las deposiciones a menos de tres o cuatro veces por semana.

Evitar el estreñimiento es **esencial** para disfrutar de una buena salud.

1. Beber suficiente agua

Si el cuerpo no está bien hidratado, el intestino grueso extrae el agua que contienen las heces. Esto hace que se resequen, lo cual dificulta su evacuación.

2. Alimentación adecuada

Para evitar el estreñimiento es **esencial alimentarse** *correctamente,* aumentando la ingesta de fibra (ver T. 2 pág. 208). Los alimentos que más contribuyen a evitar el estreñimiento son los siguientes:

- **Frutas frescas** (excepto el membrillo, el caqui, la granada y el níspero que son algo astringentes). Las **frutas desecadas** como las ciruelas y las uvas pasas también resultan eficaces.
- Las **hortalizas** y las **legumbres**.
- Los **cereales integrales** y los productos que con ellos se elaboran, como el pan y la pasta integral.

Cuando en la alimentación cotidiana *predominan* la **leche**, el **pescado**, la **carne** y sus derivados, se **favorece** el estreñimiento.

3. Ingerir suficiente fibra

Los alimentos de origen **vegetal** son los ***únicos*** que contienen fibra, necesaria entre otras cosas para que las heces progresen normalmente por el intestino (ver T. 1 pág. 388).

En la página siguiente se indica cómo aumentar la ingesta de fibra.

4. Educar el intestino

Los laxantes (plantas o fármacos), las lavativas, los supositorios de glicerina y otros remedios pueden solucionar un caso agudo – es decir, no habitual – de estreñimiento.

Sin embargo, el estreñimiento persistente de causa funcional no se soluciona con este tipo de remedios, los cuales únicamente proporcionan un alivio temporal.

Para evitar el estreñimiento es necesario educar el intestino, adquiriendo **desde** la **niñez** buenos hábitos evacuatorios:

- ***No*** desatender la llamada fisiológica para la defecación.
- Procurar evacuar *siempre* a la **misma** hora.
- Realizar algún tipo de **ejercicio físico**.

Estos buenos hábitos, *unidos* a una **alimentación** adecuada, constituyen la ***mejor*** forma de *evitar* el estreñimiento.

Es un síntoma

*El estreñimiento es un síntoma muy común, y normalmente se debe a **trastornos funcionales** o a una **alimentación inadecuada**. Sin embargo, en ocasiones **puede ser** la **primera manifestación** de una tumoración intestinal, como por ejemplo el cáncer de colon, o de otras **enfermedades graves**.*

*El estreñimiento que se presenta **sin** una **causa evidente** o que se hace **persistente**, debe ser **siempre** sometido a **diagnóstico médico**.*

Cómo aumentar la ingesta de fibra

La fibra es un componente de los alimentos vegetales que tiene las siguientes características:

- Es *necesaria* para el buen funcionamiento del intestino.
- *No* es digerida *ni* pasa a la **sangre**, sino que permanece en el intestino formando parte de las heces.
- **Retiene agua**, aumentando el volumen de las heces.
- Aunque no es atacada por las enzimas digestivas, como lo son otros hidratos de carbono, las proteínas y las grasas, es parcialmente fermentada por la flora bacteriana del colon. Como resultado de ello se producen diversos **gases** intestinales.
- Su consumo (al menos 25 g diarios para los adultos) contribuye a *prevenir* diversas enfermedades, como por ejemplo:
  - el **estreñimiento**,
  - la **diverticulosis**,
  - el **cáncer de colon**,
  - el exceso de **colesterol** y la **diabetes** (ver T. 1 pág. 388).

Aumentar el consumo de legumbres y de hortalizas

Las hortalizas como las cebollas, los espárragos, los puerros y las coles, así como las legumbres, contienen **oligosacáridos**, un tipo especial de *fibra* distinto a la celulosa que forma el salvado de los cereales.

Estos oligosacáridos son metabolizados por las bacterias alojadas en el intestino, dando lugar a la producción de **gases** intestinales más o menos molestos, pero *inocuos*. A pesar de los pequeños inconvenientes que puedan crear los gases, se ha demostrado que los oligosacáridos ejercen numerosos efectos beneficiosos para la salud:[1]

- *Aumentan* la población de **bifidobacterias** beneficiosas en la flora intestinal.
- *Evitan* el **estreñimiento**, al aumentar la intensidad de los **movimientos peristálticos** del intestino.
- *Protegen* contra el **cáncer de colon**.
- *Reducen* el nivel de **colesterol**.

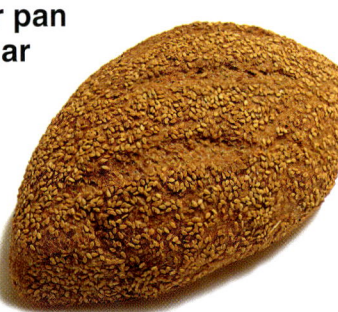

Consumir pan integral en lugar de pan blanco

El pan integral contiene aproximadamente tres veces más fibra que el blanco.

Ingerir salvado y otros suplementos ricos en fibra

Lo *ideal* es consumirlo en su estado **natural**, formando parte de los cereales o del pan integral. Sin embargo, también puede tomarse de forma aislada, procurando no sobrepasar los **30 g** diarios (ver T. 2 pág. 311), que aportan casi **13 g** de **fibra pura**.

Por cada gramo de salvado ingerido, las heces aumentan 2-3 g de peso, debido a que retiene dos o tres veces su peso en agua.

Las **semillas de lino**, el **glucomanano** (ver T. 1 pág. 354) y el **agar-agar** (ver T. 1 pág. 130), además del **salvado** (ver T. 2 pág. 311) son algunos de los suplementos dietéticos ricos en fibra más utilizados.

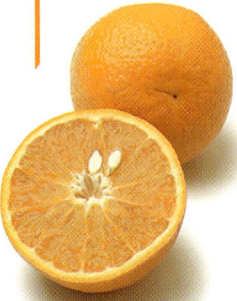

Tomar fruta con su pulpa en lugar de jugo de fruta

El jugo (zumo) de fruta apenas contiene fibra, pues esta se encuentra en la pulpa.

Un desayuno formado por cereales o pan integral, con unas ciruelas pasas (desecadas) y dos piezas de fruta fresca puede proporcionar los 25 g diarios de fibra que se recomienda ingerir cada día como mínimo.

Con un desayuno así resulta fácil evitar el estreñimiento.

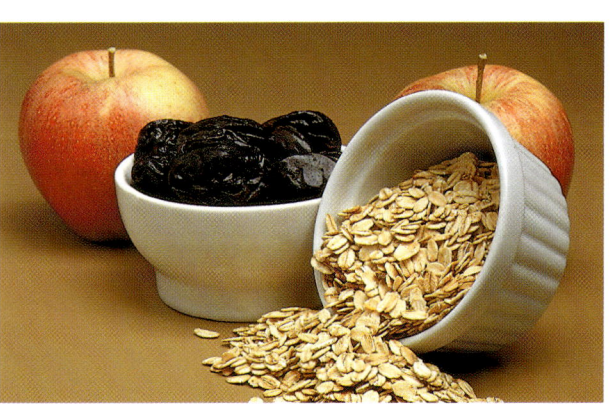

ENCICLOPEDIA DE LOS ALIMENTOS

2ª Parte: El poder curativo de los alimentos

CELIAQUÍA

Se le llama también **esprúe celíaco**. Consiste en una **intolerancia al gluten**, la **proteína** que se encuentra en el **trigo**, la **cebada**, el **centeno** y, en menor proporción, en la **avena**.

Esta enfermedad es *generalmente* de causa **hereditaria**, aunque existen factores favorecedores de su aparición, como la administración precoz de leche de vaca o de cereales a los lactantes.

Las primeras manifestaciones suelen ocurrir durante el periodo de la lactancia o en la infancia, aunque también puede presentarse en la edad adulta. El diagnóstico se hace por biopsia intestinal. Estos son los **síntomas** más comunes:

- Diarrea: Las heces de los celíacos son espumosas debido a que contienen la grasa que el organismo no ha absorbido.
- Malestar y distensión abdominal, flatulencia.
- Fatiga, depresión, malestar general.
- Aftas (úlceras bucales).

Todos estos síntomas ceden con la supresión del gluten en la alimentación.

La **intolerancia al gluten**, sin llegar a producir el cuadro completo de la celiaquía, es **más frecuente** de lo que se piensa.

Mijo

Enfermedad	Uso	Alimento o nutriente	Tomo/Pág.	Motivos y efectos
	Aumentar ⬆	**ARROZ**	2/225	Es el cereal que **mejor** sienta a los celíacos, en cualquiera de sus formas de preparación (integral, *parboiled* o sancochado, etc.).
		MAÍZ	2/238	No contiene gluten y es bien tolerado por el intestino de los celíacos, *especialmente* en forma de **harina**.
		LEGUMBRES	1/78	**Nutritivas** y **exentas** completamente de gluten.
		TAPIOCA	1/108	Harina procedente de un tubérculo, muy rica en **mucílagos protectores** del intestino. **No** contiene gluten.
		VERDURAS	1/92	Aportan **beta-caroteno** (provitamina A) de la que suelen carecer los celíacos, además de sales **minerales** y **fibra soluble**.
		FRUTA	1/30	Aporta **vitaminas** de las que suelen carecer estos enfermos. El **plátano**, la **manzana** y otras frutas recomendadas en el apartado "*Diarrea*" (ver T. 2 pág. 213) son especialmente beneficiosas para ellos.
		ALFORFÓN	2/102	Aunque se le llama también **trigo sarraceno**, no pertenece a la familia botánica de las Gramíneas, como todos los cereales, y *apenas* contiene gluten. Es **muy nutritivo** y *suele* ser **bien tolerado** por los celíacos.
		AVENA	2/41	Aunque contiene un *pequeño* **porcentaje** de gluten, también posee **mucílagos protectores** del intestino. En *pequeñas* cantidades suele ser **bien tolerado** por los celíacos, y su acción resulta beneficiosa.[2]
		MIJO	1/76	Es un cereal bastante rico en **proteínas** (algo más que el trigo), pero que *apenas* contiene gluten y *suele ser* **bien tolerado** por quienes padecen esta enfermedad.
		SORGO	1/76	Cereal *similar* al **maíz** que apenas contiene gluten.
		VITAMINAS, SUPLEMENTOS	1/353	En caso de celiaquía, la mucosa intestinal inflamada **no absorbe** bien las **grasas** ni las **vitaminas liposolubles**. Por ello se recomiendan suplementos vitamínicos o alimentos ricos en las **vitaminas A** (y en su provitamina), **D**, **E** y **K**.
	Reducir o eliminar ⬇	**GLUTEN**	2/307	*Simplemente dejando de ingerir gluten, se mejora rápidamente. El gluten se encuentra sobre todo en el* **trigo**, **cebada**, **centeno** *y en sus harinas y derivados. A veces se utiliza como* **sustitutivo** *de la* **carne** *o como* **aditivo** *en ciertos productos procesados, por lo que conviene* **leer bien** *las* **etiquetas** *de los envases.*
		HARINAS	1/68	*Las que* **más** *gluten contienen son las de* **trigo**, **cebada** *y* **centeno**. **Todos los productos** *elaborados con las harinas que contienen gluten, desde el pan hasta los pasteles, deben evitarse.*
		LÁCTEOS	1/180	*La mucosa intestinal lesionada a causa de la intolerancia al gluten* **no** *es capaz de producir la enzima* **lactasa**, *necesaria para la digestión de la lactosa. A causa de ello, la leche y los productos lácteos suelen tolerarse mal en caso de celiaquía. El* **yogur** *es posiblemente el lácteo que mejor se tolera.*
		GRASA TOTAL	1/404	*El intestino afectado por la celiaquía es* **incapaz** *de digerir y absorber la* **grasa** *de los alimentos. Esta se elimina con las heces, que adquieren así un aspecto espumoso (***esteatorrea***). Las grasas saturadas de la carne y sus derivados son las que peor se digieren, y deben evitarse. El consumo del resto de grasas se ha de adaptar a la propia tolerancia intestinal.*
		EMBUTIDOS	1/326	*Suelen contener* **harina** *o* **gluten** *de trigo. Además, resultan inconvenientes debido a que contienen* **mucha grasa**, *la cual no se digiere bien en caso de celiaquía y agrava los síntomas intestinales.*
		CERVEZA	1/380	*Tanto la que contiene alcohol como la que no, pueden causar intolerancias, posiblemente debido a que* **contiene restos** *del gluten de la cebada con la que se elabora. La* **bebida de malta también** *debe evitarse.*

TOMO 2 / 209

Cap. 28: ALIMENTOS PARA EL INTESTINO

Enfermedad	Uso	Alimento o nutriente	Tomo/Pág.	Motivos y efectos
DISBACTERIOSIS INTESTINAL Se llama **flora bacteriana intestinal** al conjunto de especies de microorganismos que normalmente viven en el intestino, y que desarrollan **importantes funciones** como la **síntesis** de ciertas **vitaminas** (por ejemplo la K y la biotina). Otras funciones de la flora bacteriana intestinal son aún objeto de investigación. La disbacteriosis intestinal es la **alteración** de la **flora bacteriana** del intestino grueso, cuya consecuencia es el desequilibrio en la proporción ideal que debe existir entre las diferentes especies de bacterias. Las **causas** más frecuentes son las **infecciones** intestinales (colitis) y los tratamientos con **antibióticos**. Estos alimentos, especialmente el yogur, *contribuyen* a la **regeneración** de las bacterias intestinales y al **equilibrio** entre sus diversas **especies**, *combatiendo* así la disbacteriosis.	Aumentar	YOGUR	1/202	Los llamados 'bio' contienen bacterias vivas de los géneros *Lactobacillus* y *Bifidobacterium* que habitan normalmente en el intestino grueso. Por ello, resultan **muy efectivos** para **regenerar** la flora bacteriana dañada y *restablecer* el **equilibrio** necesario entre las diversas especies que viven en nuestro intestino.
		AJO	1/109	Es un **antibiótico natural** que actúa eliminando *selectivamente* las bacterias patógenas del intestino. Sin embargo *permite* el **desarrollo** de las bacterias **beneficiosas** que constituyen la flora normal.
		GERMINADOS	1/86	*Contribuyen* a **regenerar** la flora intestinal alterada como consecuencia de colitis o de tratamiento con antibióticos.
		COL	2/191	Todas las coles contienen **esencias sulfuradas** de *suave* acción **antibiótica**. Estas esencias **regulan** la flora microbiana intestinal cuando ha sido dañada por infecciones intestinales. La forma **más eficaz** de tomarla es en forma de **jugo fresco**: medio vaso tres o cuatro veces a lo largo del día. La col agria o *chucrut* también resulta efectiva por su contenido en ácido láctico (ver T. 2 pág. 197).
		ARÁNDANO	2/257	Los arándanos **normalizan** y **reequilibran** la flora bacteriana intestinal, impidiendo la excesiva proliferación de la especie *Escherichia coli* causante de disbacteriosis y flatulencia intestinal. El **fruto** fresco y su **jugo** resultan igualmente eficaces.
ESTREÑIMIENTO Es el **tránsito** lento o dificultoso del contenido intestinal, con **evacuaciones** poco frecuentes y de **heces excesivamente duras**. La *mayor parte* de los casos de estreñimiento es de tipo **funcional**, y se debe a una atonía o debilidad de la musculatura del intestino grueso. Únicamente en casos muy concretos, el estreñimiento es de tipo **orgánico**, siendo el cáncer de colon o de recto la causa más grave. Se considera *normal* evacuar desde **dos veces** al día hasta una vez **cada dos días**. Si disminuye la frecuencia se considera estreñimiento. Los factores que **favorecen** o **predisponen** a sufrir estreñimiento atónico de tipo funcional son los siguientes: • Régimen alimentario incorrecto, con *insuficiente* ingesta de **agua** y/o de **fibra**. Como consecuencia la pared intestinal carece de estímulo y finalmente se debilita. • **Hábito** intestinal **irregular**: Si debido a la tensión nerviosa o a las prisas se desatiende la llamada fisiológica para la defecación, se puede llegar a perder este reflejo intestinal. • **Abuso** de **laxantes**: Produce un estado de inflamación permanente en la mucosa intestinal, la cual deviene insensible a los estímulos normales. *continúa en la página siguiente*	Aumentar	AGUA	1/362	Si no se bebe **suficiente** agua, el organismo obtiene la que necesita de donde puede, como por ejemplo, de las heces. Una correcta hidratación es condición **necesaria**, aunque **no suficiente**, para corregir el estreñimiento. Por término medio se recomienda beber **1,5-2 litros** de agua o líquidos por día, como mínimo.
		FIBRA	1/388	Después de haber sido digeridos los alimentos vegetales queda la fibra, la cual no pasa a la sangre, sino que permanece en el intestino formando la mayor parte del volumen de las **heces**. Cuando *falta* o *escasea* en la alimentación, las heces se vuelven **duras** y **secas**, con lo que su **tránsito** por el intestino se hace **muy difícil** y se produce *estreñimiento*. La fibra resulta, *junto* con el **agua**, **imprescindible** para que la función intestinal se desarrolle con normalidad.
		CEREALES INTEGRALES	1/65	Aportan **fibra insoluble** que **retiene agua** en las heces y las hace más blandas, favoreciendo así su tránsito por el intestino. Un desayuno de **copos integrales** de avena u otros cereales, junto con **ciruelas** e **higos** frescos o secos, soluciona muchos casos de estreñimiento.
		PAN INTEGRAL	1/72	Tanto el pan integral auténtico como el pan de salvado (hecho de harina blanca con salvado) combaten el estreñimiento, aunque el primero es más nutritivo y saludable.
		SALVADO DE TRIGO	2/311	Alrededor del **42%** de su peso es **fibra insoluble**, la cual tonifica el intestino y combate el estreñimiento. Si se consume de forma aislada, separada del resto del grano integral, **no** debe **superarse** la cantidad de **30 g** diarios, ya que puede reducir la absorción de ciertos minerales e incluso causar una obstrucción intestinal.
		FRUTA	1/30	Aporta **agua** y **fibra**, lo cual facilitan el tránsito de las heces por el intestino. Las frutas *desecadas* también resultan **efectivas** contra el estreñimiento, especialmente las **uvas pasas**, los **higos** y las **ciruelas**.
		HORTALIZAS	1/92	Por su riqueza en **fibra** aumentan el bolo intestinal y lo hacen más blando, combatiendo así el estreñimiento.
		LEGUMBRES	1/78	Por su riqueza en **fibra** tienen un suave efecto laxante.
		CIRUELA	2/233	Contiene **pectina** (un tipo de fibra soluble) de acción **suavizante** y **laxante**, así como sustancias que estimulan las contracciones intestinales (movimientos peristálticos). Por ambas razones, ejerce un efecto laxante suave y eficaz. El uso de ciruelas, tanto frescas como secas, *vence* la **atonía** intestinal y *contribuye* a **reeducar** el intestino.

TOMO 2 / 210

ENCICLOPEDIA DE LOS ALIMENTOS
2ª Parte: El poder curativo de los alimentos

Enfermedad	Uso	Alimento o nutriente	Tomo/Pág.	Motivos y efectos
ESTREÑIMIENTO *continuación* • **Falta** de **ejercicio físico**, necesario para estimular el reflejo defecatorio. Corrigiendo estas cuatro causas se corrigen la mayor parte de los casos de estreñimiento funcional atónico. Una **alimentación correcta** resulta *imprescindible* para su solución. *Manzana*	Aumentar	LINO, SEMILLAS	1/354	Se consumen **enteras**, bien masticadas o en forma de **harina**. Tienen efecto laxante gracias a su contenido en fibra soluble (*mucílagos* y *pectina*), que *además* de laxar, **suaviza** la mucosa intestinal.
		MANZANA	2/229	Es eficaz *tanto* en caso de **estreñimiento** *como* de **diarrea**, pues su acción consiste en **regular** el tránsito intestinal. Una o dos manzanas **en ayunas** contribuyen a vencer la pereza o atonía intestinal, que es la causa más frecuente de estreñimiento.
		UVA	2/78	*Además* de combatir el estreñimiento, la uva **equilibra** la **flora intestinal** y facilita el buen funcionamiento digestivo. Las uvas resultan eficaces tanto **frescas** como secas (uvas **pasas**).
		HIGO	2/145	Tanto los higos **frescos** como los **secos** puestos *a remojo* **suavizan** el intestino y **estimulan** los movimientos peristálticos, de forma *similar* a como lo hacen las **ciruelas**.
		RUIBARBO	1/110	Los **pedúnculos** (rabos de las hojas) de esta verdura poseen una suave acción laxante.
		MIEL	1/160	La *fructosa*, azúcar que constituye prácticamente el 50% del peso seco de la miel, posee acción laxante cuando no es absorbida por completo en el intestino delgado.
	Reducir o eliminar	BOLLERÍA REFINADA	1/73	Causa estreñimiento por la **falta** de **fibra**.
		PAN BLANCO	1/72	Tan solo **reemplazando** el pan blanco por pan integral, **muchos casos** de estreñimiento **desaparecen espontáneamente**.
		CHOCOLATE	1/357	Es un producto refinado que **carece** de **fibra**. Su **uso habitual favorece** el estreñimiento y altera la función del colon.
		MARISCO	1/252	Habitualmente causa **inflamación del intestino** y **estreñimiento**, excepto cuando provoca **diarreas agudas** por **intoxicación**.
		CARNE	1/262	*Después de tomar carne como único alimento, las heces son pequeñas y duras, y discurren con dificultad por el intestino ya que la carne **no** contiene **fibra**. Además, **favorece** los procesos de **putrefacción** intestinal, por lo que en caso de estreñimiento, se produce una **autointoxicación**.*
		PESCADO	1/232	Al **carecer** de **fibra**, el pescado estriñe, a menos que se acompañe de alimentos vegetales.
HEMORROIDES Las hemorroides, llamadas vulgarmente **almorranas**, son **varices** situadas en un lugar anatómico especialmente sensible. El estreñimiento obliga a una hiperpresión durante la defecación, que favorece la dilatación de las venas del ano y como consecuencia da lugar a hemorroides. Una vez que se han formado las dilataciones venosas, ya *no remiten* por sí mismas. Mediante una alimentación e higiene adecuadas, se puede evitar que se inflamen y que se formen coágulos de sangre en su interior (trombosis hemorroidal), lo cual produce muchas molestias y puede requerir una intervención quirúrgica.	Aumentar	LOS MISMOS QUE EL ESTREÑIMIENTO		
		FIBRA	1/388	Su **carencia** en la dieta hace que las heces sean más duras y aumenta el esfuerzo defecatorio, lo que **favorece** la formación de hemorroides. Las **frutas**, los **cereales integrales**, las **hortalizas** y las **legumbres** son las mejores fuentes naturales de fibra.
		UVA	2/78	**Mejora** la **circulación** venosa en el sistema portal, el cual recoge la mayor parte de la sangre procedente de la región hemorroidal. La **cura de uvas** (1-3 kg diarios durante 3 días) obtiene buenos resultados en el ataque agudo de hemorroides.
		FRESA (FRUTILLA)	2/103	Son ricas en **fibra soluble** que favorece el tránsito intestinal y evita los esfuerzos defecatorios. Además, **descongestionan** el **sistema venoso** portal, y **reducen** la hinchazón de las hemorroides. Una **cura de fresas** durante 2-3 días (1-2 kg diarios) puede producir un notable alivio en el ataque agudo de hemorroides.
		ARÁNDANO	2/257	Por su contenido en **antocianinas**, los arándanos reducen la inflamación y el edema de los tejidos y facilitan la circulación venosa. Por ello se recomiendan para **reducir** las hemorroides hinchadas.
	Reducir o eliminar	ESPECIAS	1/340	*Las especias picantes, especialmente la pimienta y el chile (pimiento picante), **irritan** la mucosa del recto y del ano. Producen una **congestión** de sangre en esa zona que **agrava** las hemorroides.*
		AZÚCAR BLANCO	1/170	El consumo de dulces elaborados con azúcar y harina blancos (refinados) **empeora** las hemorroides.

TOMO 2 / 211

Cap. 28: ALIMENTOS PARA EL INTESTINO

Enfermedad	Uso	Alimento o nutriente	Tomo/Pág.	Motivos y efectos
COLON IRRITABLE Es un **síndrome funcional** caracterizado por: malestar, distensión abdominal y **alternancias** *bruscas* entre episodios de **estreñimiento** y de **diarrea**. El diagnóstico se hace casi siempre por exclusión, tras descartar la existencia de alteraciones patológicas en el intestino. Además de tener en cuenta las recomendaciones dietéticas que se dan en esta tabla, conviene prestar atención a estos otros factores, que *pueden* **favorecer** la **aparición** del síndrome del colon irritable: • Tratamiento con **medicamentos irritantes** para la mucosa intestinal, como los comprimidos de hierro o los antibióticos. • **Alergia** o **intolerancia** a ciertos productos, como por ejemplo a la lactosa o al gluten. • **Estrés** psíquico, **ansiedad** o **desequilibrio** neurovegetativo. *Mazorca de maíz* *Queso madurado (curado)*	Aumentar	AVENA	2/41	Su **fibra** es principalmente de tipo **soluble** (**beta-glucano** y **mucílagos**), por lo que **suaviza** y **protege** el intestino. Consumida en forma de **copos hervidos** o de **papilla** resulta muy beneficiosa para el colon, además de nutritiva.
		FRUTA	1/30	Las frutas en general aportan **fibra soluble**, como la **pectina** y los **mucílagos**, que **protegen** la mucosa intestinal y **facilitan** la función del colon. Las **manzanas**, las **peras**, los **dátiles** y los **membrillos**, son algunas de las frutas más recomendables en caso de colon irritable, *además* del **caqui** y de la **papaya** que se mencionan aquí.
		MAÍZ	2/238	El **maíz dulce**, la harina de **maíz** y otras formas de preparación del maíz, **suavizan** y **protegen** la mucosa intestinal. El hecho de **no** contener **gluten** lo hace *más tolerable* para intestinos sensibles.
		CAQUI	2/222	Por su contenido en **mucílagos** y **pectina**, **suavizan** la mucosa intestinal. Contienen además **taninos** de acción **astringente** y **antiinflamatoria**. Por todo ello, su consumo abundante **calma** los espasmos intestinales y **mejora** el colon irritable.
		PAPAYA	2/157	Su pulpa **suaviza** y **protege** la mucosa intestinal y puede aliviar los espasmos del colon irritable.
		ARÁNDANO	2/257	Es rico en **vitaminas** del grupo **B** y en **magnesio**, que contribuyen a calmar los espasmos intestinales propios del colon irritable.
		FIBRA	1/388	El tipo de fibra que *conviene* en caso de colon irritable es el **soluble**. A diferencia de la fibra insoluble, representada por el salvado de trigo, la soluble en agua forma una masa *blanda* que **suaviza** y **protege** la mucosa intestinal. Las **frutas**, *especialmente* el **caqui** y la **papaya**, así como la **avena**, son buenas fuentes de fibra soluble.
		YOGUR	1/202	Aporta **bacterias** *necesarias* para el buen funcionamiento del colon, *especialmente* cuando es del tipo **'bio'**.
		AGUA	1/362	Una **buena hidratación** es necesaria para el correcto funcionamiento del intestino. Cuando el agua *falta* y las heces se resecan, el intestino necesita aumentar la presión para hacerlas avanzar, lo cual provoca **espasmos** que favorecen la irritación del colon.
	Reducir o eliminar	SALVADO DE TRIGO	2/311	La mayor parte de su fibra es de tipo **insoluble**, y produce una cierta **irritación** de la mucosa intestinal. Su consistencia dura resulta agresiva para los intestinos delicados. Aunque hasta hace unos años se recomendaba su uso en caso de colon irritable, actualmente está comprobado que aumenta el dolor y la distensión abdominal.[3]
		LEGUMBRES	1/78	Los que padecen de colon irritable deben evitarlas siempre que les produzcan **flatulencias**.
		LECHE	1/182	Por su contenido en **lactosa**, resulta difícil de **digerir** por los **adultos**. Cuando esta llega al intestino grueso sin haber sido digerida, puede causar **intolerancia** y **flatulencia**, lo cual resulta inconveniente en caso de colon irritable.
		QUESOS MADURADOS	1/210	Suelen producir **espasmos** y **flatulencia** intestinal, posiblemente debido a las sustancias irritantes que contienen. **Junto** con la **leche**, es el producto **lácteo** que **peor se tolera** en caso de colon irritable.
		GLUTEN	2/307	Es la **proteína** que se encuentra principalmente en el **trigo**, en la **cebada** y en el **centeno**. Puede ser causa de trastornos digestivos como **flatulencias** y **diarreas** en personas sensibles. Quienes padecen de colon irritable deben **asegurarse** de que **no sufren** simultáneamente una **intolerancia** al gluten.
		CARNE	1/262	Su consumo resulta irritante para el intestino, y puede desencadenar los síntomas del colon irritable. Posiblemente ello se deba a la **falta** de **fibra** y a las **sustancias irritantes** para el intestino que puede contener, como el **benzopireno** que se forma durante el asado.

ENCICLOPEDIA DE LOS ALIMENTOS

2ª Parte: El poder curativo de los alimentos

Enfermedad	Uso	Alimento o nutriente	Tomo/Pág.	Motivos y efectos
DIARREA Consiste en la emisión de **heces blandas** o **líquidas** con una **frecuencia superior a la normal**. Ello provoca un aumento en las *pérdidas* de **agua** y de sales **minerales** que es *preciso* **compensar**. Los *niños* y los **ancianos** son los *más sensibles* al desequilibrio hídrico. En caso de **diarrea aguda**, se recomienda ingerir **únicamente** agua y alguno de estos **líquidos** durante las primeras 24 o 48 horas: • **caldo de verduras** (rico en sales minerales), • **suero** para rehidratación oral (puede elaborarse con una cucharadita de sal y cuatro cucharadas de azúcar por litro de agua), • **zumo de limón** *diluido*, • **tisanas** de plantas medicinales **astringentes** (ver EPM [*Enciclopedia de las plantas medicinales*] pág. 481), • **fórmulas lácteas** adaptadas y/o **leche de soja**, en el caso de los **lactantes**. Se debe intentar **diagnosticar** la **causa** de *toda* diarrea. Lo *más frecuente* es que se deba a **infecciones** intestinales, a **toxinas** de los alimentos, a **alergias** o a **intolerancias** alimentarias. Además de aplicar el tratamiento específico, y una vez *pasada* la fase aguda, se pueden administrar **alimentos** *suavemente* **astringentes** y **antiinflamatorios** para la mucosa intestinal, como los que se indican en esta tabla. *Plátanos* *continúa en la página siguiente*	Aumentar	LECHE (BEBIDA) DE SOJA	1/88	Resulta **especialmente útil** en la alimentación infantil para *reemplazar* a la **leche** de **vaca** en caso de **alergia** a sus proteínas, la cual suele provocar diarrea persistente y desnutrición. También resulta útil en caso de diarrea o trastornos intestinales causados por **intolerancia** a la **lactosa**, ya que la leche de soja carece de este azúcar, así como en cualquier otro tipo de diarrea.
		LECHE DE ALMENDRA	2/51	Bebida muy nutritiva que puede *sustituir* a la **leche** de **vaca** en caso de diarrea aguda o descomposición intestinal, *especialmente* en los **lactantes**. Al contrario que la leche de vaca, resulta bien tolerada por el intestino y evita la diarrea.
		CHUFA	2/160	Es un pequeño tubérculo muy nutritivo que contiene diversas **enzimas** que *facilitan* la **digestión** de los **hidratos de carbono** y las **grasas**. De esta forma, reemplaza a las enzimas intestinales, cuya producción disminuye en caso de **gastroenteritis**. El modo más habitual de tomar la chufa es en forma de **horchata**.
		MANZANA	2/229	La equilibrada proporción entre sus componentes (**pectina** suavizante y desintoxicante intestinal, **tanino**: astringente, y **ácidos orgánicos**: antisépticos) hace de la manzana uno de los alimentos dotados de **mayor poder** curativo en caso de **afecciones intestinales**. Tomada como **único alimento** (preferiblemente rallada, asada o hervida) puede cortar diarreas, de casi cualquier tipo, en muy pocos días.
		MEMBRILLO	2/221	Es un **eficaz astringente** (seca las mucosas) y **antiinflamatorio** del conducto digestivo. Se recomienda como uno de los **primeros alimentos** *sólidos* a administrar en caso de diarrea.
		CAQUI	2/222	Contiene cierta cantidad de **taninos** que lo hacen astringente, especialmente cuando está poco maduro. Además, es muy rico en **mucílagos** de acción protectora y suavizante sobre la mucosa. Todo ello, favorece la curación de la diarrea y la regeneración de la mucosa intestinal inflamada.
		GRANADA	2/236	Es un buen **astringente** y **antiinflamatorio** del conducto digestivo, muy recomendable en caso de diarrea infecciosa causada por **gastroenteritis** o **colitis**.
		NÍSPERO	2/298	Es **astringente** y **normalizador** del tránsito intestinal, a la vez que aporta sales **minerales** y **vitaminas**. Puede usarse como **primer alimento sólido** después de una diarrea aguda.
		PLÁTANO	2/70	Es nutritivo, bien tolerado por la la mucosa intestinal y rico en **potasio**, mineral que se pierde en caso de diarrea. Contribuye a cortarla.
		ZANAHORIA	2/25	Por su riqueza en **pectina**, absorbe las **toxinas** intestinales y **protege** la mucosa intestinal inflamada. Por su gran contenido en **betacaroteno**, favorece el buen estado de las células de la mucosa intestinal. Gracias a todo ello, resulta un *eficaz* **antidiarreico** y **normalizador** de la función intestinal.
		PAPAYA	2/157	Es un **suavizante** y **protector** de la mucosa intestinal, que además ejerce una notable acción **antiséptica** contra numerosos gérmenes patógenos. Tomada bien madura, resulta *muy recomendable* en caso de **diarrea infecciosa**.
		ARÁNDANO	2/257	Es **astringente** y **antiséptico** intestinal, por lo que resulta muy útil en caso de diarrea causada por **disbacteriosis** (desequilibrio de la flora intestinal).
		ZAPOTE	2/220	Es un buen **astringente** intestinal por su riqueza en **taninos**, que contribuye a cortar la diarrea. Además, aporta energía en forma de **hidratos de carbono**, así como **vitamina C** y **minerales**.
		ARROZ	2/225	Es uno de los cereales **mejor tolerados** por el intestino, ya que *carece* de **gluten**. Contribuye a la **normalización** del tránsito intestinal.

TOMO 2 / 213

Cap. 28: ALIMENTOS PARA EL INTESTINO

Enfermedad	Uso	Alimento o nutriente	Tomo/Pág.	Motivos y efectos
DIARREA *continuación*	Aumentar	AVENA	2/41	Cereal muy **nutritivo** que aporta **fibra soluble**, la cual **protege** el intestino y favorece su buen funcionamiento. Es un **normalizador** del tránsito intestinal, que resulta útil *tanto* en caso de **estreñimiento** *como* de **diarrea**. La mejor forma de tomarlo es en **papilla**.
		TAPIOCA	1/108	Es una harina **nutritiva** y rica en **mucílagos** que **suavizan** y **desinflaman** la mucosa intestinal y contribuyen a su **regeneración** en caso de diarrea. Preferiblemente, se toma hervida con **caldo de verduras**.
		CASTAÑA	2/322	Es un suave **astringente** y **regulador** del tránsito intestinal. A la vez la castaña es una buena fuente de **hidratos de carbono**, vitaminas del grupo **B** y **potasio**.
		ALGARROBA	1/46	Es un fruto en legumbre (semillas cubiertas por una vaina). Su pulpa es rica en **hidratos de carbono** y **taninos** de acción *astringente*. Puede consumirse en forma de **harina**, con la que se elaboran **papillas**.
		OKRA	2/200	Hortaliza muy rica en **mucílago** que **suaviza** y **protege** la mucosa intestinal. Resulta especialmente útil en las diarreas causadas por colitis o inflamación del intestino.
		YOGUR	1/102	Diversas investigaciones confirman que el yogur **incrementa** las **defensas** antiinfecciosas del tracto digestivo.[4,5] De esta forma, favorece la curación de las infecciones gastrointestinales.
	Reducir o eliminar	LOS MISMOS QUE EN LA GASTROENTERITIS 2/218		
		JUGOS DE FRUTA	1/368	Poseen acción **laxante** y pueden agravar la diarrea. Además, los jugos procesados industrialmente, como el de **manzana**, pueden ser por sí mismos causa de diarrea (ver T. 2 pág. 231).
COLITIS Es la **inflamación del colon**, el segmento más importante del intestino grueso. Se manifiesta con heces diarreicas o descompuestas, que en ocasiones pueden contener mucosidad y restos de sangre. *Suele ser* de causa **infecciosa**, aunque las **alergias** y las **intolerancias** alimentarias, así como los **antibióticos** y los **laxantes**, desempeñan también un papel importante en su formación. Una alimentación que no resulte agresiva para el colon, puede contribuir significativamente a mejorar la colitis. Por ello se recomiendan los mismos alimentos que en caso de diarrea. El **salvado de trigo** *puede causar* colitis en las personas estreñidas que lo toman **en abundancia** como laxante.	Aumentar	LOS MISMOS QUE EN LA DIARREA		
		HORTALIZAS	1/92	Las hortalizas, incluidas las verduras, se toleran generalmente bien en caso de colitis, y no hay razón para prescindir de ellas. *Preferiblemente* deben consumirse **hervidas**, aunque si son verduras tiernas, también pueden tomarse **crudas** en ensalada. La **fibra soluble**, las **vitaminas**, los **minerales** y las **enzimas** que aportan, favorecen la **regeneración** de la mucosa del colon.
		CALABACÍN	2/159	Es un emoliente (**suavizante**) del intestino y de todo el conducto digestivo. Se tolera muy bien en todos los tipos de colitis, inclusive en la ulcerosa.
		HIERRO	1/401	Con frecuencia la colitis puede producir **anemia** por falta de hierro. La **melaza** (miel de caña), el **sésamo** y las **verduras** de hoja son buenas fuentes de este mineral bien toleradas en caso de colitis. Por el contrario los **preparados farmacológicos** a base de hierro *pueden* producir **irritación** del intestino y **agravamiento** de la misma.
		VITAMINA A	1/389	Es *necesaria* para el buen estado de las células que forman la capa mucosa interior de los órganos huecos, como el intestino.
	Reducir o eliminar	SALVADO DE TRIGO	2/311	Por su **dureza** y por ser **insoluble** en agua, resulta **irritante** para la mucosa intestinal y debe evitarse en todo tipo de colitis.
		BOLLERÍA REFINADA	1/73	Los productos refinados elaborados con harina refinada y azúcar blanco **pueden agravar** los síntomas de colitis, por lo que se recomienda evitarlos.
		LECHE	1/182	**Agrava** la colitis debido especialmente a la **lactosa** que contiene, y que no es bien digerida por algunas personas, por lo que provoca **irritación** y **disbacteriosis** (ver T. 2 pág. 210) en el colon.
		CAFÉ	1/374	Los componentes del **aroma** del café, los cuales **también** se encuentran en el **descafeinado**, resultan **especialmente irritantes** para la mucosa intestinal. Ambos tipos de café deben **evitarse** por **completo** en caso de colitis.
		ESPECIAS	1/340	Las especias picantes **irritan** el conducto digestivo desde la boca hasta el ano. Deben **evitarse por completo** siempre que exista cualquier proceso inflamatorio digestivo, como es la colitis.

Arroz

Calabacín

ENCICLOPEDIA DE LOS ALIMENTOS

2ª Parte: El poder curativo de los alimentos

Enfermedad	Uso	Alimento o nutriente	Tomo/Pág.	Motivos y efectos
COLITIS ULCEROSA Es una **forma grave** de colitis, que *puede **convertirse en crónica** y no tiende a la curación*. Su **causa** es **desconocida**, pero se sabe que afecta *casi exclusivamente* a los habitantes del **mundo occidental**. La alimentación refinada, rica en carnes y grasas saturadas, y pobre en frutas, hortalizas y cereales, que constituye la llamada "**comida rápida**", es uno de los factores que aumentan el riesgo de padecer colitis ulcerosa. **Se manifiesta** con diarrea, dolor abdominal, emisión ocasional de sangre con las heces, cansancio y pérdida de peso. Puede **degenerar** en **cáncer de colon**. Aunque no existe un tratamiento específico, una alimentación protectora del colon puede contribuir a mejorar la evolución de esta enfermedad.	**Aumentar**	\multicolumn{3}{l	}{LOS MISMOS QUE EN LA DIARREA}
		COL	2/191	Puede **cicatrizar** las úlceras digestivas, tanto las de estómago como las de colon. Medio vaso de **jugo** de col tomado antes de cada comida, tres o cuatro veces diarias, produce buenos resultados en caso de colitis ulcerosa.
		ONAGRA, ACEITE	1/354	Consumir este aceite durante seis meses como complemento alimentario, puede producir una mejoría en la evolución de la enfermedad.[6]
		PESCADO, ACEITE	1/241	Los pacientes de colitis ulcerosa tratados con **ácidos grasos omega-3** durante cuatro meses, evolucionaron favorablemente, permitiendo incluso la ganancia de peso durante ese periodo.[7] Según otros estudios, los aceites de pescado retrasan las recidivas (reaparición de los brotes agudos) de la colitis ulcerosa, pero no las evitan, y no producen mejorías evidentes.[8]
	Reducir o eliminar	\multicolumn{3}{l	}{LOS MISMOS QUE EN LA COLITIS}
		HAMBURGUESAS	1/316	*Se cita como símbolo de la "comida rápida". Aquellos que consumen comida rápida dos o más veces por semana, presentan un **riesgo** casi **cuatro veces** mayor de padecer colitis ulcerosa, respecto a los que no la comen nunca, según una investigación realizada en el Instituto Karolinska de Estocolmo (Suecia).[9]*
		CARNE	1/262	*Según un estudio realizado en Japón, la típica alimentación occidental a base de carne, pan blanco y mantequilla o margarina, se asocia significativamente con el riesgo de padecer colitis ulcerosa.[10] El **jamón** y los **embutidos** se citan específicamente como los productos cárnicos que **más favorecen** la **aparición** y **agravamiento** de esta enfermedad.*
ENFERMEDAD DE CROHN Es un *tipo especial de inflamación que afecta tanto al intestino **delgado** como al **grueso**. Sus **causas** no son bien conocidas*, aunque se sabe que se relaciona especialmente con la alimentación típica occidental, pobre en fibra y en vegetales y abundante en productos refinados y procesados. Es una enfermedad que afecta con mayor frecuencia a quienes se alimentan exclusivamente de la llamada "**comida rápida**". Es una enfermedad **crónica**, para la que no existe un tratamiento efectivo. **Cursa con** brotes agudos de dolor abdominal y diarrea, seguidos de temporadas de mejoría. *No tiende a la curación, y puede precisar* una intervención **quirúrgica** para extirpar el segmento de intestino afectado. Estas indicaciones dietéticas son sobre todo de carácter **preventivo**, y pueden contribuir a espaciar las recaídas o a disminuir su intensidad. Durante los **brotes agudos** es preciso seguir una **dieta especial** bajo **supervisión médica**. *continúa en la página siguiente*	**Aumentar**	\multicolumn{3}{l	}{LOS MISMOS QUE EN LA DIARREA}
		FIBRA	1/388	Una alimentación rica en fibra **protege** contra la enfermedad de Crohn.[9] La de tipo **soluble**, la cual se encuentra especialmente en **frutas** y **hortalizas**, resulta *preferible* a la **fibra insoluble**, por no producir irritación de la mucosa.
		ACEITES	1/112	Los **ácidos grasos poliinsaturados** presentes en los aceites vegetales, especialmente en los de **semillas**, mejoran la función intestinal en los enfermos de Crohn.[11]
		PESCADO, ACEITE	1/241	Los **suplementos** de aceite de pescado logran reducir la frecuencia de las recidivas de la enfermedad de Crohn, pero no evitan que estas se produzcan.[12]
		FOLATOS	1/394	Su carencia es relativamente frecuente en los enfermos de Crohn, debido a que disminuye la absorción intestinal de esta vitamina. Además, algunos de los fármacos utilizados en su tratamiento, como la sulfasalazina, antagonizan los folatos. Se recomienda tomar **suplementos** de folatos y *aumentar* la ingesta de alimentos ricos en ellos como las **legumbres** y las **verduras** de hoja, siempre que sean bien tolerados.
		HIERRO	1/401	En esta enfermedad suele producirse carencia de hierro debido a las pequeñas hemorragias intestinales, y a una posible disminución de su absorción. La **espirulina** y el **sésamo** son dos buenas fuentes de hierro adecuadas en la enfermedad de Crohn.
	Reducir o eliminar	AZÚCARES	1/170	*Una investigación realizada en el Instituto Karolinska de Estocolmo (Suecia) ha puesto de manifiesto que quienes consumen mucho azúcar (55 g o más diariamente) presentan un **riesgo** casi tres veces **superior** de padecer enfermedad de Crohn que quienes ingieren 15 g o menos diariamente.[9]*
		HAMBURGUESAS	1/316	*La hamburguesa es el paradigma de la "comida rápida", junto con las **patatas fritas**, los **helados** y la **bollería refinada**. Quienes las consumen dos o más veces por semana este tipo de comida, presentan un **riesgo tres veces y media** superior de padecer enfermedad de Crohn, según el Instituto Karolinska de Estocolmo (Suecia).[9]*

TOMO 2 / 215

Cap. 28: ALIMENTOS PARA EL INTESTINO

Enfermedad	Uso	Alimento o nutriente	Tomo/ Pág.	Motivos y efectos
ENFERMEDAD DE CROHN *continuación* *Hamburguesa*	Reducir o eliminar ▽	MARISCO	1/252	Contiene sustancias **irritantes** para el conducto digestivo, además de resultar de **difícil digestión**. Su consumo **agrava** el curso de la enfermedad de Crohn.
		LEVADURA DE CERVEZA	1/358	Se sospecha que **pueda favorecer** el desarrollo de esta enfermedad en individuos sensibles a las levaduras.[13] La **cerveza** y el **pan**, productos que contienen restos de levaduras, también resultan nocivos. Lo **más prudente** es que quienes padecen de enfermedad de Crohn **se abstengan** de levadura de cerveza, y en general, de todos los alimentos que lleven levaduras.
		GLUTEN	2/307	Puede causar inflamación intestinal en individuos sensibles, y se piensa que también **puede desencadenar** o **agravar** los brotes de enfermedad de Crohn.[14] El **trigo**, la **cebada** y el **centeno** son los cereales más ricos en gluten, los cuales se aconseja evitar.
		HARINAS	1/68	Se recomienda evitarlas en la enfermedad de Crohn, ya que pueden causar **intolerancia** y **agravar** los síntomas.[14]
		FRUTOS SECOS	1/52	Pueden ser causa de **alergia** intestinal, y deben usarse **con prudencia** en caso de enfermedad de Crohn, observando si causan algún tipo de empeoramiento.
FLATULENCIA Es un **exceso de gases** en el intestino, que causa espasmos intestinales y distensión abdominal. El gas del intestino procede del que se ingiere al **deglutir**, y del que producen normalmente las **bacterias** de la flora intestinal. Cuando se produce en exceso, *suele ser debido a*: • **Disbacteriosis** o alteración de la flora, que puede corregirse con sencillas medidas dietéticas. • **Consumo** *abundante* de alimentos **vegetales ricos en fibra**: La flatulencia puede resultar más o menos molesta, pero **no** reviste **gravedad**. Estos gases *suelen ser* **inodoros**, a diferencia de los que se producen como consecuencia de la putrefacción intestinal derivada del consumo de carne y proteínas animales. Incrementando lentamente el consumo de alimentos ricos en fibra, y teniendo en cuenta algunas sencillas normas culinarias, la flatulencia suele corregirse espontáneamente. • **Deglución de aire** debido a **estrés** o **ansiedad**, especialmente en el momento de las comidas. Además de los alimentos indicados, el **carbón vegetal** de madera de haya u otras, es muy eficaz para reducir la flatulencia intestinal (ver *EPM* [Enciclopedia de las plantas medicinales] pág. 502).	Aumentar ⬆	GERMINADOS	1/86	Los brotes de **cereales** y **legumbres** germinadas, incluida la **alfalfa**, contienen **enzimas** que **facilitan** la digestión de los **hidratos de carbono** y de las **proteínas**, evitando así las fermentaciones microbianas causantes de gas intestinal.
		HIERBAS AROMÁTICAS	1/339	La mayor parte de ellas poseen acción **carminativa**, es decir, reducen la formación de gas en el intestino. Las infusiones de **anís**, **menta**, **salvia** e **hinojo** se cuentan entre las más efectivas.
		YOGUR	1/202	Los yogures en general, pero *especialmente* los llamados '**bio**' que contienen bacterias vivas, **normalizan** la **flora bacteriana** intestinal. De esta forma, **evitan** las **fermentaciones** productoras de gas que se producen como consecuencia de la actividad de ciertas bacterias perjudiciales para el intestino grueso.
		CAQUI	2/222	Su pulpa contiene **mucílagos** y **taninos**, que contribuyen a **desinflamar** el intestino y **evitar** los *espasmos* y los retortijones por exceso de gases.
	Reducir o eliminar ▽	FIBRA	1/388	El **exceso** de fibra **puede causar** flatulencia intestinal. Cuando se **incrementa** la cantidad de alimentos ricos en fibra (frutas, legumbres, verduras, salvado, etc.), debe hacerse de forma **progresiva** para dar lugar a una adaptación paulatina de la flora intestinal. De esta forma se reduce el efecto flatulento de la fibra.
		LEGUMBRES	1/78	Si se ponen a **remojo** vertiendo agua hirviendo sobre ellas (el agua debe ser sin sal), y se **eliminan** sus **pieles**, desaparece prácticamente su **efecto flatulento** (ver T. 1 pág. 81).
		VERDURAS	1/92	Contienen **celulosa** y otros **hidratos** de carbono **indigeribles**, que al llegar al intestino grueso son atacados por ciertas bacterias. Estas transforman los hidratos de carbono en gas. Las **coles**, la **coliflor**, el **brécol**, los **puerros** y las **alcachofas** se encuentran entre las verduras más flatulentas. **Masticándolas bien** y **evitando** ingerir un **exceso** de **fibra** en la misma comida, se reduce su efecto flatulento.
		PAN	1/72	Especialmente el **pan blanco insuficientemente horneado** (mal cocido), suele ser causa de flatulencia debido a que una parte de su **almidón** llega al intestino grueso sin haber sido digerido. Allí es atacado por ciertas bacterias intestinales, que transforman el almidón y otros hidratos de carbono en diversos gases.
		PASTA	1/74	Un **exceso** de pasta, especialmente si no se ha cocinado y masticado bien, **puede** ser causa de flatulencia por la misma razón que el pan.
		LECHE	1/182	Puede producir **gases** y **fermentaciones** intestinales en caso de **intolerancia** a la **lactosa**, que es más frecuente de lo que se piensa. El **yogur** y el **queso** suelen tolerarse mejor, ya que contienen **menos lactosa**.

ENCICLOPEDIA DE LOS ALIMENTOS
2ª Parte: El poder curativo de los alimentos

Enfermedad	Uso	Alimento o nutriente	Tomo/Pág.	Motivos y efectos
DIVERTICULOSIS También llamada **enfermedad diverticular del colon**. Consiste en la formación de *muchas pequeñas bolsas o divertículos en la pared del conducto digestivo, generalmente del intestino grueso*. Para que se forme un divertículo es preciso que concurran **dos factores**: • Que exista un punto de **debilidad** en la pared intestinal. • Que se produzca un **aumento de presión** en el interior del intestino. Esto es lo que ocurre cuando las heces son pequeñas y duras, y los músculos de la pared intestinal tienen que contraerse fuertemente para hacerlas avanzar en su recorrido. Los alimentos que se recomiendan, **reducen** el **riesgo** de que se formen divertículos, o de que estos aumenten si ya existen. Lo que **no** se logra es **que desaparezcan** una vez formados. Cuando los divertículos se inflaman debido a que en ellos quedan restos de heces, se produce una enfermedad grave llamada **diverticulitis**. Esta es una complicación de la diverticulosis que debe ser tratada **hospitalariamente** con **dieta absoluta**, y que en ocasiones, requiere una intervención quirúrgica. *Galletas*	Aumentar	AGUA	1/362	Es necesario beber agua suficiente durante el día (mínimo 7 u 8 vasos) para que las heces no se resequen y puedan transitar con fluidez y sin presión excesiva a través del tracto digestivo.
	Aumentar	FIBRA	1/388	A mayor **consumo** de alimentos ricos en fibra, menor **riesgo** de padecer diverticulosis.[15] La fibra no se absorbe y permanece en el intestino. Al retener agua, hace que las heces sean más voluminosas y más blandas, lo cual facilita su tránsito. Las heces sin fibra son duras y resecas, y obligan al intestino a contraerse fuertemente para hacerlas avanzar. Esa **hiperpresión** favorece la formación de divertículos.
	Aumentar	CEREALES INTEGRALES	1/65	Constituyen la mejor forma de consumir **fibra**. La **avena** es el cereal de mayor efecto suavizante y protector sobre el intestino.
	Aumentar	FRUTA	1/30	*Todas* las frutas son una buena fuente de **fibra soluble**. Todas ellas, aun las que poseen acción astringente, ablandan las heces y facilitan su tránsito intestinal. Gracias a esto, evitan la formación de divertículos.
	Aumentar	VERDURAS	1/92	Buena fuente de **fibra**, principalmente de tipo **soluble**, que facilita la función del intestino y evita la hiperpresión causante de divertículos.
	Aumentar	LEGUMBRES	1/78	Todas ellas contienen una buena proporción de **fibra**, por lo que su consumo protege contra el riesgo de padecer diverticulitis.
	Aumentar	SALVADO DE TRIGO	2/311	Casi la *mitad* de su peso es **fibra**, pero si se consume en exceso (más de 30 g diarios) puede producir irritación intestinal y alteraciones en el absorción de minerales. Con una alimentación saludable rica en productos vegetales integrales, no es necesario recurrir a la ingestión de salvado.
	Reducir o eliminar	BOLLERÍA REFINADA	1/73	Los productos refinados elaborados con harina blanca, incluido el pan blanco, **apenas** contienen **fibra**, y dan lugar a heces duras que favorecen la hiperpresión intestinal necesaria para que se formen los divertículos.
	Reducir o eliminar	GRASA TOTAL	1/404	En un amplio estudio realizado en la Escuela de Salud Pública de la Universidad de Harvard con 47.888 hombres, se concluyó que una alimentación **rica en grasa** total y **pobre en fibra**, **aumenta** en más del doble el **riesgo** de padecer diverticulosis.[15]
	Reducir o eliminar	CARNE	1/262	**Carece** por completo de **fibra**, por lo que una alimentación excesivamente carnívora disminuye el volumen de las heces y obliga al intestino grueso a realizar un sobreesfuerzo. En el estudio citado a propósito de la grasa, se vio que la combinación de alimentación rica en carne y pobre en fibra, **aumenta mucho** el **riesgo** de padecer diverticulosis.[15]
PARÁSITOS INTESTINALES Estos alimentos que aquí recomendamos provocan la expulsión de algunos de los gusanos que parasitan el intestino. Para que su acción sea más eficaz, deben tomarse en combinación con alimentos y/o plantas laxantes, como por ejemplo el **sen** (ver *EPM* [*Enciclopedia de las plantas medicinales*] pág.492).	Aumentar	CALABAZA, SEMILLAS	2/99	Contienen una sustancia que **paraliza** a algunos de los gusanos que parasitan el intestino como las **tenias** y los **áscaris**. Después se debe tomar un **laxante** para expulsarlos. La forma de aplicar las semillas o pipas de calabaza se expone en la *Enciclopedia de las plantas medicinales* (*EPM* pág. 605).
	Aumentar	COL	2/191	Medio vaso de **jugo** de col en ayunas durante cinco días seguidos logra expulsar muchos gusanos, debido a su acción vermífuga.
	Aumentar	GRANADA	2/236	Los tabiques internos de la granada y sobre todo la corteza del granado (ver *EPM* pág. 523), contienen **alcaloides** que provocan la expulsión de los parásitos intestinales.
	Aumentar	PAPAYA	2/157	El **látex** de la papaya, y en menor proporción su **pulpa**, provocan la expulsión de las tenias y otros gusanos intestinales.

TOMO 2 / 217

Cap. 28: ALIMENTOS PARA EL INTESTINO

Enfermedad	Uso	Alimento o nutriente	Tomo/Pág.	Motivos y efectos
GASTROENTERITIS Es la **inflamación de la mucosa** que recubre el interior del **estómago** y del **intestino**, principalmente el delgado. Generalmente está causada por microorganismos transmitidos mediante los alimentos (**virus y bacterias**) o por **toxinas** diarreicas (como las del marisco, por ejemplo). Las bacterias del género **Salmonella** que se encuentran sobre todo en los huevos y en la carne, son una de las causas más frecuentes. Se manifiesta con náuseas o vómitos, diarrea, dolor abdominal y en ocasiones, fiebre. Durante las primeras **24 o 48 horas**, únicamente deben ingerirse **líquidos**, como los que se indican en el apartado "*Diarrea*" (ver T. 2 pág. 213). Los **jugos de frutas no** son recomendables, pues pueden agravar la diarrea. Los **primeros alimentos sólidos** que se tomen pueden ser los que se indican en esta tabla, *seguidos* por cualquiera de los recomendados para la diarrea. *Caldo depurativo* *Cigala*	Aumentar	AGUA	1/362	La infección e inflamación de la mucosa gástrica e intestinal provoca una gran eliminación de agua y sales minerales con las heces. La **reposición** del agua perdida debe ser **prioritaria** en el tratamiento de la gastroenteritis. Puede administrarse agua pura o bien con unas gotas de limón. Las tisanas con **plantas astringentes** (ver *EPM [Enciclopedia de las plantas medicinales]* pág.481) también resultan útiles.
		CALDO DEPURATIVO	1/369	Es un caldo de verduras muy rico en sales **minerales** alcalinizantes (especialmente **potasio**) que *compensa* las pérdidas que se producen debido a la diarrea.
		LIMÓN	2/124	Por su efecto **antiséptico**, es capaz de eliminar muchos de los gérmenes patógenos causantes de gastroenteritis. Puede tomarse en jugo *diluido* con agua.
		MANZANA	2/229	*Especialmente* **rallada** o **asada**, es uno de los alimentos sólidos que mejor se toleran. Además, la manzana está dotada de un *notable* poder **curativo** sobre la mucosa intestinal.
		ARROZ	2/225	El arroz **blanco hervido** se ha usado tradicionalmente en la dieta de la gastroenteritis, por su buena tolerancia intestinal y su valor nutritivo.
		PLÁTANO	2/70	Es **nutritivo**, bien tolerado por la la mucosa intestinal y rico en **potasio**. Este mineral es uno de los que más se pierden en caso de gastroenteritis. Por todo ello, el plátano es uno de los *primeros* **alimentos sólidos** que pueden incluirse en la dieta de la gastroenteritis.
		AJO	1/109	Su **esencia** actúa como un *eficaz* **antibiótico** sobre las bacterias patógenas que suelen afectar al conducto digestivo. Pero a diferencia de los medicamentos antibióticos, **respeta** la **flora bacteriana** normal del intestino.
	Reducir o eliminar	LECHE	1/182	*Cuando la mucosa del intestino delgado está inflamada, como ocurre en caso de gastroenteritis,* **disminuye** *la producción de* **lactasa** *y otras enzimas digestivas. Como resultado de ello, la lactosa (azúcar de la leche) no puede ser digerida, lo cual aumenta la inflamación intestinal. La leche* **puede agravar** *los síntomas de la gastroenteritis.*
		HUEVO	1/218	*Los huevos* **pueden** *ser portadores de bacterias causantes de gastroenteritis (***salmonelas** *especialmente), que se transmiten sobre todo a través de la* **mayonesa** *(se elabora con huevos crudos). Deben pues evitarse los huevos y los productos elaborados con ellos cuando se sufre esta dolencia. Una vez pasada la fase aguda, pueden consumirse huevo duro (hervido durante al menos 3 minutos), para reducir al máximo el riesgo de contaminación.*
		POLLO, CARNE	1/314	*Con cierta frecuencia está contaminada por* **salmonelas** *y otras bacterias causantes de gastroenteritis. Su consumo puede* **desencadenar** *y* **agravar** *la gastroenteritis.*
		MARISCO	1/252	*Su consumo es una de las* **causas más frecuentes** *de infecciones intestinales. Debe evitarse porque además, resulta de* **difícil digestión** *y* **agrava** *la inflamación gastrointestinal.*

TOMO 2 / 218

28 - Alimentos para el intestino

Carambola

Un laxante suave y de fino sabor

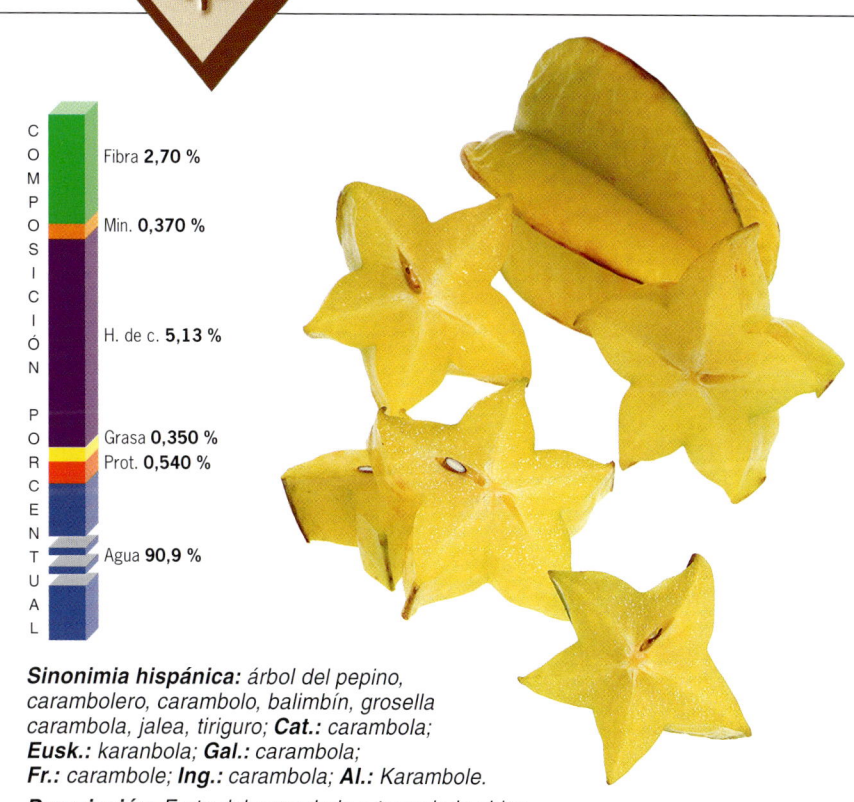

A LA CARAMBOLA se la llama en inglés 'fruta estrella' por la forma de su sección, que recuerda a una estrella de cinco puntas. Pero también es una "fruta estrella" por lo mucho que se la cotiza en los mercados internacionales.

Su pulpa es de textura muy suave y de un fino sabor agridulce. En los restaurantes se utilizan sus rodajas para decorar diversos platos exquisitos, pero la carambola tiene otras propiedades aparte de la meramente estética.

PROPIEDADES E INDICACIONES: Contiene un 5,13% de hidratos de carbono en forma de azúcares, y una pequeña proporción de proteínas (0,54%) y de grasas (0,34%), que en conjunto aportan 33 calorías por cada 100 g (33 kcal/100 g). Contiene una moderada cantidad de provitamina A (40 µg ER/100 g), de vitaminas del complejo B, así como E y C, siendo esta última la más abundante (21,2 mg/100 g).

En cuanto a minerales, contiene todos los necesarios en la dieta, pero en una proporción baja, excepto el *potasio* (163 mg/100 g).

La delicada pulpa de la carambola es rica en *fibra* vegetal de tipo *soluble* (2,7%), lo cual explica su acción **suavizante** y **laxante** sobre el intestino. Estas son sus aplicaciones dietoterápicas:

- **Estreñimiento** por falta de tono intestinal, que es el tipo más frecuente. Dos o tres carambolas con el desayuno facilitan la evacuación.

- **Aumento del colesterol:** Debido a su *alto contenido* en *fibra soluble*, contribuye a reducir la absorción de colesterol en el intestino.

Composición porcentual:
- Fibra 2,70 %
- Min. 0,370 %
- H. de c. 5,13 %
- Grasa 0,350 %
- Prot. 0,540 %
- Agua 90,9 %

Sinonimia hispánica: árbol del pepino, carambolero, carambolo, balimbín, grosella carambola, jalea, tiriguro; **Cat.:** carambola; **Eusk.:** karanbola; **Gal.:** carambola; **Fr.:** carambole; **Ing.:** carambola; **Al.:** Karambole.

Descripción: Fruto del carambolo o tamarindo chino ('Averrhoa carambola' L.), árbol o arbusto de la familia de las Oxalidáceas que alcanza hasta 2 m de altura. El fruto es una baya de piel fina y de color amarillo dorado, que mide entre 6 y 12 cm de longitud.

Hábitat: Propia de Indonesia y Malasia, su cultivo se ha extendido a otros países tropicales de Asia y América. Los principales países productores son Tailandia, Brasil y Colombia.

Preparación y empleo

❶ **Fresca:** Los frutos grandes de la carambola son más sabrosos y dulces. Los más pequeños pueden tener sabor agrio.

❷ **Conservas:** Su pulpa se presta muy bien para la elaboración de jaleas y mermeladas.

❸ **Bebidas:** Con la carambola se elaboran refrescos y bebidas de sabor "tropical".

CARAMBOLA composición
por cada 100 g de parte comestible cruda

Energía	33,0 kcal = 138 kj
Proteínas	0,540 g
H. de c.	5,13 g
Fibra	2,70 g
Vitamina A	49,0 µg ER
Vitamina B₁	0,028 mg
Vitamina B₂	0,027 mg
Niacina	0,478 mg EN
Vitamina B₆	0,100 mg
Folatos	14,0 µg
Vitamina B₁₂	—
Vitamina C	21,2 mg
Vitamina E	0,370 mg EαT
Calcio	4,00 mg
Fósforo	16,0 mg
Magnesio	9,00 mg
Hierro	0,260 mg
Potasio	163 mg
Cinc	0,110 mg
Grasa total	0,350 g
Grasa saturada	0,023 g
Colesterol	—
Sodio	2,00 mg

% de la CDR (cantidad diaria recomendada) cubierta por 100 g de este alimento

Calocarpum sapota Merr.

28 - Alimentos para el intestino

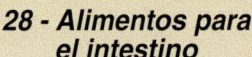

Zapote

Astringente y antianémico

BAJO SU PIEL áspera, correosa y poco atractiva, el zapote encierra una suave pulpa de color anaranjado, dulce y carente de acidez.

PROPIEDADES E INDICACIONES: Es un fruto *bastante* **energético** (134 kcal/100 g), debido a su *elevado* contenido en **hidratos de carbono** (31,2%), en su mayor parte azúcares. Es una buena fuente de **vitamina C** (20 mg/100 g), de **potasio** (344 mg/100 g), de **hierro** (1 mg/100 g) y de **magnesio** (30 mg/100 g). Es pobre en provitamina A (beta-caroteno) y en vitaminas del grupo B.

Debido a su *riqueza* en polifenoles (**taninos**), es *buen* **astringente** intestinal, por lo que se recomienda en caso de **diarrea** y de **gastroenteritis**. También conviene a los **anémicos y desnutridos**.

Otros zapotes

Son varias las frutas que en Centroamérica reciben también el nombre de zapote, por su semejanza en cuanto a aspecto y composición con el auténtico zapote. Las más importantes son:

- **Chicozapote** (*Manilkara zapota* Van Royen = *Achras zapota* L.), también llamado zapote chico, sapodilla y mamey zapote. Sus frutos tienen la pulpa más clara que el zapote, y tres huesos centrales en lugar de uno. De su árbol se extrae una gomorresina utilizada en la fabricación del **chicle** (goma de mascar).

- **Zapote chupachupa** (*Matisia cordata* Humb.-Bonpl.), también llamado simplemente chupachupa y mamey colorado. Tiene la pulpa más fibrosa que el auténtico zapote.

Sinonimia científica: Pouteria sapota L.

Sinonimia hispánica: mamey [colorado], mamey zapote, zapote rojo, yuco; **Cat.:** mamei; **Gal.:** zapote; **Fr.:** sapotille, sapote; **Ing.:** [mammey] sapote; **Al.:** Sapote.

Descripción: Fruto del árbol del zapote ('Calocarpum sapota' Merr.) de la familia de las Sapotáceas. Los frutos son esferoidales u ovoides, de hasta 20 cm de diámetro, y en su interior encierran una semilla única y bastante grande.

Hábitat: Se da espontáneamente en México y las Antillas, así como en el África tropical. Su cultivo va en aumento, debido a la exquisitez de su fruto.

ZAPOTE composición
por cada 100 g de parte comestible cruda

Energía	134 kcal = 559 kj
Proteínas	2,12 g
H. de c.	31,2 g
Fibra	2,60 g
Vitamina A	41,0 µg ER
Vitamina B_1	0,010 mg
Vitamina B_2	0,020 mg
Niacina	2,18 mg EN
Vitamina B_6	—
Folatos	—
Vitamina B_{12}	—
Vitamina C	20,0 mg
Vitamina E	—
Calcio	39,0 mg
Fósforo	28,0 mg
Magnesio	30,0 mg
Hierro	1,00 mg
Potasio	344 mg
Cinc	—
Grasa total	0,600 g
Grasa saturada	—
Colesterol	—
Sodio	10,0 mg

1% 2% 4% 10% 20% 40% 100%

% de la CDR (cantidad diaria recomendada) cubierta por 100 g de este alimento

COMPOSICIÓN PORCENTUAL
- Fibra 2,60 %
- Min. 1,10 %
- H. de c. 31,2 %
- Grasa 0,600 %
- Prot. 2,12 %
- Agua 62,4 %

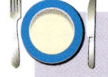

Preparación y empleo

❶ **Crudo:** Es la forma habitual de consumir el zapote. Su pulpa de consistencia cremosa es dulce y aromática, y carece por completo de acidez.

❷ **Conservas:** Con el zapote se elaboran mermeladas, jaleas y helados.

28 - Alimentos para el intestino

Cydonia oblonga Mill.

Membrillo

Suavizante y astringente intestinal

Q UIENES no conozcan el membrillo, y piensen que se trata de una variedad de pera, se llevarán un buen chasco al dar un bocado a su pulpa: es tan áspera e insípida que resulta prácticamente imposible comérsela. Sin embargo, la llamada carne o dulce de membrillo es un bocado exquisito, que apetece a todos los niños.

PROPIEDADES E INDICACIONES: El membrillo crudo contiene un 13,4% de hidratos de carbono en forma de azúcares. Pero la carne o **DULCE DE MEMBRILLO** sobrepasa el 50% en *azúcares*, ya que se elabora añadiéndole su peso en azúcar. Su contenido en proteínas y grasas es muy bajo (inferior al 1%).

Es bastante rico en vitaminas C y E, así como en minerales tales como potasio, hierro y cobre.

La acción **astringente** y **antiinflamatoria** que el membrillo ejerce sobre el intestino se debe a que contiene dos sustancias aparentemente antagónicas:

✓ *Pectina:* fibra soluble que **suaviza** la pared del intestino y facilita el tránsito de las heces.

✓ *Taninos* de acción **astringente,** que resecan y desinflaman la mucosa que tapiza el interior del intestino.

Tomado como postre o merienda, conviene a los niños o adultos con tendencia al tránsito rápido o a las flatulencias intestinales. Es muy recomendable en caso de **diarrea** por **gastroenteritis** o **colitis,** como *primer alimento* sólido tras la fase aguda.

Por su contenido en pectina, *contribuye* a *reducir* el nivel de **colesterol** en sangre.

La carne o dulce de membrillo combina muy bien con el requesón y con el queso fresco.

COMPOSICIÓN PORCENTUAL
- Fibra **1,90 %**
- Min. **0,400 %**
- H. de c. **13,4 %**
- Grasa **0,100 %**
- Prot. **0,400 %**
- Agua **83,8 %**

Sinonimia hispánica: gamboa, marmello, cacho, codón; **Cat.:** codony; **Eusk.:** irasagar; **Gal.:** marmelo; **Fr.:** coing; **Ing.:** quince; **Al.:** Quitte.

Descripción: Fruto del membrillero ('Cydonia oblonga' Mill.), árbol de la familia de las Rosáceas de unos 4 m de altura. El fruto tiene un aspecto similar al de la pera.

Hábitat: Es propio del Cáucaso y Turquía. Fue introducido en Europa occidental por los griegos y los romanos. De España pasó al continente americano donde actualmente se cultiva, especialmente en Argentina.

MEMBRILLO composición
por cada 100 g de parte comestible cruda

Energía	57,0 kcal = 240 kj
Proteínas	0,400 g
H. de c.	13,4 g
Fibra	1,90 g
Vitamina A	4,00 µg ER
Vitamina B_1	0,020 mg
Vitamina B_2	0,030 mg
Niacina	0,200 mg EN
Vitamina B_6	0,040 mg
Folatos	3,00 µg
Vitamina B_{12}	—
Vitamina C	15,0 mg
Vitamina E	0,550 mg EαT
Calcio	11,0 mg
Fósforo	17,0 mg
Magnesio	8,00 mg
Hierro	0,700 mg
Potasio	197 mg
Cinc	0,040 mg
Grasa total	0,100 g
Grasa saturada	0,010 g
Colesterol	—
Sodio	4,00 mg

% de la CDR (cantidad diaria recomendada) cubierta por 100 g de este alimento

Preparación y empleo

❶ **Crudo:** Su sabor es muy áspero y ácido, y resulta prácticamente incomestible incluso maduro.

❷ **Carne de membrillo:** Es la forma tradicional de consumirlo. Se somete a cocción en agua, se convierte en puré y se le añade su propio peso de azúcar. Hay fabricantes que utilizan azúcar moreno, más rico en minerales, y más recomendable que el blanco.

Diospyros kaki L.

28 - Alimentos para el intestino

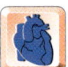

Caqui

Corta la diarrea y desinflama el intestino

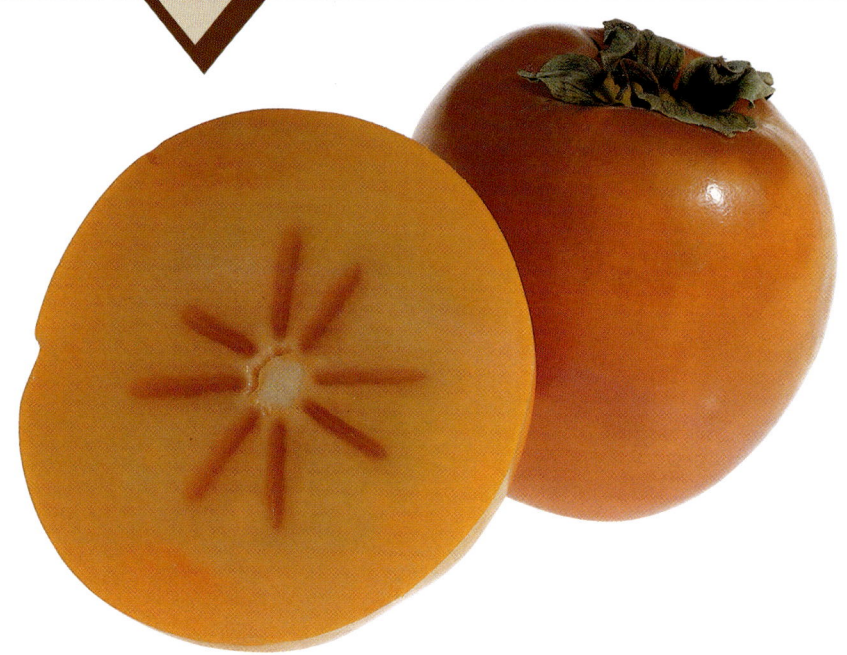

YA SEA DE color anaranjado o rojo intenso, los caquis evocan llamaradas de fuego ardiente. No en vano su nombre científico *Diospyros*, en griego significa 'fuego de Zeus'.

Sin embargo, una vez ingerido, el caqui actúa de forma totalmente opuesta a como lo haría un fuego ardiente: es un *gran* **suavizante** del conducto digestivo, especialmente del intestino.

PROPIEDADES E INDICACIONES: La pulpa gelatinosa del caqui apenas contiene proteínas y grasas. Sin embargo, destacan en su composición las siguientes sustancias:

Sinonimia hispánica: palosanto, zapote japonés, guayaco, locuá, persimón japonés; **Cat.:** caqui; **Eusk.:** kaki; **Gal.:** caqui; **Fr.:** kaki; **Ing.:** persimmon, kaki; **Al.:** Kaki.

Descripción: Fruto en baya del árbol del caqui o palosanto ('Diospyros kaki' L.), árbol de hoja caduca de hasta 4 m de altura de la familia de las Ebenáceas. El fruto se consume cuando está muy maduro, casi pasado.

Hábitat: Propio del Japón, su cultivo se ha extendido a zonas semitropicales del sur de Europa y del continente americano.

CAQUI composición
por cada 100 g de parte comestible cruda

Energía	70,0 kcal = 295 kj
Proteínas	0,580 g
H. de c.	15,0 g
Fibra	3,60 g
Vitamina A	217 µg ER
Vitamina B_1	0,030 mg
Vitamina B_2	0,020 mg
Niacina	0,267 mg EN
Vitamina B_6	0,100 mg
Folatos	7,50 µg
Vitamina B_{12}	—
Vitamina C	16,0 mg
Vitamina E	0,590 mg EαT
Calcio	8,00 mg
Fósforo	17,0 mg
Magnesio	9,00 mg
Hierro	0,370 mg
Potasio	161 mg
Cinc	0,110 mg
Grasa total	0,190 g
Grasa saturada	0,020 g
Colesterol	—
Sodio	1,00 mg

1% 2% 4% 10% 20% 40% 100%

% de la CDR (cantidad diaria recomendada) cubierta por 100 g de este alimento

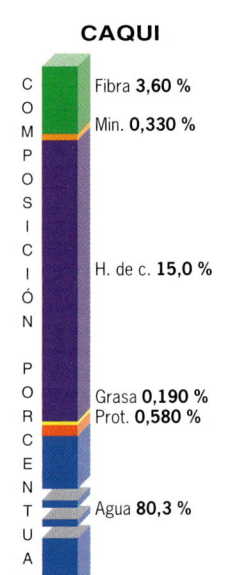

Preparación y empleo

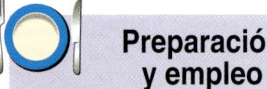

❶ **Fresco:** El caqui solo se halla apto para el consumo durante los meses de otoño, así que es necesario aprovechar esa época para consumirlo en abundancia. En caso de diarrea se pueden comer hasta seis piezas diarias.

❷ **Puré de caqui:** Es un ingrediente muy apreciado para elaborar cremas, mermeladas, jaleas y compotas. Acompaña muy bien al requesón, al yogur y a la nata (crema de leche).

Preparación del caqui

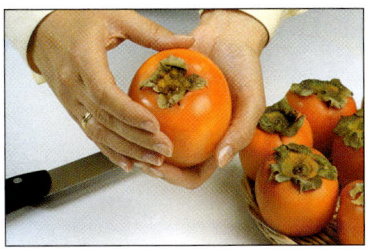
1. Palparlo para ver si está maduro.

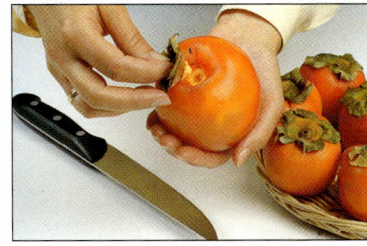
2. Extirpar el pedúnculo

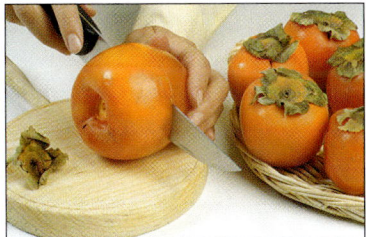

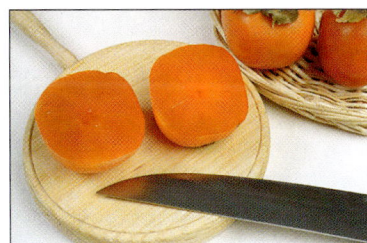
3. Cortarlo en dos mitades con un cuchillo.

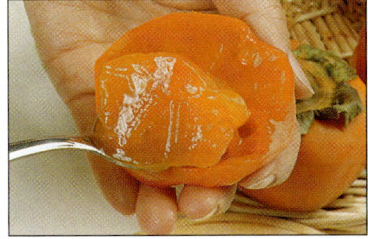
4. Comerlo con la ayuda de una cuchara. Para preparar el puré de caqui, se pasa la pulpa por un rallador o pasapuré, hasta obtener una pasta uniforme.

✓ *Azúcares:* De cada 100 g de pulpa de caqui, unos 15 g son azúcares. El *más abundante* es la *fructosa,* seguido por la *glucosa* y la *sacarosa.*

✓ *Pectina* y *mucílagos:* Son **hidratos de carbono** *complejos*, responsables de la consistencia gelatinosa de la pulpa del caqui. El caqui, *junto* con la **manzana** (T. 2 pág. 229), es una de las frutas *más ricas* en *pectina* (1%). La pectina y los mucílagos constituyen el componente más importante de la llamada *fibra* vegetal de tipo *soluble*, que el caqui contiene en la proporción de un 3,6%.

La PECTINA y los MUCÍLAGOS *retienen agua,* aumentando el volumen de las heces y facilitando así la evacuación. También *retienen* **azúcares,** con lo que estos no se absorben rápidamente (como ocurre al ingerir azúcar puro), sino de forma lenta y escalonada. Igualmente, *retienen* el **colesterol** que se encuentra en el tracto digestivo, procedente de los alimentos de origen animal, haciendo que una parte de él sea eliminado con las heces.

Pero el efecto más inmediato de la pectina y los mucílagos del caqui es el de **suavizar** y **desinflamar** las paredes del conducto digestivo, especialmente en sus últimos tramos (intestino grueso).

✓ *TANINOS:* Son compuestos fenólicos de *gran poder* **astringente.** Coagulan las proteínas, formando una capa seca y resistente en las mucosas. Los taninos se reconocen rápidamente por la sensación áspera que producen al paladar. A mayor riqueza en taninos, mayor efecto astringente.

Existen variedades de caqui con mayor contenido en taninos que otras. Pero en todas ellas, los taninos *disminuyen,* llegando incluso a desaparecer, en las últimas fases del proceso de **maduración.** En el gráfico de la página siguiente puede observarse que la máxima concentración de taninos en los caquis se alcanza en el mes de octubre, cuando todavía los frutos no han llegado al punto óptimo de maduración, que suele ser en noviembre en el hemisferio norte.

✓ *CAROTENOIDES:* Son sustancias derivadas del beta-caroteno, a partir de los cuales nuestro organismo produce la vitamina A. Por ello se les llama *provitaminas A*. El interés que despiertan los carotenoides se debe a su *probada* acción **antioxidante**, gracias a la cual evitan el envejecimiento celular, frenan la arteriosclerosis y actúan como preventivos del cáncer.

Entre los quince carotenoides diferentes que contiene el caqui, destacan por su abundancia el *licopeno* (presente también en el tomate, ver T. 2 pág. 275) y la *criptoxantina*.[16] Estos carotenoides son los responsables del color anaranjado o rojizo del caqui.

El caqui es una de las frutas *más ricas* en **carotenoides** (provitamina A). Teniendo en cuenta que 100 g de caqui aportan el 22% de las necesidades diarias de vitamina A para un adulto, un solo caqui de tamaño medio (250 g de peso) resulta suficiente para cubrir la mitad de la CDR (cantidad diaria recomendada).

✓ *Vitamina C:* Contiene unos 16 mg/100 g, lo cual supone que un caqui de tamaño medio (250 g) aporta el 40% de las necesidades diarias de esta vitamina. El caqui no es de las frutas más ricas en vitamina C, aunque contiene una cantidad significativa, suficiente como para *favorecer la absorción* del *hierro* que también contiene.

✓ *Hierro:* es el mineral más abundante (proporcionalmente a las necesidades diarias) de cuantos contiene el caqui, después del potasio. Un caqui de 250 g aporta el 10% de las necesidades

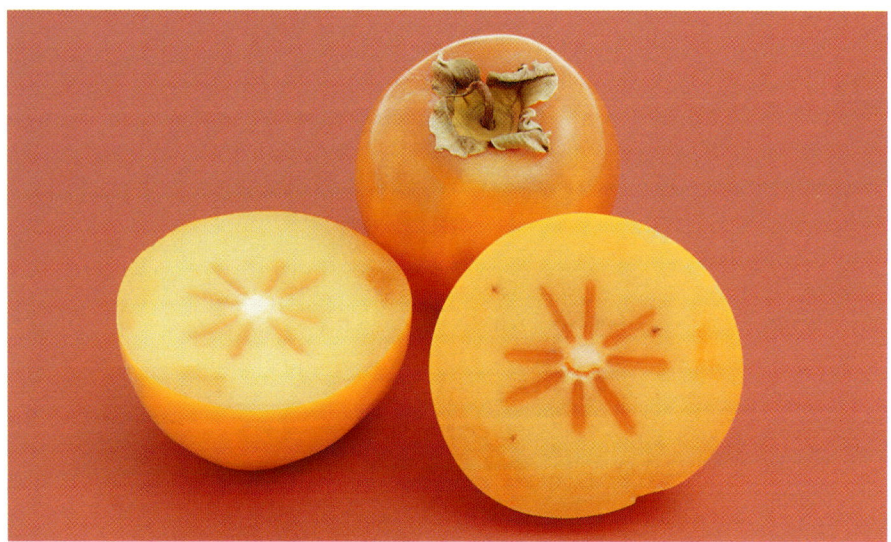

Los caquis más maduros contienen menos tanino de acción astringente, pero siguen conservando su acción antiinflamatoria y suavizante sobre el intestino.

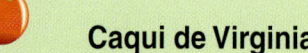

Caqui de Virginia

En Norteamérica se cultiva otra especie de caqui, el *Diospyros virginiana* L.*, llamado también guayacán de Virginia o caqui silvestre. Su composición es similar a la del caqui japonés, aunque contiene **más azúcares, minerales** y **vitamina C.**

* **Cat.:** caqui; **Eusk.:** kaki; **Gal.:** caqui de Virxinia; **Fr.:** kaki; **Ing.:** American persimmon.

diarias de hierro para un adulto, lo cual constituye una cantidad importante teniendo en cuenta que se trata de una fruta fresca.

Estos componentes del caqui explican sus aplicaciones medicinales:

• **Afecciones intestinales:** Los caquis ejercen en conjunto una suave acción astringente sobre las paredes del intestino, debido al efecto combinado de los taninos (**astringentes**) y de la pectina y los mucílagos (**suavizantes**). El efecto astringente es más intenso en ciertas variedades de caquis, y en los que no están demasiado maduros.

Además de astringentes, los caquis son **antiinflamatorios** intestinales, debido a su *notable contenido* en *pectinas* y *mucílagos*. Los *carotenoides* también contribuyen a esta acción. Su uso conviene en todo tipo de **diarreas** y **colitis** (inflamación del intestino grueso). De tres a seis caquis diarios, contribuyen a normalizar rápidamente el tránsito intestinal y a desinflamar las mucosas del aparato digestivo.

Los caquis completamente maduros de las variedades de pulpa más suave, apenas contienen taninos, y por lo tanto son menos astringentes. Se distinguen por poseer una pulpa muy suave y nada áspera. Esto significa que no son tan eficaces para cortar la diarrea como los caquis astringentes o poco maduros. Sí que conservan, sin embargo, su marcada acción antiinflamatoria sobre el intestino, útil en caso de colitis crónica, espasmos intestinales (retortijones), meteorismo (exceso de gases) y colon irritable.

• **Afecciones cardiocirculatorias:** Por su *bajo contenido* en *grasas* y en *sodio*, y su *elevado aporte* de *carotenoides* protectores de las arterias, los caquis son una fruta muy recomendable para aquellos que padecen de **arteriosclerosis, hipertensión** arterial y **afecciones cardíacas** en general.

• **Anemia:** Aunque el aporte en *hierro* del caqui no es muy elevado, tiene la ventaja de que *se absorbe muy bien* debido a que además contiene *vitamina C*. Se recomienda un consumo abundante de caquis en caso de **anemia ferropénica** (por falta de hierro), que es el tipo más frecuente de anemia.

• **Diabetes:** Aunque el caqui es una fruta dulce, los diabéticos la toleran muy bien por dos razones:

– Más de la *mitad* de su 15% de azúcares está formada por **FRUCTOSA,** el *azúcar natural* propio de la fruta. Este tipo de azúcar precisa menos cantidad de insulina para su aprovechamiento por las células del organismo. Por ello, los diabéticos, cuyo páncreas produce menos insulina, toleran y aprovechan mejor la fructosa que otros azúcares.

– La *abundante fibra* vegetal de tipo *soluble* que contiene el caqui en forma de *pectina*, retiene los azúcares en el intestino y los va liberando poco a poco. De esta forma no se produce un paso rápido de fructosa y glucosa a la sangre, lo cual es perjudicial para el diabético, sino lento y paulatino.

El caqui puede ser pues consumido por los diabéticos, quienes se beneficiarán de su acción favorable sobre el intestino y de su contenido en carotenoides y en hierro.

Contenido en taninos del caqui

En este gráfico se observa como varía a lo largo del tiempo la concentración de taninos en cuatro variedades de caqui.

gramos de taninos solubles
por cada 100 g de pulpa de caqui

- Yokono
- Aizumishirazu
- Amahyakume
- Fuyu

Las variedades de caqui más ricas en taninos se llaman variedades astringentes: Yokono y Aizumishirazu. (Los meses indicados corresponden a zonas templadas del hemisferio norte.)

28 - Alimentos para el intestino

 Oryza sativa L. pH↓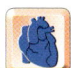

Arroz

Ideal en las diarreas, recomendable en la hipertensión

EL ARROZ ha sido llamado el *"pan de Asia"*. La mayor parte de la cosecha mundial de arroz, unos 500 millones de toneladas anuales, se produce en las regiones tropicales del Lejano Oriente: China, India, Bangladesh e Indonesia. En estos países el arroz se consume diariamente, y no se concibe una comida sin que se halle presente este cereal.

Los griegos y los romanos apenas conocieron y usaron el arroz. Fueron los árabes quienes lo introdujeron en Europa, a través de la península ibérica. En el siglo XVII los holandeses lo llevaron a Norteamérica, y después a África; convirtiéndose en el cereal más ampliamente cultivado en el mundo.

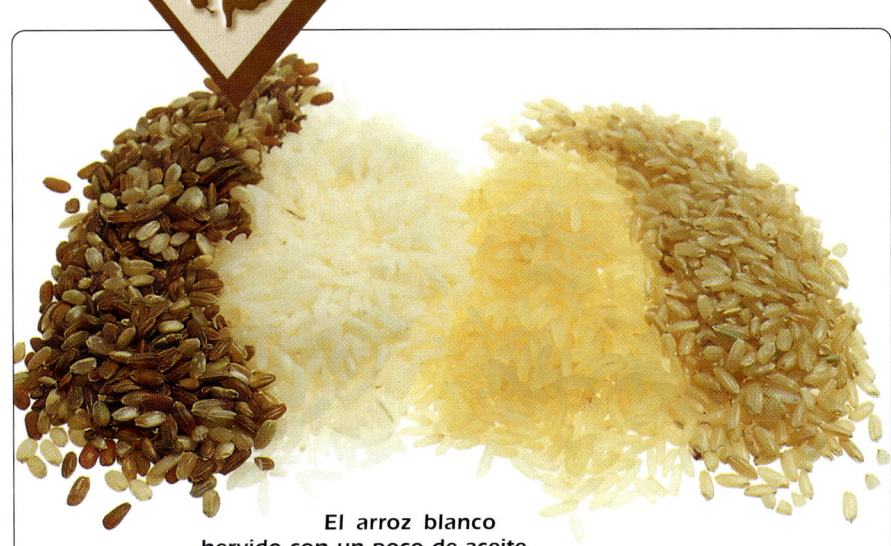

El arroz blanco hervido con un poco de aceite y de sal, constituye, junto con la manzana y el yogur, uno de los primeros alimentos sólidos que deben ingerirse después de haber pasado una diarrea de cualquier causa.

Sinonimia hispánica: arroz común, casulla; **Cat.:** arròs; **Eusk.:** arroz; **Gal.:** arroz; **Fr.:** riz; **Ing.:** rice; **Al.:** Reis.

Descripción: Fruto en grano de la planta del arroz (*'Oryza sativa'* L.), herbácea anual de la familia de las Gramíneas. El fruto esta constituido por la cáscara, pericarpio o gluma, y el endospermo o grano propiamente dicho.

Hábitat: Es el cereal más extendido por el mundo. Se cultiva ampliamente en los cinco continentes, en regiones pantanosas de clima templado o cálido y húmedo. Existe también un arroz llamado 'de montaña', que requiere menos humedad que el de pantano; pero su calidad y su rendimiento también es menor.

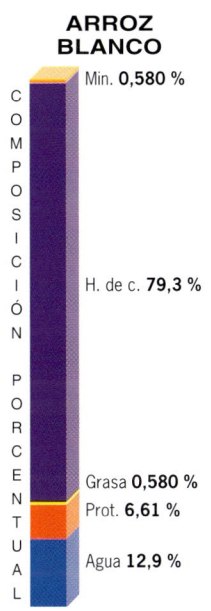

ARROZ BLANCO
COMPOSICIÓN PORCENTUAL
- Min. 0,580 %
- H. de c. 79,3 %
- Grasa 0,580 %
- Prot. 6,61 %
- Agua 12,9 %

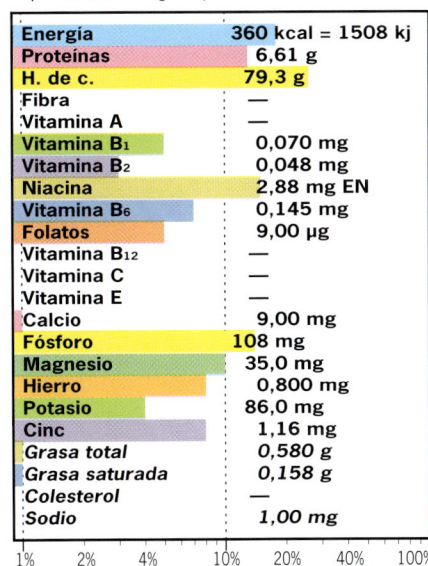

ARROZ BLANCO composición
por cada 100 g de parte comestible cruda

Energía	360 kcal = 1508 kj
Proteínas	6,61 g
H. de c.	79,3 g
Fibra	—
Vitamina A	—
Vitamina B$_1$	0,070 mg
Vitamina B$_2$	0,048 mg
Niacina	2,88 mg EN
Vitamina B$_6$	0,145 mg
Folatos	9,00 µg
Vitamina B$_{12}$	—
Vitamina C	—
Vitamina E	—
Calcio	9,00 mg
Fósforo	108 mg
Magnesio	35,0 mg
Hierro	0,800 mg
Potasio	86,0 mg
Cinc	1,16 mg
Grasa total	0,580 g
Grasa saturada	0,158 g
Colesterol	—
Sodio	1,00 mg

1% 2% 4% 10% 20% 40% 100%
% de la CDR (cantidad diaria recomendada) cubierta por 100 g de este alimento

Preparación y empleo

❶ **Cocinado:** El arroz no puede consumirse crudo, pero son numerosas las preparaciones culinarias en las que es el ingrediente principal. Desde el punto de vista nutritivo, se **complementa** especialmente bien con las **verduras**, las **legumbres** y la **leche**.

❷ **Copos de arroz:** Se usan junto con otros cereales para el muesli. Se elaboran con arroz **integral**.

❸ **Agua de arroz:** Se prepara hirviendo **dos cucharadas** de arroz en **un litro** de agua, hasta que los granos empiezan a deshacerse. Se deja enfriar y se cuela. Para aromatizarla, se le puede añadir un canutillo de canela en rama y/o corteza de limón, o unas gotas de jugo de limón.

ARROZ INTEGRAL
composición
por cada 100 g de parte comestible cruda

Energía	362 kcal = 1515 kj
Proteínas	7,50 g
H. de c.	72,8 g
Fibra	3,40 g
Vitamina A	—
Vitamina B_1	0,413 mg
Vitamina B_2	0,043 mg
Niacina	5,91 mg EN
Vitamina B_6	0,509 mg
Folatos	20,0 µg
Vitamina B_{12}	—
Vitamina C	—
Vitamina E	0,661 mg EαT
Calcio	33,0 mg
Fósforo	264 mg
Magnesio	143 mg
Hierro	1,80 mg
Potasio	268 mg
Cinc	2,02 mg
Grasa total	2,68 g
Grasa saturada	0,536 g
Colesterol	—
Sodio	4,00 mg

1% 2% 4% 10% 20% 40% 100%

% de la CDR (cantidad diaria recomendada) cubierta por 100 g de este alimento

PROPIEDADES E INDICACIONES: A pesar de lo populares y sabrosos que son los platos elaborados con arroz, se trata del cereal *más pobre* en **principios nutritivos,** especialmente si está refinado (pulido).

✓ *Proteínas:* Su contenido en este nutriente es el *más bajo* de todos los cereales, y ninguna de las variedades de arroz supera el 7%. Esta cantidad queda muy por debajo del 16,9% de la avena o del 13,7% del trigo. Cabe destacar que el arroz no contiene *nada* de *gliadina,* la proteína que constituye el gluten del trigo. Esta característica lo convierte en un alimento idóneo para los **celíacos.**

La *proteína* del arroz es *deficitaria* en *lisina* y en *triptófano,* dos aminoácidos esenciales. Por ello conviene consumirlo *junto* con **leguminosas,** que tienen precisamente un *exceso* de ambos aminoácidos. Combinando arroz con lentejas, por ejemplo, nuestro organismo obtiene los aminoácidos necesarios para producir una proteína completa. Las proteínas de la leche también combinan bien con las del arroz.

✓ *Grasas:* El arroz blanco carece prácticamente de grasas, pues la mayor parte de ellas se concentra en la cáscara o salvado y en el germen. El *arroz integral* posee tan solo un 2,7% de grasas, bastante menos que la avena (6,9%) o el maíz (4,3%). Aunque escasos, los ácidos grasos del arroz son insaturados y de gran valor biológico.

✓ *Hidratos de carbono:* Constituyen casi las cuatro quintas partes del peso del grano de arroz. La *práctica totalidad* de ellos son **almidón.**

✓ *Vitaminas:* Al igual que los otros cereales, carece de vitaminas A y C. Su contenido en *vitaminas B_1 y E* es bastante *notable* en el arroz **integral,** siendo *muy escaso* en el arroz **blanco.**

El consumo de **arroz blanco** como *alimento fundamental,* produce una carencia grave en vitamina B_1, lo que da lugar a la enfermedad del **beriberi.** Cuando la alimentación es más variada, y el arroz blanco se acompaña de otros alimentos ricos en B_1, tales como los frutos secos oleaginosos o las legumbres, existe menos riesgo de sufrir la carencia de esta vitamina.

Sin embargo, lo ideal es consumir arroz integral o precocinado *(parboiled),* que contiene una cantidad mayor de *vitamina B_1* así como de *B_2, B_6* y *niacina.*

✓ *Minerales:* Con 1 mg/100 g de *sodio,* el arroz es uno de los alimentos *más bajos* en este mineral. Esto lo hace *especialmente recomendable* en caso de **hipertensión** y de **afecciones cardíacas.**

Tanto el arroz integral como el blanco contienen también otros minerales, como potasio, calcio, magnesio y hierro, aunque en cantidades relativamente reducidas.

Como *resumen* de las **propiedades nutritivas** del arroz, podemos decir que se trata de un alimento ligero, fácilmente digerible, que produce saciedad, pero que si es blanco (refinado) no debe constituir la base de la alimentación, ya que puede producir carencias vitamínicas y minerales.

En cualquier caso, ya sea blanco o integral, el arroz *debe combinarse* con otros alimentos como **legumbres, verduras** o **leche,** para aumentar su capacidad nutritiva.

El consumo del arroz conviene especialmente en los siguientes casos:

• **Diarreas en general:** El arroz hervido con un poco de aceite y de sal, constituye *junto* con la **manzana** (T. 2

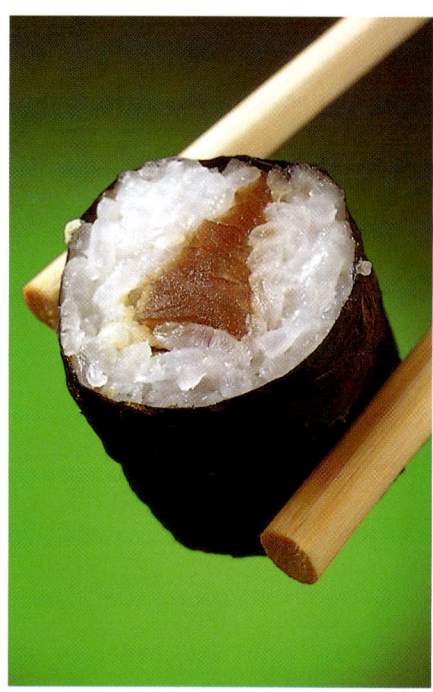

El arroz es la base de numerosas recetas culinarias orientales.

pág. 229) y el **yogur** (T. 1 pág. 202), uno de los *primeros* **alimentos *sólidos*** que deben tomarse después de haber pasado una diarrea de cualquier etiología. Su excelente digestibilidad, unida a la suave acción astringente que posee, hacen del arroz un alimento altamente recomendable para recuperar la mucosa intestinal tras una **colitis** o **gastroenteritis.**

• **Diarreas infantiles:** El agua de arroz **[3]** constituye el líquido *ideal* para la **rehidratación oral** en caso de diarrea, *especialmente* en los **niños.** Se puede dar como única bebida, añadiendo a discreción unas gotas de zumo de limón. Además de aportar el agua que el organismo necesita (rehidratación), el agua de arroz proporciona sales minerales, especialmente de potasio e hidratos de carbono polimerizados (almidón), que frenan la diarrea.

En un estudio realizado en la Universidad de Costa Rica,[17] se comparó el efecto de las soluciones clásicas de rehidratación oral a base de glucosa, con el del agua de arroz. Los lactantes que sufrían diarrea aguda y deshidratación, mejoraron mucho antes cuan-

Tipos de arroz

Arroz blanco de grano corto
Su grano se abre durante la cocción, por lo que se vuelve algo pastoso. Muy apreciado en **repostería**, especialmente para la elaboración del **arroz con leche**.

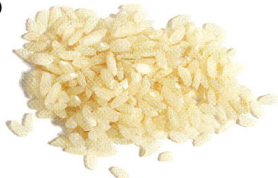

Arroz cáscara
También llamado arroz *paddy* o "en bruto". Es el arroz tal como se obtiene de la espiga en el momento de la recolección. Contiene todas las envolturas soldadas al grano, incluyendo la cubierta exterior (cáscara, gluma o salvado duro) rica en silicio y celulosa. Por su dureza, este tipo de arroz *no es apto* para la *alimentación* humana.

Arroz integral
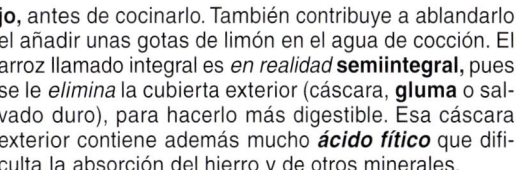

También llamado **arroz cargo** o **completo**. Es *más rico* en *vitaminas* y *minerales* que el arroz blanco, pero más lento de cocinar y más duro de masticar. Conviene tenerlo unas horas a **remojo**, antes de cocinarlo. También contribuye a ablandarlo el añadir unas gotas de limón en el agua de cocción. El arroz llamado integral es *en realidad* **semiintegral**, pues se le *elimina* la cubierta exterior (cáscara, **gluma** o salvado duro), para hacerlo más digestible. Esa cáscara exterior contiene además mucho *ácido fítico* que dificulta la absorción del hierro y de otros minerales.

Arroz vaporizado o precocinado
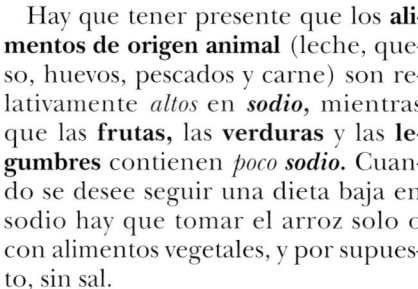

También llamado **sancochado**, o *parboiled*. Es un arroz integral tratado por un procedimiento hidrotérmico, y ligeramente refinado. Es más fácilmente comestible, y *conserva* la mayor parte de las *vitaminas*. Queda muy **suelto**, y se puede **recalentar** sin que se vuelva pastoso.

A pesar de estar precocinado, requiere un mayor tiempo de cocción que el arroz blanco común.

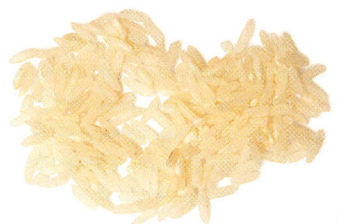

Arroz blanco de grano largo
Su grano permanece entero durante la cocción, y queda muy suelto. Es el preferido para hacer platos fríos, como las **ensaladas** de arroz.

---

do se les administró agua de arroz, que cuando se les daba agua glucosada.

- **Hipertensión arterial:** Por ser el arroz uno de los alimentos *más bajos* en *sodio*, su consumo resulta muy útil en caso de hipertensión arterial. El *SODIO* es un mineral que tiene la propiedad de retener mucha agua (tal como ocurre con la sal común: cloruro de sodio). El consumo excesivo de sodio hace que el organismo retenga agua (edema) y que aumente el volumen de la sangre circulante. Esto trae como consecuencia un aumento de la presión arterial. Cuanto más sodio o sal se ingiere, más riesgo de hipertensión.

Hay que tener presente que los **alimentos de origen animal** (leche, queso, huevos, pescados y carne) son relativamente *altos* en *sodio*, mientras que las **frutas**, las **verduras** y las **legumbres** contienen *poco sodio*. Cuando se desee seguir una dieta baja en sodio hay que tomar el arroz solo o con alimentos vegetales, y por supuesto, sin sal.

- **Afecciones cardíacas:** Cuando el corazón no cumple bien su función (insuficiencia cardíaca), se produce un acúmulo de líquidos en los tejidos, y los riñones no eliminan suficiente orina. Esta situación se agrava con el consumo de alimentos ricos en sodio, que retienen más agua y produce más edema.

Por ello, en caso de **insuficiencia cardíaca,** conviene una alimentación *baja* en *sodio*, y el **arroz** constituye un alimento *ideal*. El hecho de que *prácticamente carezca* de *grasas*, hace al arroz todavía *más recomendable* en caso de afecciones cardíacas.

- **Aumento de colesterol:** el arroz integral, debido a su contenido en *fibra* vegetal, impide la absorción de los áci-

Anemia por consumo de arroz

Se ha puesto de manifiesto en algunos estudios, que las dietas en las que el arroz constituye el **alimento fundamental,** *como ocurre en algunos países asiáticos, pueden causar* **anemia.** *Este hecho se atribuye a que el arroz blanco contiene* **muy poco hierro.** *El arroz integral contiene algo más de este mineral, pero su absorción no es buena debido a la presencia de* **fitato** *en el salvado.*

Sin embargo, **no** *hay por qué* **temer** *la presentación de anemia en las dietas ricas en arroz,* **siempre y cuando** *este se consuma* **junto con frutas** *o* **verduras frescas** *ricas en* **vitamina C.** *Este hecho fisiológico, que ya era bien conocido, ha sido demostrado una vez más en un estudio[18] llevado a cabo en la Universidad de Bangkok (Tailandia): la* **vitamina C** *favorece la absorción del hierro de origen vegetal, y su efecto* **compensa sobradamente** *la acción inhibidora del* **fitato** *del salvado. La costumbre de comer el* **arroz con verduras** *y* **con limón** *es pues muy acertada desde el punto de vista nutritivo.*

Miseria y grandeza del arroz

A pesar de ser el arroz el alimento básico para una buena parte de la humanidad, su cultivo y su consumo han estado cubiertos por dos grandes sombras en los últimos siglos:

- **El paludismo:** Desde el siglo XVI, fueron muchos los científicos en el sur de Europa que despreciaban el arroz, por considerar que su cultivo favorecía la aparición de fiebres palúdicas. En aquella época no se conocía la verdadera causa del paludismo, y los médicos simplemente constataban el hecho de que alrededor de los encharcados arrozales se daban más casos de esta enfermedad.

Hasta tal punto llegó la oposición al cultivo del arroz en aras de la sanidad pública, que en 1860 una Real Orden limitó el cultivo del arroz en España a unas zonas bien delimitadas llamadas 'cotos'. Los agricultores del antiguo Reino de Valencia, zona arrocera por excelencia, redujeron la producción de arroz, pero los casos de paludismo no disminuyeron.

Por otra parte, se comprobó que en otros países del mundo en los que también se cultivaba el arroz en tierras pantanosas, no existía paludismo.

¿Qué ocurría pues? Los investigadores llegaron a la conclusión de que el agente transmisor del paludismo no era el arroz, sino el mosquito anófeles que pululaba por los arrozales. El uso de plaguicidas, aun con los riesgos ecológicos que suponen, y sobre todo cierto tipo de peces que se alimentan de las larvas de los mosquitos en el agua, acabaron con los casos de paludismo que se daban en las cercanías de los arrozales.

- **El beriberi:** Cuando acababan de despejarse los temores de que el arroz era el causante del paludismo, surgió otra sombra sobre el este singular cereal: el consumo habitual de arroz blanco se asociaba a una enfermedad que los habitantes de Ceilán (hoy Sri Lanka) llamaron beriberi (en su idioma 'beri' significa 'debilidad').

A finales del siglo XIX, los colonizadores europeos introdujeron en los países del Lejano Oriente la costumbre de refinar el arroz. El beriberi, desconocido hasta entonces, empezó a ser habitual entre los habitantes de Filipinas, de Japón y de otros países asiáticos que basaban su dieta en este cereal.

Aunque se desconocía la causa del beriberi, y algunos médicos pensaban que su origen era infeccioso, pronto se vio que se debía al proceso de refinamiento del arroz. Los químicos holandeses Donath y Jansen descubrieron en 1926 una sustancia en el salvado del arroz, a la que llamaron **vitamina B$_1$**. El beriberi se producía por la carencia de esta sustancia en el arroz blanco o refinado, y no por el arroz blanco en sí mismo. Simplemente volviendo a comer el arroz integral, como había sido habitual en toda Asia hasta la llegada de los europeos, se solucionaba el problema.

El arroz continúa ostentando la grandeza de ser el **cereal más difundido y consumido** en el mundo, y a la vez ha superado las sombras que antaño se cernieron sobre él.

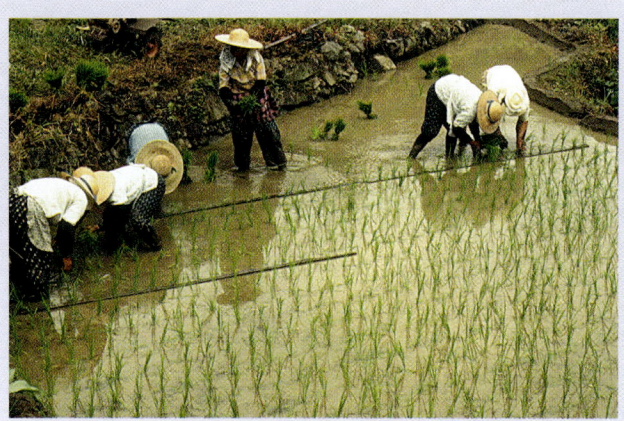

dos biliares en el intestino. Estos ácidos son las materias primas a partir de las cuales el hígado produce el colesterol. Puesto que el arroz prácticamente no contiene grasa, y por supuesto nada de colesterol, su consumo en forma integral tiene un efecto favorable, reduciendo el nivel de este en la sangre.

- **Exceso de ácido úrico:** Debido a su *escaso* contenido en *proteínas*, así como a su efecto **alcalinizante**, el arroz es muy recomendable en caso de exceso de ácido úrico en la sangre, que se manifiesta como **gota** y **artritismo;** por supuesto, siempre que se consuma *solo* o *con verduras*.

Aceite de salvado de arroz

La India es el segundo productor mundial de arroz. Para aprovechar las enormes cantidades de salvado o cascarilla que se obtienen en el proceso de refinado, la industria arrocera india empezó a extraer el aceite de ese salvado. Actualmente se usa cada vez más en la India y su consumo se está extendiendo a otros países.

El aceite de salvado de arroz tiene una composición **similar** al de **cacahuete** (ver T. 1 pág. 124). Es muy rico en **fitosteroles** y en **tocoferol** (vitamina E), y según las investigaciones realizadas, es un buen hipolipemiante capaz de **reducir** el nivel de **colesterol** sanguíneo.[19,20]

Lo que empezó siendo un simple subproducto del arroz, se está convirtiendo en una alternativa válida a los aceites tradicionales.

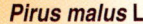   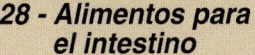 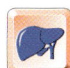

Manzana

Cura tanto la diarrea como el estreñimiento

CADA AÑO se producen en el mundo 40 millones de toneladas de manzanas, lo que les hace ocupar el cuarto lugar en la producción mundial de frutas, tras la uva, la naranja y el plátano. Sin embargo, aunque no sea la más cultivada, la manzana ostenta el título de *"reina de las frutas"*. Posiblemente ello se deba, además de a sus grandes virtudes culinarias y medicinales, a que es la fruta que mejor combina con la práctica totalidad de los alimentos.

PROPIEDADES E INDICACIONES: Aparte del 12,6% de hidratos de carbono en forma de *azúcares* que presenta, no hay ningún otro nutriente que destaque en la composición de la manzana. Se trata en su mayor parte de *fructosa* (azúcar de la fruta, también llamado

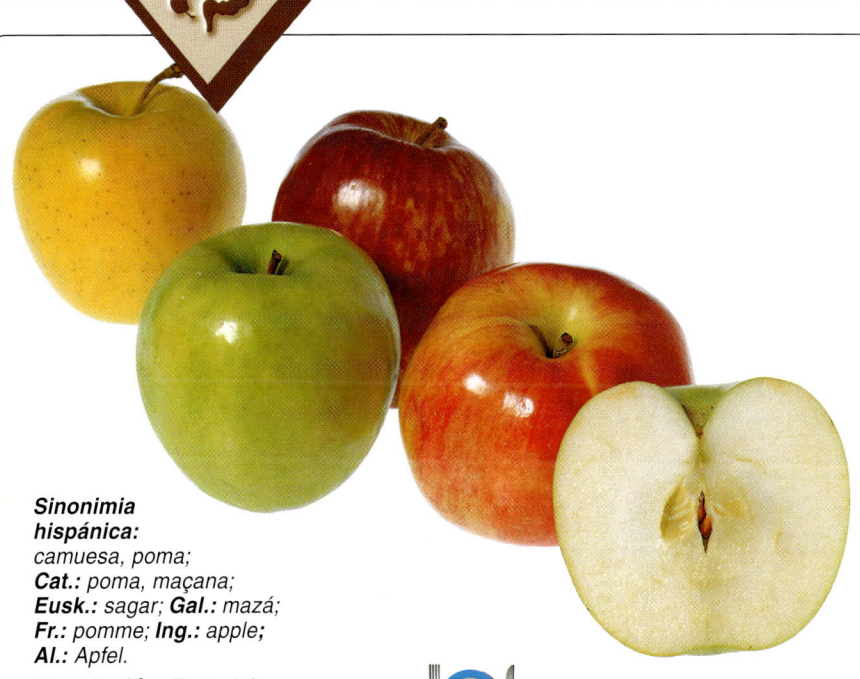

Sinonimia hispánica: camuesa, poma; **Cat.:** poma, maçana; **Eusk.:** sagar; **Gal.:** mazá; **Fr.:** pomme; **Ing.:** apple; **Al.:** Apfel.

Descripción: Fruto del manzano ('Pirus malus' L.), árbol de la familia de las Rosáceas.

Hábitat: Se cultiva en regiones templadas de todo el mundo. No crece en los países tropicales, pues el fruto no se desarrolla si no hace un poco de frío.

MANZANA composición
por cada 100 g de parte comestible cruda

Energía	59,0 kcal = 245 kj
Proteínas	0,190 g
H. de c.	12,6 g
Fibra	2,70 g
Vitamina A	5,00 µg ER
Vitamina B_1	0,017 mg
Vitamina B_2	0,014 mg
Niacina	0,110 mg EN
Vitamina B_6	0,048 mg
Folatos	2,80 µg
Vitamina B_{12}	—
Vitamina C	5,70 mg
Vitamina E	0,320 mg EαT
Calcio	7,00 mg
Fósforo	7,00 mg
Magnesio	5,00 mg
Hierro	0,180 mg
Potasio	115 mg
Cinc	0,040 mg
Grasa total	0,360 g
Grasa saturada	0,058 g
Colesterol	—
Sodio	1,50 mg

1%   2%   4%   10%   20%   40%   100%
% de la CDR (cantidad diaria recomendada) cubierta por 100 g de este alimento

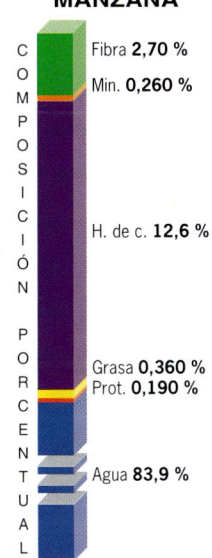

MANZANA
COMPOSICIÓN PORCENTUAL
Fibra **2,70 %**
Min. **0,260 %**
H. de c. **12,6 %**
Grasa **0,360 %**
Prot. **0,190 %**
Agua **83,9 %**

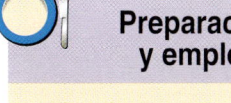

Preparación y empleo

❶ **Cruda:** Recomendamos *pelarla*, en pues contra de lo que algunos creen, la escasa cantidad de pectina y de vitaminas que se encuentran en la piel no justifican su consumo. La piel puede contener restos de plaguicidas, y además es de difícil digestión.

❷ **Rallada:** Habitualmente se ha recomendado utilizar un rallador de cristal, por ser el material más inerte, aunque los modernos de acero inoxidable también resultan adecuados. Recomendable para niño, ancianos y enfermos debilitados.

❸ **Asada al horno:** Es una forma sabrosa y digestiva de consumirla.

❹ **Cocinada:** Conviene tomarla con el líquido de la decocción. Resulta muy fácilmente digerible y apropiada para los niños.

❺ **Jugo:** El natural y sin procesar es muy preferible al envasado industrialmente (ver cuadro T. 2 pág. 231).

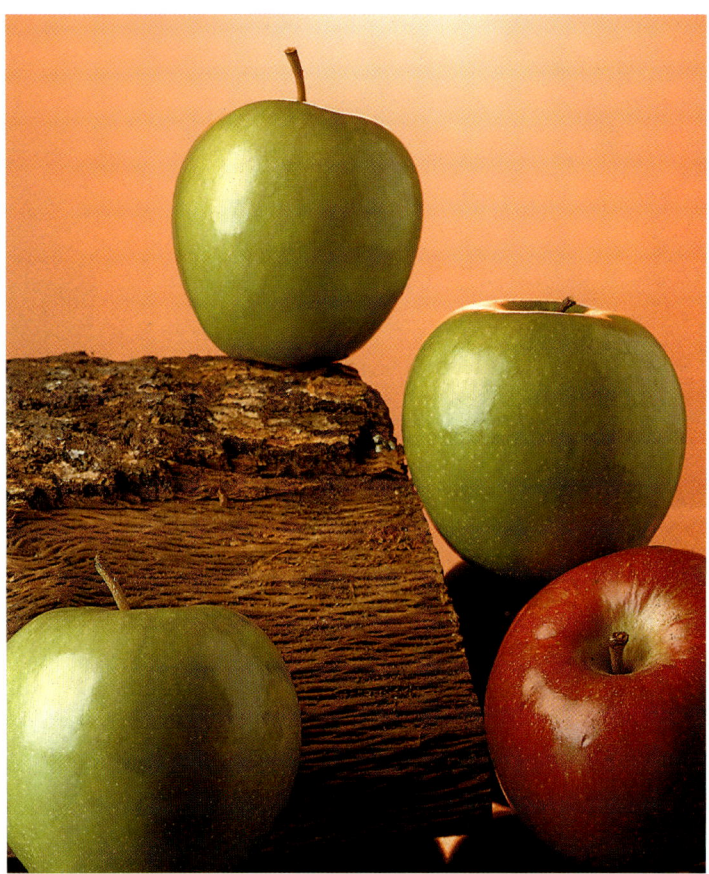

La manzana es la fruta por excelencia, ya que es bien tolerada por todo el mundo, y combina sin problemas con cualquier otro alimento.

levulosa) y en menor proporción, de glucosa y sacarosa. Contiene *muy pequeñas* cantidades de **proteínas** y de **grasas**. Entre las **vitaminas** destacan la **C** y la **E,** y entre los **minerales**, el **potasio** y el **hierro**; aunque *todo ello en pequeña proporción*. En conjunto, sus nutrientes aportan 59 calorías por cada 100 gramos (59 kcal/100 g).

A la vista de esta composición tan poco llamativa en cuanto a nutrientes, resulta difícil imaginar las extraordinarias propiedades dietoterápicas que hacen de la manzana un *auténtico* **alimento medicina**.

Aunque la composición (hidratos de carbono, proteínas, grasas, vitaminas y minerales) de la manzana no justifique por sí sola sus efectos terapéuticos, sí que lo hacen sus ***componentes no nutritivos***. Se trata de numerosas sustancias que se encuentran en los alimentos vegetales, que no aportan energía, y cuya función era desconocida hasta hace unas pocas décadas. La ciencia de la nutrición está realizando sorprendentes avances en los últimos años, al descubrir los efectos de muchas de esas sustancias consideradas como "de acompañamiento" en las frutas y hortalizas. Por ejemplo, se han descubierto más de 170 *elementos fitoquímicos* en la naranja (ver T. 2 pág. 360). Todavía se desconoce la función de la mayor parte de ellos.

Lo mismo ocurre con la manzana, aunque hasta la fecha no ha sido objeto de una investigación tan minuciosa como la naranja. Hoy conocemos la existencia y la función de algunos de los componentes no nutritivos de esta fruta, aunque sin duda, quedan muchos más por investigar:

✓ **Pectina:** Se trata de un hidrato de carbono que no se absorbe en el intestino, y que forma la mayor parte de lo que llamamos **fibra** vegetal **insoluble**. La mayor parte de los 2,4 g/100 g de fibra de la manzana están formados por pectina. Solamente la quinta parte de la pectina de la manzana se encuentra en la piel del fruto, por lo que al pelarlas se pierde una pequeña cantidad. La pectina retiene agua y diversas sustancias de desecho en el intestino, actuando como una auténtica escoba intestinal que *facilita* la **eliminación** de las **toxinas** junto con las heces.

✓ **Ácidos orgánicos:** representan entre el 1% y el 1,5% del peso de la manzana, según las variedades. El más abundante es el ácido málico, aunque también se encuentran el cítrico, succínico, láctico y salicílico. Al igual que ocurre con los cítricos, estos ácidos orgánicos producen al metabolizarse un efecto **alcalinizante** (antiácido) en la sangre y en los tejidos. Además, estos ácidos *renuevan* la **flora intestinal** y *evitan* las **fermentaciones** intestinales.

✓ **Taninos:** La manzana es, *después* del **membrillo** (T. 2 pág. 221), una de las frutas *más ricas* en taninos, que son **astringentes** y **antiinflamatorios**.

✓ **Flavonoides:** Constituyen un grupo de *elementos fitoquímicos* presentes en muchas frutas y hortalizas, capaces de *impedir* la **oxidación** de las lipoproteínas de baja densidad (sustancias que transportan el colesterol en la sangre). De esta forma los flavonoides *impiden* que el **colesterol** se deposite en las paredes de las arterias y *detienen* el proceso de la **arteriosclerosis** (endurecimiento y estrechamiento de las arterias).

Las manzanas contienen diversos flavonoides, el más activo e importante de los cuales, por su efecto **antioxidante**, es la *quercitina*.[21] Las manzanas son, *junto* con las **cebollas** (T. 2 pág. 142), los vegetales *más ricos* en quercitina.

✓ **Boro:** Se trata de un mineral poco conocido, pero que interviene en numerosas funciones del organismo las cuales se están investigando en la actualidad. Una de ellas parece ser la de facilitar la asimilación del calcio y del magnesio,[22] por lo que el boro *podría* contribuir a *prevenir* la **osteoporosis**. Las manzanas son una de las frutas *más ricas* en boro.

Estas sustancias explican en parte las muchas propiedades medicinales de este sencillo pero prodigioso fruto: antidiarreica, laxante, diurética, depurativa, hipolipemiante (disminuye el nivel de grasas de la sangre), colerética, tonificante del sistema nervioso, alcalinizante, antioxidante. Por ello su **consumo** *diario* conviene a sanos y enfermos, y especialmente en estos casos:

• **Diarreas y colitis:** La pectina de la manzana actúa como una esponja capaz de absorber y eliminar las toxinas producidas por las bacterias causantes de gastroenteritis y colitis. Además, debido a sus **taninos**, **seca** y **desinflama** la mucosa intestinal (túnica que tapiza el interior del conducto digestivo). Los *ácidos orgánicos* actúan

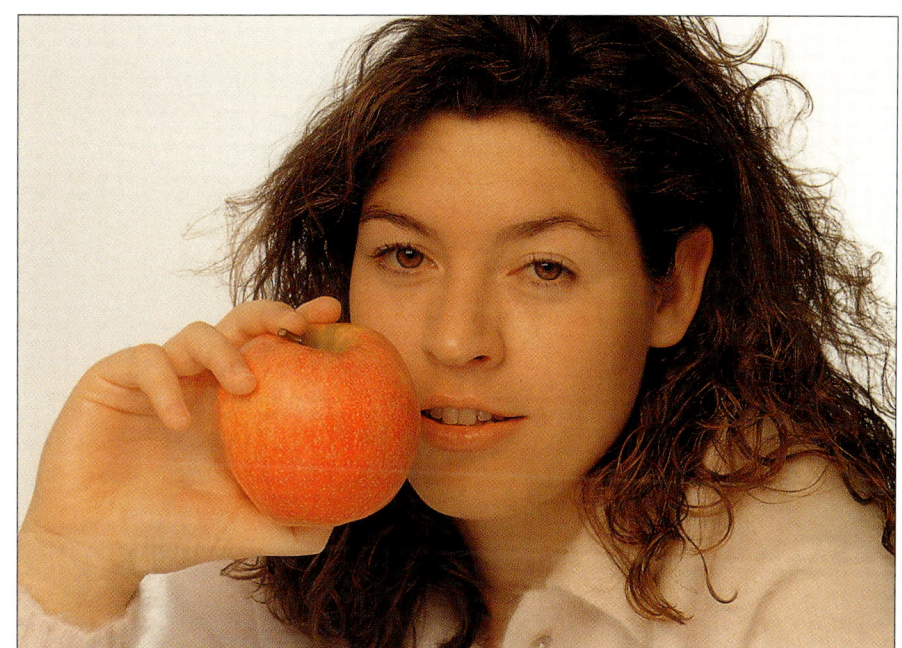

Diarrea causada por jugo de manzana

Se han dado casos de diarrea, especialmente en niños, debido al consumo de **zumo** *(jugo) de manzana* **comercial***.*

Curiosamente, esto ocurre únicamente con el zumo claro y transparente que se vende envasado, y **no con el zumo natural** *que presenta un aspecto turbio.*

Investigaciones llevadas a cabo en Holanda,[26] han puesto de manifiesto que durante el proceso industrial que se realiza para conseguir que el zumo natural pierda su turbidez y quede claro, se producen ciertos mono y oligosacáridos no absorbibles. Estos hidratos de carbono,[27] junto con el excesivo contenido de fructosa en relación al de glucosa, y la presencia de sorbitol,[28] explican la diarrea que se produce tras consumir jugo de manzana industrial (ver T. 1 pág. 35).

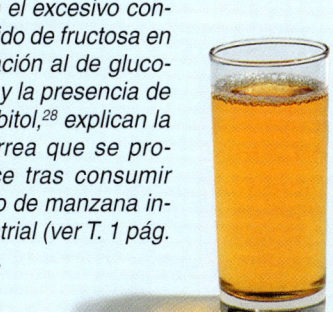

como **antisépticos** y *regeneradores* de la **flora** bacteriana normal del intestino. Ante cualquier tipo de diarrea, da buenos resultados la dieta a base de manzanas como único alimento. Cuando están afectados los órganos digestivos, se recomienda tomar la manzana rallada, asada o hervida [❷,❸,❹].

• **Estreñimiento:** La manzana *regula* el funcionamiento del intestino, y *corrige tanto* las **diarreas** *como* el **estreñimiento**. Tomar una o dos manzanas por la mañana en ayunas, contribuye a vencer la hipotonía o pereza intestinal, que es la causa más habitual de estreñimiento.

• **Eccemas crónicos de la piel** debidos a la autointoxicación intestinal causada por el estreñimiento.

• **Hipertensión arterial:** Estudios realizados en Japón, donde la alimentación habitual contiene mucha sal, han puesto de manifiesto que quienes consumen manzanas **regularmente** presentan cifras tensionales *más bajas* que el resto de la población.[23]

La manzana no contiene prácticamente *nada* de **sodio**, y es bastante *rica* en **potasio**, lo cual contribuye a su efecto hipotensor.

• **Exceso de colesterol:** El consumo de dos o tres manzanas diarias durante varios meses, se ha mostrado *eficaz* para reducir el nivel de colesterol. Este efecto se explica en parte porque la pectina de la manzana absorbe las sales biliares en el intestino, una de las materias primas a partir de las cuales el organismo fabrica el colesterol.

• **Arteriosclerosis:** Debido a su riqueza en *flavonoides*, especialmente en **quercitina**, la manzana *contribuye* a *evitar* el depósito de **colesterol** en las arterias y su consiguiente estrechamiento. Además, los flavonoides también *inhiben* la **agregación plaquetaria** (la tendencia de las plaquetas de la sangre a formar trombos o coágulos). El **consumo** *habitual* de manzanas *previene* la estrechez de las arterias coronarias, que lleva al **infarto de miocardio**.[24]

• **Colelitiasis** (piedras en la vesícula): Estudios realizados en la Universidad de Toulouse (Francia) con animales de laboratorio[25] muestran que la manzana ejerce un efecto **colerético** (aumenta la producción de bilis en el hígado) que descongestiona el hígado. Además, *disminuye* el **índice litogénico** de la bilis, que mide la tendencia a la formación de cálculos biliares.

Cabe pues recomendar el uso habitual de manzanas en pacientes que tengan un riesgo elevado de padecer

Indicaciones de la cura de manzanas

Existen afecciones que pueden mejorar sustancialmente con una cura a base de manzanas
(ver el pie de la fotografía de esta misma página)

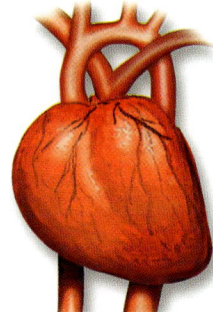

Hipertensión arterial
La manzana *facilita* la **eliminación** de los iones de **sodio** que provocan contracción de las arterias, aumento del volumen de sangre y retención de agua en los tejidos. Además, *sustituye* el **sodio** por el ión **potasio,** que normaliza la presión arterial y mejora el funcionamiento del corazón.

Diarreas por gastroenteritis o colitis
La fibra de la manzana (**pectina**) es un gran absorbente que **limpia** el intestino. Además, **regenera** la **flora** bacteriana fisiológica actuando en combinación con los **ácidos orgánicos** también presentes en la manzana.

Eccemas crónicos por autointoxicación
La manzana **absorbe** las **toxinas** intestinales, con lo que se favorece la **limpieza** de la **sangre** y de la **piel**. Además, la manzana *ayuda a vencer* el **estreñimiento** y promueve la *depuración* del **hígado,** cuya congestión es responsable de muchas afecciones de la piel.

Afecciones del hígado
Se produce una descongestión de la glándula hepática gracias a su efecto colerético y depurativo. Muy recomendable en caso de **hepatitis crónica, degeneración grasa** del hígado debido al consumo de alcohol, y **cirrosis** hepática.

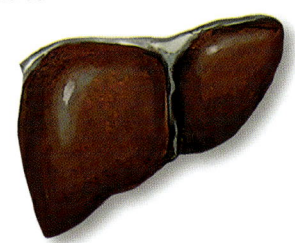

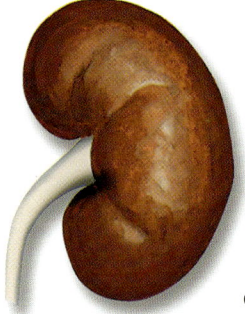

Exceso de ácido úrico
Con una cura de manzanas se logra una **alcalinización** de la sangre que *facilita* la **eliminación** de ácido úrico con la orina.

Exceso de colesterol y arteriosclerosis
Reduce el nivel de **colesterol** sanguíneo y *previene* la **arteriosclerosis**.

Cáncer de colon
Evita la degeneración cancerosa del colon.

---

colelitiasis (especialmente las mujeres de 40 a 50 años con más de dos hijos), o en quienes ya han sido intervenidos quirúrgicamente. La manzana fluidifica la bilis y evita la formación de cálculos, aunque nada hace pensar que logre deshacer los ya formados.

• **Diabetes:** Los diabéticos toleran muy bien la manzana por dos razones:

– una buena parte de su azúcar está en forma de *fructosa*, que precisa menos insulina que la glucosa para ser metabolizada y transformada en energía;

– y en segundo lugar, la *pectina* que actúa como un regulador de la liberación de azúcares, permitiendo que su paso a la sangre sea lento y progresivo.

• **Cáncer de colon:** Investigaciones llevadas a cabo en Japón con animales de laboratorio,[29] muestran que la *pectina* de manzana es capaz de impedir el desarrollo de tumores cancerosos en el colon.

Esta *acción preventiva*, permite recomendar fundamentalmente el consumo abundante de manzanas en pacientes con riesgo de padecer cáncer de colon; igualmente en aquellos que ya han sido diagnosticados y/o intervenidos, para evitar las recidivas.

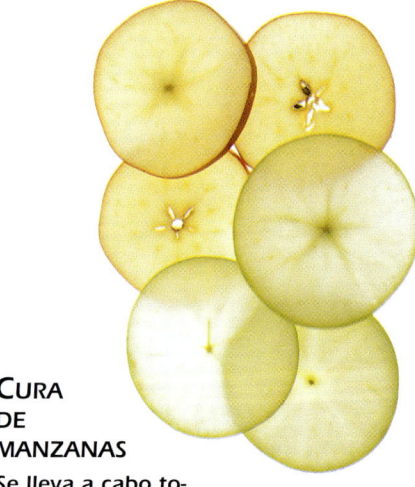

Cura de manzanas

Se lleva a cabo tomando de 3 a 5 días seguidos, 2 kg diarios de manzanas como único alimento. Se pueden tomar también ralladas, asadas o hervidas, pero sin endulzar. La ingesta de agua está permitida. Esta cura se puede repetir varias veces al año.

28 - Alimentos para el intestino

Prunus domestica L.

Ciruela

Laxa y protege el intestino

LA CIRUELA es de las pocas frutas que puede consumirse durante todo el año gracias a lo fácil que resulta desecarla y así conservarla. Como laxantes, las ciruelas pasas (desecadas) son más efectivas que las frescas.

Existen más de 200 variedades de ciruelas, pero la reina de las ciruelas, por su sabor y calidad, es la variedad llamada *'claudia'* en honor a la reina Claudia, primera esposa del rey Francisco I de Francia.

PROPIEDADES E INDICACIONES: Todas las variedades de ciruelas poseen una composición muy similar, que se diferencia únicamente por su conteni-

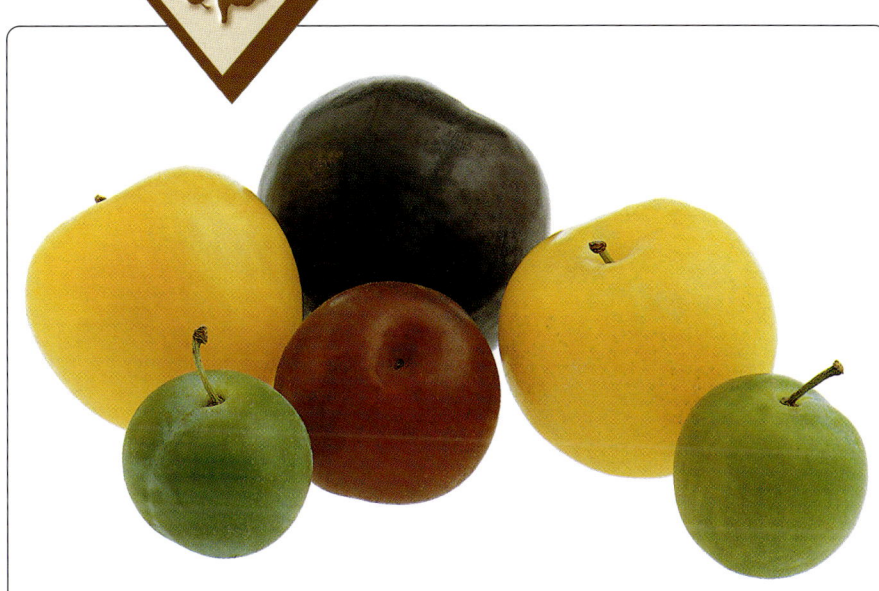

Sinonimia hispánica: pruna, abricotina, almacena, almeiza, amacena, bruna, bruño, cascabelillo, claudia; **Cat.:** pruna; **Eusk.:** aran; **Gal.:** cirola, ameixa, fatón, cerollo; **Fr.:** prune; **Ing.:** plum; **Al.:** Pflaume.

Descripción: Fruto del ciruelo ('Prunus domestica' L.), árbol de la familia de las Rosáceas que alcanza hasta 5 m de altura. Se trata de una drupa de forma redondeada u oval, de hasta 7 cm de diámetro mayor, con un hueso leñoso que contiene una semilla no comestible en su interior.

Hábitat: Propia de los países del Cáucaso y del Asia Menor (Turquía). Los griegos y los romanos introdujeron su cultivo en Europa, desde donde pasó a Norteamérica, Argentina, Chile y Australia. Actualmente el estado norteamericano de California es uno de los mayores productores mundiales de ciruelas pasas.

CIRUELAS
composición
por cada 100 g de parte comestible cruda

Energía	55,0 kcal = 230 kj
Proteínas	0,790 g
H. de c.	11,5 g
Fibra	1,50 g
Vitamina A	32,0 µg ER
Vitamina B₁	0,043 mg
Vitamina B₂	0,096 mg
Niacina	0,500 mg EN
Vitamina B₆	0,081 mg
Folatos	2,20 µg
Vitamina B₁₂	—
Vitamina C	9,50 mg
Vitamina E	0,600 mg EαT
Calcio	4,00 mg
Fósforo	10,0 mg
Magnesio	7,00 mg
Hierro	0,100 mg
Potasio	172 mg
Cinc	0,100 mg
Grasa total	0,620 g
Grasa saturada	0,049 g
Colesterol	—
Sodio	—

1% 2% 4% 10% 20% 40% 100%
% de la CDR (cantidad diaria recomendada) cubierta por 100 g de este alimento

Preparación y empleo

❶ **Frescas:** Para que las ciruelas crudas sean bien toleradas por el estómago, deben haber alcanzado su *punto óptimo* de **maduración**.

❷ **Ciruelas pasas** (desecadas): Se toman tal cual o puestas previamente **a remojo** la noche anterior. La dosis habitual es de 6 a 12 ciruelas pasas, preferiblemente por la mañana.

❸ **Preparaciones culinarias:** Con las ciruelas se elaboran deliciosas compotas y mermeladas, que también poseen efecto laxante.

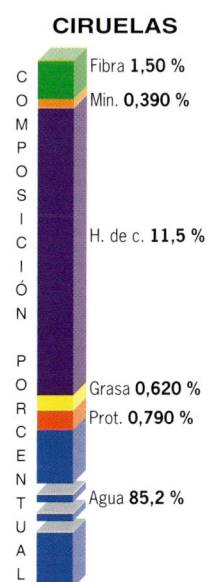

CIRUELAS — COMPOSICIÓN PORCENTUAL
Fibra 1,50 %
Min. 0,390 %
H. de c. 11,5 %
Grasa 0,620 %
Prot. 0,790 %
Agua 85,2 %

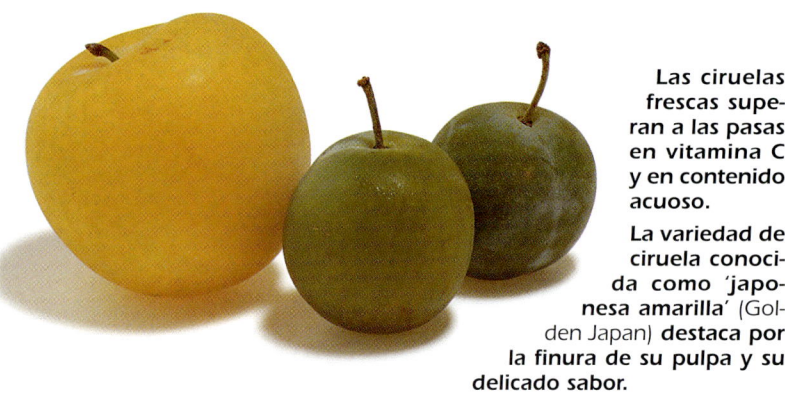

Las ciruelas frescas superan a las pasas en vitamina C y en contenido acuoso.
La variedad de ciruela conocida como 'japonesa amarilla' (Golden Japan) destaca por la finura de su pulpa y su delicado sabor.

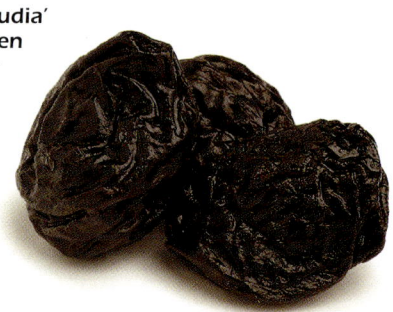

La ciruela llamada 'claudia' es redondeada, más bien pequeña y de color verdoso. Destaca por su dulzor y su sabor exquisito. Es la variedad que más se emplea para desecar.

do en azúcares y por el tipo de colorante natural que contienen, del que depende el color de la piel y de la pulpa.

La ciruela es *muy pobre* en *proteínas* y en *grasas* (menos del 1% de ambos nutrientes). En cuanto a *vitaminas y minerales,* contiene una proporción *equilibrada* de todos ellos (excepto la B₁₂), aunque en pequeñas cantidades.

En la composición de la ciruela destacan dos componentes no nutritivos, que explican su acción laxante sobre el intestino:

✓ *Fibra vegetal:* Es de tipo *soluble*, compuesta *mayormente* por *pectina*. Las ciruelas frescas contienen un 1,5%, mientras que las secas llegan hasta el 7%. La **PECTINA** es un **hidrato de carbono** *complejo* que *absorbe agua* en el intestino, *aumentando* así el volumen de las **heces** y favoreciendo la evacuación. También *absorbe* **colesterol** y **sales biliares,** que son eliminados así con las heces.

✓ *Dihidroxifenilisatina:* Esta sustancia se ha identificado químicamente.[30] Tiene como función **estimular** *suavemente* los **movimientos peristálticos** del intestino, facilitando el tránsito de las heces en su interior.

Además de laxantes, que es su propiedad más importante, las ciruelas también son **diuréticas, depurativas** e **hipolipemiantes** (hacen descender el nivel de grasa en la sangre).

Sus aplicaciones curativas son las siguientes:

• **Estreñimiento:** La *acción combinada* de la *pectina* y de la *sustancia* que estimula los movimientos intestinales hace de las ciruelas un **laxante** *efectivo y suave* a la vez. A diferencia de la fibra de tipo insoluble, como la del salvado, la *fibra soluble* de la ciruela **suaviza** y **protege** las paredes intestinales.

En un estudio llevado a cabo en la Universidad de California,[31] se vio que el consumo de 12 ciruelas pasas al día (aprox. 100 g) aumenta en un 20% el peso de las heces, haciéndolas más blandas y fluidas.

El **uso** *continuado* de la ciruelas (frescas en verano y desecadas el resto del año), *vence* la **atonía intestinal** y *contribuye* **a reeducar** el intestino. Las ciruelas pasas poseen un porcentaje mayor de pectina y de otros principios activos, pero las frescas también son efectivas.

Puesto que la ciruela es un **laxante** *no irritante,* puede tomarse *sin riesgo* alguno durante *largos periodos* de tiempo (meses e incluso años), cosa que no puede hacerse con otro tipo de laxantes.

Los niños y los ancianos toleran muy bien las ciruelas, que constituyen el laxante recomendado en caso de **estreñimiento infantil** o de la **tercera edad.**

• **Exceso de colesterol:** La *fibra* de las ciruelas, compuesta *mayormente* por *pectina,* consigue que descienda el nivel de colesterol tanto en animales de experimentación,[32] como en los seres humanos. Después de ocho semanas tomando 12 ciruelas pasas (aprox. 100 g) al día, además de la dieta habitual,[2] el colesterol LDL (nocivo) de un grupo de voluntarios descendió en un 5%.

• **Afecciones crónicas:** La ciruela es *suavemente* **diurética, depurativa** y **desintoxicante.** Su *bajísimo contenido* en *grasas, proteínas* y *sodio* la hacen muy apropiada en caso de **arteriosclerosis,** exceso de **ácido úrico, gota,** afecciones degenerativas de las articulaciones (**reumatismos, artrosis**) y hepatopatías (**hepatitis crónica, cirrosis,** etc.). En todos estos casos, conviene añadir unas cuantas ciruelas frescas o desecadas en el desayuno de cada día.

• **Prevención del cáncer de colon:** En el mismo experimento citado anteriormente,[31] se comprobó igualmente un descenso del 20% en el nivel de ácido litocólico en las heces.

El *ácido litocólico,* al igual que otros ácidos biliares contenidos en las heces, se relacionan con el cáncer de colon: a mayor concentración de estos ácidos en las heces, mayor riesgo de padecer cáncer de colon.

El hecho de que la *fibra soluble* de ciertos alimentos vegetales *protege* contra el *cáncer de colon* es ya conocido desde hace años por los investigadores. Por lo tanto, el **consumo** *habitual* de ciruelas, tanto frescas como desecadas, constituye un hábito *preventivo* muy recomendable para todos aquellos que tienen un mayor riesgo de padecer cáncer de colon, ya sea por causas genéticas (poliposis intestinales) o adquiridas (alimentación escasa en fibra vegetal, estreñimiento crónico o diverticulosis del colon).

Desayune con ciruelas

En cualquier época del año es posible añadir unas cuantas ciruelas al desayuno: en verano, ciruelas frescas, y durante el resto del año, ciruelas pasas (desecadas).

Ambos tipos de ciruelas, especialmente las desecadas, son *ricas* en **fibra vegetal** de tipo **soluble** (**pectina**) y en una sustancia que aumenta los movimientos del intestino (**dihidroxifenilisatina**). La combinación de ambas sustancias ejerce un efecto **laxante** *suave y seguro.*

Las ciruelas constituyen un **laxante** *ideal* para los **niños,** los **ancianos** y para todos aquellos que tengan el **intestino delicado.**

Las ciruelas secas destacan por su elevado contenido en fibra vegetal, hierro y cobre.

100 g de ciruelas secas (unas 12 ciruelas) aportan:

- Casi la **tercera parte** de las necesidades diarias de **fibra.**
- La **cuarta parte** de las necesidades diarias de **hierro.**
- Casi la **tercera parte** de las necesidades diarias de **cobre,** oligoelemento que mantiene en buen estado las paredes de las arterias y los huesos, contribuyendo a **prevenir** la **arteriosclerosis** y la **osteoporosis.**

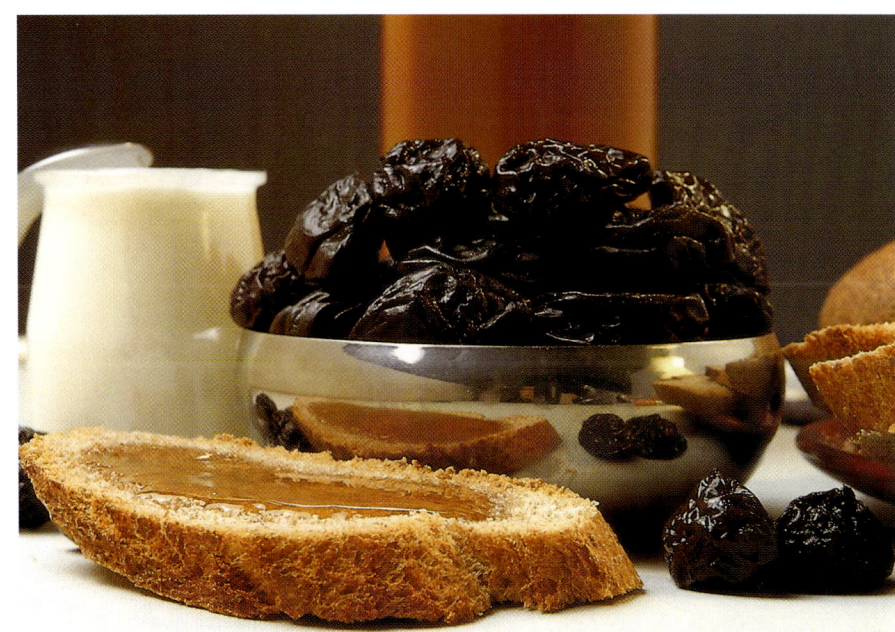

Un desayuno ideal para vencer el estreñimiento y proteger el intestino, debe contener ciruelas secas, yogur, miel y unas rebanadas de pan integral o de pan de centeno.

Para aumentar su efecto laxante, las ciruelas pasas se pueden poner a remojo por la noche, y se toman por la mañana en el desayuno, bebiendo después el agua donde se encontraban.

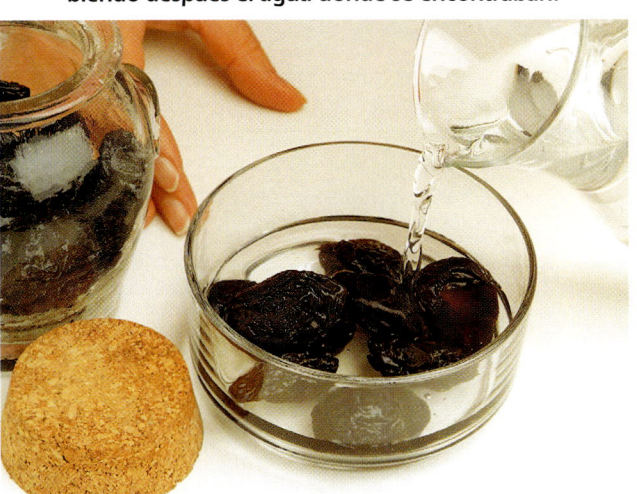

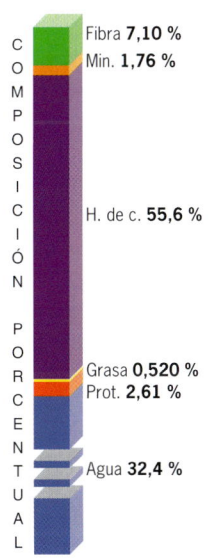

COMPOSICIÓN PORCENTUAL
- Fibra 7,10 %
- Min. 1,76 %
- H. de c. 55,6 %
- Grasa 0,520 %
- Prot. 2,61 %
- Agua 32,4 %

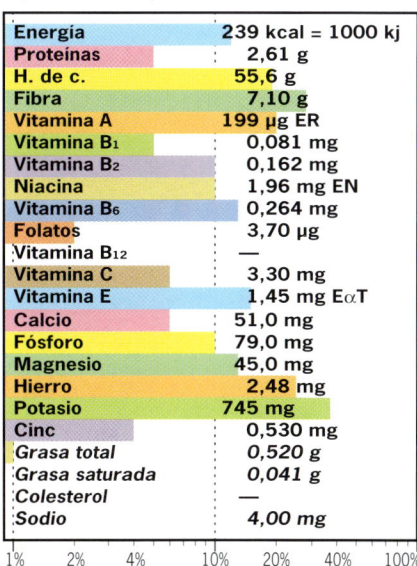

CIRUELAS PASAS (DESECADAS) composición
por cada 100 g de parte comestible cruda

Energía	239 kcal = 1000 kj
Proteínas	2,61 g
H. de c.	55,6 g
Fibra	7,10 g
Vitamina A	199 µg ER
Vitamina B_1	0,081 mg
Vitamina B_2	0,162 mg
Niacina	1,96 mg EN
Vitamina B_6	0,264 mg
Folatos	3,70 µg
Vitamina B_{12}	—
Vitamina C	3,30 mg
Vitamina E	1,45 mg EαT
Calcio	51,0 mg
Fósforo	79,0 mg
Magnesio	45,0 mg
Hierro	2,48 mg
Potasio	745 mg
Cinc	0,530 mg
Grasa total	0,520 g
Grasa saturada	0,041 g
Colesterol	—
Sodio	4,00 mg

% de la CDR (cantidad diaria recomendada) cubierta por 100 g de este alimento

Punica granatum L.

28 - Alimentos para el intestino

Granada

Desinflama el intestino y enriquece la sangre

LA GRANADA y su color, han ejercido una enorme fascinación sobre los pueblos orientales. Los árabes fueron grandes admiradores e impulsores de su cultivo, hasta hacerla símbolo del reino musulmán de Granada en el sur de la península ibérica.

Las flores rojo escarlata del granado destacan como llamas de fuego sobre el verde intenso de las hojas del árbol; y las pequeñas vesículas o granos del fruto, llenos de precioso jugo, brillan como gotas de sangre o como rubíes.

El sabio Salomón comparaba a las mejillas de su amada con la granada,[33] hace ya unos tres mil años.

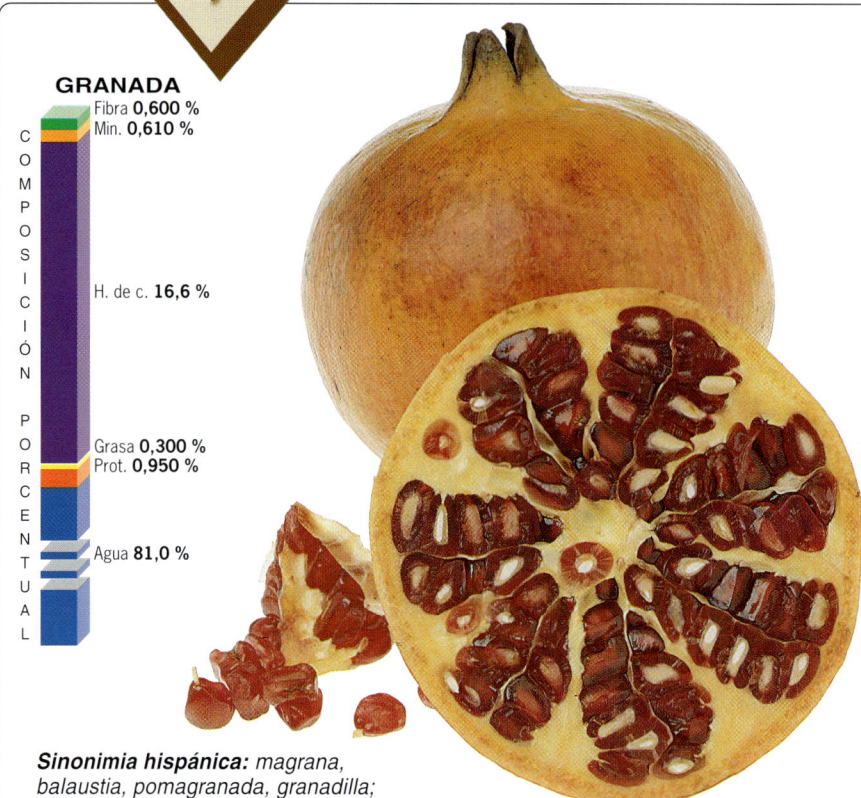

GRANADA
- Fibra 0,600 %
- Min. 0,610 %
- H. de c. 16,6 %
- Grasa 0,300 %
- Prot. 0,950 %
- Agua 81,0 %

COMPOSICIÓN PORCENTUAL

Sinonimia hispánica: *magrana, balaustia, pomagranada, granadilla;*
Cat.: *magrana;* **Eusk.:** *mingrana. granada;*
Gal.: *granada;* **Fr.:** *grenade;* **Ing.:** *pomegranate;* **Al.:** *Granatapfel.*

Descripción: Fruto del granado ('Punica granatum' L.), árbol de hoja perenne de la familia de las Punicáceas que alcanza hasta 4 m de altura. El fruto está formado por numerosas vesículas rellenas de una pulpa muy jugosa de color rosado o rojizo. En el interior de cada una de estas vesículas se halla una semilla.

Hábitat: El granado es propio de los países del Próximo Oriente, desde donde se extendió a la región mediterránea. Actualmente se cultiva en Irán, Turquía, países mediterráneos y zonas cálidas del continente americano, como Brasil y California.

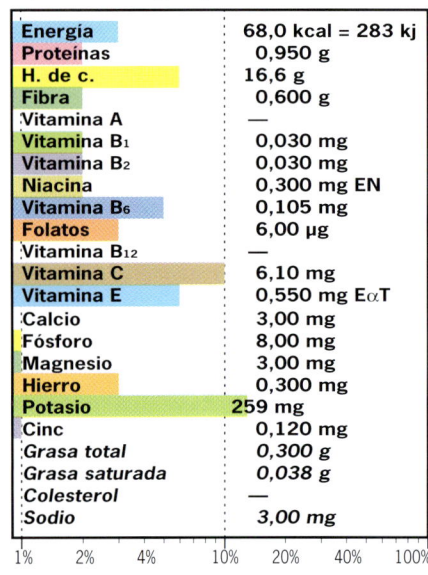

GRANADA composición
por cada 100 g de parte comestible cruda

Energía	68,0 kcal = 283 kj
Proteínas	0,950 g
H. de c.	16,6 g
Fibra	0,600 g
Vitamina A	—
Vitamina B_1	0,030 mg
Vitamina B_2	0,030 mg
Niacina	0,300 mg EN
Vitamina B_6	0,105 mg
Folatos	6,00 µg
Vitamina B_{12}	—
Vitamina C	6,10 mg
Vitamina E	0,550 mg EαT
Calcio	3,00 mg
Fósforo	8,00 mg
Magnesio	3,00 mg
Hierro	0,300 mg
Potasio	259 mg
Cinc	0,120 mg
Grasa total	0,300 g
Grasa saturada	0,038 g
Colesterol	—
Sodio	3,00 mg

1% 2% 4% 10% 20% 40% 100%

% de la CDR (cantidad diaria recomendada) cubierta por 100 g de este alimento

Preparación y empleo

❶ **Al natural:** La granada es una de las frutas que mejor se conservan una vez recolectada. Madura bien fuera del árbol, sin que ello afecte a sus propiedades nutritivas. Las granadas, guardadas en un lugar fresco y seco, pueden durar hasta seis meses.

Si no se desea obtener un **efecto antiparasitario,** conviene eliminar las láminas o tabiques amarillentos que separan las vesículas, por su sabor amargo.

❷ **Jugo:** Es muy refrescante y sabroso. Se puede obtener fácilmente con un exprimidor de cítricos.

❸ **Granadina:** Es el jarabe que se obtiene tras hervir el jugo de granada con azúcar. Se conserva durante varios meses. Se usa como refresco, diluyéndolo en agua, o para aromatizar ensaladas de frutas.

PROPIEDADES E INDICACIONES: La granada contiene una cantidad de *hidratos de carbono* (en forma de azúcares), *superior* a la mayoría de las frutas: 15,6% (el plátano alcanza los 21%). En cuanto a *proteínas*, se acerca al 1%, lo cual supone un cantidad respetable, teniendo en cuenta que se trata de una fruta fresca. Las *grasas* no superan el 0,3% de su peso.

La granada es bastante rica en *vitaminas C, E* y *B₆*, conteniendo también cantidades significativas de *B₁, B₂* y *niacina*. No contiene beta-caroteno (provitamina A). Los *minerales* más abundantes son el *potasio*, el *cobre* y el *hierro*.

Entre los componentes no nutritivos destacan los siguientes:

✓ *Taninos*, en pequeña cantidad. Son mucho más abundantes en la **CORTEZA** del fruto y en las láminas o **TABIQUES** amarillentos que separan los granos o vesículas. Los taninos ejercen una acción **astringente** y **antiinflamatoria** en las mucosas del tracto digestivo.

✓ *Ácido cítrico* y otros ácidos orgánicos, a los que debe su agradable sabor acidulado y parte de su acción favorable sobre el intestino (contribuyen a *regenerar* la **flora bacteriana** intestinal).

✓ *Antocianinas:* Pigmentos vegetales de color rojizo o azulado, pertenecientes al grupo de los *flavonoides*. Actúan como **antisépticos** y **antiinflamatorios** en el conducto digestivo y como *poderosos* **antioxidantes** en las células, *frenando* los procesos de **envejecimiento** y degeneración **cancerosa**. Ejercen también acción diurética.

✓ *Pelletierina:* Alcaloide de acción **vermífuga** (hace expulsar los parásitos intestinales), que se encuentra sobre todo en la corteza de la **RAÍZ** del árbol (ver *EPM* [*Enciclopedia de las plantas medicinales*] pág. 524). La **CORTEZA** del fruto y las láminas o **TABIQUES** internos también contienen este alcaloide, aunque no las vesículas.

Todos estos componentes otorgan a la granada las siguientes propiedades: astringente, antiinflamatoria, vermífuga (si se ingieren los tabiques internos), remineralizante, alcalinizante y depurativa.

Su uso está especialmente indicado en los siguientes casos:

• **Trastornos intestinales:** Por su acción astringente y antiinflamatoria sobre el tracto digestivo, la granada conviene en caso de **diarreas infecciosas** debidas a gastroenteritis o colitis. También son beneficiosas cuando hay **flatulencias** (exceso de gases) y **cólicos** intestinales. Se han obtenido resultados sorprendentes en caso de enfermedades crónicas del intestino tales como la colitis ulcerosa y la colitis granulomatosa (enfermedad de Crohn).

• **Parásitos intestinales,** la tenia o solitaria en especial. Si se desea una acción más intensa, hay que tomar una maceración de la **CORTEZA** del árbol (ver *EPM* pág. 524), aunque los tabiques internos de la granada también son vermífugos.

• **Acidez de estómago:** Por su efecto astringente, frena la producción de jugo gástrico y logra desinflamar el estómago irritado.

• **Anemia** por falta de hierro: La granada aporta bastante *cobre* (70 μg/100 g), oligoelemento que *facilita* la *absorción* del **hierro**.

• **Arteriosclerosis:** Por su riqueza en *flavonoides* y en vitaminas *antioxidantes* (C y E), que detienen el proceso de envejecimiento arterial, se recomienda la granada en caso de falta de riego arterial. Resulta, pues de gran utilidad como *preventiva* del **infarto**, y en la alimentación del cardíaco.

• **Hipertensión:** Por su *riqueza* en *potasio* y su *carencia* en *sodio*, conviene en la dieta de los hipertensos. Contribuye a evitar las cifras altas de tensión máxima o mínima.

• **Trastornos del metabolismo:** Recomendable en caso de **gota**, exceso de **ácido úrico** y **obesidad**, por su efecto **alcalinizante** y **depurativo**.

Cómo desgranar una granada

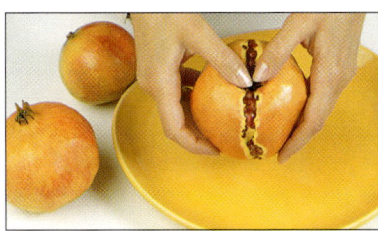
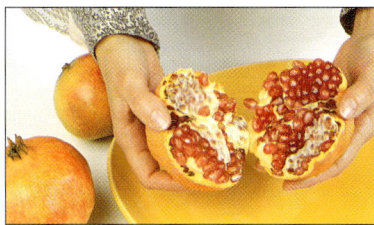

1. Partirla en dos mitades.

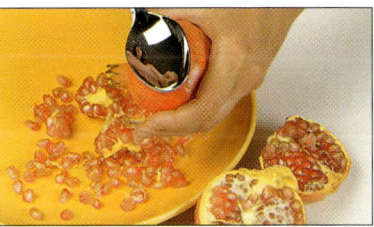
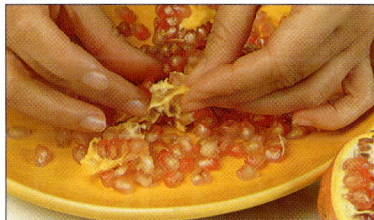

2. Golpear en su superficie con el dorso de una cuchara, para que los granos vayan soltándose.

3. Retirar los fragmentos de tabiques internos que hayan podido caer. Añadir miel si se desea, y tomarla a cucharadas.

La granada es astringente y antiinflamatoria intestinal. Se recomienda no tragar el resto duro que queda en la boca tras masticar los granos de granada, ya que puede resultar indigesto.

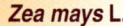   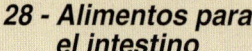

28 - Alimentos para el intestino

Maíz

Suaviza el intestino

TODOS los primitivos pobladores del continente americano, de Chile a Canadá, cultivaban y consumía el maíz desde la más remota antigüedad. Los exploradores españoles lo introdujeron en Europa en el siglo XVI, desde donde se extendió al resto del mundo.

Actualmente, el maíz es el tercer cereal más cultivado en el mundo, después del trigo y el arroz. Sin embargo, nueve de cada diez kilos cosechados son destinados a la fabricación de piensos para el ganado.

Ya a principios del siglo XX, investigadores de la ciencia de los alimentos en Estados Unidos se dieron cuenta de que podía ser más ventajoso con-

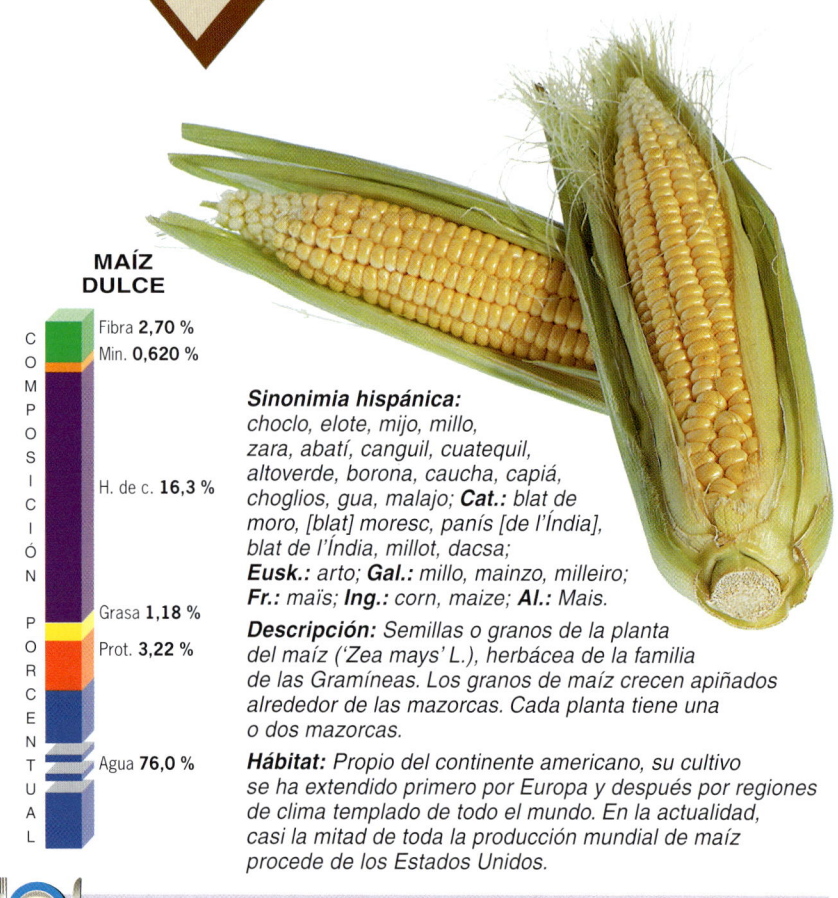

MAÍZ DULCE

Composición porcentual:
- Fibra **2,70 %**
- Min. **0,620 %**
- H. de c. **16,3 %**
- Grasa **1,18 %**
- Prot. **3,22 %**
- Agua **76,0 %**

Sinonimia hispánica: choclo, elote, mijo, millo, zara, abatí, canguil, cuatequil, altoverde, borona, caucha, capiá, choglios, gua, malajo; **Cat.:** blat de moro, [blat] moresc, panís [de l'Índia], blat de l'Índia, millot, dacsa; **Eusk.:** arto; **Gal.:** millo, mainzo, milleiro; **Fr.:** maïs; **Ing.:** corn, maize; **Al.:** Mais.

Descripción: Semillas o granos de la planta del maíz ('Zea mays' L.), herbácea de la familia de las Gramíneas. Los granos de maíz crecen apiñados alrededor de las mazorcas. Cada planta tiene una o dos mazorcas.

Hábitat: Propio del continente americano, su cultivo se ha extendido primero por Europa y después por regiones de clima templado de todo el mundo. En la actualidad, casi la mitad de toda la producción mundial de maíz procede de los Estados Unidos.

Preparación y empleo

❶ **Maíz dulce tierno:** Se puede comer directamente de la mazorca, ya sea después de una ligera cocción o asado sobre las brasas.

❷ **Maíz dulce en conserva:** Se presenta sobre todo enlatado o congelado. De ambas formas permanecen su sabor y la mayor parte de sus propiedades nutritivas. Los granos de maíz enlatados o congelados son **integrales,** pues incluye el germen y el salvado del grano.

❸ **Harina integral:** Es tan nutritiva como el grano entero. Con ella se elaboran las famosas **tortillas** mexicanas y la **polenta** italiana (una especie de gachas).

❹ **Sémola:** Es una harina refinada, más fina que la integral, pero menos nutritiva, pues carece del germen y del salvado.

❺ **Copos:** Se elaboran machacando y tostando los granos de maíz, por lo que pierden parte de su contenido vitamínico; de ahí que a los elaborados industrialmente se los suele enriquecer con vitaminas y minerales.

❻ **Palomitas de maíz:** Ver el cuadro informativo de la página siguiente.

❼ **Maicena:** Es una harina de maíz muy refinada y desgrasada, por lo que tiene escaso valor nutritivo, aparte del calórico. Se emplea en salsas y repostería, y como espesante en diversos productos alimentarios.

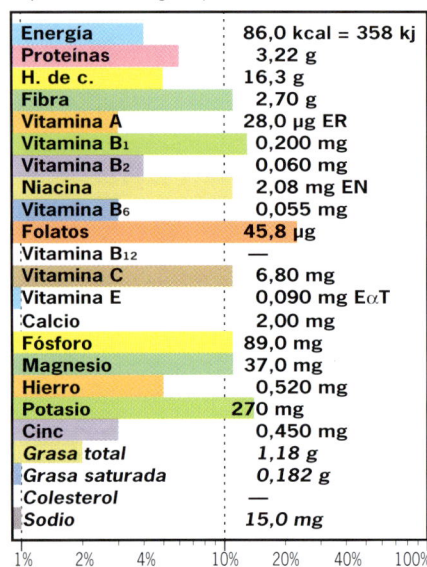

MAÍZ DULCE composición
por cada 100 g de parte comestible cruda

Energía	86,0 kcal = 358 kj
Proteínas	3,22 g
H. de c.	16,3 g
Fibra	2,70 g
Vitamina A	28,0 µg ER
Vitamina B_1	0,200 mg
Vitamina B_2	0,060 mg
Niacina	2,08 mg EN
Vitamina B_6	0,055 mg
Folatos	45,8 µg
Vitamina B_{12}	—
Vitamina C	6,80 mg
Vitamina E	0,090 mg EαT
Calcio	2,00 mg
Fósforo	89,0 mg
Magnesio	37,0 mg
Hierro	0,520 mg
Potasio	270 mg
Cinc	0,450 mg
Grasa total	1,18 g
Grasa saturada	0,182 g
Colesterol	—
Sodio	15,0 mg

% de la CDR (cantidad diaria recomendada) cubierta por 100 g de este alimento

sumir directamente el maíz, que dárselo a los animales para que estos lo transformaran en carne. Como consecuencia se desarrolló una variedad de maíz muy tierno y adecuado para el consumo humano, el llamado **maíz dulce**. La aceptación y el consumo de este tipo de maíz van en aumento en todo el mundo, por su agradable sabor y sus propiedades nutritivas.

PROPIEDADES E INDICACIONES: El maíz dulce contiene un 76% de agua, bastante más que las otras variedades de maíz que son más secas. Esto es así porque se recolecta cuando todavía no está maduro; por lo cual contiene una mayor proporción de agua, así como de azúcares, esto le confiere su agradable ternura y sabor.

En conjunto, el maíz dulce aporta 86 kcal/100 g, algo más que las papas o patatas (79 kcal/100 g), aunque menos que el arroz (360 kcal/100 g).

Estos son sus nutrientes más destacados:

✓ *Hidratos de carbono:* Suponen el 16,3% de su peso. Se hallan formados por una mezcla de *azúcares* y *almidón*. En los granos inmaduros predominan los azúcares, mientras que los maduros contienen más almidón. Ambos tipos de hidratos de carbono son fácilmente digeribles y asimilables.

✓ *Grasa:* Se encuentra especialmente en el **germen** del grano y suponen el 1,18% del peso. Es rica en ácidos grasos mono y poliinsaturados, sobre todo en *ácido linoleico*. De la grasa del maíz se extrae un **ACEITE** muy nutritivo y adecuado para luchar contra el exceso de **colesterol** (ver T. 1 pág. 112).

✓ *Proteínas:* El maíz dulce contiene un 3,22% de su peso en forma de proteínas, aunque en el seco la proporción alcanza el 10%. La proteína más abundante en el grano de maíz se conoce como *zeína,* y aunque contiene todos los aminoácidos esenciales, hay dos de ellos que están en una proporción insuficiente: la lisina y el triptófano. Esto hace que la proteína del maíz tenga un valor biológico del 60%, relativamente bajo si se compara con la de los huevos (94%) o la de la leche (85%).

La proteína del maíz, aunque es fácilmente digerible, no resulta suficiente

Maíz / leche
comparación entre sus aminoácidos

Las cifras indican el contenido de aminoácidos esenciales de las proteínas del maíz y de la leche, en miligramos de aminoácido por cada gramo de proteína.[34]

Como puede verse, la **proteína del maíz** contiene **todos** los **aminoácidos esenciales,** aunque en una proporción inferior a la ideal en algunos de ellos, especialmente la lisina y el triptófano.

Palomitas de maíz

Las palomitas de maíz ('pop corn', en inglés) constituyen una forma divertida y saludable de consumir este cereal. Se elaboran con una variedad especial de maíz, cuyos granos se hallan recubiertos de una resistente cáscara. Al calentarlos, se forma vapor a presión en su interior, que finalmente rompe la cáscara y hace que el almidón y las proteínas del grano salga formando una masa de color blanco.

*Deben **masticarse y ensalivarse** lentamente para que puedan ser bien digeridas.*

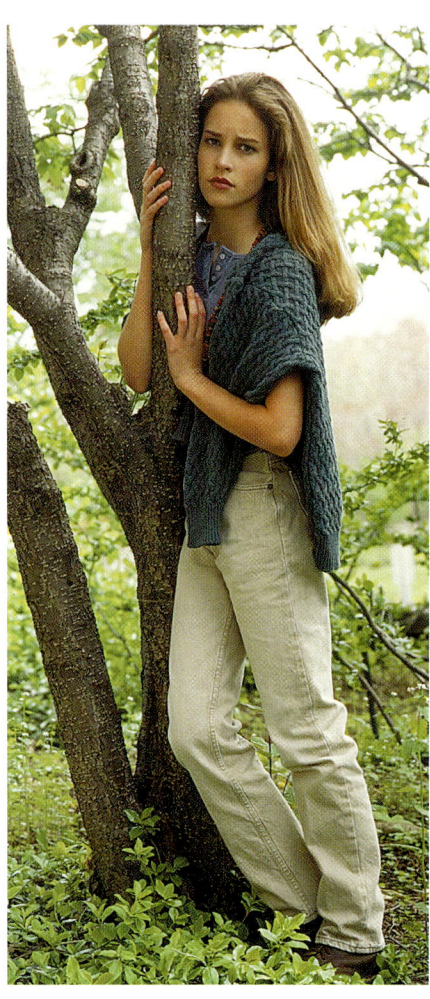

El maíz suaviza y protege la mucosa intestinal y es muy bien tolerado por quienes padecen colitis crónica o colon irritable.

El maíz de color amarillo es el único cereal que contiene una cierta cantidad de provitamina A y vitamina C. Como los demás cereales, es una buena fuente de vitaminas del grupo B y de folatos.

por sí sola para satisfacer las necesidades de aminoácidos de nuestro organismo, y mucho menos en las épocas de crecimiento. Sin embargo, la *combinación* de **maíz** con **legumbres** y **semillas de girasol,** proporciona una *proteína completa* (ver el cuadro de la página siguiente).

✓ *Vitaminas:* El maíz dulce de color amarillo aporta una cierta cantidad de provitamina A (28 μg ER/100 g), mientras que el maíz blanco apenas la contiene. El maíz dulce en conserva pierde un 25% de provitamina A cada año.

El maíz es una buena fuente de vitamina B_1, y aporta una cantidad moderada de vitamina C. Aunque contiene niacina, esta no es aprovechable (ver cuadro T. 2 pág. 241) si el maíz no es tratado con álcalis.

✓ *Minerales:* Contiene bastante potasio, fósforo, magnesio y hierro, aunque muy poco calcio.

✓ *Fibra:* El maíz dulce es una *buena fuente* de fibra (2,7%) de ambos tipos, *soluble* e *insoluble*.

El consumo de maíz, resulta especialmente recomendable en los siguientes casos:

• **Afecciones intestinales:** Tanto el maíz dulce {❶,❷} como la harina de maíz {❸} y las otras formas de preparación, ejercen un efecto emoliente (suavizante) y protector sobre la mucosa intestinal. Además, *no contiene gluten,* lo cual hace que sea *muy bien tolerado* por los **intestinos sensibles.** Se recomienda especialmente en los siguientes casos:

– **Dispepsia** intestinal, caracterizada por fermentaciones, gases, y dolores (cólicos intestinales).

– **Colon irritable,** caracterizado por la alternancia entre periodos de estreñimiento y diarrea.

– **Colitis crónicas** (inflamación del intestino grueso), especialmente en forma de papillas cocinadas con su harina {❸}.

– **Dieta de destete** en los lactantes, también en forma de harina.

– **Celiaquía:** enfermedad consistente en la intolerancia intestinal al gluten del trigo.

• **Enfermedades renales crónicas** que cursan con insuficiencia renal (glomerulonefritis crónica y nefrosis): El grano de maíz tiene un ligero efecto **diurético** (aunque mucho menor que el de sus estilos o estigmas[35]) y aporta una cantidad limitada de proteínas en relación al aporte calórico. Por ello resulta adecuado en la dieta de los enfermos renales.

• **Exceso de colesterol** y de grasa en la sangre: El **SALVADO** que recubre el grano de maíz, el cual se encuentra presente tanto en el maíz dulce {❶,❷} como en la harina integral {❸}, es capaz de reducir el nivel de colesterol en la sangre. Así lo muestra un estudio (ver *EPM [Enciclopedia de las plantas medicinales]* pág. 592) realizado en la Universidad del Estado de Illinois (EE. UU.).

• **Hipertiroidismo:** El maíz tiene un ligero efecto frenador sobre la glándula tiroides y sobre el metabolismo en su conjunto. Su consumo es adecuado en caso de hipertiroidismo, caracterizado por la delgadez y el nerviosismo entre otros síntomas.

• **Delgadez en general:** El maíz resulta recomendable, en cualquiera de sus formas, en las dietas para aumentar de peso.

Cómo superar las deficiencias nutritivas del maíz

***El maíz es fundamental en la nutrición de muchos pueblos, pero no suficiente:
Precisa ser combinado con otros alimentos que compensen sus deficiencias nutritivas.***

El cultivo del maíz ocupa el **tercer puesto** en importancia para la especie humana, después del **trigo** y del **arroz**. Muchos pueblos de todo el mundo, especialmente de Sudamérica, dependen básicamente del maíz para su subsistencia.

En los países en vías de desarrollo, el maíz es muy utilizado en la **alimentación** de los niños **después** del **destete,** debido a las siguientes razones:

- El maíz es uno de los cultivos que **más rinde:** unas seis toneladas de grano por hectárea. El trigo, por ejemplo, solo produce alrededor de dos toneladas por hectárea.
- El maíz es la **fuente de calorías y proteínas más asequible** en muchos países en desarrollo y, a veces, casi la única.
- El maíz y su harina **se conservan bien** sin necesidad de refrigeración.
- Las gachas de harina de maíz resultan **fácilmente digeribles** por los **niños** de corta edad.
- El maíz **carece** de **gluten,** la proteína de algunos cereales como el trigo, causante de producir intolerancias en algunos niños.

A pesar de todas estas ventajas, el maíz presenta tres **importantes deficiencias** nutritivas: Sus **proteínas** son de baja calidad, no aporta suficiente **niacina** y es pobre en **calcio.** Estas deficiencias del maíz, se agravan cuando este cereal constituye el alimento principal de la dieta, especialmente en los niños después del destete.

Afortunadamente, las deficiencias nutritivas del maíz pueden corregirse o paliarse, si se combina adecuadamente con otros alimentos.

1. Proteína de baja calidad

La proteína del maíz es **pobre** en los aminoácidos esenciales **lisina** y **triptófano**. Esto hace que los niños que consumen solamente maíz no crezcan y puedan llegar a desarrollar una enfermedad carencial (por falta de proteínas): el **'kwashiorkor'.**

Sin embargo, cuando el maíz se consume con los siguientes alimentos, se **compensan muy bien** sus **carencias** de aminoácidos:

- legumbres como la **soja** o las **alubias,** que son ricas en lisina.
- semillas de girasol o de **sésamo,** que son ricas en triptófano.

La investigación agronómica ha logrado una variedad de maíz con elevado contenido en lisina, conocido como "Opaco-2" (O2), cuyas proteínas son más completas. Sin embargo, esta nueva variedad de maíz es más sensible a las plagas y rinde menos por hectárea, por esto no ha tenido mucha aceptación. Las investigaciones continúan para lograr una variedad de maíz más nutritiva.

En el Instituto de Investigación Nutricional de Lima (Perú) se ha comprobado[36] que estas nuevas variedades de maíz con una proteína de mayor calidad resultan apropiadas para la alimentación infantil en la época del destete.

2. Deficiencia en niacina

Aunque el maíz contiene una cierta cantidad de niacina (1,7 mg/100 g el dulce y 2,1 mg/100 g el seco o los copos), la mayor parte de ella se encuentra unida a una sustancia química que impide su absorción en el intestino. Además, el maíz contiene **poco triptófano**, aminoácido que se convierte en niacina y que si estuviera en cantidad abundante, podría compensar la falta de absorción de este factor vitamínico. Por ello, las dietas a base de maíz producen deficiencia de niacina, que se manifiesta como una enfermedad de la piel y del sistema nervioso: la **pelagra.**

Sin embargo, los investigadores observaron que en México, a pesar de consumir mucho maíz en forma de tortillas, apenas existían casos de pelagra.

La explicación para este interesante fenómeno es la siguiente: tradicionalmente las tortillas se preparan poniendo el maíz a remojo durante toda una noche con agua de cal (hidróxido cálcico). Esto hace que la niacina del maíz se libere y pueda ser absorbida en el intestino. Algo similar ocurre en Colombia, donde el grano de maíz se pone a remojo en una solución de sales de potasio, cuya alcalinidad hace que se libere la niacina.

La industria alimentaria trata adecuadamente la harina y los productos de maíz para permitir que la **niacina** sea **liberada.**

3. Pobreza en calcio

El maíz solo contiene 2 mg/100 g de calcio, mucho menos que otros alimentos como el **sésamo** (975 mg/100 g), las **almendras** (247 mg/100 g), las **alubias** o **frijoles** (240 mg/100 g), las **semillas de girasol** (116 mg/100 g) o las **espinacas** (99 mg/100 g). Cualquiera de estos alimentos **combinado** con el maíz, **compensa** su pobreza en calcio.

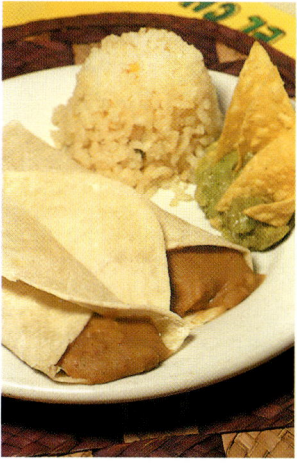

Las famosas tortillas mexicanas combinan muy bien con los frijoles y legumbres en general, que les aportan la lisina y el calcio que no contiene el maíz.

A diferencia de otros productos elaborados a base de maíz, las tortillas contienen **niacina** aprovechable por el organismo, por lo que el consumo habitual de ellas **no** supone **riesgo** de padecer **carencia de niacina,** causa de la pelagra (ver apartado 2 de esta misma página).

29 Alimentos para el aparato urinario

Sumario del Capítulo

Enfermedades

Insuficiencia renal 245
Litiasis renal 244
Nefrosis 247
Orina escasa 243
Piedras en el riñón,
  ver Litiasis renal 244
Renal, insuficiencia 245
Riñón, cálculos en el,
  ver Litiasis renal 244

Alimentos

Apio 248
Arándano 257
Arándano agrio 259
Arándano americano 259
Arándano rojo 259
Arándano trepador 259
Avellana 252
Berenjena 256
Espárrago 250
Melón 254
Melón cantalupo 255
Sandía 251

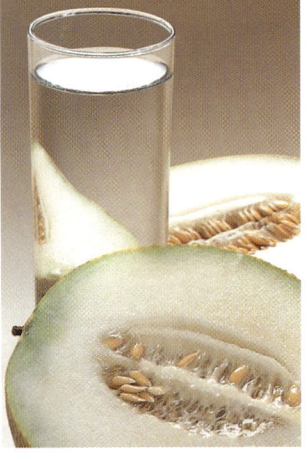

La mejor prevención de la litiasis (formación de cálculos o piedras en el riñón y vías urinarias) se logra cuando se bebe agua y se consumen suficientes frutas y hortalizas frescas, como para que el volumen de orina sea de unos dos litros diarios.

LA SANGRE transporta el oxígeno y los nutrientes necesarios para la vida, pero también diversas **sustancias tóxicas** o **extrañas** que *deben ser eliminadas*. Estas proceden:

• De la **actividad metabólica** del propio organismo: Cuando los alimentos son utilizados por el organismo, se generan una serie de sustancias tóxicas que deben ser eliminadas.

• De los **contaminantes externos** que entran en nuestro organismo acompañando a los alimentos.

• De los **medicamentos** y **sustancias químicas** extrañas al organismo.

Los **riñones** son los *principales* encargados de *filtrar* y *eliminar* todas esas sustancias tóxicas o extrañas al organismo que circulan por la sangre.

Los mejores amigos de los riñones

Las **frutas** y las **hortalizas**, especialmente los que se incluyen en este capítulo, son los alimentos que más favorecen la función depuradora de los riñones. Junto con el **agua**, constituyen los mejores amigos de los riñones.

El *exceso* de **proteínas**, sobre todo si son de origen animal, genera numerosas sustancias de desecho, que deben ser eliminadas *sobrecargando* la función de los riñones.

Una alimentación a base de **vegetales** también es la *más adecuada* para *prevenir* la formación de *cálculos* o piedras en los riñones.[1]

La única precaución que se debe tener en cuenta es la de *evitar* ciertos alimentos ricos en **ácido oxálico**, pero *únicamente* en el caso de que exista *tendencia* a la formación de cálculos de oxalato.[2]

Según un estudio científico realizado en la Universidad del Estado de Washington (EE. UU.), los alimentos de uso común ricos en ácido oxálico que más aumentan la eliminación de oxalatos con la orina, y que por lo tanto deben evitar quienes forman cálculos de oxalato, son: las espinacas, el ruibarbo, las acelgas, los frutos secos, el chocolate, el té, el salvado y las fresas.[3]

ENCICLOPEDIA DE LOS ALIMENTOS

2ª Parte: El poder curativo de los alimentos

Enfermedades	Uso	Alimento o Nutriente	Tomo/ Pág.	Motivos y efectos
ORINA ESCASA *Todos* estos alimentos son **diuréticos**, es decir, **activan** la función de los **riñones** y aumentan la producción de orina. En realidad, la *mayor parte* de las **frutas** y **hortalizas** lo son en cierto grado, pero estas que mencionamos destacan por poseer un efecto más notable. El aumento que producen estos alimentos en el volumen de orina resulta *especialmente favorable* para **reducir** los **edemas** (retención de agua en los tejidos) que se producen en caso de enfermedades renales y cardíacas. El efecto diurético de todos los alimentos aquí citados se debe a los **elementos fitoquímicos** que contienen, especialmente a los **flavonoides**, componentes no nutritivos de los alimentos dotados de acción curativa (ver T. 1 pág. 410). Todos estos alimentos tienen en común el contener *muy poco* o nada de **sodio**, y el ser bastante *ricos* en **potasio**. Esto contribuye a potenciar su acción diurética, ya que un aumento en la ingestión de sodio produce retención de agua en los tejidos (edemas), y disminución del volumen de orina. Por supuesto que la acción diurética de estos alimentos es mucho menos intensa que la de los medicamentos diuréticos. Sin embargo, tienen la ventaja de que se pueden tomar a diario durante toda la vida, sin riesgo de que produzcan efectos secundarios. *Pera*	**Aumentar**	ALCACHOFA (ALCAUCIL)	2/178	La **cinarina**, uno de los principios activos de la alcachofa, aumenta la producción de orina y con ella, la eliminación de sustancias de desecho como la urea.
		APIO	2/248	El **aceite esencial**, o esencia, del apio posee una eficaz acción **diurética** y además aumenta la eliminación de sustancias de desecho con la orina, como el ácido úrico y la urea.
		BERENJENA	2/256	**Estimula** la capacidad de filtración de los riñones y **aumenta** la producción de orina.
		BORRAJA	2/358	Es **diurética** y **depurativa**. Se emplea cruda en ensalada, en forma de **jugo** fresco, o **hervida**.
		COLIFLOR	2/154	Es **diurética** y **depurativa**. Facilita la eliminación de los líquidos retenidos en los tejidos (edemas).
		ESPÁRRAGO	2/250	Contiene diversos principios activos que se eliminan por el riñón, por esto la orina adquiere un olor especial después de haber consumido espárragos. Estas sustancias activan la función renal y **aumentan** la producción de **orina**.
		JOBO ROJO	1/42	Fruto procedente de las regiones tropicales de Asia y América, de acción **diurética**. Se usa en caso de cálculos renales y de enfermedades del riñón.
		JUDÍA VERDE	1/109	**Diurético** que además favorece la eliminación con la orina de sustancias de desecho, como el ácido úrico. Recomendable en caso de edemas (retención de líquidos) por insuficiencia cardíaca o renal.
		MANZANA	2/229	Al aumentar la producción de orina, facilita la eliminación del agua retenida en los tejidos (edemas). Es **diurética** y **depurativa** (aumenta la eliminación de toxinas de la sangre).
		MELOCOTÓN (DURAZNO)	2/75	Ejerce una suave acción **diurética**, lo que unido a su *riqueza* en **potasio** y a su *carencia* de **sodio**, lo hace muy apropiado en enfermedades cardíacas y renales.
		MELÓN	2/254	**Activa** la función eliminadora de los **riñones** y **alcaliniza** la orina. Por eso, conviene especialmente en caso de litiasis (aumenta la solubilidad de las sales que forman los cálculos y evita que precipiten) y de infección urinaria (los gérmenes causantes suelen desarrollarse mejor en medio ácido).
		NÍSPERO	2/298	**Diurético** que aumenta la producción de orina y *facilita* la **eliminación** de **arenillas** de uratos y de otros sedimentos.
		PERA	2/112	**Activa** la función de los riñones y **aumenta** la producción de orina. Se recomienda como diurético suave en caso de **insuficiencia renal** o **cardíaca**, para favorecer la eliminación del agua y la sal retenidas en los tejidos.
		SANDÍA	2/251	Su efecto **diurético** es igual o incluso *mayor* que el del **melón**. También es **alcalinizante** y **depurativa**.
		UVA	2/78	Es **diurética, alcalinizante** y **uricosúrica** (facilita la eliminación del ácido úrico). La cura de uva reporta buenos resultados en caso de **obesidad** y de **gota**.

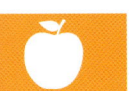

Cap. 29: ALIMENTOS PARA EL APARATO URINARIO

Enfermedades	Uso	Alimento o Nutriente	Tomo/Pág.	Motivos y efectos
LITIASIS RENAL También llamada **nefrolitiasis**, **urolitiasis**, **litiasis urinaria** o **piedras en el riñón**. Consiste en la formación de cálculos o piedras en el *interior* del riñón. Aunque con menor frecuencia, puede ocurrir también en la *vejiga* urinaria. Los cálculos o piedras se forman debido a que las sustancias que normalmente se encuentran disueltas en la orina, dejan de estarlo y precipitan, dando lugar a un acúmulo sólido. La *mayor parte* de los cálculos están formados por **oxalato cálcico**, **fosfato amónico magnésico**, **fosfato cálcico** o **uratos**. Una vez que se elimina un cálculo y se logra analizar y saber su composición, el *especialista* puede prescribir una **dieta** *más específica* para *evitar* la formación de **nuevos cálculos**. Los alimentos que recomendamos y desaconsejamos son de utilidad general en la mayor parte de los casos, y pueden contribuir significativamente a reducir el riesgo de que se formen cálculos. Quien ha sufrido un cólico renal debido a un cálculo, normalmente desea hacer todo lo posible para que no se vuelva a producir un episodio tan doloroso. Esto incluye ciertos cambios en la alimentación, como los que aquí se indican. *Avellanas* *Sal* *continúa en la página siguiente*	Aumentar	AGUA	1/362	Se ha comprobado que en quienes padecen de litiasis renal, no se forman nuevos cálculos, ni aumenta el tamaño de los existentes, si beben *al menos* **2,5 litros** de agua al día.[4] Aunque existen razones para pensar que así sea, no se ha demostrado que el consumo de agua dura (rica en calcio y otros minerales) sea más litogénico (que produzca más cálculos) que el de agua blanda.[5]
		ALIMENTOS DIURÉTICOS	2/243	Todos los alimentos recomendados en caso de orina escasa contribuyen a reducir el riesgo de formación de cálculos renales.
		LIMÓN	2/124	El limón se usa con éxito en la prevención, e *incluso* en la **disolución** de los cálculos renales. La **cura de limón** es la forma *más eficaz* de consumirlo. La efectividad del limón se debe, entre otras cosas, a su elevado contenido en **ácido cítrico**. Se sabe que sus sales, los **citratos**, se eliminan por la orina y aumentan la solubilidad de las sales cálcicas, evitando así la formación de cálculos.
		AVELLANA	2/252	Su **consumo habitual** se recomienda como **preventivo** de los cálculos renales, *especialmente* los de **urato**.
		ALQUEQUENJE	1/51	Sus bayas son ricas **en ácido cítrico**, como el limón, lo que explica en parte su acción **uricosúrica** (facilita la disolución y eliminación de las arenillas) y **preventiva** de la formación de cálculos.
		FIBRA	1/388	Existen pruebas de que un aumento en la ingesta de fibra, así como de agua, resulta eficaz en la **prevención** de los cálculos urinarios, *especialmente* los de tipo **cálcico**.[6]
		MAGNESIO	1/400	Una deficiencia de magnesio favorece la formación de cálculos urinarios.[5] Para prevenirla se requiere ingerir alimentos ricos en magnesio (**salvado de trigo**, **sésamo**, **frutos secos**) y/o suplementos de este mineral.
	Reducir o eliminar	SAL	1/344	*Se ha demostrado que una ingesta elevada de sodio con los alimentos, aumenta la concentración de calcio en la orina, lo que favorece la formación de cálculos renales; a la vez, disminuye la de citrato, que es un protector natural de la formación de cálculos.*[7] Es un **hecho bien probado** que la **reducción** en la ingesta de sal **disminuye** el **riesgo** de que se formen cálculos renales de tipo **cálcico**, que son los más frecuentes.[8]
		PROTEÍNAS	1/386	El **exceso** de **proteínas** y de **sal** común en la alimentación, como suele ser habitual en los países occidentales, **aumenta** el contenido de **calcio** en la orina, y **favorece** la formación de cálculos cálcicos.[9] Hay estudios que muestran claramente que este efecto es más marcado en las **proteínas** de origen **animal**.[10]
		LÁCTEOS	1/180	Su **consumo abundante** favorece la **litiasis** debido a su riqueza en **calcio**. El **riesgo** es **mayor** si, tal como ocurre obligatoriamente en algunos países, la leche se enriquece con **vitamina D**, que aumenta la absorción del calcio.
		QUESO	1/206	Por ser rico en **proteínas**, **sal** y **calcio**, aumenta la eliminación urinaria de este mineral, y favorece la formación de cálculos.[1]
		CARNE	1/262	Es rica en **purinas** que se transforman en **ácido úrico** en el organismo, y aumentan el riesgo de que se formen cálculos de **uratos** en la orina. Además, las **proteínas animales** favorecen especialmente la litiasis.[10] Se recomienda reducir su consumo a quienes padecen de piedras en el riñón.[11] En general, la **dieta vegetariana** es **preferible**.[1]
		BEBIDAS ALCOHÓLICAS	1/376	El alcohol **favorece** la formación de cálculos renales,[6] lo que constituye una razón más para abstenerse de cualquier bebida alcohólica.

ENCICLOPEDIA DE LOS ALIMENTOS

2ª Parte: El poder curativo de los alimentos

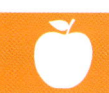

Enfermedades	Uso	Alimento o Nutriente	Tomo/Pág.	Motivos y efectos
LITIASIS RENAL *continuación* *Calcio* *Espinacas*	**Reducir o eliminar** ▽	**CERVEZA**	1/380	Después del consumo de cerveza se produce un aumento de la diuresis (producción de orina), lo que podría parecer favorable en caso de litiasis renal. Sin embargo, pasado el primer efecto se produce una **antidiuresis compensatoria**, con una disminución en la producción de orina. El resultado final es que la cerveza **aumenta** la concentración de la orina y con ello el **riesgo** de que se formen cálculos.
		CAFÉ	1/374	Se desaconseja su consumo a quienes tienen tendencia a la formación de cálculos urinarios, pues la favorece; entre otras razones, porque **aumenta** la **eliminación** de calcio con la orina.
		CHOCOLATE	1/357	El cacao y sus derivados, como el chocolate, son bastante ricos en **ácido oxálico**, por lo que puede favorecer la producción de cálculos de **oxalato**. Este riesgo aumenta notablemente cuando los productos de **cacao** se añaden a la **leche**, es rica en **calcio**.[1]
		CALCIO	1/398	Una **ingesta elevada** de calcio **puede aumentar** el **riesgo** de formación de cálculos renales de tipo cálcico.[6] Se deben evitar ciertos alimentos, como el **queso madurado**, así como los **suplementos** de este mineral. Sin embargo, **no conviene reducir** la **ingesta total** de calcio, pues aunque parezca paradójico, también se ha comprobado que una restricción en la ingesta de calcio aumenta el riesgo de formación de cálculos.[5]
		VERDURAS	1/92	Se desaconsejan aquellas que contienen mucho ácido oxálico, como la **espinaca**, el **ruibarbo**, la **acelga** y la **remolacha roja**.[3] El ácido oxálico se elimina por la orina en forma de **oxalato cálcico**, sal que puede precipitar y formar cálculos. Únicamente aquellas personas que tienen tendencia a la formación de cálculos de oxalato, deben reducir el consumo de estas hortalizas.[2]
		VITAMINA C	1/396	Deben evitarse las **dosis elevadas** de vitamina C en forma de **suplementos** vitamínicos, ya que **aumentan** la producción de **oxalatos** causantes de cálculos. La vitamina C que se ingiere normalmente con las frutas y hortalizas no resulta en absoluto perjudicial.
INSUFICIENCIA RENAL Es la *pérdida de la capacidad de los riñones* para cumplir su función de producir la orina, con la que se eliminan las sustancias de desecho que produce nuestro organismo. Existen dos formas de insuficiencia renal: • La **aguda**, que es de tratamiento hospitalario. • La **crónica**, que es la que considera en esta obra. Suele evolucionar de forma progresiva a lo largo de la vida. En los casos graves, se requiere la aplicación de **diálisis** para eliminar de la sangre las sustancias tóxicas que los riñones no pueden expulsar con la orina. *continúa en la página siguiente*	**Aumentar** ⬆	**LOS MISMOS QUE PARA ORINA ESCASA**	2/243	Todos ellos son **diuréticos** que **estimulan** suavemente la función de los riñones.
		ALCACHOFA (ALCAUCIL)	2/178	Aumenta la producción de orina, así como la eliminación de **urea**. Esta es una de las sustancias que se acumulan en la sangre en caso de insuficiencia renal. Por todo ello, el **consumo habitual** de alcachofa resulta muy beneficioso cuando los riñones pierden capacidad funcional.
		CALABAZA	2/97	Su **pulpa** es un **diurético** suave que favorece la función de los riñones. Por su *escasez* en **sodio**, en **fósforo** y en **proteínas**, la calabaza resulta muy apropiada en caso de insuficiencia renal.
		CASTAÑA	2/322	Es **alcalinizante**, por lo que compensa en parte la acidificación de la sangre que se produce en caso de insuficiencia renal. Además, aporta *pocas* **proteínas** en relación a las calorías que proporciona, y es *baja* en **sodio** y en **fósforo**, todo lo cual resulta favorable cuando los riñones no pueden cumplir satisfactoriamente su función.
		DÁTIL	2/147	Aportan **muy pocas proteínas** en relación a su riqueza energética, lo cual resulta conveniente en caso de insuficiencia renal.
		MAÍZ	2/238	El grano de maíz tiene un ligero efecto diurético (aunque inferior al de los estilos o pelos de la mazorca). Además, sus proteínas no sobrecargan la función de los riñones. Es un alimento **nutritivo** y **bien tolerado** por los enfermos renales.

Cap. 29: ALIMENTOS PARA EL APARATO URINARIO

INSUFICIENCIA RENAL
continuación

La **alimentación vegetariana** presenta *muchas ventajas* respecto a la omnívora en caso de insuficiencia renal: en general, aporta **menos proteínas, sodio, fósforo**, así como sustancias de desecho que sobrecargan los riñones.

Los alimentos cuyo consumo se recomienda aumentar o reducir, en el marco de un plan de tratamiento establecido por un especialista, pueden contribuir significativamente a mejorar la evolución de la insuficiencia renal.

Patatas

Mejillones

Enfermedades	Uso	Alimento o Nutriente	Tomo/Pág.	Motivos y efectos
	Aumentar	**Patata (papa)**	2/201	**Alcaliniza** la sangre, con lo que neutraliza la acidez provocado por la insuficiencia renal. Además, favorece la eliminación de sustancias de desecho, aporta relativamente *pocas* **proteínas**, nada de **sodio** y *poco* **fósforo**, todo lo cual resulta conveniente cuando los riñones no cumplen bien su función. Son ricas en **potasio**, por lo tanto deben *evitarse* en los **casos avanzados** de insuficiencia renal.
		Pescado, aceite	1/241	Se ha comprobado que los suplementos de aceite de pescado ricos en **ácidos grasos omega-3** administrados durante un periodo de al menos dos años, retrasan la pérdida de la función renal en pacientes que sufren de insuficiencia renal por nefropatía de tipo IgA.[12]
	Reducir o eliminar	**Proteínas**	1/386	*Los productos que se generan después de que el organismo ha metabolizado o aprovechado las proteínas, como el **ácido úrico**, la **urea**, la **creatinina** y diversos **ácidos**, son **tóxicos** y deben ser eliminados por los riñones con la orina. Cuando estos órganos fallan, estas toxinas se acumulan peligrosamente en el organismo. Por ello, se deben ingerir **estrictamente** las proteínas **imprescindibles** para mantener el balance de nitrógeno. Además, la restricción de proteínas mejora la evolución de la enfermedad.*[13]
		Sodio	1/407	*El riñón insuficiente pierde la capacidad de eliminar normalmente el sodio, principal componente de la **sal común**. La retención de sodio en el organismo produce **edemas** (retención de agua) en los tejidos. Se recomienda no sobrepasar los **500 mg** diarios, que equivalen a **1,25 g** de **sal común**. Los **alimentos procesados** y los de **origen animal** son los que más sodio suelen contener.*
		Marisco	1/252	*Contiene a menudo diversas **toxinas** que, al no poder ser eliminadas por los riñones, pueden producir **intoxicaciones** muy graves en caso de insuficiencia renal.*
		Carne	1/262	*Contiene **proteínas**, que **sobrecargan** la función de los riñones. Pero además, la **carne**, al igual que el **marisco** y en menor proporción el **pescado**, contiene sustancias nitrogenadas no proteínicas como la **creatina**, la **urea**, y diversas **purinas** que deben ser eliminadas del organismo por los riñones mediante la orina. Cuando estos no pueden cumplir su función, el consumo de carne **intoxica** el organismo y **empeora** la evolución de la enfermedad.*
		Fósforo	1/399	*A medida que los riñones pierden capacidad funcional, aumenta el nivel de fósforo en la sangre. Esto trae como consecuencia **acidosis** metabólica y **descalcificación** ósea. Los **cereales**, los **frutos secos**, y **todos** los alimentos de **origen animal**, son los que más fósforo aportan. Un especialista debe establecer la dieta para evitar sobrepasar la IDA o ingesta diaria admisible (800 mg diarios).*
		Potasio	1/402	*En los casos leves o moderados de insuficiencia renal, no es necesaria la restricción de potasio. Pero en los **casos graves**, cuando se produce **oliguria** (orina escasa), los riñones pierden la capacidad de eliminarlo con la orina, y se produce un aumento de su nivel en la sangre, que puede alterar el funcionamiento del corazón. El potasio se encuentra sobre todo en los alimentos **vegetales**, por lo que un **especialista** debe establecer la **dieta** de forma que no se sobrepase la IDA (ingesta diaria admisible) de 2 g diarios.*
		Vitaminas, suplementos	1/353	*Puesto que la capacidad del riñón para eliminar el exceso de vitaminas y minerales se reduce notablemente en caso de insuficiencia renal, estos pueden aumentar en la sangre hasta alcanzar niveles tóxicos. Deben evitarse **especialmente** los **suplementos** de **vitamina A**, que es una de las que más riesgo de toxicidad presenta cuando aumenta su nivel en la sangre. Este **riesgo no existe** al ingerir su provitamina, el **beta-caroteno** de origen **vegetal**.*

ENCICLOPEDIA DE LOS ALIMENTOS

2ª Parte: El poder curativo de los alimentos

NEFROSIS

Es un síndrome que afecta a los riñones, caracterizado por la **pérdida de proteínas** con la orina. Ello se debe a una excesiva permeabilidad de los **glomérulos renales**, en los que se filtra la sangre.

La nefrosis suele ser una de las manifestaciones de **diversas enfermedades** de los riñones. Su *tendencia* natural es a evolucionar lentamente hacia la **insuficiencia renal** (ver T. 2 pág. 245). Se acompaña de importantes trastornos metabólicos, con aumento de nivel de grasa y de colesterol en la sangre.

Una **alimentación vegetariana** *estricta*, baja en proteínas y en sodio, se ha mostrado como el medio **más eficaz** para controlar el progresivo deterioro de los riñones que se produce en la nefrosis.

Ciruelas

Carne

Enfermedades	Uso	Alimento o Nutriente	Tomo/Pág.	Motivos y efectos
	Aumentar	FRUTA	1/30	Está comprobado que una alimentación a base de vegetales, en la que las frutas se *consumen abundantemente*, **mejora significativamente** la evolución de la nefrosis. Las frutas aportan vitaminas y fibra, sin apenas proteínas, grasa o sodio, los cuales resultan nocivos en las enfermedades renales.
		HORTALIZAS	1/92	Formando parte de una **dieta vegetariana** *estricta*, las hortalizas contribuyen a mejorar la evolución de la nefrosis por su *escaso* contenido en **proteínas**, **grasa** y **sodio**.[14]
		CEREALES INTEGRALES	1/65	Son una buena fuente de **proteínas**, que *combinadas con las de las* **legumbres** *pueden ser* **completas**. Se ha *demostrado* que una alimentación vegetariana a base de **cereales, legumbres, frutas** y **hortalizas**, *reduce* la **pérdida de proteínas** con la orina y **mejora** la función renal en los pacientes de nefrosis.[15]
		SOJA	2/264	Una **dieta vegetariana** *estricta*, en la que las proteínas procedan principalmente de la soja, **baja** en **grasa** y en **sodio**, *reduce* la **pérdida de proteínas** y **mejora** al evolución de la nefrosis, según un estudio realizado en el Hospital San Carlos de Milán (Italia).[16]
	Reducir o eliminar	PROTEÍNAS	1/386	*Hasta hace unos años se administraba una* **dieta hiperproteínica** *a los enfermos de nefrosis, con el objetivo de compensar las pérdidas urinarias. Sin embargo, era* **frecuente** *que la nefrosis* **se agravara** *con insuficiencia renal y graves trastornos metabólicos.* **Actualmente** *se recomienda una dieta baja en proteínas, sin sobrepasar los* **0,7 g/ kg** *de peso (ideal, no real).*[15]
		MARISCO	1/252	*Contiene diversas* **toxinas**, *en mayor cantidad que la carne, que obligan a los riñones a realizar un* **esfuerzo suplementario** *para eliminarlas. Además, puede transportar diversos* **microorganismos** *causante de infecciones que amenazan la función de los riñones.*
		CARNE	1/262	*Contiene sustancias de desecho como la* **urea** *y la* **creatina**, *que* **sobrecargan** *la función de los* **riñones** *(y también del* **hígado**), *por lo que se recomienda a todos los enfermos renales que la* **reemplacen por proteínas vegetales**. *La* **dieta vegetariana** *es la que mejores resultados obtiene en caso de nefrosis.*
		GRASA TOTAL	1/404	*La grasa debe reducirse tanto como sea posible, en especial la de tipo saturado que se encuentra principalmente en los* **lácteos**, *los* **huevos** *y la* **carne**.
		SODIO	1/407	*En caso de nefrosis, los riñones no eliminan bien el sodio, lo que causa retención de agua en los tejidos (***edemas***). La ingesta de sodio debe limitarse a* **500 mg** *diarios, lo que equivale a* **1,25 g** *de sal.*
		COLESTEROL	1/406	*Debido al desequilibrio metabólico que se produce en la nefrosis, su nivel tiende a aumentar en la sangre. Lo mejor es eliminar su ingesta, lo que puede lograrse con una* **dieta vegetariana estricta**, *tal como se recomienda en diversas investigaciones.*[14,15,16]

29 - Alimentos para el aparato urinario

Apium graveolens L.

  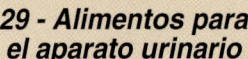

Apio

Limpia la sangre y reduce el colesterol

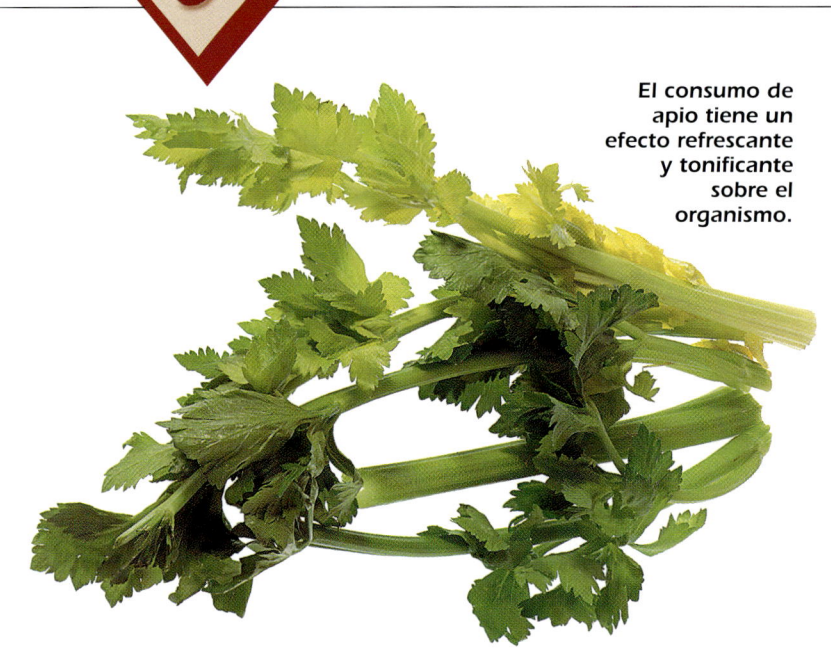

El consumo de apio tiene un efecto refrescante y tonificante sobre el organismo.

EL SABOR del apio resulta inconfundible. Sus crujientes tallos tiernos no pasarán desapercibidos en la ensalada, por muchos ingredientes que esta incluya. Y es precisamente el *aceite esencial* responsable de ese sabor, el que le otorga la mayor parte de sus propiedades salutíferas.

PROPIEDADES E INDICACIONES: Desde el punto de vista nutritivo, el apio no presenta una composición llamativa. Es bastante pobre en hidratos de carbono (1,9%) y en proteínas (0,75%) y prácticamente carece de grasas.

Las sustancias activas que contiene hacen recomendable su consumo en los siguientes casos:

Sinonimia hispánica: panul, apio común, apio de huerta, apio acuático, apio palustre, apio bravío; *Cat.:* api; *Eusk.:* apio, perrexil heze; *Gal.:* apio; *Fr.:* céleri; *Ing.:* celery; *Al.:* Sellerie.

Descripción: Tallos y hojas del apio ('Apium graveolens' L.), planta herbácea perteneciente a la familia de las Umbelíferas.

Hábitat: Cultivado en todo el mundo. Se puede encontrar silvestre en terrenos salitrosos cerca de las costas del sur de Europa.

APIO
composición
por cada 100 g de parte comestible cruda

Energía	16,0 kcal = 67,0 kj
Proteínas	0,750 g
H. de c.	1,95 g
Fibra	1,70 g
Vitamina A	13,0 µg ER
Vitamina B_1	0,046 mg
Vitamina B_2	0,045 mg
Niacina	0,490 mg EN
Vitamina B_6	0,087 mg
Folatos	28,0 µg
Vitamina B_{12}	—
Vitamina C	7,00 mg
Vitamina E	0,360 mg EαT
Calcio	40,0 mg
Fósforo	25,0 mg
Magnesio	11,0 mg
Hierro	0,400 mg
Potasio	287 mg
Cinc	0,130 mg
Grasa total	0,140 g
Grasa saturada	0,037 g
Colesterol	—
Sodio	87,0 mg

% de la CDR (cantidad diaria recomendada) cubierta por 100 g de este alimento

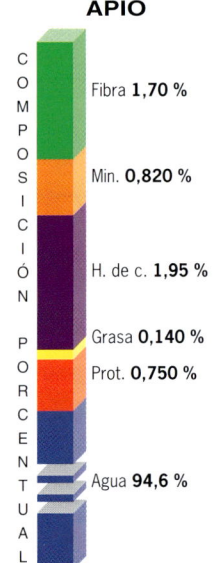

APIO — COMPOSICIÓN PORCENTUAL
- Fibra 1,70 %
- Min. 0,820 %
- H. de c. 1,95 %
- Grasa 0,140 %
- Prot. 0,750 %
- Agua 94,6 %

Preparación y empleo

❶ **Crudo en ensaladas:** Se consumen los tallos tiernos y crujientes.

❷ **Hervido:** Se usa para la elaboración de **caldos depurativos**, ya sea solo o acompañado de cebolla, ortiga, perejil o col.

❸ **Jugo fresco:** Se prepara a partir de los tallos y las hojas. Se recomienda tomar *medio vaso* con cada comida, añadiendo unas gotas de limón a gusto del consumidor.

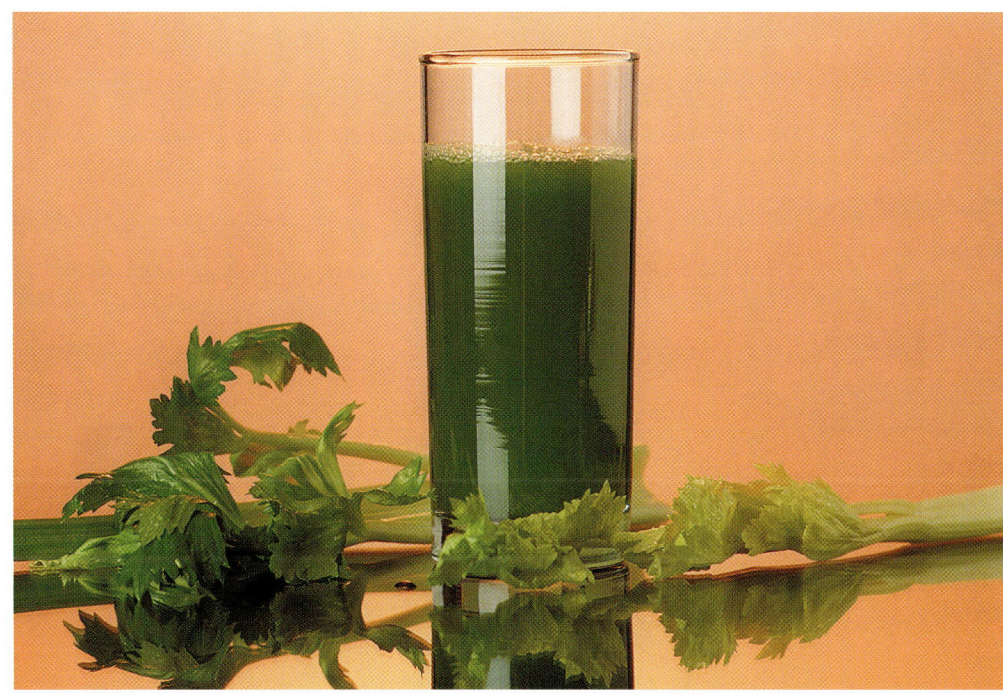

El apio combina muy bien con la cebolla, tanto en caldo como en ensalada. Ambos productos ejercen una acción alcalinizante y eliminadora de residuos ácidos del metabolismo.

• **Edemas** (retención de líquidos), **cálculos** renales, **gota,** aumento de **ácido úrico, artritismo,** gracias al *notable efecto* **diurético** de su *aceite esencial.* Este provoca una dilatación de las arterias del riñón, con el consiguiente aumento en el volumen de orina y en la eliminación de sustancias de desecho, como la urea y el ácido úrico.

• **Acidez metabólica:** Debido a su riqueza en *sales minerales* de reacción *alcalina,* el apio se comporta como un *auténtico* **alcalinizante** capaz de neutralizar el exceso de ácidos del organismo. La alimentación rica en carnes y alimentos de origen animal produce un exceso de acidez en la sangre, y en el medio interno, lo cual conlleva múltiples efectos negativos sobre la salud, tales como: aumento de las pérdidas de calcio, formación de cálculos urinarios y retención de líquidos, entre otros.

El apio, *especialmente* si se toma en forma de caldo [❷], tiene una acción **alcalinizante** y **remineralizante** similar a la de la cebolla (ver T. 2 pág. 142). Neutraliza el exceso de acidez de la sangre, y facilita la eliminación urinaria de ácidos metabólicos.

• **Hipertensión:** El apio contiene bastante sodio (unos 87 mg/100 g), gracias a lo cual resulta útil para la fabricación de *sal de apio.* A pesar de ello, tiene un efecto hipotensor debido al efecto vasodilatador de su aceite esencial y de una sustancia llamada *3-butilptalida,* así como a su acción **diurética.** Su consumo conviene pues a los hipertensos.

• **Exceso de colesterol:** En la Universidad de Singapur,[17] se ha realizado un interesante experimento para demostrar cómo el apio es capaz de reducir el nivel de colesterol en la sangre. Durante ocho semanas se alimentó a dos grupos de cobayas de laboratorio con una dieta muy rica en grasa. A las cobayas de uno de los dos grupos se les añadió unas cucharadas de jugo de apio en la ración diaria. Al cabo de las ocho semanas, estos animales presentaban unos niveles de colesterol significativamente inferiores al de las cobayas que no habían tomado apio.

Este sencillo experimento apoya la buena costumbre de tomar apio, especialmente en forma de jugo [❸], con el fin de hacer descender el nivel de colesterol y de lípidos en la sangre. El efecto del apio será *más marcado si además,* lógicamente, se *disminuye* la **ingesta** de colesterol.

• **Diabetes:** Contiene pequeñas cantidades de **glucoquina,** una sustancia de acción similar a la insulina, que disminuye el nivel de azúcar en la sangre. Así pues, a pesar de que el apio contiene una cantidad moderada de hidratos de carbono, resulta muy indicado para su consumo en caso de diabetes.

• **Psoriasis:** El apio contiene *psoralenos,* sustancias que pueden producir en personas predispuestas, una sensibilización de la piel a la luz del sol.[18] Estas mismas sustancias ejercen un efecto protector sobre la piel en caso de psoriasis; enfermedad de difícil tratamiento, que se caracteriza por la aparición de placas rojas y escamosas en la piel.

En el embarazo

*El consumo de apio **se desaconseja** a las mujeres embarazadas, especialmente durante los **tres primeros meses,** debido a que puede provocar contracciones uterinas y aumentar el riesgo de aborto.*

Espárrago

Estimula el riñón

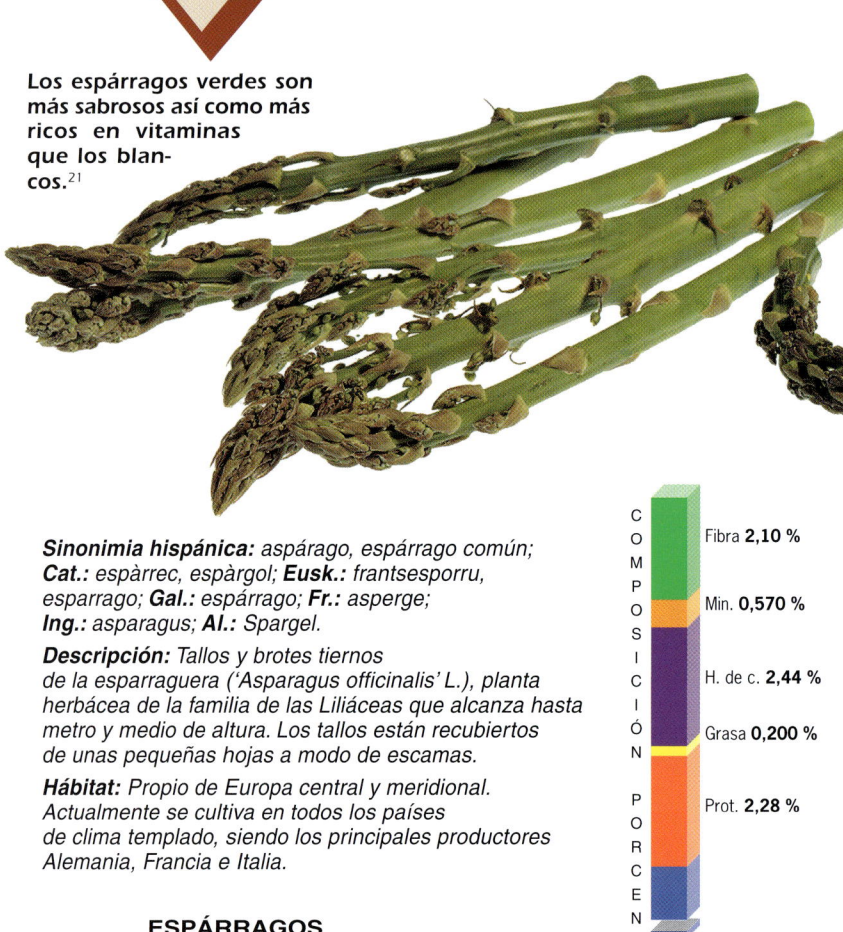

Los espárragos verdes son más sabrosos así como más ricos en vitaminas que los blancos.[21]

CUALQUIERA que haya tomado espárragos, incluso en pequeña cantidad, habrá notado que unos pocos minutos después la orina emite un olor especial. Ello se debe a la asparagina, sustancia activa del espárrago que forma parte de su aceite esencial volátil, y que se elimina con la orina aumentando su producción.

PROPIEDADES E INDICACIONES: Desde el punto de vista nutritivo, el espárrago es uno de los alimentos más bajos en calorías que podemos consumir: tan solo 23 kcal/100 g. Esto se debe a su casi total carencia de grasas, y su escaso aporte en hidratos de carbono. Sin embargo, es una de las hortalizas más ricas en *proteínas:* 2,28 %, cantidad que se aproxima a la de la espinaca (2,86%).

Contiene bastante *fibra* (2,1 %), *vitaminas* del grupo B, folatos y vitaminas A (provitamina), C y E. En cuanto a *minerales,* aporta cantidades significativas de potasio, fósforo, hierro y magnesio, así como de diversos oligoelementos.[19] En conjunto, se trata de un alimento bastante rico en nutrientes, aunque bajo en calorías.

Estas son sus principales aplicaciones:

• **Afecciones renales:** Es un buen diurético que estimula la producción de orina en el riñón. Contribuye a eliminar los líquidos retenidos en los tejidos. Aquellos que padecen **nefritis** (inflamación del riñón) deben tomarlos *con moderación*, debido al gran estímulo que produce sobre el riñón.

• **Obesidad,** por su escaso aporte calórico.

• **Eccemas** de la piel, por su acción depurativa y desintoxicadora.

• **Estreñimiento,** por su contenido en fibra dietética.

Sinonimia hispánica: aspárago, espárrago común; **Cat.:** espàrrec, espàrgol; **Eusk.:** frantsesporru, esparrago; **Gal.:** espárrago; **Fr.:** asperge; **Ing.:** asparagus; **Al.:** Spargel.

Descripción: Tallos y brotes tiernos de la esparraguera ('Asparagus officinalis' L.), planta herbácea de la familia de las Liliáceas que alcanza hasta metro y medio de altura. Los tallos están recubiertos de unas pequeñas hojas a modo de escamas.

Hábitat: Propio de Europa central y meridional. Actualmente se cultiva en todos los países de clima templado, siendo los principales productores Alemania, Francia e Italia.

ESPÁRRAGOS
composición
por cada 100 g de parte comestible cruda

Energía	23,0 kcal = 98,0 kj
Proteínas	2,28 g
H. de c.	2,44 g
Fibra	2,10 g
Vitamina A	58,0 µg ER
Vitamina B_1	0,140 mg
Vitamina B_2	0,128 mg
Niacina	1,54 mg EN
Vitamina B_6	0,131 mg
Folatos	128 µg
Vitamina B_{12}	—
Vitamina C	13,2 mg
Vitamina E	2,00 mg EαT
Calcio	21,0 mg
Fósforo	56,0 mg
Magnesio	18,0 mg
Hierro	0,870 mg
Potasio	273 mg
Cinc	0,460 mg
Grasa total	0,200 g
Grasa saturada	0,046 g
Colesterol	—
Sodio	2,00 mg

% de la CDR (cantidad diaria recomendada) cubierta por 100 g de este alimento

COMPOSICIÓN PORCENTUAL
- Fibra 2,10 %
- Min. 0,570 %
- H. de c. 2,44 %
- Grasa 0,200 %
- Prot. 2,28 %
- Agua 92,4 %

Preparación y empleo

❶ **Cocinados:** Normalmente se hierven de 5 a 10 minutos. También se pueden freír o asar. Si el tallo está muy duro, conviene pelarlo.

❷ **En conserva:** Pierden parte de su contenido vitamínico y de fibra (hemicelulosa),[20] pero *mantienen* los *minerales* y las sustancias de acción **diurética.**

Citrullus lanatus (Thunb.) Mansf.

29 - Alimentos para el aparato urinario

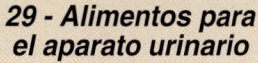

Sandía

Un regalo para los riñones

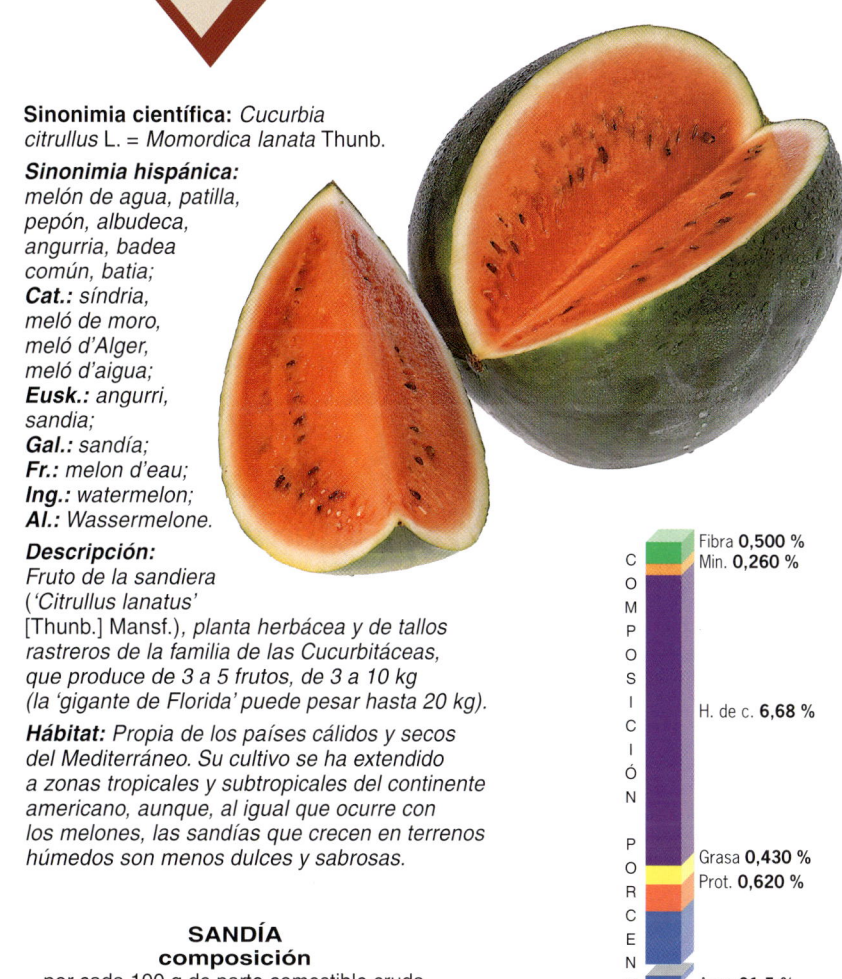

Sinonimia científica: *Cucurbia citrullus* L. = *Momordica lanata* Thunb.

Sinonimia hispánica: melón de agua, patilla, pepón, albudeca, angurria, badea común, batia; **Cat.:** síndria, meló de moro, meló d'Alger, meló d'aigua; **Eusk.:** angurri, sandia; **Gal.:** sandía; **Fr.:** melon d'eau; **Ing.:** watermelon; **Al.:** Wassermelone.

Descripción: Fruto de la sandiera (*'Citrullus lanatus'* [Thunb.] Mansf.), *planta herbácea y de tallos rastreros de la familia de las Cucurbitáceas, que produce de 3 a 5 frutos, de 3 a 10 kg (la 'gigante de Florida' puede pesar hasta 20 kg).*

Hábitat: *Propia de los países cálidos y secos del Mediterráneo. Su cultivo se ha extendido a zonas tropicales y subtropicales del continente americano, aunque, al igual que ocurre con los melones, las sandías que crecen en terrenos húmedos son menos dulces y sabrosas.*

LA SANDÍA es una fruta muy refrescante. Hundir los dientes en su perfumada pulpa y sentir la boca llena de jugo, constituye todo un placer cuando el calor aprieta.

La sandía, al igual que el melón, lleva calmando la sed de los humanos desde hace varios milenios. Los israelitas, errantes por el desierto tras su huida de Egipto, hace unos 3.500 años, añoraban los melones y sandías que comían en el país de las pirámides. Egipto y los países mediterráneos siguen siendo hoy los principales productores de esta fruta.

PROPIEDADES E INDICACIONES: Su composición es muy similar a la del melón, aunque contiene menos vitamina C, folatos, hierro y potasio, y algo más de beta-caroteno (provitamina A), vitamina B₁ y vitamina B₆.

Sus propiedades son muy similares a las del melón (ver T. 2 pág. 254): hidratante, remineralizante, alcalinizante, diurética y laxante. Posiblemente la sandía ejerce todavía un *mayor* efecto **diurético** *que* el **melón**.

Está indicada principalmente en las **dolencias de los riñones y de las vías urinarias** (insuficiencia renal, litiasis, infecciones), y siempre que se desee realizar una **cura depurativa** para eliminar toxinas de las sangre. La cura de sandía se puede hacer alternando el fruto fresco con su jugo, que resulta mejor tolerado por el estómago.

Los **diabéticos** toleran bien la sandía, debido a su bajo contenido en azúcares. Puesto que solo aporta 32 kcal/100 g, y produce sensación inmediata de saciedad, se recomienda en las **curas de adelgazamiento**.

SANDÍA composición
por cada 100 g de parte comestible cruda

Energía	32,0 kcal = 132 kj
Proteínas	0,620 g
H. de c.	6,68 g
Fibra	0,500 g
Vitamina A	37,0 µg ER
Vitamina B₁	0,080 mg
Vitamina B₂	0,020 mg
Niacina	0,317 mg EN
Vitamina B₆	0,144 mg
Folatos	2,20 µg
Vitamina B₁₂	—
Vitamina C	9,60 mg
Vitamina E	0,150 mg EαT
Calcio	8,00 mg
Fósforo	9,00 mg
Magnesio	11,0 mg
Hierro	0,170 mg
Potasio	116 mg
Cinc	0,070 mg
Grasa total	0,430 g
Grasa saturada	0,048 g
Colesterol	—
Sodio	2,00 mg

% de la CDR (cantidad diaria recomendada) cubierta por 100 g de este alimento

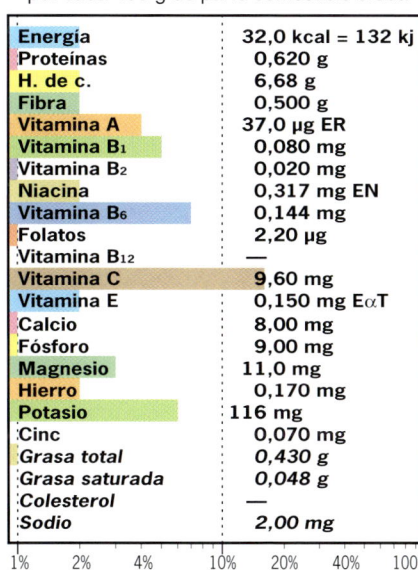

COMPOSICIÓN PORCENTUAL:
- Fibra 0,500 %
- Min. 0,260 %
- H. de c. 6,68 %
- Grasa 0,430 %
- Prot. 0,620 %
- Agua 91,5 %

Preparación y empleo

❶ Fresca: Es la forma habitual de consumirla. No es recomendable tomarla como postre, ya que puede resultar indigesta debido a la gran cantidad de agua que aporta.

❷ Jugo: Es más recomendable para aquellos que tienen el estómago delicado, pues no contiene la fibra de la pulpa que puede resultar indigesta.

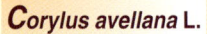

29 - Alimentos para el aparato urinario

Avellana

Previene la formación de cálculos renales

TODOS LOS excursionistas, montañeros y ciclistas han llevado alguna vez un puñado de avellanas en el bolsillo, de las que han obtenido abundante energía para su camino. Combinan muy bien con las pasas, con los higos secos y con los dátiles (ver T. 2 págs 81, 146, 147).

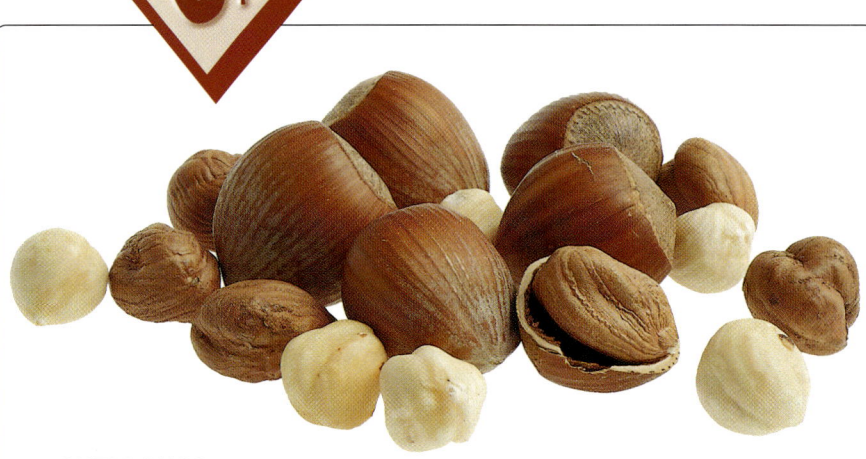

AVELLANAS composición
por cada 100 g de parte comestible cruda

Energía	632 kcal = 2643 kj
Proteínas	13,0 g
H. de c.	9,20 g
Fibra	6,10 g
Vitamina A	7,00 µg ER
Vitamina B_1	0,500 mg
Vitamina B_2	0,110 mg
Niacina	4,74 mg EN
Vitamina B_6	0,612 mg
Folatos	71,8 µg
Vitamina B_{12}	—
Vitamina C	1,00 mg
Vitamina E	23,9 mg EαT
Calcio	188 mg
Fósforo	312 mg
Magnesio	285 mg
Hierro	3,27 mg
Potasio	445 mg
Cinc	2,40 mg
Grasa total	62,6 g
Grasa saturada	4,60 g
Colesterol	—
Sodio	3,00 mg

1% 2% 4% 10% 20% 40% 100% 200% 500%
% de la CDR (cantidad diaria recomendada) cubierta por 100 g de este alimento

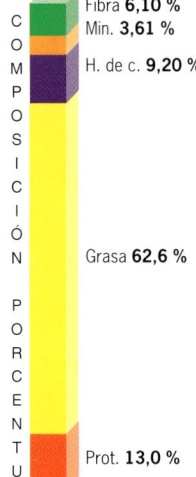

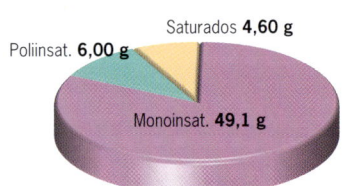

distribución porcentual de sus **ácidos grasos**

AVELLANAS
COMPOSICIÓN PORCENTUAL
- Fibra **6,10 %**
- Min. **3,61 %**
- H. de c. **9,20 %**
- Grasa **62,6 %**
- Prot. **13,0 %**
- Agua **5,42 %**

Sinonimia hispánica: ablana, avellana europea, nochizo (el arbusto silvestre); **Cat.:** avellana; **Eusk.:** hur; **Gal.:** abelá; **Fr.:** noisette; **Ing.:** hazelnut; **Al.:** Haselnuß.

Descripción: Semilla del fruto del avellano ('Corylus avellana' L.), árbol o arbusto de la familia de las Betuláceas que alcanza de 2 a 4 m de altura. La semilla es dicotiledónea, y se encuentra encerrada dentro de un pericarpio duro y leñoso de forma casi esférica y de unos 2 cm de diámetro.

Aunque se denomina a la avellana fruto seco oleaginoso, al igual que a la almendra y a la nuez (T. 2 págs. 48, 64), su parte comestible no es el fruto en su conjunto, sino su semilla.

Hábitat: El avellano es originario de Turquía, país que, juntamente con España e Italia, es uno de los principales productores mundiales.

Preparación y empleo

❶ **Crudas:** Cuando las avellanas se consumen crudas conviene masticarlas muy bien, tanto si se toman frescas, recién cortadas del árbol, como secas.

❷ **Tostadas:** Son más sabrosas que las crudas, y resultan también más digestibles para la mayoría de las personas.

❸ **Aceite:** El aceite de avellanas se usa poco, debido a que se enrancia con mucha rapidez

❹ **Horchata:** Después de tener las avellanas a remojo durante 8 horas, se machacan hasta convertirlas en una pasta. A continuación se les añade agua (un vaso por cada 30 g de avellanas) y después de una o dos horas se pasan por un colador fino. El líquido obtenido es la horchata de avellanas.

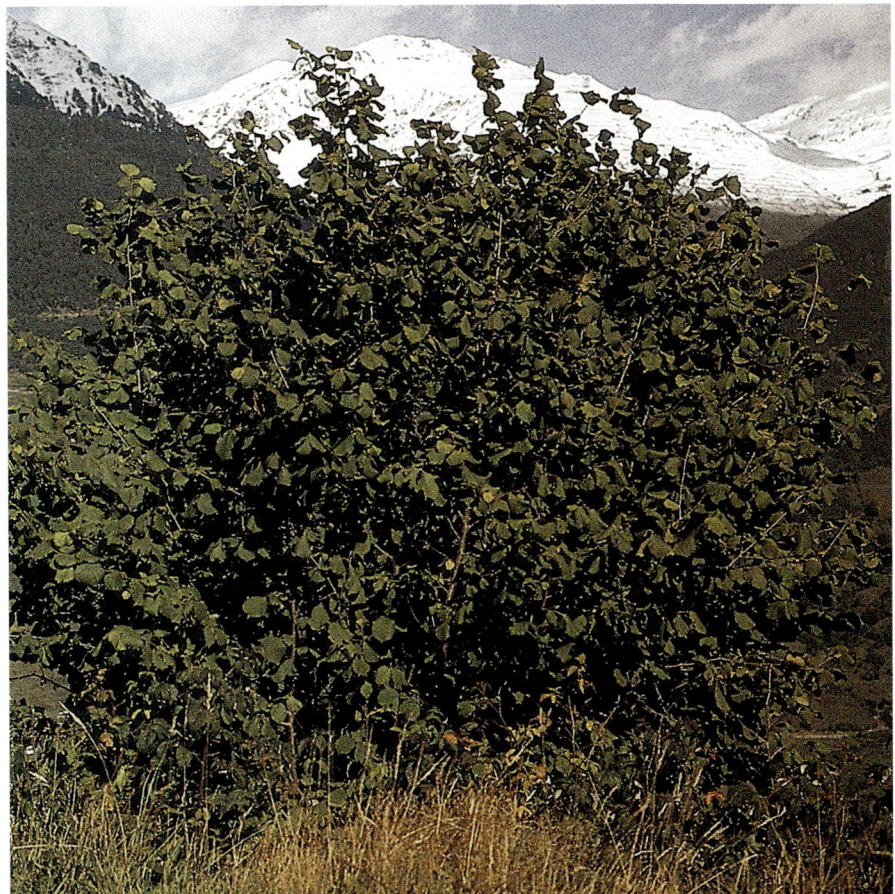

Hipertensos

*Quienes tienen la tensión alta deben **evitar** las avellanas, pues contienen una sustancia, aun no bien identificada, capaz de hacer subir la presión arterial.*

Las hojas del avellano resultan de gran utilidad en caso de varices y de hemorroides, tanto tomadas en infusión como aplicadas externamente (ver EPM ['Enciclopedia de las plantas medicinales'] pág. 253).

PROPIEDADES E INDICACIONES: A pesar de ser un alimento muy concentrado, las avellanas se digieren bastante bien, mejor incluso que las almendras o las nueces. Son tan energéticas que un solo puñado de avellanas (unos 50 g) aporta las calorías necesarias para estar practicando gimnasia durante una hora (316 kcal).

El valor nutritivo de las avellanas es similar al de las almendras. Sin embargo, las avellanas superan a las almendras en calorías, grasas, vitamina B_1 y folatos; en cambio, las avellanas aportan menos proteínas, calcio, fósforo, hierro y niacina que las almendras.

La avellana constituyen una buena fuente de *grasas* (62%), de *proteínas* (13%), de vitaminas B_1 y B_6 y de *minerales* (especialmente calcio, fósforo, magnesio y manganeso).

Al igual que otros frutos secos, las avellanas no contienen apenas provitamina A (beta-caroteno) y vitamina C. Son relativamente pobres en hidratos de carbono. Por eso conviene que los deportistas las coman junto con frutos desecados ricos en hidratos de carbono, como las pasas, higos o dátiles.

Su consumo está especialmente indicado en estos casos:

• **Cálculos renales:** El doctor *Valnet*,[22] destacado fitoterapeuta francés, subraya la acción preventiva de las avellanas en la formación de cálculos en las vías urinarias. Su *consumo habitual* se recomienda en la dieta de los que padecen de litiasis renal, especialmente cuando se trata de cálculos de **urato.** Un puñado de avellanas cada mañana da buenos resultados.

• **Diabetes:** Por su escasez en hidratos de carbono y su gran aporte energético, la avellana es un buen complemento en la dieta de los diabéticos.

• Siempre que exista mayor necesidad de energía: **deportistas, adolescentes, convalecencia** de enfermedades debilitantes. Son también muy aconsejables en la dieta de las mujeres **embarazadas.**

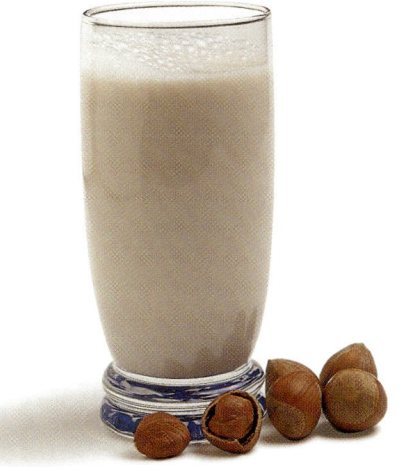

La horchata de avellanas es una bebida muy nutritiva y bien tolerada por enfermos y desnutridos, que se puede preparar fácilmente en casa.

29 - Alimentos para el aparato urinario

Melón

Una fuente de agua viva

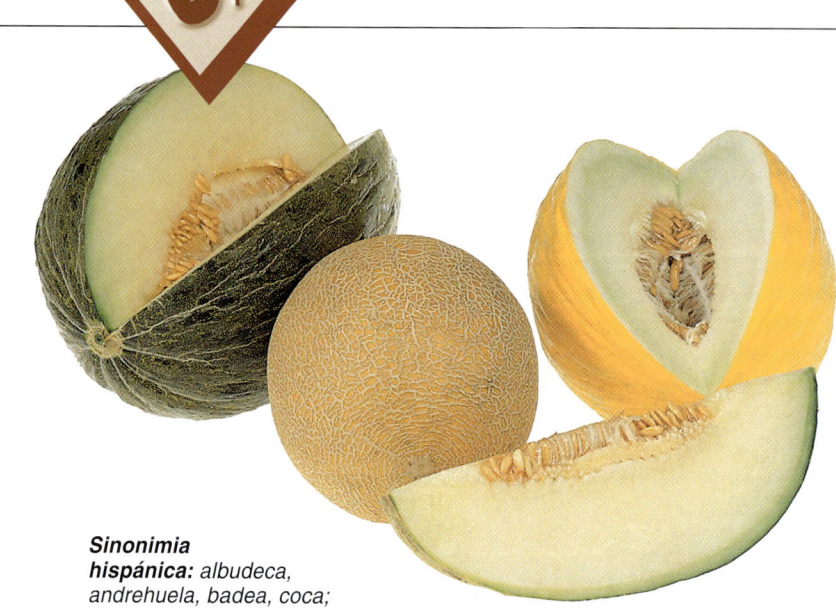

LA VIDA MODERNA no ha logrado hacer desaparecer los pintorescos puestos de venta de melones en muchos pueblos del sur de España. Esos montones de melones en las aceras de las calles o en las plazas se ofrecen al caminante, poniendo a su disposición la grata y jugosa mercancía.

El melonero, con su sombrero de paja y su cuchillo, 'cala' el melón delante del cliente, para poner así de manifiesto el dulzor y la suculencia del rico fruto. Ningún helado o refresco podría calmar tanto la sed en los ardientes meses del estío sureño, como ese jugoso melón.

PROPIEDADES E INDICACIONES: El melón es, *ante todo*, **agua**. Según las variedades, el porcentaje hídrico oscila entre el 90% y el 95%. Ahora bien el agua del melón, al igual que el de todas las frutas muy jugosas, no debe considerarse igual al agua del grifo ni incluso de la fuente. *No* es un agua **pasiva e inerte,** simple vehículo de transporte para sales y solutos, sino un agua viva, que ha estado en íntimo contacto con el protoplasma de las células vegetales; el agua del melón es un agua biológica, que ha participado de los miles, o quizás, millones de reacciones químicas que se desarrollan en el interior de las células vivas del vegetal.

Posiblemente por ello, nada calma tanto la sed del verano, como una buena tajada de melón. Y nada agradecen tanto los riñones, como ese auténtico *"suero vegetal"* que es el agua del melón.

El melón contiene una cantidad de **azúcar** (5,4%) menor que la de otras frutas; *apenas* contiene **grasa** (0,1%), y las **proteínas** están presen-

Sinonimia hispánica: albudeca, andrehuela, badea, coca; *Cat.:* meló, meló de tot l'any, [meló] alficòs; *Eusk.:* meloi; *Gal.:* melón; *Fr.:* melon; *Ing.:* melon; *Al.:* Zuckermelone.

Descripción: Fruto de la melonera ('Cucumis melo' L.), planta herbácea de tallo rastrero de la familia de las Cucurbitáceas.

Hábitat: Se cría en terrenos secos y soleados.

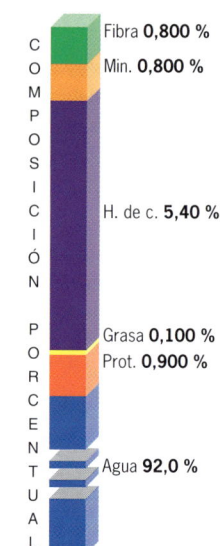

MELÓN composición
por cada 100 g de parte comestible cruda

Energía	26,0 kcal = 110 kj
Proteínas	0,900 g
H. de c.	5,40 g
Fibra	0,800 g
Vitamina A	3,00 µg ER
Vitamina B1	0,060 mg
Vitamina B2	0,020 mg
Niacina	0,400 mg EN
Vitamina B6	0,120 mg
Folatos	17,0 µg
Vitamina B12	—
Vitamina C	16,0 mg
Vitamina E	0,150 mg EαT
Calcio	5,00 mg
Fósforo	7,00 mg
Magnesio	8,00 mg
Hierro	0,400 mg
Potasio	210 mg
Cinc	0,160 mg
Grasa total	0,100 g
Grasa saturada	0,025 g
Colesterol	—
Sodio	12,0 mg

% de la CDR (cantidad diaria recomendada) cubierta por 100 g de este alimento

 **Preparación y empleo**

❶ **Fresco:** Es la mejor forma de consumirlo. No es aconsejable como postre, pues el abundante líquido que aporta, dificulta la digestión.

❷ **En conserva:** Con el melón se elaboran deliciosas confituras y mermeladas.

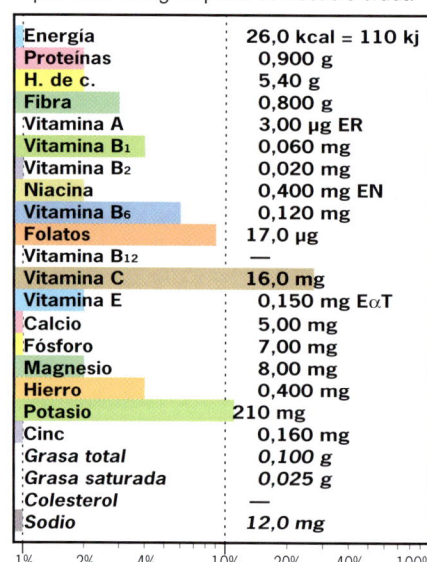

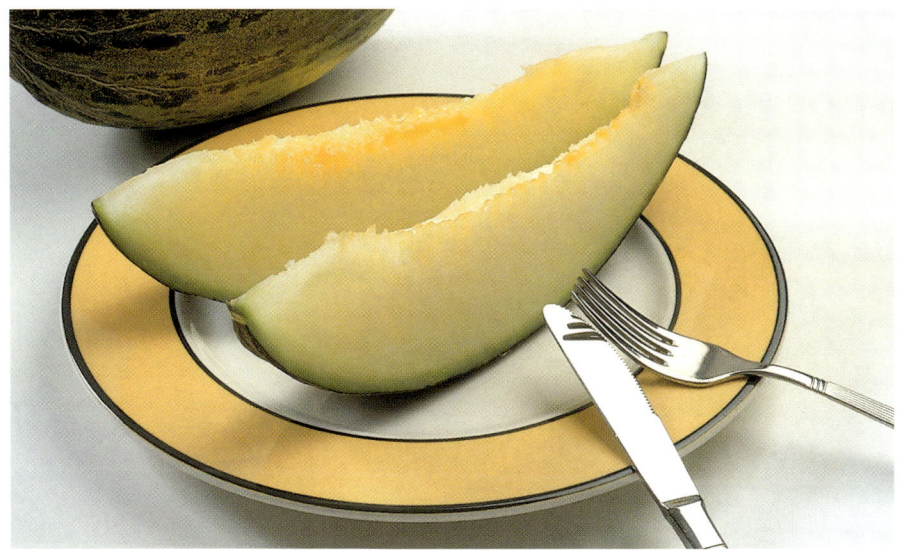

Quienes se quejan de que el melón les resulta indigesto, deberían probar a tomarlo antes de las comidas, o fuera de ellas.

Es preferible tomar el melón un poco antes de comer, que después como postre. Al tomarlo después de la comida, se produce una dilución de los jugos gástricos y un encharcamiento del estómago, lo cual dificulta la digestión.

tes en la nada despreciable porcentaje del 0,9%. Pero, sobre todo, el melón aporta junto con su agua, una *buena cantidad* de **vitaminas y minerales** *armoniosamente combinados*. Destacan las vitaminas C, B_6, B_1 y los folatos, pero también contiene pequeñas cantidades de las restantes vitaminas (a excepción de la B_{12}).

Los *minerales* nutrientes están *todos* presentes en el melón, destacando por su riqueza el *potasio*, el *hierro* y el *magnesio*. Un solo melón de 2,5 kg contiene la dosis diaria de hierro necesaria para un hombre adulto (10 mg), y más de la mitad de la de magnesio, que es de 350 mg.

El melón es pues hidratante, remineralizante, alcalinizante, diurético y laxante.

Sus indicaciones más importantes son las siguientes:

• **Afecciones urinarias:** El consumo de melón enriquece la sangre en sales minerales y en vitaminas, y facilita la labor depuradora de los riñones. Después de haber tomado melón, los riñones son capaces de eliminar con mayor eficacia las sustancias de desecho y las toxinas que se producen como resultado de la actividad metabólica. El *"agua viva"* del melón contribuye a ello, junto con los minerales que lleva disueltos.

Conviene a todos aquellos que deseen *favorecer* la importante **función renal**, y especialmente a los que padecen de:

– **Insuficiencia renal** en su grado **inicial,** cuyos síntomas principales son la retención de líquidos y las micciones escasas o poco concentradas.

– **Cálculos renales y arenillas,** en especial cuando son de tipo úrico. Merced a su *gran poder* **alcalinizante,** el melón aumenta la solubilidad de las sales ácidas que forman los cálculos úricos, y facilita su disolución y eliminación.

– **Infecciones urinarias** (pielonefritis y cistitis): Aunque el melón no es un antiséptico urinario, por su acción **alcalinizante** de la orina puede frenar la proliferación de los gérmenes coliformes causantes de infecciones urinarias (*Escherichia coli* y similares), los cuales precisan de un medio ácido para desarrollarse.

• Exceso de ácido úrico, manifestado por **artritis úrica** y **gota.**

• Estreñimiento crónico debido a pereza intestinal.

• Estados de **deshidratación** acompañados de pérdida de minerales, como ocurre tras diarreas, sudoración abundante o crisis febriles. Aunque el melón sea laxante, puede administrarse sin problemas en caso de diarrea por gastroenteritis.

Melón cantalupo

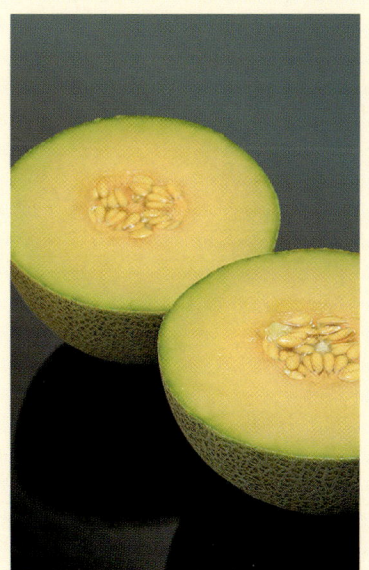

Es una variedad muy apreciada por su perfume y sabor característicos (*Cucumis melo* L. var. *cantalupensis*). Se lo conoce también como **melón francés.*** Su piel es de color verde amarillento, y presenta una especie de retícula en relieve. La pulpa del melón cantalupo es de color anaranjado, y tiene la propiedad de ser *muy rica* en **beta-caroteno** (provitamina A): 100 g de este melón aportan 332 µg ER, lo cual supone la tercera parte de las necesidades diarias de esta vitamina para un hombre adulto. Contiene un 90% de agua, más vitamina C y menos hierro que el melón común, siendo la concentración del resto de nutrientes muy similar. El melón cantalupo es *igualmente* efectivo en las **afecciones urinarias**, con la ventaja añadida de su mayor contenido en beta-caroteno.

***Cat.:** meló; **Eusk.:** cantaloup meloi; **Gal.:** melón cantalupo; **Fr.:** melon; **Ing.:** cantaloupe melon.

29 - Alimentos para el aparato urinario

Berenjena

Diurética y digestiva

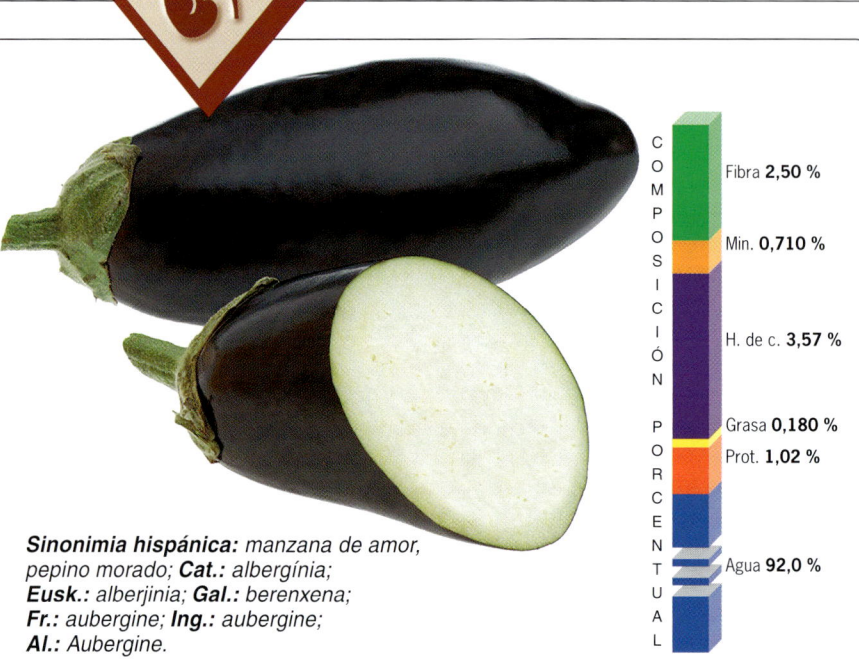

POCAS HORTALIZAS hay que presenten una variedad tan grande de formas, tamaños y colores. Existen berenjenas redondeadas, ovaladas, y alargadas como un plátano; pequeñas como un huevo o grandes como un melón; su piel puede ser morada, verde, amarilla, rojiza e incluso blanca. Solo una característica es constante en todas las variedades de berenjenas: el color blanquecino de su carne y de sus semillas.

PROPIEDADES E INDICACIONES: La pulpa de la berenjena, que es un fruto desde el punto de vista botánico, contiene cierta cantidad de hidratos de carbono, muy pocas proteínas y apenas grasas. Los minerales y vitaminas se encuentran en cantidades pequeñas, pero destacan el potasio, calcio, el azufre, el hierro y las vitaminas B y C.

Estas son sus propiedades:

• **Diurética:** La berenjena aumenta la producción de orina, estimulando la capacidad de filtración de los riñones. Su consumo conviene en caso de **litiasis** renal (cálculos), **edemas** (retención de líquidos), **hipertensión** arterial y afecciones **cardíacas**.

• **Tónico digestivo:** *Activa* la función biliar, favoreciendo suavemente el vaciamiento de la **bilis,** así como la producción de **jugo pancreático.** Conviene pues a los que padecen de **digestiones pesadas** o de **dispepsia biliar**.

• **Laxante** suave, por su contenido en celulosa (*fibra* vegetal).

• **Preventiva del cáncer:** Investigaciones recientes muestran que los frutos de la familia de las Solanáceas, como la berenjena y también el tomate (T. 2 pág. 275), son *muy ricos* en *elementos fitoquímicos*. Estas sustancias protegen contra la formación de cánceres (ver T. 1 pág. 410).

Sinonimia hispánica: manzana de amor, pepino morado; **Cat.:** *albergínia;* **Eusk.:** *alberjinia;* **Gal.:** *berenxena;* **Fr.:** *aubergine;* **Ing.:** *aubergine;* **Al.:** *Aubergine.*

Descripción: Fruto de la planta de la berenjena ('Solanum melongena' L.), herbácea anual de la familia de las Solanáceas.

Hábitat: Es originaria de la India. Fue introducida en Europa por los árabes a través de la península Ibérica, y desde el siglo XIII se viene cultivando en todos los países mediterráneos. Actualmente, su cultivo se ha extendido a todas las regiones cálidas del planeta.

BERENJENA composición
por cada 100 g de parte comestible cruda

Energía	26,0 kcal = 107 kj
Proteínas	1,02 g
H. de c.	3,57 g
Fibra	2,50 g
Vitamina A	8,00 µg ER
Vitamina B$_1$	0,052 mg
Vitamina B$_2$	0,034 mg
Niacina	0,748 mg EN
Vitamina B$_6$	0,084 mg
Folatos	19,0 µg
Vitamina B$_{12}$	—
Vitamina C	1,70 mg
Vitamina E	0,030 mg EαT
Calcio	7,00 mg
Fósforo	22,0 mg
Magnesio	14,0 mg
Hierro	0,270 mg
Potasio	217 mg
Cinc	0,140 mg
Grasa total	0,180 g
Grasa saturada	0,034 g
Colesterol	—
Sodio	3,00 mg

% de la CDR (cantidad diaria recomendada) cubierta por 100 g de este alimento

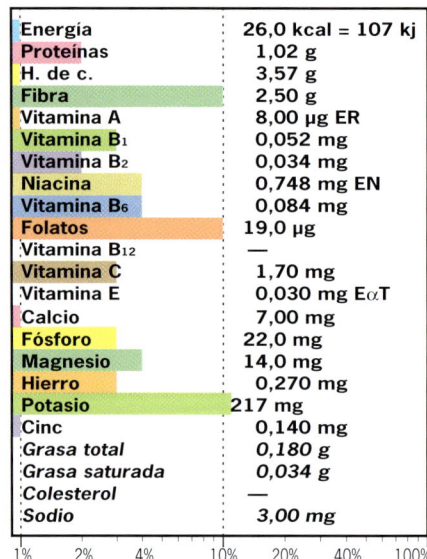

Preparación y empleo

❶ **Cocinada** (*nunca cruda*) en sus muchas preparaciones culinarias. La berenjena frita es la forma menos digerible de comer esta hortaliza. La forma *más sana* es **asada al horno** y aliñada con aceite y ajo. Acompañada de pimientos, típico plato catalán, la *escalivada*.

Precauciones

Las berenjenas contienen una cierta cantidad de **solanina,** *que desaparece casi por completo con la maduración.*

La solanina es un alcaloide tóxico que produce **trastornos digestivos,** *pero que* **desaparece con el calor.**

Por ello las berenjenas se deben tomar **siempre** *bien* **maduras y cocinadas.**

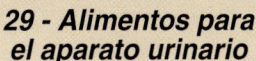

Arándano

Trata y previene las cistitis

EL ARÁNDANO es una fruta en baya pequeña y humilde, cuyo diámetro no suele superar el centímetro, y que nace de una planta también pequeña y poco llamativa. Poca cosa, pensarán algunos.

Tradicionalmente, su uso alimentario ha quedado relegado al de simple guarnición de platos suculentos, o al de servir, con sus confituras, de relleno de tartas y pasteles.

Sin embargo, esta pequeña fruta del bosque encierra grandes propiedades. En los últimos años han proliferado los trabajos de investigación en los que se ponen de manifiesto las notables virtudes dietoterápicas del arándano.

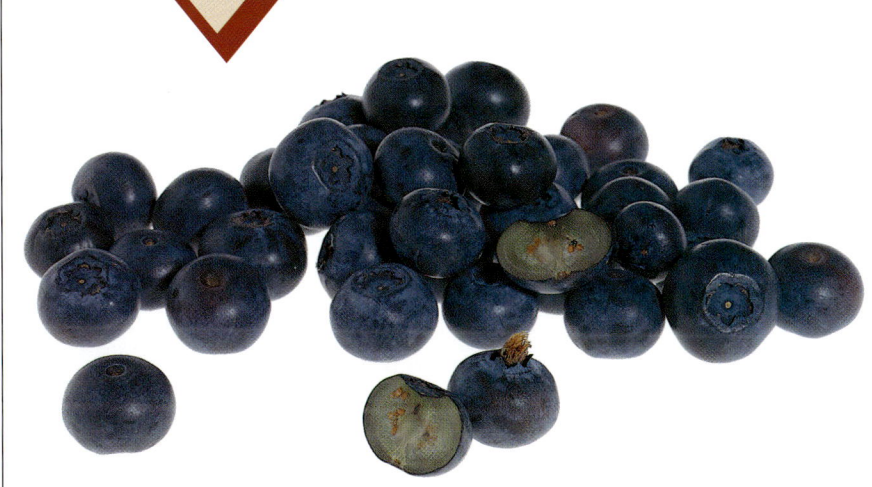

Especies afines: Ver cuadro (T. 2 pág. 259).

Sinonimia hispánica: ráspano, mirtillo, anavia, gardincha, manzanilleta, mervéndano, uva de bosque; **Cat.:** nadiu, nabiu, avajonera, mirtil, gerdera silvestre, gerdonera silvestre, naiet, naió, nabís, raïm de pastor; **Eusk.:** ahabi; **Gal.:** arando; **Fr.:** airelle; **Ing.:** bilberry, huckleberry, whortleberry; **Al.:** Heidelbeere.

Descripción: Fruto en baya del arándano ('Vaccinium myrtillus' L.), pequeño arbusto de hoja caduca de la familia de las Ericáceas, que alcanza de 25 a 50 cm de altura.

Hábitat: Se cría silvestre en terrenos montañosos y silíceos del centro y norte de Europa, de Asia y de Norteamérica. En la Península Ibérica, se puede encontrar en los bosques pirenaicos y cantábricos. No suele cultivarse debido a lo dificultoso que resulta recoger sus pequeños frutos.

ARÁNDANOS
composición
por cada 100 g de parte comestible cruda

Energía	56,0 kcal = 236 kj
Proteínas	0,670 g
H. de c.	11,4 g
Fibra	2,70 g
Vitamina A	10,0 µg ER
Vitamina B₁	0,048 mg
Vitamina B₂	0,050 mg
Niacina	0,409 mg EN
Vitamina B₆	0,036 mg
Folatos	6,40 µg
Vitamina B₁₂	—
Vitamina C	13,0 mg
Vitamina E	1,00 mg EαT
Calcio	6,00 mg
Fósforo	10,0 mg
Magnesio	5,00 mg
Hierro	0,170 mg
Potasio	89,0 mg
Cinc	0,110 mg
Grasa total	0,380 g
Grasa saturada	0,032 g
Colesterol	—
Sodio	6,00 mg

% de la CDR (cantidad diaria recomendada) cubierta por 100 g de este alimento

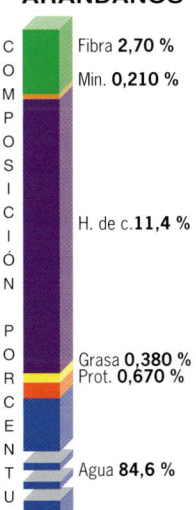

Preparación y empleo

❶ **Frescos:** La conservación de los arándanos es muy limitada, por lo que lo ideal es consumirlos al poco tiempo de su recolección. Combina muy bien con la leche y con el yogur.

❷ **Jugo:** Se obtiene por presión de los arándanos maduros. Una forma sencilla de obtenerlo es haciéndolos pasar por un pasapuré, y filtrando después el líquido resultante.

❸ **En conserva:** Con los arándanos se preparan compotas, zumos, mermeladas y jaleas.

Los arándanos comunes son de color azul oscuro, pero existen otras especies de color rojo. Todos ellos tienen una pulpa jugosa, agridulce y aromática. Los arándanos rojos suelen ser un poco más ácidos.

Los arándanos son ideales para las mujeres, pues combaten las infecciones urinarias y mejoran la circulación venosa en las piernas.

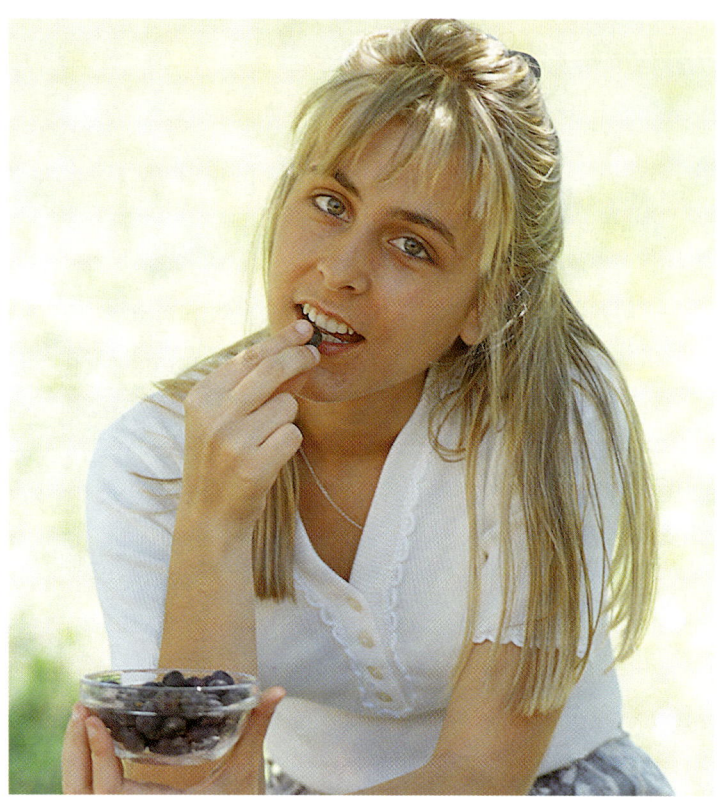

PROPIEDADES E INDICACIONES: Los arándanos contienen por término medio un 11,4% de hidratos de carbono, la *mayor parte* de ellos *fructosa* y otros azúcares, y *muy pocas* **grasas** y **proteínas.** Entre los minerales destaca el **potasio,** y entre las **vitaminas,** la **A.**

Sin embargo, sus **propiedades medicinales** se deben a otros componentes no nutritivos, como los *ácidos orgánicos,* el *tanino,* la *mirtilina* (glucósido colorante) y las *antocianinas,* que en conjunto le confieren una acción antiséptica, protectora vascular y astringente.

Estas son sus indicaciones:

• **Infecciones urinarias:** El jugo de arándanos ejerce una *sorprendente* acción **antiséptica** y **antibiótica** sobre los gérmenes causantes de las infecciones urinarias, especialmente sobre el *Escherichia coli*. Esto ha podido ser demostrado en los últimos años, y constituye la aplicación más importante de este fruto.

Esta acción antiséptica urinaria ha sido más estudiada y verificada con dos especies de arándano que se crían en Norteamérica, los cuales son de color rojo:

– **arándano agrio** (*Vaccinium oxycoccus*),
– **arándano trepador** (*Vaccinium macrocarpon*).

Todas las especies de arándanos presentan una composición y efectos similares, por lo que los arándanos azules deben participar también de las propiedades antisépticas estudiadas en los arándanos rojos.

Los arándanos presentan dos grandes ventajas sobre las mayoría de los antibióticos usados para el tratamiento de estas repetitivas infecciones urinarias bajas (cistitis):

– *Impiden* la **adherencia de las bacterias** a las células que tapizan el interior de la vejiga urinaria.[23] Esta adherencia es un fenómeno habitual en las infecciones de las vías urinarias bajas, como la cistitis, y explica en parte las frecuentes recidivas (reinfecciones) que se producen tras los tratamientos a base de antibióticos.

– *No* provocan la **aparición de resistencias** en las bacterias que infectan los órganos urinarios, tan frecuentes con los antibióticos.

Los arándanos, especialmente en forma de jugo fresco **[❸]** constituyen pues un alimento-medicina recomendado en el tratamiento de las **cistitis** de repetición. La toma de 300 ml (un vaso grande lleno) diarios de jugo de arándano agrio envasado durante seis meses, fue suficiente para reducir a la mitad la frecuencia de bacteriuria y de piuria (presencia de bacterias y de pus en la orina, respectivamente), en un grupo de mujeres propensas a las cistitis de repetición.[23,24] Es de suponer que el jugo fresco resulte totavía más efectivo.

Para que los efectos de los arándanos resulten significativos, en caso de cistitis de repetición, deben tomarse a diario entre uno y tres meses, aunque en casos rebeldes no hay ningún inconveniente en tomarlo hasta seis meses seguidos.

• **Cálculos urinarios:** Los arándanos contienen *ácido quínico,* sustancia que se elimina por la orina.[25] Esta sustan-

Cura de arándanos

*Se lleva a cabo con arándanos **frescos** o cocinados en forma de **puré**. Durante un periodo de **tres a cinco días** consecutivos se consume de **medio a un kilo** diario, repartido en **cuatro tomas,** como **único alimento**.*

*Los **niños** y las personas **debilitadas** pueden tomar además **leche**.*

*Con esta cura se consigue eliminar los **oxiuros,** pequeños parásitos intestinales relativamente frecuentes en los niños.*

Especies de arándanos

Todas las especies de arándanos pertenecen al género *Vaccinium* y son similares en cuanto a su composición y propiedades, aunque con algunas particularidades.

La forma más fácil de clasificar las diversas especies de arándanos es según el color de sus frutos:

Arándanos de color azul

En realidad son de color azul oscuro o morado. Estas son sus características:

– Son más dulces que los arándanos rojos.
– Son *más ricos* en **antocianinas** (pigmentos vegetales, ver T. 1 pág. 411).
– Son los *más recomendables* para las **afecciones circulatorias** (varices, hemorroides) y de la **retina,** aunque también son efectivos en caso de **cistitis** y de **diarrea.**

- **Arándano común** (*Vaccinium myrtillus* L.): Descrito en T. 2 pág. 257. Se cría generalmente silvestre y mide de 0,5 a 1 cm de diámetro. Muy rico en principios activos de acción medicinal.
- **Arándano americano*** (*Vaccinium corymbosum* L.): Es similar al arándano común, pero de mayor tamaño. Sus jugosos frutos miden hasta 2,5 cm de diámetro. Se cultiva ampliamente en Norteamérica.
- **Arándano americano pequeño** (*Vaccinium angustifolium*): Se cultiva en el noreste de Estados Unidos (estado de Maine) y en Canadá (provincia de Quebec). Sus frutos miden de 1 a 1,5 cm.

Arándanos de color rojo

– Son más agrios que los de color azul.
– Contienen *más* sustancias **acidificantes** de la orina.
– Son los *más recomendables* para las **infecciones urinarias** y **digestivas.**

- **Arándano agrio**** (*Vaccinium oxycoccus* L.): Propio de regiones septentrionales, tanto de Europa como de Norteamérica. Sus frutos son encarnados, de 0,5 a 1 cm de diámetro, y más ácidos que los de otros arándanos.
- **Arándano trepador***** (*Vaccinium macrocarpon*): Es parecido al agrio pero un poco más grande y ligeramente ovalado.
- **Arándano rojo****** (*Vaccinium vitis-idaea* L.): Crece en zonas templadas y frías del hemisferio norte. Sus bayas son rojas y un poco ácidas.

* *Sin. hispánica:* uvilla azul; **Gal.:** arando americano; **Fr.:** myrtille; **Ing.:** [highbush] blueberry; **Al.:** Amerikanische Blueberry.

** **Gal.:** arando agre; **Fr.:** canneberge, airelle des marais; **Ing.:** European cranberry; **Al.:** Kranbeere, Moosbeere.

*** **Ing.:** [large American] cranberry; **Al.:** Grosse Moosbeere.

**** **Gal.:** arando vermello; **Fr.:** airelle rouge; **Ing.:** cowberrry, foxberry; **Al.:** Preiselbeere.

Arándano agrio ('Vaccinium oxycoccus')

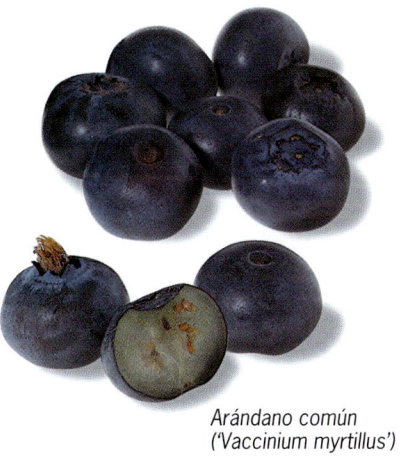

Arándano común ('Vaccinium myrtillus')

---

cia acidifica la orina y con ello evita que se formen cálculos de fosfato cálcico (no otros tipos de cálculos). El consumo de arándanos puede incluso llegar a disolver los cálculos de fosfato cálcico ya formados.

- **Diarreas infecciosas:** La **acción antimicrobiana** de los arándanos se manifiesta igualmente sobre el conducto digestivo, a lo que se le une el efecto astringente del *tanino.* Normalizan y reequilibran la flora intestinal, impidiendo la excesiva proliferación del *Escherichia coli,* el germen más frecuente del intestino. El uso de los arándanos está especialmente indicado en caso de **disbacteriosis** (alteración de la flora bacteriana intestinal), generalmente debido al uso de antibióticos. Muy útil para frenar la **flatulencia** intestinal (exceso de gases).

- **Afecciones circulatorias:** Por su contenido en *antocianinas,* los arándanos actúan como protectores de las paredes de los vasos capilares y venosos. Reducen la inflamación e hinchazón de los tejidos. Su consumo habitual se recomienda en los casos de **piernas pesadas, varices, flebitis** y **úlceras varicosas,** así como en las **hemorroides.**

- **Pérdida de visión de causa retiniana:** Las *antocianinas* de los arándanos (sustancias responsables del color de los frutos, más abundantes en las especies de color azul) mejoran el funcionamiento de la retina, y con ello la agudeza visual.

Esto hace a los arándanos, muy recomendables en caso de **diabetes, hipertensión** o **arteriosclerosis,** enfermedades que afectan a la retina produciendo una disminución de agudeza visual.

30 ALIMENTOS PARA EL APARATO REPRODUCTOR

La alimentación influye notablemente sobre los órganos reproductores, tanto masculinos como femeninos.

En la página 383 de este mismo tomo 2 se expone la alimentación que deben seguir los futuros padres con el fin de generar una descendencia sana.

SUMARIO DEL CAPÍTULO

ENFERMEDADES

Dismenorrea 261
Fibromas y quistes de la mama,
  ver Mastopatía fibroquística ... 260
Hipertrofia de la próstata 262
Impotencia sexual 261
Mama, fibromas y quistes,
  ver Mastopatía fibroquística ... 260
Mastopatía fibroquística 260
Próstata, hipertrofia 262
Regla dolorosa,
  ver Dismenorrea 261
Sexual, impotencia 261

ALIMENTOS

Azuki 266
Feijoa 263
Judía mungo (soja verde) 266
Soja **264**
Soja verde 266
Tomate **275**

Enfermedad	Uso	Alimento o nutriente	Tomo/Pág.	Motivos y efectos
MASTOPATÍA FIBROQUÍSTICA Es una *enfermedad benigna* de la mama, caracterizada por la aparición de pequeños **quistes,** en ocasiones dolorosos, que varían de tamaño a lo largo del ciclo menstrual. Suele afectar a las mujeres de 30 a 50 años. Se dice que es benigna porque su evolución no produce alteraciones graves ni amenaza a la vida, lo que la diferencia del cáncer de mama. En algunos casos, los quistes mamarios se asocian con **fibromas** o **fibroadenomas,** que son nódulos duros de tamaño constante y poco dolorosos. Es un hecho *bien demostrado* que la **alimentación** es un factor fundamental en la génesis de las enfermedades de la mama, tanto en esta de tipo benigno, como en el cáncer.	Aumentar	FIBRA	1/388	Las mujeres que sufren de **estreñimiento** padecen con *más frecuencia* de **fibromas** y **quistes** en la mama. Los **cereales integrales,** las **frutas,** las **hortalizas** y las **legumbres** contienen mucha fibra.
		VITAMINA A	1/389	**Antioxidante** y **protector** de las células glandulares como las de la mama. **Frena** la producción de quistes y fibromas en las mamas, y **protege** contra el cáncer. La **zanahoria,** las **verduras,** el **brécol** y las **frutas** son buenas fuentes de provitamina A.
		VITAMINA E	1/397	*Contribuye* al **equilibrio hormonal,** lo que **frena** el progreso de la mastopatía fibroquística y **alivia** sus síntomas. El **germen de trigo,** los **cereales integrales** y los **frutos secos** son las mejores fuentes de esta vitamina.
	Reducir o eliminar	GRASA SATURADA	1/405	*La asociación entre consumo de grasa saturada (principalmente de origen animal) y cáncer de mama, es bien conocida. También se ha comprobado que a **mayor consumo** de grasa, **mayor riesgo** de que se produzcan fibromas y quistes mamarios.*[1]
		CARNE	1/262	*Existen **fundadas sospechas** de que el **consumo habitual** de carne se asocia con la aparición de **fibromas** (tumores benignos) de la mama, así como del útero y de otros órganos. Los residuos de hormonas utilizadas en la cría del ganado son una de las causas.*
		BEBIDAS ESTIMULANTES	1/372	*La **cafeína** que contienen puede favorecer el desarrollo de los fibromas y quistes mamarios propios de la enfermedad fibroquística.*[2] *Aunque existen otras investigaciones que lo niegan,*[3] *lo más prudente es evitar el café y el té.*

ENCICLOPEDIA DE LOS ALIMENTOS

2ª Parte: El poder curativo de los alimentos

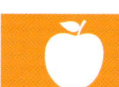

Enfermedad	Uso	Alimento o nutriente	Tomo/Pág.	Motivos y efectos
DISMENORREA Es una *irregularidad del ciclo menstrual acompañada de dolor* que afecta al estado general. En algunos casos, se asocia con el llamado **síndrome premenstrual**, trastorno que se produce en los días previos a la menstruación. La **retención de líquidos** (especialmente en las mamas) y los **cambios** en el **humor**, caracterizan el síndrome premenstrual. Aunque la dismenorrea puede deberse a causas orgánicas o de tipo hormonal, una alimentación sana puede contribuir mucho a evitarla. La soja y sus derivados, así como otras legumbres, contienen sustancias de acción hormonal llamados *fitoestrógenos*, que pueden regular el ciclo menstrual. Por otro lado, una **alimentación artificial** a base de productos refinados y procesados, *agrava* la dismenorrea. *Sandía* *continúa en la página siguiente*	Aumentar	SOJA	2/264	Contiene *fitoestrógenos* (un tipo de hormonas femeninas de origen vegetal) que **regularizan** el ciclo menstrual. El **'tofu'** y la **leche** o **bebida de soja** son dos de los productos más ricos en fitoestrógenos.
		ALIMENTOS DIURÉTICOS	2/243	Son los que se recomiendan para la **"Orina escasa"** (T.2 pág. 243). Todos ellos son diuréticos, por lo que reducen la retención de líquidos y la intensidad del síndrome premenstrual.
		FIBRA	1/388	Un alimentación que aporte los 25 g diarios de fibra recomendados para un adulto, contribuye significativamente a evitar el dolor y las alteraciones del ciclo menstrual. La fibra se encuentra *únicamente* en los alimentos **vegetales**, como las **frutas**, **cereales integrales**, **hortalizas** (incluidas las verduras) y **legumbres**. Tal como se ha demostrado en la universidad de la Columbia Británica, de Vancouver (Canadá), las mujeres vegetarianas padecen menos trastornos ovulatorios que las omnívoras.[4]
		ACEITES	1/112	En general, todos los de origen vegetal ricos en **ácidos grasos poliinsaturados** (maíz, soja, pepita de uva, germen de trigo, etc.) resultan favorables. Los aceites de **onagra** (ver *EPM* pág. 237) y de **pescado**, tomados como suplementos dietéticos, pueden reducir los espasmos y el dolor del útero.
		VITAMÍNICOS, SUPLEMENTOS	1/353	Los de **vitamina B6, C** y **E** producen los mejores resultados. Los alimentos vegetales (frutas, frutos secos, cereales integrales también constituyen buenas fuentes de vitaminas B6 (T.1 pág. 393), C (T. 1 pág. 396) y E (T.1 pág. 397).
		MAGNESIO	1/400	Es necesario para que se produzca la relajación muscular. Su carencia favorece los espasmos. Se encuentra sobre todo en el **salvado** y **germen de trigo**, así como en los **frutos secos, semillas** (de calabaza y girasol) y **legumbres**. El **anacardo** (T. 2 pág. 40) es el fruto seco *más rico* en magnesio.
		FLAVONOIDES	1/411	Son elementos fitoquímicos que se encuentran en todos los frutos y en muchas hortalizas. El flavonoide *más efectivo* en la prevención de la dismenorrea es la **rutina**, que se encuentra sobre todo en la **naranja** y otros **cítricos**.
	Reducir o eliminar	SAL	1/344	Su **consumo excesivo** puede causar retención de líquidos en los tejidos, esto **agrava** el síndrome premenstrual y puede ser causa de dismenorrea.
		BEBIDAS ESTIMULANTES	1/372	La **cafeína** contrae las arterias y reduce el aporte de sangre a los tejidos, lo cual favorece los espasmos y el dolor. Esto explica el efecto negativo del café, el té y de las bebidas de cola con cafeína sobre los trastornos de la menstruación.
		AZÚCARES	1/170	Aunque algunas mujeres con alteraciones menstruales tienen el antojo de ingerir productos muy dulces como el azúcar, el resultado es que aumentan el **dolor** y las **molestias** menstruales.
IMPOTENCIA SEXUAL Se produce cuando el varón no puede lograr o mantener una erección en el pene, lo suficientemente firme como para permitir el coito o cópula. La impotencia sexual no se soluciona con productos o sustancias que aumenten el deseo sexual, pues lo que falta en caso de impotencia no es el deseo, sino la capacidad para ejecutarlo.	Aumentar	ANTIOXIDANTES	1/354	Evitan la arteriosclerosis y **mejoran** el **riego sanguíneo** en las arterias que irrigan los cuerpos cavernosos del pene, en los que se produce la erección. La **provitamina A** y las **vitaminas C** y **E** son las sustancias naturales dotadas de *mayor poder* antioxidante, todas ellas de origen vegetal. Una alimentación rica en **frutas, cereales integrales** y **hortalizas** contribuye a mantener la potencia sexual mejor que ningún otro alimento o producto.
		GERMEN DE TRIGO	2/310	Por su riqueza en **vitaminas** del grupo **B** y **E**, así como en **minerales** y **oligoelementos**, favorece el buen **funcionamiento** del **sistema nervioso**, necesario para una correcta respuesta sexual.
		CINC	1/403	Es necesario para el desarrollo y buen funcionamiento de los órganos genitales. Las ostras superan a cualquier otro alimento en cinc, aunque ello no les otorga ningún efecto afrodisíaco como vulgarmente se cree. El **germen de trigo**, el **sésamo**, el **azúcar de arce**, los **frutos secos** oleaginosos y las **legumbres** son buenas fuentes de cinc, mejores incluso que la carne.

TOMO 2 / **261**

Cap. 30: ALIMENTOS PARA EL APARATO REPRODUCTOR

Enfermedad	Uso	Alimento o nutriente	Tomo/Pág.	Motivos y efectos
IMPOTENCIA SEXUAL *continuación* La **potencia** sexual es *consecuencia* de un **buen estado** de salud, tanto física como mental. Todos los alimentos insanos reducen la potencia sexual y favorecen la impotencia. El consumo de **tabaco, alcohol** y **café** es una de las **causas** más comunes de impotencia; la arteriosclerosis y la diabetes también originan este problema, ya que reducen la circulación sanguínea en las arterias del pene. *Huevos*	Reducir o eliminar	**BEBIDAS ALCOHÓLICAS**	1/376	El alcohol interfiere con la transmisión de los impulsos nerviosos, haciendo que sean más débiles. Por eso, bajo su efecto, se reduce **dificulta** o **impide** por completo la erección masculina.
		COLESTEROL	1/406	La mayor parte de casos de impotencia sexual a partir de los 50 años es de causa vascular. La arteriosclerosis de las arterias que irrigan el pene hace que le llegue menos sangre, y que la erección sea menos intensa. El exceso de **colesterol** en la sangre **favorece** la **arteriosclerosis**, y se asocia con disminución de la potencia sexual masculina. Los alimentos de origen animal son los únicos que contienen colesterol, y en general, favorecen la arteriosclerosis.
		GRASA SATURADA	1/405	**Favorece** la producción de **colesterol** en el propio organismo, el cual al depositarse en las paredes de las arterias las endurece y obstruye (**arteriosclerosis**). Cuando este proceso afecta a las arterias del pene, puede ser causa de impotencia. Por lo tanto, se deben evitar los alimentos ricos en grasa saturada, como la **leche completa**, los **quesos**, los **huevos**, las **carnes** grasas y los **embutidos**.
		BEBIDAS ESTIMULANTES	1/372	La **cafeína** produce vasoconstricción (contrae las arterias), por lo que disminuye el aflujo de sangre a los tejidos. En las arterias del pene, esta disminución en el aporte de sangre reduce la intensidad de la erección. Este efecto de la cafeína es todavía **más intenso** cuando se asocia con el de la **nicotina** del tabaco.
PRÓSTATA, HIPERTROFIA La hipertrofia prostática benigna, llamada también **adenoma prostático**, es un crecimiento de la próstata que afecta a los hombres de más de 50 años. Cuando su tamaño es superior al normal comprime la uretra (conducto por donde se evacua la orina) que atraviesa el interior de la glándula, y dificulta la micción. Es una enfermedad benigna que no guarda relación con el cáncer de próstata (ver capítulo 35). Aunque se debe a causas hormonales, ciertos alimentos pueden retrasar o aliviar la hipertrofia de esta glándula, mientras que aquellos que irritan las vías urinarias, la agravan. *Frutos secos*	Aumentar	**TOMATE**	2/275	Contiene **licopeno**, un **carotenoide antioxidante** que controla el crecimiento celular. Interviene en el buen funcionamiento de las células de la próstata. Es una de las *mejores sustancias* **preventivas** contra el cáncer de próstata (ver T. 2 págs. 276-277).
		SOJA	2/264	La **soja** y sus derivados como el **'tofu'** o la **leche de soja**, contienen **fitoestrógenos** que evitan el excesivo crecimiento de la próstata y reducen el riesgo de que se forme cáncer. No ejercen ningún efecto feminizante, a diferencia de las hormonas estrogénicas.[5]
		FRUTOS SECOS	1/52	Son una buena fuente de **ácidos grasos poliinsaturados**, de **vitamina E** y de oligoelementos como el **cinc** y el **selenio**. Por diferentes mecanismos, todos estos nutrientes contribuyen a evitar el excesivo crecimiento de la próstata.
		CINC	1/403	La carencia de este mineral puede favorecer el crecimiento excesivo de la próstata. Los mariscos contienen cinc, especialmente las ostras, pero no constituyen una fuente saludable de este mineral. El **germen de trigo**, el **sésamo**, el **azúcar de arce**, los **frutos secos** oleaginosos, las **semillas de calabaza** y las **legumbres** también son ricos en cinc y no presentan ninguno de los riesgos de los mariscos.
		SELENIO	1/409	Las **nueces de Brasil**, la **levadura de cerveza**, el **germen de trigo** y la **melaza** (miel de caña) son buenas fuentes de este oligoelemento, que frena el excesivo crecimiento de la próstata.
		FIBRA	1/388	Los **alimentos vegetales** son los *únicos* que contienen **fibra**, y gracias a ello *evitan* el **estreñimiento**. Este produce congestión en los órganos de la pelvis (bajo vientre) y agrava los trastornos urinarios propios de la hipertrofia prostática.
	Reducir o eliminar	**ESPECIAS**	1/340	Las **picantes irritan** la vejiga y la uretra prostática, creando una inflamación que puede dificultar la micción. Especialmente nocivo resulta el pimiento picante o chile.
		CAFÉ	1/374	Los **aceites esenciales** responsables de su aroma, los cuales se encuentran también en el descafeinado, causan **irritación** de la vejiga y de la uretra prostática.

Feijoa sellowiana Berg.

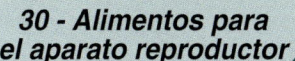
30 - Alimentos para el aparato reproductor

Feijoa

Una fruta ideal para las embarazadas

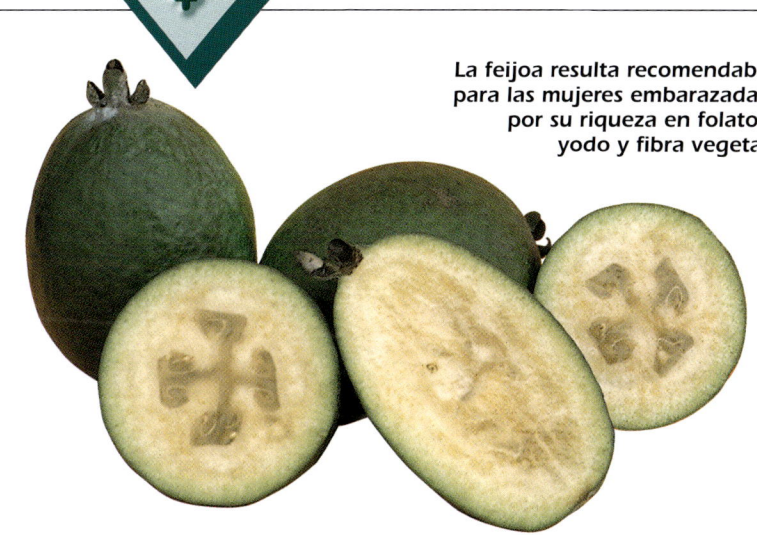

La feijoa resulta recomendable para las mujeres embarazadas, por su riqueza en folatos, yodo y fibra vegetal.

LA FEIJOA es una fruta emparentada con la guayaba (ver T. 2 pág. 114), pues ambas pertenecen a la misma familia botánica. Su pulpa, de color crema o asalmonado es tierna y gelatinosa, y su sabor recuerda al de la piña tropical o ananás. Aunque su centro está lleno de pequeñas semillas, son blandas y apenas se notan al comer la fruta.

PROPIEDADES E INDICACIONES: Contiene pequeñas cantidades de grasas y de proteínas, y en mayor proporción hidratos de carbono. La feijoa contiene bastante *vitamina C* (unos 20 mg/100 g), aunque mucho menos que la guayaba (183 mg/100 g). Contiene también pequeñas cantidades de vitaminas del grupo B y de minerales. En su composición destacan estos dos nutrientes:

✓ *Folatos:* Es una de las frutas frescas *más ricas* en estas sustancias necesarias para la formación de las células de la **sangre**. La *carencia* de folatos durante el **embarazo** *puede causar* **anemia**, así como **malformaciones** fetales.

✓ *Yodo:* Su contenido en este oligoelemento (50 a 100 µg/100 g) es *superior* al de otras frutas y se acerca al del pescado marino (150-350 µg/100 g).

La feijoa se recomienda especialmente en los siguientes casos:

• **Embarazo,** por su riqueza en folatos y en yodo, muy importante durante la gestación.

• **Bocio hipotiroideo,** cuando este es causado por un aporte insuficiente de yodo en la alimentación.

• **Estreñimiento,** por su riqueza en fibra vegetal de acción laxante.

Sinonimia científica: *Acca sellowiana* (Berg.) Burret.
Sinonimia hispánica: guayaba-piña, guayaba [del país], falsa guayaba, guayaba chilena, guayaba ananás, sumina, pitanga; **Cat.:** feijoa; **Gal.:** feixoa;
Fr.: goyave de Montevideo; **Ing.:** feijoa; **Al.:** Feijoa.
Descripción: Fruto de la feijoa ('Feijoa sellowiana' Berg.), árbol de la familia de las Mirtáceas que alcanza hasta 7 m de altura.
Hábitat: Procede del sur del Brasil, Argentina y Uruguay. Su cultivo se ha extendido a California, Florida y Nueva Zelanda. Recientemente se ha introducido en los países mediterráneos, desde Israel hasta España. A pesar de ser un árbol tropical, resiste bastante bien los climas adversos y los suelos pobres.

FEIJOA composición
por cada 100 g de parte comestible cruda

Energía	49,0 kcal = 205 kj
Proteínas	1,24 g
H. de c.	6,13 g
Fibra	4,50 g
Vitamina A	—
Vitamina B₁	0,008 mg
Vitamina B₂	0,032 mg
Niacina	0,289 mg EN
Vitamina B₆	0,050 mg
Folatos	38,0 µg
Vitamina B₁₂	—
Vitamina C	20,3 mg
Vitamina E	—
Calcio	17,0 mg
Fósforo	20,0 mg
Magnesio	9,00 mg
Hierro	0,080 mg
Potasio	155 mg
Cinc	0,040 mg
Grasa total	0,780 g
Grasa saturada	—
Colesterol	—
Sodio	3,00 mg

1% 2% 4% 10% 20% 40% 100%
% de la CDR (cantidad diaria recomendada) cubierta por 100 g de este alimento

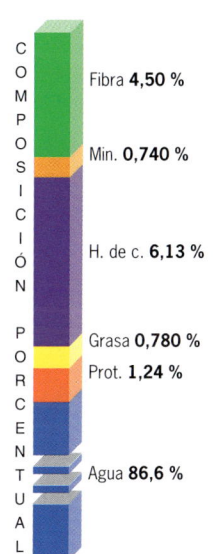

COMPOSICIÓN PORCENTUAL
Fibra **4,50 %**
Min. **0,740 %**
H. de c. **6,13 %**
Grasa **0,780 %**
Prot. **1,24 %**
Agua **86,6 %**

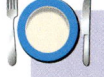

Preparación y empleo

❶ **Cruda:** Hay que quitarle la dura corteza que la recubre. Algunas variedades son un poco ásperas, especialmente cuando no están bien maduras.

❷ **Preparaciones culinarias:** La feijoa se presta para elaborar zumos (jugos), compotas y mermeladas.

Glycine max (L.) Merr.

30 - Alimentos para el aparato reproductor

Soja

La superlegumbre

LOS QUE se han adentrado en el estudio del japonés, han descubierto con sorpresa que en ese idioma no existe ninguna palabra para referirse a los sofocos o calores que sufren las mujeres menopáusicas. Obviamente, ello no es debido a que a las mujeres japonesas no les llegue la menopausia, sino simplemente, a que pasan esa época de cambio hormonal sin sufrir ningún tipo de trastornos.

Pronto los investigadores descubrieron que las mujeres japonesas y chinas, además de pasar la menopausia sin problemas, presentan un me-

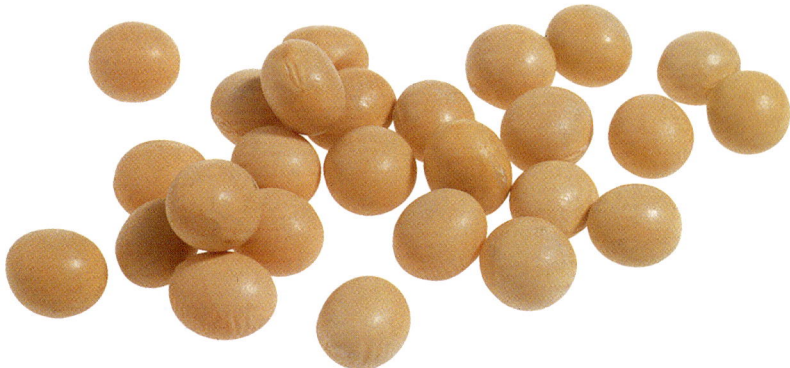

A igual peso, las semillas de soja contienen más proteínas y más hierro que la carne, más calcio que la leche, y más vitaminas B_1, B_2 y B_6 que el huevo; y todo ello sin aportar nada de colesterol.

Sinonimia científica:
Dolichos soja, L., *Phaseolus max* L., *Soja hispida* Moench.

Sinonimia hispánica: [frijol] soya, poroto soya, frijol del Japón; **Cat.:** *soia, soja, fresol del Japó*; **Eusk.:** *soia*; **Gal.:** *soia*; **Fr.:** *soja*; **Ing.:** *soybean*; **Al.:** *Soja*.

Descripción: Semillas de la planta de la soja (*'Glycine max'* [L.] Merr.), herbácea de la familia de las Leguminosas que alcanza de medio a un metro de altura. Las semillas de la soja son esferoidales, de unos 8 a 10 mm de diámetro, y crecen dentro de una vaina parecida a la de los guisantes.

Hábitat: Propia de China, donde se la cultiva desde hace varios milenios. Actualmente su cultivo se ha extendido a regiones templadas de los cinco continentes. Estados Unidos produce la mitad de toda la soja que se cultiva en el mundo.

SOJA composición
por cada 100 g de parte comestible cruda

Energía	416 kcal = 1742 kj
Proteínas	36,5 g
H. de c.	20,9 g
Fibra	9,30 g
Vitamina A	2,00 µg ER
Vitamina B_1	0,874 mg
Vitamina B_2	0,870 mg
Niacina	10,5 mg EN
Vitamina B_6	0,377 mg
Folatos	375 µg
Vitamina B_{12}	—
Vitamina C	6,00 mg
Vitamina E	1,95 mg EαT
Calcio	277 mg
Fósforo	704 mg
Magnesio	280 mg
Hierro	15,7 mg
Potasio	1797 mg
Cinc	4,89 mg
Grasa total	19,9 g
Grasa saturada	2,88 g
Colesterol	—
Sodio	2,00 mg

1% 2% 4% 10% 20% 100% 200% 500%
% de la CDR (cantidad diaria recomendada) cubierta por 100 g de este alimento

Preparación y empleo

❶ Semillas cocinadas: Se deben tener a remojo durante varias horas, y después hervirlas de 60 a 90 minutos, aderezándolas como cualquier legumbre. Su sabor es un tanto especial, y no todos lo saben apreciar. La llamada **soja verde** o judía mungo y el **azuki** (ver T. 2 pág. 266) son *más apropiadas* que la soja común para consumirlas hervidas.

❷ Harina: Se presenta en dos formas: desgrasada (50% de proteínas) e integral (40% de proteínas). Cualquiera de ellas mezclada con harina de trigo, enriquece su valor nutritivo y produce una masa muy apropiada para bollería, sin necesidad de añadir huevo (la lecitina de la soja actúa como emulsionante, igual que la lecitina del huevo). Con la harina de soja se elaboran deliciosas recetas vegetarianas.

❸ Proteína de soja: Se presenta de varias formas (concentrada, aislada o texturizada), cuya concentración proteínica varía del 70% al 96%. Es ideal para elaborar todo tipo de platos sin carne.

❹ Bebida de soja: También llamada **leche de soja**. Sustituye a la leche de vaca, aunque tiene menos calcio y nada de vitamina B_{12}.

❺ 'Tofu', 'miso', 'tempeh', etc.: ver T. 1 pág. 88.

nor riesgo de padecer cáncer de mama. Y no solo las mujeres, sino también los hombres del Lejano Oriente disfrutan de una mejor salud en sus órganos reproductores y de un menor nivel de colesterol.

La explicación de todo ello no hay que buscarla en factores de tipo genético o racial, sino en el **estilo de vida,** y concretamente, en el tipo de **alimentación.** Como es sabido, los pueblos del Lejano Oriente obtienen la mayor parte de sus proteínas, no de la carne, sino de legumbres como la soja, y en menor proporción, del pescado.

Numerosos estudios han confirmado que es precisamente la **soja,** que muchos japoneses, chinos y coreanos consumen a diario, la responsable de su *mejor* **salud reproductora** y de su *menor* tasa de **cáncer de mama** y de **próstata.** Este hecho concuerda con una de las grandes constataciones de la epidemiología moderna: *la buena salud depende más de los hábitos, especialmente de los de tipo alimentario, que de los factores genéticos o hereditarios.*

La soja se cultiva en China desde hace más de tres milenios donde se ha convertido en su alimento fundamental. En el siglo VII de nuestra era, el cultivo de la soja se extendió al Japón. A Europa no llegó hasta mil años después, es decir, hasta el siglo XVII. A principios del siglo XIX se empezó a cultivar en Estados Unidos.

Sin embargo, en Europa y en Norteamérica, la soja no se empleó en la alimentación humana hasta bien entrado el siglo XX. Actualmente, Estados Unidos produce la mitad de toda la soja mundial, pero a pesar de ello, el consumo de soja es todavía muy bajo en los países de Occidente. Afortunadamente, en las últimas décadas los investigadores están descubriendo cada vez mayor número de propiedades curativas en este alimento. Esto ha hecho que ahora empiece a ser más apreciada por los occidentales –aunque no lo olvidemos– con tres mil años de retraso respecto al pueblo chino.

PROPIEDADES E INDICACIONES: La semilla de soja es, posiblemente, el alimento natural con mayor contenido en proteínas, vitaminas y minerales. Además, la soja contiene también valiosos elementos fitoquímicos. Su ex-

Cultivo de la soja

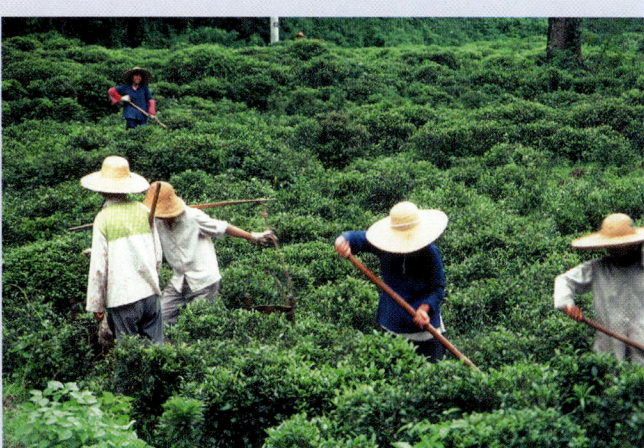

La soja es la **legumbre más cultivada,** *posiblemente debido a que:*

- **No necesita abono:** *En las raíces de la planta de la soja, como ocurre con otras leguminosas, viven unas bacterias capaces de transformar directamente el nitrógeno del aire en amoniaco y en nitratos que hacen innecesario el uso de abono (ver T. 1 pág. 81).*

- **Produce más proteínas,** *de* **mejor calidad** *y en* **menor tiempo** *que ninguna otra planta. No existe ningún cultivo que en menos de cuatro meses produzca 2.000 kg de semillas por hectárea, lo cual equivale a más de 700 kg de proteínas.*

Lamentablemente, solo una pequeña parte de la producción mundial de soja se dedica a la alimentación humana. La mayoría se emplea como alimento para el ganado y como materia prima para la industria.

No existiría hambre en el mundo si toda la soja que se produce (unos 108 millones de toneladas anuales) se empleara para la alimentación humana, en vez de para criar animales y luego comer su carne.

traordinaria capacidad para nutrir y para prevenir las enfermedades se comprende mejor al conocer su composición:

✓ *Proteínas:* La soja es el alimento más rico en proteínas de cuantos nos ofrece la naturaleza, ya que contiene un 36,5%, la carne con menos del 20% y los huevos con un 12,5% quedan muy por detrás.

Pero además de cantidad, la soja ofrece **calidad.** Sus proteínas satisfacen las necesidades de aminoácidos de nuestro organismo, tanto si se trata de adultos como de niños.[6] Únicamente se recomienda como medida de precaución, que las fórmulas lácteas a base de soja destinadas a los lactantes se suplementen con el aminoácido esencial metionina.

En general, las proteínas de todas las leguminosas son deficitarias en el aminoácido esencial azufrado metionina. Sin embargo, las proteínas de la soja contienen una proporción suficiente de este importante aminoácido (excepto para los lactantes), como para poder decir que se trata de proteínas completas. Su calidad biológica es comparable a la de la carne.

Las proteínas de la soja son ideales para **suplementar** la calidad biológica de otras proteínas vegetales como la del **maíz** o la del **trigo.** Cuando la harina

Soja verde y azuki

Son dos leguminosas próximas a la soja común en cuanto a valor nutritivo y a propiedades dietoterápicas, pero más apropiadas para ser cocinadas como legumbres debido a su suave textura y su mejor sabor. Ambas pertenecen al género *Vigna*, a diferencia de la soja que es del genéro *Glycine*.

La soja verde y el azuki se caracterizan por poseer proteínas de alta calidad biológica, aunque en menor proporción que la soja común. Destacan también por ser muy ricas en **vitaminas B_1, B_2, B_6, calcio, fósforo, magnesio** y **hierro,** aunque siempre algo menos que la soja. Ambas legumbres contienen también **fitoestrógenos** (isoflavonas), por lo que comparten la acción reguladora hormonal, reductora del nivel de colesterol y preventiva del cáncer de la soja.

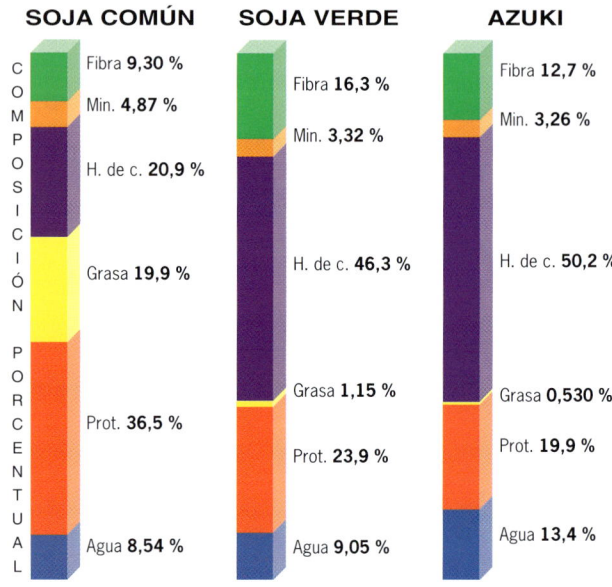

COMPOSICIÓN PORCENTUAL

SOJA COMÚN: Fibra 9,30 %; Min. 4,87 %; H. de c. 20,9 %; Grasa 19,9 %; Prot. 36,5 %; Agua 8,54 %

SOJA VERDE: Fibra 16,3 %; Min. 3,32 %; H. de c. 46,3 %; Grasa 1,15 %; Prot. 23,9 %; Agua 9,05 %

AZUKI: Fibra 12,7 %; Min. 3,26 %; H. de c. 50,2 %; Grasa 0,530 %; Prot. 19,9 %; Agua 13,4 %

La soja verde y el azuki tienen menos proteínas, muchas menos grasas y más hidratos de carbono que la soja común.

Soja verde

La llamada soja verde, judía mungo o frijol mungo (*Vigna radiata* [L.] Wilczek) es originaria de la India, y cada vez gana más adeptos debido a su grato sabor y fácil digestión. Se consume **hervida** tras tenerla a remojo, como cualquier legumbre (tiempo de cocción: 45 minutos aproximadamente), o también, **germinada**.

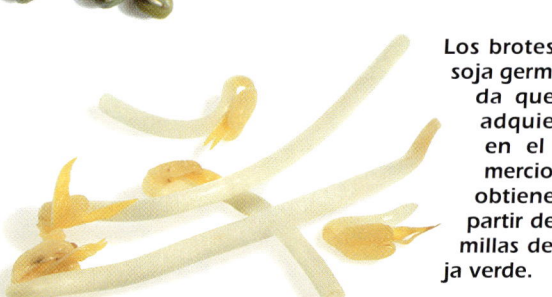

Los brotes de soja germinada que se adquieren en el comercio, se obtienen a partir de semillas de soja verde.

Azuki

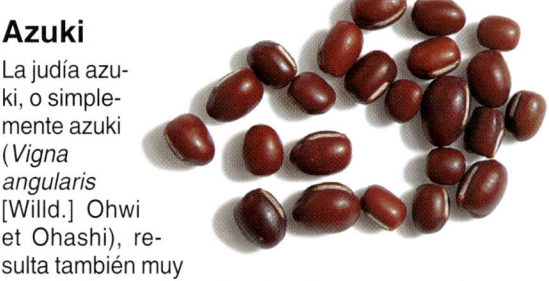

La judía azuki, o simplemente azuki (*Vigna angularis* [Willd.] Ohwi et Ohashi), resulta también muy apropiada para tomarla guisada, aunque requiere un tiempo de cocción superior al de la soja verde (de 50 a 60 minutos). Es también muy nutritiva y sabrosa.

---

de estos cereales se mezcla con la harina de soja, se obtiene una proteína completa de alta calidad. Por ello, la harina de soja se emplea cada vez más para enriquecer el valor nutritivo del pan, de los productos de bollería y de las pastas.

Experimentos realizados en el Instituto Nacional de Investigaciones Agronómicas francés, han puesto de manifiesto que las proteínas de la soja se **digieren** y **absorben** con la *misma facilidad* que las de la **leche** de vaca.[7]

Las proteínas de la soja son ligeramente acidificantes, aunque menos que las de la carne.

✓ *Grasa:* A diferencia de otras legumbres como las alubias o las lentejas, que contienen menos del 1%, la soja llega al 19,9% de grasa, formada principalmente por: ácidos grasos insaturados, como el linoleico (55%) y el oleico (21%); una pequeña proporción de saturados como el palmítico (9%) y esteárico (6%); y otros ácidos grasos (9%), entre los que destaca el alfa-linolénico del tipo omega-3. Por *predominar* los **ácidos grasos insaturados,** la grasa de la soja *contribuye* a *reducir* el nivel de **colesterol.**

De la grasa de la soja se obtiene un aceite muy usado tanto en alimentación humana (ver T. 1 pág. 116) como en la industria química.

La *lecitina* es un lípido complejo que forma parte de las grasas de la soja, y cuyas propiedades medicinales son exaltadas por unos e ignoradas por otros (ver T. 1 pág. 89).

✓ *Hidratos de carbono:* Suponen el 20,9% de su peso, y están formados por diversos oligosacáridos, sacarosa, y una pequeña parte de almidón. A diferencia de otras legumbres como las lentejas, las alubias, la soja verde o el azuki que son ricas en almidón, la soja apenas lo contiene. Esto hace que sea muy *bien tolerada* por los **diabéticos**.

✓ *Vitaminas:* 100 g de soja aportan más de la mitad de las necesidades diarias de vitamina B_1 y B_2, y una quinta parte (el 20%) de las de vitamina B_6 y vitamina E. En esto superan al resto de legumbres. Sin embargo, al igual que todas las legumbres secas (no así los germinados), la soja es pobre en vitamina C y apenas contiene provitamina A.

✓ *Minerales:* La soja contiene una elevada concentración de minerales, de modo que 100 g aportan 15,7 mg de hierro, cinco veces más que la carne, cantidad que suple sobradamente las necesidades diarias de este mineral

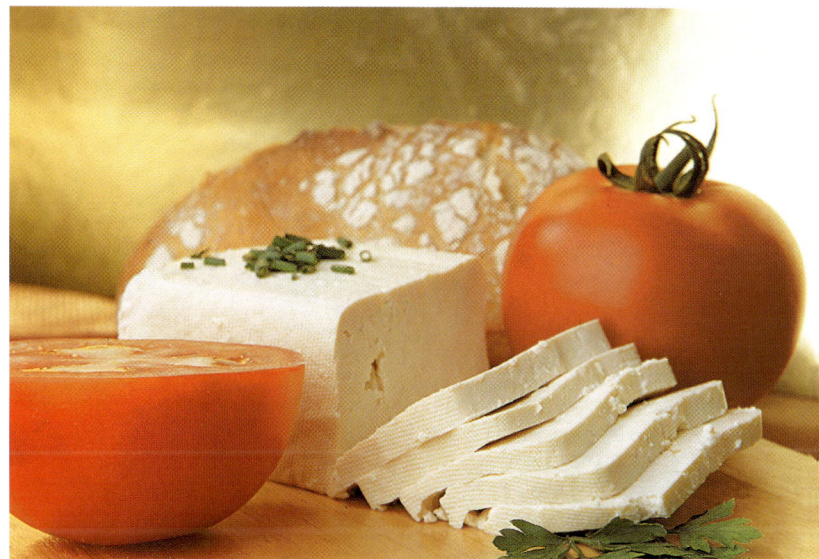

La soja, además de aportar unas proteínas tan completas como las de origen animal, contiene hormonas vegetales (fitoestrógenos) que equilibran el sistema hormonal del organismo.

Una ración diaria de 'tofu' (30-50 g), como el de esta imagen, al igual que dos vasos de leche (bebida) de soja, o 30 g de proteína o de harina de soja, aportan suficientes isoflavonas (fitoestrógenos) como para ejercer una acción terapéutica.[8] En cambio, ni el aceite de soja, ni las fórmulas lácteas para lactantes, ni el 'miso', contienen isoflavonas.

para un hombre adulto. Aunque se trata de **hierro no hem**, que se absorbe peor que el *hierro hem* de la carne, la presencia simultánea de vitamina C en el intestino, procedente de verduras frescas o frutas ingeridas en la misma comida, incrementa notablemente la absorción del hierro de la soja.

La soja también es muy rica en *fósforo, magnesio* y *potasio:* 100 g cubren la casi totalidad de las necesidades diarias de estos minerales. También es bastante rica en calcio (277 mg/100 g, más del doble que la leche), lo que hace que 100 g de soja cubran más de la tercera parte de las necesidades diarias de este mineral. Por el contrario, la soja tiene la ventaja de *apenas* contener *sodio,* mineral que produce retención de agua en los tejidos, lo cual la hace muy apropiada en caso de afecciones cardiocirculatorias.

La soja es también una buena fuente de los oligoelementos *cobre, cinc* y *manganeso.*

✓ *Fibra:* La soja contiene un 9,3 % de fibra, en su mayor parte soluble. Se trata de una cantidad bastante elevada, teniendo en cuenta que la harina integral de trigo tiene un 12,2% de fibra, y el salvado, un 42,8%. Sin embargo, los productos derivados de la soja contienen mucha menos fibra (por ejemplo, el *tofu:* 1,2%). La fibra de la soja contribuye a regular el tránsito intestinal y a reducir el nivel de colesterol.

✓ *Sustancias no nutritivas:* La semilla de soja contienen abundantes sustancias químicas que no son verdaderos nutrientes en el sentido estricto del término, pero que ejercen notables acciones en el organismo. Algunas de ellas, como las *isoflavonas,* están consideradas como *elementos fitoquímicos.* El descubrimiento de estas sustancias constituye uno de los grandes avances de la ciencia de la nutrición de los últimos años. Estas son las más destacadas:

– ISOFLAVONAS: Constituyen el componente no nutritivo más importante de la soja. A él se deben la mayor parte de sus propiedades terapéuticas. Son un tipo de *fitoestrógenos* (hormonas femeninas de origen ve-

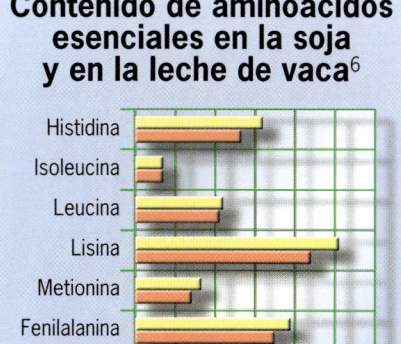

Contenido de aminoácidos esenciales en la soja y en la leche de vaca[6]

* Las cifras indican los miligramos de aminoácido por cada gramo de proteína.

Como puede verse en este gráfico, las proteínas de la soja contienen todos los aminoácidos esenciales; y además en una proporción muy similar a la que existe en la leche de vaca.

Contenido en isoflavonas[8] (fitoestrógenos)*

	Tofu	Bebida de soja
GENISTEÍNA	18,7	2,1
DAIDZEÍNA	7,3	0,7
TOTAL	26	2,8

en miligramos por cada 100 gramos

getal), que ejercen una acción similar a la de los estrógenos, pero sin sus efectos indeseables.

Al unirse a los receptores celulares de los estrógenos, las isoflavonas inducen los efectos favorables de los *estrógenos naturales:* aumento de la mineralización ósea, protección frente a la arteriosclerosis y sensación de bienestar.[9] A la vez, las isoflavonas impiden el principal inconveniente de los estrógenos producidos por el organismo, que es el estímulo permanente del crecimiento de las células de la mama y del útero. Este es uno de sus efectos fisiológicos, necesario, pero que con el paso de los años se convierte en un factor favorecedor del cáncer.

Por esta acción simultánea de inducción y de bloqueo que desarrollan las *isoflavonas,* se dice que actúan como agonistas-antagonistas parciales de los receptores estrogénicos. Además, son también *potentes* **antioxidantes.**[10]

Las isoflavonas más importantes de la soja son la *genisteína* (descubierta en 1987) y la *daidzeína.* Según algunos investigadores, los productos de soja aportan entre 100 y 200 mg de isoflavonas por cada 100 g,[11] aunque según otros (ver tabla situada al inicio de la página), las cantidades son algo menores. El aceite de soja y las fórmulas para lactantes a base de soja, no los contienen.

- **FITOSTEROLES:** Son sustancias similares al colesterol, pero de origen vegetal. Tienen el efecto de impedir la absorción del colesterol contenido en los alimentos, reduciendo así su nivel en la sangre. Se ha descubierto que también impiden el desarrollo de las células cancerosas.[12] La soja es uno de los alimentos más ricos en fitosteroles (161 mg/100 g), el más abundante de los cuales es el *beta-sitosterol.*

- **INHIBIDORES DE LAS PROTEASAS:** Estas sustancias están presentes en la soja y en menor proporción, en otras legumbres. En dosis altas, tal como se encuentran en la soja cruda, resultan tóxicas y se consideran como un factor antinutritivo.[13] Sin embargo, al procesar la soja (cocción, remojo, fermentación, etc.) se reduce mucho su concentración.

En dosis bajas, tal como se encuentran en la soja cocinada o en sus derivados, los inhibidores de las proteasas ejercen una valiosa acción **anticancerígena,** por un mecanismo todavía no bien conocido.[14]

- **ÁCIDO FÍTICO:** Se encuentra sobre todo en el salvado de los cereales, y también en la soja. Aunque dificulta la absorción del hierro y de otros minerales, es capaz de neutralizar la acción de las sustancias cancerígenas que se ingieren con los alimentos.[12]

- **SAPONINAS:** Sustancias que se encuentran en muchas plantas, y par-

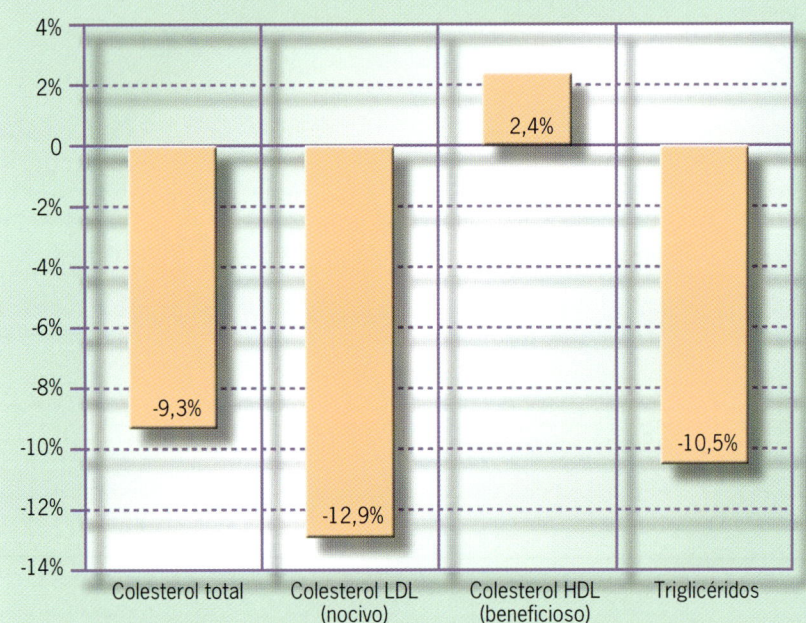

Efecto del consumo de proteína de soja sobre los lípidos sanguíneos[15]

	Colesterol total	Colesterol LDL (nocivo)	Colesterol HDL (beneficioso)	Triglicéridos
	-9,3%	-12,9%	+2,4%	-10,5%

Se ha demostrado[15] que al consumir de **30 a 50 g** diarios de **proteína** de **soja** (por ejemplo, dos vasos de bebida de soja y una hamburguesa de carne vegetal), **en sustitución** de otros tantos de proteína **animal,** se producen los siguientes resultados:
- Reducción del **9,3%** en el **colesterol total.**
- Reducción del **12,9%** en el **colesterol LDL** (colesterol nocivo, ver T. 2 pág. 83).
- Aumento del **2,4%** en el **colestrol HDL** (colesterol beneficioso).
- Reducción del **10,5%** en los **triglicéridos.**

*El efecto de la soja es más marcado en quienes tienen un nivel de **colesterol elevado** (más de 230 mg /100 ml = 6 mMoles/litro).*

ticularmente en las legumbres como la soja y en sus germinados. Se ha demostrado que las saponinas pueden impedir el desarrollo de las células cancerosas.[16] Además, reducen el nivel de colesterol, al impedir su absorción en el intestino y aumentar la excreción fecal de ácidos biliares, precursores del colesterol.[17]

Como puede verse, la soja es muy nutritiva (aporta 416 kcal/100 g) y muy rica en sustancias activas que explican sus indicaciones dietoterápicas:

- **Trastornos propios de la mujer:** Debido a su contenido en isoflavonas (estrógenos vegetales), el consumo de soja o de sus derivados favorece el equilibrio hormonal de la mujer. Los resultados que se obtienen son los siguientes:

  – **Regularización del ciclo menstrual**, especialmente en las mujeres premenopáusicas.[18]

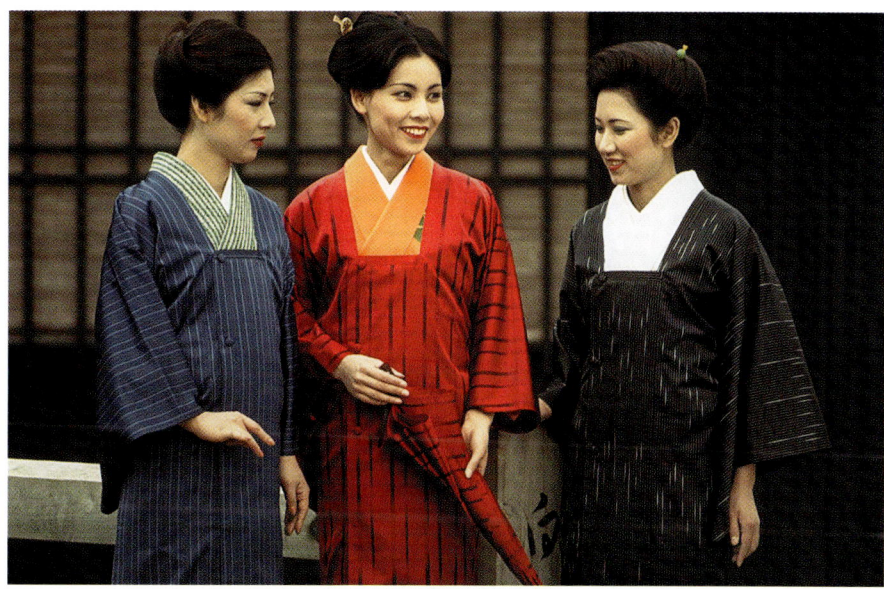

A diferencia de los occidentales, los pueblos del Lejano Oriente obtienen la mayor parte de las proteínas a partir de la soja, y no de la carne. A ello se debe el hecho de que disfruten de una mejor salud en sus órganos reproductores (próstata, útero, mama), y posiblemente también, su notable vitalidad y fecundidad.

  – **Alivio de los síntomas menopáusicos:** El *consumo habitual* de soja o de sus derivados más ricos en isoflavonas *(tofu,* bebida de soja, harina de soja, extracto de proteína) hace que la menopausia pase sin apenas trastornos. Así les ocurre a las mujeres japonesas, que no precisan aplicarse medicamentos a base de estrógenos durante la menopausia en forma de parches sobre la piel, como lo hacen millones de mujeres occidentales.

Ciertamente, la terapia hormonal sustitutoria a base de estrógenos elimina los síntomas de la menopausia, además de evitar la osteoporosis y de reducir el riesgo de infarto. Sin embargo, aumenta el riesgo de padecer cáncer de mama o de útero, debido al sobreestímulo hormonal causado por los estrógenos administrados.

La alimentación a base de soja y derivados constituye una alternativa válida y eficaz a la terapia hormonal sustitutoria con estrógenos. Tiene los mismos efectos beneficiosos que estos sobre los huesos y el corazón,[19] con la gran ventaja de que protege contra el cáncer de mama y de útero.

Se recomienda el consumo de soja y sus derivados no solo en la menopausia, sino como regulador hormonal siempre que existan desequilibrios hormonales en las mujeres, ya sea por déficit o por exceso de estrógenos.

  – **Disminución del riesgo de cáncer de mama:** Investigaciones realizadas en la Universidad del Sur de California (EE. UU.) muestran claramente que a mayor consumo de *tofu,* menor riesgo de cáncer de mama.[20] El efecto protector del tofu se manifiesta tanto en mujeres premenopáusicas como postmenopáusicas.

El **'tofu'** es el producto de soja *más rico* en *fitoestrógenos* del tipo **isoflavonas,** *seguido* por la **leche** (bebida) **de soja.**[21] Estas sustancias, entre las que destaca la **genisteína,** actúan como **citostáticos,** es decir, detienen *in vitro* el crecimiento de células cancerosas de la mama.[8,22] Lo más interesante es que se ha demostrado que la genisteína y otras isoflavonas actúan *in vivo,* es decir, en el organismo humano, de la misma forma que lo hacen *in vitro,* es decir, en el laboratorio. Cuando circulan por la sangre a una concentración similar a la que se emplea en el laboratorio, resultan igualmente efectivas para detener el crecimiento de las células cancerosas.[23]

Aunque, por otro lado, en el organismo vivo las cosas son mucho más complicadas que en un cultivo aislado de células, existe suficiente base científica como para recomendar el consumo diario de soja (especialmente de *tofu* y de bebida de soja) a las mujeres que padecen o han padecido cáncer de mama, y por supuesto, a todas aquellas que deseen prevenirlo.

- **Trastornos propios del hombre:** Es curioso que los fitoestrógenos de la soja inducen los efectos beneficiosos de los estrógenos naturales, pero sin sus inconvenientes. Esto ocurre tanto en la mujer como en el hombre, de formas que los varones que toman soja a menudo, disfrutan:

  – De un *menor riesgo* de **cáncer de próstata.**[12,24] Los hombres japoneses presentan una menor mortalidad por cáncer de próstata, gracias al consumo de productos de soja, especialmente de *tofu.*[25] Uno de los tratamientos para este tipo de cán-

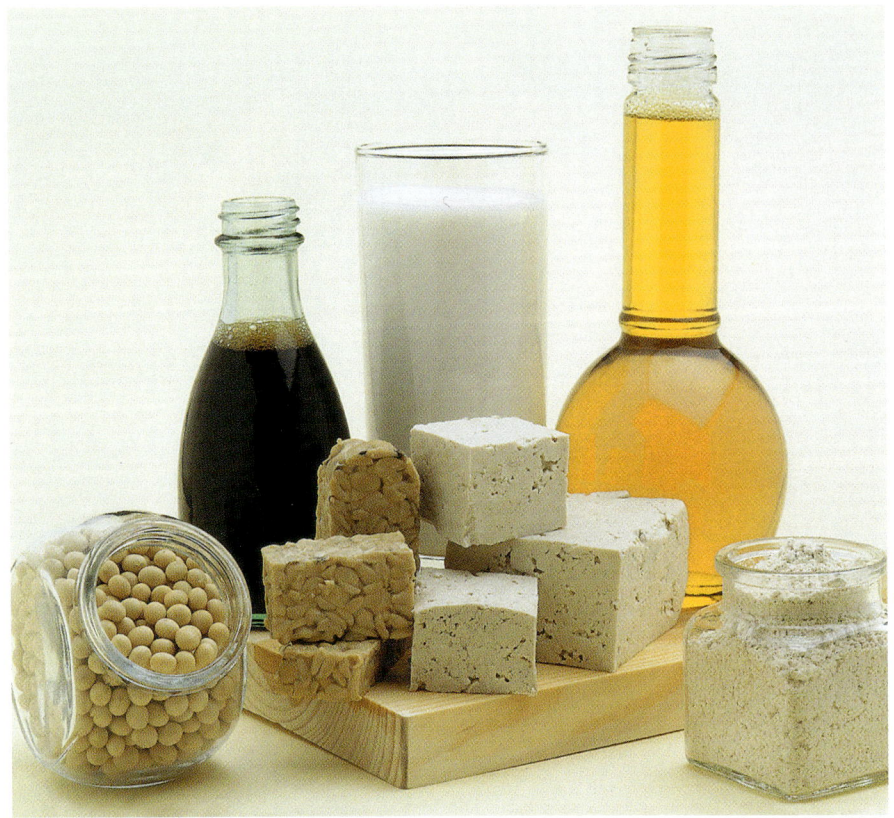

Se puede afirmar con toda propiedad que la soja se ha convertido en un alimento-estrella, no solo por su valor nutritivo, superior al de la carne, sino también por sus múltiples posibilidades culinarias y dietéticas.

Se puede usar como una **legumbre** en guisos, potajes y platos fríos. Sustituye con ventaja en prácticamente todas sus aplicaciones a la leche de vaca (**bebida de soja**) y al queso (**'tofu'**, **'tempeh'**, **'miso'**). Sus salsas, como el **tamari,** son nutritivas y proporcionan grato sabor a los más diversos platos. El **aceite** que se extrae de la soja es excelente tanto desde el punto de vista nutritivo como dietoterápico.

Y los **texturizados** de proteína soja se aplican en la cocina y en la industria alimentaria de igual modo que la carne, pero libres de los inconvenientes de esta.

cer consiste precisamente en la administración de hormonas estrogénicas, lo cual conlleva efectos feminizantes indeseables en el varón. Por el contrario, los fitoestrógenos de la soja (isoflavonas) protegen contra el cáncer de próstata y no ejercen ningún efecto feminizante.

– De un *menor riesgo* de **infarto de miocardio:** Tanto los fitoestrógenos, como los estrógenos producidos por el organismo, evitan la arteriosclerosis y mejoran la salud del corazón y de las arterias.[26]

Experimentos llevados a cabo con monos macho, muestran que el consumo habitual de productos de soja ricos en fitoestrógenos no ejercen ningún efecto indeseable en el sistema reproductor masculino.[27]

• **Colesterol elevado:** Es un hecho bien demostrado, que el consumo habitual de soja y de sus derivados produce una disminución en el nivel de colesterol total en la sangre. La prestigiosa revista *New England Journal of Medicine* publicó en 1995 un metaanálisis (un resumen) de los 38 ensayos clínicos más importantes realizados hasta la fecha, en los que se estudia el efecto del consumo de proteína de soja sobre el colesterol.[15] En el gráfico de la página 268 pueden verse los resultados.

Son varios los componentes de la soja que contribuyen a su efecto sobre el colesterol:[28]

– *La* **proteína de la soja** en sí misma es capaz de reducir el nivel de colesterol, cuando sustituye en la dieta a las proteínas de origen animal.[29] Ello parece estar en relación con las pequeñas diferencias que existen en la proporción de aminoácidos entre las proteínas animales y vegetales.[30] Varias investigaciones confirman este hecho:

✓ Los hombres con colesterol elevado que obtienen durante un mes el 50% de sus proteínas a partir de productos de soja, sustituyendo a las proteínas de origen animal, logran una reducción del 12% en su nivel de colesterol.[31] Esto supone un 25% menos de riesgo de infarto.

✓ Los niños con hipercolesterolemia familiar (aumento del colesterol de causa hereditaria) que toman bebida de soja, logran un mayor descenso de colesterol y triglicéridos que los que se alimentan con leche descremada.[32,33]

– *Las* **isoflavonas** (fitoestrógenos), al igual que los estrógenos naturales, reducen el nivel de colesterol LDL (nocivo) y aumentan el de HDL (favorable).[26]

– *Las* **saponinas** (ver T. 1 pág. 87) de la soja, uno de sus componentes no nutritivos, impiden la absorción del colesterol de los alimentos en el intestino.[34]

– *La* **fibra** y otras sustancias no nutritivas de la soja como el ácido fítico o los inhibidores de las proteasas, también contribuyen a reducir el nivel de colesterol.

• **Arteriosclerosis:** Se ha demostrado en animales de experimentación que cuando se alimentan durante seis meses o más con proteínas de soja, sustituyendo a proteínas de origen animal como la caseína de la leche, se produce una regresión de sus lesiones arterioscleróticas.[35]

La acción antiateromatosa (impide la formación de ateromas o zonas de rigidez y estrechamiento en las arterias) se debe a dos razones principales:

– La reducción en el nivel de colesterol, que es la sustancia que primeramente se deposita en las paredes de las arterias (después lo hacen también las sales de calcio).

– La acción directa de las isoflavonas de la soja, que protegen y regeneran las paredes de las arterias dañadas por la arteriosclerosis.[36]

Hasta ahora se creía que el proceso de endurecimiento arterial era irreversible. Pero ahora sabemos que por acción de la soja, las arterias se vuelven menos rígidas y estrechas. Esta es una buena noticia para aquellos que padecen de arteriosclerosis, con la consiguiente falta de riego sanguíneo en las arterias coronarias (infarto, angina de pecho), cerebrales, ilíacas u otras.

- **Trombosis:** Se ha demostrado experimentalmente que la *genisteína* de la soja impide la formación de trombos (coágulos) en las arterias, inhibiendo la formación de trombina (sustancia que desencadena el proceso de la coagulación) y la agregación de las plaquetas.[37] La formación de un trombo dentro de una arteria constituye la complicación más grave de la arteriosclerosis: la trombosis de las arterias coronarias obstruye el paso de la sangre por su interior y trae como consecuencia el **infarto de miocardio;** la trombosis de las arterias cerebrales desencadena el temido **ataque cerebral.**

El consumo habitual de soja y de sus derivados conviene a todos aquellos que tengan la sangre "espesa", con tendencia a la formación de trombos o coágulos dentro de las arterias.

- **Osteoporosis:** El *consumo abundante* de **proteínas** de origen **animal** provoca la pérdida de calcio con la orina, y está considerado como uno de los factores que *más contribuyen* a la osteoporosis en los países desarrollados.[38,39]

Por el contrario, las **proteínas** de la **soja** *reducen* la *pérdida* urinaria de **calcio** y *aumentan* la **mineralización** y la **densidad** de los huesos.[40] Este efecto es especialmente notable en las mujeres menopáusicas. A él contribuye también la acción estrogénica de las isoflavonas de la soja.

- **Insuficiencia renal:** Las proteínas de la soja no entorpecen la función de los riñones, al contrario de lo que ocurre con las proteínas de origen animal.[41] Sustituir la carne por productos de soja favorece la función renal, tanto en caso de insuficiencia, como de nefrosis (degeneración del tejido renal que hace perder proteínas con la orina).[42]

- **Alimentación infantil:** La soja aporta proteínas de alta calidad a los niños, con las que pueden satisfacer sus necesidades nutritivas y desarrollarse

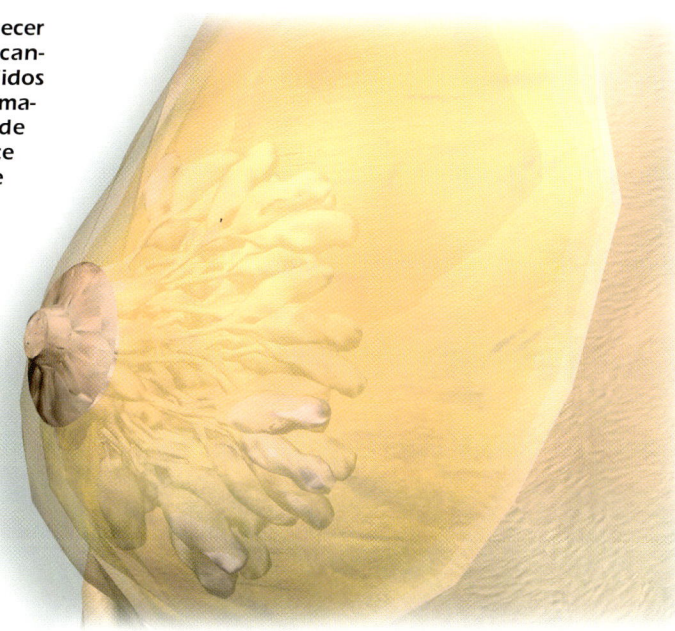

El riesgo de padecer degeneración cancerosa en los tejidos de la glándula mamaria (cáncer de mama) se reduce drásticamente con el consumo diario de una ración de productos de soja.

adecuadamente. Únicamente en el caso de lactantes criados exclusivamente con fórmulas a base de soja (debido a intolerancia a la leche), se recomienda añadir el aminoácido metionina como suplemento.

Las bebida de soja, el *tofu* y la harina y proteína de soja son muy recomendables para todos los niños, por su buena digestibilidad y su poder nutritivo. Además, existen tres indicaciones específicas para el uso de productos de soja en la alimentación infantil:

- **Diarrea** persistente con malabsorción y desnutrición en lactantes: La alimentación con leche de soja en estos casos da mejores resultados que la dieta tradicional a base de arroz y yogurt, según un estudio realizado en Pakistán.[43]

- **Intolerancia a la leche por deficiencia de lactasa:** El déficit congénito de lactasa (enzima que digiere la lactosa o azúcar de la leche) hacía muy difícil la alimentación de estos niños hasta hace unas décadas, cuando la bebida de soja ha estado disponible.

- **Alergia infantil:** La alimentación a base de soja acaba con muchos casos de erupciones, dermatitis atópica, asma y otras manifestaciones infantiles de alergia. Los resultados que se obtienen al cambiar la leche por bebida de soja son sorprendentes.

- **Prevención del cáncer:** El Instituto Nacional del Cáncer de los Estados Unidos está dedicando mucha atención al efecto anticancerígeno de la soja y de sus productos.[44] Cada vez existen más pruebas de laboratorio, con animales de experimentación y estadísticas en seres humanos, de que la soja y sus productos impiden el desarrollo de las células cancerosas.[24] El efecto está demostrado tanto en tumores hormonodependientes como en los que no lo son.

Investigaciones realizadas en Japón, muestran que el consumo diario de una ración de productos de soja reduce el riesgo de padecer cáncer de mama, de colon, de recto, de estómago, de próstata y de pulmón.

Si además de prevenir el cáncer, la soja puede también contribuir a su curación, es algo que todavía no está suficientemente demostrado. Sin embargo, existe suficiente base como para incluir los productos de soja en la dieta de los que han sido diagnosticados de cáncer. Sin duda que en los próximos años se van a producir nuevos descubrimientos sobre la acción anticancerígena de la soja.

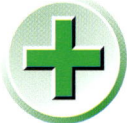

Soja:

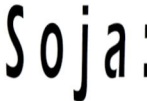

Cáncer

Reduce el **riesgo** de padecer diversos tipos de cáncer,[12] especialmente los de

- mama,
- próstata y
- colon.

Se han identificado al menos dos componentes anticancerígenos en la soja: Las **isoflavonas** (un tipo de **fitoestrógenos,** ver T. 2 pág. 267) y las **saponinas** (ver T. 2 pág. 268).

El **'tofu'** es el derivado de la soja **más rico** en **isoflavonas.** La **semilla** (grano o haba) de soja es el producto que *más* **saponinas** contiene.

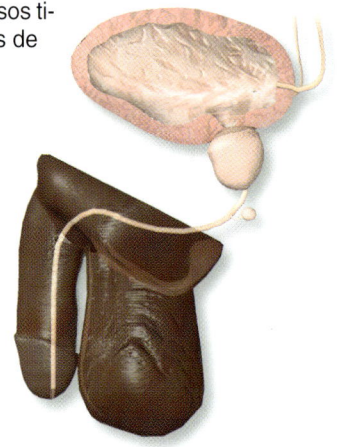

Arteriosclerosis

El **consumo habitual** de soja evita el estrechamiento y endurecimiento de las arterias, conocido como arteriosclerosis.

Además, puede hacer que la arteriosclerosis **mejore** cuando ya se ha producido. Se ha demostrado que el consumo de soja durante al menos seis meses, **reemplazando** a **proteínas** de origen **animal,** hace aumentar el diámetro interior de las arterias afectadas por la arteriosclerosis (ver T. 2 pág. 270).

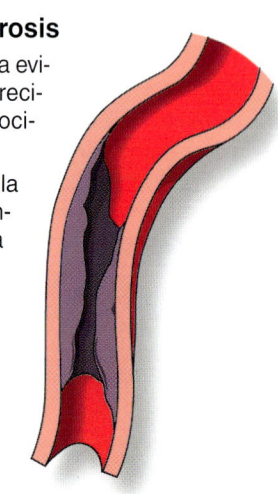

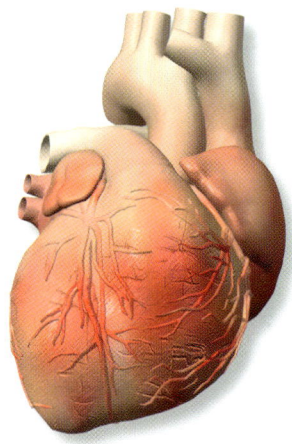

Corazón

Disminuye el **riesgo** de sufrir **trombosis** coronaria e **infarto** de miocardio.

El **consumo** *habitual* de soja *evita* la **arteriosclerosis** y hace que la sangre sea más fluida, con lo que mejora la circulación sanguínea en las arterias coronarias. La interrupción del flujo de sangre en una de las arterias coronarias es la causa del infarto de miocardio.

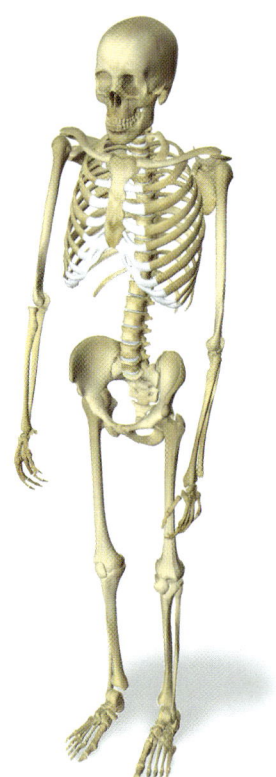

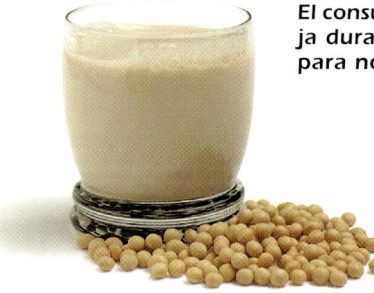

El consumo diario de una ración de soja durante unos meses, es suficiente para notar sus efectos beneficiosos.

Se considera una ración, por ejemplo:

- un plato de soja guisada, o
- dos vasos de bebida de soja, o
- 30-50 g de 'tofu', o
- una hamburguesa vegetal a base de soja

En T. 1 págs. 88-89, se describen todos los productos derivados de la soja.

Huesos

Aumenta su densidad cálcica y **evita** la **osteoporosis.** Ello se debe *principalmente* a la acción **estrogénica** de las *isoflavonas* de la soja.

Las mujeres se benefician especialmente de esta propiedad **remineralizante** de la soja, especialmente las que se encuentran en la menopausia.

aspectos positivos

Aporta proteínas:
- en *gran* **cantidad** (*más* que *ningún* otro alimento **vegetal**),
- de *gran* **calidad** biológica (sustituyen con ventaja a las proteínas de origen animal),
- *capaces* de **suplementar** la calidad de **otras proteínas** como las del maíz o las del trigo
- de *fácil* **digestión** y **absorción**.

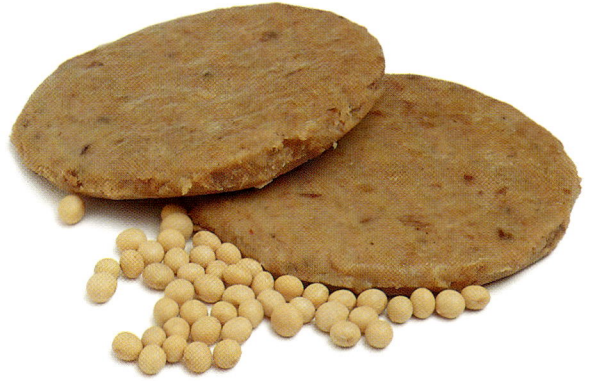

Colesterol

La soja y sus derivados **no contienen** colesterol, como cualquier producto de origen vegetal. Además, son *ricos* en *ácidos grasos insaturados,* que *contribuyen* a **reducir** la producción de colesterol en el organismo.

Diversos componentes de la soja y de sus derivados, como las **proteínas, isoflavonas, saponinas** y **fibra,** *contribuyen* también por diversos mecanismos a **reducir** el nivel de colesterol.

La soja también **reduce** el nivel de **triglicéridos,** un tipo de grasa que circula por la sangre y que favorece la arteriosclerosis.

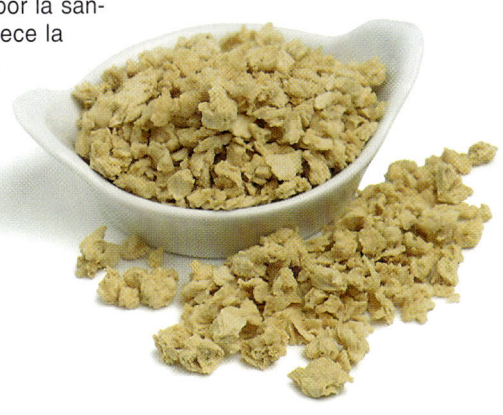

Menopausia

Alivia sus **síntomas** indeseables, debido a que aporta *isoflavonas,* un tipo de hormonas vegetales que reemplazan en parte a los estrógenos naturales que se producen en los ovarios.

La menor producción de estrógenos durante la menopausia es una de las causas de las molestias que se producen en esa época de la vida femenina.

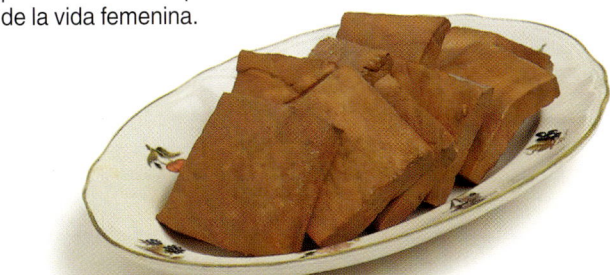

Alimentación infantil

La leche o bebida de soja puede sustituir a la leche de vaca y a las fórmulas lácteas infantiles, permitiendo un crecimiento adecuado. Cuando la leche o bebida de soja constituye el *único alimento,* como ocurre con los lactantes alérgicos a las proteínas vacunas, es *conveniente* **suplementarla** con ciertos aminoácidos esenciales como la **metionina,** y con **vitamina B_{12}.**

La bebida o leche de soja resulta *especialmente útil* en caso de **intolerancia** o de **alergia** a la **leche de vaca.** *Muchos casos* de **diarrea** y de **eccemas infantiles** desaparacen al sustituir la leche de vaca por leche o bebida de soja.

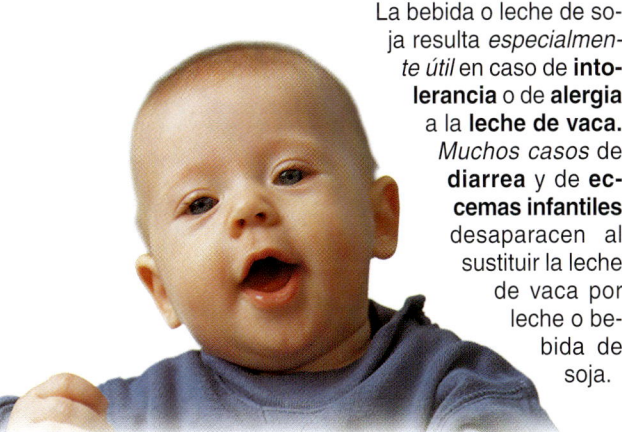

Soja: aspectos negativos

Aunque es muy nutritiva y está dotada de extraordinarias virtudes curativas, la soja presenta algunos inconvenientes que no debemos ignorar. Ninguno de ellos es insalvable, por lo que en ningún caso deben ser un motivo para no consumir esta superlegumbre, que bien se puede considerar como un auténtico alimento-medicina.

Ácido úrico

Entre los diversos tipos de proteínas que contiene la soja, se encuentran las nucleoproteínas. Uno de los componentes de las **nucleoproteínas,** las **purinas,** se transforman en **ácido úrico** en nuestro organismo.

Todas las legumbres producen ácido úrico (ver T. 1 pág. 84), siendo la soja la que más (380 mg/100 g). La carne de ternera produce unos 130 mg/100 g (las vísceras más), y la leche, nada.

El nivel de ácido úrico en la sangre aumenta después de consumir soja o sus productos,[45,46] cosa que no ocurre tras la ingestión de leche de vaca. Sin embargo, el ácido úrico se elimina fácilmente con la orina si esta no es excesivamente ácida.

El ácido úrico de la soja no supone ningún riesgo para la salud, especialmente si se lleva una alimentación rica en vegetales que alcaliniza la orina y facilita su eliminación. Sin embargo, **se desaconseja** el consumo de soja en los siguientes casos:

- **Gota** (exceso de ácido úrico en la sangre).
- **Litiasis renal** de tipo **úrico:** Cuanto menos ácido úrico exista en la orina, menor será la posibilidad de que se formen piedras o cálculos de uratos (sales del ácido úrico, generalmente cálcicas).

Factores antinutritivos

Como toda las legumbres, las semillas de soja crudas contienen sustancias tóxicas. Se las conoce como factores antinutritivos, debido a que interfieren en la absorción de otros nutrientes.[47] Son los siguientes:

- **Inhibidores de las proteasas:** Aunque tienen acción anticancerígena, impiden la digestión de las proteínas. (ver T. 2 pág. 268)
- **Lectinas** o hemaglutininas: Proteínas que interfieren con la absorción de minerales y vitaminas, especialmente la A, B_{12}, D y E.
- **Fitatos, saponinas** y otros (ver T. 1 pág. 87).

Afortunadamente, los factores antinutritivos de la soja **desaparecen** en su mayor parte o totalmente cuando se la procesa de cualquiera de estas formas:

- remojo en agua y cocción,
- fermentado,
- germinado de las semillas,
- procesado industrial.

Esto hace que la soja no pueda ser consumida en su estado natural, como la mayor parte de los cereales, frutas y hortalizas, sino que deba ser **siempre** sometida a **procesos** más o menos complejos.

Escasa cantidad de provitamina A y de vitamina C

Ciertas dietas vegetarianas estrictas de tipo macrobiótico, en las que la soja y los cereales son los alimentos principales, pueden ser dificitarias en estas vitaminas.

Por ello, la soja y sus productos deberían comerse siempre acompañados de verduras o frutas frescas ricas en provitamina A (carotenos) y en vitamina C. Esta última facilita la absorción del hierro contenido en la soja, entre otras funciones.

Falta de vitamina B_{12}

La soja carece de esta vitamina, como ocurre con todos los alimentos vegetales. En las dietas vegetarianas estrictas basadas en la soja, existe la posibilidad teórica de que se produzca deficiencia de vitamina B_{12}, y conviene tenerlo en cuenta (ver T. 1 pág. 395). Afortunadamente, algunos productos de soja están suplementados con esta vitamina.

Alergias

La soja ingerida por vía oral rara vez produce alergias, y se usa precisamente en los regímenes antialérgicos. Sin embargo, el **polvo** que sueltan las semillas provoca graves alergias respiratorias cuando lo inhalan personas sensibles, cosa que suele ocurrir a los que viven cerca de los puertos o industrias donde se transporta o manipula la soja.

Flatulencias

Como todas las legumbres, la semilla de soja contiene hidratos de carbono de tipo **oligosacárido** en su piel, los cuales provocan flatulencias digestivas. El remojo y la cocción eliminan la mayor parte de ellos.

Soja transgénica

Aunque no presenta problemas conocidos para la salud, su cultivo supone una amenaza para el medio ambiente (ver T. 2 pág. 403).

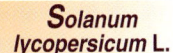   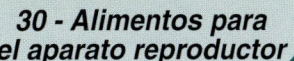

Tomate

Protege la próstata

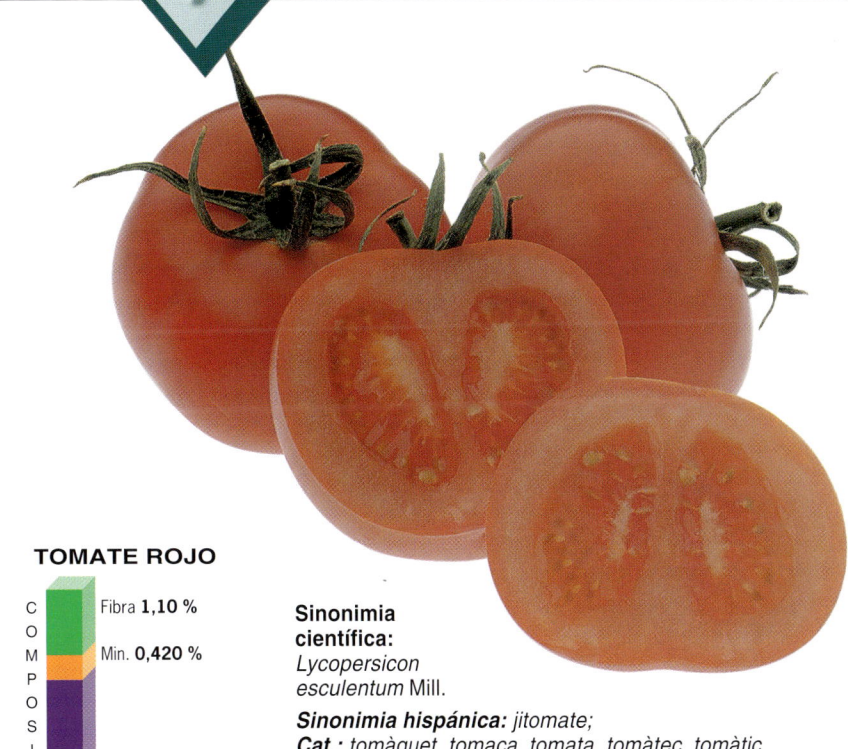

TRAS LA PAPA o patata (T. 2, pág. 201), el tomate es la planta de la familia de las Solanáceas más extendida y cultivada en todo el mundo. Fueron los exploradores españoles quienes la introdujeron por primera vez en Europa desde Perú y México en el siglo XVI, aunque tuvieron que pasar más de doscientos años para que el tomate empezara a ser aceptado en Francia, Alemania y norte de Europa.

Su similitud con los frutos rojos de la belladona, planta tóxica que también pertenece a la misma familia botánica, hizo que se considerara al tomate como venenoso. De hecho, esta hortaliza no fue plenamente aceptada

TOMATE ROJO

- Fibra **1,10 %**
- Min. **0,420 %**
- H. de c. **3,54 %**
- Grasa **0,330 %**
- Prot. **0,850 %**
- Agua **93,8 %**

COMPOSICIÓN PORCENTUAL

Sinonimia científica: *Lycopersicon esculentum* Mill.

Sinonimia hispánica: jitomate; **Cat.:** tomàquet, tomaca, tomata, tomàtec, tomàtic, tomàtiga; **Eusk.:** tomate; **Gal.:** tomate; **Fr.:** tomate; **Ing.:** tomato; **Al.:** Tomate.

Descripción: Fruta en baya de la tomatera ('Solanum lycopersicum' L.), planta herbácea de la familia de las Solanáceas. Puede ser de color rojo, verde o amarillo.

Hábitat: Crece espontáneamente en Perú y Ecuador. Su cultivo se ha extendido a todo el mundo, aunque los mejores ejemplares se obtienen en climas templados y soleados.

TOMATE ROJO composición
por cada 100 g de parte comestible cruda

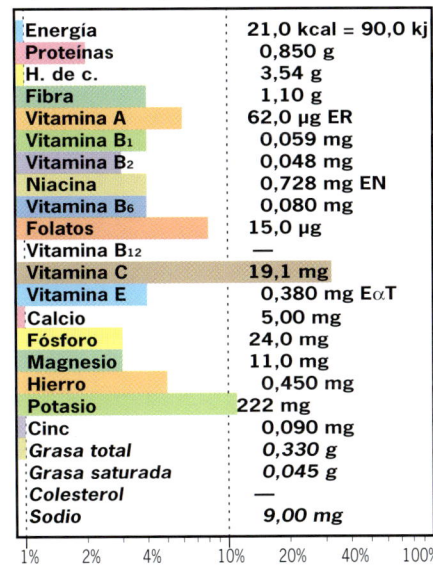

Energía	21,0 kcal = 90,0 kj
Proteínas	0,850 g
H. de c.	3,54 g
Fibra	1,10 g
Vitamina A	62,0 µg ER
Vitamina B₁	0,059 mg
Vitamina B₂	0,048 mg
Niacina	0,728 mg EN
Vitamina B₆	0,080 mg
Folatos	15,0 µg
Vitamina B₁₂	—
Vitamina C	19,1 mg
Vitamina E	0,380 mg EαT
Calcio	5,00 mg
Fósforo	24,0 mg
Magnesio	11,0 mg
Hierro	0,450 mg
Potasio	222 mg
Cinc	0,090 mg
Grasa total	0,330 g
Grasa saturada	0,045 g
Colesterol	—
Sodio	9,00 mg

1% 2% 4% 10% 20% 40% 100%
% de la CDR (cantidad diaria recomendada) cubierta por 100 g de este alimento

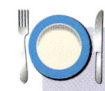

Advertencia

Cualquiera que sea el color del tomate, conviene que esté **bien maduro,** pues de otro modo puede contener pequeñas cantidades de **solanina.** Este alcaloide puede producir dolor de cabeza y trastornos digestivos (ver T. 2 pág. 203).

Preparación y empleo

❶ **Crudo:** Constituye la forma **más saludable** de consumir el tomate.

❷ **Frito:** Resulta sabroso aunque un poco indigesto para los estómagos delicados.

❸ **Jugo y salsa** de tomate: Son muy ricos en vitamina C y sales minerales, pero los preparados comercialmente contienen mucha sal y bastantes aditivos que pueden provocar reacciones alérgicas.

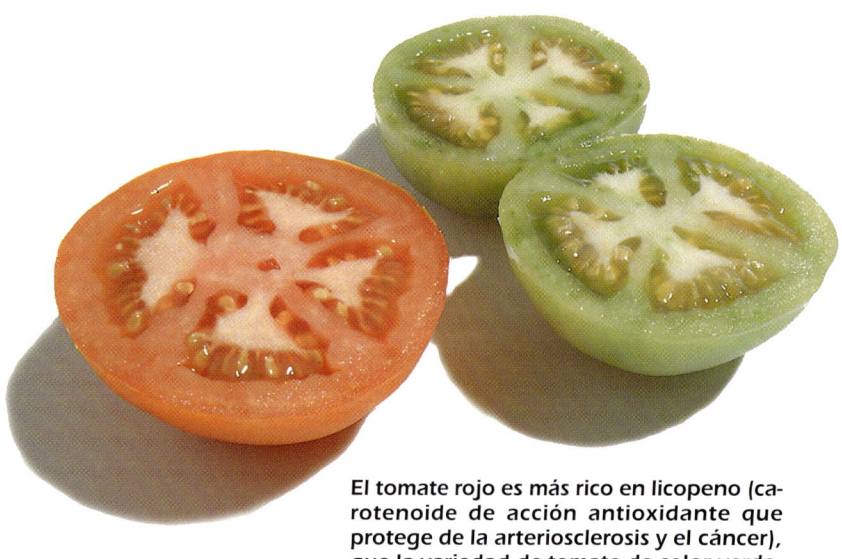

El tomate rojo es más rico en licopeno (carotenoide de acción antioxidante que protege de la arteriosclerosis y el cáncer), que la variedad de tomate de color verde.

en la cocina alemana y norteamericana hasta bien entrado el siglo XX.

En los países del sur de Europa, el tomate fue mucho mejor recibido. Desde su llegada en el siglo XVI se ganó un lugar destacado en la gastronomía italiana y española, hasta el punto de que hoy es un elemento insustituible en la dieta mediterránea.

En nuestros días, el tomate ha sido redescubierto por los especialistas en nutrición, quienes han visto en él bastante más que un ingrediente para las ensaladas, o que una salsa sabrosa para ciertos guisos. El poder curativo que el tomate muestra en muchos trastornos, así como su acción preventiva sobre ciertos tipos de cáncer, especialmente el de próstata, hacen de esta hortaliza un *auténtico* **alimento-medicina** aceptado por todo el mundo.

PROPIEDADES E INDICACIONES: El tomate fresco es muy rico en agua (casi un 94% de su peso). Contiene una pequeña proporción de hidratos de carbono (3,54%), proteínas (0,85%) y grasas (0,33%). Los hidratos de carbono están formados principalmente por glucosa y fructosa. En conjunto, estos nutrientes aportan 21 kcal/100 g, una de las cifras más bajas de todos los alimentos vegetales, inferior incluso a la de los espárragos: 23 kcal/100 g.

Sin embargo, el valor nutritivo y dietoterápico del tomate reside en su riqueza vitamínica y mineral, así como en las sustancias no nutritivas.

En cuanto a *vitaminas,* la más abundante es la **C** (19,1 mg/100 g), cantidad inferior a la de la naranja (53,2 mg/100 g) pero suficiente como para hacer del tomate un buen antiescorbútico. Un tomate de 100 g cubre la tercera parte de las necesidades diarias de esta vitamina para un adulto.

Las vitaminas B_1, B_2, B_6, niacina y folatos están todas representadas con cantidades significativas. La provitamina A está presente (62 µg ER/100 g), aunque en cantidad muy inferior a la zanahoria (2.813 µg ER/100 g) o el mango (389 µg ER/100 g).

Entre los *minerales* destaca el potasio, con 222 mg/100 g, seguido del hierro (0,45 mg/100 g), el magnesio y el fósforo. El tomate es una *buena fuente* de **hierro,** pues a igualdad de peso contiene unas nueve veces más de este mineral que la leche (0,05 mg por 100 g), aunque unas tres veces menos que el huevo (1,44 mg/100 g). Sin embargo, aunque pueda parecer sorprendente, un tomate mediano, de 180 g de peso, contiene el mismo hierro que un huevo de tamaño normal (unos 60 g).

Los **componentes no nutritivos** son sustancias presentes en los alimentos, que, aunque no se las considera como nutrientes en el sentido tradicional, ejercen *importantes funciones* en el organismo. En el tomate destacan los siguientes:

✓ *Fibra vegetal:* Contiene una pequeña cantidad (1,1%) de fibra de tipo **soluble,** que se encuentra en la pulpa y especialmente en la sustancia mucilaginosa que rodea las semillas. La fibra contribuye a su acción reductora sobre el colesterol sanguíneo y a su suave efecto laxante.

✓ *Ácidos orgánicos,* especialmente el málico y oxálico, que contribuyen a su peculiar sabor. A medida que madura el tomate, disminuye su concentración de ácidos y aumenta la de azúcares.

A pesar de que el tomate tiene un gusto ácido debido a estas sustancias, le ocurre como al limón: produce un efecto contrario, es decir, una **alcalinización** en la sangre, en los tejidos orgánicos y en la orina. Ello se debe a que contiene muchas más sustancias de reacción alcalina (las sales minerales) que ácida.

✓ *Licopeno* (o licopina): es el pigmento vegetal perteneciente al grupo de los *carotenoides,* que otorga el típico color rojo al tomate. A diferencia del beta-caroteno, el licopeno no se transforma en vitamina A. Debido a ello, durante un tiempo se pensó que el licopeno carecía de importancia fisiológica. Sin embargo, cada vez son más numerosas las investigaciones que demuestran la importancia del licopeno para el organismo.

En la Universidad Heinrich-Heine de Düsseldorf (Alemania), uno de los centros en los que más se ha investigado acerca del *LICOPENO* del tomate, se han llegado a las siguientes conclusiones:[48]

– El licopeno está normalmente presente en la sangre humana, (0,5 µmol por litro de plasma). *Junto* con el *beta-caroteno,* es el *carotenoide más abundante* en el organismo humano.

– También se encuentra en los **testículos,** en la **próstata** y en las glándulas **suprarrenales.**

– Ejerce una *intensa acción* **antioxidante,** impidiendo el deterioro que los radicales libres (ver T. 2 pág. 386) producen en las células del ADN.

– Interviene en los mecanismos de

control del crecimiento celular. En ausencia de licopeno, las células crecen más desordenadamente.

Como resultado de su composición, el consumo del tomate está especialmente indicado en los siguientes casos:

• **Afecciones prostáticas:** Diversos estudios realizados en la Universidad de Harvard (EE.UU.)[49,50] han puesto de manifiesto que los varones que consumen habitualmente tomate fresco, así como salsa o jugo de tomate, presentan un *riesgo mucho menor* de padecer **cáncer de próstata.**

Este hecho resulta fácilmente explicable teniendo en cuenta que el tomate es el alimento *más rico* en **licopeno,** carotenoide que protege a las células de la próstata de la oxidación y del crecimiento anormal. El consumo habitual de tomate en cualesquiera de sus formas, se muestra como un *importante* factor **preventivo** del cáncer de próstata, uno de los más frecuentes en los varones.

Teniendo en cuenta lo que sabemos sobre la acción del licopeno en el tejido prostático,[48,51] podemos deducir que el consumo habitual del tomate favorece el buen funcionamiento de la próstata en general. Además de evitar la degeneración cancerosa de sus células, el tomate puede *reducir* también el crecimiento excesivo de esta glándula (**hipertrofia** benigna de la próstata), tan frecuente entre los hombres de más de cincuenta años.

• **Depurativo:** El tomate es un *gran* **alcalinizador** de la sangre, con lo que neutraliza y facilita la eliminación de los residuos metabólicos que en su mayor parte son de naturaleza ácida. Además es **diurético** y facilita el trabajo de los riñones. Su uso habitual es *muy recomendable* para "limpiar" la sangre en caso de **gota** (exceso de ácido úrico), insuficiencia renal con aumento de **urea** en la sangre, o **intoxicación crónica** por una alimentación rica en carnes y proteínas de origen animal.

• **Depresión inmunitaria** (disminución de las defensas): Por su riqueza en vitaminas y minerales, y sobre todo en carotenoides antioxidantes (licopeno y beta-caroteno), el tomate es un *estimulante natural* de las funciones inmunitarias. *Aumenta* las **defensas** antiinfecciosas del organismo, que

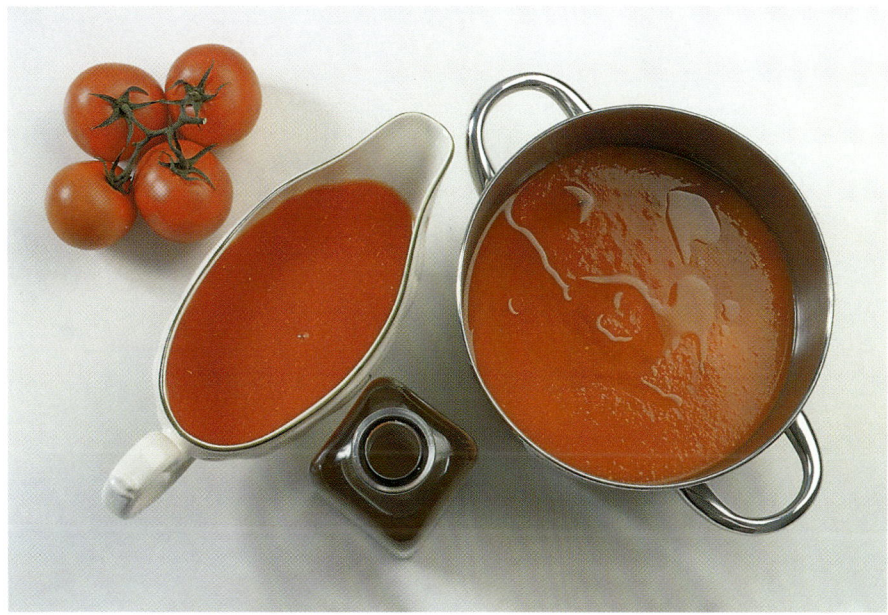

El tomate hervido o frito con un poco de aceite resulta ser una mejor fuente de licopeno que el tomate crudo. El licopeno, que otorga el color rojo al tomate, evita la degeneración de la próstata.

Según investigaciones realizadas en la Universidad de Düsseldorf (Alemania),[51] el licopeno procedente del tomate hervido o frito con aceite se absorbe mucho mejor que el licopeno procedente del tomate crudo. Aunque resulte un poco indigesto a algunos estómagos delicados, el tomate cocinado o la salsa de tomate, son más efectivos que el crudo como fuente de licopeno.

son las que finalmente eliminan a los agentes infecciosos (no son los antibióticos, en contra de lo que vulgarmente se cree).

• **Arteriosclerosis:** Por su acción antioxidante, el tomate evita la oxidación del **colesterol** transportado por las lipoproteínas de baja densidad (LDL), que da lugar al estrechamiento y endurecimiento de las arterias (arteriosclerosis). El tomate es *muy útil* como **preventivo** para todos aquellos que padezcan de trastornos de la circulación arterial, incluida la angina de pecho y el infarto de miocardio.

• **Afecciones cancerosas:** Ya hemos dicho que el consumo de tomate protege contra el cáncer de próstata. Estudios realizados en Italia[52] muestran cómo el consumo habitual de tomate previene igualmente el cáncer de boca, de esófago, de estómago, de colon y de recto. Los investigadores definen a este alimento típico de la dieta mediterránea como *altamente protector* en todo tipo de **cánceres** del **aparato digestivo.**

El tomate y el ácido oxálico

Durante muchos años se ha estado prohibiendo el tomate a los que padecen **cálculos renales,** *debido a su contenido en ácido oxálico. Esta sustancia junto con el calcio forma sales insolubles (oxalato cálcico), las cuales precipitan en forma de cálculos o piedras.*

Sin embargo, **no** *hay razón para* **eliminar** *el tomate de la dieta de los enfermos renales. Su contenido en* **ácido oxálico** *es* **muy bajo** *(5,3 mg/100 g), similar al de muchos otros alimentos e inferior al de la lechuga (17 mg/100 g), el té (83 mg/100 g) o las espinacas (779 mg/100 g).*[53]

Además, el tomate es un buen **diurético y depurativo** *que facilita la función renal.*

31 Alimentos para el metabolismo

Sumario del Capítulo

ENFERMEDADES

Ácido úrico, exceso,
   ver Gota 292
Acidosis metabólica **284**
Agotamiento físico,
   ver Fatiga física 285
Azúcar en la sangre, descenso,
   ver Hipoglucemia 287
Cansancio físico,
   ver Fatiga física 285
Delgadez **284**
Diabetes **288**
Fatiga física **285**
Gota **292**
Hipertiroidismo **291**
Hipoglucemia **287**
Hipotiroidismo **292**
Obesidad **286**
Pérdida de peso,
   ver Delgadez 284
Peso, ganancia,
   ver Obesidad 286
Peso, pérdida,
   ver Delgadez 284
Tiroides, funcionamiento escaso,
   ver Hipotiroidismo 292
Tiroides, funcionamiento excesivo,
   ver Hipertiroidismo 291
Triglicéridos elevados **290**

ALIMENTOS

Acelga **297**
Aguaturma **300**
Altramuz **303**
Batata **301**
Bulgur 306
Cereza **304**
Champiñón **294**
Fruto del pan **295**
Germen de trigo 310
Gluten 307
Níspero **298**
Níspero europeo 299
Pejibaye **296**
Salvado de trigo 311
Trigo **306**
Trigo, germen 310

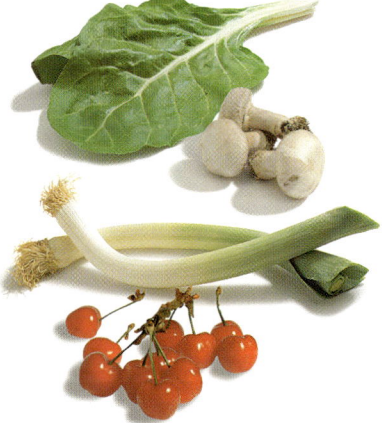

Una elección correcta de los alimentos contribuye decisivamente a normalizar y equilibrar el metabolismo, y sus numerosos procesos bioquímicos.

SE ENTIENDE por 'metabolismo' el *conjunto de* **reacciones bioquímicas** que constantemente tienen lugar en nuestro organismo para la producción de **energía** y para el **mantenimiento de la vida.**

Por lo tanto, en un sentido amplio, todos los alimentos son apropiados para el metabolismo, ya que al ser ingeridos, todos ellos intervienen de una forma u otra en los procesos químicos que se llevan a cabo en el organismo.

Sin embargo, los alimentos que se exponen en este capítulo intervienen *más* que otros en el metabolismo, o lo hacen de forma *más directa*.

Por ejemplo, el champiñón y el níspero reducen el nivel de azúcar en la sangre en caso de diabetes, las cerezas y los puerros facilitan la eliminación de sustancias de desecho, y el grano de trigo completo provee una proporción equilibrada de nutrientes para la producción de energía en el organismo.

Novedades para los diabéticos

Dieta antidiabética clásica

Hasta hace unas décadas se prescribía a los diabéticos una dieta
- pobre en hidratos de carbono de todo tipo, y
- rica en proteínas y en grasas.

Se desaconsejaba el consumo de cereales integrales, legumbres y frutas, debido a que proporcionan hidratos de carbono complejos (almidón) y azúcares que se transforman en glucosa al ser digeridos.

Este régimen pobre en hidratos de carbono parecía ser el más lógico para los diabéticos, y aparentemente permitía un buen control del nivel de glucosa en la sangre. Sin embargo, se ha comprobado que los diabéticos que siguen esta dieta sufren con mayor frecuencia de arteriosclerosis y de enfermedades coronarias como el infarto de miocardio.

El *exceso* de **grasa** y de **proteínas,** que *favorecen* la **arteriosclerosis,** así como la carencia de cereales, legumbres y frutas de acción protectora, explican la **nocividad** *a largo plazo* de esta dieta antidiabética.

■ ■ ■

La dieta antidiabética actual

El tratamiento dietético de la diabetes está superando cada vez más los viejos tabúes respecto a la inconveniencia de los hidratos de carbono. Actualmente se recomienda una alimentación:

1. *Rica* en **hidratos de carbono complejos**, es decir, en **almidón**.
2. *Rica* en **fibra**.
3. *Baja* en **grasa**, especialmente en grasa saturada de origen animal.[1]
4. *Pobre* en **azúcares**.

De esta forma se obtienen *mejores resultados* en el **control** de la **glucemia**, en la **prevención** de las **complicaciones** y en la **supervivencia** de los diabéticos.

La lista completa de alimentos recomendados y desaconsejados en caso de diabetes se expone en T. 2 pág. 288.

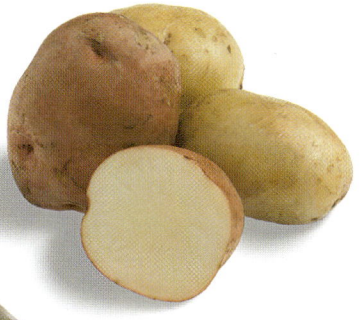

Las hortalizas feculentas –como la patata o el boniato– y las frutas frescas, se pueden consumir en cantidades controladas.

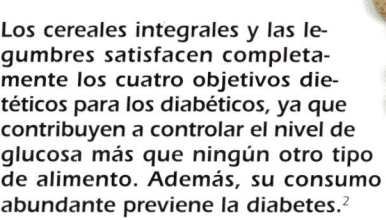

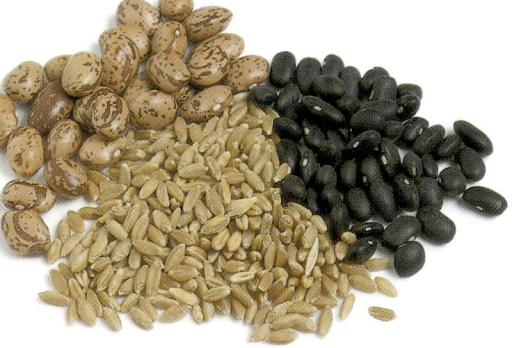

Las verduras y los frutos secos también resultan adecuados para la dieta de los diabéticos.

Los cereales integrales y las legumbres satisfacen completamente los cuatro objetivos dietéticos para los diabéticos, ya que contribuyen a controlar el nivel de glucosa más que ningún otro tipo de alimento. Además, su consumo abundante previene la diabetes.[2]

Cómo alimentarse

Reducir al ingesta total de calorías

Para que una dieta tenga efecto adelgazante, debe aportar *menos* calorías de las *que se queman.*

Según un estudio realizado en la Universidad de Ginebra (Suiza), cuantas menos calorías aporte una dieta, mayor será su efecto adelgazante.[3]

Mantener una proporción equilibrada en la procedencia de las calorías

Las calorías que se ingieren en una dieta de adelgazamiento, *no* deben proceder *solamente* de las **proteínas** o de las **grasas**, tal como se propone en algún tipo de régimen.

Lo *ideal* es que en una dieta de adelgazamiento saludable, las **calorías** *procedan* de los **tres nutrientes energéticos**, de acuerdo con el gráfico adjunto.

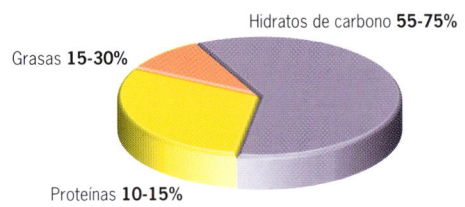

Hidratos de carbono **55-75%**
Grasas **15-30%**
Proteínas **10-15%**

Las **ventajas** de una dieta que respeta esta proporción óptima entre las calorías procedentes de los hidratos de carbono, de las grasas y de las proteínas, son las siguientes:

- *No* produce **alteraciones metabólicas** como las dietas en las que se evitan, por ejemplo, los hidratos de carbono.
- Puede seguirse sin efectos indeseables durante **largos periodos** de tiempo.
- Sus **efectos** son *más* **duraderos** a largo plazo.

Elegir alimentos saciantes

Suelen ser todos ellos ricos en *fibra*. Al retener agua, la fibra aumenta de volumen en el estómago y produce sensación de saciedad.

Son alimentos saciantes las **verduras** en general, las **algas**, la **batata** o boniato y algunas **frutas**, como las cerezas.

Elegir alimentos con baja densidad energética

Se debe *aumentar* el consumo de alimentos que aportan pocas calorías en relación a su peso, como son las **hortalizas y verduras** y las **frutas**.

Los alimentos con una **densidad energética** *elevada*, es decir, concentrados en calorías, podemos clasificarlos en dos grupos:

- Los **saludables**, como los **aceites** (de oliva o de semillas), los **frutos secos** oleaginosos y las **frutas desecadas;** los cuales deben consumirse en cantidades *reducidas y pesadas*.
- Los **no saludables**, como los pasteles, chocolates, fritos, embutidos y patés; que deben *evitarse por completo*.

Adquirir buenos hábitos alimentarios

- **Comer lentamente**, masticando minuciosamente los alimentos. Está comprobado que de esta forma se ingiere menos cantidad de alimentos, y por lo tanto, menos calorías.
- *Evitar* picar entre comidas.
- *Evitar* los motivos de **ansiedad** y de **preocupación** a la hora de comer, pues hacen que inconscientemente se ingiera más cantidad de alimento.
- Hacer del **desayuno** y del **almuerzo** las *principales* **comidas** del día, *eliminando* la **cena** o *reduciéndola* a un plato de verdura o un poco de fruta.

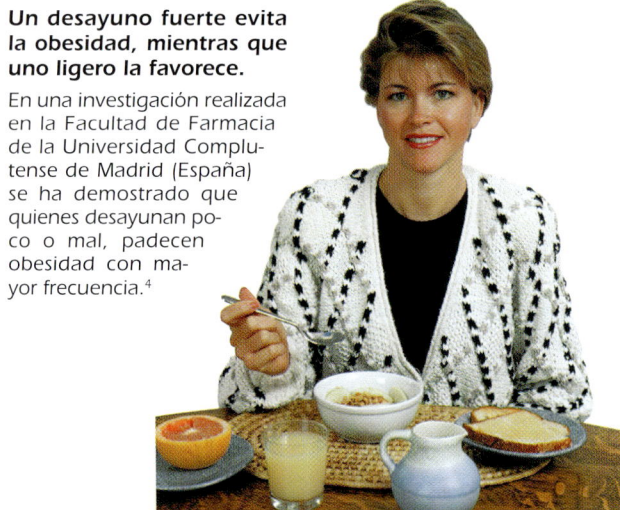

Un desayuno fuerte evita la obesidad, mientras que uno ligero la favorece.

En una investigación realizada en la Facultad de Farmacia de la Universidad Complutense de Madrid (España) se ha demostrado que quienes desayunan poco o mal, padecen obesidad con mayor frecuencia.[4]

para evitar la obesidad

¿Cerezas o pastel?

El número de calorías no es lo único que importa

Medio kilo de **cerezas** aporta *360 kcal,* las mismas aproximadamente que *100 g* de **tarta** de chocolate.

Las cerezas contribuyen a evitar la obesidad, entre otras cosas, porque se tarda bastante en comerlas. En cambio, al tomar alimentos concentrados de forma rápida, se suelen ingerir más calorías.

Ingiriendo igual número de calorías, la tarta favorece la obesidad, mientras que las cerezas la evitan.

En una dieta de adelgazamiento, no solo importa el **total** de calorías, sino su **procedencia.** A igual número de calorías ingeridas, los cereales, las hortalizas, las legumbres y las frutas engordan menos que los dulces, los bollos refinados, los embutidos y los patés.

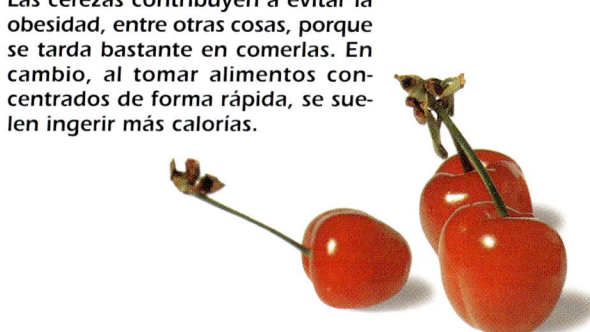

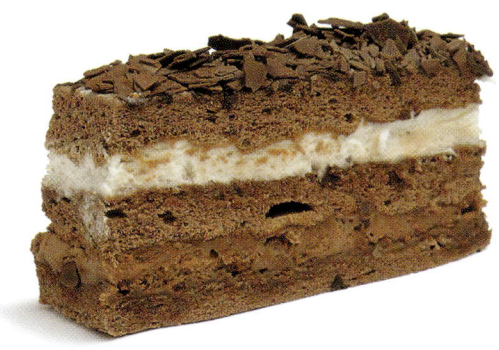

1/2 kg de cerezas
- Se comen **lentamente** (en unos diez minutos).
- Producen sensación de **saciedad.**
- Aportan **azúcares** simples de absorción rápida, pero que al estar combinados con la **fibra,** se absorben más **lentamente** que si estuvieran formando parte de un pastel o un bollo.
- Contienen **vitaminas** del grupo **B,** que facilitan la metabolización de los azúcares. Por ello, se queman y aprovechan más fácilmente que si estuvieran formando parte de un bollo o pastel refinado.

100 g de pastel
- Se consumen **rápidamente** (en un minuto).
- *No sacian,* por lo que se sigue comiendo.
- Aportan *grasas saturadas* e **hidratos de carbono refinados,** los cuales se transforman en **grasa de depósito** a menos que se realice un esfuerzo físico intenso.

Debe desecharse la idea de que los hidratos de carbono 'engordan' y por lo tanto no deben incluirse en una dieta de adelgazamiento.

Los cereales y el pan integrales, las legumbres y las frutas proporcionan hidratos de carbono, y pueden y deben consumirse en cantidades controladas en una dieta saludable de adelgazamiento.

Los diabéticos, como los obesos, deben acostumbrarse a comer cantidades controladas y pesadas de cada alimento, con el fin de no sobrepasar las calorías totales diarias, y mantener un equilibrio óptimo entre las proporcionadas por cada nutriente.

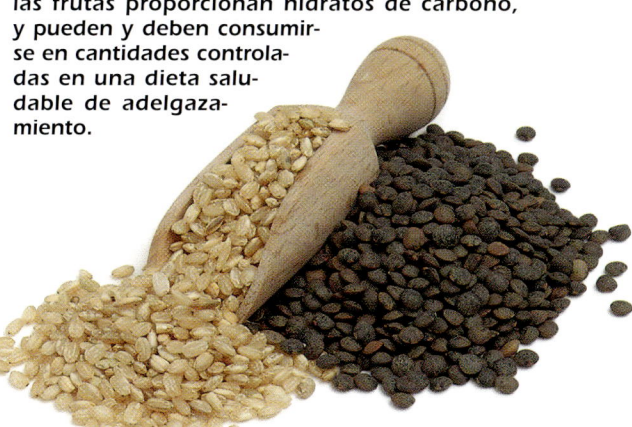

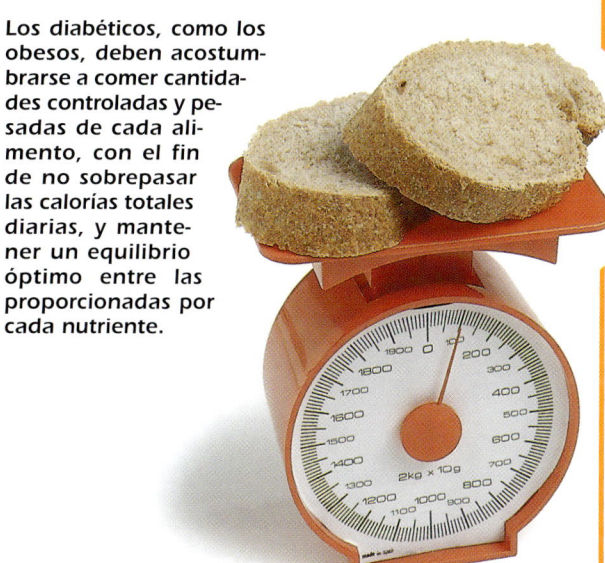

Los alimentos y el equilibrio

Cuando un alimento es metabolizado en el organismo, es decir, asimilado y aprovechado para las funciones vitales, suele producir un *aumento* o bien una *disminución* de la **acidez** de la **sangre** y de los **fluidos** corporales.

Es necesario destacar el hecho de que el **sabor** más o menos ácido de un alimento **no tiene que ver** con la **reacción** que producirá en el organismo cuando sea metabolizado.

Así, por ejemplo, el limón, la naranja y otros frutos tienen un sabor ácido debido a su contenido en ácido cítrico y otros ácidos orgánicos. Sin embargo, cuando esos ácidos y otros componentes de las frutas son metabolizados en el organismo, dejan un **residuo** de **minerales alcalinos**, por lo que su acción es alcalinizante, y no acidificante como parecería.

	Alimentos acidificantes	Alimentos alcalinizantes
Efecto sobre el pH de la sangre y de los líquidos corporales después de haber sido metabolizados	Reducción del pH (acidificación)	Aumento del pH (alcalinización)
Elementos que predominan en su composición química	Formadores de ácidos: Fósforo, cloro, azufre	Formadores de bases o alcalis: potasio, calcio, magnesio, sodio

Alimentos acidificantes y alcalinizantes

*La mayor parte de los alimentos **vegetales** son **alcalinizantes**, excepto los cereales y algunas legumbres. Los alimentos de **origen animal** son todos ellos **acidificantes**, excepto la leche y el yogur.*

	Acidificantes	Alcalinizantes
Frutas	Ciruelas y arándanos	Todas las demás
Frutos secos	Nueces, cacahuetes, anacardos	Almendras, castañas
Cereales	Todos los cereales, tanto integrales como refinados, y sus derivados (pan, pasta, etc.)	
Legumbres	Soja, lentejas	Garbanzos, judías
Verduras y hortalizas		Todas
Lácteos	Queso	Leche y yogur
Huevos, pescado, marisco y carne	Todos ellos y sus derivados	

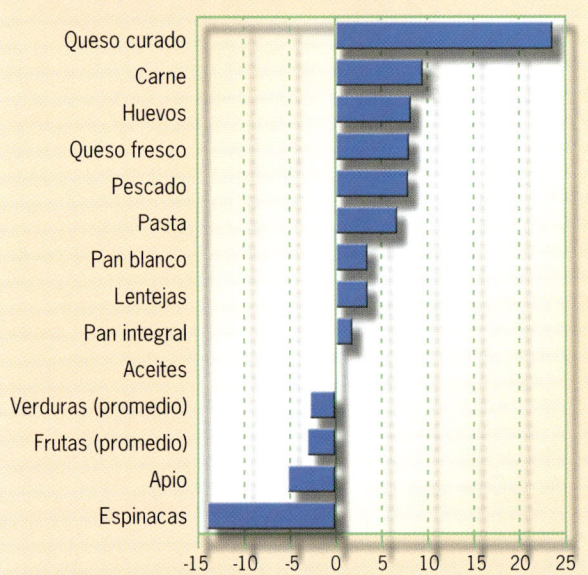

Carga ácida renal producida por diversos alimentos

Las cifras miden los mEq (miliequivalentes) de aniones ácidos (de cloruros, sulfatos, fosfatos y ácidos orgánicos) o de cationes alcalinos (de potasio, sodio, calcio y magnesio) que se excretan en la orina tras ingerir 100 g de cada uno de estos tipos de alimentos, según un estudio realizado en el Instituto de Investigación de Nutrición Infantil de Dortmund (Alemania).[5]

- ***Valores positivos:*** *Indican que el alimento en cuestión induce la eliminación de aniones ácidos en la orina, y que por lo tanto es **acidificante**.*
- ***Valores negativos:*** *Indican que ese alimento induce la eliminación de cationes alcalinos por la orina y que por lo tanto es **alcalinizante**.*

entre acidez y alcalinidad

Estrechos límites

El *pH* o grado de **acidez** de la **sangre** y del líquido extracelular debe mantenerse dentro de unos **límites** *muy precisos* para que puedan llevarse a cabo las funciones vitales: entre *7,35* y *7,45.*

Teniendo en cuenta que un *pH 7* representa la **neutralidad** (ni acidez, ni alcalinidad), el *pH 7,4* que como *promedio* mantiene la **sangre** es **ligeramente alcalino** o básico.

Una lucha permanente contra la acidez

En el organismo existe una *tendencia permanente* hacia la acidificación, por lo que continuamente tiene que estar luchando para eliminar el exceso de ácidos. Estos proceden:

- de la **actividad metabólica** normal,
- de los **alimentos acidificantes**: cereales, algunas legumbres, quesos, huevos, pescados, carnes y derivados.

El exceso de ácidos se neutraliza normalmente mediante diversos mecanismos fisiológicos denominados sistemas *buffer* o tampón, o bien es eliminado con la orina.

Si se ingiere un exceso de alimentos acidificantes, los mecanismos "anti-ácido" del organismo pueden resultar insuficientes para mantener el pH dentro de los niveles óptimos, y se produce un estado de **acidosis.**

La diabetes, la diarrea, el ayuno prolongado, o la insuficiencia renal favorecen también la acidificación de la sangre.

Consecuencias de la acidificación

Son numerosos los trastornos que se producen como consecuencia de la acidificación de la sangre y del organismo:

- *Tendencia* a la **osteoporosis** y la **descalcificación**.
- *Tendencia* a la **arteriosclerosis** y a las **enfermedades coronarias**.
- *Mayor probabilidad* de padecer **artritis**.
- *Tendencia* a la retención de líquidos en los tejidos (**edemas**).
- *Mayor riesgo* de que se produzcan **cálculos** renales de urato o de cistina (los de fosfato cálcico o magnésico y los de carbonato, se forman más fácilmente cuando la orina es alcalina).
- *Mayor riesgo* de **cáncer**: Las células cancerosas se desarrollan con mayor facilidad en medio ácido, aunque no existen pruebas concluyentes sobre ello.

Cómo evitar la acidificación

- *Aumentar* el consumo de **alimentos alcalinizantes** que reducen la formación de ácidos en el organismo, como las verduras, las hortalizas, y la mayor parte de las frutas.
- *Reducir* la ingesta de **alimentos acidificantes,** especialmente de quesos curados, de carne, de marisco, de pescado y de huevos; los cereales, las nueces, los cacahuetes (maní), las lentejas y la soja son también acidificantes, aunque menos que los productos de origen animal.
- *Favorecer* la **función de los riñones,** bebiendo **agua** *en abundancia* y consumiendo **frutas** y **hortalizas** de acción diurética (ver T. 2 pág. 243, tabla *"Orina escasa"*).

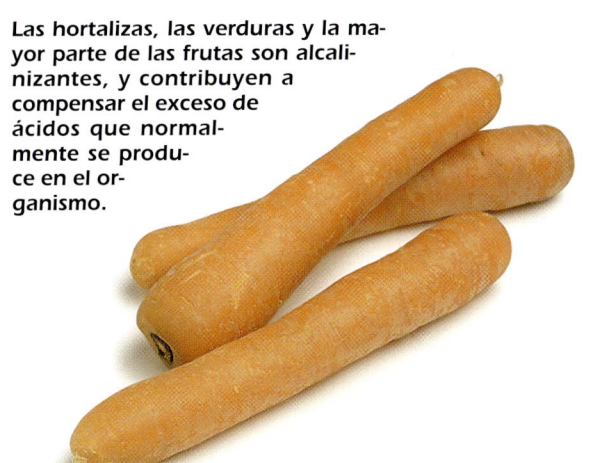

Las hortalizas, las verduras y la mayor parte de las frutas son alcalinizantes, y contribuyen a compensar el exceso de ácidos que normalmente se produce en el organismo.

Las carnes y sus derivados, al igual que el pescado, los huevos y el queso curado, acidifican el organismo. Si este no es capaz de compensar o de eliminar el exceso de ácidos, se favorecen numerosos trastornos.

Cap. 31: ALIMENTOS PARA EL METABOLISMO

Enfermedad	Uso	Alimento o nutriente	Tomo/Pág.	Motivos y efectos
DELGADEZ Cuando se empieza a perder peso sin razón aparente, es preciso realizar una completa exploración médica para averiguar la causa y descartar un proceso maligno. Las **causas** *más comunes* de adelgazamiento suelen ser: trastornos digestivos, enfermedades febriles, infestación por parásitos intestinales, actividad física exagerada en proporción a la ingesta alimentaria y trastornos hormonales como el hipertiroidismo. Para **recuperar peso,** es preciso que la alimentación cumpla estas tres condiciones: 1. Que se ingieran *suficientes* **calorías** en forma de **hidratos de carbono.** De esta forma, el organismo puede destinar las proteínas ingeridas a producir nuevas proteínas corporales. Si no se toman suficientes calorías, las proteínas ingeridas se usan para producir energía, y no para la síntesis de tejidos orgánicos. 2. Que se consuman *suficientes* **vitaminas** del grupo **B,** *imprescindibles* para que los **hidratos de carbono** puedan ser *metabolizados*, es decir, transformados en energía. 3. Que se mantenga una **proporción** *correcta* entre las **calorías** procedentes de los tres nutrientes energéticos: hidratos de carbono (60%), grasas (30%) y proteínas (10%). Con el fin de ingerir la mayor cantidad posible de calorías, se recomiendan los alimentos concentrados, y además ricos en vitaminas del grupo B, como los que figuran en esta tabla.	Aumentar	ALFALFA	2/130	Sus brotes son ricos en **minerales, vitaminas** y **enzimas.** Las enzimas facilitan la digestión y asimilación de los nutrientes energéticos (hidratos de carbono y grasas) ingeridos con otros alimentos.
		CEREALES INTEGRALES	1/65	Son una fuente excelente de **hidratos de carbono, proteínas** y **vitaminas** que favorecen su asimilación. Además aportan **fibra, ácidos grasos insaturados** y **minerales.** Su consumo abundante favorece el aumento de peso.
		AVENA	2/41	Es el cereal que *más* **energía** proporciona, y uno de los que *más fácilmente* **se digiere** y **asimila** gracias a su contenido en **mucílagos** que suavizan el conducto digestivo. Se puede tomar en abundancia sin riesgo de empacho o de intolerancia digestiva. Los copos de avena hervidos con leche y miel constituyen un desayuno ideal para quienes deseen aumentar de peso.
		TRIGO	2/306	Es una gran fuente de **energía, almidón, proteínas** y **vitaminas** del grupo **B.** La **harina** y los **copos** de trigo integral deben constituir uno de los alimentos *fundamentales* de quienes deseen aumentar de peso.
		LEGUMBRES	1/78	Muy buena fuente de **proteínas, hidratos de carbono** y **minerales.** Son un alimento concentrado cuyo consumo abundante *favorece* la **retención** de **nitrógeno** el cual ayuda a sintetizar nuevas proteínas y aumentar así la masa corporal.
		CASTAÑA	2/322	Es uno de los alimentos naturales *más ricos* en **hidratos de carbono, almidón** y **celulosa.** Aporta también proteínas, minerales y vitaminas del grupo B. Proporciona casi *tres veces más* **calorías** que la **patata.** Por su riqueza energética, aumenta la retención de nitrógeno y la síntesis de nuevas proteínas, lo que combate la delgadez.
		PATATA (PAPA)	2/201	Aporta **proteínas** de gran calidad así como **hidratos de carbono** de fácil digestión, vitaminas y minerales. Todo ello favorece la formación de nuevos tejidos y el aumento de peso.
		GIRASOL, SEMILLAS	2/105	Alimento que contiene una *amplia variedad* de **nutrientes esenciales** (grasas poliinsaturadas, proteínas, hidratos de carbono, vitaminas y minerales) y en *concentración elevada*. No se recomiendan las que contienen sal añadida, por el exceso de sodio que aportan. Deben masticarse bien y lentamente.
		ALHOLVA	1/352	La **harina** de las semillas de alholva es rica en **proteínas** e **hidratos de carbono** de fácil asimilación. Además contiene **hierro** y otros minerales. Es muy nutritiva y de fácil digestión y asimilación.
		HIGO	2/145	Fruta nutritiva, fácilmente digerible y rica en energía. Es una buena fuente de **azúcares simples,** de *asimilación rápida*, que el organismo convierte en energía gracias a las vitaminas B$_1$, B$_2$ y B$_6$ que contiene. Su proporción de diversos **minerales** (especialmente potasio, calcio, magnesio y hierro), así como de **oligoelementos,** permite que las proteínas que se ingieren con otros alimentos retengan en el organismo para la formación de nuevos tejidos.
		PEJIBAYE	2/296	Es el fruto de una palmera propia de zonas tropicales del continente americano. Contiene hidratos de carbono en forma de **almidón,** esto lo convierte energético y nutritivo. Se come crudo, hervido o tostado.
		FRUTO DEL PAN	2/295	Es el fruto de un árbol tropical, rico en **almidón,** nutritivo y energético. Tomado *en abundancia con* **judías** (frijoles) u **hortalizas,** favorece el aumento de peso.
ACIDOSIS METABÓLICA Se produce cuando el *pH de la sangre* y de los líquidos extracelulares *tiende hacia la acidez* y desciende *por debajo de* **7,35.** Para que el organismo funcione *correctamente*, el *pH* de la sangre solo puede oscilar entre **7,35** y **7,45,** es decir, debe ser *algo* **alcalino** o básico. *continúa en la página siguiente*	Aumentar	APIO	2/248	Es muy rico en sales minerales alcalinas. **Neutraliza** el *exceso* de **ácidos** en la sangre y además facilita su eliminación con la orina.
		LIMÓN	2/124	Contiene diversos ácidos como el cítrico, que le otorgan su peculiar sabor. Sin embargo, esos ácidos se convierten en sustancias alcalinas (o básicas) al ser metabolizadas o procesadas en el organismo. De esta forma, el *efecto final* del limón sobre el organismo es **alcalinizante,** y **combate** la *acidosis* metabólica debida a un exceso de sustancias ácidas en la sangre.
		FRUTOS CÍTRICOS	2/364	Actúan *igual* que el **limón.** Aunque pueda parecer paradójico, a pesar de su acidez, todos ellos reaccionan como alcalinizantes de la sangre.

TOMO 2 / 284

ENCICLOPEDIA DE LOS ALIMENTOS
2ª Parte: El poder curativo de los alimentos

Enfermedad	Uso	Alimento o nutriente	Tomo/Pág.	Motivos y efectos
ACIDOSIS METABÓLICA *continuación* Desde el punto de vista puramente químico, la neutralidad está representada por un pH 7. Mayor de 7 se considera alcalinidad y menor, acidez. Desde el punto de vista fisiológico, puesto que la sangre debe mantener un pH ligeramente alcalino (alrededor de 7,4), se considera que existe acidosis cuando desciende por debajo de 7,35. Esto puede ocurrir como consecuencia de una **alimentación** excesivamente **cárnica** o de diversos trastornos, como por ejemplo: **diabetes descompensada, diarrea** intensa, **ayuno** prolongado o **insuficiencia renal**. Los alimentos **vegetales** son en general **alcalinizantes** (ver T. 2 pág. 282), y ayudan al organismo a combatir la acidosis metabólica. Los que se recomiendan en esta tabla son los de mayor efecto alcalinizante.	Aumentar	CASTAÑA	2/322	Rica en *sales* **minerales** (potasio, magnesio, calcio) de acción **alcalinizante**.
		PATATA (PAPA)	2/201	Su acción **antiácida** y **alcalinizante** se produce tanto en el **estómago** como en la **sangre** y en la **orina**.
		PLÁTANO	2/70	Por su riqueza en **potasio**, mineral que forma sales alcalinas, el plátano evita el exceso de acidez en la sangre y *facilita la* **eliminación** del **ácido úrico** con la orina.
		REMOLACHA ROJA	2/122	Su elevado contenido en sales **minerales** (potasio, calcio y magnesio), explica su efecto **alcalinizante** sobre la **sangre**.
		GRANADA	2/236	Su acción **alcalinizante** se manifiesta tanto en el **estómago**, neutralizando el exceso de ácido, como en la **sangre**, favoreciendo la eliminación con la orina de sustancias ácidas.
		TOMATE	2/275	A pesar de que contiene ácidos orgánicos como el málico y el oxálico que le otorgan sabor ácido, su efecto sobre la **sangre** es **alcalinizante**. Ello es debido a que estos ácidos se transforman en sustancias alcalinas (o básicas) en el organismo, y a que aporta numerosas sales minerales alcalinizantes como el **potasio**. Este *mismo* efecto paradójico se produce con los frutos cítricos como el **limón**.
		ENDIVIA	2/175	Tanto la endivia como la **escarola** (T.2 pág. 176) aportan diversas sales minerales de acción **alcalinizante** o básica sobre la sangre.
FATIGA FÍSICA Es un estado de debilidad física que se produce *tras realizar actividades normales que no deberían producir agotamiento*. Constituye uno de los motivos más frecuentes de consulta médica, y se le llama también **cansancio, agotamiento, falta de energía** o **astenia**. Las alteraciones hormonales, cardíacas o respiratorias causan fatiga física. También las infecciones, tanto las agudas como la gripe o las crónicas, como la tuberculosis. Una **alimentación deficitaria** también puede causar fatiga física. Cuando se consumen muchos productos refinados, conservas y alimentos procesados (la típica "comida basura"), se agotan las reservas de ciertos nutrientes que solo se encuentran en las frutas y hortalizas frescas, como por ejemplo la vitamina C. Por el contrario, una alimentación en la que predominen los vegetales preparados de una forma simple, comunica un vigor y resistencia que no puede obtenerse con alimentos más sofisticados. Además de corregir la causa de la fatiga, para vencerla es necesario instaurar una alimentación saludable que incluya los alimentos y productos que en esta tabla se recomiendan.	Aumentar	GERMEN DE TRIGO	2/310	Excelente fuente de nutrientes **tonificantes**. Contiene **octacosanol**, sustancia que aumenta la resistencia a la fatiga y mejora el rendimiento.
		SÉSAMO	1/352	Semillas muy nutritivas que, por su riqueza en **vitaminas, minerales** y **oligoelementos,** *facilitan el* **aprovechamiento** *de los* **nutrientes** *que se ingieren con otros alimentos*.
		JALEA REAL	1/360	Combate la fatiga y el cansancio gracias a los nutrientes y sustancias tonificantes que contiene.
		POLEN	1/359	Concentrado de nutrientes con efecto **tonificante** y **revitalizante**.
		UVA	2/78	Aporta *azúcares* y *vitaminas* naturales que **nutren** y **tonifican**.
		BERRO	2/132	Aumenta el **apetito**; antianémico y **tonificante**.
		ALBARICOQUE	2/26	Los albaricoques son ricos en **hierro** y oligoelementos. Tienen una acción tonificante sobre el metabolismo y el sistema nervioso.
		AGRACEJO	1/43	Pequeño fruto silvestre de acción **tonificante**, rico en **vitamina C** y **ácidos orgánicos.**
		MIEL	1/160	Aporta **azúcares** en forma fácilmente aprovechable por el organismo, además de pequeñas cantidades de vitaminas que ayudan a su metabolización.
	Reducir o eliminar	BEBIDAS ESTIMULANTES	1/372	Aunque producen un alivio momentáneo, el café, el té y el mate no solucionan el problema causante del agotamiento; y su **consumo abundante** lo agrava aún más.
		CHOCOLATE	1/357	Además de aportar sustancias **estimulantes,** también es **nutritivo** y **energético**. Sin embargo, presenta diversos inconvenientes, y debe usarse **con mucha moderación**.
		GUARANÁ	1/356	Pequeño fruto que crece en el Brasil, de efectos estimulantes. Contiene una cierta cantidad de **cafeína.** *Su uso como suplemento en caso de astenia o fatiga presenta los inconvenientes propios de la cafeína.*

Cap. 31: ALIMENTOS PARA EL METABOLISMO

Enfermedad	Uso	Alimento o nutriente	Tomo/Pág.	Motivos y efectos
OBESIDAD La obesidad básicamente es el resultado de un **desequilibrio** entre las **calorías ingeridas** y las **gastadas.** Si se ingiere más energía de la que realmente se necesita, el organismo la convierte en **grasa de depósito,** aumentando así el peso corporal. Para evitar la obesidad conviene consumir alimentos que cumplan estas características: • *bajos* en **calorías,** • *ricos* en **fibra,** • *bajos* en **grasa,** • con *bajo* contenido en **sodio** (el sodio que forma parte de la sal retiene agua en los tejidos y aumenta el volumen y el peso corporal), • que produzcan sensación de **saciedad** después de haber sido ingeridos. Los alimentos que recomendamos en esta tabla cumplen alguna o varias de esas características. Su uso en cantidad moderada y de acuerdo con las recomendaciones que se dan en el T. 2 pág. 280, puede contribuir de forma significativa a evitar la obesidad.	Aumentar	**ALIMENTOS DIURÉTICOS**		Son los que se recomiendan para la *"Orina escasa"* (ver T. 2 pág. 243). Por su acción diurética *facilitan* la **eliminación** de **agua** y de **sodio** retenidos en los tejidos, lo que contribuye a reducir el peso. Los **fármacos** diuréticos **no** son **recomendables** para reducir la obesidad, debido a sus efectos secundarios, pero los alimentos diuréticos, si.
		ACELGA	2/297	Satisface el apetito *sin apenas* aportar **calorías** (19 kcal/100 g). Además, favorece la eliminación de los residuos ácidos del metabolismo (acción **depurativa,** limpia la sangre de toxinas), es **diurética** y **laxante.** Por todo ello, constituye un alimento ideal para los obesos que deseen adelgazar y *mejorar* su salud.
		ALGAS	1/134	Las gomas o **mucílagos** que contienen las algas son capaces de retener hasta *diez veces* su peso en agua. Esto hace que aumenten de volumen en el estómago, produciendo así sensación de **saciedad** y reduciendo el apetito, al menos de forma provisional. Además, por su contenido en **yodo** facilitan la producción de hormonas tiroideas, que aceleran el metabolismo y *favorecen* la **combustión** de los **hidratos de carbono.**
		ANANÁS	2/189	Tomada antes de la comida, tanto la fruta como su jugo, reducen el apetito. Además, es ligeramente diurética, por lo que constituye un *buen complemento* en los regímenes o curas de adelgazamiento.
		BATATA	2/301	Es una buena fuente de hidratos de carbono de fácil digestión (**almidón** y **sacarosa**), así como de **beta-caroteno.** Resulta útil en las dietas de adelgazamiento, ya que su consumo produce sensación de **saciedad** y reduce el apetito. Nutren y pueden quitar la sensación de hambre durante varias horas; sin embargo, solo aportan 105 kcal/100 g, cantidad relativamente pequeña que resulta compatible con una dieta de adelgazamiento.
		BRÉCOL	2/63	Es **bajo** en **azúcares** y en **calorías,** a la vez que aporta provitamina A, vitamina C, minerales y elementos fitoquímicos de acción **anticancerígena.** Produce bastante sensación de **saciedad,** en relación a las escasas calorías que aporta, por lo que los obesos deberían consumirlo abundantemente.
		CALABACÍN	2/159	Proporciona *muy pocas* **grasas, sodio** y **calorías,** a la vez que una cierta cantidad de sales minerales y vitaminas. Por todo ello, y por su acción **suavizante** del aparato digestivo y **diurética,** se recomienda en los menús adelgazantes. Debe evitarse freírlo, pues retiene bastante aceite. Es preferible comerlo asado o hervido.
		CEREZA	2/304	Las cerezas deben comerse lentamente, de una en una, de manera que producen la *sensación* de **haber comido mucho.** Apenas proporcionan **grasas** y **sodio,** dos enemigos de los obesos. Un puñado de cerezas puede reemplazar a un plato de comida, con un importante ahorro en el número de calorías ingeridas. Además, las cerezas son **depurativas** y **diuréticas.**
		CHAMPIÑÓN	2/294	Produce cierta sensación de saciedad, con un aporte muy escaso de calorías. Además, conviene especialmente a los obesos en general, y a los **diabéticos** en particular, pues reduce las necesidades de insulina.
		CHIRIMOYA	2/59	Debido a su efecto **saciante,** da buenos resultados en las dietas de adelgazamiento a pesar de su contenido relativamente elevado en hidratos de carbono. Además de saciar, la chirimoya tonifica, gracias a su aporte nutritivo.
		'CHUCRUT'	2/197	Es **digestiva** y **depurativa.** Por su escaso aporte calórico y su capacidad para eliminar impurezas de la sangre, constituye un alimento recomendable en las dietas adelgazantes.
		COL	2/191	Todas las coles sacian por su *elevado contenido* en **fibra,** y proporcionan *muy pocas* **calorías.** Además, contienen **elementos fitoquímicos** que protegen contra el cáncer.
		ESPÁRRAGO	2/250	Es relativamente rico en proteínas, en relación a las pocas calorías que proporciona, por lo que **nutre sin engordar.** Además, es una buena fuente de **fibra,** que produce sensación de **saciedad** en el estómago.

Algas

Batata

continúa en la página siguiente

ENCICLOPEDIA DE LOS ALIMENTOS

2ª Parte: El poder curativo de los alimentos

Enfermedad	Uso	Alimento o nutriente	Tomo/Pág.	Motivos y efectos
OBESIDAD *continuación*	Aumentar ⬆	ESPIRULINA	1/134	Alga microscópica muy rica en proteínas, vitaminas y hierro, que apenas aporta calorías. Se usa como **suplemento** dietético en las dietas de adelgazamiento.
		GARCINIA	1/45	Los extractos de esta fruta tropical oriunda del sudeste asiático poseen una acción **anorexígena** (quitan el apetito) natural, exenta de efectos secundarios.
		LECHUGA	2/45	Calma el apetito, a la vez que produce una cierta **sedación**, necesaria para los que siguen una dieta de adelgazamiento. Proporciona *vitaminas* y *minerales* sin *apenas calorías*.
		MELOCOTÓN (DURAZNO)	2/75	Es una de las frutas que *más* sensación de **saciedad** produce, reduciendo así la sensación de hambre. Además, aporta *pocas calorías* y *facilita* la **eliminación** de sustancias de desecho de tipo ácido, que se producen en caso de obesidad.
		NABO	2/320	Se recomienda en los regímenes de adelgazamiento por ser **nutritivo**, fácilmente **digerible**, *muy bajo* en **grasa** y en **calorías**, y por resultar bastante **saciante**.
		PEPINO	2/339	Rico en minerales de acción **alcalinizante** y *muy bajo en grasa y calorías.* Una ensalada de pepino constituye un plato idóneo en caso de obesidad.
		PIMIENTO	2/198	Aporta *muy pocos* **hidratos de carbono** y **calorías**, a la vez que *mucha* **provitamina A** y **vitamina C**.
		POMELO	2/93	Es un buen **depurativo** y **desintoxicante**, que purifica la sangre de sustancias de desecho. Por ello se recomienda en las dietas de adelgazamiento, y no porque ejerza una acción adelgazante o porque queme la grasa, como infundadamente pretenden algunos mensajes comerciales.
		SUERO DE LECHE	1/199	Es un buen **depurativo** de la sangre, que aporta **proteínas, calcio** y diversas **vitaminas**. Se usa con éxito en las dietas de adelgazamiento.
	Reducir o eliminar ⬇	GRASA SATURADA	1/405	*Procede principalmente de los* **alimentos de origen animal** *(leche completa, queso, huevos, carnes, embutidos, etc.), y sólida a temperatura ambiente. Es una* **grasa de reserva**, *estable y poco reactiva, que, a menos que se realice un ejercicio físico intenso, tiendo a depositarse debajo de la piel, entre los músculos y en la cavidad abdominal, contribuyendo a la obesidad.*
		FRITOS	1/122	*Contienen siempre cierta cantidad de aceite lo cual aporta muchas calorías. Por ejemplo, las* **patatas fritas** *proporcionan entre* **5 y 7 veces más calorías** *que las* **hervidas**.
		BOLLERÍA REFINADA	1/73	*Los productos elaborados con harina y azúcar blancos provocan subidas bruscas en el nivel de azúcar de la sangre. Esto hace que se segregue más insulina para poder aprovechar ese azúcar. Si esa energía que aportan de forma rápida los hidratos de carbono refinados no se consume, la insulina hace que se transforme en grasa, favoreciendo así la obesidad.*
HIPOGLUCEMIA Es un trastorno metabólico causado por el *descenso del nivel de glucosa en la sangre* por debajo del mínimo necesario para el buen funcionamiento del cerebro (unos 80 mg/100 ml). Se manifiesta con debilidad, sensación de hambre y nerviosismo. Cuando el descenso es muy importante, se produce también sudor frío, mareo, palpitaciones, desmayo, e incluso coma. *continúa en la página siguiente*	Aumentar ⬆	CEREALES INTEGRALES	1/65	Proporcionan hidratos de carbono complejos (**almidón**) que se transforman en **glucosa** lentamente mientras dura su digestión. La **fibra** contribuye a que la digestión de los hidratos de carbono de los cereales integrales sea más lenta (de 4 a 5 horas). Así, mantienen un nivel constante de glucosa en la sangre, y evitan las bruscas subidas y bajadas propias de los azúcares contenidos en los productos refinados.
		LEGUMBRES	1/78	Además de **proteínas**, proporcionan **hidratos de carbono complejos** que liberan glucosa de forma lenta y sostenida, sin provocar variaciones bruscas en el nivel de glucosa en la sangre.
		FRUTOS SECOS	1/52	Proporcionan energía en forma de **grasas**, principalmente **insaturadas**, de fácil asimilación. No provocan variaciones en el nivel de glucemia.

Lechuga

Fritos

Cap. 31: ALIMENTOS PARA EL METABOLISMO

Enfermedad	Uso	Alimento o nutriente	Tomo/Pág.	Motivos y efectos
HIPOGLUCEMIA *continuación* La **causa** *más común* de hipoglucemia es un *exceso* de **insulina** debido a: • una dosis elevada inyectada como tratamiento antidiabético, • un aumento exagerado de su secreción por parte del propio páncreas, como respuesta a una subida brusca de glucemia, causada por la ingesta de azúcares. Una alimentación equilibrada, a horas regulares y con pocos dulces, puede contribuir a evitar la hipoglucemia, aunque en un caso agudo puede ser necesario administrar una cierta cantidad de dulces o de azúcar para subir su nivel.	Reducir o eliminar	AZÚCARES	1/170	Pasan **rápidamente** a la **sangre**, aumentando el nivel de glucosa. En personas predispuestas, se produce una respuesta desproporcionada del páncreas, que segrega demasiada insulina para metabolizar esa glucosa. Esto a su vez hace que descienda el nivel de glucosa por debajo de lo normal, lo que causa hipoglucemia. Si entonces se vuelven a ingerir dulces, se repite el círculo vicioso de bruscas oscilaciones en el nivel de azúcar sanguíneo.
		BOLLERÍA REFINADA	1/73	Los productos elaborados con **harina** y **azúcar refinados** se digieren más rápidamente que los cereales integrales o las legumbres, y provocan un **aumento rápido** en el nivel de glucosa de la sangre. En personas predispuestas, esto desencadena una respuesta exagerada del páncreas, que segrega insulina en exceso y causa hipoglucemia.
		BEBIDAS ALCOHÓLICAS	1/376	El alcohol **altera** la función del páncreas, tanto en su aspecto de secreción exocrina (producción de jugo pancreático para la digestión) como endocrina (secreción de insulina). Por eso, favorece la secreción inadecuada de insulina y las consecuentes oscilaciones bruscas en el nivel de glucemia, con episodios de hipoglucemia.
		BEBIDAS ESTIMULANTES	1/372	Combaten la sensación de fatiga que se produce en caso de hipoglucemia. Pero se trata de una mejoría subjetiva, que no va acompañada de un aporte de nutrientes energéticos. **Pasado el efecto** inicial, se produce un estado de **agotamiento** aún **mayor**.
DIABETES La llamada **diabetes 'mellitus'** o **diabetes sacarina** es un trastorno del metabolismo de la glucosa, que se da con bastante frecuencia en los países occidentales. En realidad, este término incluye dos enfermedades cuya característica común es la de presentar un nivel elevado de azúcar en la sangre: • **Diabetes tipo I:** se la llama también **diabetes juvenil** o **insulinodependiente** (IDDM en inglés, *Insulin-Dependent Diabetes Mellitus*). Debido a una infección vírica, a una toxina o a una reacción autoinmune, todo ello favorecido por una predisposición hereditaria, se destruyen las células productoras de insulina en el páncreas. Estos diabéticos suelen ser delgados y necesitan administrarse insulina desde la infancia. *Guisantes* *continúa en la página siguiente*	Aumentar	LEGUMBRES	1/78	A pesar de que contienen alrededor del 20% al 30% de hidratos de carbono, son *muy bien toleradas* por los diabéticos. Contribuyen a regular el nivel de glucosa en la sangre, gracias a su contenido en **fibra**[6] y a la peculiar estructura histológica de sus semillas.[7] Por eso, las legumbres constituyen un **alimento fundamental** para los diabéticos.
		VERDURAS	1/92	**Todas** ellas son *muy bien toleradas* por los diabéticos y, debido a su escaso aporte calórico, contribuyen a evitar la obesidad a la que tienden los diabéticos adultos. Resultan especialmente recomendables en caso de diabetes: el brécol, la coliflor y todas las coles, incluida la col fermentada o *chucrut;* la endivia, la escarola, la lechuga, la judía verde, el guisante y el pepino.
		CEREALES INTEGRALES	1/65	Investigaciones realizadas en la Escuela de Salud Pública de la Universidad de Harvard (EE. UU.) confirman la hipótesis de que una alimentación rica en azúcares y pobre en cereales integrales y en fibra, aumenta el riesgo de padecer diabetes.[2] Además de **prevenir** la diabetes, resultan *muy bien tolerados* por estos pacientes, y deben consumirse en abundancia, especialmente la **cebada**,[8] la **avena** y el **trigo**.
		FRUTA	1/30	Es una idea **muy equivocada** creer que los diabéticos **no pueden tomar** fruta debido a su contenido en azúcar. La fruta es **necesaria** en caso de diabetes, pues aporta vitaminas **antioxidantes** que mejoran su evolución y protegen contra las complicaciones de tipo cardiovascular que la suelen acompañar. Las únicas precauciones a tomar son el control de su consumo, para evitar un exceso de azúcar, y **no** consumir las **frutas desecadas** (pasas, dátiles, etc.). El **mango** y el **plátano** son las frutas que mejor se toleran.[9]
		FRUTOS SECOS	1/52	Tanto los frutos secos oleaginosos como las semillas de girasol o calabaza, proporcionan energía en forma de **ácidos grasos** de fácil *asimilación,* **vitaminas B** y **E** y minerales. Puesto que además son relativamente pobres en hidratos de carbono, resultan *fácilmente adaptables* a las dietas de los diabéticos.
		ALCACHOFA (ALCAUCIL)	2/178	Su principio activo, la **cinarina**, ejerce una suave acción **hipoglucemiante** (reduce el nivel de azúcar en la sangre). Además, contiene **inulina,** un hidrato de carbono conveniente para los diabéticos, formado por moléculas de fructosa. La aguaturma o alcachofa de Jerusalén (T. 2 pág. 300) y el cardo (T. 2 pág. 177) comparten algunos de los efectos beneficiosos de la alcachofa.

TOMO 2 / 288

ENCICLOPEDIA DE LOS ALIMENTOS

2ª Parte: El poder curativo de los alimentos

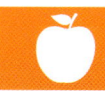

DIABETES
continuación

- **Diabetes tipo II:** también llamada **diabetes del adulto** o **no insulinodependiente** (NIDDM son sus siglas en inglés [*Non-Insulin-Dependent Diabetes Mellitus*]). Sus causas se desconocen, aunque se sabe que está **favorecida** por una alimentación rica en productos dulces y refinados, y pobre en cereales integrales.[2]

El problema en este tipo II de diabetes no es la falta de **insulina**, sino su **exceso** o su **secreción inadecuada**. Sin embargo, ese exceso de insulina resulta ineficaz para metabolizar las glucosa, pues las células no son sensibles a ella.

Los diabéticos tipo II suelen ser obesos y presentar trastornos en el metabolismo de las grasas, con exceso de colesterol y de triglicéridos, debido a que la insulina favorece la síntesis y el acúmulo de grasa. La diabetes tipo II del adulto rara vez precisa ser tratada con insulina. Habitualmente responde bastante bien a una dieta antidiabética adecuada.

Complicaciones de la diabetes: Tanto si no se produce insulina en cantidad suficiente (diabetes tipo I), como si esta resulta ineficaz (diabetes tipo II), el nivel de glucosa en la sangre es elevado, esto da lugar a diversas complicaciones a medio y largo plazo. La obesidad, la arteriosclerosis, las enfermedades cardíacas, la hipertensión, la insuficiencia renal y las alteraciones de la retina con pérdida de visión, son las complicaciones más frecuentes de la diabetes.

Para **evitar** las **complicaciones** de la diabetes, *es preciso* seguir un **tratamiento dietético** adecuado, con un control frecuente del nivel de glucosa en sangre. Las personas diabéticas deben ser muy constantes y cuidadosas en su alimentación durante el resto de sus vidas.

Champiñones

continúa en la página siguiente

Enfermedad	Uso	Alimento o nutriente	Tomo/Pág.	Motivos y efectos
	Aumentar	**APIO**	2/248	*Contribuye* a **regular** el **nivel de glucosa** en la sangre, a *reducir* el de **colesterol** y a *neutralizar* el **exceso** de **ácidos** que se suelen producir en caso de diabetes.
		AGUACATE	2/108	*Ayuda* a **mantener** un **nivel** adecuado de **azúcar** en la sangre, *reduce* el **colesterol** y *equilibra* la composición de las **grasas** de la sangre, todo lo cual resulta especialmente conveniente para los diabéticos.[10]
		CEBOLLA	2/142	*Contribuye* a **reducir** el nivel de **glucosa** en la sangre en caso de diabetes.[11] Además es **alcalinizante** de la sangre y *protege* contra la **arteriosclerosis,** conveniente en caso de diabetes.
		CHAMPIÑÓN	2/294	Investigaciones realizadas con animales de experimentación en la Universidad de Surrey (Reino Unido) muestran que el champiñón produce una *importante* **mejoría** en la **evolución** de la diabetes.[12] Además, aporta **proteínas** y **vitaminas** del grupo **B** con *muy pocos* **hidratos de carbono.**
		NOPAL	1/43	Investigaciones realizadas en México muestran que el consumo de las **palas** u **hojas** carnosas del nopal produce un **rápido descenso** en el nivel de glucemia, pero únicamente en quienes padecen de diabetes no insulinodependiente, y nunca en individuos sanos.[13] Por eso, esta popular verdura usada en Méjico, es un eficaz complemento en el tratamiento de la diabetes tipo II.
		PATATA (PAPA)	2/201	Proporciona **hidratos de carbono complejos** y **fibra,** lo cual hace que durante su digestión se libere lentamente glucosa. De esta forma, la patata no produce aumentos bruscos en el nivel de glucosa de la sangre, y resulta *bien tolerada* por los diabéticos en **cantidades controladas**.
		GERMEN DE TRIGO	2/310	La acción combinada de las vitaminas B_1 y E presentes en el germen, explica en parte su **efecto antidiabético**: 4 o 5 cucharadas diarias pueden reducir el nivel de glucemia y las necesidades de insulina.
		GUAR	1/90	La goma que se extrae de las semillas de este árbol asiático se usa en el tratamiento de la diabetes, porque **enlentece** la **absorción** de la **glucosa** procedente de los alimentos y evita así que suba su nivel en la sangre. Además, se usa como aditivo natural espesante.
		ANTIOXIDANTES	1/354	**Protegen** a las células del daño causado por el exceso de azúcar en el medio extracelular (fuera de las células) y su carencia en el intracelular (dentro de las células). La **provitamina A** (T. 1 pág. 389), la **vitamina C** (T. 1 pág. 396) y la **E** (T. 1 pág. 397), así como los **flavonoides** (T. 1 pág. 411), son los mejores antioxidantes naturales, que pueden tomarse en forma de **suplementos** o lo que es mejor, formando parte de frutas, hortalizas y frutos secos.
		VITAMINAS B	1/390	Las **vitaminas** B_1, B_2 y B_6 son necesarias para que la glucosa pueda metabolizarse y transformarse en energía, por lo cual los diabéticos deben evitar su carencia. El **germen de trigo, la levadura de cerveza,** las **legumbres** y los **frutos secos,** son buenas fuentes de estas vitaminas.
		MAGNESIO	1/400	Los diabéticos adultos corren el riesgo de sufrir carencia de este mineral, que *interviene* en la **producción de insulina** en el páncreas. Son buenas fuentes de magnesio, el **salvado de trigo,** los **frutos secos,** las **semillas** y las **legumbres.**
		OLIGOELEMENTOS	1/409	El *cromo,* el *cobre* y el *manganeso, intervienen* en la **producción de insulina**. El cromo se encuentra sobre todo en los **huevos,** las **frutas,** las **hortalizas** frescas, el **germen de trigo** y la **levadura de cerveza**. La **melaza** también es rica en cromo y oligoelementos, pero se debe usar con *mucha prudencia* en caso de diabetes.
		FRUCTOSA	1/171	Es un monosacárido más dulce que la sacarosa o azúcar común, que se encuentra de forma **natural** en las frutas, junto con la glucosa y la sacarosa. **Precisa menos insulina** para ser metabolizada, por lo que los diabéticos lo asimilan más fácilmente que la glucosa. Sin embargo, *no* se debe **abusar** de la fructosa, pues su **uso abundante,** *aislado* de otros azúcares, produce diversos **trastornos** como aumento de los triglicéridos y del ácido úrico en la sangre.[14]

TOMO 2 / 289

Cap. 31: ALIMENTOS PARA EL METABOLISMO

Enfermedad	Uso	Alimento o nutriente	Tomo/Pág.	Motivos y efectos
DIABETES *continuación* **Alimentos recomendados y desaconsejados:** Los alimentos cuyo consumo se recomienda aumentar en esta tabla, contribuyen significativamente al control de la diabetes y a evitar sus complicaciones. Para ello, es preciso que su uso se inserte en el marco de una **planificación dietética** establecida por un **especialista**. Los alimentos cuyo consumo se recomienda reducir o eliminar han demostrado favorecer la aparición de diabetes, y/o empeorar su evolución. Un diabético que simplemente tenga en cuenta estas sencillas recomendaciones, ya tiene mucho ganado en el control de su enfermedad. *Miel*	Reducir o eliminar	AZÚCARES	1/170	Todos los que se usan en la alimentación, con la excepción de la fructosa, están formados en parte o completamente por **glucosa**. Esta se absorbe muy fácilmente, por lo cual **aumenta bruscamente** su nivel en sangre y resulta inconveniente para los diabéticos. Se deben evitar los azúcares en general, así como todos los productos dulces que con ellos se elaboran.
		BOLLERÍA REFINADA	1/73	Proporciona **azúcar** y **harina refinada**, **sin** apenas **fibra** ni **vitaminas**. Esto hace aumentar rápidamente el nivel de glucosa en la sangre, lo que resulta inconveniente para los diabéticos, puesto que no la pueden aprovechar. Aquí incluimos todas clase de bollos, galletas, pasteles y productos de repostería.
		MIEL	1/160	Está formada por una mezcla a partes iguales de **glucosa** y **fructosa**. Su efecto desfavorable sobre la diabetes es similar al de cualquier azúcar refinado, pues no contiene fibra y provoca bruscos aumentos en el nivel sanguíneo de glucosa.
		GRASA SATURADA	1/405	Está comprobado que el consumo de grasa, especialmente de tipo **saturado**, **reduce** la **tolerancia** a la glucosa y **empeora** la diabetes.[1] Por ello los diabéticos deben evitar el consumo de mantequilla, nata, carnes grasas y derivados cárnicos ricos en grasa saturada, como los embutidos, el 'bacon' y el 'foie-gras'.
		CHOCOLATE	1/357	Es rico en **azúcar** y en **grasa**, ambos **nocivos** para los diabéticos.
		MARISCO	1/252	Con cierta frecuencia está **contaminado** por diversos virus y bacterias que pueden causar **infecciones graves** en los diabéticos, ya que suelen tener bajas las defensas contra las infecciones.
		CARNE	1/262	Un **consumo elevado** de carne se asocia con un **mayor riesgo** de padecer diabetes.[15] Esta enfermedad se da con menor frecuencia entre los vegetarianos.
		LECHE	1/182	Varias investigaciones muestran que los lactantes que se alimentan con leche de vaca presentan con mayor frecuencia diabetes tipo I (insulinodependiente). Por prudencia se aconseja a todos los diabéticos que reduzcan su consumo de leche de vaca. No existen pruebas de que los derivados lácteos desnatados o bajos en grasa puedan ser inconvenientes en caso de diabetes.
		BEBIDAS ALCOHÓLICAS	1/376	El alcohol hace que las células se vuelvan más resistentes a la insulina, y **empeora** la evolución de la diabetes. Además, **favorece** la degeneración de los nervios periféricos (neuropatía), una de las complicaciones de la diabetes.
		SAL	1/344	Su consumo habitual por encima de la IDA (ingesta diaria admisible) de 6 g, aumenta la posibilidad de que se produzca **hipertensión** arterial, a la cual son propensos los diabéticos. La hipertensión favorece las complicaciones cardiovasculares de la diabetes.
TRIGLICÉRIDOS ELEVADOS Los triglicéridos son *un tipo de grasa que circula por la sangre* formando parte de las **lipoproteínas**, junto con el **colesterol** y los **fosfolípidos**. Su aumento de nivel *favorece* la **arteriosclerosis**, y como consecuencia, el infarto de miocardio y la apoplejía (*ictus* o ataque cerebral). Los triglicéridos están formados químicamente por glicerina y ácidos grasos, y se encuentran en *todas* las **grasas**. Los **aceites** están formados principalmente por triglicéridos (ver T. 1 pág. 116). *continúa en la página siguiente*	Aumentar	SOJA	2/264	La soja y sus derivados *reducen* el nivel de **colesterol** en la sangre, así como el de **triglicéridos**. Este efecto se atribuye tanto a la composición de sus grasas y proteínas, como a las **isoflavonas** (un tipo de estrógenos vegetales) y fibra que contiene.
		JUDÍA (FRIJOL)	2/343	Se ha comprobado que el consumo de 120 g diarios de judías cocinadas durante tres semanas, **reduce** en un 10% los niveles de colesterol y de triglicéridos en la sangre.[16]
		AGUACATE	2/108	Es un hecho paradójico, pero comprobado, que el consumo de aguacate, que contiene triglicéridos, haga descender el nivel de este tipo de grasa en al sangre.[17] La *equilibrada composición* de sus **ácidos grasos**, así como su riqueza en **fibra**, explican parcialmente este efecto **hipolipemiante** (reductor del nivel de grasa en la sangre) del aguacate.
		CEBOLLA	2/142	El consumo de extracto acuoso de cebolla (**agua de cebolla**) *reduce* el nivel de triglicéridos en la sangre.[18] Además *aumenta* el **colesterol HDL** (colesterol 'bueno') que protege contra la arteriosclerosis. Es de suponer que la *cebolla* **cruda** ejerce el mismo efecto.

TOMO 2 / **290**

ENCICLOPEDIA DE LOS ALIMENTOS
2ª Parte: El poder curativo de los alimentos

Enfermedad	Uso	Alimento o nutriente	Tomo/Pág.	Motivos y efectos
TRIGLICÉRIDOS ELEVADOS *continuación* La diabetes, el hipotiroidismo y las enfermedades hepáticas pueden aumentar el nivel de triglicéridos, aunque en muchos casos obedece a causas únicamente hereditarias. Se ha podido comprobar que ciertos alimentos, como los que se indican en esta tabla, pueden reducir el nivel de triglicéridos, y con ello el riesgo de arteriosclerosis y de enfermedades coronarias. *Guayaba*	Aumentar	GUAYABA	2/114	Añadir unas guayabas cada día a la dieta habitual, *reduce* el nivel de **triglicéridos** y **colesterol** en la sangre, así como la **hipertensión arterial**, según se ha comprobado.[19]
	Aumentar	GERMEN DE TRIGO	2/310	El consumo de 20 a 30 g diarios de germen de trigo durante 4 meses *reduce* el **colesterol LDL** (nocivo) en un 15% y los **triglicéridos** en un 11%.[20]
	Aumentar	PESCADO, ACEITE	1/241	Los **ácidos grasos omega-3** del pescado, ingeridos en forma de **suplemento** de aceite de pescado, produce una reducción de hasta el 30% en el nivel de triglicéridos de la sangre.[21] Sin embargo, este efecto reductor disminuye a medida que pasa el tiempo, aunque se continúe tomando el aceite de pescado. Es posible que el pescado graso o azul produzca un efecto similar, aunque menos intenso debido a que también contiene colesterol, que neutraliza la acción favorable de los ácidos grasos omega-3.
	Reducir o eliminar	GRASA TOTAL	1/404	Un consumo elevado de grasa, especialmente si es de tipo saturado, favorece el aumento del nivel de triglicéridos. Los productos cárnicos como los **embutidos** y el **'foie-gras'** son los productos más ricos en grasa saturada, y deben de evitarse.
	Reducir o eliminar	FRUCTOSA	1/171	Cuando la **proporción** de fructosa en la alimentación **supera mucho** a la de **otros azúcares**, se produce un **aumento** del nivel de **triglicéridos** en la sangre. Este efecto surge únicamente al consumir abundante fructosa como **azúcar añadido** a los alimentos, y no al ingerir la fructosa en su estado natural, tal como se encuentra formando parte de las frutas o de la miel.
	Reducir o eliminar	AZÚCARES	1/170	Se ha comprobado que si se **reduce** el **consumo** de sacarosa (azúcar blanco o moreno), desciende el nivel de **triglicéridos** en la sangre, cuando este se encuentra elevado.[22]
HIPERTIROIDISMO Se produce debido al **excesivo funcionamiento** de la glándula **tiroides** como consecuencia de tumores o trastornos hormonales. Esta sintetiza un exceso de hormonas tiroideas, las cuales aceleran el metabolismo, es decir, la combustión de los hidratos de carbono, de las proteínas y de las grasas, favoreciendo el **adelgazamiento**. El exceso de hormonas tiroideas produce también un estado de excitación nerviosa, taquicardia, sudoración y gran sensibilidad al calor. *Además* del **tratamiento específico** prescrito por el **médico**, se recomiendan estos alimentos que contribuyen a frenar la producción de hormonas tiroideas y a evitar las consecuencias de su exceso. Los alimentos antitiroideos solo funcionan de este modo en caso de hipertiroidismo o cuando hay carencia de yodo, pero generalmente su efecto es inapreciable en situaciones normales.	Aumentar	PROTEÍNAS	1/386	Los hipertiroideos necesitan ingerir más proteínas para **compensar** el ritmo acelerado con que se destruyen, causando adelgazamiento. Esto es debido a la aceleración del metabolismo causada por las hormonas tiroideas. Los alimentos **vegetales** *pueden* proporcionar **suficientes** proteínas y de buena calidad. Si a pesar de ello se prefieren las de origen animal, es preferible obtenerlas a partir de los **lácteos**, los **huevos** y el **pescado**.
	Aumentar	HIDRATOS DE CARBONO	1/387	En caso de hipertiroidismo **aumentan** las *necesidades* de **calorías**, y los hidratos de carbono constituyen su fuente primaria.
	Aumentar	VITAMINAS B	1/390	Son *necesarias* para **metabolizar** los **hidratos de carbono** y transformarlos en energía. Los **cereales integrales**, las **legumbres**, el **germen de trigo** y la **levadura de cerveza** son buenas fuentes de vitaminas del grupo B.
	Aumentar	COL	2/191	Al machacar la col, la coliflor o el nabo en crudo, se libera una sustancia picante de **acción antitiroidea**. Su efecto consiste en impedir la absorción del yodo en la glándula tiroides, lo que frena su actividad. El **consumo abundante** de cualquier tipo de col **cruda** durante largos periodos de tiempo (varios meses) puede reducir la producción de hormonas tiroideas, lo que resulta favorable en caso de hipertiroidismo.
	Aumentar	MAÍZ	2/238	Su **consumo abundante** y durante **largos periodos** de tiempo, reduce ligeramente la actividad de la glándula tiroides, lo que conviene en caso de hipertiroidismo.
	Aumentar	MANDIOCA	1/108	Se ha observado que el **consumo abundante** de este tubérculo produce un *ligero* efecto antitiroideo.[23] Los que padecen de hipertiroidismo pueden beneficiarse de su consumo.
	Reducir o eliminar	BEBIDAS ESTIMULANTES	1/372	La **cafeína** que contienen produce una excitación que se añade a la propia de las hormonas tiroideas producidas en exceso por la glándula tiroides. Su consumo favorece el nerviosismo y la taquicardia a la que tienden los enfermos hipertiroideos.

TOMO 2 / **291**

Cap. 31: ALIMENTOS PARA EL METABOLISMO

Enfermedad	Uso	Alimento o nutriente	Tomo/ Pág.	Motivos y efectos
HIPOTIROIDISMO Se produce cuando el tiroides sintetiza **menos hormonas** de las **necesarias**. Suele deberse a la **ingesta** *insuficiente* de yodo. La glándula tiroides trata de compensar la carencia de yodo aumentando su volumen, denominándose bocio. Los alimentos ricos en yodo como los que aquí se recomiendan, pueden contribuir a evitar o a combatir el hipotiroidismo.	Aumentar	PESCADO	1/232	**Junto** con las **algas**, es uno de los alimentos *más ricos* en **yodo** (150-350 μg/100 g). El yodo es *imprescindible* para el buen funcionamiento de la glándula tiroides, y su carencia alimentaria es causa de hipotiroidismo.
		ALGAS	1/134	Por su *elevado contenido* en **yodo**, facilitan la producción de hormonas en la glándula tiroides y convienen a quienes padecen de hipotiroidismo.
		FEIJOA	2/263	Su contenido en **yodo** es superior al de otras frutas y *próximo* al del **pescado** marino. Conviene en caso de hipotiroidismo causado por escaso aporte de yodo con los alimentos.
		BERRO	2/132	Es rico en **oligoelementos**, entre ellos el **hierro** y el **yodo**. Tiene una acción **tonificante** de la glándula tiroides y de todo el organismo en general.
GOTA La gota se manifiesta con inflamación y dolor agudo en las articulaciones, debido a *depósitos de* **ácido úrico** *cristalizado*. La más afectada suele ser la metatarso-falángica (la de la base del dedo gordo del pie). Los hombres y las mujeres posmenopáusicas son los que con mayor frecuencia sufren de gota, debido a un efecto hormonal. El **ácido úrico** se forma en nuestro organismo por dos mecanismos: • A partir de los alimentos, como producto de desecho del metabolismo de ciertas proteínas llamadas **nucleoproteínas**. Este tipo especial de proteínas contiene los ácidos nucleicos ADN y ARN, en los que reside la herencia genética. En la composición de los ácidos nucleicos intervienen unas sustancias llamadas **purinas**. Cuando el organismo descompone las nucleoproteínas que se encuentran en los alimentos, se liberan sus distintos componentes, y entre ellos, las purinas. Estas deben ser eliminadas, y para ello, el organismo las transforma en **ácido úrico** que *se excreta* con la **orina**. El ácido úrico se forma pues en el organismo, no a partir de las proteínas propiamente dichas, sino a partir de las purinas que acompañan a un tipo especial de proteínas de los alimentos, llamadas nucleoproteínas.	Aumentar	LOS MISMOS QUE ACIDOSIS METABÓLICA	2/284	Todos estos alimentos son **alcalinizantes**, por lo que favorecen la solubilidad del ácido úrico en la orina y contribuyen a su eliminación.
		LIMÓN	2/124	Es un *potente eliminador* de **ácido úrico**. Promueve la disolución de los cristales de este ácido y de uratos que se depositan en los tejidos, y su eliminación con la orina. Los demás frutos **cítricos** como la naranja y el pomelo, *también* resultan efectivos, aunque *no tanto* como el limón.
		FRUTA	1/30	Todas ellas apenas contienen purinas, generadoras de ácido úrico. Además, como son en general **alcalinizantes** y **diuréticas**, favorecen la eliminación del ácido úrico procedente de otras fuentes. El **alquequenje** (T. 1 pág. 51), junto con el **limón**, las **cerezas**, las **fresas** (frutillas) y las **uvas** citadas en esta tabla, son las más convenientes en caso de gota.
		FRUTOS SECOS	1/52	Aportan *muy pocas* purinas generadoras de ácido úrico, y constituyen un alimento nutritivo recomendable en caso de gota.
		HORTALIZAS	1/92	La mayor parte de ellas aportan muy pocas purinas, y además, *facilitan* la **eliminación** del ácido úrico que producen otros alimentos. Además del **apio** y del **tomate** citados en esta tabla, la **coliflor**, la **judía verde**, el **nabo**, y el **puerro** también se recomiendan en caso de gota.
		LÁCTEOS	1/180	Sus proteínas *no producen* **ácido úrico**, a diferencia de las de la carne o las legumbres. Además, la **leche** y sus derivados *favorecen* la eliminación de este ácido.
		CEREZA	2/304	Es un *excelente* **diurético** y **depurativo** de la sangre, que promueve la eliminación del ácido úrico y de otras sustancias de desecho. Además, la cereza contiene una pequeña cantidad de **ácido salicílico** (precursor natural de la aspirina), de acción antiinflamatoria y antirreumática, que contribuye a reducir la artritis (inflamación de las articulaciones) que se produce en caso de gota.
		FRESA (FRUTILLA)	2/103	Son **diuréticas** (aumentan el volumen de orina) y *promueven* la *eliminación* con la orina, del **ácido úrico** de la sangre.
		UVA	2/78	Es una *buena eliminadora* de **ácido úrico** debido a su acción **alcalinizante** y **diurética**. La **cura de uvas** es muy recomendable en caso de **artritis gotosa**.
		MANZANA	2/229	La **cura de manzanas** logra **alcalinizar** la **sangre** y la **orina**, lo que *favorece* la *eliminación* del **ácido úrico**.
		APIO	2/248	Buen **diurético** que *neutraliza* el exceso de **acidez** en la sangre y *facilita* la *eliminación* urinaria de ácidos de desecho metabólico, como el **ácido úrico**. El caldo que se obtiene al hervir el apio y la cebolla, también alcalinizante, logra los mejores resultados (se le llama **caldo depurativo**, ver T. 1 pág. 369).
		TOMATE	2/275	A pesar de que contiene ácidos, su efecto en el organismo es **alcalinizante**. *Favorece* la *eliminación* del **ácido úrico** causante de la gota.

Apio

continúa en la página siguiente

ENCICLOPEDIA DE LOS ALIMENTOS

2ª Parte: El poder curativo de los alimentos

Enfermedad	Uso	Alimento o nutriente	Tomo/Pág.	Motivos y efectos
GOTA *continuación* • A partir de las propias células del organismo: Aunque no se ingieran nucleoproteínas, el **organismo** genera *por sí mismo* una cierta cantidad de ácido úrico al descomponer las células muertas que necesitan ser reemplazadas. Cuando el ácido úrico se produce en exceso o no se elimina a un ritmo adecuado por parte de los riñones, aumenta su nivel en la sangre y se deposita en diversos tejidos, como los que rodean las articulaciones. Allí causa inflamación y dolor, esto se conoce como gota. Los alimentos cuyo consumo se recomienda a los que padecen gota, deben cumplir estas dos condiciones: 1. Que contengan **pocas purinas** generadoras de ácido úrico. 2. Que *favorezcan la eliminación* del **ácido úrico**. Los alimentos **alcalinizantes** aumentan la eliminación de ácido úrico con la orina, mientras que los **acidificantes** la *dificultan*. Esto es así porque el ácido úrico se disuelve y se elimina mejor cuando la sangre y la orina son alcalinas, que cuando son ácidas. Las **frutas** y la mayor parte de las **hortalizas** cumplen ambas condiciones. Los **cereales** cumplen la primera condición, pero no la segunda. Por ello, en caso de gota **no** se recomienda consumirlos *en abundancia*, aunque sí en cantidades controladas. Contienen pocas purinas, pero en cambio son **acidificantes**, por lo que un consumo abundante dificulta la eliminación del ácido úrico procedente de otros alimentos. Este efecto de los cereales no reviste importancia práctica en sujetos normales. Únicamente quienes padecen gota deben evitar ingerirlos en exceso. *Setas (hongos)*	Reducir o eliminar ▽	**VÍSCERAS**	1/317	Los **sesos**, los **riñones**, el **hígado** y todas las vísceras son los productos de origen animal **más ricos** en **purinas**, y los que más **ácido úrico** producen. Ningún otro producto favorece la aparición de gota como las vísceras, por lo que deben evitarlos, no solo quienes padecen la enfermedad, sino también todos aquellos que deseen seguir una **alimentación sana**.
		CARNE	1/262	Todas las carnes contienen **purinas** que se transforman en **ácido úrico** en el organismo. Las **carnes rojas** (vacuno, cordero, cerdo) son las que **más ácido úrico** producen. Es un hecho bien probado que a mayor consumo de carne (y también, de pescado), mayor nivel de ácido úrico en la sangre, y más riesgo de que se produzca la enfermedad gotosa.[24]
		MARISCO	1/252	Tanto los crustáceos como los moluscos son **grandes productores de ácido úrico** en el organismo, y deben evitarse en caso de gota o de elevación del ácido úrico.
		PESCADO GRASO (AZUL)	1/238	**Todos** los pescados **producen ácido úrico**, pero los **blancos** o **magros** lo hacen en una **cantidad inferior** a los grasos o azules. Las **sardinas**, las **anchoas** y los **arenques** son los **más ricos** en purinas productoras de ácido úrico en el organismo.
		BEBIDAS ALCOHÓLICAS	1/376	El alcohol bloquea la eliminación del ácido, por lo tanto **favorece la elevación d**e su nivel y la aparición de gota. **Todas** las bebidas alcohólicas, incluido el vino y la cerveza, resultan **especialmente nocivas** en caso de tendencia a la elevación del ácido úrico en la sangre.
		BEBIDAS ESTIMULANTES	1/372	La **cafeína** que contienen todas ellas pertenece a la familia química de las **purinas**, y se transforma en ácido úrico en el organismo. La contribución del café o del té a la formación de ácido úrico es cuantitativamente menor que la de las carnes o la de las legumbres, por ejemplo. A pesar de ello, las bebidas cafeinadas también deben evitarse en caso de gota.
		LEVADURA DE CERVEZA	1/358	Se obtiene por deshidratación de millones de células de levadura, cada una de las cuales posee uno o varios núcleos celulares en los que existen **ácidos nucleicos** formados por **purinas**. Estas purinas se transforman en ácido úrico en el organismo, el cual cuando no puede ser eliminado en cantidad suficiente por los riñones, da lugar a la enfermedad de la gota. Aunque la levadura de cerveza contiene muchas menos purinas que las vísceras, también debe ser evitada en caso de gota.
		LEGUMBRES	1/78	**Todas** las semillas de las leguminosas, incluidas las clasificadas como legumbres y también como hortalizas (por ejemplo, los guisantes) **contienen purinas** productoras de **ácido úrico**.[25] La **soja** es la que **más ácido úrico produce**. Si los riñones funcionan bien, esto no supone ninguna amenaza para la salud. Pero en caso de gota o de ácido úrico elevado, deben evitarse.
		ESPINACA	2/28	No contiene purinas, pero sí **ácido oxálico** que puede dificultar la eliminación del ácido úrico con la orina. Además de la espinaca, las **acelgas** y el **ruibarbo** también contienen **mucho ácido oxálico**. Deben evitar su consumo quienes tengan tendencia a padecer gota o niveles elevados de ácido úrico en la sangre.
		FRUCTOSA	1/171	Cuando se consume **purificada** como azúcar, en una **proporción muy superior** al resto de los azúcares naturales, produce trastornos metabólicos como el **aumento** del nivel de **ácido úrico** y de **triglicéridos** en la sangre. Este efecto indeseable no se produce cuando la fructosa se ingiere formando parte natural de las frutas o de la miel.
		SETAS (HONGOS)	1/136	Aunque producen mucho menos **ácido úrico** que la carne o que las legumbres, también deben evitarse en la alimentación de los gotosos.
		ESPÁRRAGO	2/250	Son una de las hortalizas **más ricas** en **purinas**, aunque mucho menos que la carne. Sin embargo, este aspecto desfavorable del espárrago **se compensa** con su **acción diurética**, la cual favorece la eliminación del ácido úrico, por lo que en conjunto no es tan nocivo en caso de gota como cabría esperar. A pesar de todo, no se recomienda consumirlo en grandes cantidades cuando el ácido úrico está elevado.

TOMO 2 / 293

Champiñón

Reduce las necesidades de insulina

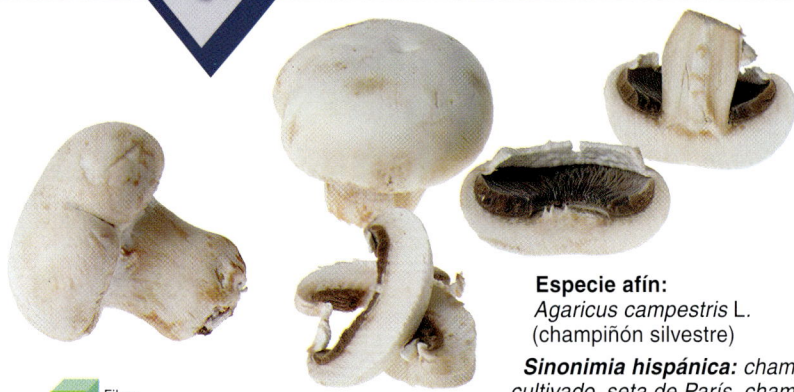

Especie afín: *Agaricus campestris* L. (champiñón silvestre)

Sinonimia hispánica: champiñón cultivado, seta de París, champiñón silvestre, seta de campo, hongo comestible; **Cat.:** xampinyó, camperol [cultivat]; **Eusk.:** txanpinoi, barrengorri; **Gal.:** champiñón; **Fr.:** champignon; **Ing.:** mushroom; **Al.:** Champignon.

Descripción: Cuerpo fructífero del hongo 'Agaricus bisporus' L.; perteneciente a la familia de las Agaricáceas, de la clase de los basidiomicetos. Está formado por tres partes bien diferenciadas: el **sombrero**, que es la zona más carnosa, de 5 a 10 cm de diámetro y color blanco; el **pie**, cilíndrico y con anillo; y el **himenio** o conjunto de laminillas situadas debajo del sombrero, en las que se forman las esporas.

Hábitat: Necesita crecer sobre materia orgánica, por lo que se cultiva sobre el estiércol. Puesto que no tiene clorofila, no precisa de la luz y prefiere la oscuridad. Francia es el principal país productor del mundo.

LOS CHAMPIÑONES son las setas u hongos más apreciados por su grato sabor y su inconfundible aspecto blanquecino. Su uso culinario data de principios del siglo XX, cuando empezó a consumirse en la capital de Francia (de ahí su nombre de **seta de París**).

PROPIEDADES E INDICACIONES: Contienen un 2,1% de proteínas bastante completas, aproximadamente las mismas que la patata, pero menos de la tercera parte de sus calorías (25 kcal/100 g). Sin embargo, los champiñones fritos aumentan mucho su aporte calórico.

Son bastante ricos en *vitaminas B_1, B_2, niacina* y *folatos*, así como en los minerales *potasio, fósforo* y *hierro*, y en *oligoelementos*. Sin embargo, son pobres en vitamina C y en calcio, y apenas contienen provitamina A ni vitamina E.

Como todas las setas, es de **digestión lenta** y a veces **pesada**, debido a la quitina que contiene y a las características de sus proteínas, ricas en ácidos nucleicos. No es recomendable para los gotosos (ver pág. siguiente).

El champiñón resulta *especialmente útil* en dietoterapia por su acción **antidiabética**. A ello contribuye su escaso aporte en hidratos de carbono (3,45%), así como su relativa riqueza en proteínas y vitaminas del grupo B. Se ha demostrado que el consumo de champiñones por animales de experimentación diabéticos, hace que necesiten menos dosis de insulina para regular su nivel de glucosa en sangre.[26]

Además de los diabéticos, pueden consumirlo los obesos por su acción saciante y su escaso aporte calórico, siempre que no sean fritos o cocinados con aceite.

CHAMPIÑONES composición
por cada 100 g de parte comestible cruda

Energía	25,0 kcal = 106 kj
Proteínas	2,09 g
H. de c.	3,45 g
Fibra	1,20 g
Vitamina A	—
Vitamina B_1	0,102 mg
Vitamina B_2	0,449 mg
Niacina	4,90 mg EN
Vitamina B_6	0,097 mg
Folatos	21,1 µg
Vitamina B_{12}	—
Vitamina C	3,50 mg
Vitamina E	0,120 mg EαT
Calcio	5,00 mg
Fósforo	104 mg
Magnesio	10,0 mg
Hierro	1,24 mg
Potasio	370 mg
Cinc	0,730 mg
Grasa total	0,420 g
Grasa saturada	0,056 g
Colesterol	—
Sodio	4,00 mg

% de la CDR (cantidad diaria recomendada) cubierta por 100 g de este alimento

Preparación y empleo

❶ **Crudos:** Cuando son muy tiernos pueden comerse crudos, cortados en finas láminas. Tienen que estar bien limpios de restos de tierra. Algunas investigaciones muestran que los champiñones crudos *pueden* tener **efecto cancerígeno** debido a su contenido en agaritina,[27,28] aunque otras lo desmienten.[29,30] Como medida preventiva, recomendamos que no se consuman en crudo (ver T. 1 pág. 147).

❷ **Cocinados:** Asados, fritos, o en diversas preparaciones culinarias. Requieren un escaso tiempo de cocción (unos pocos minutos).

❸ **Conservas:** Retienen bien su aroma y sabor congelados, en lata, y sobre todo, desecados.

Fruto del pan

Artocarpus communis Forst.

31 - Alimentos para el metabolismo

Nutritivo y energético

EL ÁRBOL del pan pasó a la historia por ser el desencadenante del motín del Bounty. En 1792, este navío británico transportaba mil árboles del pan desde Tahití a las colonias inglesas del Caribe, donde se esperaba que produjeran abundantes frutos con los que alimentar a los esclavos.

Blight, el capitán del Bounty, tuvo que racionar el agua de la tripulación para regar el cargamento de árboles del pan, que necesitan abundante agua dulce. Este hecho provocó el famoso amotinamiento que acabó en el Pacífico sur en la solitaria isla de Pitcairn.

PROPIEDADES E INDICACIONES: La pulpa del fruto fresco contiene alrededor del 70% de agua, pero una vez seca tiene una composición que *se asemeja* a la de la **harina de trigo** (ver T. 2 pág. 306). La harina de trigo tiene más proteínas, pero menos grasas, minerales y vitaminas que el fruto del pan.

Se entiende, pues, que este fruto pueda sustituir a la harina de trigo en las regiones tropicales en las que escasean los cereales panificables. *No* podemos decir que el fruto del pan sea un alimento completo, pero *sí* resulta **nutritivo** y **saludable**. *Combinado* con alimentos ricos en proteínas, tales como las **alubias** o frijoles, u otras **leguminosas**, el fruto del pan es un componente importante en la alimentación de los países tropicales.

Su nutriente más abundante es el *ALMIDÓN*, que forma la mayor parte de sus hidratos de carbono, al igual que ocurre con la harina de trigo. Durante el proceso digestivo, el almidón se transforma lentamente en **glucosa**, sustancia que constituye la fuente de energía más importante para las células del organismo.

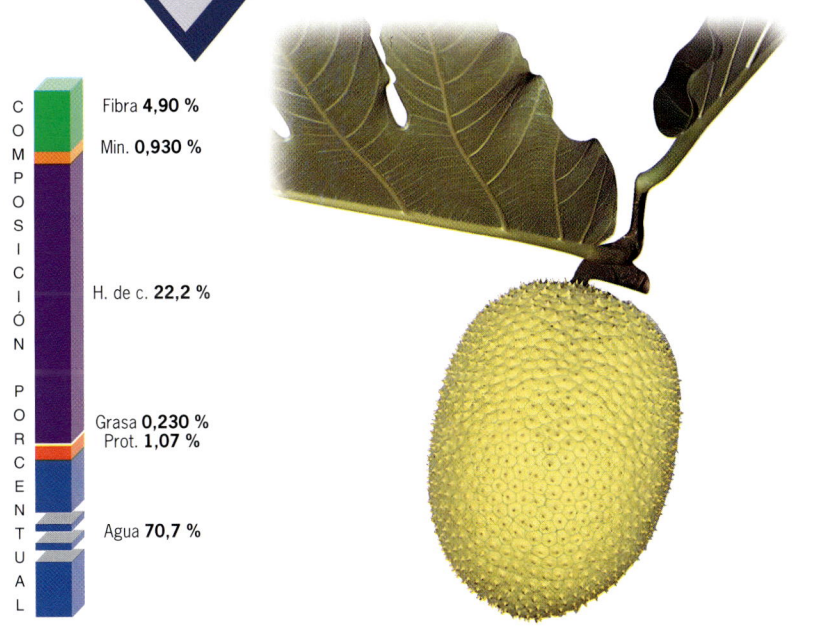

Especie afín: *Arctocarpus heterophylla* Lam. (fruta de Jack).

Sinonimia hispánica: frutapán, albopán, buen pan, guampán, jaquero, lavapén, marure, mazapán, pan de pobre, pan de todo el año, pana [peu], topán; **Cat.:** fruit de l'arbre del pa; **Eusk.:** ogi-arbola (el árbol); **Gal.:** froito da arbre do pan; **Fr.:** fruit de l'arbre à pain; **Ing.:** breadfruit; **Al.:** Brotfrucht.

Descripción: Fruto del árbol del pan ('Artocarpus communis' Forst.), árbol de la familia de las Moráceas que alcanza hasta 20 m de altura.

Hábitat: Crece silvestre y cultivado en todas las islas del Caribe, aunque procede originalmente del sudeste de Asia. Se cultiva también en las islas de la Polinesia.

FRUTO DEL PAN composición
por cada 100 g de parte comestible cruda

Energía	103 kcal = 432 kj
Proteínas	1,07 g
H. de c.	22,2 g
Fibra	4,90 g
Vitamina A	4,00 µg ER
Vitamina B_1	0,110 mg
Vitamina B_2	0,030 mg
Niacina	0,900 mg EN
Vitamina B_6	0,100 mg
Folatos	14,0 µg
Vitamina B_{12}	—
Vitamina C	29,0 mg
Vitamina E	1,12 mg EαT
Calcio	17,0 mg
Fósforo	30,0 mg
Magnesio	25,0 mg
Hierro	0,540 mg
Potasio	490 mg
Cinc	0,120 mg
Grasa total	0,230 g
Grasa saturada	0,048 g
Colesterol	—
Sodio	2,00 mg

% de la CDR (cantidad diaria recomendada) cubierta por 100 g de este alimento

Preparación y empleo

❶ Pulpa del fruto: Es jugosa y está surcada de finas hebras. Su sabor es suave y bastante neutro. Se puede consumir cruda, o bien hervida, asada o frita.

❷ Semillas: Los frutos de ciertas variedades del árbol del pan contienen numerosas semillas, que se consumen asadas como si se tratara de castañas.

❸ Harina: Se extrae de la pulpa desecada. Mezclada con harina de cereales, se usa para la elaboración de pan.

31 - Alimentos para el metabolismo

Bactris gasipaes L.

Pejibaye

Un fruto muy energético

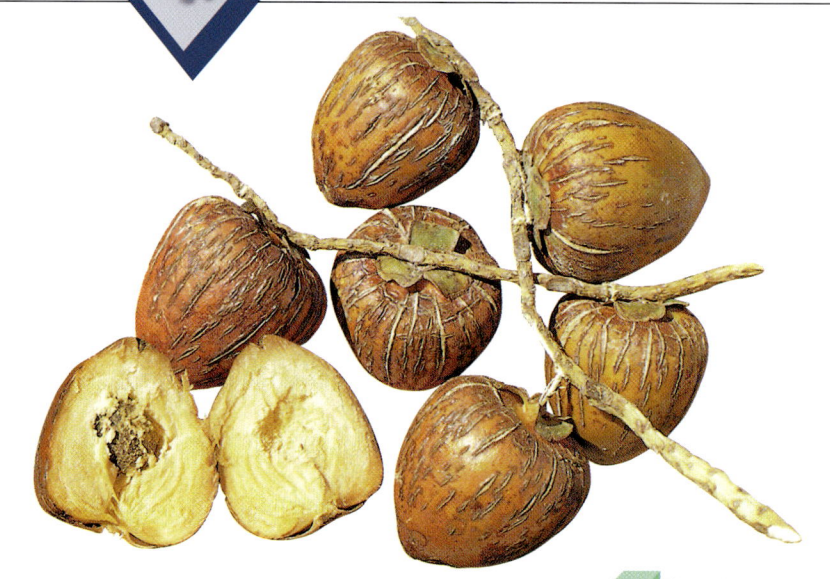

ESTE FRUTO se consume en Centro y Sudamérica desde antes de la llegada de los colonizadores europeos. En la actualidad forma parte de la alimentación tradicional de países como Colombia y Venezuela.

PROPIEDADES E INDICACIONES: En su composición *predominan* los **hidratos de carbono**, que superan el 40% de su peso. Entre ellos el más abundante es el **almidón,** aunque también existen hidratos de carbono simples o **azúcares.** También contiene grasas y proteínas, aunque en menor proporción que los hidratos. Posee, asimismo, una apreciable cantidad de **vitamina A** en forma de carotenoides[31] los cuales resisten bien la acción del calor, y en menor proporción vitaminas B_1, B_2, C y niacina. En cuanto a minerales, se encuentran en cantidad discreta el calcio, fósforo y hierro.

Por su elevada proporción de almidón, el pejibaye resulta un fruto *rico* en **energía.** Cada gramo de almidón proporciona al organismo 4 calorías (= 4 kcal) cuando se metaboliza.

El consumo de pejibaye está indicado en los siguientes casos:

• Épocas de **crecimiento** (niñez, adolescencia).

• **Deportistas,** personas que realizan **trabajos físicos,** y en general, siempre que exista una mayor demanda de aporte energético.

• **Desnutrición, adelgazamiento, convalecencia** de enfermedades debilitantes.

Sinonimia científica:
Guilelma gasipaes (H.B.K.) Bailey.

Sinonimia hispánica: pijibay, cachipay, chantaduro, jijirre, supa, tenga, palma pichiguao, gasipaes, pijiguao; **Ing.:** peach palm; **Al.:** Pfirsich-palmfrucht.

Descripción: Fruto de la palmera pejibaye ('Bactris gasipaes' L.), árbol de la familia de las Palmáceas.

Hábitat: Propio de las regiones tropicales de Sudamérica y especialmente de Colombia, Venezuela y Ecuador.

PEJIBAYE
composición
por cada 100 g de parte comestible cruda

Energía	196 kcal = 816 kj
Proteínas	2,60 g
H. de c.	37,1 g
Fibra	4,60 g
Vitamina A	201 µg ER
Vitamina B_1	0,050 mg
Vitamina B_2	0,160 mg
Niacina	1,40 mg EN
Vitamina B_6	0,300 mg
Folatos	28,0 µg
Vitamina B_{12}	—
Vitamina C	35,0 mg
Vitamina E	2,40 mg EαT
Calcio	14,0 mg
Fósforo	46,0 mg
Magnesio	163 mg
Hierro	1,00 mg
Potasio	264 mg
Cinc	1,40 mg
Grasa total	4,40 g
Grasa saturada	0,700 g
Colesterol	—
Sodio	3,00 mg

% de la CDR (cantidad diaria recomendada)
cubierta por 100 g de este alimento

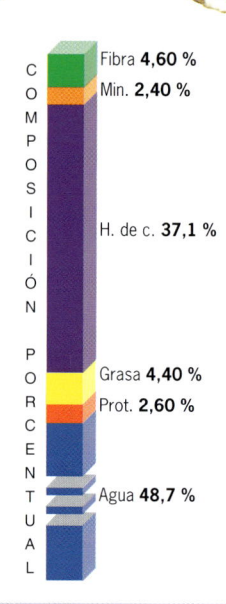

COMPOSICIÓN PORCENTUAL

Fibra **4,60 %**
Min. **2,40 %**
H. de c. **37,1 %**
Grasa **4,40 %**
Prot. **2,60 %**
Agua **48,7 %**

Preparación y empleo

❶ **Crudo:** Su pulpa tiene una consistencia farinácea y un sabor muy agradable.

❷ **Hervido:** Es la forma más habitual de consumirlo. Se somete a cocción de 30 a 45 minutos en agua salada. Después de pelado, se sirve con diversas salsas, con requesón o con queso fresco.

❸ **Tostado:** Adquiere un sabor muy agradable.

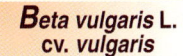   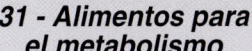

31 - Alimentos para el metabolismo

Acelga

Ligera y sabrosa

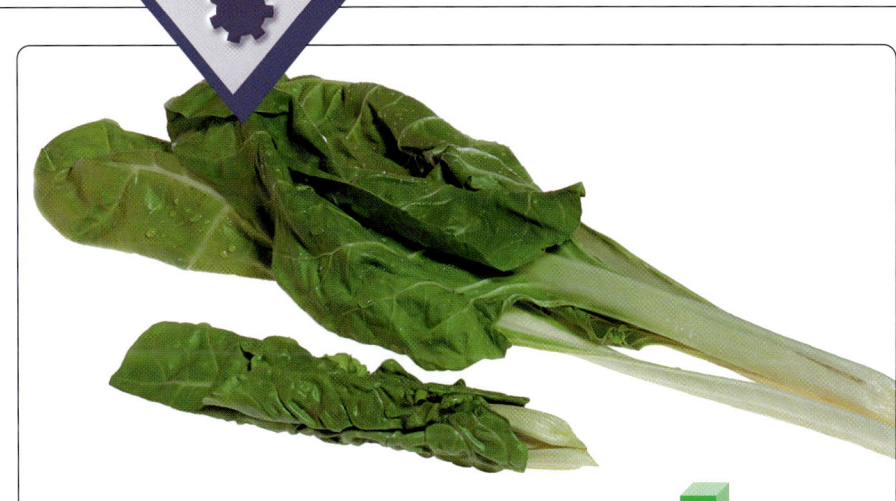

A PESAR de que la acelga es una de las verduras más antiguas de cuantas se conocen, ponderada ya por los escritores griegos hace más de 2.500 años, hay quienes la consideran como simple, ordinaria o de poco valor.

Pero ahí sigue la acelga, llamativa, con sus gruesos tallos blancos, y sus hojas nervudas de color verde brillante, esperando a que los humanos sepan reconocer sus bondades dietéticas.

PROPIEDADES E INDICACIONES: Destaca por su contenido en *provitamina A* y en *hierro*.

Estas son sus indicaciones más importantes:

• **Obesidad:** La acelga tiene la propiedad de satisfacer el apetito sin apenas aporte energético (unas 20 kcal/100 g). En cualesquiera de sus formas de preparación [❶,❷,❸], las acelgas constituyen un plato ideal, especialmente en la cena, para aquellos que deseen adelgazar.

• **Depurativa y alcalinizante de la sangre,** por su riqueza en sales *minerales*.

• **Digestiva y laxante:** Recomendable en casos de **gastritis, estreñimiento** y **hemorroides**.

• **Anemia,** debido a su elevado contenido en hierro.

Las acelgas contienen bastante *ácido oxálico,* aunque no tanto como las espinacas (ver T. 2 pág. 29). Por ello deben usarse *con moderación* en caso de cálculos o **litiasis renal,** así como cuando se padece de **gota** o de exceso de **ácido úrico.**

Sinonimia científica: *Beta cycla* L.

Sinonimia hispánica: beta; **Cat.:** bleda, bledera; **Eusk.:** zerba; **Gal.:** acelga; **Fr.:** bette; **Ing.:** beetgreen; **Al.:** Mangold.

Descripción: Hojas verde brillante y peciolos blancos y carnosos, llamados pencas de la acelga ('Beta vulgaris' L. ssp. 'vulgaris' cv. 'vulgaris'), planta herbácea de la familia de las Quenopodiáceas.

Hábitat: Europa central y meridional, y América del Norte, son las principales zonas productoras..

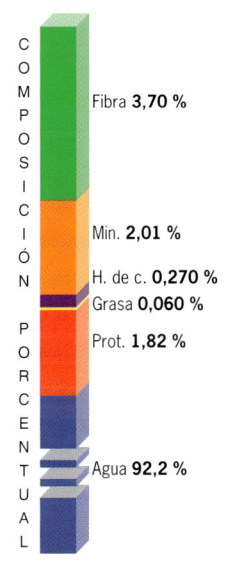

Fibra 3,70 %
Min. 2,01 %
H. de c. 0,270 %
Grasa 0,060 %
Prot. 1,82 %
Agua 92,2 %

ACELGAS composición
por cada 100 g de parte comestible cruda

Energía	19,0 kcal = 80,0 kj
Proteínas	1,82 g
H. de c.	0,270 g
Fibra	3,70 g
Vitamina A	610 µg ER
Vitamina B₁	0,100 mg
Vitamina B₂	0,220 mg
Niacina	0,883 mg EN
Vitamina B₆	0,106 mg
Folatos	14,8 µg
Vitamina B₁₂	—
Vitamina C	30,0 mg
Vitamina E	1,50 mg EαT
Calcio	119 mg
Fósforo	40,0 mg
Magnesio	72,0 mg
Hierro	3,30 mg
Potasio	547 mg
Cinc	0,380 mg
Grasa total	0,060 g
Grasa saturada	0,009 g
Colesterol	—
Sodio	201 mg

% de la CDR (cantidad diaria recomendada) cubierta por 100 g de este alimento

Preparación y empleo

❶ **Hojas:** Hervidas con agua o al vapor; rehogadas o aliñadas con aceite y limón constituyen un plato saludable y muy ligero.

❷ **Hojas tiernas:** Se pueden tomar crudas en ensalada.

❸ **Peciolos** de las hojas (**pencas**): Según algunos es la parte más exquisita de la planta, y pueden sustituir perfectamente a los cardos. Las **pencas** se preparan hervidas, rebozadas, asadas o formando parte de una sopa de verduras.

Eriobotrya japonica Lindl.

31 - Alimentos para el metabolismo

Níspero

Un buen antidiabético

AUNQUE a este fruto se le llama también níspero del Japón, para distinguirlo del níspero europeo, en realidad procede del sur de China. Pero la buena aclimatación de este en el Japón, ha llegado a convertirlo en uno de los árboles más representativos del país, tanto por sus jugosos frutos, como por su valor estético y ornamental.

PROPIEDADES E INDICACIONES: Algunos sufren una pequeña decepción al abrir un níspero y comprobar que casi la mitad de su volumen se halla ocupado por las semillas. Sin embargo, cambian rápidamente de idea al paladear la suculenta pulpa del fruto, aunque esta ocupe solo una parte del volumen total.

Los *azúcares* fructosa y levulosa suponen el 10,4% de la parte comesti-

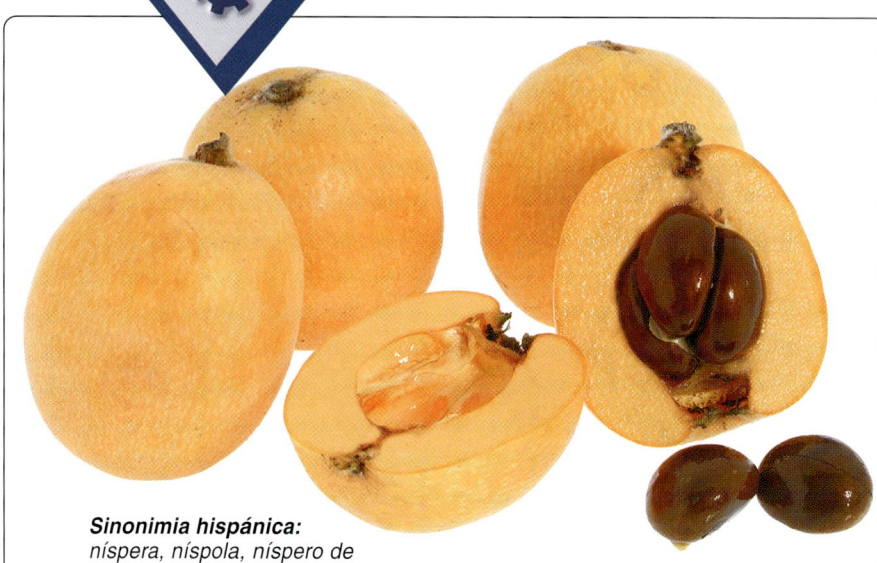

Sinonimia hispánica: níspera, níspola, níspero de España, níspero del Japón; **Cat.:** nespra, nispro; **Eusk.:** mizpirondo japoniar; **Gal.:** néspera; **Fr.:** nèfle; **Ing.:** [Japanese] loquat; **Al.:** Mispel.

Descripción: Fruto del nisperero ('Eriobotrya japonica' Lindl.), árbol de hoja perenne de la familia de las Rosáceas que alcanza hasta 5 m de altura, y se emplea también como fruta ornamental.

Hábitat: Se cultiva ampliamente en el Japón, desde donde se ha difundido al sudeste asiático, países mediterráneos y regiones cálidas del continente americano, como los estados de California y Florida. Se adapta bien tanto a regiones subtropicales como a las de clima templado.

NÍSPEROS composición
por cada 100 g de parte comestible cruda

Energía	47,0 kcal = 196 kj
Proteínas	0,430 g
H. de c.	10,4 g
Fibra	1,70 g
Vitamina A	153 µg ER
Vitamina B$_1$	0,019 mg
Vitamina B$_2$	0,024 mg
Niacina	0,263 mg EN
Vitamina B$_6$	0,100 mg
Folatos	14,0 µg
Vitamina B$_{12}$	—
Vitamina C	1,00 mg
Vitamina E	0,890 mg EαT
Calcio	16,0 mg
Fósforo	27,0 mg
Magnesio	13,0 mg
Hierro	0,280 mg
Potasio	266 mg
Cinc	0,050 mg
Grasa total	0,200 g
Grasa saturada	0,040 g
Colesterol	—
Sodio	1,00 mg

% de la CDR (cantidad diaria recomendada) cubierta por 100 g de este alimento

Preparación y empleo

❶ Frescos: Es la forma ideal de consumir los nísperos. Tienen que estar **bien maduros**, pues de lo contrario resultan demasiado ácidos.

❷ Compotas y mermeladas: Su uso está poco extendido, aunque es la única forma de comerlos fuera de los meses de primavera. Lamentablemente, pierden la mayor parte de sus propiedades.

❸ Cura de nísperos: Se realiza en primavera, tomando como alimento principal 1-2 kg diarios de nísperos, durante 2-3 días. Puede acompañarse de pequeñas cantidades de pan tostado o galletas.

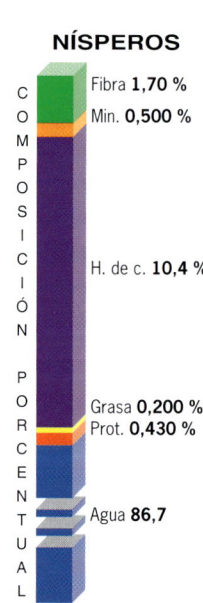

NÍSPEROS — Fibra 1,70 % · Min. 0,500 % · H. de c. 10,4 % · Grasa 0,200 % · Prot. 0,430 % · Agua 86,7

ble. El contenido en grasas y proteínas es mínimo (0,2% y 0,4% respectivamente).

La *vitamina A* (en forma de provitamina) es la más abundante, con 153 µg ER/100 g. Las vitaminas del complejo B, la C y la E están presentes, aunque en pequeñas cantidades.

En cuanto a ***minerales,*** el níspero aporta cantidades significativas de hierro, calcio y magnesio, aunque el mineral más abundante es el ***potasio****.*

En conjunto, el níspero aporta pocas calorías (47 kcal/100 g), pero abundante agua (86,7%) y sales minerales, que *refuerzan* su acción **diurética.**

Es rico en ***taninos*** de acción astringente (2,5%), así como en numerosas sustancias aromáticas de tipo ***triterpénico,*** de las que dependen sus propiedades antidiabéticas.

Estas son sus indicaciones:

• **Diabetes:** Investigaciones realizadas en la Universidad Federico II de Nápoles[32] (Italia), han puesto de manifiesto que los extractos de níspero consiguen reducir los niveles de glucosuria (azúcar en orina) en los ratones diabéticos. Los glucósidos sesquiterpénicos y los triterpenoides, sustancias no nutritivas presentes en el níspero, han sido identificados como los responsables de esta acción antidiabética.

El efecto antidiabético del níspero ha sido demostrado también en humanos, según investigaciones llevadas a cabo en la Universidad Autónoma de México.[33]

Cabe pues recomendar el consumo abundante de nísperos en caso de diabetes. Como ocurre con otras frutas, el hecho de contener azúcar no las hace inapropiadas para los diabéticos, tal como podría pensarse. Las frutas y otros alimentos de origen vegetal guardan todavía muchos secretos, que continuarán sorprendiendo a los investigadores.

• **Afecciones hepáticas:** La cura de nísperos en primavera [❸] se ha venido usando con buenos resultados en caso de afecciones hepáticas crónicas: hepatitis, degeneración grasa del hígado y cirrosis. Puede repetirse cada dos o tres semanas.

Con la **cura de nísperos** se logra descongestionar el hígado y reducir su volumen cuando ha aumentado (hepatomegalia). Igualmente disminuye la ascitis (líquido en el vientre), que suele acompañar a las degeneraciones hepáticas. No sabemos todavía a que componente del níspero se debe su acción favorable sobre el funcionamiento del hígado, aunque esperamos que las investigaciones dietoterápicas puedan identificarlo.

• **Diarreas de tipo infeccioso** (gastroenteritis, enterocolitis y colitis). Tiene una suave acción **astringente** y **normalizadora** del tránsito intestinal, a la vez que **hidrata** y restituye los minerales perdidos. Es muy recomendable como *primer* **alimento sólido** después del periodo de ayuno o de dieta líquida que debe guardarse en toda diarrea infecciosa. Se puede tomar hasta un kilo diario de nísperos bien maduros, siempre y cuando, claro está, nos hallemos en la época primaveral en la que esta fruta se halla disponible.

• **Afecciones renales:** El níspero es un *buen* **diurético,** que aumenta la producción de orina y facilita la eliminación de arenillas y sedimentos úricos de los riñones. Se recomienda en caso de **gota,** exceso de **ácido úrico, cálculos o arenillas** (especialmente los de uratos), así como en la **insuficiencia renal** por su escasez en proteínas y su aporte mineral.

• **Resfriado común:** Se ha comprobado que uno de los tipos de sustancias que contiene el níspero, los ***ésteres triterpénicos****,* poseen una *notable* **acción antivírica,** específicamente contra los rinovirus causantes del resfriado común.[34] Conviene pues tomar nísperos abundantemente en primavera, por su acción preventiva y curativa de los resfriados. Desgraciadamente, estas sustancias antivíricas del níspero no actúan contra el virus del sida.

Níspero europeo o germánico

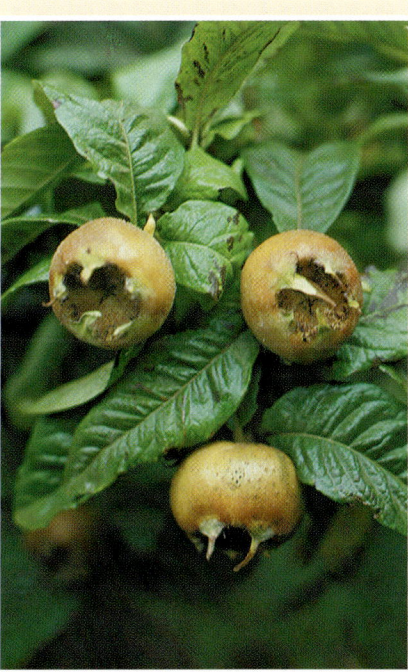

El níspero europeo o níspola *(Mespilus germanica* L.)* se cultivaba antiguamente en el viejo continente, aunque en la actualidad el níspero común o japonés se haya hecho más popular. Pertenece también a la familia de las Rosáceas, aunque a un género distinto al del níspero común.

Su sabor áspero y agridulce hace que no pueda consumirse fresco. Solo cuando ha sido sometido a temperaturas inferiores a 0°C, o cuando se guarda durante unas semanas, resulta apto para el consumo. Con él se elaboran sabrosas compotas.

Es muy rico en *tanino* y en *pectina*, por eso es *muy* **astringente** y buen **tonificante** del aparato digestivo. Resulta específicamente recomendable en caso de **diarrea** infecciosa, y para hacer descender el nivel de **colesterol,** ya que es *muy rico* en **fibra** de tipo soluble (pectina).

*****Cat.:** nespla, nesprera, nespra; **Eusk.:** mizpirondo, mizpira; **Gal.:** nespereira europea; **Fr.:** néflier-commun; **Ing.:** medlar; **Al.:** Hespel, Nespel, Mispel.

El níspero europeo o germánico no tiene un sabor tan fino como el común o japonés, en cambio posee mayor acción astringente y antidiarreica.

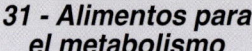

31 - Alimentos para el metabolismo

Helianthus tuberosus L.

Aguaturma

Nutritiva y sabrosa aunque poco conocida

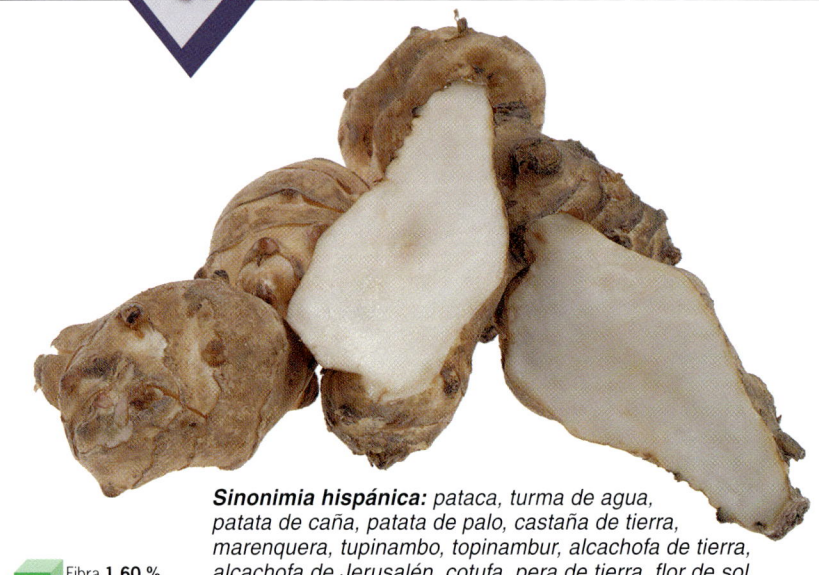

ANTES de que el consumo de la papa (patata) procedente del Perú se extendiera por Europa, ya entrado el siglo XVIII, los tubérculos de la aguaturma constituían un alimento muy apreciado en el viejo continente. En los tiempos modernos ha sido desplazada por la noble patata, y son pocos los europeos que conocen el sabor y la tersura de la aguaturma.

PROPIEDADES E INDICACIONES: Como raíces que son, los tubérculos de la aguaturma contienen sobre todo hidratos de carbono (15,8%), entre los que destaca la *inulina*. Este es un hidrato de carbono muy bien tolerado por los diabéticos. La aguaturma *no* contiene *glucosa*.

Su contenido en proteínas es de un 2%, igual que la patata. En cuanto a minerales, destaca en su composición el *potasio* y el *hierro*.

La aguaturma se halla especialmente indicada en los siguientes casos:

- **Diabetes:** Debido a los hidratos de carbono que contiene, la aguaturma resulta *muy apropiada* para la dieta de los diabéticos.

- **Ancianos, niños** y **convalecientes,** ya que resulta de *muy fácil* digestión.

- **Gota,** por su escasez en proteínas, las cuales además no producen ácido úrico.

COMPOSICIÓN PORCENTUAL

- Fibra 1,60 %
- Min. 2,54 %
- H. de c. 15,8 %
- Grasa 0,010 %
- Prot. 2,00 %
- Agua 78,0 %

Sinonimia hispánica: pataca, turma de agua, patata de caña, patata de palo, castaña de tierra, marenquera, tupinambo, topinambur, alcachofa de tierra, alcachofa de Jerusalén, cotufa, pera de tierra, flor de sol, papa de caña, topi; **Cat.:** nyàmera, pataca, patata de canya; **Eusk.:** topinanbu, frantses patata; **Fr.:** topinambour; **Ing.:** Jerusalem artichoke; **Al.:** Topinambur.

Descripción: Tubérculo de la aguaturma (*'Helianthus tuberosus'* L.), planta herbácea de la familia de las Compuestas, perteneciente al mismo género que el girasol (*'Helianthus annuus'* L., ver T. 2 pág. 105).

Hábitat: Antiguamente se cultivaba en toda Europa. Resiste muy bien el frío, tanto en la planta como una vez arrancada. En la actualidad se cultiva sobre todo como forraje para el ganado, y puede encontrarse asilvestrada en las tierras en las que antaño se cultivó.

Preparación y empleo

❶ **Cruda, en ensalada:** Es tersa y crujiente como si se tratara de un rábano.

❷ **Cocinada:** Se prepara igual que las papas (patatas): hervida, frita o en puré. Tiene un sabor similar al de los corazones de las alcachofas (por eso en algunos lugares se la llama alcachofa de tierra).

AGUATURMA composición
por cada 100 g de parte comestible cruda

Energía	76,0 kcal = 318 kj
Proteínas	2,00 g
H. de c.	15,8 g
Fibra	1,60 g
Vitamina A	2,00 µg ER
Vitamina B_1	0,200 mg
Vitamina B_2	0,060 mg
Niacina	1,30 mg EN
Vitamina B_6	0,077 mg
Folatos	13,4 µg
Vitamina B_{12}	—
Vitamina C	4,00 mg
Vitamina E	0,190 mg EαT
Calcio	14,0 mg
Fósforo	78,0 mg
Magnesio	17,0 mg
Hierro	3,40 mg
Potasio	429 mg
Cinc	0,120 mg
Grasa total	0,010 g
Grasa saturada	—
Colesterol	—
Sodio	4,00 mg

% de la CDR (cantidad diaria recomendada) cubierta por 100 g de este alimento

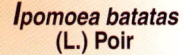

31 - Alimentos para el metabolismo

Batata

Produce sensación de saciedad

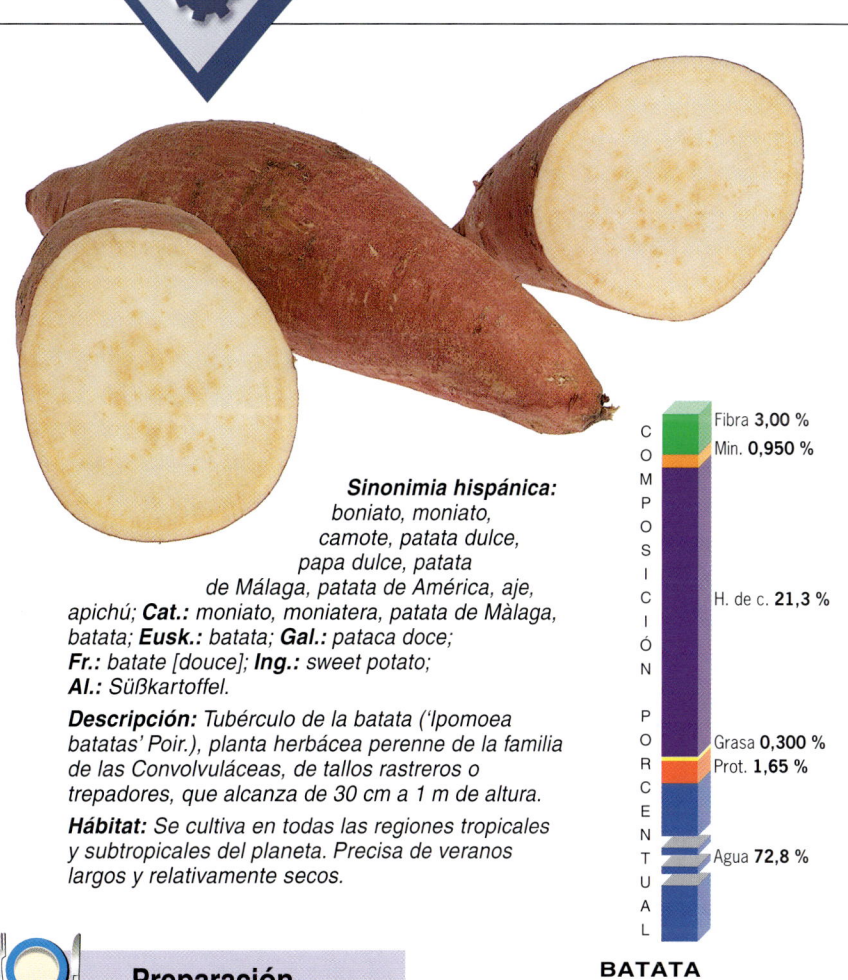

Sinonimia hispánica: boniato, moniato, camote, patata dulce, papa dulce, patata de Málaga, patata de América, aje, apichú; **Cat.:** moniato, moniatera, patata de Màlaga, batata; **Eusk.:** batata; **Gal.:** pataca doce; **Fr.:** batate [douce]; **Ing.:** sweet potato; **Al.:** Süßkartoffel.

Descripción: Tubérculo de la batata ('Ipomoea batatas' Poir.), planta herbácea perenne de la familia de las Convolvuláceas, de tallos rastreros o trepadores, que alcanza de 30 cm a 1 m de altura.

Hábitat: Se cultiva en todas las regiones tropicales y subtropicales del planeta. Precisa de veranos largos y relativamente secos.

AUNQUE la batata pertenece a una familia botánica diferente a la papa o patata (T. 2 pág. 201), son muchas las similitudes que pueden encontrarse entre ambos tubérculos: su forma externa (algo más alargada en la batata), su riqueza en almidón y su sabor (algo más dulce en la batata). Podría decirse que la batata es una **patata dulce**.

La batata se consume mucho en Centroamérica, especialmente en Haití, su lugar de origen. Los españoles introdujeron su cultivo en Europa y de allí pasó al resto del mundo.

PROPIEDADES E INDICACIONES: En su composición *predominan* los **hidratos de carbono**, que constituyen aproximadamente el 21,3% de su peso. Los hidratos de carbono de la batata están formados por **almidón** y **azúcares** *(principalmente sacarosa)* en distintas proporciones dependiendo de las variedades. Cuanto más sacarosa contiene, más dulce es su sabor.

Su contenido en *grasas* y *proteínas* es *mínimo*, menor que el de las patatas. Es *muy rica*, sin embargo, en **beta-caroteno** (provitamina A), especialmente las variedades de color más amarillo.

La batata es bastante digestible, aunque requiere una buena masticación y ensalivación (ver el cuadro informativo de la página siguiente).

La batata contiene cierta cantidad de *fibra* vegetal de tipo celulósico. Pero a diferencia de otros vegetales como la patata, su fibra esta formada por **hemicelulosa**, y no por celulosa. La hemicelulosa es *más soluble y suave* que la

Preparación y empleo

❶ **Asada al horno:** Es la forma más común de preparar la batata. También se puede asar sobre las brasas. Debe asarse entera, sin quitarle la piel.

❷ **Puré con leche:** Una vez asada o hervida se mezcla bien con leche hasta formar una pasta de consistencia homogénea. Como la batata ya es bastante dulce, especialmente si es amarilla, no precisa la adición de azúcar. Se puede aumentar aún más su valor nutritivo añadiendo una yema de huevo.

❸ **Pastelería:** Con las batatas se elaboran deliciosos productos de pastelería, así como mermeladas y confituras.

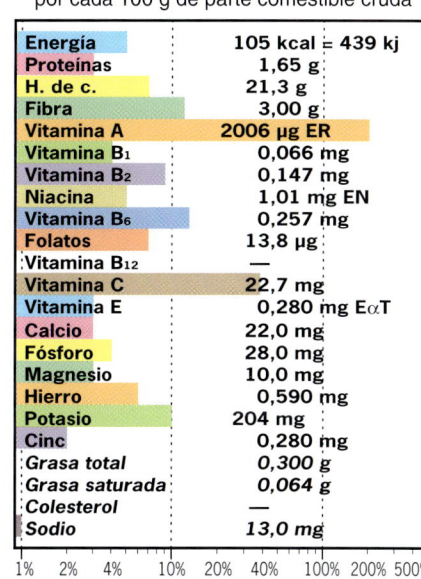

BATATA composición
por cada 100 g de parte comestible cruda

Energía	105 kcal = 439 kj
Proteínas	1,65 g
H. de c.	21,3 g
Fibra	3,00 g
Vitamina A	2006 µg ER
Vitamina B_1	0,066 mg
Vitamina B_2	0,147 mg
Niacina	1,01 mg EN
Vitamina B_6	0,257 mg
Folatos	13,8 µg
Vitamina B_{12}	—
Vitamina C	22,7 mg
Vitamina E	0,280 mg EαT
Calcio	22,0 mg
Fósforo	28,0 mg
Magnesio	10,0 mg
Hierro	0,590 mg
Potasio	204 mg
Cinc	0,280 mg
Grasa total	0,300 g
Grasa saturada	0,064 g
Colesterol	—
Sodio	13,0 mg

% de la CDR (cantidad diaria recomendada) cubierta por 100 g de este alimento

celulosa. Esto hace que la batata se digiera muy fácilmente, y tenga además un efecto suavizante sobre la pared del intestino.

Son tres las principales aplicaciones dietoterápicas de la batata:

• **Obesidad:** Por contradictorio que parezca, el consumo de batata protege contra la obesidad. Ciertamente se trata de una alimento rico en almidón, y con bastantes calorías (algo más que la patata); pero tiene una propiedad que lo hace muy útil en caso de obesidad: produce **sensación de saciedad**.

El consumo de *100 g* de batata, que aportan tan solo unas *105 kcal*, es capaz de quitar la sensación de hambre durante varias horas. Actualmente se sabe que una de las causas que hace obesas a las personas es que no se sienten saciadas después de haber ingerido una cantidad normal de alimentos. La batata, al producir sensación de plenitud en el estómago y disminuir el apetito, ayuda a los obesos a reducir su consumo de calorías. Por supuesto que debe tomarse en *cantidades controladas*, con el fin de no sobrepasar la ingesta calórica diaria.

Las *grasas* son los alimentos que más sensación de saciedad producen. Normalmente, las personas que tienen sensación de vacío en el estómago buscan llenarse consumiendo alimentos ricos en grasas, lo cual es causa de obesidad. La batata consigue el mismo efecto saciante, pero sin aportar apenas grasas, y por tanto, con una cantidad mucho menor de calorías.

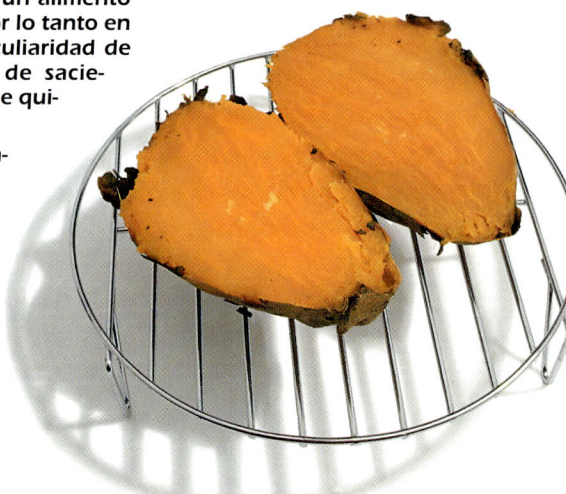

Aunque la batata es un alimento rico en almidón, y por lo tanto en calorías, tiene la peculiaridad de producir sensación de saciedad, y por lo tanto, de quitar el apetito.

Aunque 100 g de batata, tan solo aportan 105 kcal, pueden quitar el hambre durante varias horas.

Evidentemente, la batata no debe ser la base de la alimentación, debido a su carencia de grasas y proteínas. Sin embargo, combinada con leche, con leguminosas o con frutos secos oleaginosos, constituye un alimento nutritivo e igualmente saciante.

• **Arteriosclerosis** y afecciones circulatorias: La *gran riqueza* en **beta-caroteno** (provitamina A) hace de la batata un alimento muy recomendable en caso de arteriosclerosis. Actualmente sabemos que esta provitamina protege la capa interna de las arterias, cuya degeneración, producida por el depósito de colesterol, provoca la arteriosclerosis.

Además, la batata *carece* prácticamente de **grasas saturadas** y de **sodio**, los dos enemigos más importantes del sistema arterial. Su consumo habitual se recomienda en caso de **arteriosclerosis, falta de riego** sanguíneo, e **hipertensión** arterial.

• **Aumento de las necesidades energéticas:** El consumo abundante de batata es muy recomendable en aquellas personas que realizan esfuerzos físicos importantes, en los **deportistas** y en los **convalecientes** de enfermedades debilitantes. En estos casos la batata puede constituir el alimento principal de la comida del mediodía, dos o tres veces por semana.

Precauciones

Deben **evitar** la batata, o **moderar** su consumo:

- Los que sufren **fermentaciones intestinales** con exceso de **gases**. Especialmente, cuando no se mastica y ensaliva bien, puede producir este tipo de trastorno.
- Los **diabéticos,** debido a su gran contenido en hidratos de carbono (almidón y azúcares) de liberación y absorción bastante rápida.

Digestión de los hidratos de carbono

La digestión de los hidratos de carbono, que constituyen casi el único nutriente de la batata, empieza en la boca. La **ptialina,** enzima de la saliva, desdobla las largas moléculas de almidón en otras más cortas, llamadas **maltosa** y **dextrosa.**

El jugo pancreático, gracias a su enzima **amilasa,** acaba de desdoblar estos fragmentos de la molécula de almidón, en sus constituyentes elementales: las moléculas de **glucosa.**

31 - Alimentos para el metabolismo

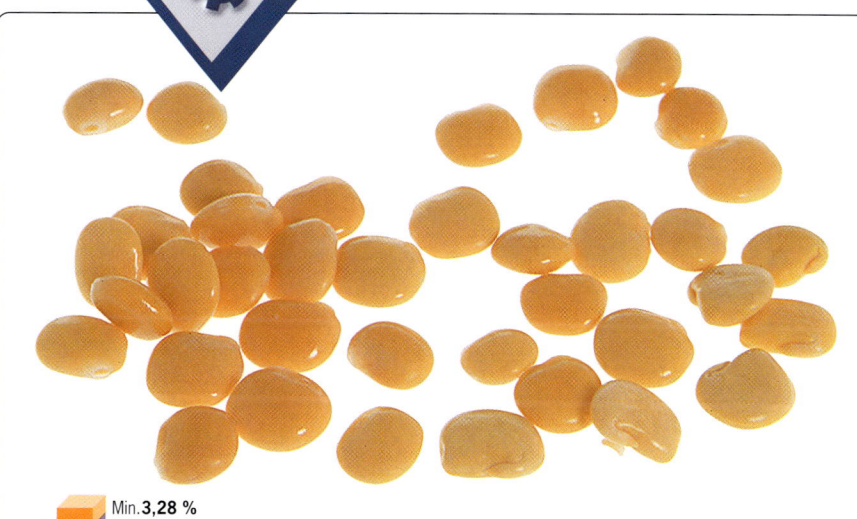

Altramuz

Un aperitivo muy nutritivo

EN MUCHOS pueblos de la Europa mediterránea es frecuente ver como en el mercado se venden los altramuces, junto con los frutos secos y las golosinas. Los niños lo toman como aperitivo, a pesar de que la mayoría desconoce sus propiedades nutritivas.

Los altramuces y las semillas de otras plantas similares pertenecientes al género *Lupinus*, son muy apreciados como alimento para el ganado.

PROPIEDADES E INDICACIONES: Se trata de unas semillas *muy ricas* en **proteínas** (el 36,2% de su peso) y en **hidratos de carbono**, así como en **calcio** y **hierro**. También son bastante ricos en **grasas** (9,74%).

Los altramuces deben considerarse como un alimento energético y nutritivo, que aporta una cantidad considerable de **calorías** (unas 370 kcal/100 g). No son de digestión fácil, por lo que deben masticarse lentamente.

Según Schneider,[35] el altramuz tiene propiedades antidiabéticas, diuréticas y vermífugas (expulsa los gusanos del intestino). Conviene pues a los **diabéticos**, como un alimento poco conocido que permite variar la frecuente monotonía de su dieta, y a los **jóvenes** y **deportistas**, por su aporte nutritivo.

Las semillas del altramuz **crudas** contienen pequeñas cantidades de un **alcaloide tóxico**, de sabor amargo, que *desaparece* con la **cocción** o poniéndolas en maceración (a **remojo**) durante unas horas.

Las variedades de altramuz que se destinan al consumo humano han sido mejoradas genéticamente, y apenas contienen este alcaloide tóxico.

COMPOSICIÓN PORCENTUAL
- Min. 3,28 %
- H. de c. 40,4 %
- Grasa 9,74 %
- Prot. 36,2 %
- Agua 10,4 %

Sinonimia hispánica: chocho, lupino, haba de lobo, almorta, tito, muela; **Cat.:** tramús, tramúsol, llobí; **Eusk.:** eskuzuri; **Gal.:** chícharo de raposo, chícharo bravo; **Fr.:** lupin; **Ing.:** lupin, lupine; **Al.:** Lupine.

Descripción: Semillas del altramuz ('Lupinus albus' L.), planta herbácea de la familia de las Leguminosas. El fruto de esta planta es una legumbre, en cuyo interior hay varias semillas de color amarillo y piel lisa, redondas y aplanadas, que son los altramuces.

Hábitat: Su nombre deriva del árabe 'al-turmus', pues procede del Próximo Oriente. Se cultiva en los países mediterráneos y en las zonas templadas del continente americano en terrenos arenosos y poco fértiles.

Preparación y empleo

❶ Cocinados o puestos a **remojo** en agua con sal: Es la forma habitual de consumo. Tienen un sabor muy agradable.

❷ Tostados y molidos: Se usan para preparar una infusión muy aromática como sustitutivo del café.

❸ Harina de altramuces: Por su gran riqueza en proteínas, se usa en repostería y pastelería.

ALTRAMUCES composición
por cada 100 g de parte comestible cruda

Energía	371 kcal = 1554 kj
Proteínas	36,2 g
H. de c.	40,4 g
Fibra	—
Vitamina A	2,00 µg ER
Vitamina B₁	0,640 mg
Vitamina B₂	0,220 mg
Niacina	7,01 mg EN
Vitamina B₆	0,357 mg
Folatos	355 µg
Vitamina B₁₂	—
Vitamina C	4,80 mg
Vitamina E	—
Calcio	176 mg
Fósforo	440 mg
Magnesio	198 mg
Hierro	4,36 mg
Potasio	1013 mg
Cinc	4,75 mg
Grasa total	9,74 g
Grasa saturada	1,16 g
Colesterol	—
Sodio	15,0 mg

% de la CDR (cantidad diaria recomendada) cubierta por 100 g de este alimento

Prunus Avium L.

31 - Alimentos para el metabolismo

Cereza

Sacia el apetito y limpia la sangre

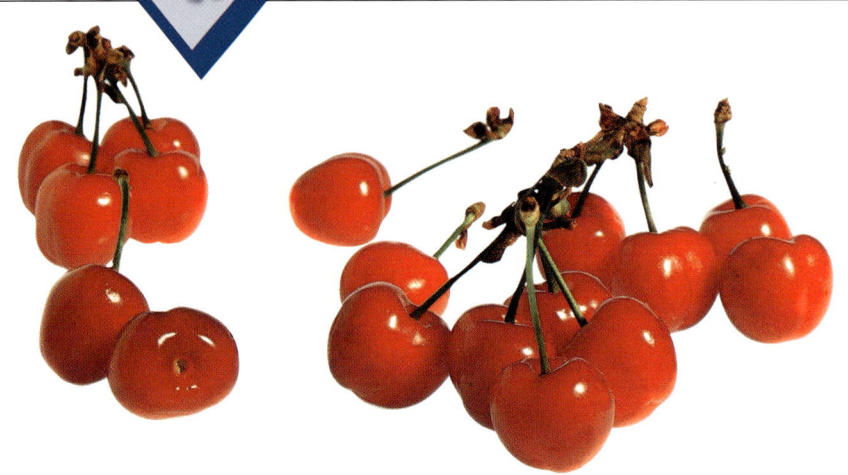

DICE EL refrán acerca de la cereza: "Cuando el pájaro la pica, es cuando la fruta está rica". El cerezo en floración y su fruto ponen una nota de alegre color en primavera, de la que nos beneficiamos no solo los humanos, sino también las aves del campo.

Las cerezas se consumen en Europa desde el tiempo de los griegos y romanos. Su fino sabor y lo agradable que resultan al paladar, explican la gran aceptación que han tenido en los cinco continentes, a pesar de que el cerezo no se desarrolle bien en las zonas tropicales.

Especie afín: *Prunus cerasus* L. (guinda, cereza ácida)

Sinonimia hispánica: ambrunesa, mollar, guinda, picota, tomatillo; **Cat.:** *cirera*; **Eusk.:** *gerezi*; **Gal.:** *cereixa*; **Fr.:** *cerise*; **Ing.:** *cherry*; **Al.:** *Kirsche*.

Descripción: Fruto del cerezo ('Prunus avium' L.), árbol de la familia de las Rosáceas que alcanza hasta 20 m de altura. El fruto es una drupa de unos 2 cm de diámetro cuyo color oscila desde el rojo claro hasta el morado oscuro.

Hábitat: Propia de Europa central y meridional, donde todavía se pueden encontrar cerezos silvestres. Su cultivo se ha extendido a regiones templadas y frías de todo el mundo.

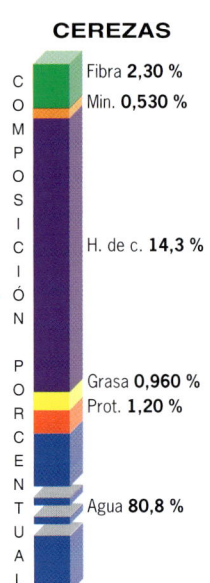

CEREZAS — COMPOSICIÓN PORCENTUAL
- Fibra 2,30 %
- Min. 0,530 %
- H. de c. 14,3 %
- Grasa 0,960 %
- Prot. 1,20 %
- Agua 80,8 %

CEREZAS composición
por cada 100 g de parte comestible cruda

Energía	72,0 kcal = 300 kj
Proteínas	1,20 g
H. de c.	14,3 g
Fibra	2,30 g
Vitamina A	21,0 µg ER
Vitamina B$_1$	0,050 mg
Vitamina B$_2$	0,060 mg
Niacina	0,400 mg EN
Vitamina B$_6$	0,036 mg
Folatos	4,20 µg
Vitamina B$_{12}$	—
Vitamina C	7,00 mg
Vitamina E	0,130 mg EαT
Calcio	15,0 mg
Fósforo	19,0 mg
Magnesio	11,0 mg
Hierro	0,390 mg
Potasio	224 mg
Cinc	0,060 mg
Grasa total	0,960 g
Grasa saturada	0,216 g
Colesterol	—
Sodio	2,00 mg

% de la CDR (cantidad diaria recomendada) cubierta por 100 g de este alimento

Preparación y empleo

❶ **Frescas:** Las cerezas hay que consumirlas de una en una, masticándolas y ensalivándolas bien.

❷ **Cura de cerezas:** Se realiza consumiendo como único alimento, medio kilo de cerezas maduras tres o cuatro veces diarias, durante uno o dos días. Los que tengan el **estómago delicado** pueden tomarlas **hervidas**. Para obtener un efecto *más intenso*, se recomienda intercalar entre las tomas de frutos varias tazas de **decocción** de **pedúnculos** (rabos), que se prepara haciendo hervir 50 g de pedúnculos en un litro de agua durante cinco minutos.

❸ **Preparaciones culinarias:** Las cerezas son ideales para hacer con ellas tartas de frutas, mermeladas y compotas.

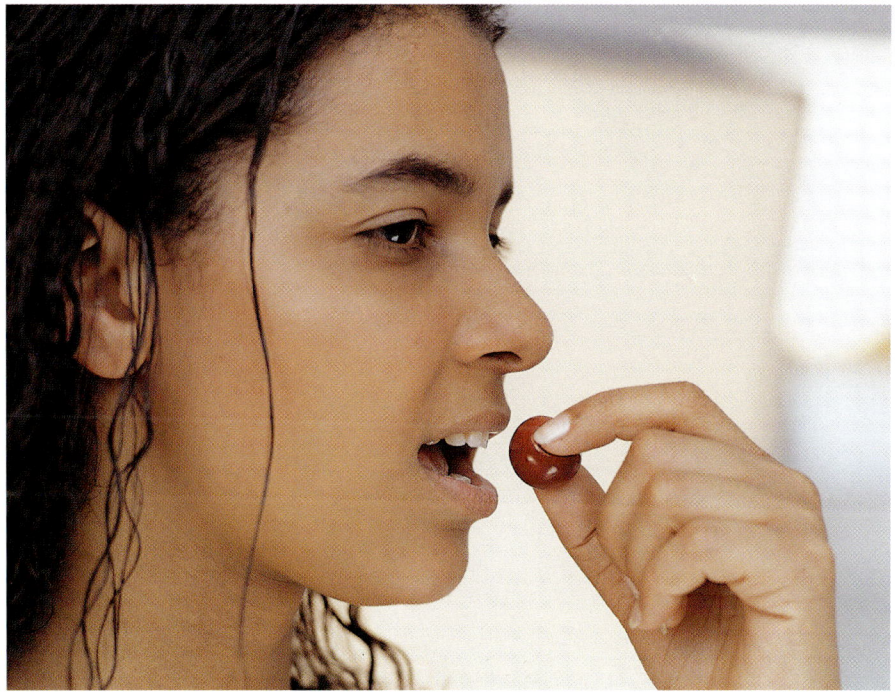

Una cura de cerezas de uno o días de duración cada semana, permite perder peso a la vez que se depura el organismo y se limpia la sangre. La lentitud con la que obligatoriamente se deben comer las cerezas, explica en parte su efecto saciante.

PROPIEDADES E INDICACIONES: Tradicionalmente se ha considerado a las cerezas como una fruta sin importancia nutritiva y dietética, que aporta poco más que dulzor y sabor agradable.

Sin embargo, hoy sabemos que aunque en su composición no destaca ningún nutriente en especial, los contiene *todos* en *pequeña cantidad* (excepto la vitamina B_{12}). De su 14% de *azúcares*, el más importante es la *fructosa*, lo cual hace a las cerezas aptas para los diabéticos. Las *grasas* y las *proteínas* están presentes en un porcentaje aproximado del 1% cada una de ellas.

Contiene pequeñas cantidades de vitaminas A, B, C y E, así como de todos los minerales y oligoelementos: calcio, fósforo, magnesio, hierro, sodio, *potasio* (el más abundante), cinc, cobre y manganeso.

Pero además, la cereza contiene también pequeñas cantidades de otros componentes no nutritivos:

✓ *Ácidos orgánicos* málico, succínico y cítrico, que actúan como **estimulantes** de las glándulas digestivas y como **depurativos** de la sangre. Las cerezas de color rojo claro son más ricas en ácidos que las de color oscuro, y la guinda o cereza ácida (*Prunus cerasus* L.), mucho más.

✓ *Fibra vegetal* de tipo *soluble*, formada en su *mayor parte* por *pectina*. Con 100 g de cerezas se obtiene el 10% de la CDR (cantidad diaria recomendada) de fibra vegetal. Esto explica su *suave* efecto **laxante** e **hipolipemiante** (descenso del colesterol).

✓ *Flavonoides* que le otorgan propiedades **diuréticas, antioxidantes** y **anticancerígenas.** Entre los flavonoides de la cereza destaca el *ácido elágico,* al cual recientes investigaciones le atribuyen la capacidad de neutralizar las sustancias cancerígenas, evitando así que las células sanas se transformen en cancerosas.

✓ *Ácido salicílico,* el precursor natural de la aspirina, de acción **antiinflamatoria** y **antirreumática.** Está presente en una cantidad muy pequeña, de unos 2 mg/ kg de cerezas, pero suficiente para hacer notar sus efectos.

Las cerezas constituyen una fruta fácil y agradable de tomar, que conviene especialmente en los siguientes casos:

• **Obesidad:** El hecho de que las cerezas tengan que comerse una a una, hace que resulten muy efectivas en caso de obesidad. Para ingerir 360 calorías (= 360 kcal) en forma de pastel o chocolate, solo hace falta dar unos bocados. En cambio, para ingerir esa misma cantidad de calorías en forma de cerezas, hay que comer medio kilo de ellas, lo cual puede costarnos unos quince minutos. Después de ese tiempo, la sensación de saciedad obtenida con las cerezas será mucho mayor que tras haber comido el pastelito, y no sentiremos la necesidad de seguir comiendo.

El efecto **diurético y depurativo** de las cerezas, así como su *escasez* en *sodio y grasas, potencia* su **acción adelgazante.**

• **Diabetes:** Los diabéticos toleran bien cantidades controladas de esta fruta, dado que más de la *mitad* de sus *azúcares* está constituida por *fructosa.* Al igual que ocurre con otras curas de frutas, la de cerezas [❷] no se recomienda en caso de diabetes, excepto bajo control facultativo.

• **Curas depurativas [❷]:** Según el doctor Valnet, destacado médico fitoterapeuta francés, uno o dos días de cura de cerezas, constituye una excelente depuración orgánica, que favorece la eliminación de los desechos y de las toxinas.

• **Afecciones crónicas:** El **uso** *abundante* de las cerezas, especialmente en forma de **cura semanal [❷]**, se recomienda en todo tipo de enfermedades crónicas tales como artritismo, gota, reumatismo crónico, arteriosclerosis, estreñimiento crónico, autointoxicación debido a una alimentación recargada, hepatopatías crónicas, insuficiencia cardíaca, convalecencia de procesos infecciosos y afecciones cancerosas.

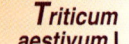   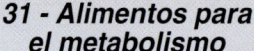   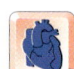

Trigo

El rey de los cereales

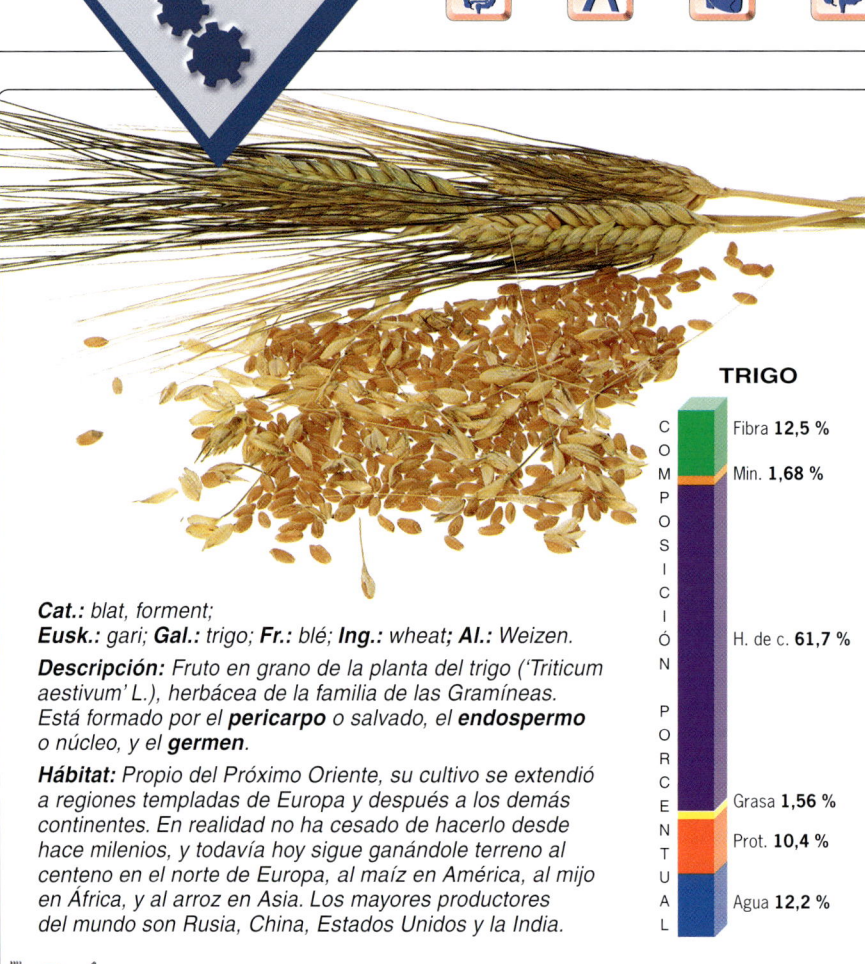

CADA AÑO el planeta Tierra produce unos 600 millones de toneladas de granos de trigo, con los que se alimentan miles de millones de personas. Ningún otro cereal es tan cultivado como el trigo.

Casi cuatro mil años después de que José, el hijo de Jacob, alimentara al pueblo egipcio gracias a sus reservas de grano, el trigo sigue proporcionando más cantidad de alimento y a más gente, que ningún otro producto en todo el mundo. En Europa, en casi toda América, en buena parte de Asia y de África, y en Australia, el trigo es esencial para la nutrición humana.

Cat.: blat, forment;
Eusk.: gari; **Gal.:** trigo; **Fr.:** blé; **Ing.:** wheat; **Al.:** Weizen.
Descripción: Fruto en grano de la planta del trigo ('Triticum aestivum' L.), herbácea de la familia de las Gramíneas. Está formado por el **pericarpo** o salvado, el **endospermo** o núcleo, y el **germen**.
Hábitat: Propio del Próximo Oriente, su cultivo se extendió a regiones templadas de Europa y después a los demás continentes. En realidad no ha cesado de hacerlo desde hace milenios, y todavía hoy sigue ganándole terreno al centeno en el norte de Europa, al maíz en América, al mijo en África, y al arroz en Asia. Los mayores productores del mundo son Rusia, China, Estados Unidos y la India.

TRIGO composición
por cada 100 g de parte comestible cruda

Energía	331 kcal = 1385 kj
Proteínas	10,4 g
H. de c.	61,7 g
Fibra	12,5 g
Vitamina A	—
Vitamina B_1	0,394 mg
Vitamina B_2	0,096 mg
Niacina	4,80 mg EN
Vitamina B_6	0,272 mg
Folatos	41,0 µg
Vitamina B_{12}	—
Vitamina C	—
Vitamina E	1,44 mg EαT
Calcio	27,0 mg
Fósforo	493 mg
Magnesio	126 mg
Hierro	3,21 mg
Potasio	397 mg
Cinc	2,63 mg
Grasa total	1,56 g
Grasa saturada	0,289 g
Colesterol	—
Sodio	2,00 mg

% de la CDR (cantidad diaria recomendada) cubierta por 100 g de este alimento

Preparación y empleo

❶ Grano entero: Nada, excepto la posible contaminación por pesticidas, impide que consumamos el grano tal cual, recién sacado de la espiga (así se acostumbraba a hacerlo antaño, como los discípulos de Jesús en Palestina[36]). Se debe masticar a conciencia, y escupir la parte más dura del salvado. También puede tostarse, lo cual facilita la masticación y la digestión.

❷ Copos: Se elaboran cociendo y aplastando el grano. Son **integrales**, pues contienen todas las partes del grano. Solo sufren una pequeña pérdida de vitaminas provocada por el calentamiento. Se comen después de puestos a remojo o de hervirlos con leche o caldo de verduras. Forman parte del famoso muesli para el desayuno.

❸ Harina: Es el polvo fino que se obtiene tras moler el grano. La harina **integral** contiene *todas* las partes del grano, y la **refinada** *solo* el **endospermo** (ver T. 2 pág. 309). Con ella se elabora el pan y numerosos productos de panadería (ver T. 1 pág. 72).

❹ Germinado: Los brotes de trigo germinado son muy tiernos y saludables. A diferencia del grano seco, contienen **provitamina A** y **vitamina C** (ver T. 1 pág. 86).

❺ Trigo bulgur: Son granos de trigo duro partidos en varios trocitos y vaporizados. Es bastante integral, y requiere un tiempo de cocción menor que los granos enteros. Se usa como sustituto del arroz.

Trigos del mundo

Existen varias especies de trigo, pertenecientes al género *Triticum*. Parece ser que todas ellas proceden de un ancestro común, conocido como **escaña menor silvestre** (*Triticum monococcum* L. ssp. *boeoticum* = *Triticum boeoticum* Boiss.), que aún crece espontáneamente en la región del llamado Creciente Fértil, formado por los valles de los ríos Tigris y Éufrates. En las excavaciones de esta cuna de la civilización, donde estuvo situado el jardín del Edén según el relato de Génesis, han aparecido granos de esta especie de trigo original.

En la página T. 1 pág. 76 se describen otras especies de trigo que se cultivan en el mundo. Las dos más importantes son las siguientes:

- **Trigo común** o **blando*** (*Triticum aestivum* L.): Se usa en la fabricación del pan y de los productos de bollería.
- **Trigo duro**** (*Triticum turgidum* L. = *Triticum durum* Desf.): Contiene un 20% más de proteínas que el común. De su harina granulosa y amarillenta se obtiene la **sémola**, con la que se producen las **pastas**, el **cuscús** y el **bulgur** o trigo partido.

***Sinonimia hispánica:** trigo cabezorro; **Cat.:** blat xeixa; **Eusk.:** gari bigun; **Gal.:** trigo común; **Fr.:** blé; **Ing.:** bread wheat; **Al.:** Milder Weizen.

****Sinonimia hispánica:** trigo durillo, trigo moruno, trigo recio, trigo semolero; **Cat.:** blat dur; **Eusk.:** gari gogor; **Gal.:** trigo duro; **Fr.:** blé dur; **Ing.:** durum wheat, hard wheat; **Al.:** Englischer Weizen.

Para *un tercio* de la **humanidad** (unos dos mil millones de habitantes), el trigo representa la *principal fuente* de *proteínas* y de *calorías*; otro tercio apenas lo consume; y el restante tercio, en el que se encuentran los habitantes del primer mundo, consume trigo o sus derivados a diario, pero sin mostrar mucho aprecio por sus virtudes nutritivas.

Quizás los refinados occidentales estén olvidando que con una dieta a base de trigo y hortalizas, los israelitas esclavos en Egipto fueron capaces de construir las grandes pirámides; aunque eso sí: se trataba de trigo y de harina integrales, mucho más nutritivos que la simple harina blanca extraída del grano.

PROPIEDADES E INDICACIONES: El grano de trigo en su conjunto, formado por el salvado o pericarpo, el endospermo y el germen, forman un **alimento** *casi* **completo**, que contiene todos los nutrientes que nuestro organismo necesita, con las siguientes excepciones:

- provitamina A (beta-caroteno),
- vitamina C, y
- vitamina B$_{12}$, al igual que todos los alimentos vegetales.

El resto de nutrientes están todos contenidos en el grano de trigo completo, incluida la *fibra*. *Todos* ellos se encuentran en una **proporción idónea**, *excepto* las *grasas* y el *calcio*, que escasean.

✓ *Hidratos de carbono*: Constituyen el nutriente más abundante del trigo (76%). La mayor parte de ellos están formados por **almidón**, y solo una pequeña parte (1%-2% g) por azúcares.

El *ALMIDÓN* del trigo es de *fácil digestión*. Empieza en la boca, por la enzima ptialina contenida en la saliva, y continúa en el intestino delgado, por las amilasas segregadas por el páncreas. Todas estas enzimas rompen las largas moléculas del almidón, formadas por numerosas unidades de glucosa unidas entre sí. El resultado es que poco a poco se van liberando moléculas de **glucosa**, que atraviesan la mucosa intestinal y pasan a la sangre proporcionando energía a todas las células del cuerpo.

Cuanta más fibra acompañe al almidón, *más paulatinamente* se produce esta liberación de **glucosa**. De forma que el trigo y la harina **integrales** (completos) son *mejor tolerados* por los **diabéticos** que la harina blanca desprovista de fibra, ya que no provocan aumentos bruscos del nivel de glucosa en la sangre.

✓ *Proteínas*: El 90% de las proteínas del trigo está constituido por **gluteína** y **gliadina**, dos proteínas que cuando se aíslan de resto de componentes del grano y se mezclan con agua forman una masa esponjosa llamada **gluten**. Simplificando se puede decir que el gluten es el contenido proteínico del endospermo del trigo, es decir, de su harina blanca (sin el germen ni el salvado).

Gracias al *GLUTEN*, la masa "sube", es decir, se expande por la acción del gas carbónico que se forma durante la fermentación. Al expandirse el gluten, y debido a su elasticidad, se forman los típicos "ojos" del pan.

Sin embargo, el gluten presenta dos inconvenientes:

– Puede producir **intolerancia** en determinados casos. Esto ocasiona una enfermedad conocida como celiaquía en los niños, o esprúe en los adultos. La diarrea y la desnutrición que las caracterizan desaparecen al dejar de ingerir harinas con gluten (ver T. 2 pág. 209).

– Es una *proteína incompleta*, pues aunque contiene todos los aminoácidos esenciales, su proporción de *lisina* es *insuficiente* para cubrir las necesidades del organismo. Los animales de experimentación cuya única fuente de proteínas es el gluten, no se desarrollan de modo suficiente.

La **calidad proteínica** del gluten *aumenta mucho* cuando el trigo o sus productos se consumen junto con legumbres o productos lácteos, los cuales contienen un *exceso* de *lisina*.

Es interesante notar que la *proteína* del **germen** del trigo, que es de un tipo diferente a la del gluten, contiene también un *exceso* de *lisina* que compensa en parte la deficiencia del gluten. Decimos que compensa en parte porque el germen pesa muy poco (un 2,5% del total del grano) y por lo tanto contiene pocas proteínas, aunque de gran calidad. A pesar de ello, el trigo completo o la harina integral proporcionan proteínas de mayor poder nutritivo que la simple harina blanca. Una vez más, vemos el prodigioso equilibrio que existe en los alimentos tal como nos los ofrece la naturaleza.

✓ *Grasas:* Contiene un 1,56%, de las cuales más de la **mitad** se encuentran en el **germen** y en el **salvado**. Se trata en su mayor parte de ácidos grasos poliinsaturados, entre los que predomina el *linoleico*.

✓ *Fibra:* El trigo completo contiene un 12,5% de fibra, en su *mayoría* **insoluble** (lignificada), que se encuentra *sobre todo* en el **salvado**. Esta fibra otorga al trigo un *notable* efecto **laxante**.

✓ *Vitaminas:* El trigo es una buena fuente de vitaminas B_1, B_2, B_6, **niacina**, *folatos* y vitamina *E*. El **germen** y el **salvado** son *más ricos* en vitaminas que el endospermo. No contiene vitaminas C y B_{12}, ni provitamina A.

✓ *Minerales:* El trigo aporta buenas cantidades de fósforo, magnesio, hierro y potasio, así como diversos oligoelementos entre los que destaca el cinc, cobre y manganeso. El mineral más *escaso* es el *calcio*.

Al igual que ocurre con el resto de los cereales, el trigo es *ligeramente* **acidificante** sobre el metabolismo (ver T. 2 pág. 282). Al **combinarlo** con **frutas** u **hortalizas**, que son alcalinizantes, *se* **neutraliza** fácilmente su acidez.

El trigo completo y su harina integral son alimentos universales que todo el mundo (salvo en caso de intolerancia al gluten), puede consumir a diario.

Se recomiendan especialmente en los siguientes casos:

• **Aumento de las necesidades nutritivas:** Etapas de crecimiento (niñez y adolescencia), deportistas, embarazo, lactancia, convalecencia de enfermedades debilitantes, etcétera. El trigo es una excelente fuente de energía (331 kcal/100 g). Gracias a su riqueza en vitaminas del grupo B, la glucosa que libera su almidón se metaboliza muy fácilmente.

En su conjunto, el trigo es el cereal de **composición** *más* **equilibrada** y **completa,** por lo que no debe faltar siempre que se requiera un aporte suplementario de energía.

• **Afecciones digestivas:** El trigo es de fácil digestión, y con un mínimo trabajo de los órganos digestivos, proporciona una gran cantidad de nutrientes. Excepto en caso de pirosis (acidez de estómago) o de colitis, su uso se recomienda en todas las afecciones del aparato digestivo.

Mención especial requiere su efecto laxante y regulador del tránsito intestinal. Todos los estreñidos deberían tomar cada día trigo completo en cualesquiera de sus formas. Su consumo habitual ayuda a prevenir la diverticulosis intestinal, las hemorroides, el cáncer de colon, así como los eccemas y dolores de cabeza provocados por la autointoxicación que acompaña al estreñimiento crónico.

• **Afecciones crónicas:** El consumo habitual de trigo o harina integrales, previene la aparición de las llamadas enfermedades de la civilización, provocadas en muchos casos por el exceso de alimentos refinados: arteriosclerosis, diabetes, reumatismos, e incluso el cáncer.[37]

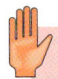

Prohibido a los celíacos

Por su elevado contenido en **gluten**, *el* **trigo** *y todos sus* **derivados,** *ya sean integrales o refinados, deben* **evitarse** *en los siguientes casos:*

• **Celiaquía** (ver T. 2 pág. 209).

• **Esprúe no tropical** o celiaquía del adulto (ver T. 2 pág.209).

Por qué se usa más la harina blanca de trigo

¿Por qué, si está demostrado que la harina integral es más nutritiva y saludable, se usa mucho más la blanca para la nutrición humana?

Hay al menos tres motivos para ello:

• La **demanda de la población:** La blanca ha sido siempre más apreciada que la morena o integral. Sin embargo, gracias a los avances de la ciencia de la nutrición, son cada vez más los que prefieren harina y productos integrales (ver T. 1 pág. 65).

• La **mejor conservación de la harina blanca:** La harina integral se conserva solo durante unas pocas semanas, debido a que **se enrancia** con facilidad. Esto se debe a la oxidación de los ácidos grasos del germen del trigo, favorecida por las numerosas enzimas que contiene. La moderna industria harinera y panificadora prefiere usar la harina blanca, simplemente por comodidad.

• La **presencia de factores antinutritivos** en el salvado, como los **fitatos,** que en teoría pueden dificultar la absorción del hierro y del cinc en el intestino. Esto ha hecho que algunos especialistas desprestigien a los cereales integrales desde el punto de vista nutritivo. Sin embargo, no hay motivo para ello (ver T. 1 pág. 65).

Todos los nutrientes están más concentrados en la harina integral. Para conseguir la harina blanca, se desperdicia hasta el 70% de algunos de sus minerales y vitaminas (ver T. 1 pág. 69).

Anatomía de un grano de trigo

Tres partes bien diferenciados y con propiedades nutritivas que se complementan mutuamente.

Se ha llamado al grano de trigo *"el huevo integral"*, porque sus tres partes (**salvado, endospermo** y **germen**) forman un conjunto *equilibrado* de **nutrientes**.

Al elaborar la harina únicamente a partir del endospermo, separando el salvado y el germen, el ser humano ha alterado el sabio equilibrio natural. Este hecho, intrascendente en apariencia, ha contribuido significativamente al aumento de casos de cáncer, diverticulosis intestinal, hemorroides, arteriosclerosis, infartos, y enfermedades degenerativas en el último siglo.[2]

Por eso alguien ha dicho, refiriéndose al grano de trigo: *"Lo que Dios ha juntado, que no lo separe el hombre"*.

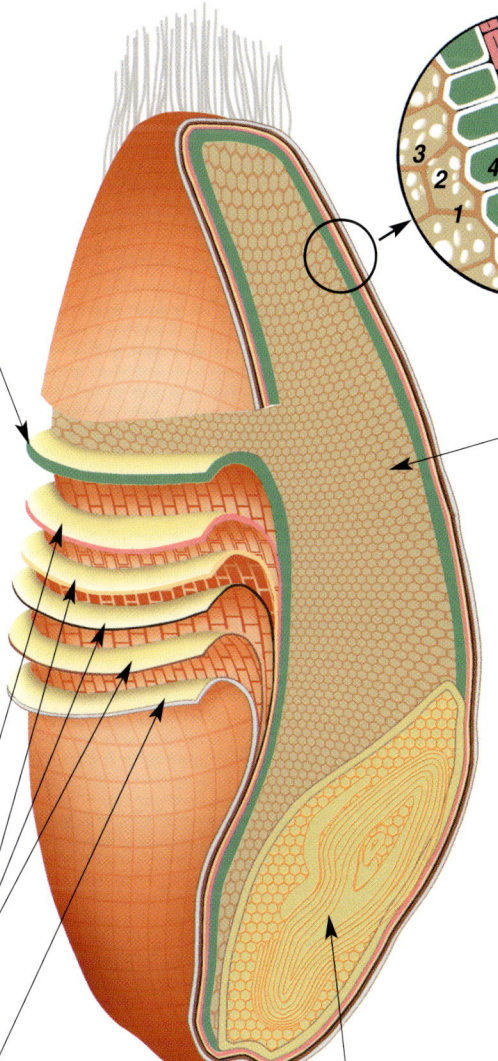

Salvado o pericarpo (ver T. 2 pág. 311)
(14,5% del grano)

Es la cubierta externa que recubre al grano, después de haber quitado la paja o cáscara. Está formado por seis capas superpuestas, todas ellas ricas en **fibra celulósica.**

Capa de aleurona [4]
Sus células son *muy ricas* en **proteínas**, *grasas*, *vitaminas* y **minerales**. Sin embargo, al estar dotadas de gruesas paredes de celulosa, los nutrientes quedan atrapados en su interior, y únicamente se liberan triturándolo finamente en la **molienda**.

Debido a que los seres humanos, a diferencia de los rumiantes, no podemos digerir la celulosa, tan solo podemos aprovechar una parte de los muchos nutrientes del salvado. Su digestibilidad es por lo tanto, baja.

Membrana hialina [5]
Junto con la capa de aleurona supone el 62% del peso del salvado.

Envoltura tubular
Envoltura transversal
Envoltura longitudinal
Estas tres capas son muy finas y juntas suponen el 11% del peso. Están formadas principalmente por celulosa.

Epidermis
Representa el 27% del peso del salvado. Sus células tienen gruesas paredes de celulosa, que constituye la mayor parte de su peso. La presencia de **lignina** junto con la **celulosa** le otorga su típica consistencia leñosa.

Detalle del grano de trigo visto al microscopio

[1] Trama interna de celulosa del endospermo.
[2] Gránulos de almidón
[3] Gluten
[4] Capa de aleurona
[5] Membrana hialina
[6] Capas externas del salvado

Endospermo o núcleo
(83% del grano)

El endospermo del grano de trigo, del que se obtiene la **harina blanca**, está formado por una trama interna de celulosa [1] que rodea a los gránulos de almidón [2] y a las partículas de gluten [3].

La harina blanca que se obtiene del endospermo contiene *bastantes* **proteínas** (**gluten**), aunque incompletas. Su **calidad** aumenta al **combinarlas** con proteínas ricas en el aminoácido esencial lisina, como por ejemplo las contenidas en:

- el **germen del trigo**, tal como ocurre naturalmente en los productos integrales;
- la **leche** y derivados;
- las l**egumbres**.

Germen (ver T. 2 pág. 310)
(2,5% del grano)

Es el **embrión** del grano, del cual surgirá una nueva planta de trigo. Contiene *todas* las sustancias necesarias para iniciar el desarrollo de una planta completa; de ahí su *extraordinaria riqueza* en **nutrientes**.

En el germen se encuentran las *tres cuartas* partes de todas las **vitaminas B** y **E** del grano de trigo.

El germen del trigo
Un tesoro de vitaminas y propiedades curativas

El germen es la parte del grano más rica en nutrientes y sustancias activas, especialmente:

- **Proteínas** (23,2%), *más completas* que las del gluten del endospermo, pues no son deficitarias en lisina.
- **Ácidos grasos esenciales** (9,72%), como el linoleico y el alfa-linolénico (omega-3, ver T. 1 pág. 240).
- **Vitaminas** B_1, B_2, B_6, niacina y folatos.
- **Vitamina E**, poderoso antioxidante.
- **Minerales**, especialmente fósforo, magnesio, hierro y oligoelementos.
- **Enzimas** como la superóxido-dismutasa, de acción antioxidante.
- **Octacosanol:** Sustancia que se encuentra en el germen de trigo y en su aceite, y en menor proporción, en otros aceites de semillas. Su fórmula química es $C_{28}H_{58}O$. Se ha comprobado que aumenta la resistencia a la fatiga y el rendimiento de los atletas de una forma natural.[38]

Con 100 g de germen de trigo (unas 10 cucharadas), se cubre sobradamente la CDR (cantidad diaria recomendada) de vitamina B_1, de folatos, de vitamina E, de fósforo y de manganeso. La **dosis** habitual es de **dos** a **cuatro cucharadas** con el desayuno.

Su uso se recomienda especialmente en los siguientes casos:

- **Trastornos del sistema nervioso** en los que se requiere una dosis extra de vitaminas B: astenia (cansancio), depresión, estrés, nerviosismo, etc.
- **Esterilidad** masculina o femenina de causa gonadal, ya que la **vitamina E** favorece la producción de los espermatozoides y los óvulos.
- **Hiperlipidemias** (aumento de grasa en la sangre), especialmente los tipos IIa y IIb. Un estudio realizado en el INSERM (Instituto Nacional de la Salud y de la Investigación Médica) de Marsella (Francia),[39] muestra que el consumo de 20-30 g diarios de germen durante cuatro meses, *reduce* el **colesterol LDL** (nocivo) en un 15%, y los **triglicéridos** en un 11%.
- **Cáncer**, enfermedades **coronarias** (infarto o angina de pecho): Por su acción **antioxidante** frena los procesos degenerativos celulares, el envejecimiento y la arteriosclerosis.
- **Diabetes:** El doctor Schneider cita las investigaciones del profesor Stepp, según las cuales el consumo de 4 o 5 cucharadas diarias de germen de trigo disminuyen el nivel de glucosa de los diabéticos, e incluso llegan a reducir sus necesidades de insulina. Esta efecto antidiabético se atribuye a la acción combinada de las vitaminas B_1 y E, abundantes en el germen de trigo.
- Siempre que exista un **aumento de necesidades nutritivas:** Deportistas, estudiantes en época de esfuerzo intelectual, mujeres embarazadas y lactantes.

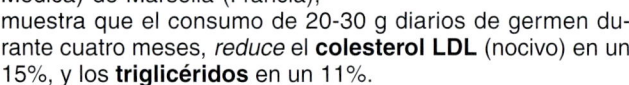

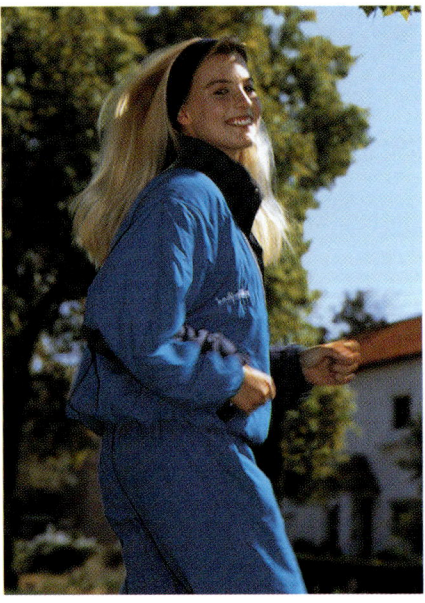

El germen de trigo y su aceite mejoran la forma física y la resistencia a la fatiga.

GERMEN DE TRIGO
composición
por cada 100 g de parte comestible cruda

Energía	360 kcal = 1508 kj
Proteínas	23,2 g
H. de c.	38,6 g
Fibra	13,2 g
Vitamina A	—
Vitamina B_1	1,88 mg
Vitamina B_2	0,499 mg
Niacina	12,1 mg EN
Vitamina B_6	1,30 mg
Folatos	281 µg
Vitamina B_{12}	—
Vitamina C	—
Vitamina E	13,5 mg EαT
Calcio	39,0 mg
Fósforo	842 mg
Magnesio	239 mg
Hierro	6,26 mg
Potasio	892 mg
Cinc	12,3 mg
Grasa total	9,72 g
Grasa saturada	1,67 g
Colesterol	—
Sodio	12,0 mg

% de la CDR (cantidad diaria recomendada) cubierta por 100 g de este alimento

El salvado de trigo

Su acción se podría comparar a la de una esponja o una escoba actuando en el interior del intestino. Ver en T. 1 pág. 64 el valor nutritivo de los cereales.

Composición

El salvado de trigo contiene abundantes proteínas, grasas, vitaminas y minerales, aunque los seres humanos no los aprovechan bien debido a que están encerrados entre fibras de celulosa indigeribles. Sin embargo, *su interés* no está en los nutrientes que pueda suministrar, sino en su *riqueza* en *fibra*, que alcanza el *42,8%*.

La fibra del salvado está constituida por **celulosa**, **hemicelulosa** (ver T. 1 pág. 388) y **lignina** (que le otorga la consistencia dura y leñosa).

Acción fisiológica

Produce tres acciones principales en el intestino:

- Retiene agua y *aumenta* el **volumen** y **peso** de las heces. Por cada *gramo* de salvado consumido, las heces aumentan *2-3 g* de peso.
- *Aumenta* la **velocidad** del tránsito de las heces por el intestino.
- *Adsorbe* –es decir, retiene y elimina con las heces– sustancias **irritantes**, **tóxicos**, **colesterol**, **sales biliares** y **cancerígenos** que se hallan en el intestino.

Ventajas del salvado

- *Compensa* la **falta de fibra** de una alimentación basada en alimentos refinados. Aunque es preferible usar cereales integrales, que consumirlos refinados y después añadir salvado para compensar.
- *Evita* el **estreñimiento:**[40] Para que surta efecto, se han de tomar de 20 a 30 g diarios, al menos durante una semana.
- *Reduce* el **nivel de colesterol**, aunque el salvado de **avena** es mucho *más efectivo* para ello.
- *Reduce* el **riesgo** de padecer diverticulitis, cáncer de colon, enfermedades coronarias y cáncer de mama.[41]

Inconvenientes del salvado

- **Irritación del intestino:** Debido a la dureza que le otorga la lignina, la fibra del salvado puede resultar irritante para la mucosa que recubre el interior del intestino. Se desaconseja el uso de salvado en caso de colitis y colon irritable[42] (ver T. 2 pág. 212).
- **Contenido en fitatos:** Los fitatos son sales de ácido fítico (hexafosfato de inositol) que se encuentran en el salvado de los cereales (200-800 mg/100 g), y también en los frutos secos y legumbres. Son sustancias muy activas, que ejercen efectos tanto negativos como positivos:[43]
  - *Efectos negativos de los fitatos:* Forman compuestos insolubles con el hierro, el cinc y el calcio, con lo que se dificulta la absorción de estos minerales en el intestino. La disminución de la biodisponibilidad de minerales debido a los fitatos del salvado, es menos importante de lo que se creía, por los siguientes motivos:
    ✓ El remojo, el calor de la cocción, la fermentación o la germinación, activan una enzima llamada *fitasa*, que también se encuentra en el salvado de los cereales. Esta enzima hidroliza los fitatos, destruyéndolos, de forma que en los **cereales integrales**, los *fitatos* desaparecen *casi por completo*.[44,45]
    ✓ La **vitamina C** favorece la absorción del hierro de los cereales, y compensa el efecto inhibidor que puedan ejercer los fitatos.[46]
  - *Efectos positivos de los fitatos:* Investigaciones recientes muestran que los fitatos no son tan nocivos como algunos nutricionistas pensaron. Lo que se consideraba como un factor antinutritivo, resulta que es un protector de la salud. Por alguna razón, no bien conocida hasta ahora, los fitatos deben estar presentes en los cereales y semillas.
    ✓ **Antioxidantes:**[47] Al unirse con el hierro, que se comporta como un radical libre de intensa acción oxidante, los fitatos impiden que un exceso de este mineral dañe a la mucosa intestinal, convirtiéndose en un factor de degeneración cancerosa.
    ✓ **Anticancerígenos:**[48] Varias experiencias muestran que los fitatos y el ácido fítico son anticancerígenos, tanto *in vivo* como *in vitro*. A ellos se debe en parte, la acción preventiva del cáncer que poseen los cereales integrales.
- En resumen:
  - Cuando se consumen **cereales integrales** *cocinados, germinados* o *fermentados* (pan, bollería), los **fitatos** *no* tienen *efectos negativos* sobre la absorción de hierro, cinc y calcio.[49]
  - Cuando se consume **salvado** *solo*, sin formar parte del grano, pueden persistir fitatos no inactivados por la fitasa que reduzcan la absorción de los minerales. Por ello, *no conviene* sobrepasar los *30 g diarios* de salvado.
- **Contaminación:** El salvado está en contacto con el exterior, y puede estar contaminado por:
  - Pesticidas.
  - Metales pesados: Contiene de 7 a 50 veces más plomo, y de 3 a 9 veces más cadmio que la harina.[50]
  - Mohos productores de aflatoxina (ver T. 1 pág. 311). El lavado o la fricción y aspiración de los granos antes de molerlos, eliminan la mayor parte de los mohos del salvado.[50]

Uso correcto del salvado

- Es *preferible* consumir el salvado en su **estado natural**, junto con el resto del grano, formando parte del trigo integral y sus derivados.
- En caso de tomarlo *aisladamente*, insistimos en que *no* hay que **sobrepasar** los *30 g diarios*, y a ser posible, que proceda de cultivos biológicos.

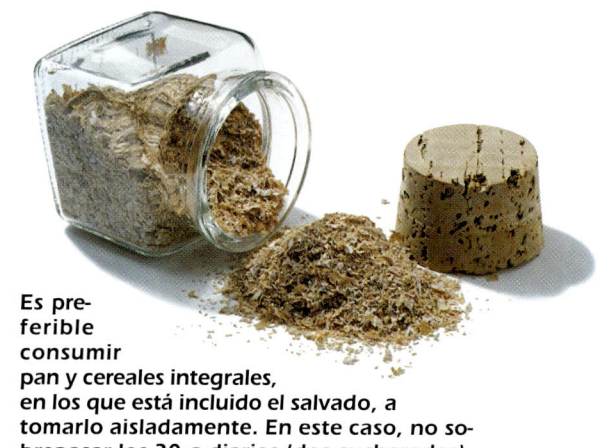

Es preferible consumir pan y cereales integrales, en los que está incluido el salvado, a tomarlo aisladamente. En este caso, no sobrepasar los 30 g diarios (dos cucharadas).

32 Alimentos para el aparato locomotor

Sumario del Capítulo

Enfermedades

Artritis reumatoide 317
Artritis úrica 315
Artrosis 315
Calambres musculares 318
Contracturas musculares,
   ver Calambres musculares 318
Musculares, calambres 318
Osteomalacia 316
Osteoporosis 313
Raquitismo y osteomalacia 316
Reumatoide, artritis 317
Síndrome del túnel carpiano ..316
Túnel carpiano, síndrome 316
Úrica, artritis 315

Alimentos

Castaña 322
Castaña americana 323
Castaña china 323
Castaña de agua china 323
Castaña japonesa 323
Coco 325
Coco de beber 328
Coco de mar 328
Corozo 328
Grosella negra 329
Nabo 320
Palmira 328
Puerro 319
Salaca 328

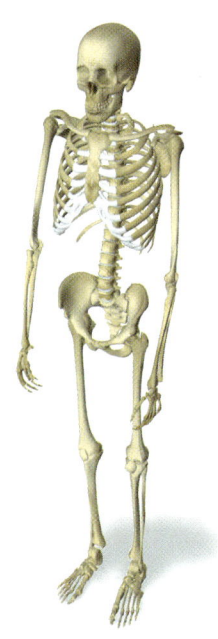

Existen diversos estudios en los que se demuestra que las mujeres que consumen más carne, presentan mayor riesgo de sufrir fractura de cadera[5] o de antebrazo.[23]

Es interesante notar que precisamente en los países ricos en los que se consume más carne, se dan más casos de fracturas debidas a osteoporosis.

La alimentación lactovegetariana es la más efectiva en la prevención de la osteoporosis.

LA ALIMENTACIÓN influye decisivamente sobre el buen estado del aparato locomotor, que incluye tanto los **huesos** como las **estructuras** que los rodean y que hacen posible el movimiento corporal: **músculos**, **articulaciones**, **tendones** y **fascias** o aponeurosis.

Existen alimentos cuyo consumo *puede contribuir* a la salud del aparato locomotor de las siguientes formas:

• *Aportando* los **hidratos de carbono**, las *vitaminas* y los *minerales* necesarios para que los músculos mantengan el **tono** correcto y se contraigan con fuerza.

• *Evitando* el depósito de **ácido úrico** en las articulaciones, que causa su inflamación y deterioro (ver T. 2 pág. 315).

• *Reduciendo* la **artritis** o inflamación de las articulaciones (ver T. 2 pág. 317).

• *Previniendo* la **osteoporosis**, al aportar el **calcio**, el *fósforo* y el *magnesio* necesarios para la correcta mineralización del esqueleto (ver T. 2 pág. 313).

La prevención de la osteoporosis

Conviene recordar que en la prevención de la osteoporosis, es *tan importante* ingerir mucho **calcio**, *como evitar* que **se pierda** con la orina. El exceso de proteínas y de sal, habitual en la alimentación occidental, así como el consumo de café, favorecen la pérdida urinaria de calcio, y en consecuencia, la osteoporosis.

Por consiguiente, evitar el exceso de **carne**, de **pescado**, de **queso** y de otros alimentos ricos en proteínas, así como reducir el consumo de **sal** y de **café**, resulta *tan eficaz* en la prevención de la osteoporosis, *como* la ingesta de *abundante calcio* en forma de leche o de suplementos farmacéuticos.

OSTEOPOROSIS

Es una **reducción** en la **masa** y en la **densidad** de los huesos hasta tal punto que favorece la deformación de los mismos o su fractura. En realidad, la pérdida de masa ósea es un proceso que se produce normalmente con la edad a partir de los 40 o 50 años. Sin embargo, solo se habla de osteoporosis cuando alcanza un nivel patológico.

Varios factores pueden contribuir a evitar o frenar la pérdida de masa ósea, logrando así reducir el **riesgo** de que aparezca la osteoporosis:

- Ingesta **suficiente** de **calcio**, especialmente durante la época de **crecimiento** en la que se está formando el esqueleto. Los niños o jóvenes que no ingieren suficiente calcio, tienen más riesgo de sufrir osteoporosis de adultos. También los adultos necesitan una cierta cantidad de calcio, pues los huesos se están formando y destruyendo a la vez durante toda la vida. La CDR (cantidad diaria recomendada) de calcio para las personas adultas se sitúa ente 500 y 800 mg de modo que puedan compensar las pérdidas de este mineral y poder formar nuevo tejido óseo.

- **Reducción** en la **eliminación de calcio**: El exceso de **proteínas** y de **sal**, así como la **cafeína**, aumentan las **pérdidas urinarias** de calcio. Además, la alimentación a base de carne, pescado y marisco es **acidificante** de la sangre. El organismo trata de compensar el exceso de acidez liberando de los huesos minerales alcalinizantes como el calcio. De esta forma, los huesos se empobrecen en calcio y se favorece la osteoporosis. Las frutas y las hortalizas son **alcalinizantes**, y aunque no aportan mucho calcio, evitan que este se movilice de los huesos y se pierda con la orina.

La disminución en la producción de hormonas que ocurre en la **menopausia**, también favorece la pérdida de calcio, en unas mujeres más que en otras. La **soja** y sus derivados contienen **fitoestrógenos** (hormonas de origen vegetal) que pueden compensar parcialmente la menor producción ovárica, reduciendo así el riesgo de padecer osteoporosis.

continúa en la página siguiente

Enfermedad	Uso	Alimento o nutriente	Tomo/Pág.	Motivos y efectos
	Aumentar	CALCIO	1/398	Es el mineral *más importante* para la formación de hueso, aunque no el único (el **magnesio** y el **fósforo** también intervienen). La **leche** y determinados productos lácteos son buenas fuentes de calcio, aunque también los alimentos vegetales como las **almendras**, las **coles** y las **naranjas** proporcionan calcio que se absorbe con facilidad. El **ácido oxálico** de las acelgas, espinacas y ruibarbo, y el **ácido fítico** del salvado de trigo, *interfieren* en la **absorción** del calcio.[1]
		LECHE	1/182	Es una *muy buena* fuente de **calcio** (alrededor de 120 mg/100 g). Además, su *biodisponibilidad* (la proporción que es absorbida) es *bastante elevada* (20% a 40%), ya que la **lactosa** (azúcar de la leche) y la **vitamina D** favorecen la absorción de calcio. Aunque la leche y los lácteos no constituyen la única fuente de calcio alimentario, su consumo durante la adolescencia y la juventud **previene** contra la osteoporosis en la edad adulta.[2]
		LÁCTEOS	1/180	El yogur, el suero de leche y el queso fresco son *buenas fuentes* de **calcio**. El **yogur** es *especialmente recomendable*, ya que es un alimento **probiótico** (que contiene microorganismos vivos) que favorecen el buen estado de la flora bacteriana intestinal. Estas bacterias intestinales sintetizan entre otras, la **vitamina K**, que *mejora* el **aprovechamiento** del **calcio**.
		SOJA	2/264	Se ha demostrado que es eficaz en la prevención de la reducción de masa ósea que se produce a partir de la menopausia. Esta reducción ósea es consecuencia de la menor producción de hormonas en los ovarios. La soja y sus derivados, *especialmente* el **'tofu'**, proporcionan hormonas vegetales (**fitoestrógenos** como la isoflavona) que reemplazan a las producidas por los ovarios y *favorecen* la **mineralización** del esqueleto.[3] Además contienen **calcio**.
		ALMENDRA	2/48	Es una buena fuente de calcio, que además mantiene en la almendra una **proporción** *muy equilibrada* con los otros dos minerales que forman los huesos: el **fósforo** y el **magnesio**. Por ser **alcalinizante**, favorece la retención del calcio en el organismo, al contrario que la carne, que al ser acidificante promueve su eliminación. Las almendras y su **leche** son muy útiles en la prevención de la osteoporosis.
		TOFU	1/88	Es el derivado de la soja *más rico* en **fitoestrógenos**, los cuales evitan la pérdida de calcio de los huesos. Además, proporciona bastante **calcio** (105 mg/100 g), casi el doble que el queso fresco.
		COL	2/191	Todas las variedades de **col**, el **brécol** y la **coliflor**, son *buenas fuentes* de **calcio**, pues contienen aproximadamente 20-50 mg/100g (la leche contiene 119 mg/100 g). Las coles tienen la ventaja de que no contienen ácido oxálico como las espinacas, o ácido fítico como los cereales, sustancias estas que interfieren en la absorción de calcio. Por ello, el **calcio** de las coles *se absorbe muy bien* y contribuye a **prevenir** la osteoporosis.
		GERMINADOS	1/86	Son una buena fuente de **minerales**, incluido el **calcio**, de fácil absorción.
		MELAZA	1/175	Es *muy rica* en **minerales**, al contrario que el azúcar blanco que prácticamente carece de ellos (el azúcar moreno proporciona un poco menos de la mitad que la melaza). Con 100 g de melaza se obtiene la cuarta parte de la CDR (cantidad diaria recomendada) de **calcio** y las *dos terceras partes* de la de **magnesio**. La melaza constituye el **edulcorante** *ideal* para quienes desean **prevenir** la osteoporosis.
		COCO	2/325	Tanto la pulpa como el agua de su semilla contienen una *equilibrada proporción* de minerales útiles en la formación del hueso: **calcio**, **fósforo** y **magnesio**.
		ALFALFA	2/130	Los **brotes** tiernos de la alfalfa son **remineralizantes** del organismo, debido a su *equilibrada proporción* de **calcio**, **fósforo** y **magnesio**. Además contienen **vitamina K**, que según se ha descubierto, mejora la utilización del calcio en los huesos y potencia la acción de la vitamina D. Por todo ello, los brotes de alfalfa aumentan la mineralización de los huesos y ayudan a combatir la osteoporosis.

Cap. 32: ALIMENTOS PARA EL APARATO LOCOMOTOR

Enfermedad	Uso	Alimento o nutriente	Tomo/ Pág.	Motivos y efectos
RAQUITISMO Y OSTEOMALACIA Ambas enfermedades consisten en un **reblandecimiento** y **deformación** de los **huesos** debido a que no contienen suficientes minerales (especialmente calcio). Estos minerales son los que otorgan su dureza característica a los huesos. El **raquitismo** se da en la *edad infantil*, y la **osteomalacia** en la *edad adulta*. En la osteoporosis hay pérdida de masa ósea y el hueso se hace más esponjoso y menos denso, con lo que tiende a fracturarse. En el raquitismo y en la osteomalacia existe suficiente masa ósea, llamada también matriz ósea, formada por proteínas; sin embargo, esta matriz ósea no contiene suficientes minerales. La causa *más común* de ambas es la **carencia** de **vitamina D** debido a falta de exposición a la luz solar y a una ingesta insuficiente de esta vitamina. En ambos casos se precisa, además de vitamina D y calcio, otros minerales (como el fósforo y el magnesio) y oligoelementos (como el boro y el flúor) necesarios para que los huesos se mineralicen y adquieran su dureza normal. *Alfalfa tierna*	Aumentar	VITAMINA D	1/408	El tratamiento farmacológico consiste en la administración de 25 a 125 µg de vitamina D (de 1.000 a 5.000 U.I.). Los **baños de sol** son muy útiles, pues hacen que la piel sintetice esta vitamina. Los alimentos ricos en vitamina D, como el **hígado de pescado**, el **pescado**, la **yema** de huevo, la **mantequilla** y la **leche** completa o fortificada, también son de utilidad.
	Aumentar	CALCIO	1/398	Debe incrementarse la ingesta de alimentos ricos en este mineral. Además, conviene que no contengan sustancias como el ácido oxálico o el fítico, puesto que interfieren en la absorción del calcio. Todas las variedades de **col**, los **brotes de alfalfa** y la **naranja** cumplen esta condición.
	Aumentar	COL	2/191	Todas las variedades de **col**, incluida la **coliflor** y el **brécol**, proporcionan **calcio** que es *fácilmente absorbido*. El **chucrut** (col fermentada) también.
	Aumentar	NARANJA	2/360	Es una buena fuente de **calcio**. Su jugo contiene aproximadamente la tercera parte de calcio que la misma cantidad de leche, además de otros **minerales** y **vitaminas** que en conjunto *favorecen* la **retención** de **calcio** en los huesos.
	Aumentar	ALFALFA	2/130	Sus **brotes** tiernos son una buena fuente de minerales necesarios para la formación de hueso, como el **calcio**, el **magnesio** y el **fósforo**. Además, proporcionan también **vitamina K**, la cual mejora la utilización del calcio, así como diversos **oligoelementos** que contribuyen, junto con los minerales a la osificación.
	Aumentar	MELAZA	1/175	Es una buena fuente de **minerales** y **oligoelementos**, incluido el **calcio**, que el organismo absorbe con facilidad.
	Aumentar	ALMENDRA	2/48	Es *muy rica* en **calcio** y otros **minerales** y **oligoelementos** necesarios para los huesos. Aunque puede contener una pequeña cantidad de ácido fítico que disminuye un poco la absorción del calcio, esto no impide que proporcione abundante calcio al organismo.
	Aumentar	COCO	2/325	Proporciona diversos **minerales**, entre ellos el **calcio**, que contribuyen a la remineralización del esqueleto en caso de raquitismo u osteomalacia.
	Reducir o eliminar	SALVADO DE TRIGO	2/311	Contiene **ácido fítico** que interfiere en la **absorción** del **calcio** en el intestino. Los niños deben evitarlo, y los adultos, no sobrepasar los 30 g diarios; aunque solo debe usarse cuando sea necesario para vencer estreñimiento.
	Reducir o eliminar	ESPINACA	2/28	Al igual que la **acelga** y el **ruibarbo**, contiene **calcio**, aunque también **ácido oxálico** lo cual dificulta su absorción. Por eso es preferible consumir estas verduras con moderación o evitarlas.
SÍNDROME DEL TÚNEL CARPIANO Se produce por la compresión sobre el nervio mediano a su paso por el llamado túnel del carpo, en la muñeca. Se debe al crecimiento de los tejidos y ligamentos que rodean el nervio a su paso por dicho orificio. Se manifiesta con parestesias (hormigueos y pinchazos) y paresia (dificultad para el movimiento) en los dedos pulgar e índice de una o de ambas manos. Aunque en *muchos casos* se requiere una **intervención quirúrgica** para liberar el nervio, ciertos alimentos pueden aliviarlo.	Aumentar	VITAMINA B6	1/393	**Dosis elevadas** de esta vitamina pueden mejorar la transmisión nerviosa en el nervio mediano comprimido a su paso por el canal del carpo. Puede tomarse en forma de suplementos, o aumentando la ingestión de alimentos ricos en ella, tales como el **germen de trigo**, la **levadura de cerveza**, el **sésamo**, la **melaza** y el **plátano**.
	Aumentar	GERMEN DE TRIGO	2/310	Es el alimento *más rico* en **vitamina B6**, además de aportar otras muchas **vitaminas** y **minerales** necesarios para el buen funcionamiento de los nervios periféricos.
	Reducir o eliminar	BEBIDAS ALCOHÓLICAS	1/376	El alcohol **interfiere** con la **vitamina B6**, y neutraliza su efecto. Su consumo habitual produce **polineuropatía** (inflamación y/o degeneración de los nervios periféricos).
	Reducir o eliminar	BEBIDAS ESTIMULANTES	1/372	La **cafeína** produce una excitación del sistema nervioso, que exacerba la sensación de dolor. Además es **vasoconstrictora** (reduce el aporte de sangre a los tejidos), lo cual **agrava** aún más la lesión del nervio mediano causante del síndrome del túnel del carpo.

ENCICLOPEDIA DE LOS ALIMENTOS

2ª Parte: El poder curativo de los alimentos

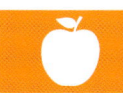

Enfermedad	Uso	Alimento o nutriente	Tomo/Pág.	Motivos y efectos
ARTRITIS REUMATOIDE Es una **inflamación de las articulaciones** de causa desconocida, que se da con mayor frecuencia en la edad media de la vida y en mujeres. Afecta principalmente a las pequeñas articulaciones de las manos y de los pies, y produce inflamación, dolor, incapacidad funcional y deformación articular. Es frecuente en los enfermos de artritis reumatoide, que se produzca anemia, úlcera de estómago, falta de proteínas y cierto grado de desnutrición. Por ello, y porque ciertos alimentos empeoran la enfermedad, es importante seguir una alimentación adecuada. Estos son los resultados que se obtienen con tres tipos de **dieta** diferentes: • **Omnívora** a base de carne o proteínas de origen animal: *empeora* la enfermedad y agrava las manifestaciones inflamatorias en las articulaciones. • **Ovolactovegetariana**: Produce una cierta **mejoría** cuando *reemplaza* a la dieta omnívora. El yogur es el producto lácteo mejor tolerado. • **Vegetariana estricta** (vegana): Es la que **mejores resultados** produce, especialmente si es rica en frutas y hortalizas crudas. Se ha comprobado que los enfermos de artritis reumatoide presentan un índice elevado de anticuerpos frente a dos tipos de bacterias intestinales: *Escherichia coli* y *Proteus mirabilis*. Ambas especies bacterianas proliferan cuando se sigue una dieta omnívora, mientras que su número decrece con una alimentación vegetariana o con el consumo de yogur 'bio'.[10,11] Esta es una de las explicaciones al hecho de que la artritis reumatoide mejora al seguir una dieta vegetariana. *Castañas* *continúa en la página siguiente*	Aumentar	FRUTA	1/30	Una alimentación a base de fruta y hortalizas crudas proporciona una **mejoría** *sustanciosa* en la evolución de la artritis reumatoide, reduciendo la inflamación, el dolor y la deformidad articulares.
		LEGUMBRES	1/78	Satisfacen la *mayor demanda* de **proteínas** en los enfermos de artritis reumatoide. Combinadas con los cereales, proporcionan proteínas de buena calidad. Está demostrado que la alimentación **vegetariana estricta** (vegana), en la que las legumbres constituyen uno de los alimentos fundamentales, **reduce** la **inflamación** y **mejora** la evolución de la artritis reumatoide.[12,13,14]
		SOJA	2/264	Resulta especialmente aconsejable debido a que es uno de los pocos vegetales que proporciona **ácidos grasos omega-3** similares a los del pescado, de acción antiinflamatoria. El **'tofu'**, la **leche de soja** y otros derivados resultan igualmente convenientes.
		HORTALIZAS	1/92	*Junto con* las **frutas** y los demás alimentos **vegetales**, debe constituir la **base** de la **dieta antiartrítica**. La única *limitación* son las hortalizas de la familia de las **Solanáceas** (ver T. 1 pág. 111), ya que pueden producir reacciones alérgicas en algunos pacientes de artritis, debido a su contenido en solanina. Por lo tanto, conviene evitar o usar con *prudencia* los **tomates**, **pimientos**, **patatas** y **berenjenas**.
		FRUTOS SECOS	1/52	Proporcionan **ácidos grasos poliinsaturados** que *reducen* la **inflamación** en los pacientes de artritis, de forma similar a como lo hacen los aceites de pescado y son una buena fuente de **vitamina E**, recomendable en la artritis reumatoide, de **proteínas** y de **minerales**.
		CEREALES INTEGRALES	1/65	Constituyen la **base** de la **alimentación vegetariana** que se recomienda seguir en caso de artritis reumatoide, *junto con* las **legumbres**, las **hortalizas**, las **frutas** y los **frutos secos**.
		ACEITES	1/112	Los aceites vegetales ricos en **ácidos grasos poliinsaturados** **frenan** la evolución del proceso inflamatorio causante de la artritis reumatoide.[15] Los de **soja**, **colza**, **pepita de uva** y **germen de trigo** son algunos de los más recomendables.
		PESCADO, ACEITE	1/241	Está *comprobado* que tomado en forma de **suplementos** (hasta 10 g diarios) ejerce una *ligera* acción **antiinflamatoria** que reduce la necesidad de tomar fármacos.[16] Sus efectos comienzan a notarse a partir de los dos meses, y se atribuye a los **ácidos grasos omega-3** que contiene.
		CHUCRUT	2/197	Sus efectos favorables sobre la artritis se atribuyen al **ácido láctico** que contiene.
		GROSELLA NEGRA	2/329	Las **hojas**, y en *menor medida* los **frutos** del grosellero, **frenan** los procesos **inflamatorios** de las articulaciones y ejercen actividad antirreumática.
		NUEZ	2/64	Es una de las fuentes vegetales de **ácido linolénico**, perteneciente a la serie **omega-3** y similar a los del pescado. La nuez ejerce actividad **antiinflamatoria** en caso de artritis reumatoide.
		GERMEN DE TRIGO	2/310	También proporciona **ácido linolénico omega-3** de acción **antiinflamatoria**, además de **vitamina E**, que *contribuyen* a **frenar** la evolución de la artritis reumatoide.
		YOGUR	1/202	Los yogures llamados **'bio'** que contienen lactobacilos vivos dan buen resultado en la artritis reumatoide, *asociados* a una **dieta cruda** a base de vegetales.[11] Una de las explicaciones de su consumo es que, tanto el yogur como los vegetales, favorecen un cambio en la flora intestinal, con reducción en la cantidad de ciertas bacterias que podrían intervenir en la génesis de la artritis reumatoide.[10]

Cap. 32: ALIMENTOS PARA EL APARATO LOCOMOTOR

Enfermedad	Uso	Alimento o nutriente	Tomo/Pág.	Motivos y efectos
ARTRITIS REUMATOIDE *continuación*	Reducir o eliminar ▽	CARNE	1/262	*En diversas experiencias se ha comprobado que una dieta vegetariana reduce la inflamación en caso de artritis reumatoide, mientras que una **dieta omnívora** la **agrava**.[12,13,14] Una de las explicaciones a este hecho es que la carne contiene una **elevada proporción** de **ácido araquidónico**, un ácido graso a partir del cual el organismo produce los llamados **eicosanoides**. Estas sustancias desencadenan las reacciones inflamatorias.[17]*
		CERDO, CARNE	1/318	*Se ha comprobado que es una de las que **más favorecen** la **inflamación**, posiblemente debido a su **elevada proporción** de **ácido araquidónico**.[15] Los enfermos de artritis reumatoide deben **abstenerse completamente** de ella.*
		BEBIDAS ALCOHÓLICAS	1/376	*El consumo de bebidas alcohólicas de cualquier tipo, **agrava** la evolución de la artritis reumatoide y de otros reumatismos.*
		LECHE	1/182	*La actividad de los anticuerpos IgG e IgA contra la alfa-lactoalbúmina (una proteína de la leche) es más elevada en los pacientes de artritis reumática.[18] Esto hace pensar que la leche **pueda ser** uno de los alimentos **responsables** de la **reacción inflamatoria** propia de la artritis reumatoide. A falta de nuevas investigaciones que lo aclaren, parece prudente que los artríticos se abstengan de consumir leche.*
		HUEVO	1/218	***Después** de la **carne** es el alimento **más rico** en **ácido araquidónico**, el principal **precursor** de los **eicosanoides**. Estas sustancias actúan como mediadores del proceso inflamatorio que se produce en la artritis reumatoide.*
		ADITIVOS	2/399	*Pueden ser causa de **alergia** alimentaria, lo que **agrava** la **reacción inflamatoria** propia de la artritis reumatoide. Es prudente evitar los productos elaborados que puedan contener aditivos causantes de alergia, tales como los **colorantes**.*
CALAMBRES MUSCULARES Son **contracturas musculares** involuntarias y dolorosas, que suelen producirse por la noche en los músculos de la pierna. Ciertos factores *los favorecen*: la **deshidratación**; la *pérdida de **minerales*** debida a diarreas, vómitos, poliuria (orina excesiva) o sudoración; el **ejercicio intenso**; y los *trastornos de la **circulación venosa*** en las piernas relacionados con las varices. *Melón*	Aumentar ↑	AGUA	1/362	*Los calambres se producen con mayor facilidad cuando existe algún grado de deshidratación. Beber suficiente agua, especialmente en verano, ayuda a **evitar** los calambres.*
		MAGNESIO	1/400	*Interviene en la relajación muscular. Su carencia produce **espasmos** musculares. Las **semillas** (de calabaza, de girasol, de sésamo), los **frutos secos** oleaginosos y las **legumbres** son las mejores fuentes.*
		POTASIO	1/402	*Su carencia debida a diarreas, vómitos o medicamentos diuréticos **predispone** a los **espasmos** musculares propios de los calambres. Todas las **frutas** y **hortalizas**, y especialmente los **plátanos**, son buenas fuentes de potasio.*
		VITAMINA B	1/390	*Su carencia puede **favorecer** los calambres, especialmente de la B_2 y de la B_6. El **germen de trigo** y la **levadura de cerveza** son buenas fuentes de estas vitaminas.*
		CALDO DEPURATIVO	1/369	*Se obtiene a partir de ciertas verduras especialmente ricas en sales **minerales alcalinizantes**, como el apio y la cebolla. Una buena taza de caldo por la noche antes de ir a dormir, contribuye a **prevenir** los calambres musculares.*
		FRUTA	1/30	*Es rica en minerales como el **potasio** y el **magnesio**, además de **agua** y una cierta cantidad de **vitaminas** B_2 y B_6, todo lo cual contribuye a evitar los calambres. Los **jugos** de fruta fresca son muy apropiados.*
		BEBIDAS ISOTÓNICAS	1/364	*Aportan ciertos **minerales** en una proporción idónea para reemplazar las pérdidas por **sudoración**.*

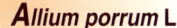   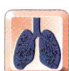

32 - Alimentos para el aparato locomotor

Puerro

Elimina el ácido úrico

EL PUERRO se diferencia de la **cebolla** en que apenas tiene bulbo, pero en cambio desarrolla mucho más su tallo. Uno y otra, junto con el **ajo** (T. 1 pág. 109), pertenecen a la misma familia botánica, y comparten muchas de sus propiedades.

PROPIEDADES E INDICACIONES: La composición del puerro es similar a la de la cebolla (T. 2 pág. 142), aunque contiene *más* **hidratos de carbono** (12,3%), *más* **ácido fólico** (64,1 µg/100 g), y *más* **minerales.** Entre estos *destacan* el **calcio** (59 mg/100 g), el **magnesio** (28 mg/100 g) y el **hierro** (2,1 mg/100 g). Medio kilo de puerros aportan los 10 mg de hierro que necesita un adulto diariamente, y la tercera parte de las necesidades diarias de calcio. Su contenido en vitaminas es más bien escaso.

El puerro contiene también un *aceite esencial* similar al de la cebolla, aunque en menor concentración. Sus indicaciones son las siguientes:

• **Artritis úrica:** Nuestro organismo produce diariamente ácido úrico como residuo del metabolismo de las proteínas, que se elimina con la orina. Cuando se produce en exceso, el ácido úrico tiende a depositarse en las articulaciones causando inflamación y dolor (artritis). El puerro es un *buen* **alcalinizante** y **diurético,** por lo que aumenta la eliminación urinaria de ácido úrico. Conviene a los artríticos, gotosos y enfermos del riñón.

• **Bronquitis y sinusitis,** por la acción mucolítica (fluidifica la mucosidad) y antiséptica de su esencia.

• **Estreñimiento,** por la acción laxante de su fibra. Puede producir flatulencia intestinal.

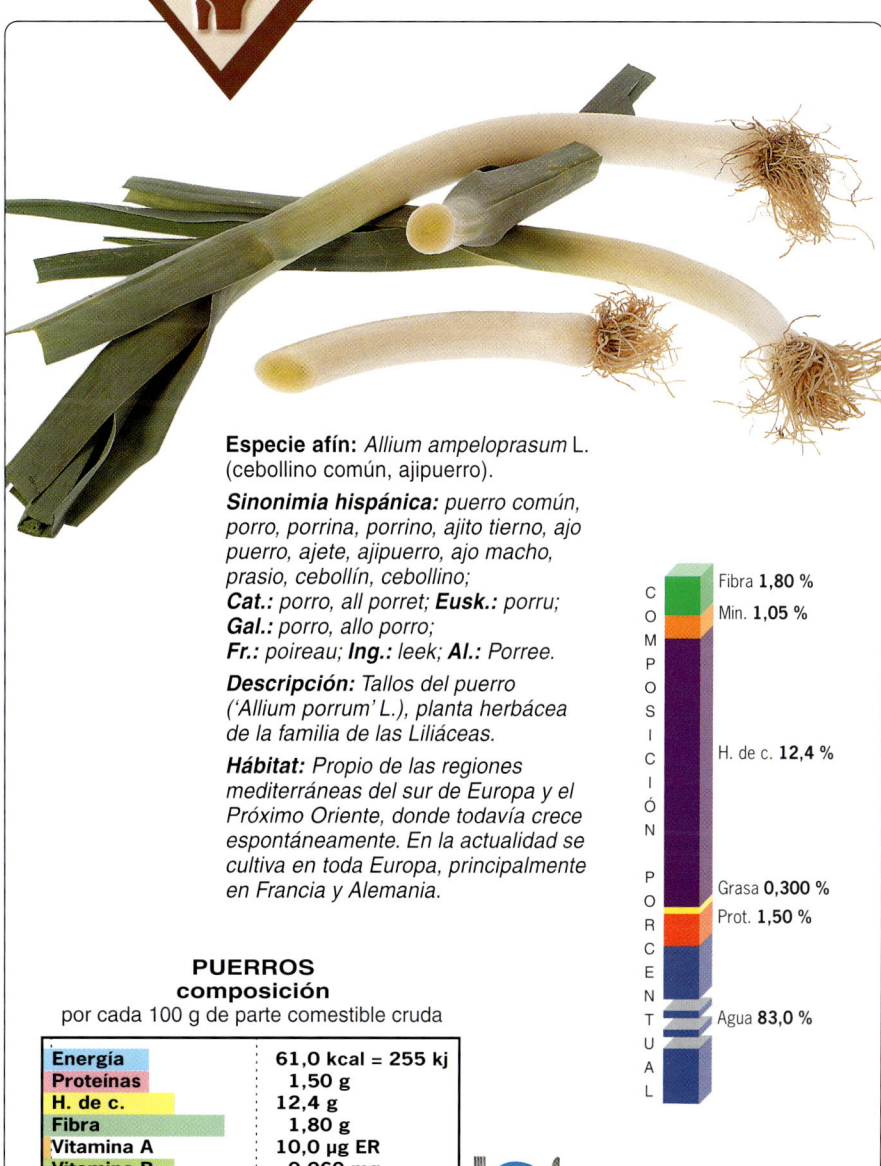

Especie afín: *Allium ampeloprasum* L. (cebollino común, ajipuerro).

Sinonimia hispánica: puerro común, porro, porrina, porrino, ajito tierno, ajo puerro, ajete, ajipuerro, ajo macho, prasio, cebollín, cebollino;
Cat.: porro, all porret; **Eusk.:** porru;
Gal.: porro, allo porro;
Fr.: poireau; **Ing.:** leek; **Al.:** Porree.

Descripción: Tallos del puerro ('*Allium porrum*' L.), planta herbácea de la familia de las Liliáceas.

Hábitat: Propio de las regiones mediterráneas del sur de Europa y el Próximo Oriente, donde todavía crece espontáneamente. En la actualidad se cultiva en toda Europa, principalmente en Francia y Alemania.

PUERROS composición
por cada 100 g de parte comestible cruda

Energía	61,0 kcal = 255 kj
Proteínas	1,50 g
H. de c.	12,4 g
Fibra	1,80 g
Vitamina A	10,0 µg ER
Vitamina B_1	0,060 mg
Vitamina B_2	0,030 mg
Niacina	0,600 mg EN
Vitamina B_6	0,233 mg
Folatos	64,1 µg
Vitamina B_{12}	—
Vitamina C	12,0 mg
Vitamina E	0,920 mg EαT
Calcio	59,0 mg
Fósforo	35,0 mg
Magnesio	28,0 mg
Hierro	2,10 mg
Potasio	180 mg
Cinc	0,120 mg
Grasa total	0,300 g
Grasa saturada	0,040 g
Colesterol	—
Sodio	20,0 mg

% de la CDR (cantidad diaria recomendada) cubierta por 100 g de este alimento

COMPOSICIÓN PORCENTUAL:
Fibra 1,80 %
Min. 1,05 %
H. de c. 12,4 %
Grasa 0,300 %
Prot. 1,50 %
Agua 83,0 %

Preparación y empleo

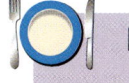

❶ **Crudo:** Cuando está muy tierno, se puede tomar en ensaladas, como la cebolla.

❷ **Hervido** o al vapor: Aliñado con aceite y limón o con mayonesa, constituye un delicado manjar.

❸ **Cocinado:** Formando parte de diversas preparaciones culinarias. Combina muy bien con las patatas y los huevos.

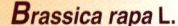

32 - Alimentos para el aparato locomotor

Nabo

Sus hojas son muy ricas en calcio

LOS PUEBLOS del centro de Europa deben mucho a los humildes nabos. Aunque en nuestros días estén poco considerados desde el punto de vista culinario y nutritivo, estas raíces han servido de alimento desde tiempos inmemoriales, tanto para las personas como para el ganado.

Los nabos se comían casi a diario en Alemania durante toda la Edad Media y Moderna. Durante los fríos inviernos centroeuropeos, los nabos y la col fermentada (chucrut) eran casi los únicos alimentos vegetales disponibles. Aunque aparentemente poco nutritiva, esta hortaliza de la familia de las Crucíferas contribuyó a la supervivencia de los robustos pueblos germánicos durante siglos e incluso milenios.

Pero a pesar de ser uno de los alimentos más populares de Europa, el nabo sucumbió cuando la papa o patata (ver T. 2 pág. 201) conquistó el viejo continente procedente de América. A partir de la Revolución Francesa, se cultivaron más patatas y menos nabos en Europa, hasta llegar a convertirse en un alimento casi olvidado.

Sin embargo, la raíz, y especialmente las hojas del nabo, vuelven a cobrar protagonismo en nuestros días, al conocerse mejor su composición y sus propiedades dietoterápicas.

PROPIEDADES E INDICACIONES: El nabo contiene una proporción de agua bastante mayor que la patata (un 92% frente a un 79%). Esto hace que su contenido de nutrientes energéticos sea reducido: hidratos de carbono: 4,43%, proteínas: 0,9%, grasas: 0,1%.

Contiene cantidades discretas de *vitaminas* del *complejo B* (B_1, B_2, B_6 y nia-

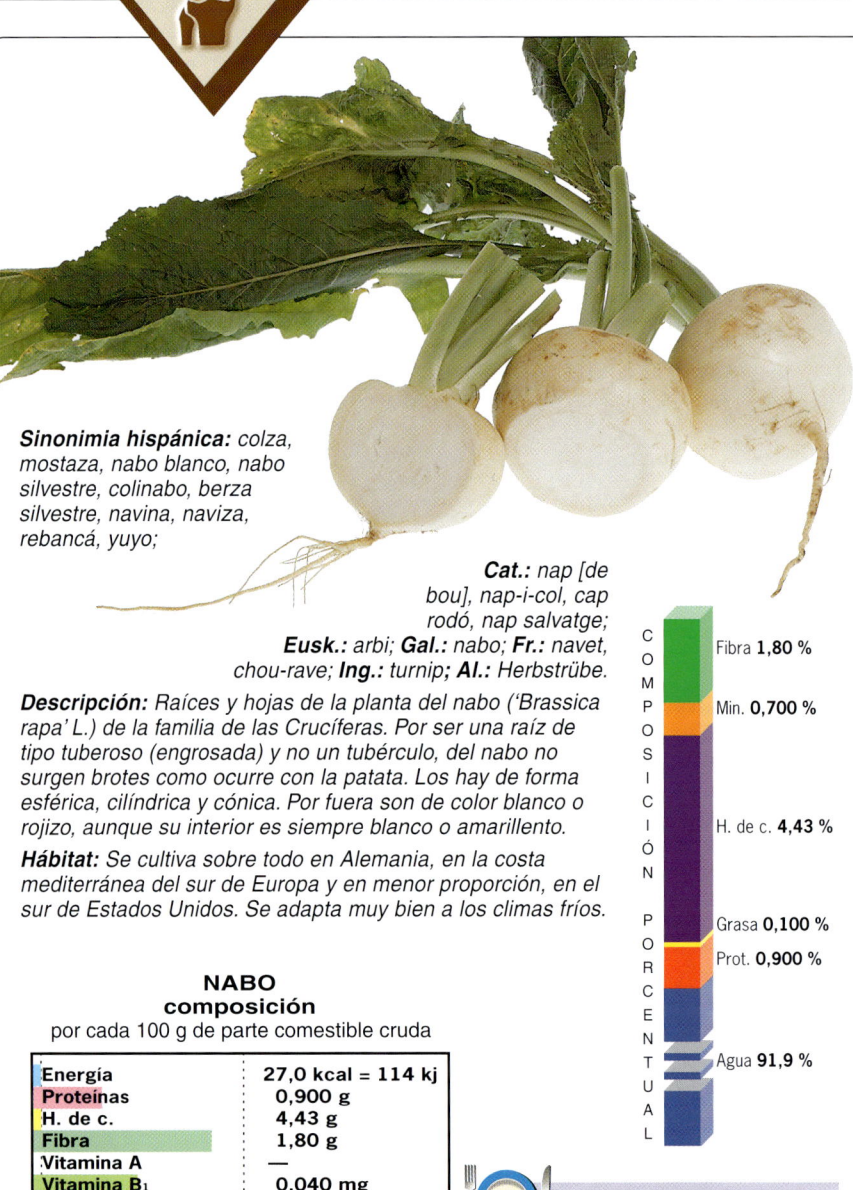

Sinonimia hispánica: colza, mostaza, nabo blanco, nabo silvestre, colinabo, berza silvestre, navina, naviza, rebancá, yuyo;

Cat.: nap [de bou], nap-i-col, cap rodó, nap salvatge; *Eusk.:* arbi; *Gal.:* nabo; *Fr.:* navet, chou-rave; *Ing.:* turnip; *Al.:* Herbstrübe.

Descripción: Raíces y hojas de la planta del nabo ('Brassica rapa' L.) de la familia de las Crucíferas. Por ser una raíz de tipo tuberoso (engrosada) y no un tubérculo, del nabo no surgen brotes como ocurre con la patata. Los hay de forma esférica, cilíndrica y cónica. Por fuera son de color blanco o rojizo, aunque su interior es siempre blanco o amarillento.

Hábitat: Se cultiva sobre todo en Alemania, en la costa mediterránea del sur de Europa y en menor proporción, en el sur de Estados Unidos. Se adapta muy bien a los climas fríos.

NABO composición
por cada 100 g de parte comestible cruda

Energía	27,0 kcal = 114 kj
Proteínas	0,900 g
H. de c.	4,43 g
Fibra	1,80 g
Vitamina A	—
Vitamina B_1	0,040 mg
Vitamina B_2	0,030 mg
Niacina	0,550 mg EN
Vitamina B_6	0,090 mg
Folatos	14,5 µg
Vitamina B_{12}	—
Vitamina C	21,0 mg
Vitamina E	0,030 mg EαT
Calcio	30,0 mg
Fósforo	27,0 mg
Magnesio	11,0 mg
Hierro	0,300 mg
Potasio	191 mg
Cinc	0,270 mg
Grasa total	0,100 g
Grasa saturada	0,011 g
Colesterol	—
Sodio	67,0 mg

% de la CDR (cantidad diaria recomendada) cubierta por 100 g de este alimento

COMPOSICIÓN PORCENTUAL
- Fibra 1,80 %
- Min. 0,700 %
- H. de c. 4,43 %
- Grasa 0,100 %
- Prot. 0,900 %
- Agua 91,9 %

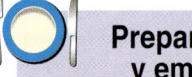

Preparación y empleo

❶ **Raíz:** Se consume cocinada acompañando a arroces y platos de legumbres. El arroz hervido con alubias y nabos es uno de los platos típicos del litoral valenciano en el este de España.

❷ **Hojas tiernas:** Se pueden comer crudas en ensalada, o cocinadas como las espinacas.

Las hojas del nabo (grelos)

La verdura más rica en calcio, y mucho más nutritiva que el propio nabo

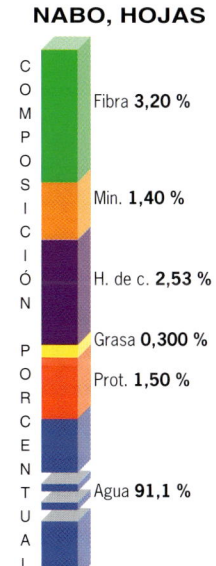

NABO, HOJAS
COMPOSICIÓN PORCENTUAL
- Fibra 3,20 %
- Min. 1,40 %
- H. de c. 2,53 %
- Grasa 0,300 %
- Prot. 1,50 %
- Agua 91,1 %

Durante mucho tiempo, por lo general, se han estado desechando las hojas del nabo, o simplemente dándoselas a los animales. Hoy sabemos que las hojas –llamadas **grelos** en algunos lugares– son mucho más nutritivas que el propio nabo, y cada vez son más quienes disfrutan de su agradable sabor y de su riqueza vitamínica y mineral.

Se pueden tomar tanto crudas en ensalada (cuando son tiernas), o bien cocinadas como las espinacas.

Las hojas del nabo aportan casi el doble de proteínas y de fibra que la raíz, aunque menos hidratos de carbono. Sin embargo, lo que más destaca de su valor nutritivo es su *gran concentración* de **vitaminas** y **minerales,** varias veces superior a la de la raíz. En su composición destacan el calcio, la provitamina A (beta-caroteno), la vitamina C, el folato y el hierro.

La verdura más rica en calcio

Las hojas de nabo contienen 190 mg/100 g de calcio, *bastante* **más** que la **leche** (119,4 mg/100 g). Las hojas de nabo son la **verdura** *más rica* en calcio, *seguidas* por las **acelgas** (119 mg/100 g) y las **espinacas** (99 mg/100 g).

Aunque también contienen **ácido oxálico**, que *frena* la **absorción** del *calcio*, las hojas del nabo constituyen una *excelente fuente* vegetal de *calcio.* Por ello son muy recomendables para aquellos que deseen aumentar la ingesta diaria de este mineral.

NABO, HOJAS
composición
por cada 100 g de parte comestible cruda

Energía	27,0 kcal = 111 kj
Proteínas	1,50 g
H. de c.	2,53 g
Fibra	3,20 g
Vitamina A	760 µg ER
Vitamina B$_1$	0,070 mg
Vitamina B$_2$	0,100 mg
Niacina	1,03 mg EN
Vitamina B$_6$	0,263 mg
Folatos	194 µg
Vitamina B$_{12}$	—
Vitamina C	60,0 mg
Vitamina E	2,90 mg EαT
Calcio	190 mg
Fósforo	42,0 mg
Magnesio	31,0 mg
Hierro	1,10 mg
Potasio	296 mg
Cinc	0,190 mg
Grasa total	0,300 g
Grasa saturada	0,070 g
Colesterol	—
Sodio	40,0 mg

1% 2% 4% 10% 20% 40% 100%

% de la CDR (cantidad diaria recomendada) cubierta por 100 g de este alimento

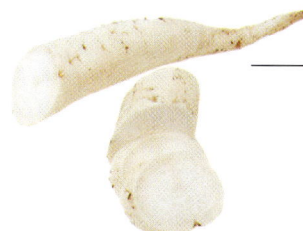

---

cina y folatos), y una buena proporción de *vitamina C;* ya que 100 g de nabo aportan 21 mg de esta vitamina, más de la tercera parte de las necesidades diarias para un hombre adulto. El nabo carece de provitamina A (beta-caroteno) y de vitaminas E y B$_{12}$.

En cuanto a **minerales,** el más abundante es el potasio (191 mg/100 g), seguido del sodio (67 mg/100 g). Contiene también pequeñas cantidades de calcio, fósforo y hierro, así como de oligoelementos. Es bastante rico en *fibra* vegetal (1,8%).

En conjunto el nabo aporta una cantidad reducida de energía (27 kcal/100 g), con prácticamente nada de grasa y bastante fibra. Debido a los compuestos no nutritivos que posee, similares a los de las coles (ver T. 2 pág. 191) pero aun no bien estudiados, actúa como **alcalinizante, depurativo** de la sangre y **diurético**. Estas son sus indicaciones dietoterápicas:

• **Gota** (artritis úrica): El consumo de nabos facilita la eliminación del **ácido úrico** con la orina, sustancia que se produce normalmente en nuestro organismo a partir de las proteínas. Cuando se genera en exceso, el ácido úrico produce un estado de intoxicación en todo el organismo (gota) y se deposita especialmente en las articulaciones, causando inflamación y dolor de tipo reumático.

El consumo de nabos "limpia" la sangre de ácido úrico, así como de otros residuos metabólicos. De esta forma, produce una mejora en los gotosos y enfermos de **reumatismo** articular de causa úrica.

• **Obesidad:** El nabo produce una considerable sensación de saciedad, con un aporte reducido de calorías (27 kcal/100 g). Su consumo se recomienda en los regímenes de adelgazamiento como alimento nutritivo, fácilmente digerible y carente de grasa.

El nabo y la tiroides

El nabo, al igual que las otras plantas de la familia de las **Crucíferas***, contiene sustancias capaces de* **frenar** *el funcionamiento de la glándula tiroides (ver T. 2 pág. 291).*

El **consumo habitual** *de nabos no supone* **ningún riesgo** *para la salud en las personas eutiroideas (con un funcionamiento tiroideo normal). Sin embargo, se recomienda* **evitar** *su consumo en caso de* **hipotiroidismo** *(funcionamiento disminuido de la tiroides).*

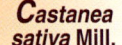   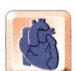

32 - Alimentos para el aparato locomotor

Castaña

Tonifica los músculos

EL MÉDICO y nutricionista alemán W. Heupke, considerado como uno de los fundadores de la moderna escuela de nutrición alemana, decía que las castañas son «los pequeños panes que proporciona la naturaleza».[19]

Efectivamente, en épocas de hambre o de guerra, en las que escaseaba el pan, muchas poblaciones europeas sobrevivieron a base de castañas, con cuya harina se puede elaborar un sustitutivo del pan. De hecho, la composición de la castaña, que botánicamente es una semilla o nuez, se parece mucho más a la de los granos de los cereales que a la de otros frutos secos.

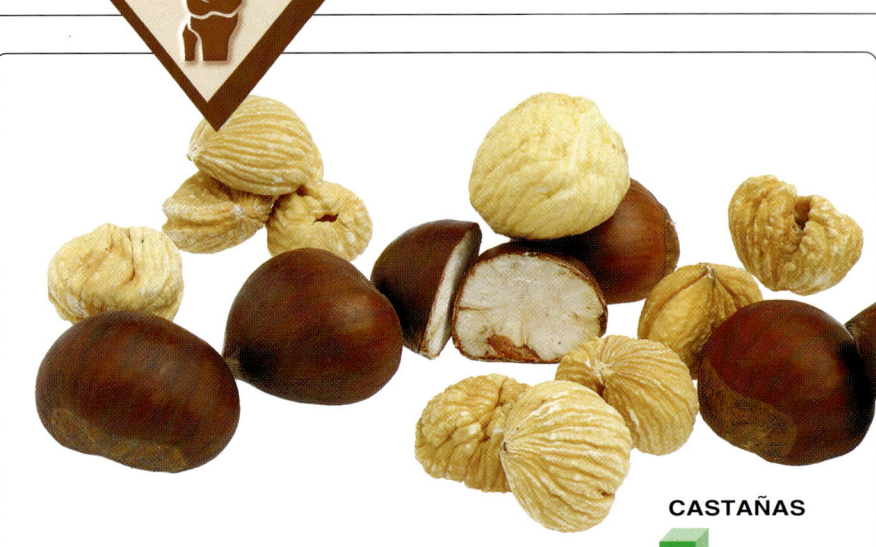

Sinonimia hispánica: *regoldo (castaño/castañero silvestre);*
Cat.: *castanya;* **Eusk.:** *gaztaina;*
Gal.: *castaña, baloca;* **Fr.:** *châtaigne;*
Ing.: *chestnut;* **Al.:** *Kastanie.*

Descripción: Semilla del fruto del castaño ('Castanea sativa' Mill.), árbol robusto de la familia de las Fagáceas.

Hábitat: El castaño es propio de regiones montañosas de Turquía, desde donde se ha extendido al sur y centro de Europa. Se cultiva también en el sur y este de los Estados Unidos, en China y en Japón.

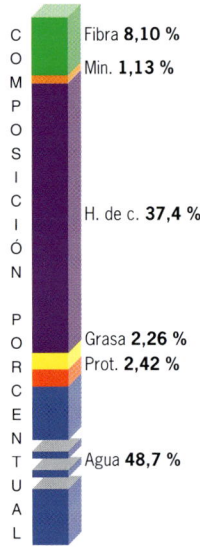

CASTAÑAS composición
por cada 100 g de parte comestible cruda

Energía	213 kcal = 890 kj
Proteínas	2,42 g
H. de c.	37,4 g
Fibra	8,10 g
Vitamina A	3,00 µg ER
Vitamina B_1	0,238 mg
Vitamina B_2	0,168 mg
Niacina	1,63 mg EN
Vitamina B_6	0,376 mg
Folatos	62,0 µg
Vitamina B_{12}	—
Vitamina C	43,0 mg
Vitamina E	—
Calcio	27,0 mg
Fósforo	93,0 mg
Magnesio	32,0 mg
Hierro	1,01 mg
Potasio	518 mg
Cinc	0,520 mg
Grasa total	2,26 g
Grasa saturada	0,425 g
Colesterol	—
Sodio	3,00 mg

% de la CDR (cantidad diaria recomendada) cubierta por 100 g de este alimento

Preparación y empleo

❶ **Crudas:** Solo se recomienda consumir crudas las castañas cuando están *muy tiernas*. Aun así, hay que masticarlas muy bien, de modo que las enzimas salivares empiecen a digerirlas.

❷ **Cocinadas:** Una vez peladas, se hierven en agua durante 20-30 minutos. Se puede añadir al agua algunas hierbas aromáticas, como el comino, hinojo o tomillo.

❸ **Al horno** o a la brasa. Se pueden asar con la piel, pero haciéndoles un corte a todas. Resultan muy sabrosas y apetecibles.

❹ **Puré de castañas:** Después de hervidas se machacan en un mortero hasta obtener una pasta uniforme. Se añade miel o azúcar moreno. También se puede mezclar con leche.

❺ **'Marron glacé':** Es un dulce exquisito, típico de Francia, que se elabora con castañas de la máxima calidad y clara de huevo.

PROPIEDADES E INDICACIONES: La castaña es uno de los alimentos *más ricos* en **hidratos de carbono** que nos ofrece la naturaleza (37,4%), *comparable únicamente* a las **legumbres** y **cereales**. Los hidratos de carbono de la castaña están formados por **almidón** en su mayor parte (85%), seguido por la **sacarosa** (15%). Apenas contiene glucosa y fructosa.

Contiene también proteínas (2,42%) y grasas (2,26%), siendo la mayor parte de ellas, mono o poliinsaturadas. En total aporta 213 kcal/ 100 g, una cantidad bastante superior a la de la patata (79 kcal/100 g), aunque menor que la harina de trigo (364 kcal/100 g) o las nueces (642 kcal/100 g).

Otras castañas

Además de la castaña europea o común (*Castanea sativa* Mill.) a la que nos referimos, existen otros tres tipos de castañas producidas por árboles del género castanea:

- **Castaña china**[*] (*Castanea mollisima* Blume);
- **Castaña japonesa**[**] (*Castanea crenata* Sieb. et Zucc.*)*;
- **Castaña americana**[***] (*Castanea dentata* [Marsh.] Borkh.*)*.

La **composición** de todas estas castañas es *similar*, difiriendo sobre todo en cuanto a su concentración en hidratos de carbono y su dulzor, más acentuado en la china.

[*]**Gal.:** *castaña chinesa;* **Fr.:** *châtaigne de Chine;* **Ing.:** *Chinese chestnut.*

[**]**Gal.:** *castaña xaponesa;* **Fr.:** *châtaigne du Japon;* **Ing.:** *Japanese chestnut.*

[***]**Gal.:** *castaña americana;* **Fr.:** *châtaigne d'Amérique;* **Ing.:** *American chestnut.*

Castaña de agua china

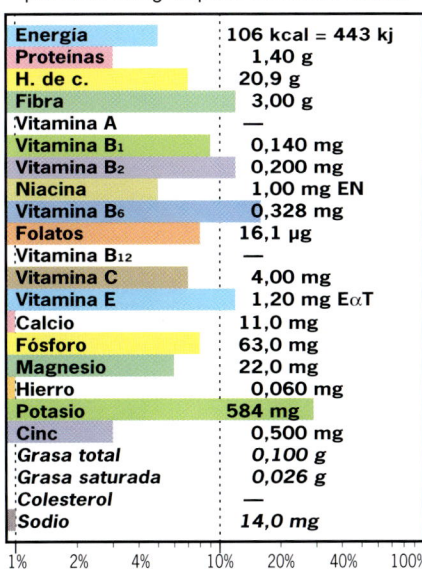

CASTAÑAS DE AGUA O CHINAS
composición
por cada 100 g de parte comestible cruda

Energía	106 kcal = 443 kj
Proteínas	1,40 g
H. de c.	20,9 g
Fibra	3,00 g
Vitamina A	—
Vitamina B_1	0,140 mg
Vitamina B_2	0,200 mg
Niacina	1,00 mg EN
Vitamina B_6	0,328 mg
Folatos	16,1 µg
Vitamina B_{12}	—
Vitamina C	4,00 mg
Vitamina E	1,20 mg EαT
Calcio	11,0 mg
Fósforo	63,0 mg
Magnesio	22,0 mg
Hierro	0,060 mg
Potasio	584 mg
Cinc	0,500 mg
Grasa total	0,100 g
Grasa saturada	0,026 g
Colesterol	—
Sodio	14,0 mg

1% 2% 4% 10% 20% 40% 100%
% de la CDR (cantidad diaria recomendada)
cubierta por 100 g de este alimento

La castaña de agua china (*Eleocharis dulcis* Trin.)[*] se llama así por su parecido en cuanto a forma y sabor con la castaña común, pero en realidad se trata de un **tubérculo** (raíz engrosada). Se cultiva sobre todo en China, preferentemente en aguas estancadas. Curiosamente, pertenece a la misma familia botánica que la chufa (Ciperáceas), otro pequeño tubérculo muy nutritivo con el que se elabora la horchata (ver T. 2 pág. 160).

Su **composición** es *muy similar* a la de la **castaña común**, aunque contiene menos hidratos de carbono y menos proteínas. Es rica en vitaminas del complejo B, aunque prácticamente carece de vitaminas A y C. En cuanto a minerales, contiene los mismos que la castaña común, pero en una proporción algo inferior.

Es bastante energética (106 kcal/100 g) y algo astringente.

En la cocina china se usa abundantemente en diversas preparaciones culinarias por su sabor algo dulce y su carne blanca y consistente.

[*]**Gal.:** *castaña de auga chinesa;* **Fr.:** *châtaigne d'eau;* **Ing.:** *Chinese water chestnut.*

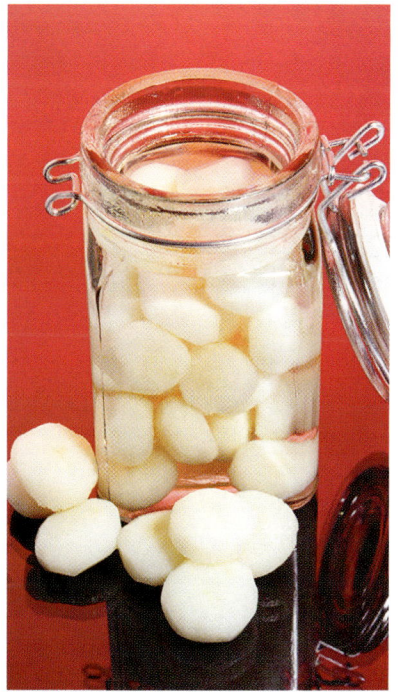

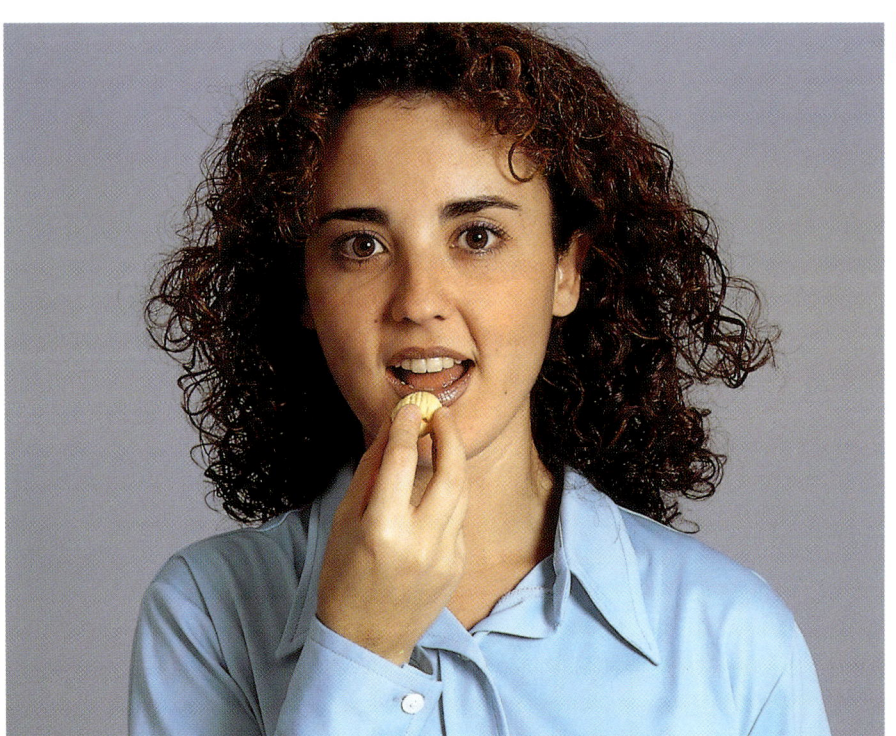

La castaña no debe ser considerada como un postre o una golosina, sino como un alimento muy nutritivo y tonificante.

 Masticarlas y ensalivarlas

Los **hidratos de carbono** que contiene la castaña, el **almidón** y la **sacarosa**, requieren ser atacados por las enzimas digestivas para ser convertidos en **azúcares simples** y poder pasar a la sangre. Si las castañas no son bien masticadas y ensalivadas, pueden llegar fragmentos no digeridos al intestino grueso, y producir así flatulencia.

Se recomienda por lo tanto, desmenuzar bien las castañas en la boca, y ensalivarlas bien antes de tragarlas. Hervidas, asadas y sobre todo en forma de puré, resultan **más digestivas**.

Los **obesos** y los **diabéticos** deben consumir las castañas con **precaución**, por su riqueza en hidratos de carbono.

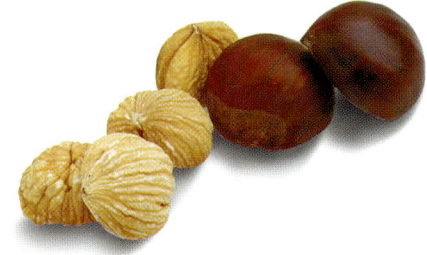

Aunque no contiene vitamina E y apenas vitamina A, es bastante rica en vitamina C y sobre todo, en vitaminas del complejo B: B$_1$, B$_2$, B$_6$ y niacina. Su concentración en *vitaminas B* es *similar* a la del **trigo integral** (incluido el germen).

En cuanto a minerales, la castaña destaca por su *riqueza* en **potasio** (518 mg/100 g) y su *bajo contenido* en **sodio** (3 mg/100 g), lo cual la hace *muy recomendable* en caso de **hipertensión** o de **afecciones cardiovasculares**. Contiene también bastante hierro (1mg/100 g), así como magnesio, calcio, fósforo y los oligoelementos cinc, cobre y manganeso.

La castaña actúa en el organismo como tonificante muscular, **alcalinizante**, astringente y galactógena.

Su uso está indicado en los siguientes casos:

• **Estados de fatiga física** y cansancio debido a un intenso ejercicio muscular (deportistas, trabajadores manuales) o a desnutrición. Produce una acción tonificante sobre los músculos, comunicando sensación de energía y bienestar.

• **Épocas de crecimiento:** Es una buena fuente de energía calórica, vitaminas y minerales, muy recomendable para el desarrollo osteomuscular de los adolescentes.

• **Arteriosclerosis** y afecciones cardiocirculatorias: La castaña aporta energía con *muy pocas grasas* y *muy poco sodio*. Su *elevado contenido* en **potasio** contribuye a evitar la hipertensión arterial.

• **Diarreas:** La castaña, especialmente en forma de puré [O], constituye un buen alimento en caso de diarrea o descomposición intestinal, por su suave efecto astringente y regulador del tránsito intestinal.

• **Insuficiencia renal:** Cuando el riñón no cumple satisfactoriamente su función, se produce entre otras cosas un acúmulo de sustancias ácidas en la sangre, entre ellas el **ácido úrico** y la **urea**. La castaña es un alimento recomendable para los que padecen de insuficiencia renal, pues por su efecto **alcalinizante** compensa en parte el exceso de ácido en la sangre. Además, contiene *pocas proteínas* en relación a la mucha energía que aporta, lo cual resulta favorable en caso de insuficiencia renal.

• **Mujeres que lactan:** la castaña es un galactógeno (aumenta la secreción de leche), además de aportar muchos nutrientes a la mujer que lacta.

Cocos nucifera L.

32 - Alimentos para el aparato locomotor

Coco

Rico en minerales

EL COCOTERO es un árbol con vocación de supervivencia: resiste como ninguno la acción devastadora de los ciclones tropicales, doblegando su elástico tronco sin llegar a desarraigarse del terreno. Cuando pasa la tormenta, las palmeras cocoteras permanecen esbeltas en las playas tropicales, como si nada hubiera ocurrido.

Además, su fruto, el coco, es capaz de navegar cientos, o incluso miles de kilómetros flotando sobre el mar, sin que pierda su fuerza germinadora. ¡Qué energía vital tan indomable la de esos aparentemente frágiles cocoteros!

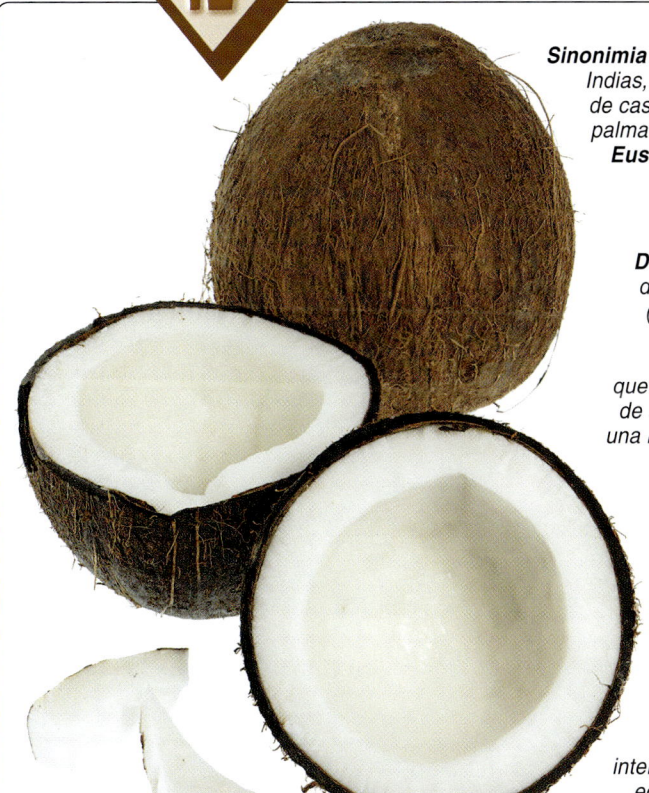

Sinonimia hispánica: *coco de Indias, coco de agua, coco de castillo, palma de coco, palma indiana;* ***Cat.:*** *coco;* ***Eusk.:*** *koko;* ***Gal.:*** *coco;* ***Fr.:*** *noix de coco;* ***Ing.:*** *coconut;* ***Al.:*** *Kokosnuß.*

Descripción: *Semilla del fruto del cocotero ('Cocos nucifera' L.), árbol de la familia de las Palmáceas que alcanza hasta 20 m de altura. El fruto no es una nuez desde el punto de vista botánico, sino una drupa, que pesa hasta 2,5 kilos.*

El coco está formado por una cáscara correosa externa (exocarpo) de color amarillo o anaranjado; una capa fibrosa intermedia (mesocarpo) equivalente a la parte carnosa de los frutos comunes; y un hueso central (endocarpo), en cuyo interior se encuentra la semilla, formada por una pulpa blanca, que es la parte comestible.

Hábitat: *Propio de las islas de clima tropical y subtropical del océano Pacífico. Su cultivo se ha extendido por Centroamérica, el Caribe y el África tropical.*

COCO
composición
por cada 100 g de parte comestible cruda

Energía	354 kcal = 1480 kj
Proteínas	3,33 g
H. de c.	6,23 g
Fibra	9,00 g
Vitamina A	—
Vitamina B_1	0,066 mg
Vitamina B_2	0,020 mg
Niacina	1,19 mg EN
Vitamina B_6	0,054 mg
Folatos	26,4 µg
Vitamina B_{12}	
Vitamina C	3,30 mg
Vitamina E	0,730 mg EαT
Calcio	14,0 mg
Fósforo	113 mg
Magnesio	32,0 mg
Hierro	2,43 mg
Potasio	356 mg
Cinc	1,10 mg
Grasa total	33,5 g
Grasa saturada	29,7 g
Colesterol	
Sodio	20,0 mg

1% 2% 4% 10% 20% 40% 100% 200% 500%

% de la CDR (cantidad diaria recomendada) cubierta por 100 g de este alimento

Preparación y empleo

❶ **Pulpa madura:** Se puede consumir cruda, entera o rallada; o bien asada, formando parte de diversas preparaciones culinarias.

❷ **Pulpa gelatinosa:** Se obtiene de los cocos aún verdes. Se come con una cuchara, una vez abierto el coco. Contiene los mismos nutrientes que el coco maduro, pero en menor concentración.

❸ **Agua de coco:** Es el líquido que se encuentra en su interior, tanto más abundante cuanto más verde está el coco. Ideal para calmar la sed en los países tropicales.

❹ **Leche de coco:** Refrescante y nutritiva. Ver su elaboración en el T. 2 pág. 327. Se puede elaborar agregando agua o leche de vaca.

❺ **Copra:** Es la pulpa del coco desecada al sol.

❻ **Aceite o grasa de coco:** Se obtiene industrialmente aplicando una fuerte presión sobre la copra.

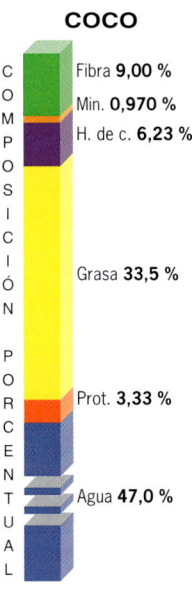

COCO — Composición porcentual
- Fibra 9,00 %
- Min. 0,970 %
- H. de c. 6,23 %
- Grasa 33,5 %
- Prot. 3,33 %
- Agua 47,0 %

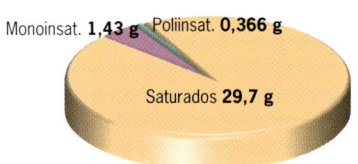

COCO distribución porcentual de sus **ácidos grasos**
- Monoinsat. 1,43 g
- Poliinsat. 0,366 g
- Saturados 29,7 g

En 1840, un navío que transportaba cocos, naufragó en el Caribe, a unos cientos de millas de la costa de Florida, en Norteamérica. Los cocos flotaron, y arrastrados por las corrientes marinas llegaron a las playas de la bella península de La Florida. Allí germinaron y echaron raíces, dando lugar a los hermosos bosques de palmeras cocoteras que hoy existen en esas tierras.

En el idioma sánscrito de la India, el cocotero recibe el nombre de *kalpa vriksha*, que quiere decir, 'árbol que da todo lo necesario para la vida'. Y no resulta exagerado, pues es sabido que los habitantes de las islas de la Polinesia han sobrevivido, en ocasiones durante varias generaciones, a base de cocos. El coco proporciona bebida y alimento sólido; con la fibra que lo recubre se tejen cuerdas y se fabrican cepillos de dientes; con el tronco y las hojas del cocotero se hacen sandalias, tejidos e incluso cabañas.

La fuerza vital y la resistencia del coco, así como la flexibilidad de la palmera, parecen estar anunciando las propiedades medicinales de la semilla de este original fruto.

PROPIEDADES E INDICACIONES: La composición de la pulpa del coco va variando a medida que este madura. Cuando el coco está *verde* (de 6 a 7 meses), la pulpa tiene una consistencia gelatinosa, contiene mucha agua y su *proporción* de **nutrientes** es *menor*.

Cuando el coco *madura*, la pulpa se hace más consistente, con menos agua y los **nutrientes** se hallan *más concentrados*. En este estado, la pulpa del coco contiene una buena proporción de **hidratos de carbono** (6,23%) y **proteínas** (3,33%) y sales minerales, entre las que destaca el **magnesio**, el **calcio** y el **fósforo**.

Sin embargo, el nutriente *más abundante* en la pulpa del coco es la **grasa**, que supone más de *un tercio* de su peso llegada la madurez. La *mayor parte* (hasta el 94,3%) de los **ácidos grasos** que constituyen la grasa de coco son *saturados*. Sin embargo, se trata de un tipo especial de ácidos grasos saturados llamados *de cadena corta y media*, que **no** *favorecen* la **producción** de **colesterol** en el organismo, tal como lo hacen los ácidos grasos saturados de cadena larga de origen animal. Además, los ácidos grasos que forman la grasa del coco se absorben y asimilan muy bien.

Por lo tanto, no es correcto decir que la grasa del coco aumenta el nivel de colesterol, tal como antiguamente se pensaba. A pesar de ello, debe consumirse siempre con moderación, como cualquier otro aceite.

Las propiedades dietoterápicas del coco dependen de su contenido mineral, especialmente en **magnesio**. La pulpa madura contiene 32 mg/100 g, y el agua de coco 25 mg/100 g. Aunque no son grandes cantidades, sí que *superan* a la de todos los **alimentos** de origen **animal**, incluidos la carne, el pescado, la leche y los huevos.

La mayor parte del *MAGNESIO* del organismo se encuentra en los huesos (60%) y en los músculos (26%). Contribuye a la dureza de los huesos y al buen estado de los cartílagos que forman las articulaciones. En los músculos, la *falta* de magnesio produce **contractura** muscular y **excitabilidad** nerviosa.

continúa en la página 328

Composición de la grasa del coco

*La mayor parte de los **ácidos grasos** del coco son de tipo **saturado**, lo que hizo pensar a muchos especialistas en nutrición que favorecían la producción de colesterol, tal como lo hacen los ácidos grasos saturados de la grasa de origen animal.*
*Sin embargo, la mayor parte de los ácidos grasos del coco presentan una particularidad especial, que los diferencia de los de origen animal: su molécula contiene de 6 a 14 átomos de carbono. Actualmente se sabe que estos **ácidos grasos de cadena corta y media** presentes en el coco, **no aumentan** el nivel de **colesterol**, a pesar de ser de tipo saturado.*
En las grasas animales predominan los ácidos grasos saturados de cadena larga, como el esteárico (18 átomos de carbono), que sí que aumentan el nivel de colesterol.

Ácido graso	Átomos de carbono	Tipo	Proporción
Caproico	6	Sat.	0,6
Caprílico	8	Sat.	7,4
Cáprico	10	Sat.	5,9
Láurico	12	Sat.	47,2
Mirístico	14	Sat.	18,6
Palmítico	16	Sat.	9
Esteárico	18	Sat.	5,5
Oleico	18	Monoinsat.	4,6
Linoleico	18	Poliinsat.	1,2

Cómo abrir un coco

El agua del coco es una bebida remineralizante, ideal para combatir la sed en los países tropicales. Contiene glucosa y abundantes sales minerales, especialmente de magnesio, calcio y fósforo.

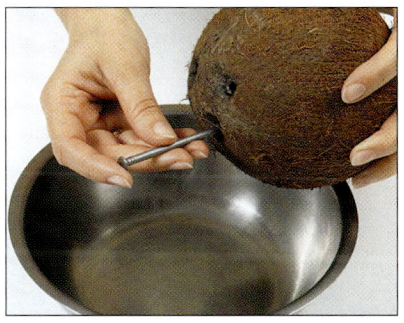 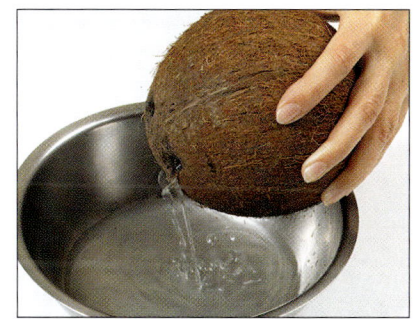 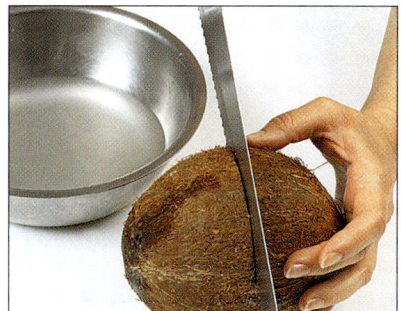

1. Antes que nada, **agitarlo** para **verificar si contiene agua.**
   Si no se escucha el típico chapoteo del agua en su interior, es porque el coco está seco, es decir, pasado de maduro. En esas condiciones, la pulpa suele estar rancia.
2. Practicar **dos orificios** en los "ojos" germinativos del coco. Para ello se puede usar un clavo y un martillo, o un sacacorchos.
3. **Vaciar el agua** en un recipiente.
4. **Serrar** el coco.
5. **Separar** la **cáscara** de la **pulpa**, por alguno de estos métodos:
   - rompiendo la cáscara con la ayuda de un martillo;
   - o bien, introduciendo el coco en un horno caliente durante unos minutos.
6. **Eliminar** la **piel** marrón que recubre la pulpa, y que resulta algo indigesta.
7. **Lavar la pulpa** con agua corriente para eliminar los restos de cáscara.

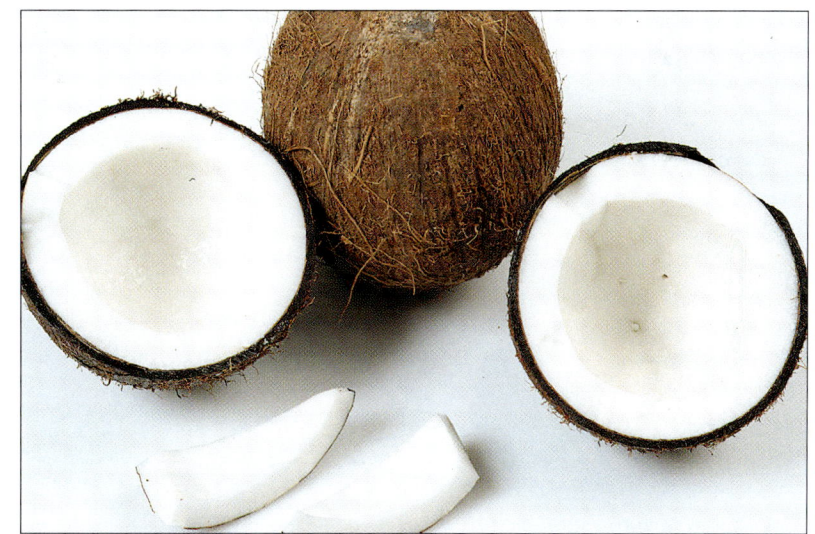

Leche de coco

Se obtiene exprimiendo la pulpa madura del coco, una vez bien triturada.

1. **Rallar finamente la pulpa** de un coco o bien pasarla por la trituradora.
2. **Agregar medio litro de agua hirviendo,** y dejar reposar durante media hora. En vez de agua, también puede añadirse leche de vaca.
3. **Preparar un lienzo de algodón** y llenarlo con la pasta de coco.
4. **Retorcer el lienzo con la pasta,** hasta exprimir todo el jugo.
5. Para aprovechar mejor el coco, se puede **volver** a echar **agua caliente** sobre la pulpa restante, repitiendo de nuevo los pasos 3 y 4.
6. La leche de coco se toma **como refresco,** o bien se puede **añadir** a batidos de frutas u otros platos.

Cocos de otras palmeras

En las zonas tropicales se dan varios tipos de palmeras que también producen frutos similares al coco:

Coco de mar o coco de las islas Seychelles (*Lodoicea maldivica*): Es un enorme coco que llega a pesar hasta 25 kg. Su composición es similar a la del coco normal. Se cultiva en Madagascar y en otras islas del océano Índico.
Ing.: sea coconut.

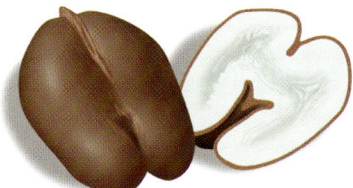

Corozo o corojo (*Bactris major* Jacq.): Es el fruto de una palmera de hasta 30 m de altura, que crece espontáneamente y también se cultiva en Panamá, Colombia y Venezuela. Los frutos son amarillos, y crecen en enormes racimos de hasta 4.000 corozos. La pulpa es de sabor agridulce, y se emplea para extraer un *jugo* muy agradable con el que se elaboran refrescos, gelatinas y mermeladas.
Fr.: corossol; Ing.: beach palm; Al.: Butterpalme.

Coco de beber o coco real (*Cocos nucifera* var. *aurantiaca*): Es una variedad del coco común de color amarillo o anaranjado, que tiene menos pulpa pero *mucha más* **agua** (hasta medio litro). El agua de este coco es además más aromática y refrescante que la del coco normal.
Cat.: cocoter; Fr.: noix de coco; Ing.: king coconut.

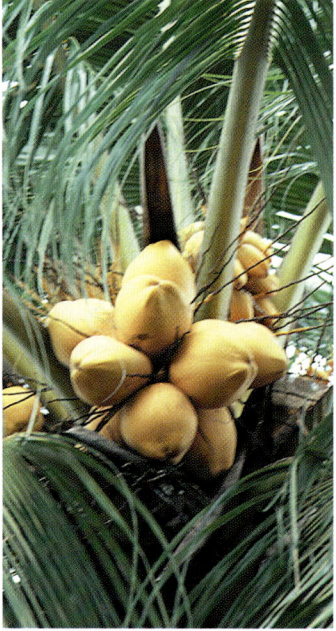

Pejibaye o pijiguao (*Bactris gasipaes* L.): Ver T. 2 pág. 296.

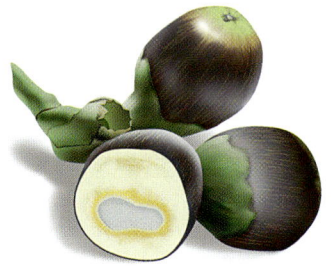

Palmira o boraso (*Borassus flabellifer* L.): Es el fruto de una palmera que se cultiva en el sur de la India, en Sri Lanka (Ceilán) y en Malasia. Crece en racimos, como el coco, aunque su tamaño es bastante más pequeño (10-12 cm). Con su pulpa triturada y pasada por un lienzo, se obtiene una deliciosa **bebida**.
Fr.: palmier à vin; Ing.: palmyra palm; Al.: Palmyra-palme.

Salaca (*Salacca edulis* Reinw.): Es el fruto de la palmera salaca, que se cultiva en Indonesia y Tailandia. Esta palmera alcanza los 5 m de altura, y tienen una gran copa. Su fruto llama la atención porque la cáscara está recubierta de escamas que recuerdan a la piel de una serpiente. La **pulpa**, que está dividida en tres gajos, es blanquecina, de consistencia firme y sabor agridulce. Tiene acción **astringente**.
Fr.: zalacca; Ing.: salak.

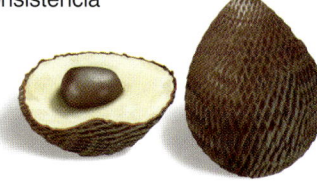

viene de la página 326

El coco, además de cierta cantidad de magnesio contiene otros minerales de gran importancia para el aparato locomotor, como el *calcio* y el *fósforo.*

Un alimento como el coco, que aporta estos **minerales** en una *proporción correcta,* contribuye al buen estado de los **huesos,** de las **articulaciones,** de los **músculos** y del aparato locomotor en su conjunto.

En los siguientes casos, el consumo de coco (pulpa o agua [❶,❷,❸]) ejerce un efecto beneficioso sobre el aparato locomotor:

• **Descalcificación** (pérdida del calcio) ósea.

• **Artrosis** (degeneración del cartílago de las articulaciones).

• **Osteoporosis** (desmineralización y pérdida de masa de los huesos).

• **Dolores osteomusculares** debidos a tensión excesiva o a falta de relajación muscular, especialmente el dolor de espalda.

Por su acción **remineralizante,** el consumo de coco también se recomienda:

• En la época de la **dentición infantil,** para favorecer la buena formación del esmalte dentario.

• En caso de **debilidad** del **cabello** y de las **uñas.**

Es interesante señalar que el **AGUA** y la **LECHE** de coco [❸,❹] son *casi tan ricas* en **minerales** como la propia pulpa de coco, con la *ventaja* de *no contener grasas.* Un litro de agua de coco contiene unos 300 mg de magnesio, que es la CDR (cantidad diaria recomendada) de este mineral para un adulto.

32 - Alimentos para el aparato locomotor

Grosella negra

Antirreumática

LA GROSELLA negra es preferible como fruta a la grosella roja (*Ribes rubrum* L.), aunque tanto la una como la otra poseen notables propiedades medicinales.

PROPIEDADES E INDICACIONES: Aporta bastantes hidratos de carbono en forma de azúcares (13,4 %), una moderada cantidad de proteínas (1,4 %) y casi nada de grasa (0,4%). Todo ello supone 63 kcal/100 g, una cantidad bastante importante para tratarse de una fruta fresca.

La grosella negra contiene 181 mg/100 g de *vitamina C,* más del *triple* que la **naranja**, y 1,54 mg/100 g de *hierro*, casi tanto como la carne (aunque se trata de **hierro no hem** que se absorbe peor). Contiene también *vitaminas* del grupo *B* así como *potasio, calcio* y *magnesio.*

Los *flavonoides* (*rutina* y otros) de la grosella son *muy activos* como **antioxidantes**[20] y **antiinflamatorios.**[21] Las grosellas son además protectoras de las arterias, tonificantes digestivas y depurativas. Estas son sus indicaciones más importantes:

• **Afecciones reumáticas:** Los **EXTRACTOS DE HOJAS** del grosellero tienen una actividad **antiinflamatoria** similar a la de la indometacina. Los **FRUTOS** también poseen esta misma acción, aunque *menos* intensa. Su consumo *frena* los procesos **inflamatorios** articulares, y *alivia* el **dolor**. Además, *favorecen* la *eliminación* del **ácido úrico,** causante de **artritis** (inflamación articular).

• **Arteriosclerosis:** Investigadores franceses han encontrado en la grosella negra sustancias que impiden la destrucción del tejido elástico de las arterias,[22] protegiéndolas así de la arteriosclerosis.

Sinonimia hispánica: casis; **Cat.:** riber negre; **Eusk.:** andere-mahats beltz; **Gal.:** grosella; **Fr.:** groseille noire; **Ing.:** black currant; **Al.:** Schwarze johannisbeere.

Descripción: Frutos en baya del grosellero negro ('Ribes nigrum' L.), arbusto de la familia de las Saxifragáceas que alcanza hasta 2 m de altura.

Hábitat: Propio de climas fríos, crece silvestre en Europa central y septentrional. Actualmente se cultiva sobre todo en Alemania, Polonia y Rusia.

Los reumáticos y quienes padecen trastornos de la circulación arterial o de las coronarias, encontrarán en las grosellas negras un buen alimento-medicina.

Preparación y empleo

❶ **Crudas:** Las grosellas conviene que estén bien maduras.

❷ **Cocinadas:** Son un complemento ideal para todo tipo de pasteles y postres.

❸ **Conservas:** Se elaboran deliciosas mermeladas, jaleas, confituras y jarabes. Aunque se pierde algo de vitamina C en su elaboración (del 10% al 20%), siguen siendo muy ricas en esta vitamina. Los minerales se conservan íntegramente.

❹ **Refrescos:** El jugo de grosella negra se conoce como **casis.** Es muy refrescante y rico en *vitamina C* y en *hierro*.

GROSELLAS NEGRAS
composición
por cada 100 g de parte comestible cruda

Energía	63,0 kcal = 266 kj
Proteínas	1,40 g
H. de c.	13,4 g
Fibra	2,00 g
Vitamina A	23,0 µg ER
Vitamina B₁	0,050 mg
Vitamina B₂	0,050 mg
Niacina	0,300 mg EN
Vitamina B₆	0,066 mg
Folatos	—
Vitamina B₁₂	—
Vitamina C	181 mg
Vitamina E	0,100 mg EαT
Calcio	55,0 mg
Fósforo	59,0 mg
Magnesio	24,0 mg
Hierro	1,54 mg
Potasio	322 mg
Cinc	0,270 mg
Grasa total	0,410 g
Grasa saturada	0,034 g
Colesterol	—
Sodio	2,00 mg

% de la CDR (cantidad diaria recomendada) cubierta por 100 g de este alimento

COMPOSICIÓN PORCENTUAL:
- Fibra 2,00 %
- Min. 0,860 %
- H. de c. 13,4 %
- Grasa 0,410 %
- Prot. 1,40 %
- Agua 82,0 %

33 Alimentos para la piel

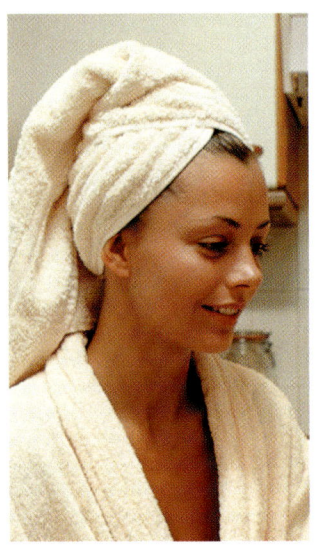

Una alimentación saludable favorece en mayor medida el buen estado y la belleza de la piel que las aplicaciones externas y los tratamientos cosméticos.

Sumario del Capítulo

Enfermedades

Acné	*331*
Alergias	*333*
Atopia, ver Dermatitis y eccema	*334*
Cabello, fragilidad	*331*
Celulitis	*332*
Dermatitis atópica, ver Dermatitis y eccema	*334*
Dermatitis y eccema	*334*
Eccema	*334*
Eccema atópico, ver Dermatitis y eccema	*334*
Fragilidad del cabello	*331*
Piel seca	*332*
Psoriasis	*335*
Sequedad de la piel, ver Piel seca	*332*
Urticaria, ver Dermatitis y eccema	*334*

Alimentos

Cacahuete	*336*
Frijol = judía	*343*
Judía	*343*
Mango	*341*
Pepino	*339*

LA ALIMENTACIÓN influye de forma notable sobre el estado de la **piel** y de sus estructuras anexas como las **uñas** y el **pelo**. Esto es debido especialmente a tres características fisiológicas de la piel:

1. *Sensible* a las **carencias nutritivas**: Las **células** que forman la piel se están *renovando continuamente*, por lo que se precisa un aporte constante de nutrientes para la producción de nuevas células.

   Esto hace que la piel sea muy sensible a las carencias nutritivas, *especialmente* a las de *proteínas*, *ácidos grasos esenciales*, *vitaminas A* y *C*, *hierro* y *cinc*.

2. **Órgano de eliminación**: A la piel se le llama "*el tercer riñón*" pues participa activamente en los procesos depurativos del organismo. Por la piel pueden eliminarse normalmente una cierta cantidad de toxinas que circulan por la sangre. Sin embargo, la capacidad eliminadora de la piel puede verse superada cuando aumenta la concentración de toxinas debido a:

   – funcionamiento *insuficiente* del **hígado** o de los **riñones**.
   – **estreñimiento**.
   – **alimentación** *a base de* productos **cárnicos**, especialmente embutidos, mariscos y vísceras.

   En estos casos, la piel sufre una **intoxicación** de origen *interno*, y reacciona con diversas manifestaciones patológicas como eccemas, dermatosis y erupciones diversas.

3. **Asiento de manifestaciones alérgicas**: Muchas reacciones alérgicas causadas por los alimentos, se manifiestan en la piel.

ENCICLOPEDIA DE LOS ALIMENTOS

2ª Parte: El poder curativo de los alimentos

Enfermedad	Uso	Alimento o nutriente	Tomo/Pág.	Motivos y efectos
ACNÉ Es la *hipertrofia e infección de las glándulas sebáceas de la piel*. Estas producen el **sebo**, una *grasa necesaria para proteger la piel*. Cuando el conducto excretor de las glándulas productoras de sebo se obstruye debido a diversas causas, este se acumula en su interior y la glándula aumenta de tamaño. Si el sebo no es vertido al exterior, la glándula se infecta e inflama, dando lugar a la típica pústula del acné. El acné se produce más frecuentemente en la adolescencia. Estos son los factores que intervienen en su génesis: • La **herencia**. • Las **hormonas**, especialmente los **andrógenos** u hormonas masculinizantes. • El **estrés** emocional. • La **alimentación** pobre en frutas, frutos secos, cereales, legumbres y hortalizas, y *rica en productos elaborados, grasa animal y aditivos*. La típica comida a base de hamburguesa, patatas fritas y helado o dulce es un ejemplo de alimentación favorecedora del acné. *Bollería refinada*	Aumentar	FRUTA	1/30	*Todas* las frutas *favorecen* la **eliminación** con la orina de las sustancias de desecho que circulan con la sangre. De esta forma, disminuyen las impurezas que tienden a acumularse en la piel. Además, *algunas* de ellas proporcionan abundante **vitamina A** en forma de **betacaroteno** y otros **carotenoides**, que favorecen el **buen estado** de la piel: mango, albaricoque, papaya, naranja y otras **frutas amarillas**.
		HORTALIZAS	1/92	Al igual que las frutas, también *favorecen* la **eliminación** de desechos, a la vez que proporcionan **vitamina A**, especialmente las **zanahorias**, las **acelgas** y las **espinacas**.
		CEREALES INTEGRALES	1/65	Deben constituir la **base** de la **alimentación** de quienes padecen acné. Su contenido en **fibra** contribuye a reducirlo.
		SOJA	2/264	Tanto la soja en grano como sus derivados, especialmente el **'tofu'** y la **leche de soja**, proporcionan *fitoestrógenos* (hormonas vegetales) que *contribuyen* al **equilibrio hormonal** necesario para evitar la progresión del acné.
		VITAMINA E	1/397	Actúa *conjuntamente* con la **vitamina A** para mantener las células de la piel en buen estado. El **germen de trigo**, los **frutos secos**, los **aceites vegetales** y el **aguacate**, son buenas fuentes de esta vitamina. En forma de suplementos la vitamina E también resulta *efectiva* para **mejorar** la evolución del acné.
	Reducir o eliminar	AZÚCARES	1/170	Una **alimentación rica** en azúcares y en los productos elaborados con ellos (dulces, caramelos, etc.) *favorece* el desarrollo del acné.
		BOLLERÍA REFINADA	1/73	El azúcar y la harina refinados, así como los productos que con ellos se elaboran (bollos, pastas, pasteles, etc.) *favorecen* el acné cuando se consumen **a diario** o de forma **abundante**.
		GRASA SATURADA	1/405	Su consumo *favorece* la secreción de **sebo** en las glándulas sebáceas de la piel. La hipertrofia e infección de estas glándulas constituye el acné. Los **embutidos**, los **patés**, el **'bacon'** y las grasas de la leche (mantequilla, **nata**, etc.) son ricos en grasa saturada, y *favorecen* el acné. **No** así los **aceites vegetales** y los **frutos secos**, en los que predomina la grasa **insaturada** que resulta **beneficiosa** para la piel.
		LECHE	1/182	Se dan **casos** de acné que **mejoran** al suprimir de la alimentación la leche y sus derivados, ya que es posible que provoquen un empeoramiento del acné debido a un mecanismo alérgico.
		CHOCOLATE	1/357	Contiene grasa saturada y azúcar, los cuales favorecen el acné. Aunque algunas pieles son menos sensibles que otras al efecto nocivo del chocolate, se recomienda **evitarlo siempre**.
		SAL	1/344	Su exceso favorece la retención de líquidos en la piel, lo cual **agrava** la inflamación de las glándulas sebáceas causantes del acné.
CABELLO, FRAGILIDAD El buen estado del cabello requiere que exista una buena nutrición. Las deficiencias de vitaminas y minerales suelen afectar precozmente a la belleza y firmeza del cabello. La **caída** del cabello se debe generalmente a factores de tipo **hormonal**; sin embargo, una alimentación saludable que aporte todas las vitaminas, minerales y oligoelementos necesarios puede contribuir a mantener firmes y en buen estado los cabellos restantes.	Aumentar	JUDÍA (FRIJOL)	2/343	Es muy rica en dos factores vitamínicos necesarios para el buen estado de la piel y del cabello: la **niacina** y el **ácido nicotínico**. Su carencia es una de las causas de fragilidad, debilitamiento y caída del cabello.
		MELAZA	1/175	Es uno de los productos *más ricos* en **minerales** y **oligoelementos**, tanto en variedad como en cantidad. El buen estado del cabello precisa especialmente de **hierro**, **calcio**, **cinc**, **silicio** y otros, que la melaza proporciona.
		COCO	2/325	Proporciona una **equilibrada** proporción de **minerales** necesarios para el buen estado del cabello.
		PEPINO	2/339	Proporciona el **azufre** y los **oligoelementos** necesarios para el buen estado del cabello y de las uñas.
		VITAMINA A	1/389	Las **zanahorias**, las **espinacas**, las **acelgas** y las **frutas** de color **amarillo** son buenas fuentes de **provitamina A**, la cual se transforma en vitamina A en el organismo. Esta es necesaria, tanto para la piel, como para sus formaciones anejas (cabello y uñas).
		VITAMINAS B	1/390	La *deficiencia* en vitaminas del **complejo B**, especialmente la B_1, B_2 y B_6, *favorece* el **estrés** y la **tensión** nerviosa, así como la fragilidad del cabello que suele acompañarlo.

Cap. 33: ALIMENTOS PARA LA PIEL

Enfermedad	Uso	Alimento o nutriente	Tomo/Pág.	Motivos y efectos
CELULITIS Con el término celulitis se designan dos trastornos bien diferentes: • **Infección del tejido celular subcutáneo**, es decir, la capa de tejido que existe debajo de la dermis. Se le llama también **flemón**. Esta infección *suele ser grave*, y se produce generalmente a consecuencia de heridas o traumatismos de la piel. Las infecciones dentarias son causa de celulitis de la cara y del cuello. • **Inflamación o alteración del tejido celular subcutáneo**, sin infección, que se produce especialmente en las mujeres obesas. La piel deja de ser lisa y presenta una superficie irregular, que se describe como "piel de naranja". Este segundo tipo de celulitis, a la que aquí nos referimos, **no** es **grave** en sí misma, y el principal problema que plantea es el **estético**. Sin embargo, reviste importancia porque revela un estado deficiente de salud. La obesidad, los desequilibrios hormonales, el exceso de insolación (que reseca la piel y la hace menos elástica) y la retención de líquidos y de toxinas, favorecen el desarrollo de la celulitis. Una alimentación saludable actúa **desde dentro** y suele dar mejor resultado que los tratamientos estéticos aplicados externamente sobre al piel. *Soja*	Aumentar	ALIMENTOS DIURÉTICOS	2/243	Se mencionan en la tabla referente a la "***Orina escasa***" (ver T. 2 pág. 243). Todos ellos favorecen la eliminación de líquidos de los tejidos, y mejoran la celulitis.
		FRUTA	1/30	La fruta en general es el **mejor** antídoto de la celulitis. Favorece la eliminación de los desechos tóxicos y del agua que se acumulan normalmente debajo de la piel. Su **consumo abundante** previene la celulitis y facilita su curación.
		CEREALES INTEGRALES	1/65	Cuando constituyen la **base** de la **alimentación**, los tejidos que hay debajo de la piel se mantienen en buen estado y libres de celulitis.
		LEGUMBRES	1/78	*Todas* las legumbres, especialmente las **judías** (frijoles), proporcionan factores vitamínicos como la **niacina** y el **ácido pantoténico** necesarios para el buen estado de la piel. La **soja** y los productos que de ella se obtienen, *especialmente el* **'tofu'** y la **leche de soja**, proporcionan además **fitoestrógenos** (hormonas vegetales) como las **isoflavonas**, que pueden *corregir* los **desequilibrios hormonales** favorecedores de la celulitis.
		FIBRA	1/388	Una **alimentación rica** en fibra reduce la celulitis, posiblemente debido a que la fibra retiene y arrastra sustancias tóxicas en el intestino, que de esta forma no pasan a la sangre ni se depositan en los tejidos.
		VITAMINA A	1/389	Es **necesaria** para el buen estado de las células de la piel. Las **zanahorias**, las **verduras** y las **frutas** de color **amarillo** o anaranjado son buenas fuentes de beta-caroteno (provitamina A de origen vegetal).
	Reducir o eliminar	GRASA SATURADA	1/405	*El exceso de grasa debajo de la piel favorece la celulitis. La grasa saturada que se encuentra especialmente en la* **leche completa**, **nata** (crema), **mantequilla**, **carne**, **embutidos**, **vísceras**, **'bacon'** *y* **patés**, *tiende a depositarse debajo de la piel*, precisamente donde estaba situada en el animal del que procede.
		SAL	1/344	*El* **exceso** *de* **sodio**, *mineral que se encuentra en la sal,* **favorece** *la* **retención de agua** *en los tejidos, especialmente debajo de la piel. Esto agrava la celulitis. Se recomienda no sobrepasar los 6 g diarios de sal.*
		BEBIDAS ALCOHÓLICAS	1/376	*El alcohol es un* **tóxico** *para las células y tejidos, por lo que* **favorece** *la celulitis.*
		AZÚCARES	1/170	*El azúcar y los productos que con él se elaboran (dulces, chocolate, pasteles, bollos, etc.) suelen carecer de las vitaminas necesarias para su aprovechamiento por el organismo. Por eso tienen* **tendencia** *a* **transformarse en grasa de depósito** *y acumularse debajo de la piel, favoreciendo la celulitis.*
PIEL SECA Debido a la edad, al exceso de insolación y a sustancias químicas agresivas, las **células** de la **piel** tienden a **deshidratarse** (perder agua). Esto hace que la piel se vuelva áspera, agrietada y falta de belleza. Ciertos alimentos como los que aquí se indican **protegen** las células de la piel y **evitan** su **deshidratación** y **envejecimiento prematuro**.	Aumentar	JUDÍA (FRIJOL)	2/343	Es muy rica en **niacina** y **ácido pantoténico**, dos factores vitamínicos que contribuyen a la hidratación y buen estado de la piel.
		ZANAHORIA	2/25	Es el alimento *más rico* en **beta-caroteno**, que se transforma en **vitamina A** necesaria para al piel.
		CACAHUETE (MANÍ)	2/336	Proporciona **niacina**, **vitamina E**, **ácidos grasos esenciales** (poliinsaturados como el linoleico) y **oligoelementos** (cinc, cobre, manganeso y otros), que contribuyen al buen estado de la piel.
		MANGO	2/341	Es la fruta fresca *más rica* en **provitamina A** (beta-caroteno), la cual se transforma en vitamina A. La carencia de esta vitamina seca y agrieta la piel.
		PEPINO	2/339	Proporciona **azufre**, oligoelemento necesario para mantener la piel en buen estado.
		GIRASOL, SEMILLAS	2/105	Aportan ácidos **grasos esenciales** y **vitamina E**, necesarios para el buen estado de las células epiteliales.

ENCICLOPEDIA DE LOS ALIMENTOS

2ª Parte: El poder curativo de los alimentos

Enfermedad	Uso	Alimento o nutriente	Tomo/Pág.	Motivos y efectos
ALERGIAS La alergia es una *reacción de rechazo* del organismo hacia una sustancia química llamada **alergeno** o antígeno. Esta reacción es *desproporcionadamente intensa*, en relación a la escasa cantidad de alergeno o a su aparente inocuidad. • **Causas de alergia:** Cualquier sustancia química, tanto si es ingerida formando parte de los alimentos, inhalada o introducida en el organismo por otro medio, puede causar una reacción alérgica. • **Los alimentos como causa de alergia:** Los alimentos que se citan en esta tabla suelen ser causa *frecuente* de alergia. Además, su consumo puede favorecer la alergia a otros alimentos o sustancias químicas. Así, por ejemplo, la leche en personas sensibles puede propiciar una reacción alérgica a otros alimentos o sustancias, y potenciar otras manifestaciones de tipo alérgico.[3] • **Dieta antialérgica:** En cualquier caso de alergia, a menos que la causa esté totalmente clara, se recomienda seguir una **dieta de eliminación** o antialérgica. En ella se prescinde de los alimentos que más a menudo causan reacciones alérgicas, como los que se indican en esta tabla. Después, paulatinamente y de forma controlada se van añadiendo nuevos alimentos hasta descubrir el que causa los síntomas. La abstinencia de los alimentos que se citan puede mejorar cualquier tipo de alergia alimentaria. • **Manifestaciones de la alergia:** Suelen darse con mayor frecuencia en la piel, en el aparato respiratorio o en el digestivo, independientemente de cuál sea la puerta de entrada de la sustancia causante de la alergia. Muchos casos de eccemas, rinitis, asma, migrañas y colitis son de causa alérgica, y están *desencadenados* o *favorecidos* por alguno o varios de los alimentos que se citan en esta tabla. • **Sensibilidad individual:** La reacción alérgica a un determinado alimento o producto solo se produce en las personas que son sensibles a él. Esta **sensibilidad** es de tipo **individual**, por lo tanto: *continúa en la página siguiente*	Reducir o eliminar	LECHE	1/182	La leche de vaca es una de las **causas más frecuentes** de alergia en la **infancia** y **adolescencia**, y puede **coincidir** o **no** con la **intolerancia** a la **lactosa** (ver T. 1 pág. 194). Se produce por un rechazo a las proteínas lácteas, y se manifiesta con **síntomas cutáneos** (eccema, atopia, urticaria), **digestivos** (flatulencia, diarrea) y **respiratorios** (asma).[1,2] En ocasiones la alergia a la leche de vaca no es diagnosticada, y favorece las alergias a otros alimentos.[3] En **adultos** puede ser causa de **migraña** (jaqueca).
		PESCADO	1/232	Es una de las causas **más frecuentes** de alergias.[4] En los **niños** se suele manifestar como **eccema atópico** o **asma**[2,5] y en los **adultos** puede ser causa de **urticaria**, **asma** y otras manifestaciones alérgicas. Habitualmente son varias las especies de pescado causantes de alergia.[6] El consumo de pescado parasitado por larvas de anisakis es causa frecuente de este tipo de reacciones[7] (ver T. 1 pág. 249).
		MARISCO	1/252	Es el producto que causa alergias con **mayor frecuencia**.[8] En algunos casos la alergia al marisco se debe a que está parasitado por larvas de **anisakis**.[9] En otros casos, la alergia se debe al rechazo que provocan sus **proteínas**. La alergia al marisco es un proceso diferente a las infecciones o intoxicaciones que causa (ver T. 1 pág. 256-261).
		HUEVO	1/218	La **proteína** de la clara llamada **ovomucoide**, causa reacciones alérgicas en niños, y también en adultos.[10] La **dermatitis atópica** y el **asma** son manifestaciones habituales de la alergia al huevo.[11]
		CARNE	1/262	En un estudio realizado en la Universidad John Hopkins de Baltimore (EE. UU.) se ha observado que muchos **niños alérgicos** a la **leche de vaca** lo son también a la **carne de vacuno**.[12] Esto se explica por la **similitud** entre las **proteínas** de la leche y de la carne de vacuno. El consumo habitual de carne, especialmente si se come poco hecha, favorece las reacciones alérgicas, tanto en niños como en adultos.
		QUESOS MADURADOS	1/210	Las **proteínas lácteas** que contienen pueden causar alergia. También la **lisozima**, una proteína del huevo que se emplea en la fabricación de algunos quesos, provoca alergia.[13] Las aminas vasoactivas que contienen los quesos madurados o curados, tales como la **tiramina** y la **histamina**, favorecen las reacciones alérgicas.[14]
		ADITIVOS	2/398	Los **colorantes**, el **ácido benzoico** y los **sulfitos** son los aditivos que con mayor frecuencia causan reacciones alérgicas.[15] Las **manifestaciones** suelen ser **cutáneas** (eccema, urticaria) y **respiratorias** (rinitis, asma).
		BEBIDAS ALCOHÓLICAS	1/376	El **vino** y la **cerveza** suelen producir alergias debido a su contenido en **sustancias químicas** y **aditivos**. Además, el vino contiene sustancias favorecedoras de reacciones alérgicas, como la **tiramina**; la cerveza es alergizante debido a que contiene **restos de levaduras**.
		ESPECIAS	1/340	Pueden causar alergia por **contacto** con la piel, por **inhalación** del polvillo que desprenden y por **ingestión**.[16,17] Las **manifestaciones** de la alergia a las especias suelen ser de tipo **cutáneo**, **respiratorio** o **digestivo**.
		CHOCOLATE	1/357	Contiene una sustancia estimulante, la **feniletilamina**, que favorece las reacciones alérgicas.[14]
		MIEL	1/160	Investigaciones realizadas en la Universidad de Viena (Austria) han puesto de manifiesto que la alergia a la miel se debe a dos de sus componentes: a las **pequeñas cantidades** de **proteínas** procedentes de las glándulas parafaríngeas de la abeja, y a los **restos de polen**.[18,19]

TOMO 2 / 333

Cap. 33: ALIMENTOS PARA LA PIEL

Enfermedad	Uso	Alimento o nutriente	Tomo/Pág.	Motivos y efectos
ALERGIAS *continuación* –**No** existen alimentos o productos que produzcan alergias **a todo el mundo**. –Al menos en teoría, *cualquier* **alimento, producto** o **sustancia** química *puede* **causar** alergia a alguien que sea **sensible** a él. • **Otras reacciones adversas a alimentos:** La intolerancia y la intoxicación causada por determinados alimentos, deben distinguirse de la alergia, pues su mecanismo de producción es bien diferente.	Reducir o eliminar	GLUTEN	2/307	Es la **proteína** que se encuentra sobre todo en el **trigo**, **cebada** y **centeno**. En individuos sensibles causa **celiaquía** (ver T. 2 pág. 209) y también favorece la **dermatitis atópica** y los **eccemas**.
		FRUTOS SECOS	1/52	Pueden producir alergia, especialmente en los **niños**. Los **eccemas cutáneos** son su manifestación más habitual. El **cacahuete** y la **mantequilla** de cacahuete causan alergia con **relativa frecuencia**.
		HORTALIZAS	1/92	El **apio** y las **zanahorias** son las hortalizas que más reacciones alérgicas producen, y deben evitarse en caso de alergia hasta descartar que puedan desencadenar una reacción alérgica.[20]
		FRUTA	1/30	El **kiwi**, la **papaya**, el **aguacate**, el **plátano**, las **fresas**, las **frambuesas** y las **grosellas** son las frutas que con **más frecuencia** se han identificado como causa de alergia.[8]
DERMATITIS Y ECCEMA Son términos prácticamente sinónimos. Ambos se refieren a un estado de la piel caracterizado por la *irritación e inflamación*, acompañado de *enrojecimiento, picor, formación de pequeñas ampollas y descamación*. Estos son los **factores** que *más influyen* en la aparición de dermatitis: • **Alergias alimentarias**, especialmente a alguno o varios de los alimentos que se citan en **"Alergias"** (ver la tabla anterior). Su consumo provoca o agrava la dermatitis. • **Contacto** con sustancias alergizantes. • **Deficiencias** de alguno de estos nutrientes: niacina, vitamina B₆, vitamina A, ácidos grasos esenciales o poliinsaturados, minerales y oligoelementos. La **dermatitis atópica**, atopia o eccema atópico es un tipo de dermatitis que se presenta en los **lactantes** y **niños** *con antecedentes* familiares de alergia. Suele ir acompañada de **asma** u otras manifestaciones alérgicas. El **tratamiento dietético** *es el más eficaz*, y consiste fundamentalmente en la **supresión** de la **leche de vaca** y de **otros alimentos** alergizantes. En los **adultos**, los mejores resultados se obtienen con una **dieta antialérgica** a base de vegetales crudos, en la que se excluyan los alimentos citados en el apartado anterior **"Alergias"**. La **urticaria** es un tipo de *dermatitis en la que predomina el picor y el enrojecimiento de la piel*. Está causada por una liberación de **histamina**, sustancia que se produce en determinadas reacciones alérgicas. *continúa en la página siguiente*	Aumentar	NIACINA	1/392	La **carencia grave** de niacina produce **dermatitis** y **pelagra**. Deficiencias **leves** son una de las causas de **piel seca** y **agrietada**, lo que favorece el eccema y otros tipos de dermatitis. Las **judías** (frijoles), los **cacahuetes** (maní) y el **germen de trigo** son buenas fuentes de este factor vitamínico, recomendables en caso de dermatitis siempre que no exista alergia a alguno de estos alimentos.
		LECHE DE SOJA (BEBIDA)	1/88	La simple *sustitución* de la leche de vaca por leche de soja, produce una **rápida mejoría** en *muchos casos* de dermatitis.
		HORTALIZAS	1/92	*Especialmente* útiles en forma de **jugo**. **Facilitan** la **eliminación** de desechos tóxicos de la sangre, lo que contribuye a mejorar la dermatitis, causada o agravada en **muchos casos** por **intoxicación interna**. El **pepino**, el **berro**, el **rábano** y el **espárrago** son algunas de las más eficaces.
		ALCACHOFA (ALCAUCIL)	2/178	*Estimula* la función **desintoxicadora** y **depuradora** del hígado y del riñón. De esta forma, contribuye a la curación de muchos casos de dermatitis causados o agravados por acumulación de toxinas en la sangre.
		GIRASOL, SEMILLAS	2/105	Aportan **ácidos grasos esenciales** como el **linoleico** y **vitamina E**, necesarios para la elasticidad y buen estado de la piel. Deben tomarse **sin sal**.
		ACEITES, SUPLEMENTOS	1/354	Los **ácidos grasos omega-3**, que contiene el aceite de pescado, mejoran la dermatitis atópica.[21] El **aceite de onagra** (ver *EPM* pág. 238), también obtiene buenos resultados.
		MELAZA	1/175	Es una buena fuente de **minerales** y **oligoelementos** necesarios para el buen estado de la piel, y **no** es **alergizante**.
		SUERO ACIDIFICADO	1/200	En la Universidad de Tampere (Finlandia) se ha demostrado que una fórmula láctea a base de suero de leche hidrolizado y acidificado con lactobacilos, protege la mucosa intestinal y reduce su permeabilidad a diversas sustancias causantes de alergia.[22] Los **lactantes** con **dermatitis atópica** *mejoran* significativamente con este **alimento probiótico**.
		VITAMINA B₆	1/393	Su *carencia* produce **eccema** y otras **dermatitis**. El **germen de trigo**, el **sésamo**, la **melaza**, los **cereales integrales** y el **plátano** son buenas fuentes de esta vitamina y contribuyen a curar la dermatitis.
		VITAMINA A	1/389	Necesaria para que las células de la piel se mantengan unidas entre sí y en buen estado. Las zanahorias, las **verduras** y las **frutas** de color **amarillo** o anaranjado son las mejores fuentes vegetales de esta vitamina.

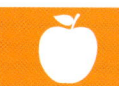

ENCICLOPEDIA DE LOS ALIMENTOS
2ª Parte: El poder curativo de los alimentos

Enfermedad	Uso	Alimento o nutriente	Tomo/Pág.	Motivos y efectos
DERMATITIS Y ECCEMA *continuación*	Reducir o eliminar	LOS MISMOS QUE EN CASO DE ALERGIAS	2/333	En **muchas ocasiones** la dermatitis es de **origen alérgico** y mejora al cesar el consumo de varios o alguno de los alimentos causantes de alergia.
		LECHE	1/182	La leche de vaca es una de las **principales causas** de **dermatitis atópica** en los **lactantes** y **niños** con historia familiar de alergia.[23,24] En algunos casos, el simple contacto de la leche con la piel de alrededor de los labios, ya produce enrojecimiento y picor. La supresión de la leche de vaca mejora muchos casos de dermatitis, tanto en los niños como en los jóvenes y adultos.
		SAL	1/344	Su **consumo excesivo** (más de 6 g diarios) **favorece** la **dermatitis** debido a la retención de líquidos que provoca en los tejidos subcutáneos.
PSORIASIS Es una enfermedad de la piel de origen *hereditario*, caracterizada por el *enrojecimiento y descamación en diversas partes del cuerpo* (codos, rodillas, cuero cabelludo, tórax, etc.) Los **baños de sol** resultan *favorables*, mientras que el **estrés** y las **infecciones** *pueden agravarla*.	Aumentar	VERDURAS	1/92	Muchas de ellas contienen unas sustancias llamadas **psoralenos** que aumentan la sensibilidad de la piel a la luz. El **apio**, la **lechuga** son algunas de las más ricas en psoralenos. Al **tomar el sol** después de haberlas ingerido, se produce una **mejoría** de la psoriasis.
		PESCADO, ACEITE	1/241	Los **ácidos grasos omega-3** que contiene, pueden mejorar la psoriasis. Los pescados grasos como el **atún**, el **salmón** y la **sardina**, también.
		MELAZA	1/175	Es muy rica en **minerales** y **oligoelementos** como el **selenio** y el **cinc**, que **mejoran** la psoriasis.
		VITAMINA A	1/389	Las hortalizas coloreadas como la **zanahoria** o las **espinacas** y las frutas como los **albaricoques** y el **mango** proporcionan **beta-caroteno** que se transforma en vitamina A en el organismo. Esta es necesaria para el buen estado de las células de la piel.
	Reducir o eliminar	GRASA SATURADA	1/405	Se encuentra en la leche, productos lácteos (queso, nata y mantequilla), carne, 'bacon', embutidos, patés y otros derivados cárnicos. Su consumo **agrava** la psoriasis.
		LECHE	1/182	La leche y los productos **lácteos** en general, **agravan** la mayor parte de enfermedades de la piel, incluida la psoriasis.
		CARNE	1/262	La carne, y **especialmente** las **vísceras favorecen** los procesos inflamatorios y la psoriasis, debido a su contenido en **ácido araquidónico**.
		BEBIDAS ALCOHÓLICAS	1/376	El alcohol produce vasodilatación en la piel, lo que **aumenta** el **picor** y el **enrojecimiento** de las zonas afectadas por la psoriasis.

Melaza

DIETA CRUDA PARA LA PIEL

Muchas alteraciones de la piel, especialmente si son de origen alérgico, desaparecen al seguir durante unos días una dieta a base de frutas y ensaladas crudas. Las frutas y las hortalizas deben consumirse en su estado natural, sin ser sometidas a ningún proceso culinario o industrial. Las ensaladas se pueden aliñar con aceite y limón.

Paulatinamente se van incorporando a la dieta nuevos alimentos, como pan, cereales, legumbres, lácteos, etcétera, hasta identificar el producto causante de la alergia o de las alteraciones cutáneas. En muchos casos son los **aditivos** o las **especias** los causantes de las reacciones alérgicas. Además de evitar el producto que desencadena las alteraciones cutáneas, quienes tengan una piel sensible mejorarán al adoptar una dieta rica en productos vegetales crudos y sin procesar.

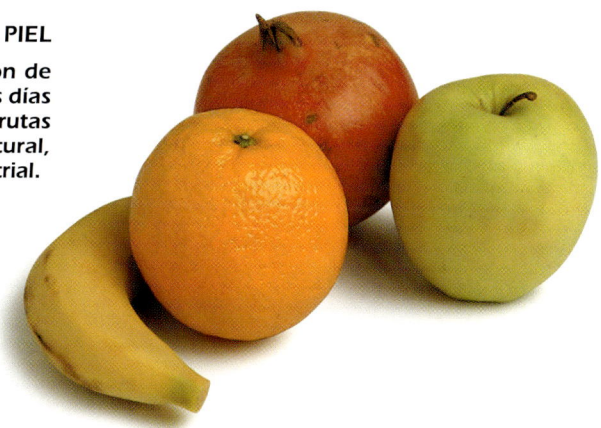

Arachis hypogea L. — pH↓ — 33 - Alimentos para la piel

Cacahuete (maní)

Nutre y fortalece la piel

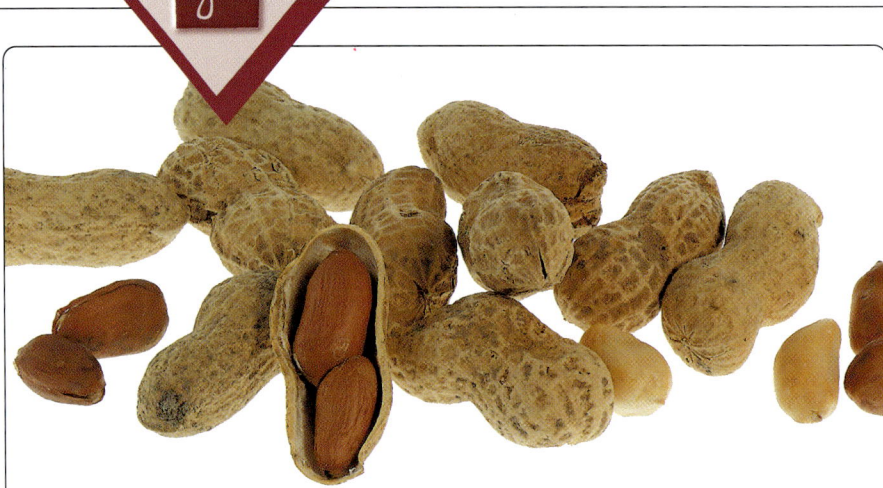

NO ES NADA habitual en el variado reino vegetal, que los **frutos** de una planta se desarrollen *bajo tierra*. Pues esto es precisamente lo que ocurre con el maní o cacahuete: cuando el ovario de sus flores es fecundado, y comienza la formación del fruto, este se introduce dentro de la tierra, donde completa su maduración.

Por ello, algunos han pensado que el cacahuete es una raíz o un tubérculo; sin embargo, se trata de un **fruto subterráneo**. Como ocurre con todas las plantas de la familia de las Leguminosas, el fruto es una legumbre, es decir, una vaina (cáscara) en cuyo interior crecen las semillas, que constituyen la parte comestible.

Sinonimia hispánica: cacahuate, cacahué, cacahuet, cacahuey, alcagüés, alfónsigo de tierra, avellana americana, avellana de Valencia, inchic, mandouí, mania; **Cat.:** cacauet; **Eusk.:** kakahuete; **Gal.:** cacauete; **Fr.:** cacahuète; **Ing.:** peanut; **Al.:** Erdnuß.

Descripción: Semillas de los frutos subterráneos de la planta del cacahuete o maní ('Arachis hypogea' L.), herbácea anual de 30 a 40 cm de altura, de la familia de las Leguminosas.

Hábitat: Cultivado ampliamente en las regiones tropicales y subtropicales de todo el planeta.

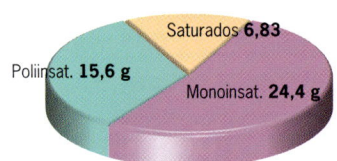

CACAHUETES distribución porcentual de sus **ácidos grasos**
- Saturados 6,83
- Monoinsat. 24,4 g
- Poliinsat. 15,6 g

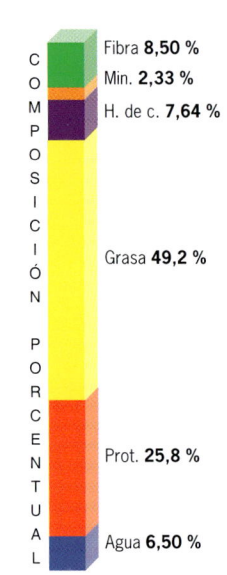

COMPOSICIÓN PORCENTUAL
- Fibra 8,50 %
- Min. 2,33 %
- H. de c. 7,64 %
- Grasa 49,2 %
- Prot. 25,8 %
- Agua 6,50 %

CACAHUETES composición
por cada 100 g de parte comestible cruda

Energía	567 kcal = 2374 kj
Proteínas	25,8 g
H. de c.	7,64 g
Fibra	8,50 g
Vitamina A	—
Vitamina B$_1$	0,640 mg
Vitamina B$_2$	0,135 mg
Niacina	16,2 mg EN
Vitamina B$_6$	0,348 mg
Folatos	240 µg
Vitamina B$_{12}$	—
Vitamina C	—
Vitamina E	9,13 mg EαT
Calcio	92,0 mg
Fósforo	376 mg
Magnesio	168 mg
Hierro	4,58 mg
Potasio	705 mg
Cinc	3,27 mg
Grasa total	49,2 g
Grasa saturada	6,83 g
Colesterol	—
Sodio	18,0 mg

1% 2% 4% 10% 20% 40% 100% 200% 500%
% de la CDR (cantidad diaria recomendada) cubierta por 100 g de este alimento

Preparación y empleo

❶ **Asados al horno:** Suele ser suficiente hornear los cacahuetes de 5 a 10 minutos, si están pelados; y de 15-20, si conservan la cáscara. Lo ideal es no añadirles sal.

❷ **Fritos en aceite:** Resultan muy sabrosos, aunque un poco indigestos.

❸ **Crudos:** Se digieren mal, y algunas variedades pueden presentar un sabor algo desagradable.

❹ **Mantequilla de cacahuete:** Se elabora con cacahuetes ligeramente tostados y triturados. Es un producto también muy concentrado y nutritivo, que sustituye a la mantequilla de leche con muchas ventajas.

❺ **Harina de cacahuete:** Es muy rica en proteínas, y en algunos países se mezcla con la del trigo para producir pan y bollos de alto poder nutritivo.

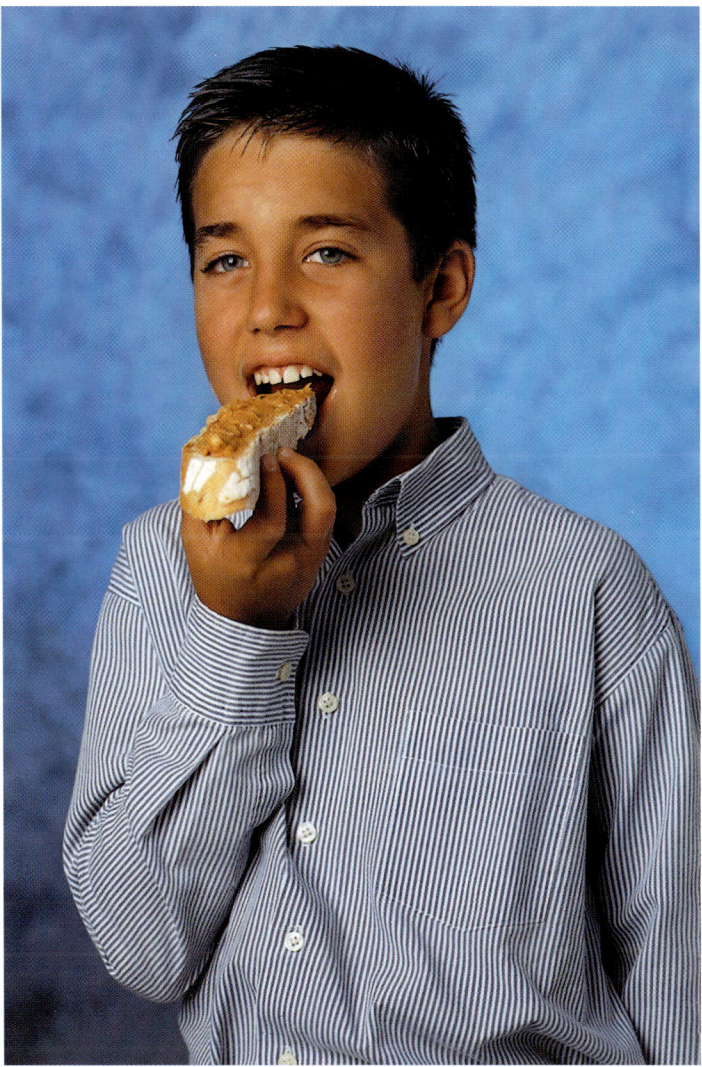

La mantequilla de cacahuete, elaborada a base de semillas trituradas, es muy popular en Norteamérica. Sustituye con ventaja a la mantequilla de leche, pues aporta mayor número de nutrientes (especialmente vitamina B_3 o niacina) y reduce el nivel de colesterol.

Los cacahuetes constituían uno de los alimentos fundamentales de los pueblos autóctonos de Centroamérica antes de la llegada de los europeos. Aunque según algunos historiadores el maní procede de Brasil, y según otros de Asia oriental, lo cierto es que los nativos de las islas del Caribe ya lo cultivaban desde los tiempos más remotos.

En la actualidad el cacahuete o maní son uno de los frutos secos oleaginosos más populares por su agradable sabor y sus propiedades nutritivas.

PROPIEDADES E INDICACIONES: Los cacahuetes o maní constituyen un alimento muy nutritivo, cuya *concentración* en **nutrientes** *supera* a la de cualquier alimento de origen animal, incluida la **carne**. En el reino vegetal, solo la nuez (T. 2 pág. 64) y la almendra (T. 2 pág. 48) pueden compararse al cacahuete en riqueza nutritiva.

El cacahuete o maní *supera ampliamente* a la **carne** y los **huevos** en cuanto a cantidad de hidratos de carbono, grasas, proteínas, vitaminas B_1, E y niacina; los supera también en cuanto a minerales como calcio, magnesio y potasio; y todo ello *sin* aportar **colesterol**, *ni* exceso de **ácidos grasos saturados**.

Puede asegurarse, pues, que los cacahuetes o maní son uno de de los alimentos más concentrados en nutrientes de cuantos podamos tomar. Es cierto que algunos, como la miel o el aceite superan a los cacahuetes en algún nutriente en particular (hidratos de carbono y grasas respectivamente). Sin embargo, tan solo los frutos secos oleaginosos, y especialmente los cacahuetes, contienen *todos* los **nutrientes fundamentales** y en una *proporción* tan *elevada*.

Esto pone de manifiesto lo inapropiado que resulta, desde el punto de vista nutritivo, el considerar los cacahuetes como un mero complemento de ciertas comidas o como un aperitivo para picar. Quien no tenga en cuenta las más de 567 kcal/100 g que aportan por cada 100 g, y los consuma *además* de la comida, sufrirá las consecuencias en forma de obesidad. Y quien los ingiera en grandes cantidades, o deprisa, sin una buena masticación e insalivación, sufrirá pesadez de estómago o mala digestión.

Las personas que consumen cacahuetes sin tener en cuenta que se trata de un alimento muy concentrado y nutritivo, suelen quejarse de que son indigestos. Ahora bien, tomados con mesura, no complementando a otros alimentos, sino sustituyéndolos, resultarán bien tolerados y fácilmente asimilables.

Vamos a estudiar con detalle los principios nutritivos que aporta el maní:

✓ ***Proteínas:*** Las proteínas del cacahuete, que en algunas variedades llegan hasta un 26% de su peso (la carne no supera el 20%), son relativamente *pobres* en los aminoácidos **metionina**, **lisina** y **treonina**. Por ello, con el fin de proporcionar al organismo *todos* los **aminoácidos** necesarios para producir proteínas completas, conviene comer los cacahuetes *junto* con otros alimentos tales como:

— **cereales integrales** (*muy ricos* en **metionina**),
— **legumbres** (*ricas* en **lisina** y en **treonina**), o con
— **levadura de cerveza** (*rica* en **metionina** y **treonina**).

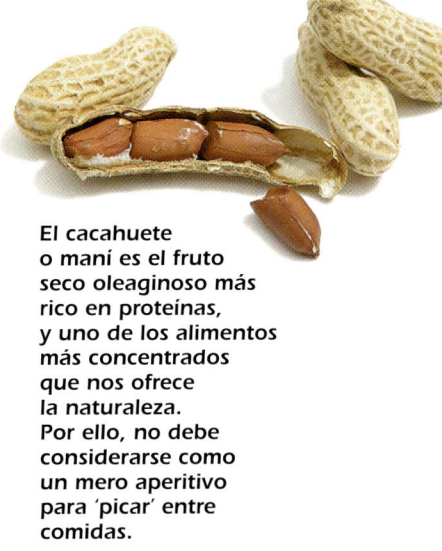

El cacahuete o maní es el fruto seco oleaginoso más rico en proteínas, y uno de los alimentos más concentrados que nos ofrece la naturaleza. Por ello, no debe considerarse como un mero aperitivo para 'picar' entre comidas.

✓ **Grasas:** constituyen casi la mitad del peso del cacahuete, y se pueden extraer en forma de aceite. Están formadas por una *equilibrada combinación* de *ácidos grasos* poliinsaturados, monoinsaturados y saturados, siendo estos últimos los menos abundantes. Contiene una *abundante proporción* de ácido **linoleico y linolénico**, *ácidos grasos esenciales* de tipo *insaturado* que el organismo es incapaz de producir por sí mismo, y que deben ser aportados por la alimentación. Los **ÁCIDOS GRASOS** desempeñan un papel muy importante en la formación y renovación de la piel, así como del tejido cerebral; intervienen también en las defensas inmunológicas y en el metabolismo del corazón, ya que constituyen la fuente primaria de *energía* para el **músculo cardíaco.** Así como el cerebro necesita sobre todo glucosa para mantener su actividad, el corazón "quema" ácidos grasos para obtener la energía necesaria para sus latidos.

✓ **Hidratos de carbono:** Los cacahuetes contienen bastantes hidratos de carbono (hasta un 10%), especialmente *almidón* y *maltosa*. Esta es una de las razones para masticarlos y ensalivarlos bien, de forma que la ptialina de la saliva comience y facilite la digestión de estos hidratos de carbono. Cuando llegan al colon sin haber sido bien digeridos, es decir, sin haberse transformado completamente en glucosa, se producen fermentaciones y gases intestinales.

✓ **Vitaminas:** Contienen cierta cantidad de vitaminas del complejo B (B$_1$, B$_2$ y B$_6$), siendo muy escaso su aporte de vitaminas A y C.

Destaca su contenido en *vitamina E* (unos 9,13 mg/100 g), inferior al de las semillas de girasol (T. 2 pág. 105), las nueces (T. 2 pág. 64) o las almendras (T. 2 pág. 48), pero muy superior al de la mantequilla (1,58 mg/100 g) o los huevos (1,05 mg/100 g), que son los alimentos de origen animal más ricos en esta vitamina.

Sin embargo, donde el cacahuete alcanza un auténtico *record* entre todos los alimentos, es en su contenido en *niacina*, llamada también vitamina B$_3$ (ver T.1 pág. 392). La *niacina* actúa en el organismo como una coenzima que facilita numerosas reacciones químicas necesarias para que los hidratos de carbono y las grasas produzcan energía en las células. La carencia de niacina se manifiesta con piel seca, agrietada y rojiza, así como con debilidad muscular y dispepsia (mala digestión). En los casos de deficiencia grave, se produce una enfermedad conocida como **pelagra,** caracterizada por las llamadas tres 'd': **d**ermatitis (piel enrojecida y agrietada), **d**iarrea y **d**emencia.

✓ **Minerales:** Los cacahuetes son *especialmente ricos* en **potasio** (670 mg/100 g), y *bajos* en **sodio,** siempre y cuando no se les añada sal; contienen cantidades significativas de fósforo, calcio, magnesio y hierro. Son una *fuente excelente* de **oligoelementos** tales como el cinc, el cobre y el manganeso, *superando* su contenido al del **pescado** y la **carne.**

✓ **Fibra vegetal:** Los cacahuetes son relativamente *pobres* en hidratos de carbono de tipo celulósico (fibra vegetal), por lo que *pueden* provocar **estreñimiento** si se consumen en *abundancia* en una sola toma, y sin ir acompañados de frutas o de cereales integrales.

Esta composición tan rica en nutrientes, explica las siguientes aplicaciones del cacahuete o maní:

• **Afecciones de la piel:** El *consumo habitual* favorece el buen estado de la piel y de las mucosas, debido a su *elevado contenido* en **niacina** y en **ácidos grasos insaturados.** Ambas sustancias son imprescindibles para que las células de la piel, que están continuamente renovándose, se mantengan en buen estado.

• **Afecciones cardíacas:** Dada la *gran riqueza* en **ácidos grasos esenciales** del cacahuete, resulta un alimento recomendable para los que padecen del corazón. Estos ácidos grasos sirven de fuente energética *fundamental* para las células del **corazón,** y además *contribuyen* a **descender** el nivel de **colesterol** mejorando la circulación de la sangre en las arterias coronarias.

Los cacahuetes son *bajos* en **sodio** y *muy ricos* en **potasio,** lo cual protege contra la **hipertensión** arterial y evita la **retención de líquidos** en los tejidos. Por supuesto, para que estos efectos beneficiosos tengan lugar, los cacahuetes deben tomarse *sin sal.*

Aceite de cacahuete (maní)

*El aceite de cacahuete obtenido por presión en frío (primera y segunda extracción) es claro, fluido y de sabor muy fino. Deben **rechazarse** los aceites de cacahuete que **no sean bien fluidos,** pues indica que en el proceso de solidificación los ácidos grasos insaturados se convierten en saturados (se hidrogenan), perdiendo así su interés dietético.*

*Como aceite de cocina se usa sobre todo para frituras, pues no humea hasta que la temperatura es muy elevada. Esto permite **freír a altas temperaturas** sin que se descomponga.*

*Es muy rico en **ácidos grasos insaturados,** y tanto tomado, como aplicado sobre la piel en forma de loción, resulta muy recomendable en caso de **eccemas, piel seca** o **dermatitis** en general.*

Cucumis sativus L. pH↑ 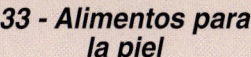 33 - Alimentos para la piel

Pepino

Limpia y embellece la piel

EL PEPINO es una de las hortalizas que menos calorías proporciona, debido a su elevado contenido en agua. Sin embargo, esto no impide que ocupe el cuarto puesto en la producción mundial de hortalizas, tras el tomate, la col y la cebolla. China y Rusia son los principales países productores.

El pepino es propio del sur de Asia, aunque su cultivo se extendió rápidamente por todo el mundo conocido de la antigüedad. Los egipcios, los griegos y los romanos ya lo conocían y apreciaban.

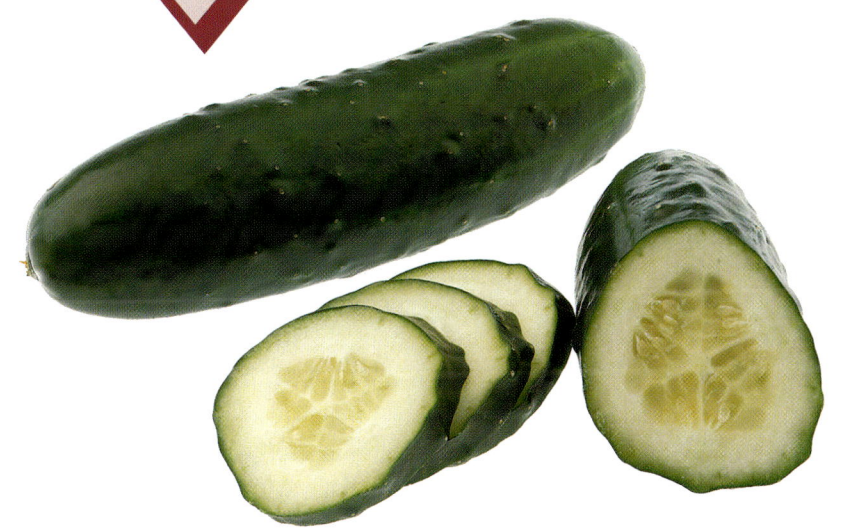

Sinonimia hispánica: cogombro, cohombro, machicho, pepinillo, alficoz, badea; **Cat.:** cogombre; **Eusk.:** pepino, luzoker; **Gal.:** cogombro; **Fr.:** concombre; **Ing.:** cucumber; **Al.:** Gurke.

Descripción: Fruto en baya de la planta del pepino ('Cucumis sativus' L.), herbácea y trepadora perteneciente a la familia de las Cucurbitáceas que alcanza alrededor de un metro de altura. El pepino se consume todavía inmaduro, pues cuando madura pierde la tersura y se hace esponjoso y de color amarillento. Suele medir entre 15 y 25 cm de longitud y unos 5 de diámetro.

Hábitat: Se cultiva en todo el mundo, ya sea al aire libre o en invernadero.

 Preparación y empleo

PEPINO
composición
por cada 100 g de parte comestible cruda

Energía	13,0 kcal = 53,0 kj
Proteínas	0,690 g
H. de c.	1,96 g
Fibra	0,800 g
Vitamina A	21,0 µg ER
Vitamina B_1	0,024 mg
Vitamina B_2	0,022 mg
Niacina	0,304 mg EN
Vitamina B_6	0,042 mg
Folatos	13,0 µg
Vitamina B_{12}	—
Vitamina C	5,30 mg
Vitamina E	0,079 mg EαT
Calcio	14,0 mg
Fósforo	20,0 mg
Magnesio	11,0 mg
Hierro	0,260 mg
Potasio	144 mg
Cinc	0,200 mg
Grasa total	0,130 g
Grasa saturada	0,034 g
Colesterol	—
Sodio	2,00 mg

1% 2% 4% 10% 20% 40% 100%
% de la CDR (cantidad diaria recomendada) cubierta por 100 g de este alimento

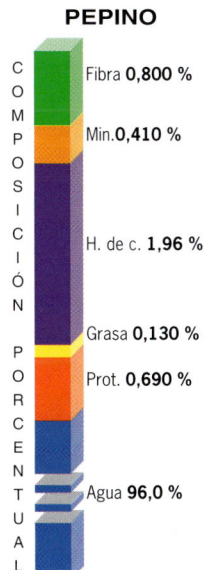

PEPINO
Fibra 0,800 %
Min. 0,410 %
H. de c. 1,96 %
Grasa 0,130 %
Prot. 0,690 %
Agua 96,0 %
COMPOSICIÓN PORCENTUAL

❶ **Crudo:** Es la forma ideal de consumir el pepino. Puesto que se recolecta estando aún inmaduro, debe masticarse a conciencia para evitar que resulte indigesto. Puede tomarse en ensalada con aceite y limón, o triturado junto con tomate y otras hortalizas, como en el gazpacho andaluz. Conviene *pelarlo* para evitar los residuos de pesticidas, en caso de que no proceda de cultivo biológico.

❷ **Cocinado:** Se puede presentar gratinado al horno, en sopas o sometido a cocción juntamente con otras hortalizas y con diversas verduras.

❸ **En vinagre:** Para ello se utiliza el pepinillo, una variedad de pepino más pequeño. Los pepinillos se conservan con sal y vinagre, lo cual los hace poco saludables.

Comer un pepino es como beberse un vaso de agua. Teniendo en cuenta que el 96% de su peso es agua, un pepino de 250 g contiene 240 g de agua. Pero ¡atención! eso no significa que carezca de valor nutritivo. Los 10 g de materia sólida que se hallan en un pepino de 250 g tienen *gran valor* **biológico** y **poder curativo**.

PROPIEDADES E INDICACIONES: El pepino es uno de los alimentos *más ricos* en *agua*, por lo que únicamente aporta 13 kcal/100 g. Su proporción de proteínas (0,69%) y de hidratos de carbono (1,96%), así como de grasas, (0,13%) es muy baja. Contiene también pequeñas cantidades de provitamina A y de vitaminas B, C y E.

El *elevado valor* dietoterápico del pepino estriba en sus *minerales*, de reacción *muy* **alcalina**. Contiene potasio, calcio, fósforo, magnesio y hierro, así como diversos oligoelementos entre los que destaca el *azufre*.

El pepino posee las siguientes propiedades medicinales:

– **Alcalinizante**: Neutraliza el exceso de sustancias de desecho de reacción ácida que se producen como consecuencia de una alimentación rica en productos de origen animal.
– **Depurativo**: Facilita la eliminación de las sustancias de desecho que circulan por la sangre, tanto por vía urinaria como a través de la piel.
– **Diurético**: Aumenta al producción de orina en los riñones.

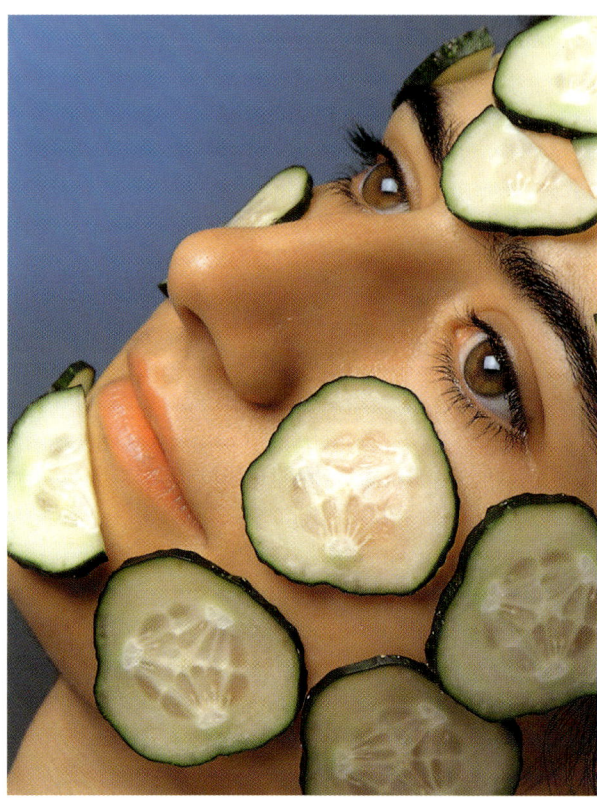

El buen estado y la belleza de la piel dependen más de la limpieza de la sangre que de las aplicaciones locales de determinados productos cosméticos. La verdadera belleza procede del interior.

– **Laxante**: Debido a su elevada proporción de agua (96%) y a su contenido en fibra soluble (0,8%), facilita la progresión de las heces en el intestino.

Estas son las principales aplicaciones del pepino:

• **Afecciones de la piel:** El pepino hidrata la piel; aporta *azufre* necesario para el buen estado de sus células, de las **uñas** y del **cabello**; a la vez que "**limpia**" **la sangre** de sustancias tóxicas. Por todo ello se recomienda incluirlo en la dieta de todos aquellos que padezcan eccemas, dermatosis y psoriasis. Aplicado localmente sobre la piel también favorece su **belleza**.

Los mejores resultados se obtienen al combinar la acción interna del pepino, con su acción externa sobre la piel. Para ello se puede aplicar:

– Frotado directamente sobre la piel.
– Cortado en finas rodajas y colocado sobre la zona de piel afectada.

• **Estreñimiento** debido a atonía intestinal.

• **Exceso de ácido úrico** y alimentación rica en alimentos de origen animal, ya que facilita la eliminación del ácido úrico y de otras sustancias de desecho.

• **Obesidad**, debido a que aporta muy pocas calorías a la vez que produce un cierto grado de saciedad.

• **Diabetes**, por su escasez en hidratos de carbono, a la vez que proporciona cierta cantidad de vitaminas y de minerales.

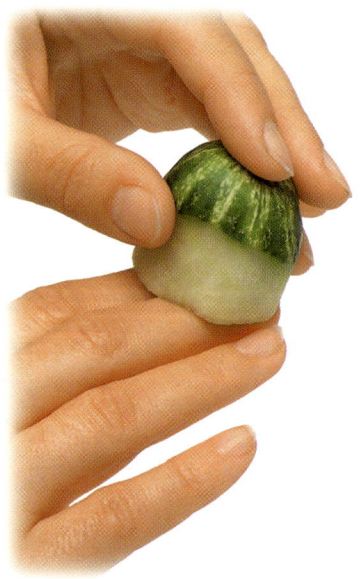

Precauciones

Los pepinos son **algo indigestos** *y pueden no ser bien tolerados por quienes padecen de* **dispepsia** *o de* **estómago delicado**. *El hecho de que normalmente se consumen inmaduros contribuye a su relativamente poca digestibilidad.*

Para aumentar su tolerancia, se recomienda **masticarlos bien** *y* **evitar** *aquellos que tengan* **gusto amargo** *por estar demasiado inmaduros. La* **piel** *debe ser* **siempre desechada**.

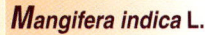   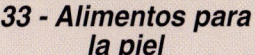

Mango

Nutre la piel y protege las arterias

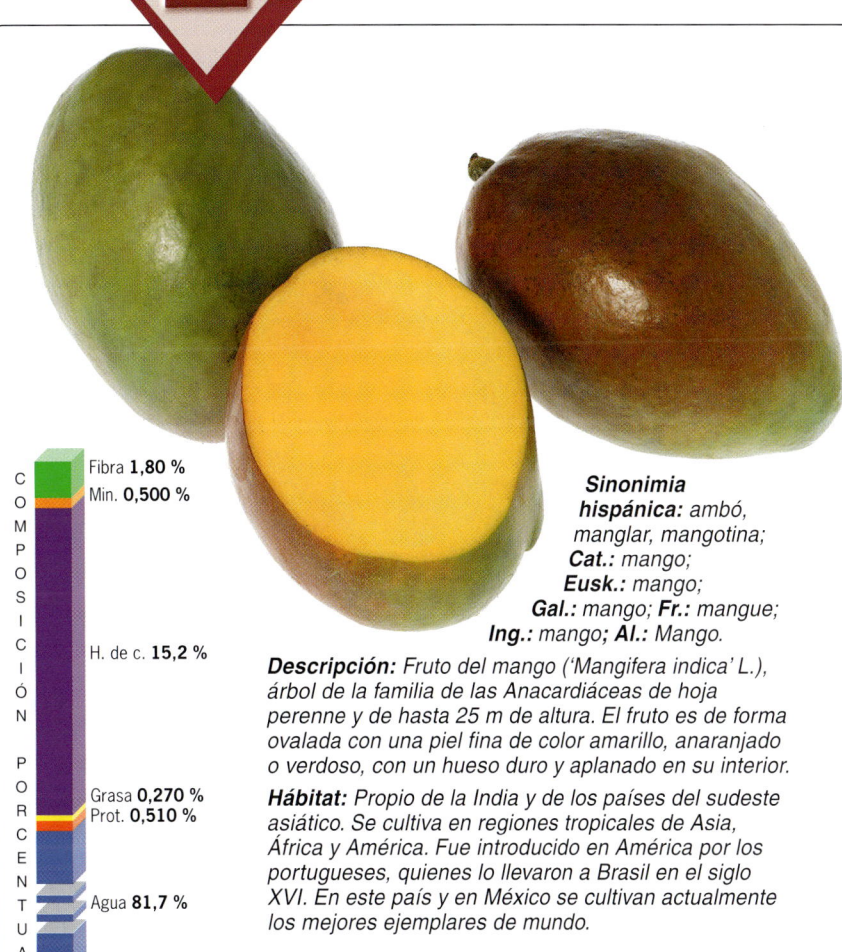

EL ÁRBOL del mango es una buena muestra de la exuberancia de la naturaleza tropical. Se calcula que un ejemplar de tamaño mediano de unos 20 m de altura, produce cuatro millones de flores cada año. De estas, "solo" unas 25.000 se desarrollarán hasta formar un fruto. Con esa enorme producción de frutos, el árbol del mango es considerado, con razón, por los nativos de muchas regiones tropicales, una auténtica despensa vegetal.

Si se tiene en cuenta que un árbol de mango vive durante más de cien años, cabe pensar que a lo largo de su vida habrá producido ¡más de dos millones de frutos! Y téngase en cuenta que en este caso la cantidad no se consigue a expensas de la calidad. Cada uno de los frutos del mango es una obra maestra de la naturaleza por su aroma, su fino sabor y sus numerosas propiedades dietoterápicas.

PROPIEDADES E INDICACIONES: La pulpa del mango contiene un 81,7% de agua, algo menos que la del melocotón (87,7%) o la ciruela (85,2%). De sus 15,2 g de hidratos de carbono por cada 100 g de porción comestible, la mayor parte son *azúcares* (glucosa, fructosa y sacarosa). En los mangos inmaduros existe cierta cantidad de almidón, que va convirtiéndose en azúcar a medida que madura el fruto. La proporción de proteínas (0,51%) y de grasas (0,27%) es muy baja.

Sinonimia hispánica: ambó, manglar, mangotina; *Cat.:* mango; *Eusk.:* mango; *Gal.:* mango; *Fr.:* mangue; *Ing.:* mango; *Al.:* Mango.

Descripción: Fruto del mango ('Mangifera indica' L.), árbol de la familia de las Anacardiáceas de hoja perenne y de hasta 25 m de altura. El fruto es de forma ovalada con una piel fina de color amarillo, anaranjado o verdoso, con un hueso duro y aplanado en su interior.

Hábitat: Propio de la India y de los países del sudeste asiático. Se cultiva en regiones tropicales de Asia, África y América. Fue introducido en América por los portugueses, quienes lo llevaron a Brasil en el siglo XVI. En este país y en México se cultivan actualmente los mejores ejemplares de mundo.

Preparación y empleo

❶ Fresco: Es la *mejor forma* de consumirlo. Los mangos de poca calidad son muy fibrosos y con un sabor muy fuerte a trementina. Los mejores son los que tienen poca fibra y una pulpa suave y aromática que recuerda a la del melocotón (durazno). Los mangos se recolectan cuando todavía no están maduros, y se conservan bien durante una y hasta dos semanas en el frigorífico.

❷ En conserva: Con el mango se elaboran jaleas, confituras y conservas en almíbar.

MANGO composición
por cada 100 g de parte comestible cruda

Energía	65,0 kcal = 273 kj
Proteínas	0,510 g
H. de c.	15,2 g
Fibra	1,80 g
Vitamina A	389 µg ER
Vitamina B_1	0,058 mg
Vitamina B_2	0,057 mg
Niacina	0,717 mg EN
Vitamina B_6	0,134 mg
Folatos	14,0 µg
Vitamina B_{12}	—
Vitamina C	27,7 mg
Vitamina E	1,12 mg EαT
Calcio	10,0 mg
Fósforo	11,0 mg
Magnesio	9,00 mg
Hierro	0,130 mg
Potasio	156 mg
Cinc	0,040 mg
Grasa total	0,270 g
Grasa saturada	0,066 g
Colesterol	—
Sodio	2,00 mg

% de la CDR (cantidad diaria recomendada) cubierta por 100 g de este alimento

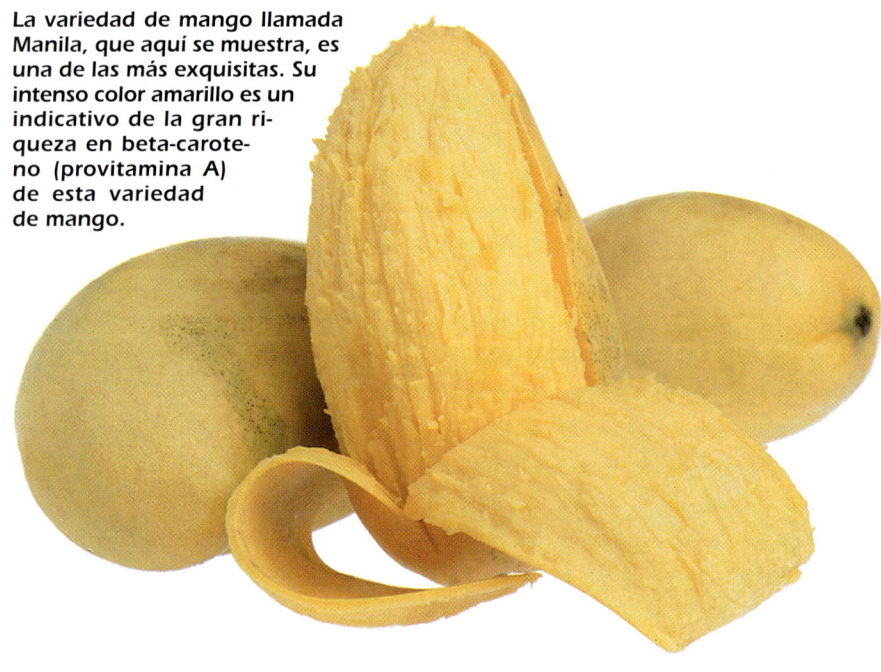

La variedad de mango llamada Manila, que aquí se muestra, es una de las más exquisitas. Su intenso color amarillo es un indicativo de la gran riqueza en beta-caroteno (provitamina A) de esta variedad de mango.

Los nutrientes que más destacan en la composición del mango son:

✓ *Provitamina A:* 100 g de mango contienen 389 µg ER (equivalentes retinol), lo cual supone 1.295 UI de vitamina A. Teniendo en cuenta que las necesidades diarias de esta vitamina se cifran en 1.000 µg de ER, un mango de 300 g de peso proporciona por sí solo la CDR (cantidad diaria recomendada) de esta importante vitamina.

El mango es la fruta fresca con *mayor acción vitamínica A,*[25] seguido por el melón cantalupo (322 µg ER/100 g, ver cuadro, T. 2 pág. 255), aunque ambos están lejos de la zanahoria (2.813 µg ER/100 g).

Se han identificado 16 tipos de carotenoides en el mango responsables de su acción vitamínica A. El *más abundante* de todos estos carotenoides es precisamente el **beta-caroteno**.

Los **CAROTENOIDES** son pigmentos vegetales, generalmente de color amarillo o anaranjado, que se transforman en vitamina A en el organismo. La *vitamina A* es esencial para el mantenimiento de los tejidos epiteliales, como la piel y las mucosas que recubren los conductos orgánicos. Los carotenoides son *potentes* **antioxidantes** que neutralizan los **radicales libres** oxidativos, moléculas *responsables* del **envejecimiento** de las células.

✓ *Vitamina C:* Con sus 27,7 mg/100 g, el mango es una buena fuente de vitamina C. Un mango de tamaño medio (300 g) cubre el 138% de las necesidades diarias de esta vitamina que tiene un adulto promedio sano.

✓ *Vitamina E:* Un mango de 300 g aporta el 33% de las necesidades diarias de esta vitamina para un hombre adulto. Es una de las frutas frescas *más ricas* en esta vitamina.

El mango contiene además cantidades significativas de *vitaminas B_1, B_2, B_6* y *niacina.* En cuanto a **minerales,** predomina el **potasio**, pero también contiene algo de magnesio y de hierro.

El mango contiene numerosos componentes no nutritivos, como *fibra soluble* (pectina), *ácidos orgánicos* (cítrico y málico) y *taninos.*

Para hacerse una idea de la complejidad de la composición del mango, basta saber que se han identificado 41 **sustancias aromáticas,**[26] responsables todas ellas en conjunto de su peculiar fragancia.

Estas son las principales aplicaciones dietoterápicas del mango:

• **Afecciones de la piel:** El consumo de mango contribuye al buen estado de la piel. Está comprobado que la carencia de vitamina A produce sequedad y descamación en la piel. El mango contribuye a su hidratación y tersura.

El consumo abundante de mango se recomienda en caso de eccemas, dermatosis (degeneración de la piel), piel seca, y como preventivo del envejecimiento precoz de la piel.

• **Afecciones de la retina:** La vitamina A, cuya acción se potencia por la presencia simultánea de la C y la E, es necesaria para disfrutar de una buena visión. El consumo de mango se recomienda siempre que exista pérdida de visión por alteraciones de la retina, como ceguera nocturna, atrofia del nervio óptico o trombosis de la arteria central de la retina.

• **Arteriosclerosis:** El mango es *rico* en las *tres vitaminas más antioxidantes: A, C* y *E.* Todas ellas por separado, pero mucho más *en conjunto*, impiden la oxidación de las lipoproteínas que circulan por la sangre unidas al colesterol. La oxidación de estas sustancias desencadena el depósito de colesterol en las paredes arteriales, con su consiguiente deterioro.

El mango es un gran amigo de las arterias. No debería faltar en la dieta de quienes tienen problemas de falta de riego sanguíneo en las extremidades o en las arterias coronarias (angina de pecho o infarto).

• **Hipertensión arterial:** El mango es diurético (facilita la producción de orina) y además contiene *bastante potasio* y *muy poco sodio.* Por todo ello, su consumo resulta muy recomendable en caso de hipertensión, ya que *ayuda a controlarla.*

• **Diabetes:** Los diabéticos pueden beneficiarse del consumo de mangos. Debido a su acción favorable sobre las arterias, ya que ayuda a prevenir las complicaciones circulatorias de la diabetes.

El mango es muy bien tolerado por estos pacientes. Se ha comprobado en diabéticos no insulinodependientes[27] que después de comer mango, su nivel sanguíneo de glucosa es inferior al que cabría esperar.

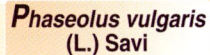   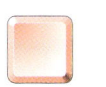

33 - Alimentos para la piel

Judía (frijol)

Nutritiva hasta para la piel

SI LAS JUDÍAS proceden de América, o ya existían en Europa antes de que Colón volviera de sus viajes, es algo que ha suscitado vivas discusiones entre naturalistas e historiadores.

Parece probado que las judías eran conocidas y consumidas en el viejo continente desde la antigüedad. Los árabes establecidos en España a partir del siglo VIII, convirtieron lo que hoy es Andalucía en una de las regiones más desarrolladas del mundo conocido en la Edad Media, en la que florecieron las artes, las ciencias, y también la agricultura.

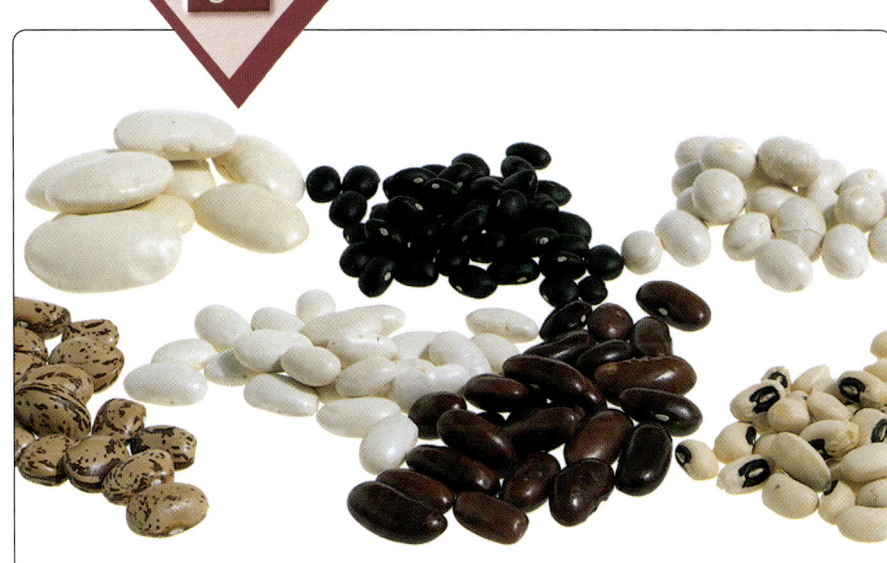

Sinonimia hispánica: alubia, alubia seca, judía seca, habichuela, fréjol, frejol, fríjol, frijol, caparrón, chaucha, poroto, tapiramo, tapirucuso, ayocote, calamaco, caráota, cholo, degul, ejote, majora; **Cat.:** mongeta, fesol, fresol, bajoca, garrofó ('Ph. lunatus'); **Eusk.:** baberrun, indibaba; **Gal.:** feixó, feixón, faba, ervella, fabeira, feixoeiro, xudía; **Fr.:** haricot; **Ing.:** bean; **Al.:** Bohne.

Descripción: Semilla de la planta de la judía o alubia ('Phaseolus vulgaris' [L.] Savi), de la familia de las Leguminosas. El fruto de la planta es una legumbre formada por dos vainas de color verde unidas, en cuyo interior se alojan varias semillas dicotiledóneas (alubias, frijoles o porotos). Las vainas se comen como verdura cuando están todavía sin madurar, y se llaman entonces judía verde.

Hábitat: Se cultivan en los cinco continentes, adaptándose bien a todos los terrenos y climas.

JUDÍAS BLANCAS
composición
por cada 100 g de parte comestible cruda

Energía	333 kcal = 1395 kj
Proteínas	23,4 g
H. de c.	45,1 g
Fibra	15,2 g
Vitamina A	—
Vitamina B_1	0,437 mg
Vitamina B_2	0,146 mg
Niacina	5,10 mg EN
Vitamina B_6	0,318 mg
Folatos	388 µg
Vitamina B_{12}	—
Vitamina C	—
Vitamina E	0,530 mg EαT
Calcio	240 mg
Fósforo	301 mg
Magnesio	190 mg
Hierro	10,4 mg
Potasio	1795 mg
Cinc	3,67 mg
Grasa total	0,850 g
Grasa saturada	0,219 g
Colesterol	—
Sodio	16,0 mg

1% 2% 4% 10% 20% 40% 100% 200% 500%

% de la CDR (cantidad diaria recomendada)
cubierta por 100 g de este alimento

Preparación y empleo

❶ **Judías cocinadas** en diversas preparaciones culinarias. No son aptas para tomarlas crudas. Se cuecen mejor en aguas blandas, es decir, con poco contenido calcáreo. Conviene tenerlas a remojo en agua fría unas horas antes de cocinarlas.

❷ **Hervidas y en puré,** con el fin de eliminar su piel, que es la parte más flatulenta e indigesta de la alubia.

JUDÍAS BLANCAS

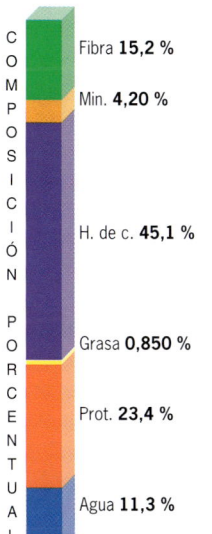

COMPOSICIÓN PORCENTUAL

- Fibra 15,2 %
- Min. 4,20 %
- H. de c. 45,1 %
- Grasa 0,850 %
- Prot. 23,4 %
- Agua 11,3 %

Aminoácidos esenciales en diversos alimentos						
Aminoácido	Judías (alubias)		Huevos		Carne de vacuno	
	mg/100 g	%	mg/100 g	%	mg/100 g	%
ISOLEUCINA	927	12	778	14	915	12
LEUCINA	1.685	22	1.091	20	1.542	20
LISINA	1.593	21	863	16	1.690	22
METIONINA	234	3	416	8	514	7
FENILALANINA	1.154	15	709	13	836	11
TREONINA	878	11	634	11	873	12
TRIPTÓFANO	223	3	184	3	213	3
VALINA	1.016	13	847	15	952	13
Total	7.710	100	5.522	100	7.535	100

Proteínas completas con la alubia

*Como puede verse en la tabla adjunta, las proteínas de la alubia contienen **todos** los **aminoácidos esenciales**, al igual que los huevos y la carne.*

*Sin embargo, la alubia, como todas las legumbres, es **pobre** en el aminoácido **metionina**.*

*Para suplir esta pequeña deficiencia y obtener una proteína completa, **basta** con **combinar** las judías con algún alimento cuyas proteínas sean ricas en metionina, como por ejemplo:*

- *cereales (trigo, arroz, maíz, avena, etc.);*
- *semillas de sésamo o de girasol;*
- *levadura de cerveza.*

Así, un famoso médico hispanoárabe, que habitó en Sevilla entre los siglos XII y XIII, conocido como "El doctor excelente Abu Zacaria Ihaia", describe en su *Libro de la agricultura* hasta 12 variedades distintas de judías o frijoles.[28] «Aprovechan al estómago y son de gusto delicado», decía de este alimento el famoso médico andalusí.

Por otra parte, el mismo Colón cuenta en su diario de viaje que los frijoles, más grandes que las judías españolas, constituían la base de la alimentación de los nativos, junto con el maíz y el chile (pimiento picante).

Esas judías americanas o frijoles, fueron introducidas en España, donde tuvieron mucho éxito por ser de una calidad excelente. A diferencia de lo que ocurrió con otros productos alimentarios americanos como la papa (patata) o el tomate, que tardaron varios siglos en ser aceptados en Europa, las judías americanas o frijoles conquistaron rápidamente el paladar de los europeos. La mayor parte de las judías o alubias que se cultivan actualmente en todo el mundo, proceden de las variedades americanas.

PROPIEDADES E INDICACIONES: Nadie que haya tomado un plato de alubias (judías secas), podrá decir que se ha quedado con hambre. Pero además de la sensación de saciedad que producen, las judías son un alimento realmente nutritivo.

Las proteínas son el nutriente más destacable de las judías, por lo que han recibido el apelativo de "**carne de los pobres**".

Vamos a estudiar en detalle las características de las **PROTEÍNAS** de las judías:

– *Contenido proteínico:* El porcentaje de proteínas de las judías oscila, según las variedades, entre un 21% y 24%, lo que las *iguala*, o *incluso* las hace *superiores*, a los alimentos de origen *animal*, como el atún fresco, la carne de ternera o la carne de pollo, que oscilan entre el 18%-21% de su peso.

– *Valor biológico:* El valor biológico de una proteína es un índice que mide la idoneidad de su composición en aminoácidos (ver T. 1 pág. 286). Cuanto más se aproxime la proporción de aminoácidos de una proteína a la proporción ideal para el ser humano, tanto mayor será su valor biológico. Establecida la base de 100 para la proteína ideal, la de las judías tiene un calidad del 85%. Esta es una cifra relativamente baja, si se compara con la de los huevos (94%), aunque similar a la de la leche (84%) e incluso superior a la de la carne (75%).

Este valor biológico relativamente bajo de las proteínas de la alubia es debida sobre todo a su *escasez* en *metionina,* un aminoácido esencial que actúa como factor limitante. Sin embargo, gracias al fenómeno de la *suplementación* (ver T. 2 pág. 392), cuando las proteínas de la alubia se combinan con las de otros alimentos vegetales ricos en metionina, como los **cereales,** las semillas de **sésamo** o de **girasol**, o la **levadura**, el organismo obtiene todos los aminoácidos necesarios en la proporción idónea. Es decir, que *combinando* dos proteínas parcialmente incompletas, se obtiene una proteína completa.

Precauciones

*Deben consumir con **moderación** las judías o frijoles:*

- *Los propensos a **flatulencias y fermentaciones** intestinales: En este caso se hacen más tolerables si se pasan por un pasapuré para eliminar la piel que las recubre.*
- *Los **gotosos y artríticos**: Las judías son ricas en purinas formadoras de ácido úrico, causante de la gota.*

– *Digestibilidad* de la proteína de las judías es del 83%, bastante inferior a la del huevo, que es del 99%, a la de la leche (98%) y a la de la carne (97%). Esto quiere decir que nuestro organismo aprovecha un poco menos las proteínas de las judías que las de los alimentos de origen animal. Se ha demostrado[29] que las judías negras u oscuras contienen las proteínas más digeribles, seguidas por las rojas y las blancas.

Son de destacar también en la composición de las judías, además de las proteínas, los siguientes nutrientes:

✓ *Fibra* vegetal: Como todas las legumbres, las judías son *muy ricas* en fibra vegetal: 100 g de alubias (judías secas) proporcionan 15,2 g de fibra, más de la mitad de la CDR (cantidad diaria recomendada) para un adulto (25 g). La fibra de las judías *contribuye* a **evitar** el **estreñimiento** y a **reducir** el nivel de **colesterol** en la sangre.

✓ *Folatos:* Una ración de judías (un plato) cocidas, aporta aproximadamente la CDR de folatos para un adulto (200 µg, ver T. 1 pág. 394). Las necesidades de folatos *aumentan* en el **embarazo** hasta 400 µg. Las personas que presentan un riesgo elevado de enfermedades coronarias deben, asimismo, aumentar su ingesta de folatos. En ambos casos, las judías constituyen una excelente fuente de ellos.

✓ *Hierro:* 100 g de alubias (judías secas) proporcionan más de 10 mg de hierro, que es la CDR (cantidad diaria recomendada) para un hombre adulto. Esto hace de las alubias una de las mejores fuentes de hierro. Por tratarse de **hierro no hem**, *precisa* de *vitamina C* para absorberse mejor. De ahí lo conveniente que resulta comer las judías con unas gotas de limón.

✓ *Niacina* y *ácido pantoténico,* dos factores vitamínicos muy importantes para el buen estado de la piel.

Las judías son pobres en provitamina A, en vitamina C y en grasas; carecen de vitamina B_{12}, como la mayor parte de los alimentos de origen vegetal (ver T. 1 pág. 395).

Las judías secas constituyen, pues, un alimento nutritivo y energético, y completo en cuanto a proteínas si se combinan con cereales u otras fuentes de proteínas. Pero además de estas indiscutibles propiedades nutritivas, las judías son capaces de ejercer acciones curativas o dietoterápicas sobre las siguientes afecciones:

• **Enfermedades de la piel:** Las judías ejercen una acción protectora sobre la piel y las mucosas, debido a que constituyen una buena fuente de dos factores vitamínicos muy importantes para el buen estado de los tegumentos, como son la niacina y el ácido pantoténico:

✓ *La NIACINA,* también llamada *factor PP* o *vitamina B_3,* interviene activamente facilitando muchas reacciones químicas en las células. Su carencia grave produce la enfermedad llamada **pelagra**, caracterizada por las **tres 'd': d**ermatitis, **d**iarrea y **d**emencia. Aunque esta enfermedad carencial no es frecuente en nuestros días, pueden existir deficiencias leves que se manifiestan por diversas alteraciones cutáneas, como piel agrietada o escamosa.

La alubia es una buena fuente de niacina porque aporta:

– *Niacina ya preformada* (0,479 mg/100 g), que es la que se indica en el gráfico de composición.
– *Triptófano,* un aminoácido esencial que nuestro organismo transforma en **niacina**. Las judías secas son uno de los alimentos *más ricos* en triptófano (277 mg/100 g),

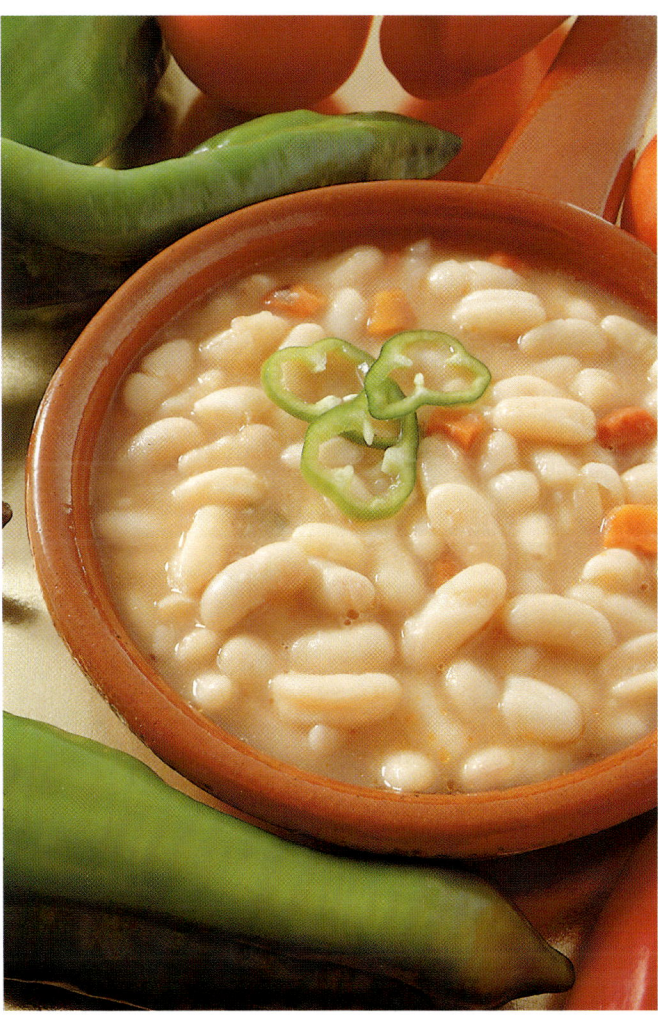

Es una costumbre tradicional en los países mediterráneos, que el plato principal de la comida del mediodía sea a base de legumbres: judías, lentejas o garbanzos. Esta es una de las razones de la baja tasa de infartos en los países del sur de Europa.

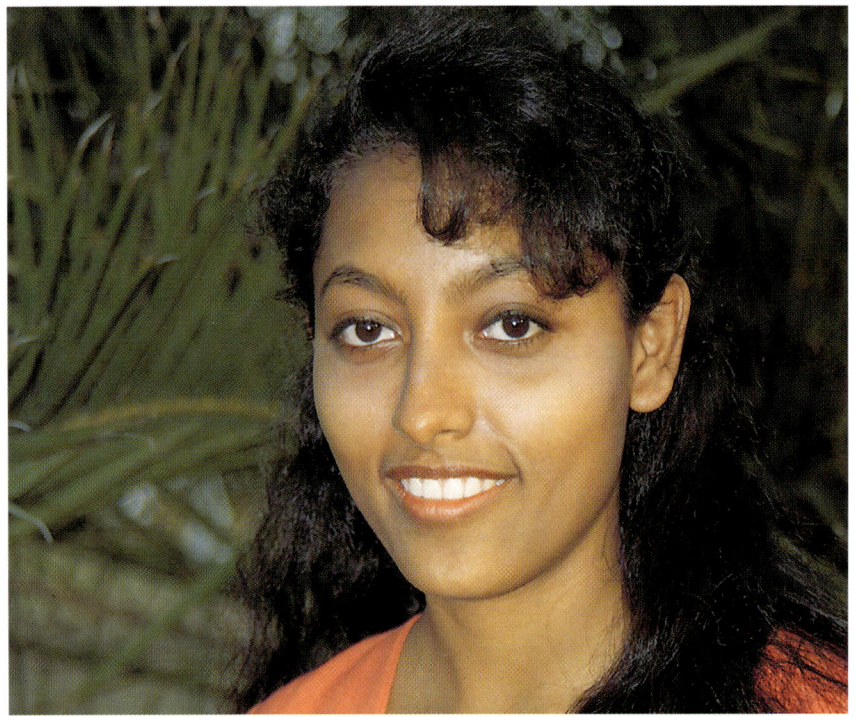

Cuanto más oscura es la piel que recubre a las judías o frijoles, más intenso suele ser su sabor; y mayor es la digestibilidad de sus proteínas. Las judías, alubias o frijoles, son una buena fuente de niacina y de ácido pantoténico. Estos dos factores vitamínicos son necesarios para el buen estado de la piel y contribuyen a la belleza del cutis.

Posiblemente este descenso del colesterol sea debido al *gran contenido* en **fibra** de la alubia (15,2%), que arrastra en el interior del intestino el colesterol y sus sustancias precursoras (las sales biliares), haciendo que se eliminen con las heces.

- **Estreñimiento y afecciones del colon:** El *elevado porcentaje* de **fibra celulósica** que contienen las judías (el 20% de su peso) las hace muy útiles en la lucha contra el estreñimiento y en la *prevención* de los **divertículos** y del **cáncer** de colon y recto.
- **Hipertensión arterial:** Son un alimento ideal para los hipertensos, debido a su *escasez* en **sodio** y su *abundancia* en **potasio**.
- **Anemias y convalecencias:** Esta legumbre contiene más de 10,4 mg/100 g de hierro, una cantidad superior a la de la carne y a la de las espinacas (ambas contienen alrededor de 3 mg/100 g). Esto, unido a sus propiedades nutritivas, hace que las judías sean altamente recomendables en la dieta de los anémicos y desnutridos.

cantidad superior a la de la carne (199 mg/100 g) o los huevos (152 mg/100 g). Esos 277 mg de triptófano se transforman en 4,62 mg adicionales de niacina, que sumados a los 0,479 mg ya preformados, suponen un total de 5,1 mg/100 g de niacina (el 26,8% de la CDR).

✓ El *ÁCIDO PANTOTÉNICO* también interviene en el metabolismo celular. Su carencia produce asimismo alteraciones de la piel y debilidad en el cabello. La alubia contiene 0,732 mg/100 g, más del doble que la carne.

Por todo ello, se recomienda el consumo de judías en caso de eccemas, picor de la piel, piel seca, alergias cutáneas y dermatosis en general.

Se ha comprobado que las judías también ejercen una acción favorable sobre los folículos pilosos (raíz del pelo), por lo que se recomienda su consumo en caso de **caída del cabello, fragilidad capilar, seborrea** o **caspa**.

- **Colesterol:** El consumo habitual de judías, (alubias o frijoles), es un buen método para conservar bajo el nivel de colesterol. En un experimento realizado en Estados Unidos,[30] se demostró que consumiendo 120 g diarios de frijoles guisados durante tres semanas, se produce un descenso del 10% en los valores de colesterol y de triglicéridos.

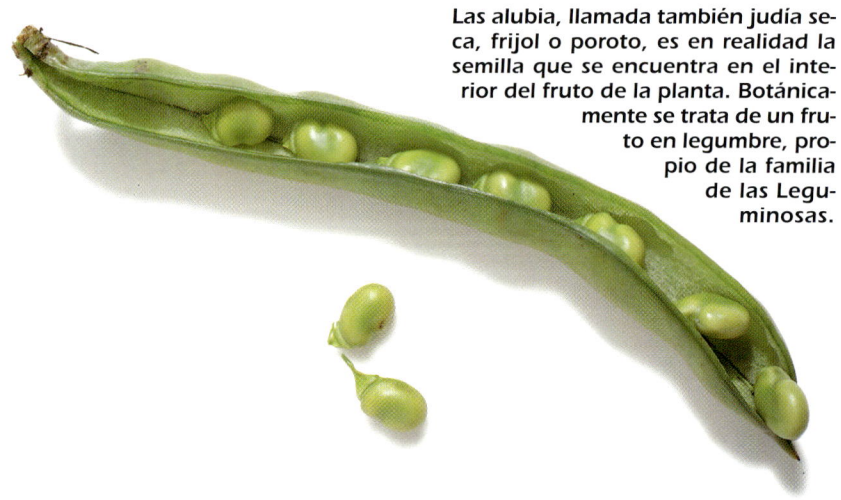

Las alubia, llamada también judía seca, frijol o poroto, es en realidad la semilla que se encuentra en el interior del fruto de la planta. Botánicamente se trata de un fruto en legumbre, propio de la familia de las Leguminosas.

Variedades de judías (frijoles)

Estas son algunas de las variedades más populares de judías, aunque existen muchas otras. En el T. 1 página 83 se dan algunos consejos para la cocción de las legumbres.

Blanca redonda

Es pequeña y de forma ovalada. Se usa en guisos y potajes. Por su suave textura, resulta ideal para hacerla en puré.

Tiempo de cocción: de **una y media a dos** horas.

Canela

Es de sabor intenso, aunque no tanto como la roja o frijol mexicano.

Tiempo de cocción: **una** hora.

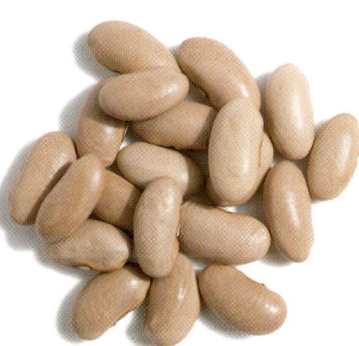

Negrita

Forma ovalada y color oscuro. De sabor dulce que recuerda algo al de los champiñones. Se usa en potajes y mezclada con el arroz.

Tiempo de cocción: **una hora y media.**

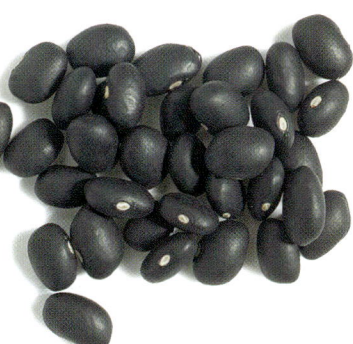

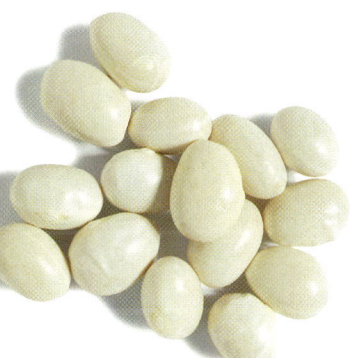

Pinta

Su forma es ovalada, y el tamaño, mediano. Se usa mucho en la cocina italiana.

Tiempo de cocción: de **una y media a dos** horas.

Carilla

Se caracteriza por su pequeña mancha negra, por lo que se la conoce también como **alubia de ojo negro.** Su sabor es un poco fuerte, aunque su textura es suave y cremosa. Su piel es una de las más finas entre todas las judías.

Tiempo de cocción: de **media a una** hora.

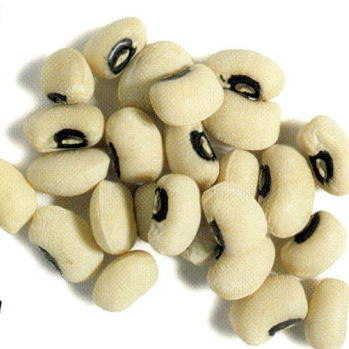

Roja o frijol mexicano

Se le llama también judía de *Kidney.* Tiene la forma y el color de riñón. Su textura es muy suave, y el sabor intenso. Combina muy bien con chiles (pimientos), ensaladas y arroces. Se comercializa envasada en conserva.

Tiempo de cocción: **hora y media.**

Lima

Es de forma aplanada, con textura cremosa y sabor muy suave. Se le llama también alubia de **mantequilla** o **mantequillosa.** Se usa como acompañante en guisados y platos diversos.

Tiempo de cocción: de **una a una y media** horas.

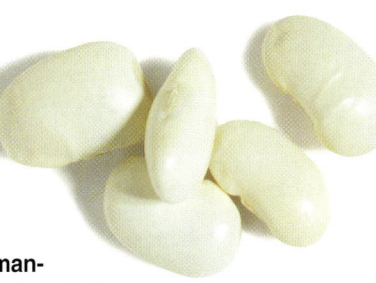

34 ALIMENTOS PARA LAS INFECCIONES

SUMARIO DEL CAPÍTULO

ENFERMEDADES

Antibióticos en alimentos,
    ver Infecciones *351*
Baja de defensas,
    ver Inmunodepresión *350*
Candidiasis **354**
Cistitis **349**
Defensas, disminución,
    ver Inmunodepresión *350*
Faringitis **355**
Fiebre **349**
Garganta, infección,
    ver Faringitis *355*
Gripe **352**
Infecciones **351**
Inmunodepresión **350**
Levaduras, infección,
    ver Candidiasis *354*
Orina, infección,
    ver Cistitis *349*
Resfriado y gripe **352**
Sida **353**
Urinaria, infección,
    ver Cistitis *349*

ALIMENTOS

Acerola *367*
Borraja *358*
Calamondín *364*
Cidra *364*
Kiwi **356**
Kumquat *364*
Lima *364*
Litchi **366**
Mandarina **359**
Naranja **360**
Naranja amarga *364*
Naranja dulce *364*
Naranja enana *364*

Los frutos cítricos, como la naranja, la mandarina y el limón, resultan especialmente recomendables en caso de infección, pues aportan vitaminas antioxidantes como la C y el beta-caroteno o provitamina A, que favorecen el buen funcionamiento del sistema inmunitario.

La vitamina C, junto con los flavonoides que contienen los cítricos, aumentan las defensas contra los virus.

A LO LARGO de toda la vida, el organismo debe mantener una lucha permanente contra microorganismos patógenos y sustancias extrañas que lo acosan, llamadas **antígenos**. El conjunto de tejidos y células encargados de defender el organismo de los antígenos que lo amenazan recibe el nombre de **sistema inmunitario**.

Existen alimentos especialmente recomendables en caso de infección, debido a que:

• *Favorecen* la función del **sistema inmunitario:** El buen funcionamiento del complejo sistema de defensa contra los agentes infecciosos y las sustancias extrañas requiere especialmente de ciertos nutrientes:

– *proteínas*,

– *vitaminas antioxidantes* (A, C y E),

– *oligoelementos* como el hierro, selenio, cinc y cobre.

Los alimentos que aportan estos nutrientes no deberían faltar en la dieta de quienes sufren alguna infección, tal como se expone en "*Inmunodepresión*" (T. 2 pág. 350).

• **Contienen sustancias antibióticas:** Estos alimentos ayudan al sistema inmunitario a luchar contra los agentes infecciosos, tal como se muestra en "*Infecciones*" (T. 2 pág. 351).

• **Favorecen la depuración** del organismo: Son alimentos que incrementan la eliminación de sustancias tóxicas de desecho a través de los riñones, del hígado o de la piel. En "*Fiebre*" (T. 2 pág. 349) se indican los alimentos depurativos más recomendables en caso de infección.

ENCICLOPEDIA DE LOS ALIMENTOS

2ª Parte: El poder curativo de los alimentos

Enfermedad	Uso	Alimento o Nutriente	Tomo/Pág.	Motivos y efectos
FIEBRE La fiebre es generalmente un *signo de que el organismo está* **combatiendo** *alguna* **infección**. Aunque los alimentos que recomendamos no bajan la fiebre ni combaten directamente la infección causal, desempeñan un importante papel en la curación. La **alimentación** en caso de fiebre debe ser: • **Fácil de digerir** y **nutritiva**. • **Abundante en líquidos** para reponer el agua que se pierde debido al aumento de temperatura y evitar la tendencia a la deshidratación. • **Rica en vitaminas** que favorezcan las defensas antiinfecciosas, como la provitamina A (beta-caroteno) y la vitamina C. • **Rica en sales minerales** de acción **alcalinizante**, las cuales neutralizan el exceso de radicales libres y sustancias de desecho de carácter ácido que se forman debido a la infección. Las **frutas** y las **hortalizas** satisfacen muy bien estos requerimientos nutritivos, y deben constituir la **base** de la alimentación, *especialmente* en la **fase aguda**.	Aumentar	AGUA	1/362	Es necesaria para *compensar* la mayor **pérdida de líquidos** y la tendencia a la **deshidratación** que se produce en caso de fiebre. Salvo que exista una enfermedad cardíaca o renal concomitante, se debe beber el agua necesaria para que el volumen diario de orina sea de 1,5 a 2 litros (en un adulto).
		JUGOS DE FRUTA	1/368	Proporcionan **agua**, **vitaminas**, **sales minerales** y **elementos fitoquímicos** antioxidantes necesarios en caso de fiebre. Además, favorecen la **eliminación** de las **sustancias de desecho** que circulan por la sangre, cuya producción aumenta en caso de fiebre.
		FRUTOS CÍTRICOS	2/364	Son muy buena fuente de **vitamina C**, debido a que proporcionan además **ácidos orgánicos** como el **cítrico** y diversos **flavonoides** que *potencian* la acción de esta vitamina. Ayudan al organismo a combatir las infecciones causantes de la fiebre. La **naranja** y el **limón** son dos de los frutos más recomendables. La **mandarina** es especialmente útil para los niños y ancianos por su sabor más suave.
		CEBADA, AGUA DE	2/163	Es el líquido que se obtiene al someter a cocción los granos de cebada. Proporciona **hidratos de carbono complejos** de fácil asimilación y sales **minerales**, ambos apropiados para los enfermos febriles con capacidad digestiva disminuida.
		CALDO DEPURATIVO	1/369	Proporciona sales **minerales** de acción **alcalinizante**, que *neutralizan* el exceso de **radicales libres** ácidos que se forman en caso de infección o de fiebre. Además, facilita la eliminación renal de esas sustancias de desecho de carácter ácido.
		BORRAJA	2/358	Facilita la **eliminación** de las **impurezas** de la sangre a través del sudor y de la orina, y contribuye a bajar la fiebre. Se toma hervida, cruda en ensalada o en jugo fresco.
		MELÓN	2/254	Es **hidratante** y **mineralizante**, ya que favorece la reposición del agua y de las sales minerales que habitualmente se pierden en caso de enfermedades infecciosas.
		FRAMBUESA	1/49	Las frambuesas *facilitan* la **eliminación** de las **sustancias de desecho** que se producen a consecuencia de la infección. Además, proporcionan diversas vitaminas y minerales, especialmente *vitamina C, folatos, hierro, potasio y flavonoides*.
CISTITIS Es una **inflamación de la vejiga de la orina**, casi siempre de causa infecciosa. Se da con más frecuencia en la mujer, debido a causas anatómicas. Estas pautas dietéticas pueden favorecer la curación de la cistitis, y evitar las recidivas. También es conveniente seguirlas en cualquier otro tipo e infección urinaria. *Cebolla* *continúa en la página siguiente*	Aumentar	LOS MISMOS QUE PARA ORINA ESCASA	2/243	Los alimentos diuréticos aumentan la producción de orina, lo que contribuye a "limpiar" las vías urinarias y a combatir la infección.
		AGUA	1/362	Al beber más agua, la **orina** se hace *menos* **concentrada** y *menos* **ácida**, por lo que resulta menos irritante para las vías urinarias. El aumento en el volumen de orina ayuda a vencer la infección.
		ARÁNDANO	2/257	Todas las bayas de la familia del arándano pertenecientes al género *Vaccinium*, especialmente las especies de color rojo, ejercen una notable acción **antiséptica** y **antibiótica** sobre las vías urinarias. Se ha demostrado que impide que las bacterias *Escherichia coli* y otras se adhieran a las paredes de la vejiga. Son útiles *incluso* en **infecciones graves**, con **piuria** (pus en la orina).[1] No provocan resistencias.
		CALABAZA, SEMILLAS	2/99	Su principio activo, la **cucurbitacina**, **desinflama** las **vías urinarias** y también la **próstata**.
		FRUTOS CÍTRICOS	2/364	**Alcalinizan** la orina por la acción del **ácido cítrico** y otros ácidos orgánicos, que se eliminan en forma de sales alcalinas (citratos). La mayor parte de los gérmenes que causan las cistitis y otras infecciones urinarias, se desarrollan mejor cuando la orina es ácida, por lo que todo aquello que contribuya a alcalinizarla, contribuye a curar la infección. Además, aportan **vitamina C** que mejora la respuesta inmunitaria frente a las infecciones.
		CEBOLLA	2/142	Es **diurética** y **alcalinizante** de la orina, por lo cual conviene en caso de infección urinaria. Además, el **aceite esencial** responsable de su sabor, se elimina en parte por la orina y es **antiséptico**.

TOMO 2 / 349

Cap. 34: ALIMENTOS PARA LAS INFECCIONES

Enfermedad	Uso	Alimento o Nutriente	Tomo/Pág.	Motivos y efectos
CISTITIS *continuación* *Cayena*	Reducir o eliminar	ESPECIAS	1/340	Se eliminan por la orina, **irritando** las mucosas que recubren las vías urinarias el mismo modo que lo hacen en el estómago.
		PIMIENTO PICANTE	1/340	También llamado **chile**, **inflama** la **vejiga** y la **próstata** al eliminarse con la orina.
		CAFÉ	1/374	El **aceite esencial** responsable de su sabor, que se encuentra también en el café descafeinado, produce un cierto grado de **irritación** de la **vejiga** urinaria y no conviene en caso de cistitis.
		REFRESCOS	1/365	Los refrescos a base de cola **acidifican** la orina por su contenido en **ácido fosfórico**, lo cual facilita el desarrollo de los gérmenes causantes de la infección urinaria.
		AZÚCARES	1/170	Todos ellos en exceso, debilitan las defensas del organismo y no contribuyen a combatir las infecciones urinarias.
INMUNODEPRESIÓN Es la disminución de la función del sistema inmunitario. Vulgarmente se le llama a esta condición, baja de defensas. **Funciones del sistema inmunitario:** Fundamentalmente son dos, que resultan esenciales para la supervivencia de cualquier ser vivo: • **Reconocimiento** de toda clase de microorganismos y sustancias extrañas potencialmente peligrosas (productos químicos, motas de polvo, células de otros seres vivos, y células propias deterioradas por mutaciones genéticas que podrían dar lugar a un cáncer si se desarrollan). • **Destrucción** de esos microorganismos y sustancias o células extrañas. El consumo de los alimentos que se recomiendan en esta tabla, contribuye de una forma especial a que este complejo sistema de vigilancia y defensa funcione correctamente. **Causas de la inmunodepresión:** Pueden ser muy variadas, y en algunos casos, desconocidas. Estas son las más comunes: • **Desnutrición o malnutrición**. La deficiencia en cualquier nutriente esencial, especialmente las vitaminas y oligoelementos que se citan en esta tabla, puede reducir la actividad inmunitaria del organismo. • **Estrés** de tipo físico o psíquico. • **Quimioterapia** (medicación anticancerosa). • **Enfermedades infecciosas**. *continúa en la página siguiente*	Aumentar	ANTIOXIDANTES	1/354	Nuestro organismo los necesita para **neutralizar** los **radicales libres** que se generan como consecuencia de las infecciones, el estrés, la contaminación y la propia actividad metabólica. Los radicales libres deprimen las defensas. La **provitamina A**, las **vitaminas C** y **E**, y los **flavonoides** son los antioxidantes más potentes. Los alimentos **vegetales** son las **únicas fuentes** de estos nutrientes, *imprescindibles* para el buen funcionamiento del sistema inmunitario.
		PROTEÍNAS	1/386	Los **anticuerpos** que nuestro organismo produce para luchar contra microorganismos y sustancias extrañas, están formados por **proteínas**. Una alimentación *pobre* en **proteínas debilita las defensas**. Existe el mito de que solo las proteínas animales son útiles para aumentar las defensas; pero los vegetales sabiamente combinados también proporcionan aminoácidos en la cantidad y proporción necesarias para sintetizar anticuerpos y otras proteínas.
		OLIGOELEMENTOS	1/409	El **cinc**, el **hierro**, el **selenio**, el **cobre** y otros oligoelementos son necesarios para la actividad de las **enzimas** que *sintetizan* los **anticuerpos**.[2] La **melaza**, el **sésamo** y el **germen de trigo** son buenas fuentes de oligoelementos.
		FRUTOS CÍTRICOS	2/364	Proporcionan **vitamina C** y **elementos fitoquímicos** de tipo **flavonoide**, que aumentan la capacidad defensiva de los leucocitos (glóbulos blancos) de la sangre.
		ACEITES	1/112	Los aceites de **semillas** contienen **ácido linoleico**, necesario para la **formación** de **anticuerpos**. Además proporcionan **vitamina E**, la cual favorece la inmunidad.
		PROPÓLEOS	1/361	Son una sustancia **antibiótica** producida por las abejas, que además **refuerza** las **defensas** antiinfecciosas del organismo.
		JALEA REAL	1/360	Es un **tonificante general** de todas las funciones orgánicas, incluida la inmunitaria de defensa contra las infecciones y sustancias extrañas.
		AJO	1/109	Es un **antibiótico natural** y a la vez, **estimulante** de las **defensas** antiinfecciosas.
		YOGUR	1/202	Los que contienen bacterias vivas, llamados 'bio', *protegen* la mucosa intestinal y *aumentan* su **resistencia** frente a las infecciones. Además, mejoran la función del sistema inmunitario de todo el organismo.
		ACEROLA	2/367	La acerola americana es la fruta *más rica* en **vitamina C**, pues contiene hasta 50 veces más que el limón. La acerola mediterránea, que pertenece a otra especie, también es rica en vitamina C, aunque no tanto. La vitamina C **favorece** la función del **sistema inmunitario** aumentando la capacidad de los leucocitos (células blancas defensivas de la sangre) y promoviendo la producción de **interferón** (una proteína antivírica).

TOMO 2 / 350

ENCICLOPEDIA DE LOS ALIMENTOS

2ª Parte: El poder curativo de los alimentos

Enfermedad	Uso	Alimento o Nutriente	Tomo/Pág.	Motivos y efectos
INMUNODEPRESIÓN *continuación* • Diversos **trastornos congénitos** o **hereditarios**. • **Sida**: inmunodeficiencia adquirida a causa de la infección por un virus que ataca el sistema defensivo del organismo. **Manifestaciones de la inmunodepresión**: Infecciones frecuentes, especialmente por virus; cáncer. *Ostras*	Aumentar	KIWI	2/356	Por su alto contenido en **vitamina C** y **oligoelementos**, estimula **las defensas** antiinfecciosas del organismo.
		TOMATE	2/275	Por su riqueza en **carotenoides** (provitamina A) **antioxidantes** y en **minerales**, ejerce una acción **inmunoestimulante** (aumenta las defensas).
		ALFALFA	2/130	Sus brotes tiernos son ricos en **minerales** y **oligoelementos** que **favorecen** la síntesis de **anticuerpos**.
	Reducir o eliminar	BEBIDAS ALCOHÓLICAS	1/376	El alcohol es un **depresor** de muchas funciones orgánicas, entre ellas la inmunitaria. Su **consumo habitual reduce** la **capacidad defensiva** del organismo.
		AZÚCAR BLANCO	1/170	Una alimentación rica en azúcar refinado y en los productos que con ella se elaboran, **reduce** la **capacidad** del organismo para **defenderse** de las **infecciones**.
		MARISCO	1/252	Suele contener **toxinas**, **bacterias** y **virus** que suponen una **amenaza** para el **sistema inmunológico** defensivo del organismo. Su consumo es **muy peligroso** cuando existe **baja de defensas**, pues puede causar infecciones graves. Aunque proporciona cinc y otros oligoelementos, es preferible usar otras fuentes más seguras, como la melaza, el sésamo, las semillas de calabaza y los frutos secos.
		GRASA TOTAL	1/404	La **actividad defensiva** del sistema inmunitario **decrece** cuando se ingiere mucha grasa, es decir, cuando este nutriente proporciona más del 30% de todas las calorías.[3]
		CAFÉ	1/374	Existe la sospecha de que puede reducir la capacidad de respuesta del sistema inmunitario frente a las infecciones. Se recomienda evitarlo en caso de baja de defensas.
INFECCIONES Los alimentos que figuran en esta tabla poseen **acción antibiótica**, y pueden contribuir a la curación de muchas infecciones. Los **antibióticos** *naturales* que se encuentran en algunos alimentos y plantas, actúan de forma *menos* intensa que los antibióticos de origen farmacéutico. Sin embargo, tienen la **ventaja** de **no** producir **resistencias** y de **no alterar** la **flora bacteriana** normal del organismo. En caso de infección deben tenerse en cuenta también los alimentos recomendados y desaconsejados para la **inmunodepresión** y para la **fiebre** (ver apartado anterior, T. 2 pág. 349). *Limones*	Aumentar	LOS MISMOS QUE PARA INMUNODEPRESIÓN	2/350	Todos estos alimentos contribuyen a elevar las **defensas** y a combatir la **infección**.
		AJO	1/109	Es un *efectivo* **antibiótico** *natural*. Estimula las defensas, al contrario que los antibióticos sintéticos. Combate numerosas bacterias patógenas, *especialmente* las que causan **gastroenteritis** (salmonelas y otras), **infecciones urinarias** (*Escherichia coli* y otras) e **infecciones respiratorias**.
		CEBOLLA	2/142	Los **compuestos azufrados** que forman el aceite esencial de la cebolla ejercen acción **antibiótica** contra bacterias gram-positivas.[4,5] Resulta *especialmente* útil en **infecciones respiratorias**, desde la sinusitis hasta la **bronquitis**.
		LIMÓN	2/124	Debido a su acidez, actúa como **antibiótico** *natural* al ser colocado sobre la piel, en las fosas nasales, en la boca y garganta, e incluso en la conjuntiva ocular. En uso interno, potencia las defensas antiinfecciosas (acción **inmunoestimulante**).
		COL	2/191	El **jugo** de col fresca se usa como **antibiótico** *natural* y equilibrador de la **flora bacteriana** en caso de colitis. La acción antibiótica se debe a las **sustancias sulfurosas** presentes en la col.
		RÁBANO	2/181	Su **esencia sulfurada** de sabor picante ejerce una acción antibiótica que lo hace *especialmente recomendable* en caso de **infecciones** de las **vías respiratorias**, como la **sinusitis** o la bronquitis.
		ARÁNDANO AGRIO	2/259	Es un *eficaz* **antibiótico** contra la *Escherichia coli* y otras bacterias causantes de **infecciones urinarias** (cistitis) y **digestivas** (gastroenteritis y colitis).
	Reducir o eliminar	LOS MISMOS QUE EN CASO DE INMUNODEPRESIÓN	2/350	Los alimentos o productos que se recomienda reducir o eliminar en caso de inmunodepresión, bajan las defensas contra las infecciones.

TOMO 2 / 351

Cap. 34: ALIMENTOS PARA LAS INFECCIONES

Enfermedad	Uso	Alimento o Nutriente	Tomo/Pág.	Motivos y efectos
RESFRIADO Y GRIPE Tanto el resfriado como la gripe se deben a **infecciones por virus** relacionadas entre sí. El resfriado puede ser el inicio o la primera manifestación de la gripe. En el **resfriado** predominan los síntomas catarrales (aumento de mucosidad e inflamación) de las vías respiratorias altas (nariz y garganta). En la **gripe** hay mayor afectación del estado general, con dolor de cabeza y osteomuscular. La alimentación debe ser similar en ambos casos, tanto para prevenirlos como para favorecer su curación. **Ningún alimento cura** el resfriado o la gripe, al igual que **ningún antibiótico** u otro medicamento. Son las *propias* defensas del organismo las que deben vencer la infección viral. Por ello es preciso una alimentación adecuada, que *fortalezca* el **sistema inmunitario**. Cuando existe **afectación bronquial** con mucosidad amarillenta o espesa y tos, se deben tener en cuenta también las recomendaciones dadas en *"Bronquitis"* (T. 2 pág. 139). *Judías verdes* *Nueces del Brasil*	Aumentar	LOS MISMOS QUE PARA LA INMUNODEPRESIÓN	2/350	Al *aumentar* las **defensas**, previenen los resfriados y la gripe, y contribuyen a su curación.
		FRUTA	1/30	Debe constituir la **base** de la **alimentación** mientras dura el resfriado o gripe, tanto entera como en forma de jugos. Además, su consumo habitual durante todo el año tiene una acción **preventiva**. Proporcionan **vitaminas**, **minerales** y **elementos fitoquímicos** antioxidantes que *favorecen* la producción de **defensas** y la **eliminación** de sustancias de desecho.
		HORTALIZAS	1/92	Al igual que las frutas, proporcionan **vitaminas** antioxidantes como la provitamina A y la vitamina C, además de **minerales** y **elementos fitoquímicos**. Favorecen la **depuración** de la sangre, *neutralizan* la tendencia a la **acidez** metabólica que se produce en las infecciones y *ayudan* al organismo a **vencer** la **infección**. Se pueden tomar crudas en forma de ensaladas, en jugo fresco, o cocinadas con su caldo.
		AJO	1/109	Es **antibiótico** y **estimulante de las defensas**. También combate los virus y previene la bronquitis y otras infecciones respiratorias que suelen aparecer como complicaciones de la gripe. Además, contiene **selenio**, oligoelemento que se recomienda en caso de infecciones virales como el resfriado o la gripe.
		PROPÓLEOS	1/361	Es una sustancia natural fabricada por las abejas, que actúa contra diversos virus como el de la gripe. Además, tiene acción **inmunoestimulante** (aumenta las defensas).
		VITAMINA C	1/396	Es necesaria para que el **sistema inmunitario** pueda eliminar los virus infecciosos. Para ello se requiere al menos una dosis de 250 mg diarios. **Cuatro naranjas** o media tableta de vitamina C aportan esa dosis, aunque las naranjas son mucho más efectivas debido a que proporcionan ácidos orgánicos y flavonoides que potencian la acción de la vitamina C. La **acerola**, la **guayaba**, la **grosella** y el **kiwi** son también ricos en vitamina C.
		SELENIO	1/409	Este *oligoelemento* actúa como **antioxidante** y **estimulante** de las defensas inmunitarias, por lo que se recomienda en caso de resfriados y gripe. Las **nueces del Brasil**, la **levadura de cerveza**, el **germen de trigo** y la **melaza** son las mejores fuentes naturales de selenio.
		CINC	1/403	Los **suplementos** de este *oligoelemento* se usan para acortar la duración de los resfriados y de la gripe. Los alimentos que lo contienen en abundancia pueden ejercer también una acción beneficiosa. Aunque las ostras son el alimento más rico en cinc, no se recomiendan por sus muchos inconvenientes. El **germen de trigo**, el **sésamo**, el **azúcar de arce**, los **frutos secos** y la **avena** son buenas fuentes vegetales de cinc.
	Reducir o eliminar	SAL	1/344	Durante el resfriado o la gripe debe restringirse su consumo, evitando superar los 6 g diarios. Su **exceso** favorece el **dolor de cabeza** y la **retención de agua** en los tejidos.
		AZÚCARES	1/170	**Reducen** la respuesta del organismo ante las **infecciones**. El consumo abundante de caramelos, dulces, chocolates, pasteles y otros productos refinados elaborados con azúcar blanco, favorece los resfriados y las gripes.
		LECHE	1/182	Tanto la leche como los yogures y quesos **favorecen** la producción de **mucosidad** en las vías respiratorias (nariz, garganta bronquios), y en sus cavidades accesorias como los senos paranasales y el oído medio. Su consumo agrava el catarro (inflamación de las mucosas con producción de moco) que suele acompañar a los resfriados y gripes.

ENCICLOPEDIA DE LOS ALIMENTOS
2ª Parte: El poder curativo de los alimentos

Enfermedad	Uso	Alimento o Nutriente	Tomo/Pág.	Motivos y efectos
SIDA En el sida (**síndrome de inmunodeficiencia adquirida**) se produce una disminución de defensas contra las infecciones y también contra el cáncer. Está causado por el virus de la inmunodeficiencia humana (**VIH**), que ataca y destruye los linfocitos (células defensivas). Una alimentación artificial, pobre en frutas, hortalizas, cereales y frutos secos tiende a ser deficitaria en vitaminas antioxidantes (A, C y E), y favorece el desarrollo de la enfermedad.[6] Los enfermos de sida tienden a la desnutrición, lo cual a su vez, agrava la inmunodeficiencia (baja de defensas). El adelgazamiento es un signo de mal pronóstico. Varios factores **favorecen** la **desnutrición**: • Las **infecciones frecuentes** que se producen como consecuencia de la baja de defensas. • La **falta de asimilación de las grasas**, que son eliminadas con las heces. Estas presentan un aspecto espumoso y grasiento (esteatorrea). Este trastorno digestivo, que se produce aproximadamente en la cuarta parte de los enfermos, hace que tampoco se asimilen las vitaminas liposolubles (A, D y E).[7] • La **medicación antisida**: Habitualmente produce efectos secundarios digestivos como náuseas y vómitos, que agravan la desnutrición. Por ello es muy importante prestar atención a la alimentación, que puede contribuir a aumentar las defensas y a frenar la progresión del sida. *Berenjena* *continúa en la página siguiente*	Aumentar	LOS MISMOS QUE PARA LA INMUNODEPRESIÓN	2/350	Todo lo que favorezca el buen funcionamiento del sistema inmunológico, ayuda al organismo a combatir el virus del sida.
		FRUTA	1/30	Proporciona **vitaminas** y **elementos fitoquímicos** antioxidantes necesarios para *combatir* las **infecciones** y *aumentar* las **defensas**. Además, facilita la eliminación de las sustancias de desecho que circulan por la sangre, y que aumentan en caso de sida.
		CEREALES INTEGRALES	1/65	Proporcionan **hidratos de carbono complejos**, así como las calorías necesarias para frenar la desnutrición y la pérdida de peso que se produce en el sida a medida que avanza la enfermedad.[8]
		FRUTOS SECOS	1/52	Son una buena fuente de **ácidos grasos esenciales**, de **vitamina E**, de **proteínas** y de **oligoelementos** como el **selenio** y el **cinc**. Todos estos nutrientes son necesarios para que el sistema inmunitario funcione lo mejor posible a pesar de la enfermedad, lo cual contribuye a frenar su desarrollo.
		LEGUMBRES	1/78	Son una buena fuente de **proteínas**, **minerales** y **oligoelementos**, que ayudan a evitar la desnutrición y la progresión de la enfermedad.
		HORTALIZAS	1/202	Las **zanahorias**, las **espinacas**, las **acelgas**, los **pimientos** y otras hortalizas coloreadas aportan **beta-caroteno** y otros **carotenoides** de acción **antioxidante**, que se transforman en vitamina A en el organismo. Por ello, contribuyen a evitar la carencia de vitamina A que se produce en el sida.[9] Además, **alcalinizan** la sangre y facilitan la eliminación de sustancias de desecho ("**limpian la sangre**").
		YOGUR	1/201	Los que contienen **bacterias vivas**, mejoran la **flora bacteriana** del colon y tienen un efecto estimulante de las defensas, al menos a nivel intestinal. Además, es una buena fuente de **proteínas** y de **calcio**.
		ANTIOXIDANTES	1/354	Son *especialmente necesarios* en caso de sida, ya que **aumentan las defensas** y frenan la progresión de la enfermedad. La provitamina A (**beta-caroteno**), las **vitaminas C** y **E**, el **selenio** y los **flavonoides** son los **antioxidantes** *más potentes*. Casi todos ellos se encuentran exclusivamente en los alimentos vegetales. En algunos casos, puede ser necesario administrar **suplementos**. *Se ha comprobado* que la **deficiencia** de estos nutrientes *acelera* el desarrollo del sida.[6]
		VITAMINA A	1/389	Su *carencia* es frecuente en los enfermos de sida, lo que **agrava** la **inmunodeficiencia**.[9] Las **frutas** y las **hortalizas** son buenas fuentes de provitamina A (**beta-caroteno**), que se convierte en vitamina A en el organismo. Los **suplementos** farmacéuticos de **beta-caroteno** son *más recomendables* que los de vitamina A, pues esta se absorbe mal debido a la esteatorrea que suelen padecer los enfermos de sida.[7]
		VITAMINAS B	1/390	La *deficiencia* de las vitaminas **B6** y **B12**, al igual que la de las vitaminas A y C, **agrava** la disfunción inmunitaria en los enfermos de sida.[6] Se sabe también que un nivel bajo de vitamina B12 en la sangre se asocia con una disminución en el número de linfocitos (células defensivas) y con un empeoramiento de la enfermedad.[10] Puede ser conveniente la administración de **suplementos** farmacéuticos, *especialmente* de **vitamina B12**.
		VITAMINA C	1/396	Es necesaria para el buen funcionamiento del sistema inmunitario. La alimentación de los enfermos de sida suele ser pobre en frutas y hortalizas, y por lo tanto en vitamina C. La **acerola**, la **grosella**, la **guayaba**, el **kiwi** y los **cítricos** son buenas fuentes naturales de esta vitamina, y *ayudan a* **elevar** las **defensas**.
		SELENIO	1/409	Es un **oligoelemento** necesario para la actividad de las **enzimas** antioxidantes del organismo, como la **superóxido-dismutasa**, que *refuerza* las **defensas** y *mejora* la **evolución** de los enfermos de sida.[11] Las **nueces de Brasil**, la **levadura de cerveza**, el **germen de trigo** y la **melaza** son buenas fuentes alimentarias. Los **suplementos** farmacéuticos de **selenio** y de **beta-caroteno** dan buenos resultados en caso de sida.[12]

TOMO 2 / 353

Cap. 34: ALIMENTOS PARA LAS INFECCIONES

Enfermedad	Uso	Alimento o Nutriente	Tomo/Pág.	Motivos y efectos
SIDA *continuación*	Reducir o eliminar ▽	LOS MISMOS QUE PARA LA INMUNODEPRESIÓN	2/351	Se deben evitar todos aquellos que debiliten las defensas y agraven la depresión inmunitaria causada por el virus del sida.
CANDIDIASIS Es una micosis o *infección causada por la 'Candida albicans'*, un tipo de hongo microscópico o levadura que habita normalmente en la boca, en el intestino y en la piel. Cuando se produce una **depresión inmunitaria** (baja de defensas) debido a diabetes, tratamiento antibiótico intenso, enfermedades cancerosas u otras causas, las **cándidas** *proliferan* y producen la infección llamada candidiasis o **moniliasis**. Afecta a la vagina, al ano, a la boca o a zonas de piel afectadas por la humedad o rozamiento (por ejemplo, las ingles, las axilas o la parte inferior de las mamas). La alimentación puede contribuir a reforzar el sistema inmunitario y a equilibrar la flora bacteriana intestinal, lo que favorece su curación.	Aumentar ▲	LOS MISMOS QUE PARA LA INMUNODEPRESIÓN	2/350	**Mejoran** la función defensiva del **sistema inmunitario** y contribuyen a que el organismo venza la infección por cándidas.
		YOGUR	1/202	El llamado **'bio'** contiene **bacterias vivas** que normalmente se encuentran en el intestino formando parte de la **flora bacteriana**. Estas bacterias impiden la excesiva proliferación en el conducto digestivo de otros microorganismos, como las levaduras. Por ello se dice que el yogur **equilibra y regula** la **flora intestinal**. Su consumo combate la candidiasis bucal, intestinal o anal. Se han obtenido *buenos resultados* en la **candidiasis vaginal** al introducirlo en la **vagina**.
		AJO	1/109	*Impide* el **desarrollo** de muchos **microorganismos,** entre ellos de los hongos causantes de la candidiasis. El efecto se debe a su **esencia sulfurada,** que se difunde fácilmente por todos los tejidos del organismo. Además, **equilibra** la **flora intestinal** y **estimula** las **defensas** naturales.
		FOLATOS	1/394	Su *deficiencia* **favorece** la **candidiasis** y otras **micosis**. Las **legumbres**, el **germen de trigo** y las **verduras** son buenas fuentes de folatos.
		HIERRO	1/401	Se ha comprobado que en *muchos casos* de candidiasis existe **carencia** de hierro, lo que puede ser un factor **agravante**. Las **legumbres**, la **melaza**, la **soja** y sus derivados, el **sésamo** y las **espinacas** son buenas fuentes de hierro de origen vegetal, cuya absorción se favorece con la *ingestión* **simultánea** de **vitamina C** o de alimentos que la contienen.
	Reducir o eliminar ▽	AZÚCARES	1/170	Las **levaduras se alimentan** principalmente de **azúcares**. Su consumo abundante favorece su desarrollo, al igual que lo hace la diabetes. Se debe evitar su consumo, y el de todos los alimentos que los contengan. El **azúcar moreno**, el de **arce** y otros tipos de azúcar son **también inconvenientes**.
		BEBIDAS ALCOHÓLICAS	1/376	El alcohol **deprime** el **sistema inmunitario** (baja las defensas). Además, todas las bebidas alcohólicas, especialmente el vino y la cerveza contienen **restos de las levaduras** con las que han sido elaborados. Es posible que estos restos de levaduras favorezcan la candidiasis en personas sensibles.
		CHOCOLATE	1/357	Debe evitarse por contener **azúcar** que favorece el desarrollo de las levaduras causantes de la candidiasis. Además es rico en **grasa,** lo cual disminuye las defensas antiinfecciosas.
		LEVADURA DE CERVEZA	1/358	Aunque no es el mismo tipo de levadura que la causante de la candidiasis, existe la sospecha de que pueda favorecer esta enfermedad en personas sensibles a las levaduras.
		QUESOS MADURADOS	1/210	Muchos de ellos se elaboran con hongos similares a las levaduras que causan la candidiasis, por lo tanto es conveniente evitarlos.
		PAN	1/72	Existe la hipótesis de que los productos que contienen levaduras pueden favorecer la infección por estos hongos microscópicos conocida como candidiasis en personas sensibles. El pan está elaborado con levadura y también debería evitarse.

Bebida alcohólica

Pan

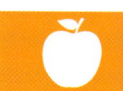

ENCICLOPEDIA DE LOS ALIMENTOS

2ª Parte: El poder curativo de los alimentos

Enfermedad	Uso	Alimento o Nutriente	Tomo/Pág.	Motivos y efectos
FARINGITIS Es la **infección e inflamación** de la mucosa de la faringe o garganta. En muchos casos va **unida** a una infección de las amígdalas o **anginas**, órganos linfáticos situados en la garganta. Cuando predomina la infección de las amígdalas se habla de **amigdalitis**. En caso de faringitis conviene consumir alimentos que combinen su acción local suavizante y antiinfecciosa, junto a su acción general. *Okra*	Aumentar	**VITAMINA A**	1/389	Es *necesaria* para la **estabilidad** de las células que forman los revestimientos, como la **piel** y las **mucosas**. La mucosa que recubre la faringe o garganta es muy sensible, por lo que una deficiencia de vitamina A puede debilitarla y favorecer su infección. Las **zanahorias**, el **mango** y los **albaricoques** son buenas fuentes de **beta-caroteno** o provitamina A, que se transforma en vitamina A en el organismo.
		FRUTOS CÍTRICOS	2/364	Proporcionan **vitamina C** y **flavonoides** necesarios para combatir las infecciones. Además de tomarse, pueden aplicarse *directamente* sobre la garganta en forma de **gárgaras**, *especialmente* el **limón**.
		PROPÓLEOS	1/361	Es un *antibiótico* **natural** producido por las abejas. Resulta *efectivo* tanto aplicado **localmente** sobre la garganta, como **ingerido** por vía oral.
		MIEL	1/160	La miel **suaviza y desinfecta** la mucosa inflamada de la garganta. Tomada con **jugo de limón** se *potencia* su acción.
		OKRA	2/200	El **líquido mucilaginoso** que se crea al hervirla **suaviza y protege** la mucosa de la garganta, al igual que la del estómago y la del intestino; se **toma** caliente o se hacen **gárgaras** con él.
		BORRAJA	2/358	**Suaviza** la mucosa de la garganta y ayuda a combatir la infección. Conviene tomarla hervida junto con el caldo de la cocción, o bien en forma de **jugo fresco**.

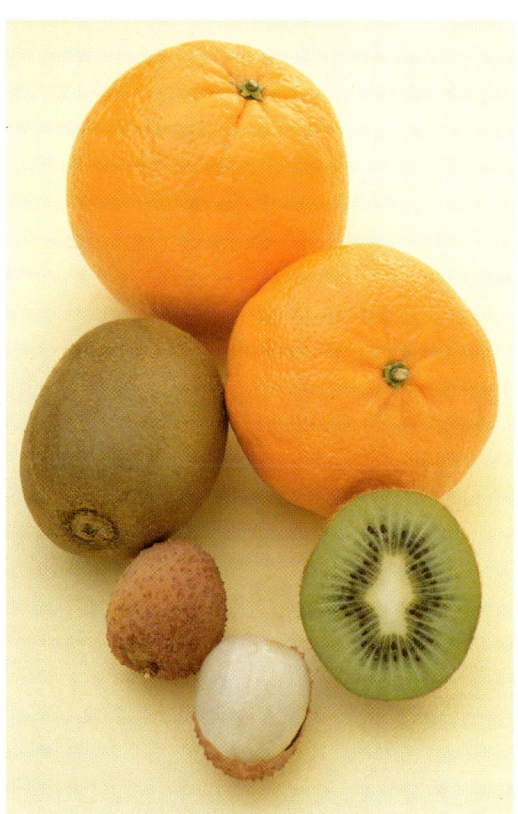

Las naranjas, los kiwis y los litchis son buenas fuentes de vitamina C, aunque sin alcanzar la concentración de la acerola, el fruto más rico en vitamina C de cuantos existen (ver T. 2 pág. 367).

Cuándo necesita más vitamina C el organismo

Un adulto necesita diariamente como mínimo **60 mg** *de vitamina C (ver T. 1 pág. 396). Téngase en cuenta que esta vitamina* **no se almacena** *en nuestras células, por lo que* **debe ingerirse a diario**. *Las* **frutas** *y las* **hortalizas** *frescas son la* **única fuente segura** *de vitamina C.*

La **carencia grave** *de esta vitamina produce la enfermedad del* **escorbuto,** *pero afortunadamente en nuestros días apenas se da, al menos en los países desarrollados. Sin embargo, son* **frecuentes** *las* **carencias leves** *de vitamina C, las cuales producen* **escasa resistencia** *frente a las* **infecciones, apatía,** *y* **dolores articulares**. *Entre los habitantes de los países desarrollados, es posible padecer carencia de vitamina C sin ser consciente de ello.*

En muchos casos su carencia es relativa, ya que se debe a un **aumento de las necesidades**. *Esto ocurre en los siguientes casos:*

- **infecciones** *de cualquier tipo,*
- **embarazo** *y la* **lactancia**,
- **operaciones** *quirúrgicas,*
- **tabaquismo**,
- **grandes esfuerzos** *físicos.*

Con el fin de satisfacer las necesidades de vitamina C en estos casos, que son del **doble** *al* **triple** *de las normales, se recomienda consumir diariamente al menos:* **dos naranjas**, *o* **cuatro mandarinas**, *o* **dos kiwis**, *o* **200 g de litchis** *o unas cuantas* **acerolas**.

TOMO 2 / 355

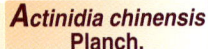   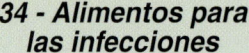

Kiwi

Estimula las defensas y evita la anemia

EL KIWI es un fruto exótico venido de las laderas del Himalaya y, actualmente, de Nueva Zelanda, que reserva gratas sorpresas. La primera de ellas es que, tras el poco atractivo aspecto de su vellosa piel marrón, se esconde una espectacular pulpa verde. Las más de doscientas semillas de color negro que contiene cada fruto, blandas y comestibles, dibujan unas pinceladas radiales que le otorgan un aspecto muy original.

Pero la sorpresa más importante que nos reserva el kiwi es su riqueza en vitamina C, muy superior a la de los cítricos.

PROPIEDADES E INDICACIONES: El kiwi contiene una cantidad moderada de hidratos de carbono en forma de

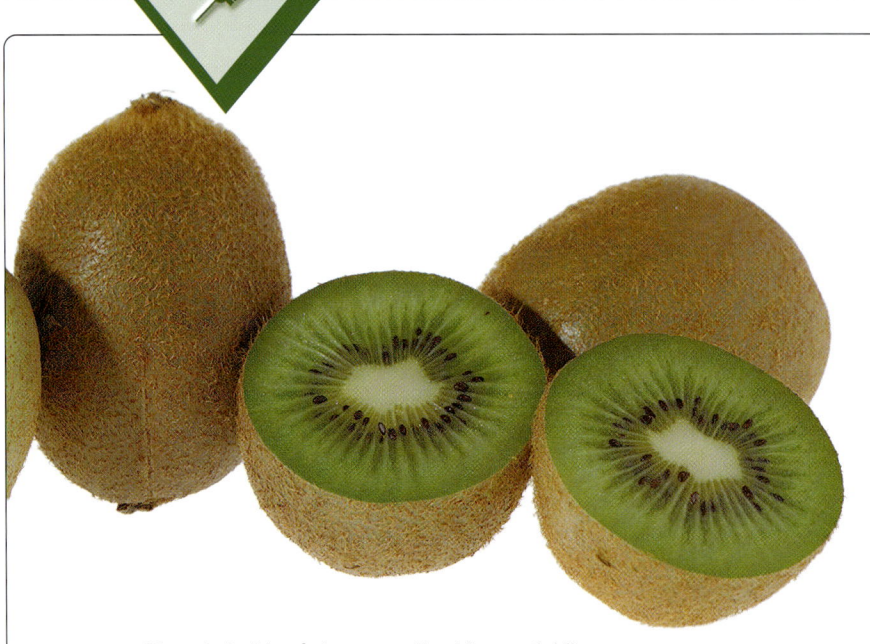

Sinonimia hispánica: grosella china, actinidia; **Cat.:** kiwi, actinídia; **Eusk.:** kiwi; **Gal.:** kiwi; **Fr.:** kiwi; **Ing.:** kiwi; **Al.:** Kiwi.

Descripción: Fruto de la actinidia ('Actinidia chinensis' Planch.), árbol de la familia de las Actinidiáceas. Su tamaño y forma son parecidos a los de un huevo, aunque más cilíndrico. Su piel de color marrón oscuro encierra una pulpa verde y jugosa, de sabor ácido muy agradable.

Hábitat: Fruta propia de China continental, el kiwi requiere climas húmedos con temperaturas no superiores a los 25°C. Su cultivo no prospera en las regiones mediterráneas. Nueva Zelanda y California son los principales productores del mundo.

KIWI
composición
por cada 100 g de parte comestible cruda

Energía	61,0 kcal = 254 kj
Proteínas	0,990 g
H. de c.	11,5 g
Fibra	3,40 g
Vitamina A	18,0 µg ER
Vitamina B$_1$	0,020 mg
Vitamina B$_2$	0,050 mg
Niacina	0,500 mg EN
Vitamina B$_6$	0,090 mg
Folatos	38,0 µg
Vitamina B$_{12}$	—
Vitamina C	98,0 mg
Vitamina E	1,12 mg EαT
Calcio	26,0 mg
Fósforo	40,0 mg
Magnesio	30,0 mg
Hierro	0,410 mg
Potasio	332 mg
Cinc	0,170 mg
Grasa total	0,440 g
Grasa saturada	0,029 g
Colesterol	—
Sodio	5,00 mg

1% 2% 4% 10% 20% 40% 100% 200% 500%
% de la CDR (cantidad diaria recomendada) cubierta por 100 g de este alimento

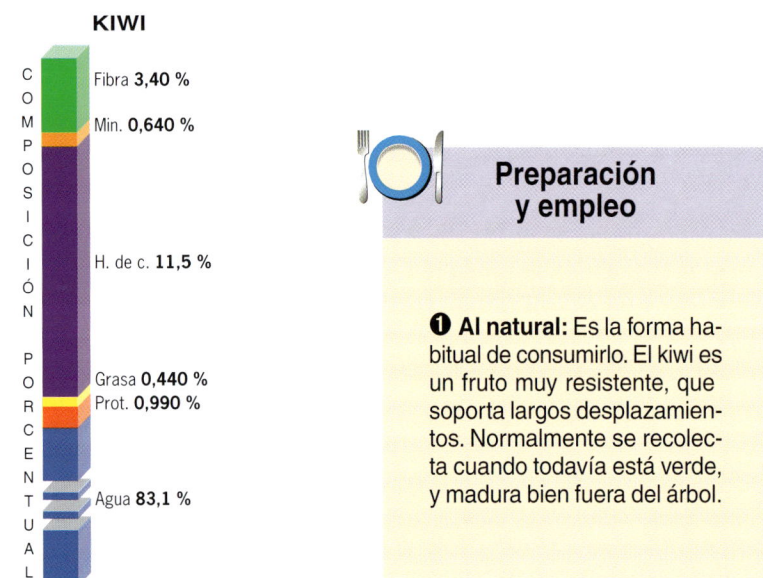

Preparación y empleo

❶ **Al natural:** Es la forma habitual de consumirlo. El kiwi es un fruto muy resistente, que soporta largos desplazamientos. Normalmente se recolecta cuando todavía está verde, y madura bien fuera del árbol.

azúcares (11,5%), el 1% de proteínas y menos del 0,5% de grasa. En su composición destacan los siguientes nutrientes:

✓ *Vitamina C:* Su contenido *casi duplica* al de la **naranja** y al del **limón** (T. 2 págs. 360, 124). Solamente la guayaba (183 mg/100 g) y la acerola, con más de un gramo por cada 100 g (1000 mg/100 g) de la porción comestible, superan al kiwi en vitamina C. Un solo kiwi cubre la CDR (cantidad diaria recomendada) de esta vitamina.

✓ *Otras vitaminas:* El kiwi es también *muy rico* en *vitamina E,* y contiene cantidades apreciables de vitaminas B_6, B_2, niacina, B_1 y A.

✓ *Folatos:* Destaca con sus 38 μg/100 g, cantidad próxima a la del huevo (47 μg/100g), y superior a la de la la carne (6-13 μg/100g) o a la de la leche (5 μg/100g). El kiwi es una de las frutas frescas *más ricas* en folatos, junto con la feijoa (T. 2 pág. 263). Estas importantes sustancias, consideradas como una vitamina más, desempeñan funciones imprescindibles en el organismo, como son la producción de las células de la sangre, y el buen estado de las defensas antiinfecciosas.

✓ *Minerales:* Es una de las frutas frescas *más ricas* en minerales, especialmente potasio, magnesio y hierro. Contiene bastante *cobre,* oligoelemento que, al igual que la *vitamina C, contribuye* a una mejor *absorción* intestinal del **hierro.**

✓ *Fibra:* Contiene 3,4 g/100 g, la mayor parte de tipo *soluble* (pectinas y mucílagos). El kiwi *supera* a la mayoría de las **frutas** frescas como la manzana (2,7 g/100 g) y la ciruela (1,5 g/100 g) en contenido de fibra.

Para hacernos una idea de la riqueza nutritiva del kiwi, baste decir que contiene 17 veces más vitamina C, 6 veces más magnesio, 5 veces más proteínas y más del doble de hierro que la **manzana** (T. 2 pág. 229).

Estas son sus indicaciones:

• **Estimulante de las defensas** antiinfecciosas, por su contenido en *vitamina C,* potenciado por la presencia de otras muchas vitaminas y minerales que la hacen *mucho más efectiva* que los *preparados farmacéuticos.* Puesto que el kiwi es una fruta de invierno, y que se conserva bastante bien durante semanas o incluso meses en

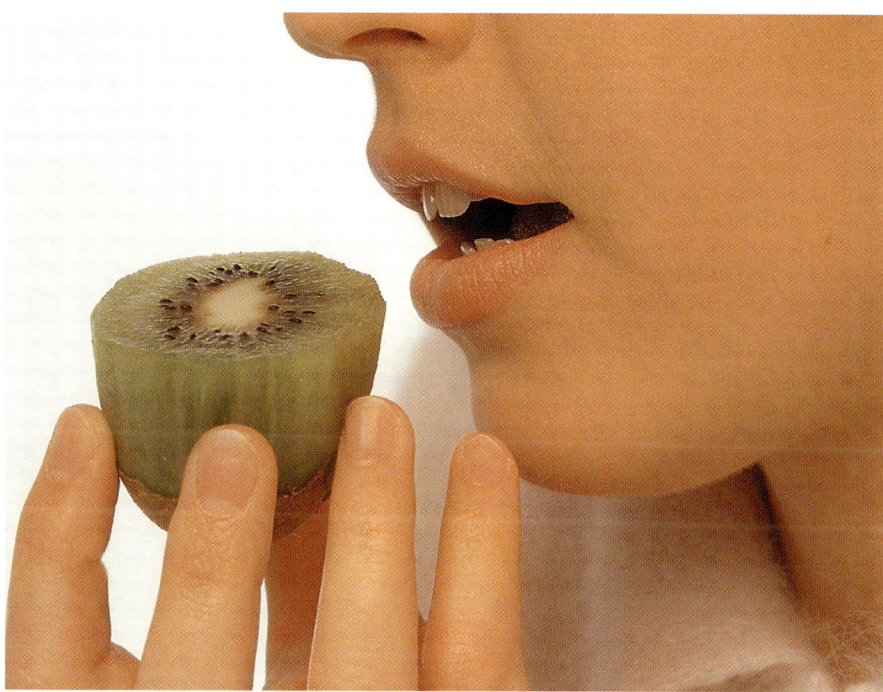

El kiwi se conserva bien en el frigorífico durante varias semanas o incluso meses, y constituye una excelente reserva de vitamina C para los meses de invierno.

el frigorífico, resulta muy apropiado para *prevenir* **resfriados y gripes.**

La vitamina C no destruye los virus, ni tampoco impide que se padezca la gripe, pero al *fortalecer* las **defensas** del organismo hace que la enfermedad sea más leve y de menor duración.

El consumo de kiwi de forma regular (uno al día como mínimo) conviene a todos aquellos que estén sufriendo cualquier tipo de enfermedad infecciosa, tanto en la fase aguda como en la de convalecencia.

• **Anemia:** Por su contenido en *hierro, vitamina* C y *cobre* (que facilitan la absorción y asimilación de este mineral), así como en **folatos,** el kiwi es muy recomendable siempre que exista anemia, y especialmente cuando sea debida a esta falta de hierro (anemia ferropénica).

• **Embarazo:** Por estimular las defensas y favorecer la producción de sangre, el kiwi es una fruta *muy recomendable* durante el embarazo. Pero hay además otra razón muy importante para ello: al ser rico en *folatos,* el kiwi *contribuye* a *prevenir* las **malformaciones fetales** del conducto neural, como por ejemplo la espina bífida.

• **Exceso de colesterol y arteriosclerosis:** La *fibra* vegetal de tipo *soluble,* como la del kiwi, reduce la absorción del colesterol y de sus precursores en el intestino, con lo que disminuye su nivel en la sangre. De esta forma se evita una de las causas de la arteriosclerosis: el exceso de colesterol en la sangre.

Pero además el kiwi es *muy rico* en *vitaminas antioxidantes* como la *C* y la *E*, que evitan que ese colesterol se deposite en las paredes de las arterias formando placas de ateroma. Su *alto* contenido en *potasio* y *escasez* en **sodio** *contribuye* a *evitar* la **hipertensión.**

• **Estreñimiento:** Por su riqueza en *fibra soluble*, el kiwi es un laxante suave que facilita el paso de las heces por el conducto intestinal.

• **Atletismo y deporte:** En un experimento[13] llevado a cabo en la Universidad de Pekín (China), se ha demostrado que los atletas que consumen kiwi *aumentan* su **resistencia** a la **fatiga** en un 24% con respecto a los que no lo toman. Los investigadores chinos atribuyen este resultado a la riqueza en vitamina C y en minerales del kiwi.

Borraja

Baja la fiebre, suaviza las mucosas y adelgaza

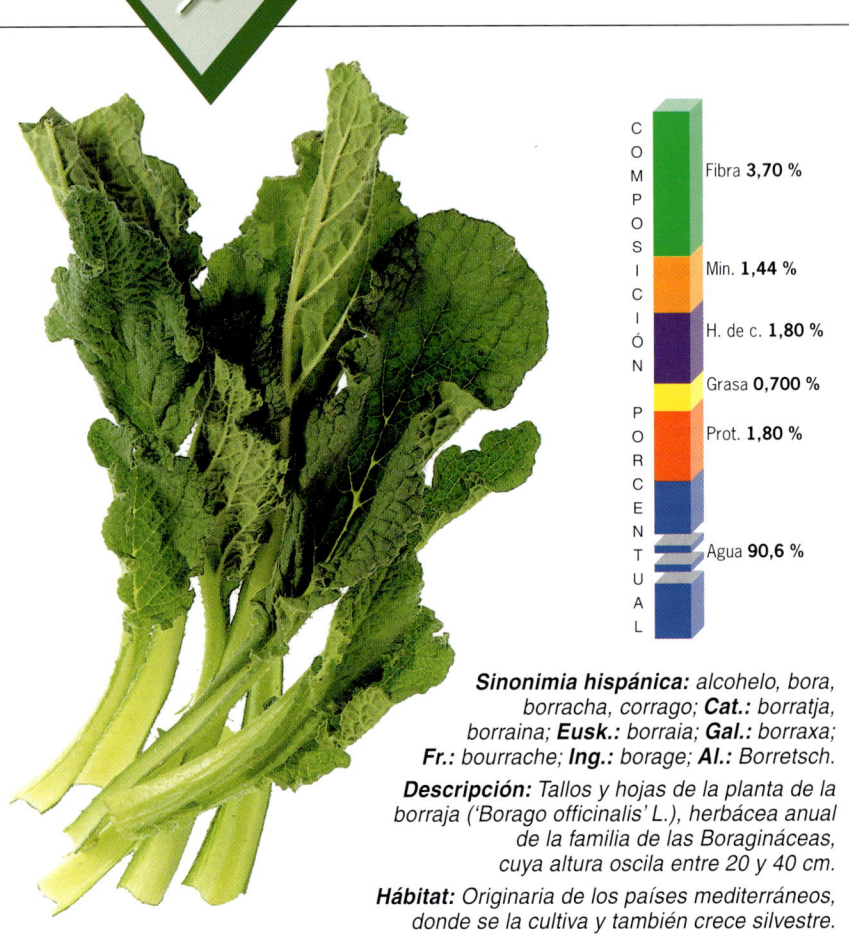

LA BORRAJA es una humilde y poco conocida verdura mediterránea, que recompensará con un fino sabor y unos notables efectos medicinales a quien tenga la paciencia de prepararla para su consumo, limpiando los múltiples pelillos que recubren sus tallos y hojas.

PROPIEDADES E INDICACIONES: Su contenido en hidratos de carbono, grasas y proteínas es *mínimo*, siéndolo por lo tanto, también, su **aporte calórico**. Contiene bastantes *mucílagos* de acción suavizante sobre las mucosas, y sales minerales, sobre todo de **potasio**.

Su propiedad más importante es la **sudorífica** (aumenta la producción de sudor) y **diurética y depurativa**. Aunque estas acciones son más intensas en las **FLORES**, que se usan en infusión los tallos y hojas también son efectivos (ver *EPM* [*Enciclopedia de las plantas medicinales*] pág. 746). Cocinada, y tomada con su caldo, la borraja se recomienda especialmente en los siguientes casos:

• **Infecciones víricas** como la **gripe** y las **fiebres eruptivas** (sarampión, rubéola, etc.). Facilita la eliminación de las impurezas de la sangre a través del sudor y la orina, **rehidrata**, aporta sales minerales y contribuye a bajar la fiebre.

• **Infecciones respiratorias** de vías altas, como **resfriados, faringitis** y **catarros** bronquiales. Suaviza las mucosas y facilita la expectoración.

• **Infecciones intestinales:** Muy recomendable como *primer alimento* sólido en caso de **gastroenteritis** y de **colitis**.

• **Afecciones renales** (nefritis, litiasis renal), **gota, artritismo** y **obesidad**, por su acción diurética y depurativa.

COMPOSICIÓN PORCENTUAL
- Fibra 3,70 %
- Min. 1,44 %
- H. de c. 1,80 %
- Grasa 0,700 %
- Prot. 1,80 %
- Agua 90,6 %

Sinonimia hispánica: alcohelo, bora, borracha, corrago; **Cat.:** borratja, borraina; **Eusk.:** borraia; **Gal.:** borraxa; **Fr.:** bourrache; **Ing.:** borage; **Al.:** Borretsch.

Descripción: Tallos y hojas de la planta de la borraja ('Borago officinalis' L.), herbácea anual de la familia de las Boragináceas, cuya altura oscila entre 20 y 40 cm.

Hábitat: Originaria de los países mediterráneos, donde se la cultiva y también crece silvestre.

BORRAJA composición
por cada 100 g de parte comestible cruda

Energía	21,0 kcal = 88,0 kj
Proteínas	1,80 g
H. de c.	1,80 g
Fibra	3,70 g
Vitamina A	420 µg ER
Vitamina B$_1$	0,060 mg
Vitamina B$_2$	0,150 mg
Niacina	0,900 mg EN
Vitamina B$_6$	0,084 mg
Folatos	13,2 µg
Vitamina B$_{12}$	—
Vitamina C	35,0 mg
Vitamina E	—
Calcio	93,0 mg
Fósforo	53,0 mg
Magnesio	52,0 mg
Hierro	3,30 mg
Potasio	470 mg
Cinc	0,200 mg
Grasa total	0,700 g
Grasa saturada	0,170 g
Colesterol	—
Sodio	80,0 mg

% de la CDR (cantidad diaria recomendada) cubierta por 100 g de este alimento

Preparación y empleo

❶ **Hervida:** La borraja no conviene cocinarla demasiado tiempo; y, desde luego, hay que tomar también el caldo en el que ha hervido. Combina muy bien con las patatas.

❷ **Cruda, en ensalada:** Se consumen solo los **brotes** y **hojas muy crudas**, recolectados antes de la floración de la planta.

❸ **Jugo fresco:** Se elabora licuando las **hojas tiernas**. Se toma de medio a un vaso por la mañana, como **depurativo**.

34 - Alimentos para las infecciones

Mandarina

Resulta difícil tomar una sola

ES TAN SENCILLO pelar y comer una mandarina, que se ha convertido en una de las frutas favoritas de los niños. Su grato dulzor, su escaso grado de acidez, junto con la suavidad de su pulpa, hacen de este cítrico una de las frutas más populares del mundo.

La mandarina se cultiva en el sur de Europa, norte de África y Norteamérica, desde el siglo XIX, cuando fue traída de China. Se trata de la última especie de cítricos que ha llegado a Occidente procedente de China (las naranjas dulces fueron introducidas en Europa en el siglo XVI).

PROPIEDADES E INDICACIONES: La composición de la mandarina es *muy similar* a la de la **naranja** (ver T. 2 pág. 360), aunque la vitamina C, los minerales, los ácidos orgánicos, así como la mayor parte de sus **nutrientes,** se encuentran en una *proporción inferior.*

También las propiedades de la mandarina son *las mismas* que las de la **naranja**, aunque en menor intensidad. Por lo tanto es antiinfecciosa, fluidificante de la sangre, hipotensora, laxante, antialérgica, remineralizante, depurativa y preventiva del cáncer. Por su facilidad de uso y buena tolerancia digestiva, las mandarinas resultan *especialmente* apropiadas para los **niños** y **ancianos.**

Dos son sus aplicaciones más destacadas:

• **Enfermedades febriles** de los niños, por su acción antiinfecciosa, tonificante y remineralizante. Muy recomendable en caso de **resfriados, gripe** e **infecciones de garganta.**

• **Hipertensión:** Las curas de mandarinas [❷] dan muy buenos resultados en caso de hipertensión arterial y de arteriosclerosis.

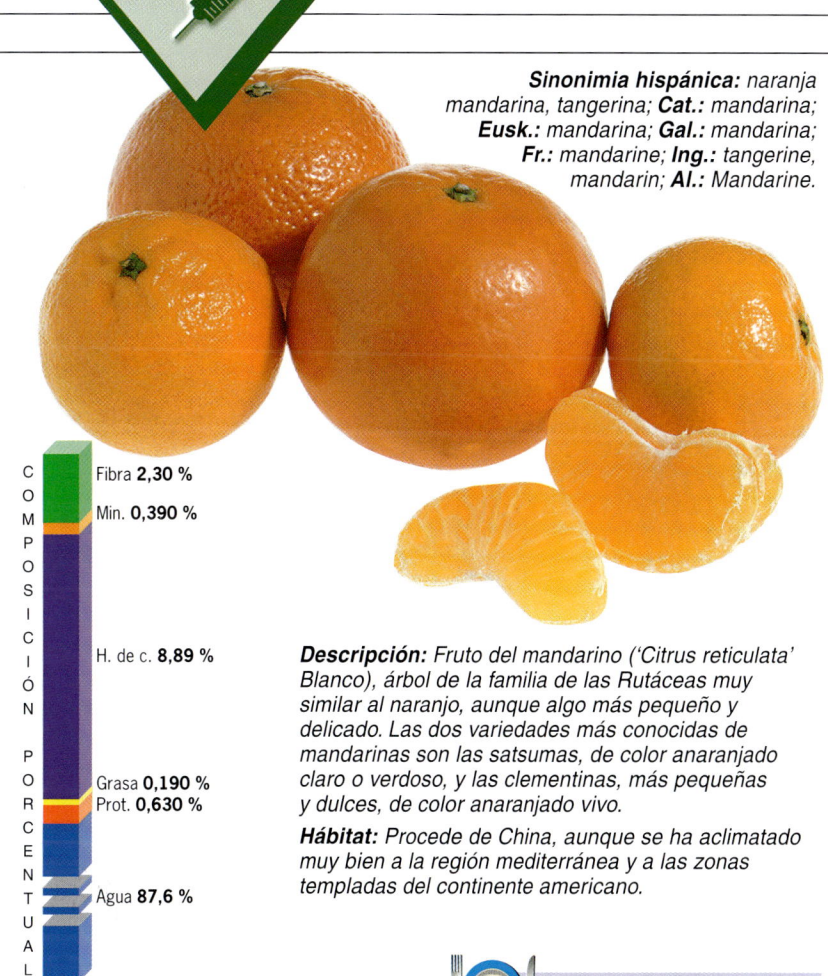

Sinonimia hispánica: naranja mandarina, tangerina; **Cat.:** mandarina; **Eusk.:** mandarina; **Gal.:** mandarina; **Fr.:** mandarine; **Ing.:** tangerine, mandarin; **Al.:** Mandarine.

Descripción: Fruto del mandarino ('Citrus reticulata' Blanco), árbol de la familia de las Rutáceas muy similar al naranjo, aunque algo más pequeño y delicado. Las dos variedades más conocidas de mandarinas son las satsumas, de color anaranjado claro o verdoso, y las clementinas, más pequeñas y dulces, de color anaranjado vivo.

Hábitat: Procede de China, aunque se ha aclimatado muy bien a la región mediterránea y a las zonas templadas del continente americano.

Composición porcentual:
- Fibra 2,30 %
- Min. 0,390 %
- H. de c. 8,89 %
- Grasa 0,190 %
- Prot. 0,630 %
- Agua 87,6 %

MANDARINAS composición por cada 100 g de parte comestible cruda

Energía	44,0 kcal = 184 kj
Proteínas	0,630 g
H. de c.	8,89 g
Fibra	2,30 g
Vitamina A	92,0 µg ER
Vitamina B₁	0,105 mg
Vitamina B₂	0,022 mg
Niacina	0,260 mg EN
Vitamina B₆	0,067 mg
Folatos	20,4 µg
Vitamina B₁₂	—
Vitamina C	30,8 mg
Vitamina E	0,240 mg EαT
Calcio	14,0 mg
Fósforo	10,0 mg
Magnesio	12,0 mg
Hierro	0,100 mg
Potasio	157 mg
Cinc	0,240 mg
Grasa total	0,190 g
Grasa saturada	0,022 g
Colesterol	—
Sodio	1,00 mg

% de la CDR (cantidad diaria recomendada) cubierta por 100 g de este alimento

Preparación y empleo

❶ **Frescas:** Es una verdadera delicia pelar una mandarina, mientras se disfruta de su esencia. Para obtener efectos terapéuticos, se recomienda tomar entre 6 y 8 diarias.

❷ **Cura de mandarinas:** Al igual que la cura de naranjas, se realiza durante uno o dos días por semana, durante un mes. Consiste en tomar de 1,5 a 2 kilos de mandarinas como único alimento. Con esa cantidad de fruta, no suele hacer falta beber líquidos, pues esta cura se suele hacer en otoño o invierno.

Citrus sinensis (L.) Osbeck

34 - Alimentos para las infecciones

Naranja

Mucho más que vitamina C

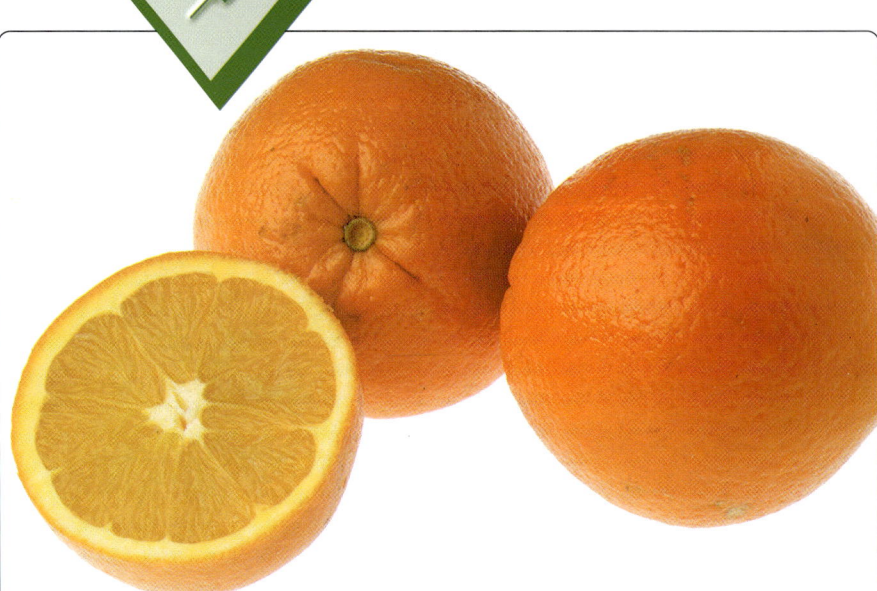

RESULTA completamente absurdo que en esta región se receten preparados de vitamina C –declaró el profesor Stepp en su lección magistral en la Facultad de Medicina de Valencia (España).

Corrían los años cuarenta del siglo XX, cuando la industria farmacéutica se enorgullecía de sus logros, al haber sido capaz de sintetizar la mayoría de las vitaminas. El profesor **Stepp**, distinguido investigador alemán, reconocido mundialmente por sus estudios acerca de las vitaminas, asistía a un congreso científico en la mencionada ciudad mediterránea. Fue llevado por sus colegas del lugar a visitar los hermosos naranjales de la huerta valenciana, y tuvo el privilegio de co-

Especie afín: *Citrus aurantium* L. (naranja amarga).
Sinonimia hispánica: naranja de la China, naranja portuguesa, naranja común, china [dulce];
Cat.: taronja [amarga], taronja agra;
Eusk.: laranja [gozo], laranja mingots; **Gal.:** laranxa;
Fr.: orange [amère]; **Ing.:** orange; **Al.:** Orange.

Descripción: Fruto en baya del naranjo ('*Citrus sinensis*' Osbeck), árbol de hoja perenne de la familia de las Rutáceas. La naranja, al igual que todos los cítricos, es un fruto compuesto de varios individuales que se unen para formar una fruta aparentemente simple.

Hábitat: Procedente de China, se cultiva en todas las zonas cálidas del planeta, dentro del llamado "cinturón de los cítricos" que se encuentra entre los 40° de latitud norte y los 35° de latitud sur.

NARANJA
composición
por cada 100 g de parte comestible cruda

Energía	47,0 kcal = 197 kj
Proteínas	0,940 g
H. de c.	9,35 g
Fibra	2,40 g
Vitamina A	21,0 µg ER
Vitamina B_1	0,087 mg
Vitamina B_2	0,040 mg
Niacina	0,432 mg EN
Vitamina B_6	0,060 mg
Folatos	30,3 µg
Vitamina B_{12}	—
Vitamina C	53,2 mg
Vitamina E	0,240 mg EαT
Calcio	40,0 mg
Fósforo	14,0 mg
Magnesio	10,0 mg
Hierro	0,100 mg
Potasio	181 mg
Cinc	0,070 mg
Grasa total	0,120 g
Grasa saturada	0,015 g
Colesterol	—
Sodio	—

1% 2% 4% 10% 20% 40% 100%
% de la CDR (cantidad diaria recomendada) cubierta por 100 g de este alimento

Preparación y empleo

❶ **Fresca:** La naranja conviene consumirla con una parte del mesocarpo (corteza blanca interior), y no desechando la pulpa fibrosa siempre que no sea demasiado dura.

❷ **Zumo (jugo):** Lo ideal es tomarlo recién exprimido, pues la vitamina C pierde su actividad con el paso del tiempo y por la acción de la luz. El zumo (jugo) **conservado** pierde una parte de la vitamina C natural, aunque algunos fabricantes lo enriquecen con vitamina C sintética.

❸ **Cura de naranjas:** Se debe seguir durante uno o dos días por semana, durante tres o cuatro semanas. Consiste en comer solamente naranjas durante el día, y tomar como única bebida su zumo fresco. Pueden tomarse entre 10 y 12 naranjas diarias y de dos a cuatro vasos de zumo. Si las naranjas son muy ácidas, se puede añadir al zumo una o dos cucharaditas de miel por vaso.

mer, recién cortadas del árbol, las naranjas más selectas de cuantas se cultivan en el mundo. Fue entonces, cuando aquel hombre de ciencia germánico, promotor de la producción de vitaminas sintéticas, se olvidó de su ciencia y exclamó:

–¡Cuánto más saludable es saborear una buena naranja valenciana, que tomar el mejor medicamento a base de vitamina C que nuestra industria sea capaz de producir!

El profesor Stepp estaba en lo cierto: La **naranja** *natural* es *superior* a cualquier preparado farmacéutico como *fuente* de *vitamina C.* Hoy sabemos que en la naranja se encuentran, además de vitamina C, alrededor de 170 **elementos fitoquímicos** que *potencian y complementan* la acción de esta vitamina sobre el organismo. Todo ello, unido a la sensación de bienestar y hasta de placer que proporciona comer una naranja –el placer es también un factor salutífero–, hace que sus efectos saludables sean muy superiores a los que cabría esperar de sus 50 mg/100 g de vitamina C. A pesar de lo que puedan decir algunos promotores de la química farmacéutica, los 50 mg/100 g de vitamina C de la naranja aportan mucho más al organismo que los 50 mg, o incluso 500, de vitamina C de cualquier comprimido o medicamento.

PROPIEDADES E INDICACIONES: Destacan en su composición las siguientes sustancias:

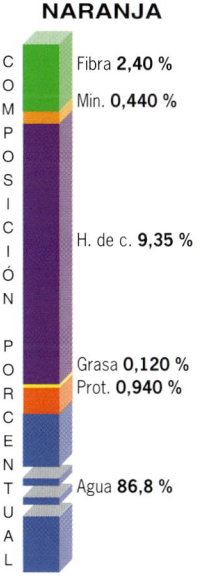

Anatomía de una naranja

❶ **Exocarpo** (corteza): La corteza de la naranja contiene un **aceite esencial** muy aromático, *rico* en **flavonoides.** Se usa en decocción como **protector vascular,** como **aperitivo** y como **sedante** nervioso (ver *EPM* pág. 154).

❷ **Mesocarpo** (corteza blanca): Esta parte del fruto, llamada también corteza interna, es *muy rica* en **pectina,** un tipo de fibra vegetal de conocidas propiedades **anticolesterol** y **anticancerígenas.** Su aplicación en medicina ha adquirido importancia desde que en una investigación llevada a cabo en el Instituto Nacional del Cáncer de los Estados Unidos, se comprobó que actúa

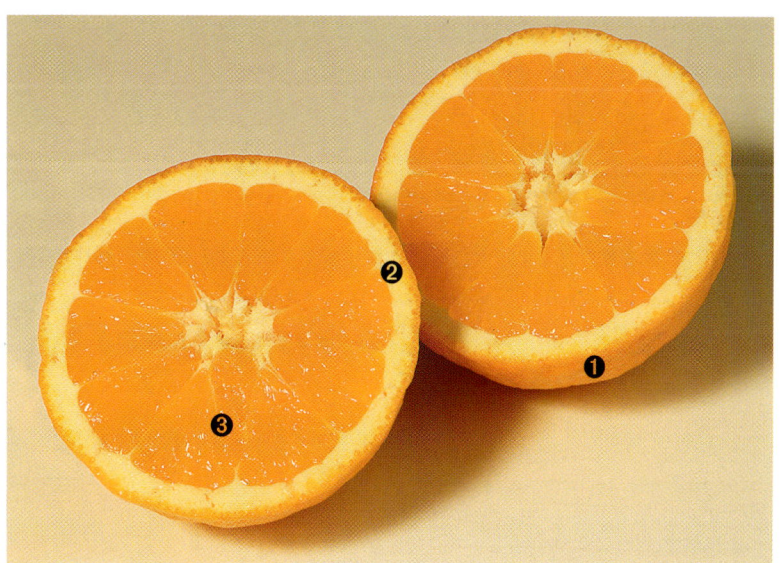

como un potente inhibidor del desarrollo del cáncer de próstata en los ratones de laboratorio.[25] El mesocarpo de la naranja puede consumirse sin ningún problema. Teniendo en cuenta sus efectos beneficiosos sobre el colesterol y posiblemente sobre el cáncer, no hay por qué desechar el que queda pegado a la pulpa después de pelar la naranja.

❸ **Endocarpo** (pulpa jugosa): Es la parte comestible por excelencia, formada por 8-12 gajos compuestos de pequeñas vesículas repletas de jugo. La pulpa de la naranja, una vez extraído el jugo (zumo), es también *muy rica* en **pectina,** así como en otros tipos de **fibra** vegetal. Es una buena costumbre tragarse la pulpa, siempre que no sea demasiado dura.

✓ *Azúcares* en una cantidad modesta (unos 9,35 g/100 g), fácilmente aprovechables por el organismo y tolerables por los diabéticos en cantidades controladas. Son la *sacarosa,* la *dextrosa* y la *levulosa.*

✓ *Minerales,* entre los que *destacan* el *potasio* y el *calcio.* Contiene también cantidades menores, aunque significativas, de *hierro* y de *magnesio.*

✓ *Vitaminas:* además de la vitamina C (de 45-60 mg/100 g), contiene **carotenoides** responsables de su color típico (provitamina A), *vitamina B1* y *vitamina B2.*

✓ *Ácido fólico,* en cantidad de 30-40 mg/100 g. El *ÁCIDO FÓLICO* es un nutriente *esencial* para que el **sistema nervioso** del **feto** se desarrolle correctamente. Actúa además como **an-**

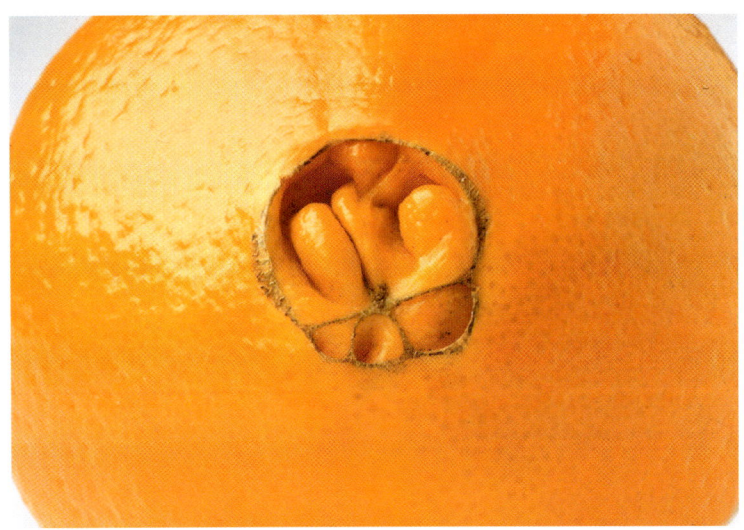

La naranja navel constituye una de las variedades de cultivo más apreciadas. Se llama así porque la forma de su cáliz recuerda al de un ombligo ('navel' significa 'ombligo' en inglés).

tioxidante y su presencia es necesaria en la sangre para que las células defensoras (**glóbulos blancos** o leucocitos) desarrollen su función.

✓ *Fibra* vegetal en forma de *pectina,* de acción **anticolesterol.** La fibra es el único componente de la naranja que no está presente en su zumo.

✓ *Ácidos orgánicos, especialmente* el *cítrico, que potencia* la acción de la *vitamina C* y *facilita* la *eliminación* de residuos tóxicos del organismo, como el **ácido úrico.**

✓ *Carotenoides,* sustancias similares al beta-caroteno, que también se transforman en vitamina A en el organismo. Actúan como *poderosos* **antioxidantes.** De entre los 20 carotenoides que se encuentran en la naranja, destacan la beta-criptoxantina, la luteína y la zeaxantina.[15,16]

✓ *ELEMENTOS FITOQUÍMICOS,* es decir, sustancias que se encuentran en muy pequeña cantidad en los alimentos y que ejercen funciones muy importantes sobre el organismo. Se calcula que existen unas 170 elementos fitoquímicos diferentes en la naranja,[16] y es posible que todavía se descubran más.

Desde el punto de vista químico, existen dos grupos principales de elementos fitoquímicos en la naranja:

– *Flavonoides:* Son sustancias de tipo glucosídico, dotadas de una potente acción antioxidante, antiinflamatoria y antitumoral (ver T. 1 pág. 411). Además, ejercen un efecto favorable sobre la circulación sanguínea.[14] Los más conocidos (existen otros muchos) reciben los nombres de rutina, tangeretina, nobiletina, naringina, hesperidina y quercitina.

– *Limonoides:* Son las sustancias responsables del aroma de la naranja, que forman parte de su esencia. Químicamente se trata de terpenos, el más abundante de los cuales recibe el nombre de *d-limoneno.* Esta sustancia presente en la naranja, impide la formación de tumores en los animales de experimentación después de haberles administrado un cancerígeno.[17]

Una propiedad muy importante de los elementos fitoquímicos, tan abundantes en la naranja y en los cítricos en general, es que potencian la acción de ciertas vitaminas como la C. Hoy empezamos a comprender un hecho conocido desde hace unas décadas: las vitaminas son mucho más efectivas cuando se toman en su estado natural, acompañadas del resto de sustancias que se encuentran en los alimentos.

Gracias a su extraordinaria composición química, la naranja estimula las defensas contra las infecciones, y es protectora de las arterias, antialérgica, alcalinizante, remineralizante y anticancerígena.

Estas son sus aplicaciones dietoterápicas:

• **Enfermedades infecciosas:** La naranja no debería faltar en la mesa de toda persona que esté pasando una enfermedad infecciosa, o que desee prevenirla. Los estudios realizados muestran que son necesarias al menos cuatro naranjas diarias (unos 250 mg de vitamina C) para que se obtengan resultados. Hay que señalar que la vitamina C o el consumo de naranjas, *no* son capaces de *prevenir* el **resfriado** o la **gripe**; sin embargo, se ha comprobado que *acortan* la duración de la enfermedad, y que logran que sus síntomas sean *menos intensos.*

Las naranjas verdes pueden estar maduras

Para que las naranjas adquieran su **típico color anaranjado**, *se precisa que mientras están* **en el árbol** *sufran* **varias noches consecutivas de frío**, *lo cual no suele ser raro en los* **países templados.**

En cambio, en los **países tropicales** *es* **frecuente** *encontrar naranjas* **maduras** *pero de* **color verde**, *debido a que no han soportado la acción del frío.*

El **punto de maduración** *de la naranja no se reconoce* **por su color exterior**, *sino por la* **proporción** *entre el* **azúcar** *y el* **ácido** *de su jugo. En los frutos maduros esta proporción es aproximadamente de* **6:1**, *es decir, seis veces más cantidad de azúcar que de ácido.*

La naranja ejerce las siguientes **acciones antiinfecciosas**, gracias a la combinación de la *vitamina C* con las demás sustancias químicas que la acompañan en su estado natural:

– *Aumenta* la **capacidad** de los **glóbulos blancos** de la sangre para destruir los gérmenes.

– *Aumenta* el *número* y la *longevidad* de los **glóbulos blancos**. Esta acción se atribuye al efecto conjunto del *ácido fólico* y de la *vitamina C*.

– *Dificulta*, aunque no impide completamente, el *desarrollo* de los **virus** en las células humanas. Son los *flavonoides* de la naranja, junto con la *vitamina C*, los responsables de esta acción.

– *Aumenta* la *producción* de **interferón**, una proteína producida en el organismo en su lucha contra los virus.

De forma que el **consumo** *diario* de naranjas está indicado no solo en caso de resfriado o de gripe, sino en cualquier otra enfermedad infecciosa, incluidas las infantiles, e incluso el **sida**.

• **Trombosis, arteriosclerosis y afecciones cardiovasculares:** Los *flavonoides* contenidos en la naranja, *potenciados* por la *vitamina C*, tienen el efecto de *inhibir* la tendencia de las **plaquetas** de la sangre a formar **coágulos**. De esta forma, las naranjas contribuyen a hacer la sangre más fluida y a mejorar la circulación especialmente en los dos órganos que necesitan un aporte más constante de sangre: el **cerebro** y el **corazón**.

Además, la naranja contiene cuatro **antioxidantes** de *gran eficacia* biológica que *se potencian* mutuamente: la *vitamina C*, la *quercitina* (un elemento fitoquímico de tipo flavonoide), la *provitamina A* y el *ácido fólico*. El resultado es un *potente* efecto **antioxidante** sobre las células de nuestro organismo. Hoy se sabe que la arteriosclerosis, y el mismo envejecimiento, tienen su origen bioquímico en fenómenos de tipo oxidativo. Dosis altas de vitamina C (1 g diario durante 6 semanas) logran un descenso de la presión arterial.[18]

La **PULPA** de la naranja, *incluida* la **corteza interior** blanca o mesocarpo, es *rica* en **pectina,** un tipo de *fibra* soluble que hace descender el nivel de colesterol.

El **consumo habitual** de naranjas, incluyendo la pulpa e incluso el mesocarpo (corteza blanca), se asocia con un *nivel reducido* de **colesterol** en la sangre, una **presión arterial** *menor* y un *riesgo inferior* de **arteriosclerosis**, de **trombosis arterial** y de **afecciones coronarias**.

• **Estreñimiento:** la naranja contribuye a vencer el estreñimiento y la atonía intestinal por dos mecanismos de acción:

– provoca el vaciamiento de la vesícula biliar (**efecto colagogo**), con el consiguiente efecto laxante de la bilis en el intestino;

– *Estimula* el **peristaltismo** (los movimientos) del intestino por efecto de su suave fibra vegetal.

Además de combatir el estreñimiento, la naranja *alivia* las **hemorroides** que suelen acompañar al estreñimiento. Para obtener los mejores resultados en ambos casos, se recomienda seguir una cura de naranjas ❸.

• **Alergias:** Las personas que presentan un nivel alto de vitamina C en la

continúa en la página 365

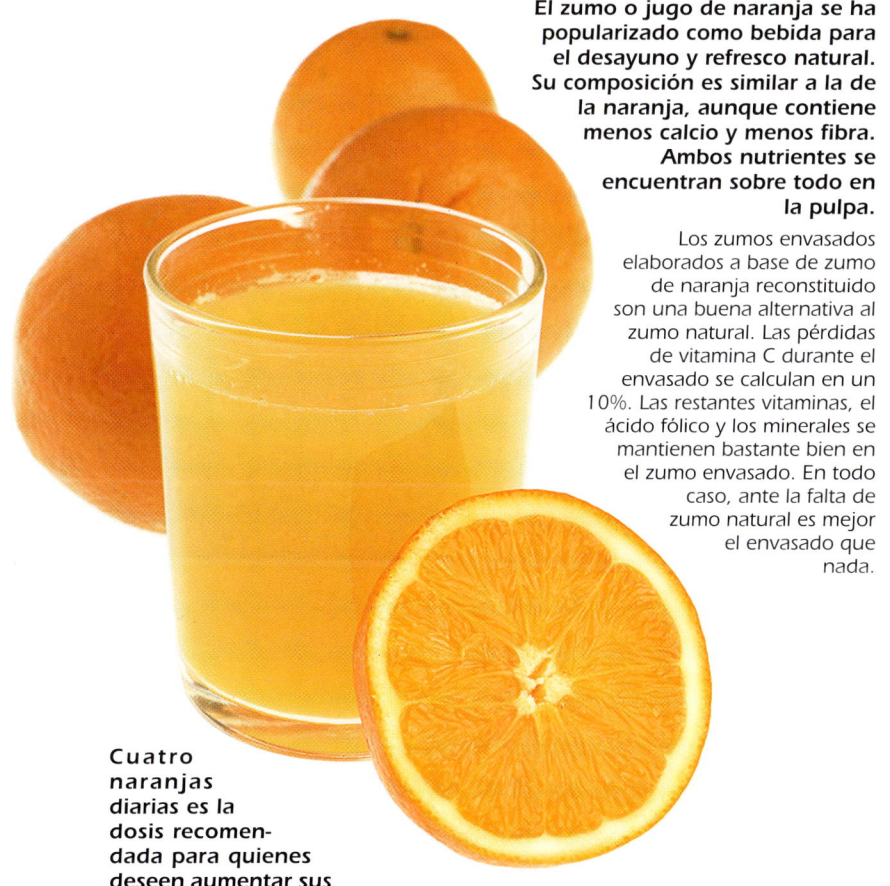

El zumo o jugo de naranja se ha popularizado como bebida para el desayuno y refresco natural. Su composición es similar a la de la naranja, aunque contiene menos calcio y menos fibra. Ambos nutrientes se encuentran sobre todo en la pulpa.

Los zumos envasados elaborados a base de zumo de naranja reconstituido son una buena alternativa al zumo natural. Las pérdidas de vitamina C durante el envasado se calculan en un 10%. Las restantes vitaminas, el ácido fólico y los minerales se mantienen bastante bien en el zumo envasado. En todo caso, ante la falta de zumo natural es mejor el envasado que nada.

Cuatro naranjas diarias es la dosis recomendada para quienes deseen aumentar sus defensas antiinfecciosas.

Comparación entre la composición por 100 g de la naranja y la de su jugo

Nutriente	Naranja	Jugo fresco
Vitamina A (µg ER)	21	20
Vitamina B₁ (mg)	0,087	0,09
Vitamina C (mg)	53,2	50
Folatos (µg)	30,3	30,3
Calcio (mg)	40	11
Magnesio (mg)	10	11
Hierro (mg)	0,1	0,2
Fibra (g)	2,4	0,2

Cítricos para comer y beber

Todas las frutas cítricas o agrios tienen en común su sabor más o menos ácido y dulce, lo refrescantes que resultan sus jugos o zumos, y el hecho de hallarse disponibles para el consumo la mayor parte del año.

Las propiedades dietoterápicas de todos los cítricos son muy similares, y se deben a la equilibrada combinación de vitamina C, minerales, y elementos fitoquímicos.

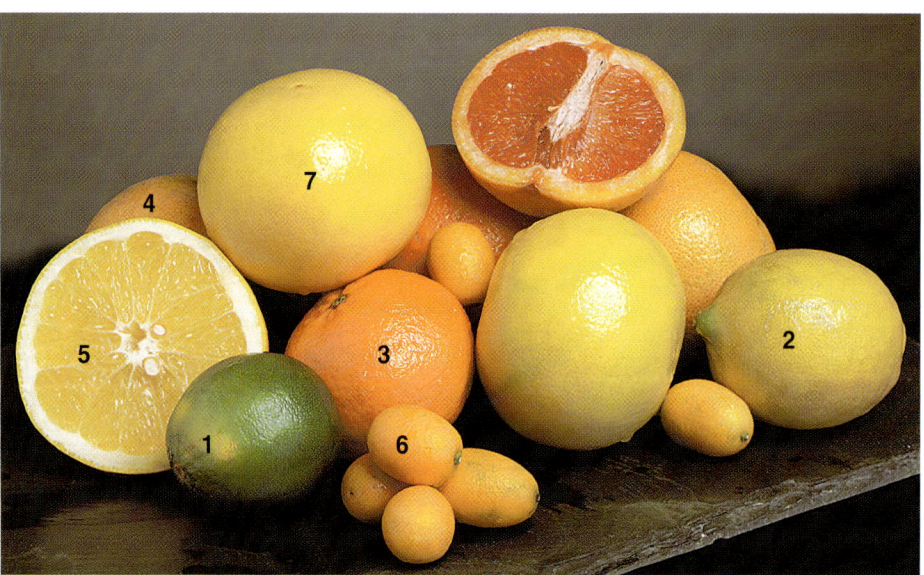

Lima [1]
Citrus aurantiifolia (Christm.-Panz.) Sw. = *Limonia aurantiifolia* Christm.-Panz.

Sinonimia hispánica: limón bergamoto, limón del trópico, manzana de Adán, limón de Ceuta, lima boba, lima dulce, limón agrio, limón corriente, limón real, limón sutil, nance; **Cat.:** llimona dolça, llimó dolç, llima dolça; **Eusk.:** lima; **Gal.:** lima; **Fr.:** lime, limette; **Ing.:** lime; **Al.:** Suße Zitrone.

La lima es de color, tamaño y forma muy similar al limón, pero de sabor menos ácido y mucho más dulce que él. Se cultiva sobre todo en Centroamérica, Florida y California.

Su contenido en **vitaminas C** y **B** es *algo inferior*. Por su grato aroma, se usa en la fabricación de refrescos y limonadas.

Limón (T. 2 pág. 124) [2]
Citrus limon (L.) Burm.

Posiblemente el cítrico con *mayor número* de **aplicaciones medicinales** *comprobadas* científicamente.

Mandarina (T. 2 pág. 359) [3]
Citrus reticulata Blanco

El cítrico de sabor más dulce y suave.

Naranja amarga (EPM pág. 153) [4]
Citrus aurantium L. = *Citrus vulgaris* Risso.

Sinonimia hispánica: naranja agria, naranja de Sevilla, naranja zaparí, acimboga, zamboa, apepú, cajel, quinoto; **Cat.:** taronja amarga, taronja agra; **Eusk.:** laranja mingots; **Gal.:** laranxa; **Fr.:** orange amère; **Ing.:** Seville orange; **Al.:** Bittere Orange.

No resulta apta para el consumo en crudo debido a su fuerte sabor; únicamente se consume en confitura o jalea.

El naranjo amargo es el *más usado* en **fitoterapia,** pues sus **hojas** y sus **flores** y su **corteza,** presentan una *muy alta* concentración de **esencias** y otros **principios activos**.

Naranja dulce [5]
Citrus sinensis Osbeck.

El cítrico más cultivado y apreciado. Es el que se describe con detalle en estas páginas y que se suele denominar **naranja** sin más.

Naranja enana ('kumquat') [6]
Fortunella margarita (Lour.) Sw.

Especie afín: *Fortunella japonica* [Thunb.] Sw. (kumquat redondo)

Sinonimia hispánica: naranjita china, kumquat [oval], kumcuant, marumi; **Gal.:** laranxa anana; **Ing.:** [oval] kumquat.

Se cultiva especialmente en Indonesia, Australia y en Florida. Su tamaño oscila entre los 2 y 3 cm de diámetro.

Se consume con su piel o cáscara, que es de suave textura y sabor ligeramente ácido. Es muy aromática y agradable de comer.

Pomelo (T. 2 pág. 93) [7]
Citrus paradisi MacFad. = *Citrus maxima* (Burm.) Merr. = *Citrus decumanus* L.

Combate la **arteriosclerosis.** Se utiliza en las dietas de **adelgazamiento** por su poder **desintoxicante.**

■ ■ ■

Calamondín
Citrus mitis Blanco

Sinonimia hispánica: lima filipina, calamondia, naranjita de San José, naranjita del obispo; **Ing.:** calamondin.

Se cultiva en los países tropicales. Es de color anaranjado, y mide unos 2,5 cm de diámetro. Es muy jugoso y de ligero sabor amargo. Se emplea en la fabricación de refrescos y mermeladas.

Cidra
Citrus medica L.

Sinonimia hispánica: cidral, limón poncilo, toronja, cedro limón, limón cidra, lima; **Cat.:** pocem, poncir; el árbol: citroner, cedrater; **Eusk.:** zidra; **Ing.:** citron; **Al.:** Zitrone.

Fue el primer cítrico que se introdujo en Europa, traído de Asia por Alejandro Magno en el año 300 a.C.

Sus frutos son muy voluminosos, alcanzando pesos de hasta dos kilos. La corteza es típicamente amarilla y muy gruesa y rugosa.

Aunque posee *menos* **vitamina C** que otros cítricos, su contenido en **calcio** es *el más elevado*. Su uso culinario está muy limitado, empleándose sobre todo para aromatizar pasteles como el famoso *plum-cake*.

viene de la página 363

sangre, presentan *menor riesgo* de padecer alergias. Esto se debe, probablemente, a que la vitamina C antagoniza parcialmente los efectos de la histamina, sustancia que desencadena las crisis alérgicas. El consumo de cuatro o cinco naranjas diarias (o su zumo correspondiente), contribuye a *prevenir* la aparición de reacciones alérgicas tales como **rinitis** o **asma bronquial.**

• **Desmineralización:** Con sus 30-40 mg/100 g de *calcio*, la naranja es el cítrico más rico en este precioso mineral (la leche contiene 119 mg). Además, el *ácido cítrico* contribuye a que ese *calcio* sea *mejor absorbido* en el intestino. La naranja contiene también *magnesio* y *fósforo*.

La *vitamina C* es un factor *esencial* en el crecimiento y sostén de los **huesos, dientes** y **cartílagos.** La naranja se recomienda en caso de **osteoporosis,** raquitismo y siempre que se requiera un aporte mayor de sales minerales.

• **Exceso de ácido úrico (gota):** La cura de naranjas [❸] (como la de limones, T. 2 pág. 124) resulta *muy eficaz* para facilitar la disolución y eliminación de los depósitos de ácido úrico de las articulaciones, causantes de la **artritis** úrica. Los **cálculos** renales y las **arenillas** también pueden disolverse, al menos parcialmente, con una cura de naranjas.

Todo ello es debido a la acción alcalinizante de la naranja y de todos los cítricos en general. Aunque pueda parecer paradójico, debido a su sabor ácido, la naranja es un **gran alcalinizante** de la sangre (ver T. 2 pág. 282).

• **Afecciones oculares:** Por su *riqueza* en *carotenoides*,[15] así como en otros *antioxidantes,* la naranja resulta de utilidad en la *prevención* de la **degeneración macular** de la **retina,** la causa más importante de ceguera después de los 65 años en los países occidentales.

• **Prevención del cáncer:** La *vitamina C* posee acción anticancerígena. Igualmente ocurre con los **elementos fitoquímicos** contenidos en la naranja y en otros cítricos. Está comprobado en numerosos estudios, que el *uso continuado* de naranjas u otros cítricos (al menos uno diario) *previene* la aparición de varios tipos de cáncer. Los pacientes que ya han sido diagnosticados de esta enfermedad podrán también beneficiarse del *uso abundante* de las naranjas.

Los cítricos previenen el cáncer

Todas las frutas poseen propiedades anticancerígenas, y su **consumo habitual** contribuye a prevenir el cáncer. Sin embargo, las frutas pertenecientes al grupo de los **cítricos destacan** por contener una equilibrada combinación de sustancias anticancerígenas: **vitamina C, flavonoides, limonoides** y **pectina.**

Todas estas sustancias **se potencian mutuamente** para lograr un marcado efecto protector frente al cáncer. Esto significa que cada una de ellas tomada de forma aislada y purificada, no es tan eficaz como cuando se la ingiere formando parte de una naranja o de un limón, por ejemplo.

La acción anticancerígena de estos componentes de los cítricos ha sido demostrada al administrarlos a animales de experimentación. De esta forma se reafirma la validez de los numerosos estudios estadísticos que relacionan el consumo de cítricos con un menor riesgo de cáncer.

Vitamina C

Es un **potente antioxidante** y **antitóxico**, capaz de **neutralizar** diversas sustancias cancerígenas como las **nitrosaminas** que se forman en la carne curada y en los embutidos.[19] Además, la vitamina C **mejora** la función del **sistema inmunitario** y contribuye a frenar la extensión de las células tumorales.[20]

Flavonoides

Son unos componentes no nutritivos de los alimentos, llamados también **elementos fitoquímicos**, que se encuentran en la mayor parte de las frutas. Cuando se identificaron se pensó que eran simplemente un pigmento vegetal cuya única función consistía en otorgar color a las frutas.

Hoy se sabe que poseen un **gran poder curativo y preventivo**, actuando como **antioxidantes, antiinflamatorios** y **anticancerígenos** (ver T. 1 pág. 411).

Experimentos 'in vitro' han demostrado que los **flavonoides** de los cítricos **pueden frenar** el desarrollo de los **tumores** malignos[21] y evitar que se reproduzcan a distancia dando lugar a metástasis.[22]

Limonoides

Son unas de las muchas sustancias aromáticas que contienen los cítricos, y se encuentran principalmente en su corteza. El más conocido es el **d-limoneno.** En experimentación animal se ha demostrado que es **capaz de neutralizar** las **sustancias cancerígenas** causantes del cáncer de estómago[23] y del cáncer de mama.[24] De esta forma, el d-limoneno impide que se produzca esta enfermedad.

Pectina

Es un tipo de **fibra soluble**, que se encuentra en la **pulpa** y en la **capa blanca** que hay debajo de la corteza. La pectina también forma parte de muchas otras frutas, como la **manzana.**

En la Universidad de Detroit (Michigan, EE. UU.) se ha comprobado que, precisamente la pectina de los frutos cítricos, **impide** la formación de **metástasis** del cáncer de próstata en los animales de experimentación (ratas).[25]

Es muy probable que en los seres humanos ejerza un efecto similar, no solo en el cáncer de próstata, sino también en otros tipos de cáncer.

Litchi

Desinflama y previene las infecciones

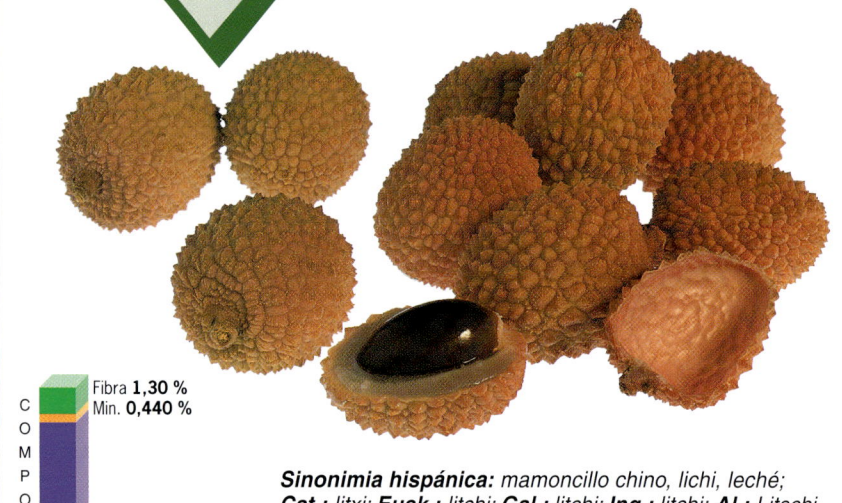

EL LITCHI es uno de los símbolos de la gran nación china, donde se cultiva desde hace más de cuatro mil años. Su corteza roja, rosada o verde, encierra una pulpa nacarada de sabor dulce y algo ácido, que huele finamente a rosas.

PROPIEDADES E INDICACIONES: Contiene una buena proporción de *hidratos de carbono* en forma de azúcares (15,2%), aunque muy pocas proteínas (0,83%) y grasas (0,44%). Contiene menos agua que la mayor parte de las frutas frescas (81,8%), lo cual lo hace relativamente concentrado y energético (66 kcal/100 g).

En el litchi están presentes todas las vitaminas, excepto la provitamina A y la vitamina B_{12}, pero destaca por su contenido en *vitamina C* (71,5 mg/100 g), superior al de la naranja o el limón. Con 100 g de litchis se consigue más vitamina C de la que necesita diariamente un hombre adulto (60 mg).

Investigadores de Calcuta (India), han comprobado que las **HOJAS** del litchi poseen efecto **antiinflamatorio, analgésico** y **antipirético**[26] (bajan la fiebre). Los frutos contienen los mismos principios activos que las hojas, aunque en menor proporción.

Por esa acción analgésica y antipirética, además de por su alto contenido en vitamina C que aumenta las defensas contra las infecciones, los litchis son un alimento *muy recomendable* en caso de **enfermedades infecciosas**, como *complemento* del tratamiento específico. Además, su **consumo** *habitual* tiene una acción **preventiva** e **inmunoestimulante** (estimula las defensas).

Sinonimia hispánica: mamoncillo chino, lichi, leché; **Cat.:** litxi; **Eusk.:** litchi; **Gal.:** litchi; **Ing.:** litchi; **Al.:** Litschi.

Descripción: Fruto del litchi ('Litchi chinensis' Sonn.), árbol de hoja perenne de la familia de las Sapindáceas que alcanza hasta 12 m de altura. El fruto, que cuelga en racimos del árbol, es de forma oval, y mide de 3 a 4 cm de diámetro. Encierra en su interior un hueso único de color marrón.

Hábitat: Propio del sur de China. Su cultivo se ha extendido a regiones subtropicales de todo el mundo, principalmente la India, Sudáfrica, Brasil, Australia y Florida (EE. UU.).

LITCHI composición
por cada 100 g de parte comestible cruda

Energía	66,0 kcal = 276 kj
Proteínas	0,830 g
H. de c.	15,2 g
Fibra	1,30 g
Vitamina A	—
Vitamina B_1	0,011 mg
Vitamina B_2	0,065 mg
Niacina	0,720 mg EN
Vitamina B_6	0,100 mg
Folatos	14,0 µg
Vitamina B_{12}	—
Vitamina C	71,5 mg
Vitamina E	0,700 mg EαT
Calcio	5,00 mg
Fósforo	31,0 mg
Magnesio	10,0 mg
Hierro	0,310 mg
Potasio	171 mg
Cinc	0,070 mg
Grasa total	0,440 g
Grasa saturada	0,099 g
Colesterol	—
Sodio	1,00 mg

% de la CDR (cantidad diaria recomendada) cubierta por 100 g de este alimento

Preparación y empleo

❶ **Fresco:** Su pulpa blanca, cuya consistencia recuerda a la de la uva, combina bien con otras frutas, e incluso con el arroz.

❷ **Desecado:** De esta forma se conserva muy bien, y su concentración de nutrientes se multiplica por tres. Sin embargo, pierde entre 20% y 50% de vitamina C.

❸ **Congelado:** Resiste bien la congelación durante periodos de hasta un año, con lo cual se facilita su transporte a tierras lejanas. Pierde un 10%-15% de vitamina C.

❹ **Envasado:** Se suele conservar en almíbar.

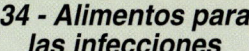 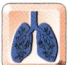

Acerola

La fruta más rica en vitamina C

CUANDO los españoles llegaron a las islas del Caribe, en el siglo XVI, encontraron un árbol que daba unos frutos similares a los del acerolo que se cultivaba en Europa, y lo llamaron acerolo. No se imaginaban entonces aquellos exploradores, que la acerola caribeña es muchísimo más rica que la europea en vitamina C.

PROPIEDADES E INDICACIONES: La acerola era una fruta poco apreciada hasta que en 1946, unos investigadores de la Universidad de Puerto Rico analizaron su contenido en *vitamina C* y declararon haber encontrado la *fuente más importante* de esta vitamina en la naturaleza (hasta 2.520 mg/100 g, según las variedades; es decir, unas 50 veces más que el limón).[27]

La acerola contiene además de la vitamina C, toda una serie de sustancias naturales que la acompañan, y que potencian su acción: *ácidos orgánicos* como el málico, y *flavonoides* como la rutina y la hesperidina.

Según Schneider,[28] las *dosis* elevadas de *VITAMINA C* aumentan la producción de *interferón,* una proteína que inhibe la multiplicación de los virus, estimula el sistema inmunológico y detiene el crecimiento de las células tumorales (ver T. 1 pág. 396).

Por todo ello, la acerola resulta altamente recomendable en todo tipo de **infecciones,** especialmente en las de origen vírico (gripes, resfriados, etc.), y como *complemento* en la prevención y tratamiento del **cáncer** (ver T. 2 pág. 370).

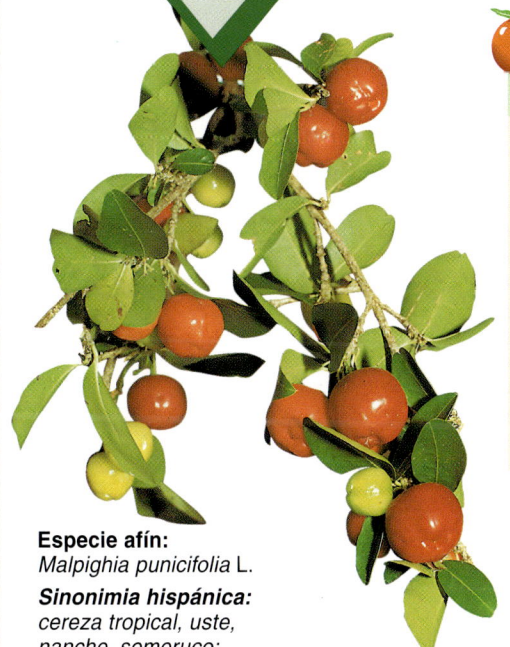

Especie afín: *Malpighia punicifolia* L.

Sinonimia hispánica: cereza tropical, uste, nanche, semeruco; **Cat.:** atzerola; **Eusk.:** maspil; **Gal.:** azarola **Fr.:** angerolle, angerolier; **Ing.:** acerola; **Al.:** Acerola-kirsche.

Descripción: Fruto del acerolo ('Malpighia glabra' L.), árbol de la familia de las Malpigiáceas.

Hábitat: El acerolo es originario de la región del Caribe, y se halla extendido por toda Centroamérica, desde México hasta Venezuela.

ACEROLA composición
por cada 100 g de parte comestible cruda

Energía	32,0 kcal = 132 kj
Proteínas	0,400 g
H. de c.	6,59 g
Fibra	1,10 g
Vitamina A	77,0 µg ER
Vitamina B_1	0,020 mg
Vitamina B_2	0,060 mg
Niacina	0,400 mg EN
Vitamina B_6	0,009 mg
Folatos	14,0 µg
Vitamina B_{12}	—
Vitamina C	1.678 mg
Vitamina E	0,130 mg EαT
Calcio	12,0 mg
Fósforo	11,0 mg
Magnesio	18,0 mg
Hierro	0,200 mg
Potasio	146 mg
Cinc	0,100 mg
Grasa total	0,300 g
Grasa saturada	0,068 g
Colesterol	—
Sodio	7,00 mg

% de la CDR (cantidad diaria recomendada) cubierta por 100 g de este alimento

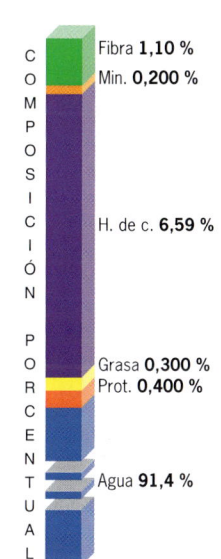

Acerola mediterránea

Es el fruto de un arbusto o árbol de la familia botánica de las Rosáceas (*Crataegus azarolus* L.).

Es parecida a la cereza, y al igual que la acerola americana aquí descrita, también muy rica en *vitamina C* (275 mg/100 g).

COMPOSICIÓN PORCENTUAL:
Fibra 1,10 %
Min. 0,200 %
H. de c. 6,59 %
Grasa 0,300 %
Prot. 0,400 %
Agua 91,4 %

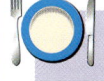

Preparación y empleo

❶ **Cruda:** Esta fruta tiene que estar muy madura para poderla consumir, y aun así es un poco agria.

❷ **Zumo (jugo):** Se suele tomar en combinación con otros zumos de frutas más dulces.

❸ **Preparados industriales:** Con la pulpa de la acerola se elaboran jaleas y gelatinas. Desecada se administra en polvo. Todos estos preparados son muy ricos en vitamina C.

35 Los alimentos y el cáncer

Sumario del Capítulo

Alimentos que favorecen el cáncer .372
Alimentos que previenen el cáncer .370
Cáncer de boca 374
Cáncer de colon 376
Cáncer de cuello de útero 377
*Cáncer de cuerpo uterino
(endometrio)* 377
Cáncer de esófago 375
Cáncer de estómago 375
Cáncer de hígado 375
Cáncer de laringe 374
Cáncer de mama 376
Cáncer de ovario 377
Cáncer de páncreas 376
Cáncer de próstata 377
Cáncer de pulmón 375
Cáncer de riñón 376
Cáncer de vejiga 377
Cáncer del cerebro 374

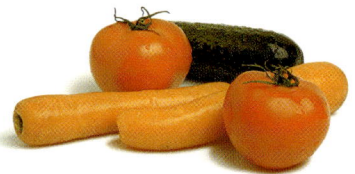

La relación entre los alimentos y el cáncer es muy estrecha: algunos lo causan, mientras que otros lo previenen.

Para quien quiera reducir el riesgo de cáncer, este es el consejo alimentario más conciso que se le puede dar: adoptar el régimen vegetariano.

EL CÁNCER es posiblemente la enfermedad *más temida y temible* de cuantas afectan al ser humano. Ingentes esfuerzos se llevan a cabo en todo el mundo para tratar de descubrir los factores que lo causan.

El *más importante* de esos factores, la **alimentación incorrecta,** ya fue señalado por Ellen G. White y otros líderes del movimiento de reforma salutífera que se desarrolló en la segunda mitad del siglo XIX partiendo de Estados Unidos.[1]

Lamentablemente, la medicina oficial prestó muy poca atención a las propuestas de los partidarios de la medicina natural. De ahí que, hasta hace pocos años, se considerara un charlatán a quien se atreviese a recomendar ciertos alimentos para la prevención del cáncer, o para contribuir a su tratamiento.

Ahora bien, en las últimas décadas están aumentando rápidamente las evidencias científicas de que el consumo de ciertos alimentos tiene mucho que ver con el cáncer.[2]

Los alimentos como causa de cáncer

Tal como puede verse en el gráfico de la página siguiente, la alimentación es actualmente el *principal* **factor** *causante* de cáncer. Constituye una auténtica contradicción el hecho de que los alimentos, que debieran proporcionarnos salud y vida, se hayan convertido en la principal causa de cáncer y de muerte.[3]

Algo debe estar fallando en los hábitos alimentarios de la mayor parte de la población de los países desarrollados: Se están ingiriendo *demasiados* alimentos de **origen animal,** que en general son *favorecedores* del cáncer, en relación a los de origen vegetal, que protegen de él.

Para reducir el riesgo de cáncer, evitar:

- Las **carnes curadas** (embutidos, jamón, *bacon,* etc.), las asadas a la **parrilla,** y las **muy hechas** o **fritas.**

- *Exceso* de **calorías** procedentes **de proteínas** o **de grasas,** *especialmente* las de origen **animal** en forma de carne, pescado, huevos o leche.

- **Ahumados, encurtidos, salazones** y alimentos *muy* **condimentados.**

- Comidas y bebidas *muy* **calientes.**

- **Alcohol, café y tabaco:** cuando se combinan entre sí, *se potencia* su acción cancerígena.

Los alimentos como preventivos del cáncer

Los alimentos idóneos para la especie humana, tal como se muestra en el primer capítulo de esta ENCICLOPEDIA DE LOS ALIMENTOS (T. 1 pág. 29), protegen del cáncer, en lugar de favorecerlo. Esto es lo que hacen precisamente las frutas, los frutos secos, los cereales, las legumbres y las verduras y hortalizas.

Para prevenir el cáncer, aumentar la ingesta de:

- *Provitamina A* (T. 1 pág. 389) y *vitaminas C y E* (T.1 págs. 396, 397).
- *Fibra* (T. 1 pág.388).
- *Elementos fitoquímicos* (T. 1 pág. 410).

Todos estos componentes de los alimentos son anticancerígenos, tal como ha sido demostrado experimental y epidemiológicamente, y se encuentran *casi* de forma *exclusiva* en los **vegetales.**

Los alimentos en el tratamiento del cáncer

En la lucha contra el cáncer, la alimentación tiene un valor *sobre todo* **preventivo**. A pesar de ello, cuando ya se ha declarado el cáncer, la dieta también continúa desempeñando un importante papel.

Todos los alimentos anticancerígenos que se exponen en las dos páginas siguientes, especialmente las curas de frutas, las ensaladas y los jugos frescos, constituyen un recurso más en el tratamiento del cáncer, que no debería ser ignorado. Existen pruebas experimentales de su eficacia para frenar el desarrollo de las células cancerosas, por lo que su uso como arma terapéutica está bien fundamentado.

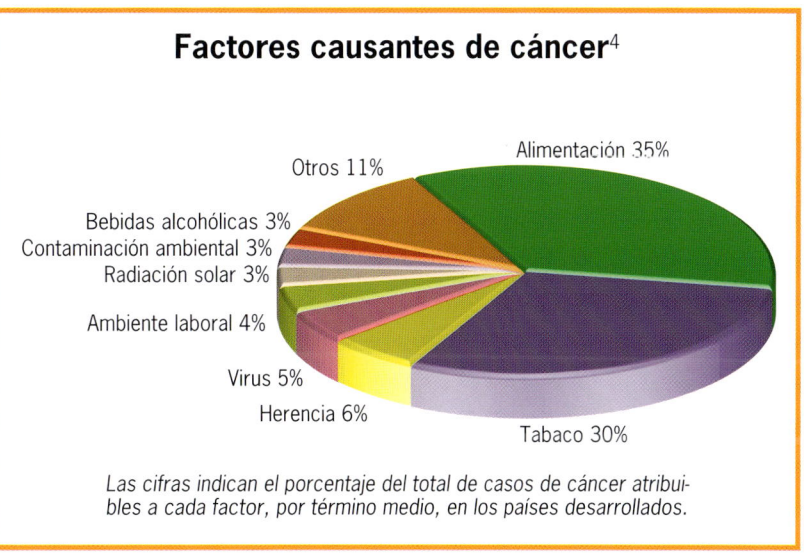

Factores causantes de cáncer[4]

- Alimentación 35%
- Tabaco 30%
- Otros 11%
- Herencia 6%
- Virus 5%
- Ambiente laboral 4%
- Bebidas alcohólicas 3%
- Contaminación ambiental 3%
- Radiación solar 3%

Las cifras indican el porcentaje del total de casos de cáncer atribuibles a cada factor, por término medio, en los países desarrollados.

Los alimentos, tal como se consumen habitualmente en los países desarrollados, constituyen la fuente más importante de sustancias cancerígenas que afectan a los seres humanos.[3]

Cáncer, cancerígeno y anticancerígeno

- **Cáncer:** Proliferación incontrolada de células que da lugar a una tumoración maligna: invade los tejidos vecinos, puede dar lugar a **metástasis** (otros tumores del mismo tipo que se producen lejos del original) y su evolución natural es hacia la muerte del organismo.

- **Cancerígeno:** Alimento, sustancia o agente que favorece el desarrollo del cáncer. Los cancerígenos o **carcinógenos** más comunes son el humo del **tabaco**, ciertos **aditivos** como los **nitritos**, las **sustancias** que se forman al **asar la carne**, los **contaminantes químicos** como los **pesticidas**, algunos **virus** y **mohos**, y las **radiaciones**.

- **Mutágeno:** Sustancia que produce mutaciones, es decir, cambios en el código genético de las células. Muchas de estas mutaciones hacen que las células se transformen en cancerosas, por lo que los mutágenos, o mutagénicos, son también cancerígenos. Se forman mutágenos al **freír** y **asar** alimentos, especialmente de tipo cárnico (ver T. 1 págs. 276-279).

- **Anticancerígeno** o **protector contra el cáncer:** Alimento o sustancia que **neutraliza** la acción de los cancerígenos y **evita el desarrollo** del cáncer. Prácticamente **todos** ellos son de origen **vegetal.**

Alimentos que

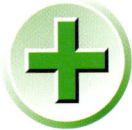

La fruta

La frutas son, junto con las hortalizas, el alimento anticancerígeno **más efectivo**. Cientos de rigurosas investigaciones científicas realizadas en todo el mundo, han puesto de manifiesto que el **consumo abundante** de frutas evita la mayor parte de los tipos de cáncer que afectan a los seres humanos.

Todas las **frutas *frescas*** son ricas en **vitaminas** y ***elementos fitoquímicos*** **antioxidantes** (ver T. 1 pág. 411), capaces de neutralizar las sustancias cancerígenas que entran en nuestro organismo.

Pomelos

Estas son las frutas que se han mostrado ***más eficaces*** en la prevención del cáncer:

- **Cítricos,** como el **limón** (T. 2 pág. 126), la **naranja** (T. 2 pág. 360) y el **pomelo** (T. 2 pág. 96): Su capacidad anticancerígena se debe a la acción *combinada* de la *vitamina C,* los *flavonoides,* los *limonoides* y la *pectina* (ver T. 2 pág. 365).

Ciruelas

- **Ciruela** (T. 2 pág. 234) y **manzana** (T. 2 pág. 232): Protegen contra el cáncer de colon.
- **Ananás** (piña tropical) (T. 2 pág. 190): Previene el cáncer de estómago.
- **Uva:** El *resveratrol* que contiene, especialmente en la piel, es anticancerígeno.
- **Zarzamora** (T. 1 pág. 49) y otras bayas como la **fresa**, el **arándano** y la **grosella**: Son ricas en *antocianinas,* de *poderosa* acción **antioxidante,** que *neutralizan* la acción cancerígena de los **radicales libres.**

Fresa

- **Acerola** (T. 2 pág. 367), **guayaba** (T. 2 pág. 114) y **kiwi** (T. 2 pág. 356), por su gran riqueza en ***vitamina C.***

Aceite de oliva

Su consumo reduce el riesgo de padecer cáncer de mama cuando ***sustituye*** a otras **grasas** alimentarias, tal como se ha demostrado en investigaciones realizadas en España y en Estados Unidos (ver T. 1 pág. 119).

La acción anticancerígena del aceite de oliva se debe a su riqueza en sustancias **antioxidantes** y en *ácidos grasos monoinsaturados,* entre otros factores.

Cereales integrales

La *fibra* que proporcionan los cereales integrales acelera el tránsito intestinal. Además, retiene y arrastra las sustancias cancerígenas que pudiera haber en el conducto digestivo, y las elimina con las heces.

Al reducir el tiempo de contacto de esas sustancias nocivas con la mucosa del conducto digestivo, la fibra de los cereales y del pan integrales previene el cáncer de estómago y de colon. Al impedir que sean absorbidas las sustancias cancerígenas, protege contra otros tipos de cáncer, como el de páncreas o el de mama.

Además, los cereales integrales contienen ***fitatos;*** los cuales, aunque reducen algo la absorción del hierro y del cinc, también actúan como anticancerígenos (ver T. 2 pág. 311).

Pan de centeno

- **Centeno** (T. 2 pág. 117): Es uno de los cereales más efectivos en la prevención del cáncer de colon.
- **Germen de trigo:** Por su acción **antioxidante,** frena los procesos de degeneración celular y protege contra el cáncer.

previenen el cáncer

Hortalizas y verduras

Todas las hortalizas protegen contra el cáncer, en mayor o menor grado. Su riqueza en ***provitamina A,*** en ***vitamina C*** y en ***elementos fitoquímicos*** de acción **antioxidante** explica su efecto anticancerígeno. Las que aquí se citan son las más efectivas:

- **Remolacha roja**

    Contiene ***elementos fitoquímicos*** de acción anticancerígena (T. 2 pág. 123).

- **Zanahoria**

    Su gran concentración en ***beta-caroteno*** (provitamina A), en otros ***carotenoides*** y en ***fibra*** (T. 2 pág. 25), explican su probada acción anticancerígena.

- **Solanáceas**

    Las hortalizas de esta familia (ver T. 1 pág. 111) protegen contra el cáncer, especialmente el **tomate** (T. 2 pág. 277), el **pimiento** (T. 2 pág. 199) y la **berenjena** (T. 2 pág. 256). A ello contribuye su riqueza en ***beta-caroteno*** (provitamina A), en ***carotenoides*** y en ***vitamina C,*** todos ellos *potentes* **antioxidantes.**

- **Liliáceas**

    Todas las hortalizas de esta familia (T. 1 pág. 109), especialmente la **cebolla** (T. 2 pág. 144) y el **ajo** (T. 1 pág. 338), contienen ***flavonoides*** y ***esencias azufradas,*** que protegen del cáncer debido a que:
    – neutralizan las sustancias cancerígenas, e
    – inhiben el desarrollo de las células tumorales.

- **Crucíferas**

    Las plantas de esta familia botánica contienen diversos ***elementos fitoquímicos*** de tipo ***sulfuroso,*** cuya acción anticancerosa ha sido bien demostrada en animales de experimentación (T. 2 pág. 196). Este efecto persiste aun después de haber sido cocinadas.

    La **col** (T. 2 pág. 196), la **coliflor** (T. 2 pág. 156), el **brécol** (T. 2 pág. 63) y el **rábano** (T. 2 pág. 181) son las Crucíferas más conocidas como preventivas contra el cáncer.

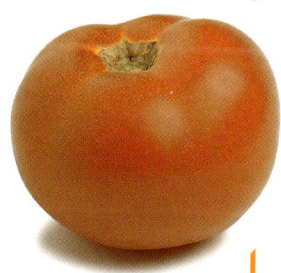

Tomate

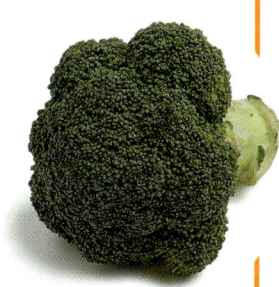

Brécol

Yogur

Al contrario de lo que ocurre con la leche, cuyo consumo se relaciona con diversos tipos de cáncer, el yogur protege contra esta enfermedad, especialmente contra el **cáncer de mama.**

Su contenido en **bacterias *vivas*** (el de tipo '**bio**') y en ***ácido láctico*** explican en parte su efecto protector.

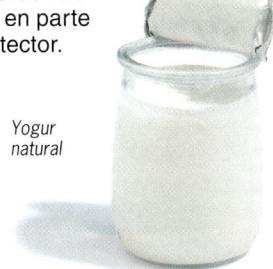

Yogur natural

Legumbres

Las legumbres en general protegen contra el cáncer por su contenido en ***fibra*** y en ***elementos fitoquímicos*** anticancerígenos como el ***ácido fítico*** y los ***fitatos*** (ver T. 2 pág. 311).

La soja y sus derivados

Tanto la **soja** (T. 2 págs. 268-269) como sus derivados, especialmente el '**tofu**' y la **leche** (bebida) **de soja** (T. 1 pág. 88), proporcionan diversos ***elementos fitoquímicos*** de acción anticancerígena. Los más eficaces son las isoflavonas ***genisteína*** y ***daidzeina.*** Estas sustancias son hormonas vegetales (***fitoestrógenos***), que evitan los efectos indeseables de los estrógenos naturales, como por ejemplo su acción promotora del cáncer. Protegen sobre todo contra el **cáncer de mama** y **de próstata.**

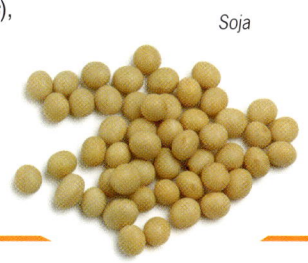

Soja

Alimentos o productos que

Carne

Numerosas investigaciones científicas, tanto de tipo estadístico como experimental, han puesto de manifiesto que el consumo de carne es un *importante* **factor de riesgo** para la mayor parte de los tipos de cáncer (de cerebro, de pulmón, de estómago, de riñón, de vejiga urinaria, de útero, de ovario y de próstata, entre otros).

Resultan *particularmente* **favorecedoras** del cáncer (ver T. 1 pág. 306):

- las llamadas **carnes rojas** (de vacuno, de cordero y de cerdo),
- la carne **muy hecha** o asada en la **barbacoa**,
- la carne **frita**,
- la carne **salada** y/o **curada**, como el jamón, el *'bacon'* y los embutidos.

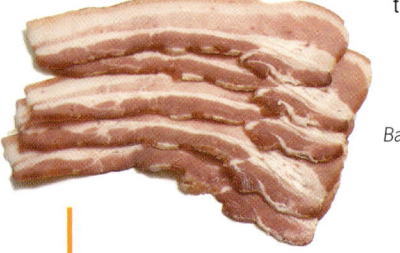

Bacon

Leche

El **consumo** *habitual* de leche, *especialmente* si es completa (no desnatada), se asocia, según diversas investigaciones, con la aparición de algunos tipos de cáncer: de mama, pulmón, colon, ovario, próstata y vejiga urinaria.

Una de las posibles explicaciones para ello es que la leche pueda transmitir el virus de la leucemia bovina, que es cancerígeno (ver T. 1 pág. 197).

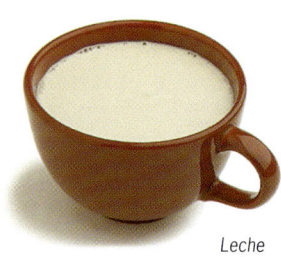

Leche entera

Marisco

Langostino

Suele estar **contaminado** por los **productos químicos** vertidos al mar, los cuales son cancerígenos (ver T. 1 pág. 255).

Bebidas alcohólicas

Todas ellas son *favorecedoras* del cáncer, incluso aquellas a las que se atribuyen propiedades medicinales, como el vino o la cerveza. Y no solo inducen el cáncer cuando se ingieren en dosis elevadas, sino también cuando se hace un consumo moderado de ellas (ver T. 1 pág. 379).

Una sola copa de vino al día aumenta en un 250% el riesgo de padecer cáncer de mama en las mujeres.[5]

Está demostrada la relación entre el consumo de bebidas alcohólicas en general y los cánceres de boca, laringe, esófago, mama, pulmón, hígado, páncreas, colon y vejiga urinaria.

Whisky

Huevos

Existe confirmación estadística de que un consumo importante de huevos (en general, *más* de **tres** por *semana*) se relaciona con los cánceres de mama, estómago, pulmón, páncreas, colon, endometrio y ovario (ver T. 1 pág. 225).

Se han dado varias posibles explicaciones para la asociación entre consumo de huevos y cáncer:

- **Colesterol:** Su elevado contenido en los huevos, puede actuar como promotor del cáncer.
- **Grasa saturada:** Es la predominante en los huevos, lo cual constituye un factor favorecedor del cáncer.
- **Virus:** Las gallinas están muy a menudo contaminadas por virus de tipo leucémico, que podrían pasar a los huevos y ser causa de diversos cánceres. Aunque esta hipótesis no ha sido demostrada, es prudente consumir los huevos **bien cocinados** (hervidos). Además, así se evita también la infección por salmonelas (ver T. 1 pág. 227).

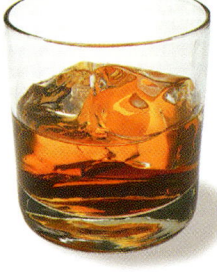

Huevos morenos

favorecen el cáncer

Pescado

Las pruebas estadísticas y experimentales de que el consumo de pescado pueda favorecer el cáncer son menos numerosas e importantes que las de la carne. Sin embargo, se ha encontrado relación entre el consumo habitual de pescado (especialmente salado o curado) y los cánceres de laringe, nasofaringe, endometrio y páncreas.

Dos factores al menos, pueden explicar la relación entre el pescado y el cáncer:

- La **contaminación** química de las aguas con sustancias cancerígenas, la cual afecta a los peces (ver T. 1 pág. 236).
- El **curado** y **salado** del pescado, procesos en los que se forman **nitrosaminas** cancerígenas.

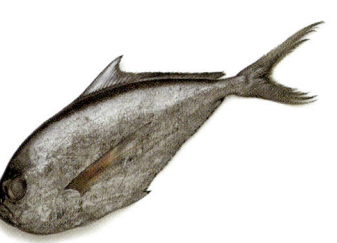

Especias

Una alimentación rica en especias picantes puede ser un factor del riesgo para ciertos tipos de cáncer, como el de boca y el de esófago. Según algunos estudios, el pimiento picante (chile) puede ser cancerígeno, aunque según otros, protege del cáncer (ver T. 1 pág. 339).

Nuez moscada

Café

Su consumo se relaciona con el cáncer de vejiga urinaria y con la mastopatía fibroquística o enfermedad fibroquística de la mama, que puede ser precancerosa.

Este efecto del café no se debe a la cafeína sino a algunos componentes de la esencia del café. Por eso el consumo de café **descafeinado** *también* aumenta el riesgo de padecer cáncer de vejiga urinaria.[6]

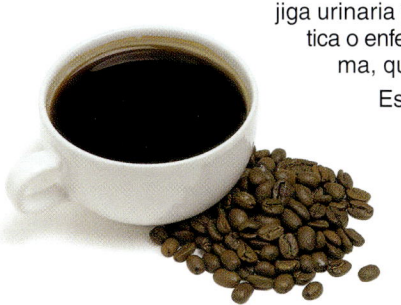

Productos refinados

Cuando el pan blanco, la bollería y los productos de repostería refinados *desplazan* a los **cereales integrales** de la dieta, se favorecen diversos tipos de cáncer. Al menos estas tres características de su composición, explican su asociación con el cáncer:

- *Falta* de **fibra**.
- *Gran contenido* en **azúcar**.
- **Ácidos grasos 'trans'**: Son un tipo especial de ácidos grasos que se encuentran habitualmente en la bollería industrial refinada y en los productos de repostería. Los fritos y las margarinas también los contienen. Además de elevar el nivel de colesterol y de favorecer la arteriosclerosis y el infarto, los ácidos grasos *trans* se relacionan con el cáncer de mama y con el de endometrio.

Pan blanco

Azúcar

El **consumo** *abundante* de azúcar blanco (sacarosa) se relaciona, en diversos estudios epidemiológicos, con los siguientes tipos de cáncer:

- cáncer de colon (ver T. 1 pág. 173),
- cáncer de estómago,
- cáncer de cuello uterino.

No existen datos acerca del azúcar **moreno** o del azúcar **de arce** (T. 1 pág. 170), aunque cabe esperar que no resulten tan inconvenientes debido a que contienen una cierta cantidad de minerales y de vitaminas de las que carece el azúcar blanco.

La **fructosa**, aunque presenta algunos inconvenientes cuando se consume en exceso (ver T. 1 pág. 171), protege contra el cáncer de próstata.

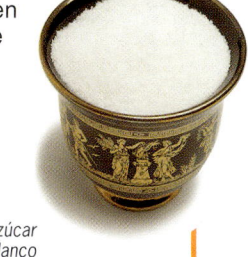

Azúcar blanco

Alimentación para prevenir

Los cuadros de estas páginas (374-377) se han elaborado a partir de las investigaciones publicadas durante los últimos años en las revistas científico-médicas más prestigiosas del mundo. Reflejan el estado de los conocimientos actuales sobre la relación entre alimentación y cáncer.

Prevención del cáncer de laringe

Aumentar
- Fruta[7]
- Verduras[7]
- Aceites vegetales[8]
- Vitaminas antioxidantes (A, C y E)[8,9]

Reducir o eliminar
- Bebidas alcohólicas[7,10]
- Carne salada (curada)[10]
- Mate en infusión[11]

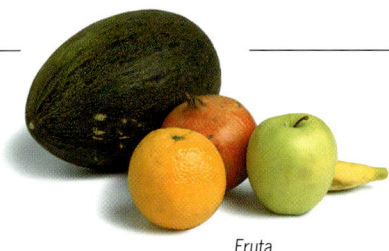
Fruta

Prevención del cáncer nasofaringe

Aumentar
- Verduras[12]
- Caroteno (provitamina A)[9]

Reducir o eliminar
- Pescado salado (especialmente en la infancia)[12]
- Té e infusiones muy calientes[12]
- Ahumados[13]
- Salazones[13]

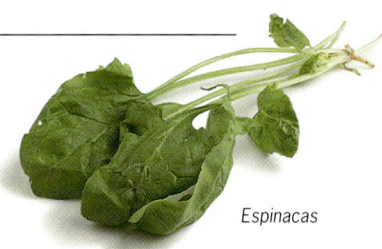
Espinacas

Prevención del cáncer de boca

Aumentar
- Fruta[14,15,16] especialmente los cítricos[17]
- Verduras,[14,16] especialmente las ricas en carotenos[9,17]

Reducir o eliminar
- Bebidas alcohólicas,[15,18] especialmente vino y licores[17]
- Carne, especialmente asada en la barbacoa[17]
- Chile (pimiento picante)[15]
- Mate en infusión[11]

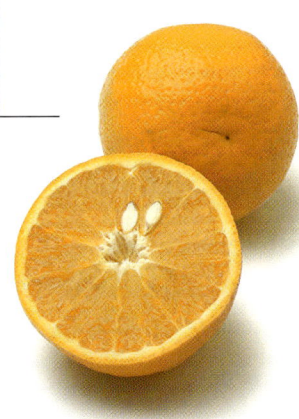

Prevención del cáncer del cerebro

Aumentar
- Vitaminas,[19] especialmente la C y E[20]

Reducir o eliminar
- Salchichas y *hot-dogs* (perritos calientes). Su consumo por mujeres embarazadas aumenta el riesgo de cáncer en sus hijos[19]
- Hamburguesas[19]
- Carne curada o asada[19,20,21]
- Carne de cerdo procesada, como el jamón cocido (jamón de York) y el *bacon*[21]
- Fritos[21]

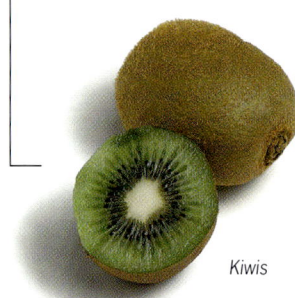
Kiwis

cada tipo de cáncer (1)

Prevención del cáncer de esófago

Aumentar
- Frutas,[22,23] especialmente las cítricas[24]
- Verduras[23,24]
- Beta-caroteno (provitamina A) y otros carotenoides[9]
- Fibra[23]

Reducir o eliminar
- Bebidas alcohólicas[24]
- Bebidas muy calientes,[24,25] especialmente el mate[11]
- Carnes rojas, especialmente asadas en la barbacoa[26]
- Encurtidos[24]

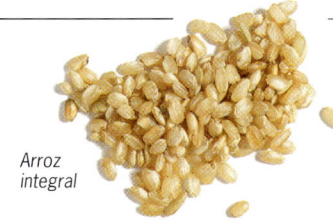

Arroz integral

Prevención del cáncer de pulmón

Aumentar
- Frutas y hortalizas

Reducir o eliminar
- Carne curada (embutidos, *bacon*)[27,28]
- Cerveza[27]
- Leche completa y productos lácteos[28,29]
- Huevos[28]
- Bollería refinada[28]

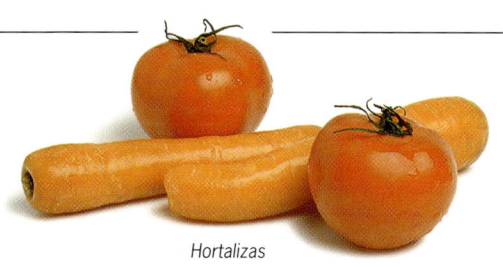

Hortalizas

Prevención del cáncer de estómago

Aumentar
- Frutas,[30,31] especialmente las cítricas[32] y el ananás (piña tropical)[33]
- Hortalizas,[31,32] incluso las de elevado contenido en nitratos[34]
- Ajo y cebolla[35,36]
- Pan integral[32]
- Aceite vegetal[31]
- Pasta y arroz[31]

Reducir o eliminar
- Carne roja,[26] especialmente muy hecha
- Carnes curadas y embutidos,[32] especialmente los de elaboración casera[30]
- Cerveza[32]
- Salazones[37]
- Huevos[37]
- Bollería, pasteles[31]
- Azúcar[31]
- Grasa saturada[31]

Ajos

Prevención del cáncer de hígado

Aumentar
- Hortalizas[38]
- Beta-caroteno (provitamina A)[38]

Reducir o eliminar
- Carne de cerdo[39]
- Vino[39]
- Alimentos enmohecidos o con restos de aflatoxinas (ver T. 1 pág. 140)

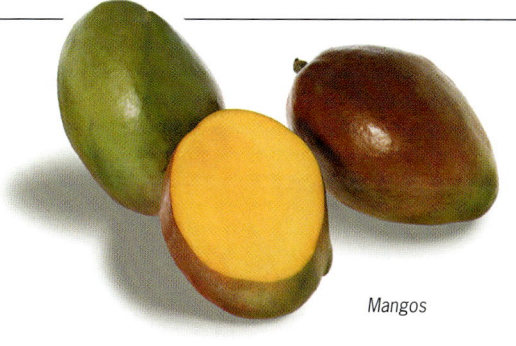

Mangos

Alimentación para prevenir

Prevención del cáncer de mama

Aumentar
- Soja, *tofu*, leche (bebidas) de soja[40,41,42]
- Fruta[43,44,45,46,47]
- Hortalizas[44,45,46,47] especialmente zanahorias y espinacas[46]
- Aceite de oliva[48]
- Ajo[49]
- Yogur[50]
- Fibra[45,51,52]
- Vitamina C[44,45]
- Beta-caroteno (provitamina A)[45,46]
- Vitamina E[44,45]

Reducir o eliminar
- Carnes rojas[43,53,54,55] (la de pollo sin piel y el pescado no son perjudiciales[43])
- Carne de cerdo procesada (embutidos, jamón, etc.)[56]
- Huevos[53]
- Leche[53,54] (según un estudio, es protectora[57])
- Queso graso[53,56]
- Grasa[47,51,54,58]
- Ácidos grasos *trans* (margarina, bollería)[59]
- Bebidas alcohólicas, incluso en dosis bajas[58]
- Chocolate y pasteles[56]

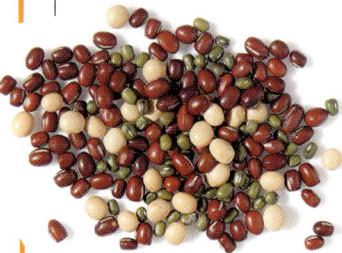
Soja

Prevención del cáncer de colon

Aumentar
- Fibra[60,61,62]
- Fruta[62]
- Hortalizas,[60,61,62,63] especialmente las zanahorias y espinacas[64]
- Pan y pasta integral[62,64]
- Lácteos fermentados (yogur) y calcio[65]

Reducir o eliminar
- Carnes rojas (vacuno, cerdo, cordero)[60,61,64,66,67,68]
- Carne muy hecha[69]
- Carne procesada o curada[66,70]
- Hígado y otras vísceras[70]
- Huevo,[64,71] especialmente las mujeres
- Grasa y alimentos muy ricos en calorías[61,66,72,73] especialmente de origen animal[70]
- Queso graso (curado)[64]
- Azúcar,[63,73,74] como el que se añade al café[75]
- Bebidas alcohólicas,[73] vino[63]

Pasta integral

Prevención del cáncer de riñón

Aumentar
- Fruta,[76,77] especialmente cítricos y manzanas[78]
- Ensaladas[77]
- Vitamina C[76,78]
- Vitamina E[78]

Reducir o eliminar
- Carnes rojas,[78,79] productos cárnicos[76]
- Carne de pollo[78]
- Grasa[76]
- Proteínas[79]

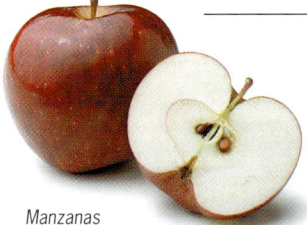
Manzanas

Prevención del cáncer de páncreas

Aumentar
- Fruta[80,81,82]
- Hortalizas,[82,83] especialmente coles y tomates
- Cereales[81]
- Legumbres[83]
- Fibra[81,82,83]
- Yogur[83]

Reducir o eliminar
- Carne[82,84]
- Pescado[83]
- Huevos[80,83]
- Proteínas[80]
- Colesterol[80,82]
- Grasa saturada animal[80,85]
- Calorías[81]
- Bebidas alcohólicas[84]

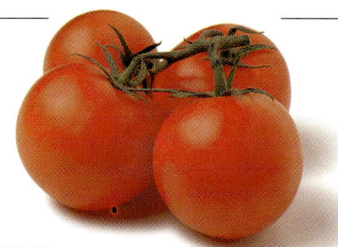
Tomates

cada tipo de cáncer (y 2)

Prevención del cáncer de próstata

Aumentar
- Fruta[86]
- Tomates[87,88,89]
- Frutas desecadas (dátiles, uva pasas)[87]
- Legumbres[87]
- Soja, *tofu*, leche de soja[41]
- Pectina de cítricos[90]
- Ajo[91]
- Fructosa[86]
- Vitamina E[92]
- Carotenoides (licopeno)[88,89,93]

Reducir o eliminar
- Carnes rojas[94,95,96]
- Leche[94,97]
- Grasa animal[86,94,96]
- Calcio procedente de alimentos muy ricos en calcio o de suplementos[86]

'Tofu'

Prevención del cáncer de ovario

Aumentar
- Hortalizas,[98,99] especialmente las zanahorias
- Pan o pasta integral[98]
- Pescado[98]

Reducir o eliminar
- Carne[98,100]
- Leche completa[101]
- Grasa saturada[98,99,101]
- Huevos[99]
- Mantequilla[98]

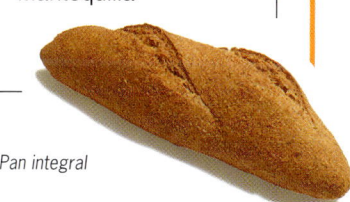
Pan integral

Prevención del cáncer de vejiga urinaria

Aumentar
- Fruta[102,103]
- Hortalizas y verduras,[103,104,105] especialmente espinacas y zanahorias[106]
- Beta-caroteno (provitamina A)[103]
- Vitamina C[104]
- Vitamina E[107]

Reducir o eliminar
- Carne de cerdo y de vacuno[103]
- Café[6,102,105,108]
- Leche[102]
- Encurtidos[102]
- Grasa,[107,108,109] especialmente animal[103]
- Fritos[102]
- Exceso de calorías[110]
- Sodio (sal)[110]
- Vino, cerveza[108] y demás bebidas alcohólicas[106]

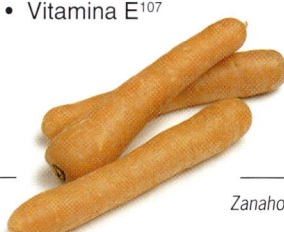
Zanahorias

Prevención del cáncer de endometrio

Aumentar
- Frutas[111,112,113]
- Hortalizas[111,112]
- Cereales, pan y pasta integrales[111,112]
- Legumbres[111]
- Ajo y cebolla[113]
- Beta-caroteno[114]

Reducir o eliminar
- Carnes rojas[111,113] y procesadas (curadas)[115]
- Pescado curado o salado[115]
- Huevos[111]
- Grasa animal[111,112,113]
- Margarina[111]
- Colesterol[111]

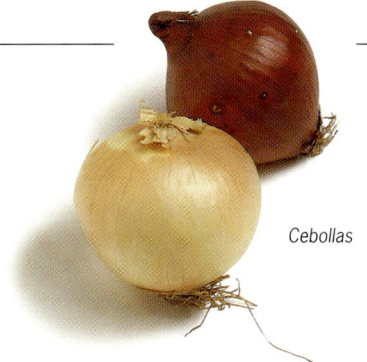
Cebollas

Prevención del cáncer de cuello uterino

Aumentar
- Frutas[116,117]
- Hortalizas,[118] especialmente las ricas en beta-caroteno como la zanahoria[116,117]
- Vitamina C[117]
- Folato[117]
- Antioxidantes (vitaminas A, C y E)[119]

Reducir o eliminar
- Carne[118]
- Grasa animal[118]
- Azúcar[118]

36 LOS ALIMENTOS A LO LARGO DE LA VIDA

Hay que comer menos de lo que se desea, para vivir más y mejor. Experimentos con animales muestran que aquellos que ingieren menos calorías de las que desean, sin que exista carencia de nutrientes, enferman con menos frecuencia y viven más tiempo.[1,2]

SUMARIO DEL CAPÍTULO

Adolescentes, alimentos para 381
Deportistas, alimentos para 382
Embarazadas, alimentos para . . . 384
Envejecimiento,
    alimentos que lo retrasan 386
Estudiantes, alimentos para 382
Jóvenes, alimentos para 382
Lactantes, alimentos para 379
Lactantes,
    alimentos para madres 384
Niños, alimentos para 380
Padres, alimentos para futuros . . . 383

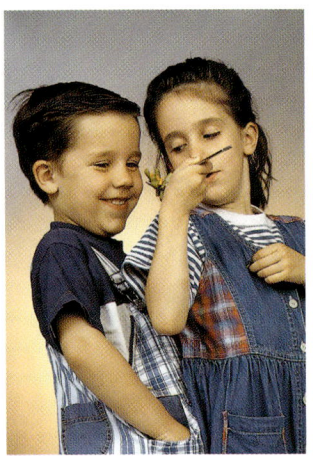

Los componentes no nutritivos de los vegetales, como la fibra y los elementos fitoquímicos, son, junto con las vitaminas y minerales, los responsables del poder curativo y preventivo que ejercen los alimentos a lo largo de toda la vida.

A LO LARGO de su vida, el ser humano no cesa de consumir alimentos. Desde que nace hasta que muere entre diez y veinte toneladas de productos alimentarios pasarán por su boca.

En cada época de la vida existen unos alimentos especialmente idóneos, que deben ser capaces de:

- **Satisfacer las necesidades de nutrientes** propias de ese periodo. Por ejemplo:
  - En la etapa de *crecimiento:* Se precisan *sobre todo* alimentos que proporcionen nutrientes **plásticos** (ver T. 2 pág. 391) formadores de la estructura corporal, tales como las proteínas y el calcio.
  - En la *juventud:* Se necesitan *más* alimentos **energéticos** que suministren las calorías necesarias para desarrollar un mayor trabajo físico.
  - En la *madurez:* Se precisan *más* nutrientes **reguladores,** como las vitaminas y los minerales.
- *Prevenir* las enfermedades y trastornos específicos que suelen presentarse en cada época, como por ejemplo:
  - las infecciones en la infancia,
  - la anemia en la adolescencia y en el embarazo,
  - la gastritis y la úlcera gastroduodenal en la juventud,
  - la osteoporosis en la menopausia,
  - la obesidad, las enfermedades coronarias (angina e infarto) y el cáncer en la madurez.

Los alimentos de una época determinan las enfermedades de otra

Se sabe que las enfermedades que se padecen en la segunda mitad de la vida, dependen en buena medida de la alimentación que se ha seguido durante la primera, es decir, en la infancia, la adolescencia y la juventud. Así, por ejemplo:

- **Enfermedades coronarias:** Su prevención empieza en la infancia y la adolescencia con una alimentación baja en colesterol y grasas saturadas, y rica en vitaminas, minerales y fibra.[3]
- **Diabetes:** En la Universidad de Harvard (EE. UU.) se ha demostrado que las mujeres que consumen muchos dulces y poca fibra, especialmente pocos cereales integrales, presentan un mayor riesgo de padecer diabetes.[4]
- **Obesidad:** Se gesta en la infancia y la adolescencia.[5]
- **Osteoporosis:** Se previene con una adecuada ingesta de calcio en la etapa de crecimiento, especialmente durante la preadolescencia.[6]

Alimentos para los lactantes

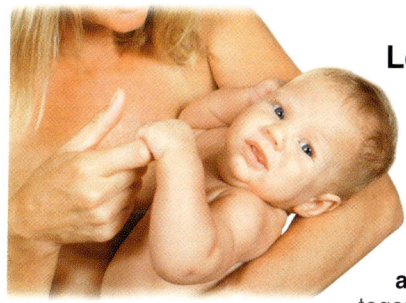

Leche materna

Es el alimento *ideal* para el lactante. Además de contener los *nutrientes* que este necesita en *cantidad y calidad*, le proporciona *anticuerpos* que protegen de las enfermedades infecciosas.

Alimentación complementaria durante la lactancia

Se recomienda *no* introducir *otros alimentos* aparte de la leche en la dieta de los lactantes *antes* de los **4 meses,** pues esto aumenta el riesgo de que los bebés sufran eccema, otras manifestaciones de tipo alérgico[7] y enfermedades digestivas.

Para reducir la frecuencia de alergias alimentarias, así como de eccema o dermatitis atópica, se recomienda *no* introducir el **trigo**, los **huevos** y el **pescado** *hasta después* de los **12 meses** y los **cacahuetes** (maní), *hasta* los **3 años**.[8]

Lactancia artificial

Los tres *principales* inconvenientes que presenta la lactancia artificial, son:

- **Infecciones** debido a falta de higiene en la preparación de los biberones.
- Excesiva concentración de la mezcla, con la consiguiente **deshidratación** del lactante, como consecuencia de una *sobredosificación*.
- **Reacciones adversas** a las fórmulas lácteas. Las más comunes son:[9]
  - **Intolerancia**, debida *casi siempre* a **falta** de la enzima **lactasa** necesaria para la digestión de la lactosa (azúcar de la leche).
  - **Alergia a las proteínas** de la leche de vaca presentes en la fórmula láctea. En este caso hay que sustituirla por una fórmula a base de soja o por una dieta elemental a base de hidrolizados de caseína o de suero lácteo. Las llamadas fórmulas lácteas hipoalérgicas suelen ser poco efectivas.

Fórmulas a base de soja

Las fórmulas de soja constituyen una alternativa a las fórmulas lácteas clásicas en caso de intolerancia o de alergia a ellas.

Se considera que pueden satisfacer las necesidades proteínicas de los lactantes si contienen:[10]

- más de 2,45 g por cada 100 kcal (calorías) de proteínas,
- y más de 640 micromoles de aminoácidos sulfurados (metionina y cisteína) por cada 100 kcal (calorías).

La mayor parte de las fórmulas de soja para lactantes cumple estas condiciones.

Jugo de cítricos

Cuando se produce el destete aumenta el riesgo de que los lactantes sufran anemia por falta de hierro. Esto se puede evitar sencillamente administrándoles unos sorbos de jugo de frutas cítricas (mandarina o naranja, por ejemplo) junto con la papilla de cereales.

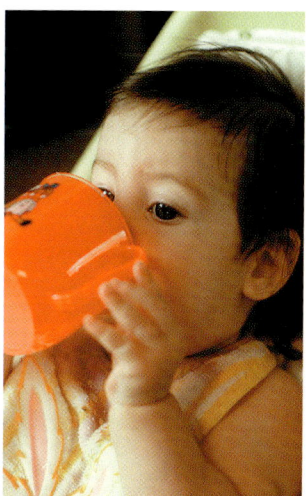

Según se ha podido comprobar en el laboratorio Norwich de Norfolk (Reino Unido), la **vitamina C** del jugo de frutas cítricas hace que se *duplique* la **biodisponibilidad** (porcentaje que se absorbe) del **hierro** que se encuentra en los cereales. De esta forma se evita la anemia de los lactantes.[11]

La leche de vaca, inadecuada para los lactantes

Aunque tradicionalmente se usara la leche de vaca sin adaptar en la alimentación de los lactantes, hoy se sabe que presenta diversos inconvenientes, que no se dan con la lactancia natural:

- *Produce **alergias e intolerancias** con relativa frecuencia.*

- *Provoca **hemorragias intestinales**: En un estudio realizado en la Universidad de Iowa (EE. UU.) se comprobó que el 30% de los lactantes criados con leche de vaca presentaban sangre oculta en las heces. Esto se debe a pequeñas hemorragias intestinales. Lo mismo ocurría en el 5% de los niños criados con fórmulas lácteas (leche de vaca adaptada o maternizada).[12]*

- *Aumenta el **riesgo de sufrir diabetes:** Varios estudios muestran que cuanto antes se introduce la leche de vaca en la dieta del lactante, mayor es el riesgo de que sufra diabetes de mayor.[13,14] En cambio, cuanto más tiempo reciba una lactancia natural, menor es el riesgo.[15]*

Alimentos para los niños

Alimentos vegetales

La **alimentación ovolactovegetariana** puede ser *enteramente satisfactoria* para los niños según el departamento de nutrición del King's College de Londres (Reino Unido). La dieta **vegetariana estricta** *también,* siempre y cuando se evite la deficiencia de hierro y vitamina B[12].[16,17]

Los investigadores del Departamento de Pediatría de la Universidad de Milán (Italia) han llegado a la conclusión de que los niños de 12 meses de edad, en los países desarrollados, ingieren un exceso de proteínas animales, lo cual resulta nocivo para su salud.[18]

Las ***proteínas vegetales*** debidamente combinadas (ver T. 1 pág. 80, T. 2 pág. 393) son adecuadas para la alimentación infantil. Para que los niños asimilen bien las proteínas, deben ingerir *suficientes* calorías en forma de **hidratos de carbono,** de forma que las proteínas no precisen ser quemadas y se utilicen para el desarrollo del organismo.

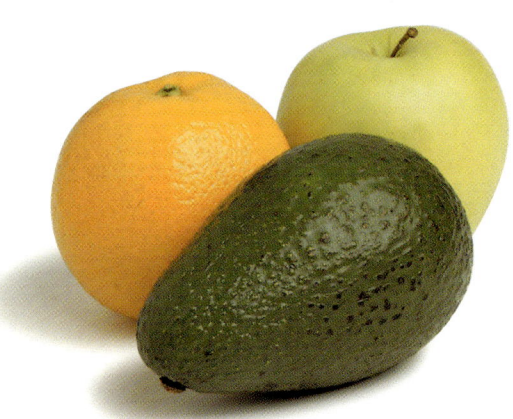

En una investigación llevada a cabo en la Universidad de Loma Linda (California) con 2.272 niños adventistas del séptimo día, que en general siguen una alimentación ovolactovegetariana, se ha demostrado que:

- alcanzan una estatura totalmente normal para su edad y además,
- presentan menor proporción de grasa corporal que los niños de las escuelas públicas donde la alimentación es omnívora, lo cual es más saludable.[19]

Frutas, verduras y hortalizas

Los expertos en salud pública recomiendan a los padres en general, que ***aumenten*** la cantidad de frutas, verduras y hortalizas en la dieta habitual de sus hijos.[20]

Las fruta natural completa es preferible a su jugo (zumo), cuyo consumo abundante puede producir desnutrición y diarrea[21,22] (ver T. 2 pág. 231).

Frutos secos

Pueden introducirse *a partir* del *año,* excepto los **cacahuetes** (maní) que deben dejarse para los *2 o 3 años* debido al riesgo de que produzcan alergia.

Se recomienda *empezar* por los **piñones,** que son muy nutritivos y generalmente son el fruto seco oleaginoso mejor tolerado.

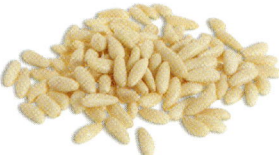

Piñones

Fibra

Los niños necesitan también fibra, y la alimentación refinada que se les ofrece en los países desarrollados suele ser deficitaria en este componente no nutritivo.

Por eso, los expertos en nutrición infantil insisten cada vez más en la necesidad de que los niños ingieran fibra en forma de frutas, verduras, hortalizas, cereales integrales y legumbres.[23,24]

A partir de los *3 años*, se recomienda que cada día se ingieran los *gramos* de fibra que resultan de **sumar 5** a la **edad** en años.[25]

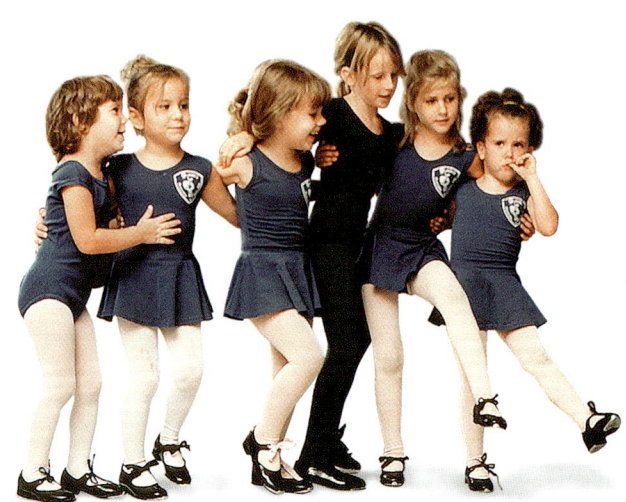

Los niños ovolactovegetarianos crecen igual o mejor que los omnívoros, y presentan menos riesgo de sufrir exceso de peso.

Alimentos para los adolescentes

Frutos secos oleaginosos y semillas

Todos ellos son muy recomendables para los adolescentes, pues aportan *ácidos grasos esenciales* para el **crecimiento**, *vitaminas* del grupo B, vitamina E y *minerales:*

- los pistachos son buena fuente de hierro;
- los anacardos y las semillas de calabaza, de cinc;
- las almendras, de calcio;
- las semillas de girasol (pipas), de magnesio y de hierro.

Dátiles y otras frutas desecadas

Los adolescentes gustan de tomar dulces. Los dátiles, las pasas, los higos y otras frutas desecadas son la mejor opción (ver T. 1 pág. 167), y contribuyen a reducir o eliminar el consumo de chocolate, pasteles y caramelos.

Bocadillos y 'sandwiches'

Son una de las comidas preferidas por los adolescentes. Es *preferible* que sean de **pan integral.** Evitar los bocadillos de embutido (favorecen el cáncer, ver T. 1 pág. 324) y las hamburguesas (favorecen las enfermedades cardiovasculares, ver T. 1 pág. 316).

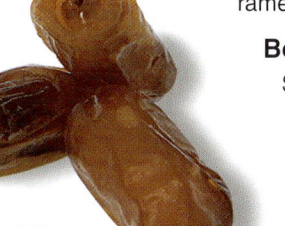
Dátiles

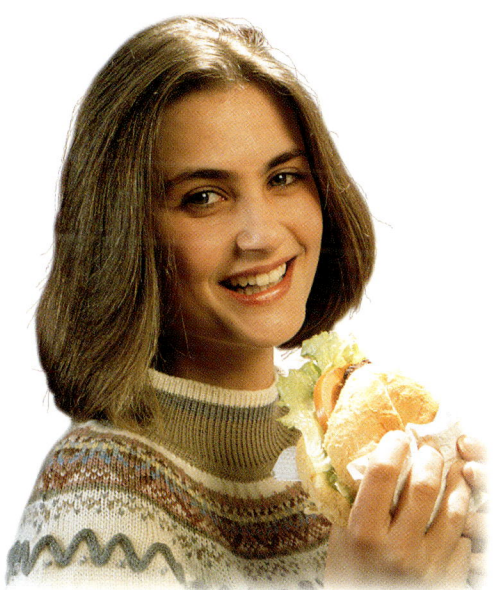

Necesidades nutritivas de los adolescentes

A igualdad de peso, los adolescentes *necesitan* comer *más* que los adultos.

Durante la adolescencia aumentan las necesidades de ciertos nutrientes, por lo que se les debe prestar especial atención:

- *Proteínas:* Los muchachos necesitan de **45** a **66 g** diarios, mientras que las muchachas precisan de **46** a **55 g.** Las **legumbres** *combinadas* con los **cereales** y sus derivados (pan, pasta, etc.), los **frutos secos** oleaginosos y las **papas** (patatas) pueden satisfacer adecuadamente las necesidades proteínicas de los adolescentes (ver T. 1 págs. 287, 386). Si *además* consumen **lácteos** y **huevos**, el aporte de proteínas queda *más* que **asegurado**.
- *Calcio* (ver T. 1 pág. 398): Necesario para el desarrollo del esqueleto. La CDR (cantidad diaria recomendada) para adolescentes de 11 a 18 años es de **1.200 mg**, un 50% más que la CDR de adultos (800 mg). Además de la **leche** y sus derivados, también son buenas fuentes de calcio los **frutos secos** oleaginosos, el **sésamo**, la **naranja**, la **col** y el **brécol**.
- *Hierro* (ver T. 1 pág. 401): La CDR para las muchachas es de **15 mg**, un 50% más que para los adultos (10 mg); para los muchachos es de **12 mg**. Las jovencitas a esta edad presentan un mayor riesgo de sufrir anemia por falta de hierro, debido entre otras cosas, a la aparición de la menstruación.

  Una alimentación rica en productos naturales aporta suficiente hierro para los adolescentes. Hay que tener en cuenta que:
  - *reducen* la **absorción** de hierro: el té, el café y el salvado.
  - *favorecen* la **absorción** de hierro: la **vitamina C** presente en las frutas, verduras y hortalizas frescas.
- *Cinc* (ver T. 1 pág. 403): Resulta necesario para el desarrollo de los órganos reproductores. Las ostras son muy ricas en cinc, aunque no es necesario recurrir a ellas: el **germen de trigo**, las **semillas de sésamo** y de **calabaza**, así como los **frutos secos** oleaginosos son buenas fuentes de cinc para los adolescentes.
- *Fibra* (ver T. 1 pág. 388): Los adolescentes tienden a consumir menos de lo necesario (de **20 a 25 g** diarios). La fibra se encuentra *únicamente* en los **vegetales**: cereales integrales, frutas, verduras, hortalizas y legumbres.

Alimentos para los jóvenes

Buen desayuno

Es *fundamental* para el *óptimo* **rendimiento físico e intelectual** de los jóvenes que empiecen el día con un buen desayuno, por ejemplo como este:

- muesli; o bien, copos o papilla de cereales; o bien, *porridge* (desayuno escocés típico a base de avena);
- leche de soja o yogur;
- fruta fresca;
- frutos secos oleaginosos: nueces, almendras, avellanas, piñones, pistachos, etcétera;
- germen de trigo, para asegurar el aporte de vitaminas y oligoelementos.

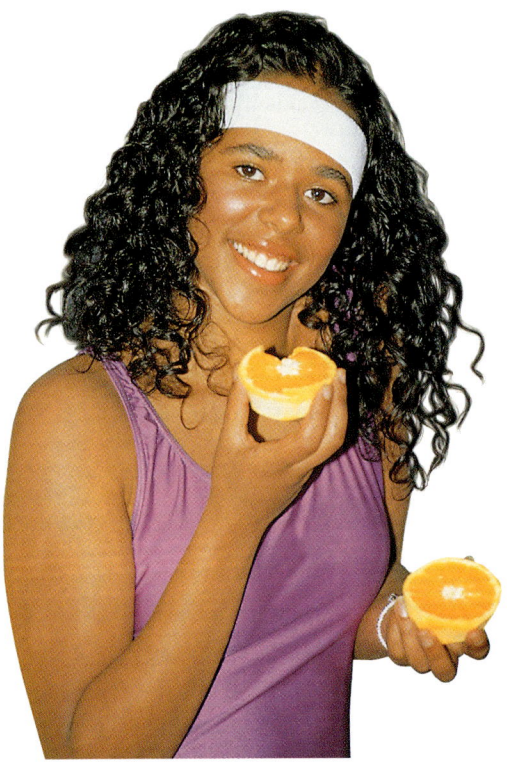

Para los deportistas

Su dieta debe basarse en la pirámide de los alimentos (T. 2 pág. 389), con especial atención a estos nutrientes y alimentos:

- **Hidratos de carbono complejos:** Los **cereales** y sus derivados (copos, papillas, pan, pasta, etc.), los **tubérculos farináceos** como las patatas (papas) y las **legumbres** deben constituir la *base* de la alimentación de los deportistas. Estas fuentes de hidratos de carbono aumentan más el rendimiento y la resistencia a la fatiga que los alimentos y las proteínas de origen animal.[26]

- **Germen de trigo:** Contiene una sustancia llamada **octosanol**, que favorece la combustión de las grasas y aumenta de forma natural la resistencia a la fatiga[27] (ver T. 2 pág. 310). Los deportistas deberían tomar como mínimo de **2 a 4 cucharadas** de germen cada mañana.

- **Kiwi y otras frutas** ricas en *vitamina C*: Se ha comprobado que los atletas que consumen abundante kiwi aumentan su resistencia a la fatiga (ver T. 2 pág 356). Cabe esperar el mismo efecto de la guayaba, la grosella, la naranja y otras frutas ricas en vitamina C.

- **Proteínas:** Contrariamente a lo que antiguamente se creía, los deportistas **no** tienen que **incrementar** su ingesta de proteínas, sino de hidratos de carbono. Es suficiente con que consuman las proteínas adecuadas a:
  - su peso (0,75 g por kilo de peso), o bien
  - su ingesta calórica: la cantidad que proporcione el 10% de las calorías totales ingeridas (ver T. 1 pág. 386), o hasta el 15% en en el caso de los jóvenes.

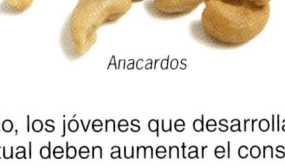

Anacardos

Para los estudiantes

Además de un buen desayuno como el recomendado, los jóvenes que desarrollan una intensa actividad intelectual deben aumentar el consumo de estos alimentos:

- **Avena:** Aporta los nutrientes más importantes para el buen funcionamiento de las neuronas: **glucosa** (se libera lentamente a partir de su almidón), **ácidos grasos esenciales** como el linoleico, fósforo, lecitina y vitamina B_1.

- **Piñones,** por su riqueza en ácidos grasos esenciales, proteínas, vitaminas y minerales de gran calidad nutritiva para el sistema nervioso.

- **Almendras, nueces, germen de trigo e higos,** tal como se expone en la tabla de *"Fatiga intelectual"* del capítulo 20 (ver T. 2 pág. 31).

Alimentos para los futuros padres

Para él

La **alimentación** y el **estilo de vida** del futuro padre influyen más de lo que se pensaba en la salud del hijo que va a engendrar.

Esto es *especialmente* importante en los **tres meses** *antes* de engendrar, debido a que los espermatozoides tardan precisamente ese tiempo en formarse.

Siguiendo estas sencillas recomendaciones se aumenta la calidad del semen y de los espermatozoides, y se reduce el riesgo de que se produzcan malformaciones congénitas en la descendencia.

Antes de engendrar, aumentar la ingesta de:

- **Zanahorias, espinacas, brécol, mangos** y **albaricoques,** por ser muy buenas fuentes de **beta-caroteno** (provitamina A) (ver T. 1 pág. 389), el cual, *junto con* las **vitaminas C** y **E**, protege a los espermatozoides y evita que sufran alteraciones en su código genético.

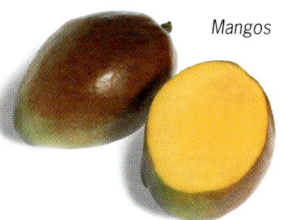
Mangos
Kiwis

- **Frutas cítricas, kiwi, guayaba** y **grosellas** por su riqueza en vitamina C. *Cuatro naranjas* o *dos kiwis* diarios aportan la CDR (cantidad diaria recomendada) de *vitamina C*.

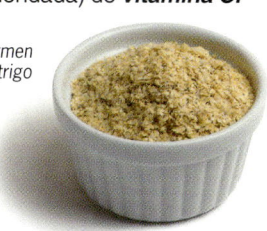
Germen de trigo

- **Germen de trigo, almendras** y otros frutos secos, y **aguacate,** por ser buenas fuentes de **vitamina E**.

- **Semillas de sésamo,** de **calabaza** y de **girasol,** porque aportan *cinc,* necesario para la maduración de los espermatozoides.

Semillas de calabaza

- **Legumbres y verduras,** que proporcionan los *folatos* necesario para la formación de los espermatozoides.

Alcachofas

Evitar, durante al menos tres meses antes:

- **Bebidas alcohólicas y tabaco:** Dañan a los espermatozoides y favorecen las malformaciones congénitas.[28,29,30]
- **Carne:** Los restos de **hormonas** que quedan en la carne, procedentes de las que se administran al ganado y a las aves, pueden influir negativamente en la calidad del semen.
- **Productos químicos** como pesticidas, insecticidas y disolventes orgánicos: Evitar el contacto con estas sustancias y consumir alimentos de cultivo orgánico, siempre que resulte posible (ver T. 2 pág. 402).

...

Para ella

Con el fin de tener un hijo sano y reducir el riesgo de malformaciones congénitas, resulta *tanto o más importante* que la futura madre cuide su alimentación **antes** de la concepción, como durante el propio embarazo.

Recomendaciones alimentarias para antes de quedar embarazada

- Asegurar el suministro de **antioxidantes** (provitamina A y vitaminas C y E), mediante el **consumo** *abundante* de **frutas, verduras** y **hortalizas** y **frutos secos**.
- **Evitar la carencia de folatos:** Se sabe que es causa de diversas malformaciones (ver página siguiente y T. 1 pág. 394).
- **Evitar el consumo de hígado,** *foie-gras* y patés: Suelen contener niveles elevados de vitamina A, que puede ser causa de malformaciones fetales.
- **Evitar el consumo de carne,** ya que, especialmente cuando está poco hecha, puede transmitir la toxoplasmosis. Esta enfermedad causa malformaciones en el feto.
- **Evitar la obesidad:** En investigaciones llevadas a cabo en California se ha comprobado que las mujeres obesas presentan el *doble* de *riesgo* de que se produzcan malformaciones fetales al quedar embarazadas.[31]
- **Evitar las dietas de adelgazamiento:** La restricción de alimentos supone un menor aporte de nutrientes esenciales para que el óvulo se desarrolle correctamente.

Alimentos embarazadas y

Necesidades de nutrientes en el embarazo

Durante el embarazo la CDR (cantidad diaria recomendada) de todos los nutrientes aumenta en un 10% aproximadamente, respecto a la CDR de las mujeres adultas, excepto en el caso de los folatos, el hierro, el calcio, y las vitaminas B_1 y B_6, que aumenta mucho más.

- *Folatos:* Las necesidades antes y después de la concepción *se duplican* respecto a las de las mujeres adultas. Las **legumbres**, las **verduras** y los **frutos secos** son las *mejores fuentes* de folatos. La carne, el pescado y la leche son pobres en este nutriente (ver T. 1 pág. 394).

La **carencia materna** de *folatos* produce las siguientes consecuencias negativas para el feto:

- En las **semanas anteriores** a la concepción y en el ***primer trimestre*** del embarazo, *aumenta* el ***riesgo*** de que se produzcan diversas **malformaciones** como la espina bífida o la fisura palatina.[32]
- En el ***tercer trimestre*** de la gestación, se asocia con un *mayor riesgo* de **desprendimiento prematuro de placenta.**
- Durante ***todo el embarazo***, *incrementa el riesgo* de **parto prematuro** y de **bajo peso** al nacer.[33]

- *Hierro:* Aumentan las necesidades de este mineral, aunque ello no justifica la administración rutinaria de suplementos,[34,35] los cuales pueden causar *efectos secundarios* como dolor de estómago o estreñimiento.[36] Los alimentos ricos en hierro (ver T. 1 pág. 401) pueden ser suficientes para compensar el aumento de necesidades.

Necesidades de nutrientes de las madres que lactan

Las madres que amamantan necesitan todavía **mayor** cantidad de **nutrientes** que las embarazadas. La CDR (cantidad diaria recomendada) de la mayor parte de los nutrientes aumenta aproximadamente entre un 10% o 20%, excepto la de vitamina A, que aumenta en más de un 50%, y la de vitamina C, que lo hace en más de un 35%.

La CDR de hierro y de folatos para las madres lactantes, disminuye respecto a la CDR para las embarazadas.

CDR (cantidad diaria recomendada) de nutrientes*

	Mujeres adultas	Embarazadas	Madres lactantes
Proteínas (g)	50	60	65
Vitamina A (µg)	800	800	1.300
Vitamina D (µg)	5	10	10
Vitamina E (mg EαT)	8	10	12
Vitamina K (µg)	65	65	65
Vitamina C (mg)	60	70	95
Vitamina B_1 (mg)	1,1	1,5	1,6
Vitamina B_2 (mg)	1,3	1,6	1,8
Niacina (mg EN)	15	17	20
Vitamina B_6 (mg)	1,6	2,2	2,1
Folatos (µg)	180	400	280
Vitamina B_{12} (µg)	2	2,2	2,1
Calcio (mg)	800	1.200	1.200
Fósforo (mg)	800	1.200	1.200
Magnesio (mg)	280	320	355
Hierro (mg)	15	30	15
Cinc (mg)	12	15	19
Yodo (µg)	150	175	200
Selenio (µg)	55	65	75

* Según la Academia Nacional de Ciencias de los Estados Unidos (ver T. 2 pág. 18).

Suplementos vitamínicos y minerales durante el embarazo

Aunque la administración de suplementos de vitaminas y de minerales a las embarazadas es una práctica común en los países desarrollados, *a menudo* resultan ***innecesarios*** si la **alimentación** es **correcta**.[35]

El consumo de suplementos **no sustituya** la necesidad de seguir una **dieta saludable.**

Pueden estar justificados los siguientes suplementos:

- *Folatos:* en las semanas previas a la concepción.
- *Hierro:* en el segundo y tercer trimestres de embarazo.
- **Suplementos multivitamínicos y multiminerales:** en el *segundo* y *tercer* trimestre de la gestación, en estos casos:
  - mujeres que llevan una *alimentación deficiente*,
  - **embarazos de alto riesgo**, como los gemelares y los de mujeres fumadoras, bebedoras o toxicómanas.

para
madres lactantes

Alimentos y productos a evitar especialmente durante el embarazo

Carnes curadas

Diversas investigaciones muestran que la ingestión de carnes curadas durante el embarazo (jamón, embutidos, *bacon*, etc.), *aumenta* el **riesgo** de que el hijo sufra diversos tipos de **tumores** del sistema nervioso, como el cáncer cerebral.

- **Pruebas experimentales:**

  Investigaciones realizadas en la Universidad del Sur de California con animales de experimentación, han puesto de manifiesto que, al administrar **nitrito sódico** y otros precursores de las **nitrosaminas** a hembras gestantes, se produce una gran incidencia de tumores cerebrales en sus descendientes.[37]

- **Pruebas estadísticas:**

  – Según el estudio citado en el párrafo anterior, el riesgo de que un niño presente cáncer cerebral es *más del doble* si su madre consumió carnes curadas durante el embarazo, que si no lo hizo.[37] Una **ingesta** *elevada* de **vitaminas C** y **E**, que se encuentran sobre todo en las frutas y frutos secos oleaginosos, *protege* parcialmente del efecto cancerígeno de las carnes curadas.

  – Otros estudios muestran que las mujeres embarazadas que toman uno o más *hot-dogs* (perritos calientes) o salchichas por semana, tienen un 230% más de riesgo que aquellas que no los consumen, de que sus hijos presenten tumores cerebrales.[38]

El efecto cancerígeno de los **nitritos** empleados en el curado y conservación de la carne es bien conocido (ver T. 1 pág. 270). Lo que de algún modo sorprende es que pueda manifestarse también en la descendencia de las mujeres embarazadas que los ingieren.

Contaminación por pesticidas

Los pesticidas organoclorados como el DDT, los PCB (difenilos policlorados) y las dioxinas, que se encuentran en los alimentos contaminados, atraviesan la barrera placentaria y pasan de la madre al feto.

Los pesticidas resultan *muy tóxicos* para el nuevo ser, produciendo, entre otras cosas, *alteraciones* en el **desarrollo cerebral.** Estas se manifiestan durante la infancia como trastornos de la conducta y pérdida de memoria.[39]

Las carnes, los pescados, los lácteos y las frutas de cultivos tratados son las principales fuentes alimentarias de pesticidas (ver T. 2 pág. 402).

Drogas tóxicas

Las sustancias tóxicas que se hallan en las bebidas alcohólicas, en el tabaco, en los opiáceos, en la coca, en la marihuana o hachís, e incluso en el café, circulan por la sangre materna, atraviesan la placenta y alcanzan al feto.

El daño que le producen al hijo en formación se manifiesta ya en el momento del nacimiento con un menor peso y vitalidad;[40] pero no acaba ahí, sino que sus secuelas persisten durante años.

La nicotina del tabaco y otras drogas también pasan a la leche, afectando negativamente al bebé.

El consumo de drogas tóxicas durante el embarazo y la lactancia puede ser considerado como una forma de **maltrato a la infancia,** y constituye una **grave** amenaza para la salud de los niños.

■ ■ ■

Aumentar el consumo de estos alimentos durante el embarazo

Frutas

Las embarazadas deben **aumentar** el consumo de todas ellas, especialmente de las siguientes:

- las **manzanas** y las **ciruelas**: evitan el estreñimiento;
- el **ananás** o piña tropical, entero o en jugo: ayuda a combatir la pirosis (ardor en la boca del estómago) típica del embarazo;
- los **cítricos**: previenen los resfriados y aumentan la absorción de hierro;
- la **uva** y los **higos**: por su riqueza en hierro.

Hortalizas y verduras

Las verduras y hortalizas son **básicas** en el menú *diario*:

- **ensaladas** (bien lavadas): proporcionan fibra, minerales y vitaminas;
- **aguacate**: por su riqueza en hierro y vitamina E;
- **espinacas**: por su riqueza en hierro y en provitamina A; y
- **brécol** y **coliflor**: por su aporte de calcio.

Legumbres

Constituyen la *mejor fuente* de **folatos** y una de las *mejores* de **hierro.**

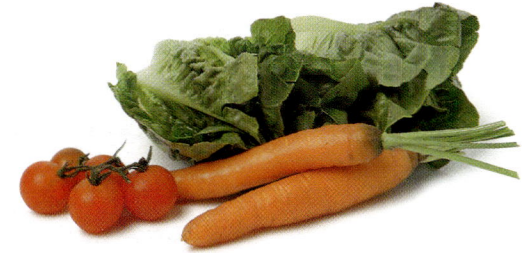

Alimentos retrasar el

Aunque no se puede hacer nada para evitar el envejecimiento, una alimentación y un estilo de vida saludables sí que son capaces de:

- *retrasar* su aparición y
- *evitar* **que se acompañe** de **enfermedades degenerativas** como la arteriosclerosis, los reumatismos, las cataratas, el cáncer y otras, cuya incidencia suele aumentar en la tercera edad.

Las causas del envejecimiento

Las dos causas más importantes que determinan el proceso del envejecimiento son:

- El **"reloj biológico"**: Se encuentra en cada una de las células del organismo. Hace que, llegada una determinada edad, se produzca el envejecimiento y la muerte, por muy saludables que hayan sido y sigan siendo la alimentación y el estilo de vida.
- Los **radicales libres:** Son moléculas dadoras de electrones, es decir, dotadas de acción pro oxidante. Recientes investigaciones muestran que los radicales libres atacan a las células, produciendo daños en su estructura química. El resultado es la degeneración de las células, el envejecimiento precoz y la enfermedad (incluido el cáncer).

Los radicales libres proceden:

- Del **propio organismo:** Como resultado de la actividad metabólica se producen sustancias de desecho que actúan como radicales libres. Aunque los riñones, el hígado, los pulmones y la piel son capaces de eliminar estos radicales libres, frecuentemente su acción resulta insuficiente. El *acúmulo* resultante de sustancias de desecho *es causa* de envejecimiento y de enfermedad.
- De la **contaminación externa:** El humo del tabaco, las drogas en general, muchos medicamentos, los pesticidas y otros contaminantes, actúan como radicales libres, los cuales dañan las células, aceleran el envejecimiento y producen enfermedades.

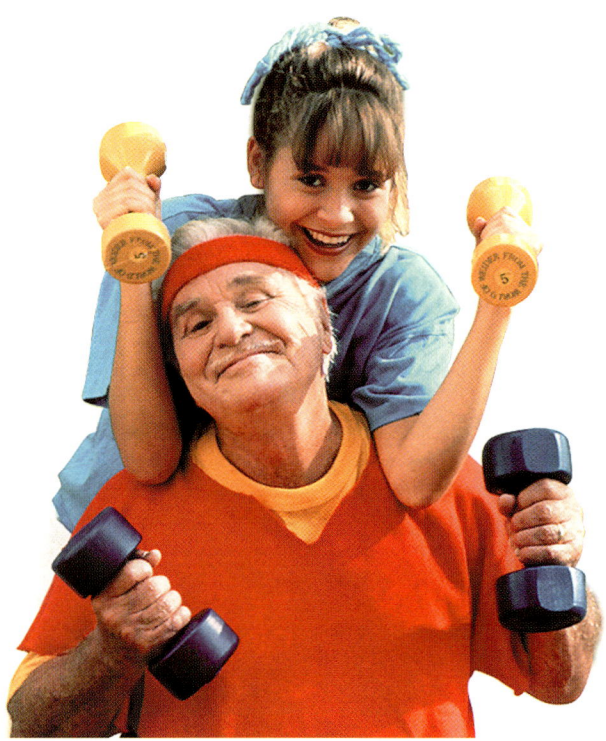

Una alimentación a base de vegetales permite añadir más años a la vida, y lo que es más importante aún, añadir más vida a los años; es decir, aumentar la calidad de vida de los mayores, reduciendo el riesgo de sufrir enfermedades invalidantes como el cáncer, el infarto y la trombosis cerebral.

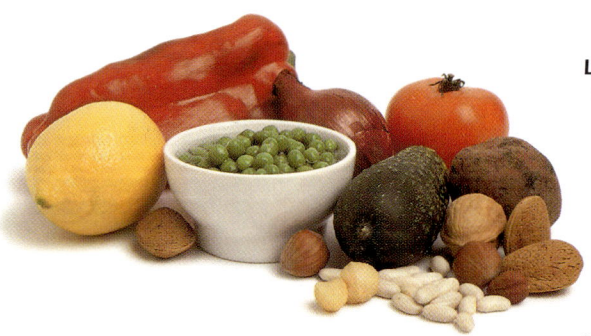

Las frutas, las hortalizas y los frutos secos oleaginosos constituyen la mejor fuente de antioxidantes, pues proporcionan beta-caroteno (provitamina A) y vitaminas C y E. Por ello son capaces de neutralizar la acción pro oxidante de los radicales libres procedentes de la actividad del organismo y de la contaminación externa. De esta forma retrasan y frenan el proceso de envejecimiento celular.

para envejecimiento

Como retrasar o frenar el envejecimiento

Nada podemos hacer por controlar el "reloj biológico" de nuestras células. Sin embargo, existen al menos cuatro formas **efectivas** de *luchar contra* los **radicales libres**, la otra causa importante de envejecimiento precoz y de enfermedad:

1. *Favorecer* los procesos depurativos: Mediante ellos, se eliminan los radicales libres formados como resultado de la propia actividad del organismo, o procedentes de la contaminación externa. Para conseguirlo no hay más que ayudar al organismo a llevar a cabo sus propios procesos de limpieza:

- *Aumentando* la **producción de orina** mediante la ingesta de suficiente agua, de frutas y hortalizas, la mayor parte de las cuales son diuréticas (ver T. 2 pág. 243).
- *Favoreciendo* los procesos de **desintoxicación hepática,** mediante frutas y hortalizas coleréticas (que aumentan la producción de bilis, ver T. 2 pág. 173).
- **Respirando** *correctamente*
- *Evitando* el **estreñimiento.**
- *Procurando* sudar *de vez en cuando.*

Las plantas medicinales también pueden contribuir a favorecer la función de los riñones (plantas diuréticas, ver *EPM* [*Enciclopedia de las plantas medicinales*] pág. 556), del hígado (plantas coleréticas, ver *EPM* pág. 382) y de la piel (plantas sudoríficas, ver *EPM* pág. 737).

2. *Evitar* la contaminación por **sustancias químicas** y por **drogas** *tanto como sea posible.* El consumo de alimentos cultivados biológicamente, así como la abstinencia del tabaco y de otras drogas, contribuyen a ello (ver T. 2 págs. 402).

3. Consumir antioxidantes (ver T. 1 pág. 354): Los alimentos de origen vegetal, especialmente las frutas, las verduras y hortalizas frescas, proporcionan *abundantes* sustancias de acción antioxidante, las cuales *neutralizan* la acción pro oxidante de los **radicales libres.** De esta forma protegen:

- contra el envejecimiento precoz,
- contra el cáncer y
- contra las enfermedades degenerativas propias de la vejez en general, especialmente contra la arteriosclerosis (ver T. 2 pág. 86).

Los mejores alimentos contra el envejecimiento

Frutas cítricas (T. 2 pág. 364)
Proporcionan tres efectivos *antioxidantes:* **beta-caroteno** (provitamina A), ***vitamina C*** y ***flavonoides,*** que *neutralizan* los **radicales libres** y protegen a las células del envejecimiento.

Almendra (T. 2 pág. 48)
Una buena fuente de ***vitamina E, antioxidante*** y *protectora* contra el **cáncer** y la **arteriosclerosis.**

Alcachofa (alcaucil) (T. 2 pág. 178)
Favorece los procesos de **desintoxicación hepática,** gracias a los cuales se *eliminan* **radicales libres** que contaminan el organismo y favorecen el envejecimiento.

Fresas (frutilla) (T. 2 pág. 103)
Son una de las frutas con mayor poder ***antioxidante.***

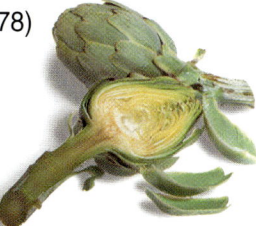

Apio (T. 2 pág. 248) y **cebolla** (T. 2 pág. 142)
Son buenos **depurativos** de la sangre, que favorecen la eliminación de sustancias de desecho con la orina.

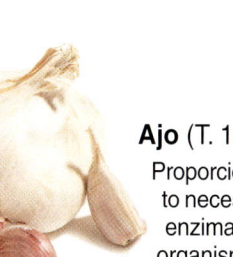

Ajo (T. 1 pág. 109)
Proporciona ***selenio,*** oligoelemento necesario para la acción de las enzimas antioxidantes del propio organismo. *Protege* contra el **cáncer** y la **arteriosclerosis.**

37 EL BUEN USO DE LOS ALIMENTOS

Una alimentación equilibrada, y un saludable uso de los alimentos, consiste en elegir únicamente los más saludables, y no en "comer un poco de todo".

LO VERDADERO ES SIMPLE

Suele ocurrir que lo verdadero parece demasiado simple; pero a menudo, finalmente, se llega a ello a través de lo más complejo.

Lo cierto es que existen unos **alimentos idóneos** para la especie humana, capaces de **prevenir** y de **curar**; son la **fruta**, los **frutos secos** oleaginosos, los **cereales**, las **legumbres** y las **verduras y hortalizas** (ver T. 1 pág. 22).

Y por muy simple que esto parezca, a la postre se está volviendo a ello a través de la complejidad de la ciencia.

SUMARIO DEL CAPÍTULO

Aditivos, exceso 398
Apetito y razón 390
Azúcar, exceso 398
Blandos, exceso de alimentos 396
Calorías, procedencia en una alimentación equilibrada 393
Cereales integrales, consumo escaso 396
Colores, comer 394
Combinar bien los alimentos 392
Comida blanda, exceso de 396
Contaminantes, exceso 402
Crudos, consumo escaso de alimentos 397
Dureza de los alimentos 396
Elaborados, exceso de alimentos ..397
Elección de los alimentos, consecuencias 391
Elegir bien los alimentos 390
Enzimas, ingestión insuficiente ...401
Fibra, ingestión insuficiente 401
Genéticamente modificados, alimentos 402
Grasas animales y colesterol, exceso 400
Naturales, consumo escaso de alimentos 397
Pautas dietéticas para los americanos 392
Pigmentos vegetales, ingestión insuficiente 401
Pirámide de los alimentos 389
Problemas de la alimentación actual 396
Procedencia de las calorías en una alimentación equilibrada 393
Proteínas de origen animal, exceso 400
Sal, exceso 400
Transgénicos, alimentos 402
Vitaminas, ingestión insuficiente ..401

DURANTE el transcurso de su vida, todo ser humano tendrá que consumir alimentos. Y, dependiendo de como se usen esos productos alimentarios, pueden conseguir:

- *conservar* la **salud,** *evitar* **enfermedades** e incluso *curarlas* o por el contrario,
- *deteriorar* la **salud** y *causar* **trastornos** y **padecimientos.**

Por desgracia el uso que se hace de los alimentos resulta muy a menudo negativo para la salud. Por eso, el eminente médico español, **Gregorio Marañón,** decía: «*Cada día cavamos nuestra tumba con el tenedor y el cuchillo.*»

Sin embargo, no hay razón para que obligatoriamente tenga que ser así. Debe de existir un uso correcto de los productos alimentarios, que los convierta en fuente de salud y de bienestar. Iría en contra de la lógica natural que el consumo de alimentos, como acto imprescindible para el mantenimiento de la vida que es, se convirtiera necesariamente en una causa de enfermedad.

Tal como se expone en las páginas que siguen, para usar bien los alimentos es preciso:

- **elegirlos** *bien,* de acuerdo con la pirámide de la alimentación saludable;
- **combinarlos** *correcta* y *equilibradamente;*
- **distribuirlos** *bien* a lo largo del día;
- **prepararlos** y **cocinarlos** *adecuadamente;* y
- **disfrutarlos** con *placer* en el marco de un estilo de vida saludable.

El conocimiento de los alimentos que se puede obtener de esta ENCICLOPEDIA, debe servir ante todo para que usted, apreciada lectora o apreciado lector, los pueda emplear adecuadamente en favor de su salud.

continúa en la página 390

Problemas de

Conocer los problemas para poderlos evitar

La alimentación moderna de los países desarrollados se beneficia del progreso técnico en general, y en particular del experimentado por la industria alimentaria. Ello ha supuesto:

- **Disponibilidad** de todo tipo de alimentos durante todas las épocas del año.
- Mayor nivel de **higiene**, con el consiguiente menor riesgo de enfermedades causadas por bacterias, virus y otros microorganismos.

Sin embargo, la alimentación actual también presenta una serie de problemas para la salud, que están siendo objeto de estudio por parte de la OMS (Organización Mundial de la Salud),[1] y de otras organizaciones científicas internacionales.

El doctor **Ernst Schneider**, uno de los representantes más destacados de la medicina natural alemana, ha analizado con precisión los problemas de la alimentación actual de los países desarrollados que más están dañando la salud de sus habitantes.[2] Estás páginas están basadas en sus investigaciones.

Es importante conocer los problemas de la dieta común actual, para facilitar la elección de los alimentos que los evitan.

La *corrección* de estos problemas alimentarios es, muy posiblemente, la medida que *mejores resultados* puede proporcionar en la *prevención* de las enfermedades más comunes de los países industrializados.

Problema
Sustitución de cereales y harinas integrales por refinadas

Los cereales y sus productos refinados *carecen* del **germen** y del **salvado** que forman parte del grano (ver T. 1 pág. 64).

En relación a los integrales contienen:

- *menos* **fibra;**
- *menos* **minerales,** especialmente hierro y cinc;
- *menos* **vitaminas,** especialmente B_1, B_2 B_6 y E;
- *menos* **elementos fitoquímicos** de efecto antioxidante; y además
- son de **textura** *más blanda*, lo que al exigir menor esfuerzo masticatorio debilita las piezas dentarias.

Solución
Aumentar el consumo de cereales, harinas, pan y pastas integrales

Esto contribuye a la *prevención* de las enfermedades crónicas típicas de los países desarrollados, llamadas también **enfermedades de la civilización**; por ejemplo, la arteriosclerosis, el infarto de miocardio, el cáncer y la diabetes.

Algunos especialistas en nutrición desaprueban el consumo de productos integrales debido a que contienen ácido fítico y fitatos que reducen la absorción de minerales. Sin embargo, la mayor proporción de minerales en los productos integrales, compensa sobradamente la reducción en la absorción que pudiera producirse (ver T. 2 pág. 311).

■ ■ ■

Problema
Sustitución de la comida dura por la blanda

El consumo de productos alimentarios blandos *debilita* las **piezas dentarias** y su soporte en la mandíbula, por lo que favorece la periodontitis o parodontosis, la gingivitis y las caries.

Además, la comida blanda requiere *menos* tiempo de **masticación** y de **ensalivación,** lo que afecta negativamente al proceso digestivo.

Solución
Masticar más alimentos duros

La zanahoria cruda es ideal para fortalecer la dentadura infantil: además de aumentar la circulación sanguínea en las piezas dentarias, aporta provitamina A necesaria para su desarrollo.

Los rábanos, la lechuga, el pan integral o tostado y los frutos secos también favorecen la dentadura.

colores

Color amarillo
Lo dan diversos pigmentos:
- *Carotenoides,* como la **luteína** del maíz. Los carotenoides ejercen una acción **antioxidante** y *protectora* de la **retina**. Las **espinacas** también contienen luteína, aunque no son de color amarillo debido que en ellas predomina la clorofila.
- *Flavonoides,* como la **quercitina** de las manzanas. Los flavonoides son los pigmentos *más comunes* en las frutas, y ejercen diversas acciones medicinales (T. 1 pág. 411), especialmente de tipo **antiinflamatorio** y **antioxidante.**

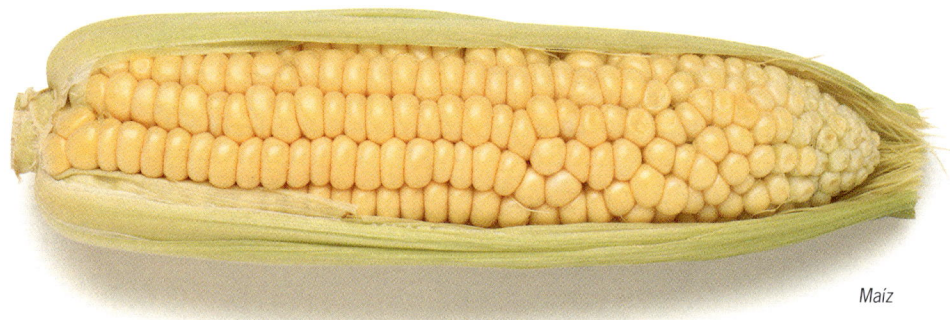

Maíz

Color morado
- Se debe a las *antocianinas,* sustancias **antioxidantes** que *favorecen* la **circulación** de la sangre por los capilares y las venas. Contribuyen al buen funcionamiento de la **retina** y *mejoran* la **visión** (ver T. 1 pág. 411).
  - Las **uvas negras,** las **moras,** los **arándanos** y la piel de las **berenjenas** son ricas en antocianinas.

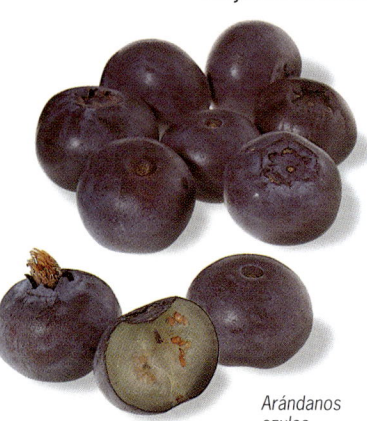

Arándanos azules

Color granate
- Se debe a un tipo de *antocianina* llamada **betacianina,** que comparte las propiedades de las antocianinas de color morado. Posiblemente actúe también como antianémico.
- Se encuentra en la **remolacha** y en la **granada.**

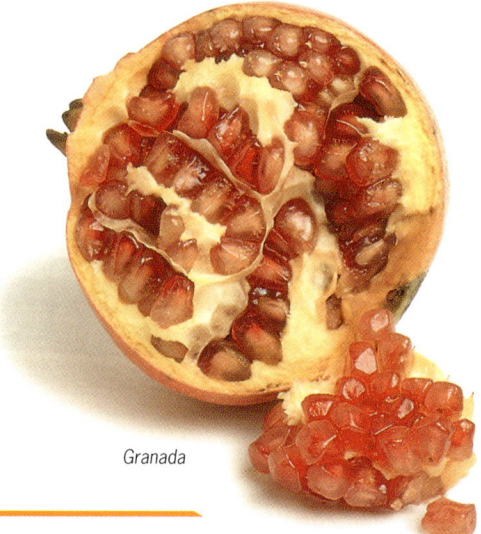

Granada

Comer

La naturaleza supera a la industria alimentaria

El color de los alimentos se debe a las sustancias colorantes que contienen, las cuales contribuyen a hacerlos atractivos y deseables.

- **Colorantes artificiales**: Son empleados como **aditivos** por la industria alimentaria. Carecen de efectos favorables sobre la salud, y lamentablemente, *muchos* de ellos resultan *perjudiciales.*
- **Colorantes naturales**: Los alimentos vegetales, especialmente las frutas y hortalizas, contienen pigmentos de diversos colores que contribuyen a su atractivo natural. Además, estas sustancias colorantes son **beneficiosas** para la salud, e incluso anticancerígenas.

Usar bien los alimentos incluye también el saber elegir los de colores más saludables, como los de las frutas y hortalizas.

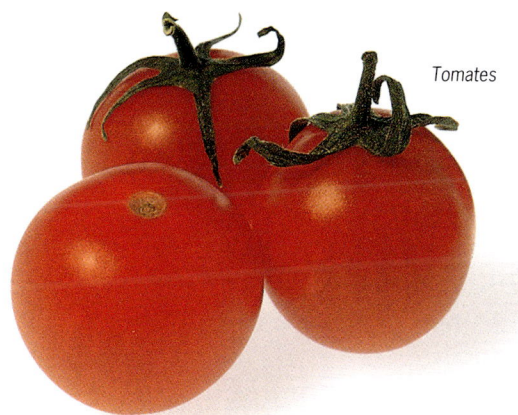

Tomates

Color rojo

- Se debe al *licopeno,* un *carotenoide* (pigmento similar al caroteno de la zanahoria) de *intensa* acción **antioxidante** (T. 2 pág. 276). *Neutraliza* los **radicales libres** que deterioran el ADN de las células y causan mutaciones y envejecimiento. Contribuye al buen funcionamiento de la **próstata** y evita su degeneración cancerosa.
- El licopeno se encuentra *sobre todo* en el **tomate,** y *también* en la **sandía,** en el **pimiento** y en las **fresas.**

Color verde

- Se debe a la *clorofila,* el pigmento vegetal *más* abundante. Gracias a él, las plantas pueden captar la energía del sol y sintetizar glucosa, almidón y otros nutrientes.
- Las **espinacas,** la **lechuga,** los **guisantes,** las **alcachofas,** el **brécol** y los **brotes tiernos** de legumbres y cereales, son buenas fuentes de clorofila.
- La clorofila es **antioxidante** y **depurativa.** Su acción protectora del cáncer está en estudio.

Brécol

Color anaranjado

- Se debe a los *carotenos,* pigmentos vegetales de acción **antioxidante** y **anticancerígena.** El *beta-caroteno* es el tipo de caroteno más importante, debido a que *se transforma* en *vitamina A* en el organismo en una proporción muy superior a otros carotenos o carotenoides (pigmentos similares a los carotenos).
- Los carotenos se encuentran en las **zanahorias,** las **naranjas,** la **calabaza,** el **mango,** los **albaricoques** y en otras frutas de color amarillento o anaranjado.

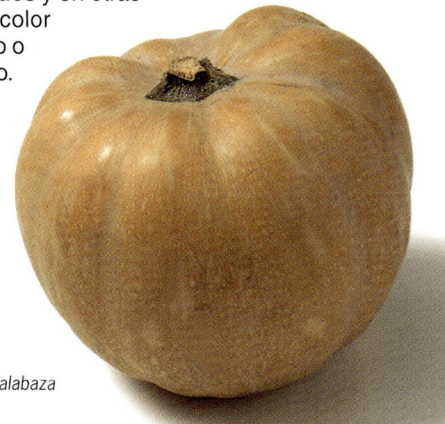

Calabaza

Procedencia de las calorías en una alimentación equilibrada

Nutriente	Porcentaje respecto al total diario (a)	Energía para una dieta de 2.000 calorías diarias (a x 2.000 /100 = b)	Calorías por gramo (c)	Gramos de nutriente diarios para una dieta de 2.000 calorías (b/c = d)
Hidratos de carbono	60%	1.200 kcal	4 kcal/g	300 g
Grasas	30%	600 kcal	9 kcal/g	65 g*
Proteínas	10%	200 kcal	4 kcal/g	50 g
Total	100%	2.000 kcal		

* 66,6: redondeado a la baja.

manos. Las proteínas de los **huevos** son las que más se acercan a ese ideal, ya que su valor biológico es del *94%* (T. 1 pág. 286).

Las proteínas de la **carne** (valor biológico = *75%*) no son tan completas como algunos piensan, y también ellas precisan ser complementadas con otras (T. 1 pág. 286).

Las proteínas de **origen vegetal** son las de menor valor biológico (excepto las de la soja). Pero combinando dos o más de ellas en la misma comida (o en el plazo de 12 horas), el organismo obtiene todos los aminoácidos necesarios y en la proporción ideal. Esto es la **suplementación,** gracias a la cual, la mezcla de dos proteínas vegetales equivale a una proteína completa.

Las siguientes combinaciones proporcionan *proteínas completas:*
- **cereales** con **leche** o productos lácteos,
- **cereales** y **legumbres,**
- **cereales** con **hortalizas,**
- **legumbres** con **hortalizas.**

3. Evita las incompatibilidades

Para evitar las incompatibilidades alimentarias resulta suficiente con no ingerir una excesiva variedad de alimentos en la misma comida, y con observarse uno mismo con el fin de averiguar las intolerancias individuales.

Muchos dudan de que realmente existan incompatibilidades entre los alimentos, pues todos los saludables son compatibles entre sí. Lo que sí existen son intolerancias individuales, tanto a determinados alimentos simples como a sus mezclas. La mezcla de leche con azúcar o con huevo es una de las peor toleradas.

Otras formas de hacer un buen uso de los alimentos

Distribuirlos bien a lo largo del día
- El **desayuno** y el **almuerzo** (comida del mediodía) deben ser las comidas *más* **energéticas** del día.
- Para los *adultos,* la **cena** debe *evitarse* o ser muy ligera, y tomarse como mínimo dos horas antes de ir a dormir.
- No se debe andar **"picando"** entre comidas, pues este mal hábito conduce a obesidad y el aumento del colesterol.

Prepararlos y cocinarlos adecuadamente
- Consumir los alimentos **crudos,** siempre que sea posible.
- *Evitar* los alimentos **muy cocinados**, pues en ellos se produce una pérdida de ciertos nutrientes (proteínas y vitaminas).
- *Evitar* los alimentos **tostados, asados** o **ahumados,** especialmente la carne y el pescado, ya que así se producen sustancias cancerígenas (T. 1 pág. 276).

Disfrutarlos

El buen uso de los alimentos también incluye el aprender a disfrutar de ellos, tanto más cuanto más saludables sean.

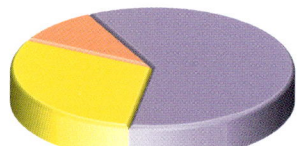

Procedencia porcentual de las calorías en una alimentación equilibrada.

Parafraseando a Pitágoras, el sabio griego, podemos decir:

"Elige los mejores alimentos. El hábito pronto hará que esa alimentación te resulte agradable y fácil."

Cap. 37: EL BUEN USO DE LOS ALIMENTOS

Pautas dietéticas para los americanos

Pauta	Comentario
Consumir una buena **variedad** de alimentos	Tienen que elegirse de acuerdo con la **pirámide** de la alimentación saludable (T. 2 pág. 389).
Equilibrar los alimentos que se toman con la **actividad física** que se realiza; mantener o mejorar el **peso**.	Mantenerse dentro del peso ideal de acuerdo con la talla, debe ser un objetivo a lograr.
Establecer una dieta abundante en **cereales** y sus derivados, **hortalizas, legumbres** y **fruta**.	Esto incluye a los productos elaborados con los cereales integrales, siempre que contengan poca o nada de grasa y de azúcar (por ejemplo, el pan y la pasta integral).
Que la alimentación sea **baja** en **grasa**, en **grasa saturada** y en **colesterol**.	La grasa saturada y el colesterol se encuentran sobre todo en la **leche completa**, en el **queso**, en la **yema** del huevo y en la **carne** y sus derivados.
Consumir **azúcares** con **moderación**.	Incluye todos los azúcares añadidos a los alimentos, y también la miel.
Seguir una dieta habitual **moderada** en **sal** y en **sodio**.	La **sal común** es la principal fuente de sodio, aunque no la única (ver T. 1 pág. 407).
Si se toman **bebidas alcohólicas**, hacerlo con moderación (una copa de vino de 150 ml al día para las mujeres o dos para los varones adultos; o bien su equivalente de alcohol en otras bebidas).	Si usted no bebe, continúe así. Para disfrutar de una **salud óptima, lo mejor** es **prescindir** por completo de las bebidas alcohólicas (ver T. 1 pág. 376).

Estas pautas han sido elaboradas por el Departamento (Ministerio) de Salud y Servicios Humanos, y por el de Agricultura del gobierno de los Estados Unidos de Norteamérica. Se aplican a partir de los dos años de edad.[1] Merecen ser conocidas por el rigor con el que han sido elaboradas y por su valor preventivo para los habitantes de todos los países desarrollados.

medicamento. Sus principios activos y sus efectos son *similares* a los de las **plantas medicinales**.

El buen uso de los alimentos consiste también en elegir adecuadamente los productos vegetales capaces de *prevenir* las enfermedades a las que se está más expuesto, debido a causas hereditarias o ambientales.

4. Que eviten los problemas de la alimentación actual

Los problemas de la alimentación actual en los países desarrollados, se exponen en las últimas páginas de este capítulo (T. 2 pág. 396 y siguientes). Conociendo estos problemas, se facilita la elección de los alimentos que los evitan.

Combinar bien los alimentos

Ningún alimento aporta por sí solo *todos* los **nutrientes** que un ser humano necesita, excepto la leche materna durante los primeros meses de vida.

Por lo tanto se hace *imprescindible* **combinar** unos alimentos con otros. Hacerlo bien no resulta difícil, ya que nuestro aparato digestivo está preparado desde el punto de vista anatómico y fisiológico para digerir a la vez diversos alimentos.

La combinación adecuada:

1. Logra un equilibrio entre los nutrientes energéticos

Los alimentos se han de combinar de tal forma que exista un equilibrio entre las calorías que aportan los tres tipos de nutrientes energéticos: hidratos de carbono, grasas y proteínas, tal como se expone en la tabla de la página siguiente.

La mayor parte de las calorías tienen que proceder de los hidratos de carbono, que se encuentran sobre todo en los cereales, las legumbres y las hortalizas de tubérculo. Ingiriendo amplias cantidades de estos alimentos, tal como se recomienda en la pirámide de la alimentación, resulta fácil lograr el equilibrio ideal entre nutrientes.

2. Suplementa adecuadamente las proteínas

No existe ninguna proteína, excepto la de la leche materna para el lactante, que aporte exactamente la proporción ideal de aminoácidos que necesitan los seres hu-

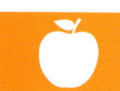

2ª Parte: El poder curativo de los alimentos

tá verdaderamente en condiciones de elegir de modo adecuado los alimentos convenientes para la salud y el bienestar del ser humano.

Cómo elegir bien los alimentos

Los alimentos deben elegirse de forma que cumplan las cuatro condiciones siguientes:

1. Que satisfagan las necesidades nutritivas

Los alimentos elegidos tienen que adaptarse a las necesidades de nutrientes de cada cual, teniendo en cuenta que estas varían con la edad, con el peso y con determinadas circunstancias individuales.

2. Que sean saludables

Una hamburguesa con patatas fritas y un helado, por ejemplo, pueden llegar a satisfacer las necesidades de nutrientes; sin embargo, no son alimentos saludables.

Aunque el ser humano es capaz de ingerir productos muy diversos, no todos son igualmente aptos para el consumo humano (ver el primer capítulo, T. 1 pág. 22). Tal como se ha visto a lo largo de esta ENCICLOPEDIA DE LOS ALIMENTOS Y SU PODER CURATIVO, es un hecho que existen:

- alimentos en los que predominan las ventajas sobre los inconvenientes, y otros en los que ocurre al contrario;
- alimentos dotados de poder curativo, y alimentos que favorecen ciertas enfermedades; y en **suma,**
- alimentos **saludables** y alimentos **dañinos**.

Lamentablemente, algunos especialistas en nutrición proponen que para alimentarse correctamente hay que comer "*un poco de todo*", y que una alimentación equilibrada es aquella en la que se consume un poco de lo bueno, un poco de lo menos bueno, e incluso otro poco de lo que se sabe que es nocivo.

Consecuencias de la elección de los alimentos

*Las decisiones que continuamente estamos tomando para elegir los productos alimentarios que vamos a ingerir, constituyen un **acto trascendente** que tiene amplias y diversas consecuencias, especialmente sobre:*

- *la **salud individual**, tanto a corto como a largo plazo;*
- *la **salud de los descendientes**; en el caso de los padres antes del momento de la fecundación (ver T. 2 pág. 383), y en el de las madres durante el embarazo y la lactancia (ver T. 2 pág. 384);*
- *la **economía** individual y colectiva;*
- *el **medio ambiente** y la **ecología** (ver T. 1 págs. 230, 263).*

Se trata de una postura cómoda y complaciente, pero que va en detrimento tanto de la salud individual como de la pública.

El buen uso de los alimentos consiste en elegir *únicamente* los **saludables,** y en **abstenerse** de *todos* los que puedan suponer un **riesgo** para la **salud.**

3. Que prevengan las enfermedades

Los productos alimentarios pueden desempeñar un papel opuesto, dependiendo de como los elijamos: pueden causar enfermedades, o pueden prevenirlas y evitarlas.

Todos los alimentos de origen vegetal que se tratan en este tomo, están dotados de poder preventivo y curativo. Destacan por su capacidad para prevenir las enfermedades:

- los que contienen sustancias **antioxidantes** (principalmente la provitamina A, y las vitaminas C y E), y
- los que contienen **elementos fitoquímicos** (ver T. 1 pág. 410), muchos de los cuales son **colorantes naturales** (ver el cuadro *"Coma colores"*, T. 2 págs. 394-395).

Las frutas y las hortalizas frescas satisfacen ambas condiciones, y son los alimentos vegetales dotados de mayor poder para prevenir e incluso curar enfermedades. Por ello se las considera como **alimentos-**

Los alimentos deben aportar estos cuatro grupos de sustancias:

- **Nutrientes energéticos (combustible): hidratos de carbono, grasas y proteínas.**
  Liberan energía con la que el organismo logra mantener su temperatura y desarrollar trabajo de tipo físico y químico:
- **Nutrientes plásticos (constructivos): proteínas, calcio y fósforo, principalmente.**
  Con ellos se forma la estructura del organismo, y se renuevan y reparan los tejidos.
- **Nutrientes reguladores (biocatalizadores): vitaminas y minerales.**
  Facilitan y controlan las diversas funciones fisiológicas.
- **Componentes no nutritivos: fibra y elementos fitoquímicos** (T. 1 págs. 388, 410).
  Junto con las vitaminas, son los responsables del poder preventivo y curativo de los alimentos.

Cap. 37: EL BUEN USO DE LOS ALIMENTOS

Apetito y razón

Diencéfalo
Es la zona del cerebro donde reside el **apetito** por los alimentos y las sensaciones de hambre y de saciedad.

Corteza cerebral
Es el asiento anatómico de la **razón** y de la **fuerza de voluntad**. En condiciones normales, es capaz de controlar al resto del cerebro, incluido el diencéfalo en donde reside el apetito y otros comportamientos relacionados con los instintos.

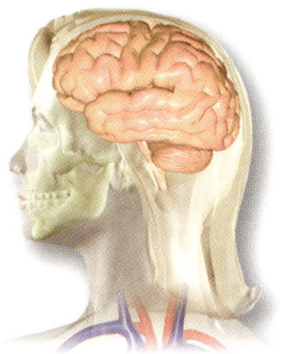

En el cerebro humano, la razón, puede y debe controlar el apetito.

El apetito o el gusto no son una guía segura para elegir los alimentos que más convienen a nuestro bienestar y salud.

viene de la página 388

Elegir bien los alimentos

Cuando alguien se sienta en un restaurante, lo primero que suele hacer es leer la carta para elegir el menú.

Ese mismo acto de elegir lo que vamos a comer, también se lleva a cabo a diario en el autoservicio, en el mercado o en la cocina de casa.

Alimentarse es elegir

Alimentarse es, ante todo, elegir. Únicamente se deja de elegir la comida cuando las circunstancias obligan, y se dispone de una sola opción.

La elección de los alimentos viene *condicionada* por las **costumbres** sociales, por los **hábitos** adquiridos, por la **variedad** de productos disponibles y por los **recursos** económicos. Sin embargo, a pesar de todo ello, se trata de un acto libre en el que la capacidad de decisión de todo ser humano tiene la opción de manifestarse.

El papel del apetito en la elección de los alimentos

Es cierto que las apetencias individuales son necesarias, y que desempeñan un papel importante en la elección de los alimentos y en la fisiología digestiva. Sin embargo, en muchas ocasiones esas apetencias están alteradas o deformadas, como consecuencia de un estilo de vida artificial y poco saludable.

Esto hace que se sienta el deseo de consumir productos que no satisfacen las necesidades fisiológicas del organismo, o lo que es peor, que resulten nocivos para la salud.

Apetito y razón

Por ello, el apetito no es ni puede ser una guía segura en la elección de los alimentos, especialmente si no ha sido *educado hacia lo saludable*. Comer simplemente lo que apetece es correr un *elevado* riesgo para la salud.

El apetito, que reside en el diencéfalo, debe ser sometido y controlado por la razón y la fuerza de voluntad, que residen en la corteza cerebral y constituye el nivel superior de la mente humana (ver cuadro de esta misma página).

La educación del apetito

La educación del apetito hacia los alimentos saludables es un proceso que puede resultar incómodo al principio, pero que rinde grandes beneficios en favor de la salud. Lo *ideal* es hacerlo desde la **infancia,** pero *nunca* **es tarde** para empezar.

El estudio de las propiedades de los alimentos y el conocimiento de su poder curativo, ya desde la niñez, contribuye a la educación del apetito.

Solo cuando se dispone de una **información *correcta*** y de un *apetito educado,* se es-

Pirámide de la alimentación saludable

La cantidad relativa de cada grupo de alimentos que se deben consumir diariamente está representada por el tamaño de cada sección de la pirámide.

Cuanto más abajo (más próximo a la base) está situado un grupo de alimentos en la pirámide, mayor importancia tiene en la alimentación saludable.

Leche y productos lácteos

2 raciones diarias. Se considera una ración un vaso de leche o un yogur, o bien 100 g de queso fresco, requesón o cuajada. Preferiblemente desnatados o bajos en grasa.

Pueden ser reemplazados por la leche de soja o de almendra, por el tofu y por otras alternativas a los lácteos.

Grasas sólidas, azúcar y dulces

Consumirlos esporádicamente o prescindir por completo de ellos.

Aceites vegetales

2-3 cucharadas diarias de aceite de oliva o de semillas.

Frutos secos oleaginosos

1 ración diaria; por ejemplo:
- un puñado de nueces.

Alimentos proteínicos

Incluyen las legumbres y los derivados de la soja (como alternativa a la carne y al pescado), así como los huevos.

2 raciones diarias.

Hortalizas

Incluyen las verduras y ensaladas

2 raciones diarias; por ejemplo:
- un plato de ensalada y
- un plato de verduras o de patatas cocinadas.

Cereales y sus productos

4 raciones diarias, por ejemplo:
- una ración de muesli o de copos de cereales,
- una ración de pasta y
- dos raciones de pan (unos 100 g).

Fruta

3 raciones diarias; por ejemplo:
- tres piezas de fruta fresca.

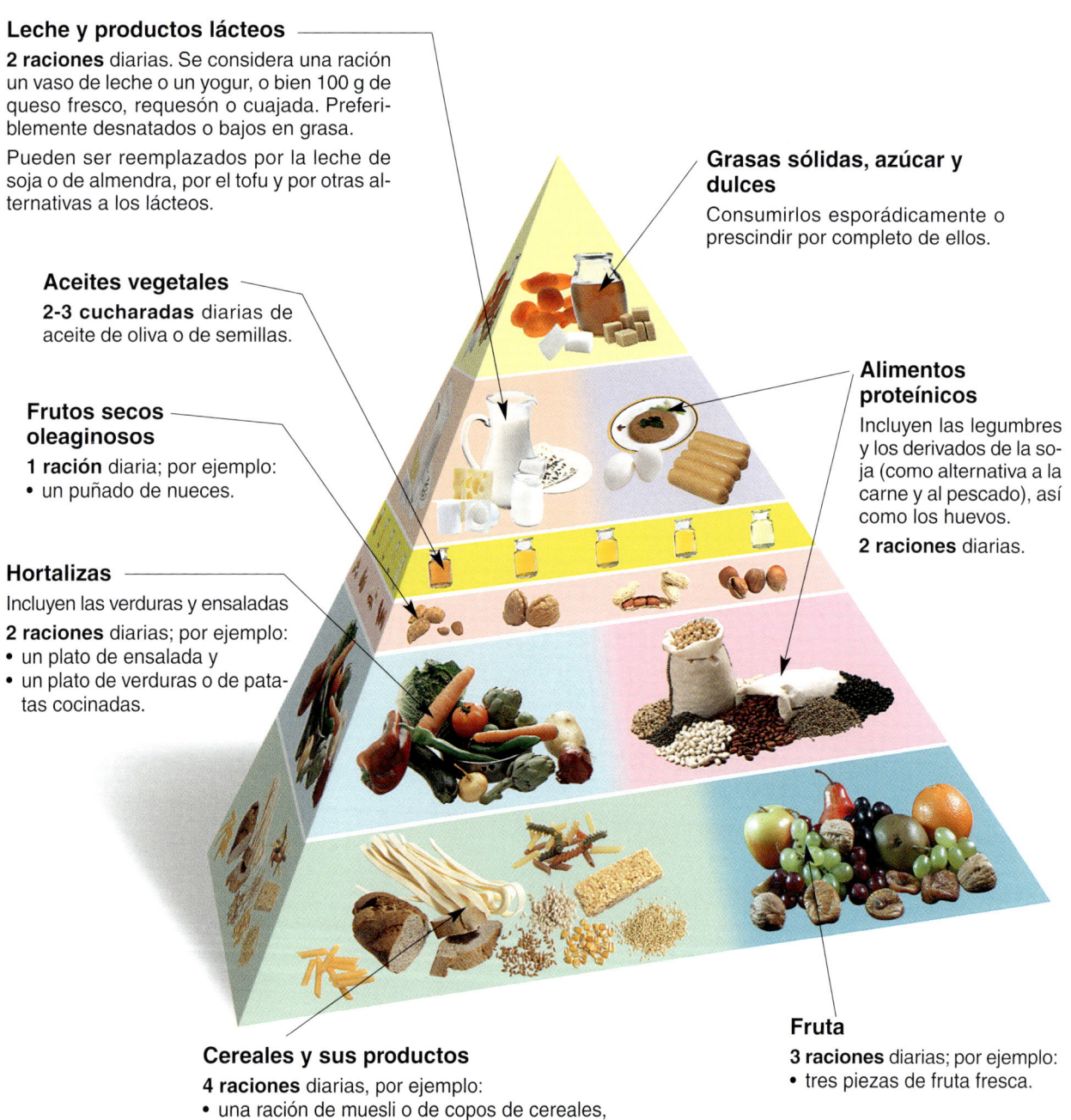

la alimentación actual (1)

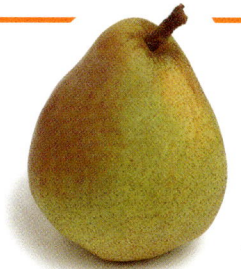

Problema
Sustitución de alimentos crudos y frescos por alimentos cocinados

No se puede disfrutar de buena salud sin tomar alimentos crudos y frescos, es decir **vivos.** En ello se encuentran todas las sustancias químicas *activas* que intervienen en las procesos vitales de las células, como los **elementos fitoquímicos** (T. 1 pág. 410) y las **enzimas.**

La **cocción** de los alimentos hace cesar la vida de las células que los forman, destruyendo e inactivando muchas sustancias químicas, con lo cual se *reduce* el **valor nutritivo** y el **poder preventivo** y **curativo** de los alimentos.

En el caso de las legumbres, es imprescindible cocinarlas para destruir las sustancias antinutritivas que contienen (ver T. 1 págs. 83-84).

Solución
Comer cada día al menos cinco piezas de fruta y un plato de ensalada de verduras y otras hortalizas

Siempre que resulte *factible,* ingerir los alimentos vegetales crudos o cocinados muy ligeramente:

- **Frutas y hortalizas:** Prácticamente todas pueden ingerirse crudas, excepto los tubérculos como la patata.
- **Frutos secos:** Pueden tomarse crudos o ligeramente tostados al horno.
- **Cereales:** Pueden tomarse crudos o ligeramente cocinados en forma de copos, como se hace con el muesli (T. 1 pág. 67).

■ ■ ■

Problema
Sustitución de alimentos naturales por elaborados

La elaboración industrial de alimentos tales como los bollos, galletas, aceites y conservas, tiende generalmente a:

- **Eliminar** una parte de los ingredientes naturales beneficiosos para la salud, con una finalidad casi siempre comercial, por ejemplo:
  - Prolongar su periodo de conservación, como ocurre con el germen de los cereales al refinarlos.
  - Mejorar su aspecto, según sucede con las sustancias insaponificables de los aceites al refinarlos.
- **Añadir** nuevos ingredientes, como por ejemplo los **aditivos,** *muchos* de los cuales son *potencialmente* **peligrosos.**
- **Transformar** algunos ingredientes naturales para mejorar la presentación del producto, con lo que se forman sustancias nocivas para la salud. Esto es lo que ocurre por ejemplo con los ácidos grasos insaturados al ser hidrogenados para transformarlos en margarina. En este proceso se forman ácidos grasos *trans* nocivos para la salud.

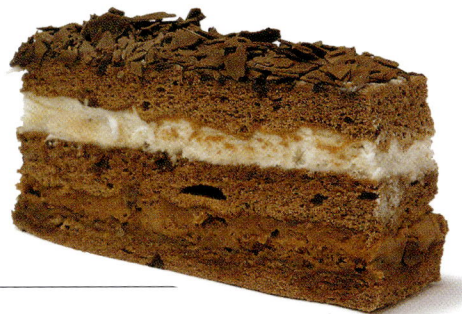

Solución
Aumentar el consumo de alimentos no procesados industrialmente

Cuantos menos alimentos y productos elaborados industrialmente se usen, tanto más saludable será la dieta.

Las frutas frescas, los cereales, las legumbres y las hortalizas mínimamente procesados, y los frutos secos oleaginosos, son muy preferibles a los alimentos o productos elaborados.

Al procesar y refinar los alimentos, el ser humano ha intentado en muchas ocasiones mejorar la naturaleza, creyendo que poseía el conocimiento científico necesario; pero como resultado de esas "mejoras" se han creado nuevos problemas para la salud, tal como podemos ver hoy en los países desarrollados.

Estas dos máximas de la medicina natural tradicional adquieren cada día mayor vigencia:

- *"El todo es más eficaz que sus partes":* Una manzana, un grano de trigo u otro alimento vegetal, tal como nos los ofrece la naturaleza, poseen una combinación armónicamente equilibrada de sustancias vitales. Ninguna de ellas sobra, como anteriormente se pensaba de la fibra o de otros ingredientes no nutritivos, y por lo tanto no deben ser eliminados en un intento de extracción o de "purificación".
- *"La ciencia no lo ha descubierto todo"* acerca de la composición de los alimentos. Por eso, la industria alimentaria debería ser más respetuosa con los ingredientes naturales.
  Actualmente, la investigación científica está descubriendo la composición química y las funciones de muchas de las sustancias que se creían inservibles o desechables de los alimentos, tales como los **elementos fitoquímicos** (T. 1 pág. 410).

Problemas de

Problema
Exceso de azúcar

Aunque posiblemente se haya exagerado la nocividad del azúcar, y se le hayan atribuido numerosos males, sí que está *demostrado* que un **consumo excesivo** de él *provoca*: caries, aumento de triglicéridos, obesidad e hiperactividad; además, *se asocia* con los cálculos biliares, la enfermedad de Crohn, la fragilidad ósea, el cáncer de estómago y el de colon (ver T. 1 pág. 172-173).

Solución
Reducir el consumo de azúcar

Para ello, se debe evitar,
- tanto el azúcar añadido a los alimentos,
- como el que se encuentra *oculto* en ellos por haber sido añadido como aditivo (ver T. 1 pág. 168).

La **melaza**, la **miel** y el **azúcar moreno** (integral) son *preferibles* al azúcar blanco, aunque el dulce *más* saludable son las **frutas desecadas** (T. 1 pág. 167).

■ ■ ■

Problema
Exceso de aditivos

Los aditivos son sustancias **no nutritivas** *añadidas intencionalmente* a los productos alimentarios, normalmente en pequeñas cantidades, para *modificar* o "*mejorar*" su apariencia, su sabor, su consistencia o sus propiedades de conservación.

Aunque *algunos* de ellos son de origen **natural**, la *mayor parte* han sido **sintetizados químicamente**. Actualmente se calcula en unas **15.000** las sustancias químicas que se usan o se han usado como aditivos.

Solución
Consumir menos alimentos envasados o elaborados, y más alimentos en su estado natural

Atención: Las **frutas frescas** *pueden contener* aditivos en su **piel,** como el bifenilo (E230), el ortofenilfenol y su derivado (E231 y E232) y el tiabendazol (E233).

Estos aditivos se emplean como conservantes sobre la piel de las naranjas, limones, mandarinas, pomelos, plátanos y otras frutas. No suelen penetrar en el interior del fruto. Son potencialmente tóxicos, por lo que **no** se debe *ingerir* la **piel** de las **frutas tratadas**.

La seguridad de los aditivos

Aunque teóricamente existen muchos controles antes de que las autoridades sanitarias aprueben la autorización de un aditivo, persisten las *dudas* acerca de sus posibles **efectos cancerígenos** *a largo plazo*, debido a dos motivos fundamentales:

- Las **pruebas de toxicidad** y de *efecto cancerígeno* se llevan a cabo en **animales** de experimentación (generalmente ratones), por lo que los resultados no son totalmente transferibles al ser humano.

- *Se desconoce* el **efecto acumulativo** de muchos aditivos **a largo plazo**. Se sabe que existen sustancias químicas que tardan **veinte años** o más en provocar cáncer. Es razonable pensar que la acumulación de aditivos químicos en el organismo humano a lo largo de los años, pueda producir efectos nocivos inesperados.

Una ley estricta que no se cumple

La famosa Cláusula Delaney de la legislación estadounidense, estableció en 1958 que la **tolerancia** para los aditivos tenía que ser igual a **cero.** Por lo tanto, debían prohibirse todos los aditivos que al ser administrados a las personas o animales en cualquier cantidad, pudieran causar o inducir algún tipo de cáncer.[3]

La sacarina, por ejemplo, tuvo que ser retirada del mercado en Estados Unidos como consecuencia de esta ley. Actualmente la Cláusula Delaney está en proceso de revisión, ya que si se aplicara cabalmente, habría que retirar muchos más aditivos alimentarios, con el consiguiente perjuicio económico.

En la Unión Europea tampoco se aplica un criterio tan estricto como la Cláusula Delaney. Evidentemente, la mayor tolerancia hacia los aditivos va a favor de la industria alimentaria y en perjuicio de la salud de los consumidores.

El criterio que se suele aplicar en los países desarrollados es el llamado GRAS (*Generally Recognized As Safe:* generalmente reconocido como seguro, en inglés), lo cual da una idea de la **incertidumbre** que existe en cuanto a la inocuidad de los aditivos, *especialmente* **a largo plazo**.

la alimentación actual (2)

Los aditivos más peligrosos

Código E	Sustancia	Uso	Efectos adversos
COLORANTES (E100-E199)			
E102	Tartracina	Colorante amarillo en caramelos, refrescos de limón y chicles	Urticaria, rinitis y otras manifestaciones de alergia
E110	Amarillo anaranjado S	Sopas instantáneas (de sobre), caramelos, mermeladas de frutas	Alergias graves, trastornos gástricos
E123	Amaranto	Colorante rojo en conservas de fruta, golosinas y refrescos	Alergias
E124	Rojo de cochinilla A	Golosinas, refrescos, gelatinas	Alergias
E127	Eritrosina	Colorante rosa en golosinas, postres preparados y chicles (contiene yodo)	Hipertiroidismo; eccemas
CONSERVANTES (E200-E299)			
E210	Ácido benzoico	Salsas preparadas, cerveza, jugos de fruta, yogures	Alergias, alteraciones hepáticas
E211-E215	Benzoatos	Conservas de pescado y marisco, mayonesas y otras salsas, repostería	Alergias, sensación de entumecimiento en la boca
E220-E227	Dióxido de azufre y sulfitos	Frutas desecadas, ensaladas preparadas (para evitar que las verduras pierdan color), sopas de sobre, patatas prefritas, mermeladas, vinos	Alergias graves, especialmente de tipo respiratorio; irritación de estómago; inactivación de la vitamina B_1. Se sospecha que pueda ser cancerígeno (el ácido benzoico y los benzoatos potencian sus efectos adversos)
E249-E252	Nitritos	Carnes curadas, jamones, embutidos, conservas de pescado	Forma nitrosaminas de acción cancerígena (T. 1 pág. 270); bloquea el transporte de oxígeno en la sangre; alergias
ANTIOXIDANTES (E300-E321)			
E320	Butilhidroxianisol	Retrasa el enranciamiento de aceites y grasas: repostería, margarinas, mantequilla	Aumenta el nivel de lípidos y de colesterol en la sangre
EMULSIONANTES, ESPESANTES Y ESTABILIZANTES (E322-E499)			
ÁCIDO ORTOFOSFÓRICO Y ORTOFOSFATOS (E338-E343)		Refrescos, especialmente los de cola	Irritación del conducto digestivo; descalcificación en los niños
EDULCORANTES ARTIFICIALES (ver T. 1 pág. 179)			
POTENCIADORES DEL SABOR			
E621-E625	Glutamatos	Todo tipo de conservas y comidas preparadas; comida china	Dolores de cabeza; alergias

Ventajas de los aditivos
- *Mejoran* la **presencia** de los alimentos.
- *Prolongan* el período de **conservación** de los alimentos, *evitando* su alteración, su ***pérdida* de valor nutritivo** y su **contaminación** por diversos microorganismos.
- Los **edulcorantes** permiten **reducir** el consumo de **azúcar**.

Inconvenientes de los aditivos

Los aditivos son la ***cara oculta*** de los alimentos. No todos se declaran en las etiquetas (la ley no obliga a ello); además, la información científica acerca de su toxicidad, también se oculta en ocasiones debido a intereses económicos.

No obstante, se sabe que ***numerosos*** aditivos, especialmente los químicos o artificiales, son *potencialmente* **tóxicos**. *Incluso **sin sobrepasar*** la **IDA** (ingesta diaria admisible) considerada como segura, su consumo repetido puede ser causa de:

- alergias;
- dolores de cabeza;
- hiperactividad y agresividad, especialmente en los niños (ver T. 2 pág. 32);
- intolerancia digestiva;
- descalcificación ósea (ver T. 1 pág. 367).

El **efecto acumulativo** de los aditivos sobre el organismo humano a lo largo de los años está ***poco estudiado***, pero existen *fundadas **sospechas*** de que pueda se un factor *favorecedor* del **cáncer**.

Problemas de

Problema
Exceso de proteínas de origen animal

La carne y sus derivados *han pasado* de ser un **complemento** alimentario de *uso esporádico*, como ocurre en la *auténtica* **dieta mediterránea**, a un alimento fundamental de consumo *diario*.

Las proteínas animales, son en general de mayor valor biológico que las de origen vegetal (ver T. 1 pág. 286). Sin embargo, existen fundadas sospechas de que, independientemente del efecto de otros componentes de los productos de origen animal, favorecen:
- la arteriosclerosis y las enfermedades cardiovasculares (por ejemplo, la caseína de la leche, T. 1 pág. 191);
- la artritis reumatoide;
- la diabetes;
- el cáncer (ver T. 2 pág. 372).

Solución
Aumentar el consumo de legumbres y cereales

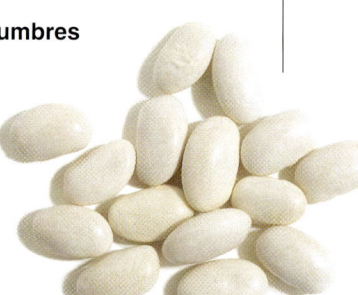

Las proteínas de las legumbres, *especialmente* de la **soja,** poseen un valor biológico superior al de la carne, aunque su digestibilidad sea menor (ver T. 1 pág. 286).

Las proteínas de los **cereales,** *combinadas* con las de las **legumbres,** constituyen una *proteína completa.*

Existen *muchas* **alternativas** *saludables* a la carne, como los productos derivados de la soja y la llamada "carne vegetal" (T. 1 pág. 332), cuyo consumo permite reducir la ingesta de proteínas animales.

■ ■ ■

Problema
Exceso de grasas animales y de colesterol

Las grasas de origen animal, *especialmente* las que se encuentran en la **carne,** en la **leche** y en la **yema** de huevo, presentan numerosas características que las hacen nocivas para la salud, entre las que destacan:
- *Predominio* de **ácidos grasos saturados**, que favorecen la síntesis de colesterol en el hígado y su depósito en las arterias.
- Aporte de **colesterol** ya formado, que también favorece la arteriosclerosis.
- *Carencia* de sustancias **antioxidantes** como la *vitamina E.*

Solución
Reemplazarlas por aceites vegetales, frutos secos oleaginosos y frutas grasas como el aguacate

Todos ellos presentan diversas ventajas sobre las grasas animales:
- *Predominan* los **ácidos grasos mono y poliinsaturados**, que *reducen* el **colesterol** y protegen de la arteriosclerosis.
- *No* contienen **colesterol.**
- *Contienen* **vitamina E** y otros **antioxidantes,** que frenan el proceso de la arteriosclerosis.

■ ■ ■

Problema
Exceso de sal

Está demostrado que *favorece* la **hipertensión** arterial y otras enfermedades **cardiovasculares;** las enfermedades del **estómago,** incluido el cáncer; el asma; la osteoporosis y los **cálculos** renales (T. 1 pág. 345).

Solución
Reducir el consumo de sal

Para ello se debe evitar:
- tanto la **sal de mesa** añadida a los alimentos,
- como la **oculta** en los productos elaborados, especialmente en las conservas.

Existen **alternativas** *saludables* a la sal (T. 1 pág. 347).

la alimentación actual (3)

Problema
Insuficiencia de vitaminas

La **cocción**, la **conservación** y en general *todos* los métodos de **procesado** de los alimentos, causan una **reducción** en su contenido vitamínico.

Solución
Aumentar el consumo de frutas, de hortalizas crudas y de cereales integrales

Constituyen una buena fuente de **provitamina A** y de **vitaminas** del grupo **B**, de la **C** y de la **E**.

■ ■ ■

Problema
Insuficiencia de fibra

El **refinado** y **elaboración** de los alimentos suele disminuir su proporción de fibra.

Esto causa *aumento* del nivel de **colesterol, estreñimiento, diverticulosis** y mayor *riesgo* de **cáncer**.

Solución
Aumentar el consumo de cereales integrales, legumbres, frutas y hortalizas

Constituyen la *mejor fuente* de **fibra**.

■ ■ ■

Problema
Insuficiencia de pigmentos vegetales

Los pigmentos que otorgan el color natural a las frutas y hortalizas se clasifican junto a los elementos fitoquímicos y otras sustancias no nutritivas de los alimentos. Su *carencia* deja el organismo *desprovisto* de sustancias **antioxidantes** y **protectoras** contra las enfermedades cardiovasculares y el cáncer.

Solución
Aumentar el consumo de frutas y hortalizas coloreadas (ver T. 1 pág. 100)

Todos los colorantes naturales de los vegetales ejercen funciones beneficiosas para la salud.

■ ■ ■

Problema
Insuficiencia de enzimas

Al **cocinar, conservar** o **procesar** los alimentos vegetales, se *inactivan* o *destruyen* las enzimas que pudieran contener en sus células.

Las enzimas son proteínas que se encuentran en los **alimentos vivos**, es decir, los formados por células vivas. La función de las enzimas es la de favorecer y regular las reacciones químicas que se producen en las células (biocatalización).

La *carencia* de enzimas vegetales *frena* la **digestión** y **aprovechamiento** de los alimentos.

Solución
Aumentar el consumo de germinados y de otros alimentos crudos

Los siguientes alimentos crudos constituyen una buena fuente de enzimas:
- los **germinados** (brotes tiernos) de los cereales y de las legumbres;
- las **frutas**, especialmente el ananás (piña tropical) o la papaya;
- las **hortalizas** en general.

En el conducto digestivo, las enzimas de las células vegetales *contribuyen* a la **buena digestión** y **asimilación** de los alimentos.

Problemas de

Problema
Exceso de contaminantes químicos en los alimentos

La química ha *invadido* la industria alimentaria e incluso la agricultura. Actualmente existen *miles* las sustancias tóxicas que pueden hallarse en los productos alimentarios, como por ejemplo los **pesticidas**, los **metales pesados** (plomo, cadmio, mercurio...), las **aflatoxinas** (ver T. 1 pág. 140) y los restos de **hormonas** y **medicamentos** empleados en la cría del ganado.

Los pesticidas organoclorados como el DDT, los PCB (bifenilos policlorados) y las dioxinas se encuentran entre los contaminantes alimentarios *más* **peligrosos**, debido a que *se acumulan* en la grasa del organismo. Existen fundadas sospechas de que, entre otros efectos tóxicos, pueden ser causa de:

- tumores malignos, especialmente de linfomas tipo "no Hodgkin";[4]
- alteraciones de la conducta en los niños (se sabe que afectan al desarrollo del cerebro infantil).[5]

La carne, el pescado, los productos lácteos y la fruta de cultivos intensivos son las fuentes principales de estos pesticidas, según un estudio realizado en la Universidad McMaster de Ontario (Canadá)[5]. Una alimentación vegetariana en la que las frutas sean de cultivo biológico, es la que menos pesticidas aporta, según este estudio.

Solución
Evitar los alimentos más contaminados; lavar las frutas y hortalizas y pelarlas siempre que sea posible

En los alimentos **vegetales,** la *mayor parte* de los contaminantes se encuentran en su ***exterior,*** y pueden ser eliminados mediante el lavado y el pelado.

En la *leche, huevos, pescados, mariscos y carnes*, los contaminantes forman parte del alimento, y resulta *imposible* eliminarlos.

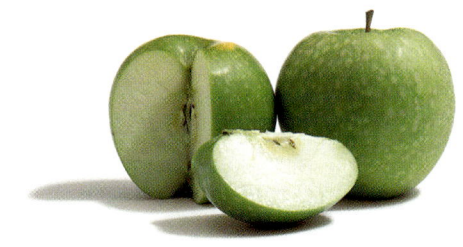

■ ■ ■

Problema
Irrupción en el mercado de alimentos procedentes de organismos manipulados genéticamente o transgénicos

Los organismos genéticamente modificados se obtienen al introducir en el material genético de sus células un gen externo procedente de otra especie, al que se llama **transgén.** De esta forma, desarrollan características que no son propias de su especie, sino de la especie dadora del transgén.

Por ejemplo, existe un tipo de soja transgénica que se ha obtenido al inocularle ciertos genes de una flor (la petunia), de una bacteria y de un virus. El resultado es que esa soja genéticamente modificada resiste a la acción de un potente herbicida. De esta forma, se pueden destruir masivamente todas las "malas hierbas" del cultivo, sin dañar la soja. La soja transgénica y el herbicida son distribuidos por la misma empresa agroquímica multinacional.

Existen indicios razonables de que la manipulación genética de los seres vivos puede tener consecuencias negativas para la salud y para la vida, las cuales aún son desconocidas por la ciencia actual.

Solución
Elegir para el consumo alimentos de cultivo biológico

Los alimentos están siendo cada vez más alterados y adulterados:

- En el **campo** de cultivo: modificación genética de las semillas, abonos químicos, herbicidas, pesticidas, reguladores del crecimiento, etcétera.
- En su **procesamiento** posterior: refinado, conservación mediante productos químicos, uso de todo tipo de aditivos, etcétera.

Afortunadamente existe la opción de la **agricultura biológica** o **ecológica,** que rechaza el uso de plantas transgénicas, respeta los ciclos naturales de la tierra, utiliza la rotación de cultivos, emplea abono orgánico y evita el uso de pesticidas y de otros productos químicos; en suma, respeta a la naturaleza y favorece la salud de los consumidores.

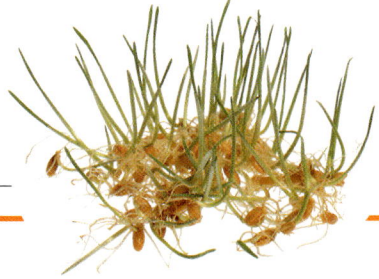

la alimentación actual (y 4)

 Ventajas que se pueden lograr al manipular genéticamente los organismos vivos

- **Resistencia** de la soja, el maíz y otros cultivos a los **herbicidas** y a las **plagas.** Este es el principal objetivo que se busca al crear una planta transgénica. Esa resistencia permite usar potentes herbicidas capaces de destruir todas las malas hierbas, pero sin afectar al cultivo. Este hecho, unido a la mayor resistencia a los virus, bacterias, hongos o insectos causantes de plagas, hace que *aumente* el **rendimiento** del cultivo.
- *Mejora* en el **aspecto,** en el **sabor** y en la **conservación** de los alimentos.
- **Mejora** en la **composición** de los productos alimentarios, haciéndolos más nutritivos y saludables:[6] Por ejemplo, se puede lograr que el maíz contenga más lisina (aminoácido en el que es deficitario), o que el aceite de ciertas plantas contenga más ácidos grasos insaturados beneficiosos para la salud.
- **Aumento en la producción** de leche, huevos y carne, mediante modificaciones genéticas en los animales.

 Inconvenientes de la manipulación genética

- **Repercusión sobre el medio ambiente:** Este es el inconveniente más grave, especialmente por lo que tiene de *imprevisible.* Por ejemplo, la resistencia a los herbicidas podría pasar de las plantas transgénicas a las malas hierbas, con lo que estas se convertirían así en "supermalezas" que a su vez, exigirían nuevos herbicidas todavía más tóxicos.
- **Repercusión sobre la salud humana:** Las investigaciones realizadas hasta ahora no han detectado problemas importantes. Los alimentos modificados genéticamente son digeridos y asimilados aparentemente igual que los no modificados. Únicamente se sabe que su consumo produce:
  – mayor frecuencia de **alergias** alimentarias y
  – mayor riesgo de adquirir **resistencia** a los **antibióticos**, como la ampicilina.
- **Alteración en el equilibrio natural:** La transferencia de genes de una especie a otra puede interpretarse como un atentado contra el orden natural, con graves repercusiones en el campo de la bioética. ¿Qué efecto producirá comer un tomate en el que se han implantado genes de un cerdo, por ejemplo (lo cual ya resulta técnicamente posible)?

¿Una solución para el hambre en el mundo?

Los *organismos genéticamente modificados,* como las **plantas transgénicas,** permiten aumentar la producción de alimentos y pueden solucionar el problema del hambre en el mundo. Así es como son presentados por parte de las multinacionales que los producen.

Pero mientras tanto, resulta contradictorio que en los países llamados "civilizados" se autorice la destrucción de los excedentes alimentarios como medida para "estabilizar el mercado".

Muchos piensan que existen suficientes recursos para acabar con el hambre en mundo, incluso sin recurrir a la biotecnología (ver T. 1 pág. 263).

Así pues, la solución para la desnutrición y el hambre en el mundo no está en producir soja u otros alimentos transgénicos, sino en lograr la victoria sobre el egoísmo humano; y ello solo es posible mediante un profundo cambio mental y espiritual, del que surja el genuino amor y la solidaridad.

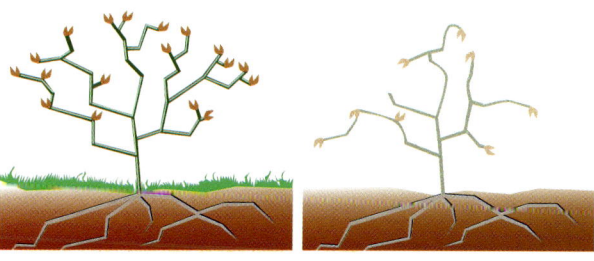

Soja normal no modificada.
Al aplicar el herbicida (figura de la derecha), mueren las malas hierbas y también la planta de soja.

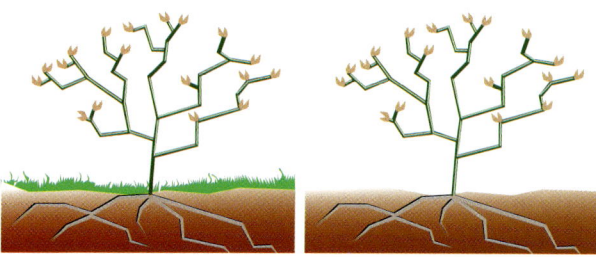

Soja modificada genéticamente (transgénica).
Al aplicar el herbicida (figura de la derecha), mueren las malas hierbas pero la planta de soja sobrevive por ser resistente a él.

BIBLIOGRAFÍA

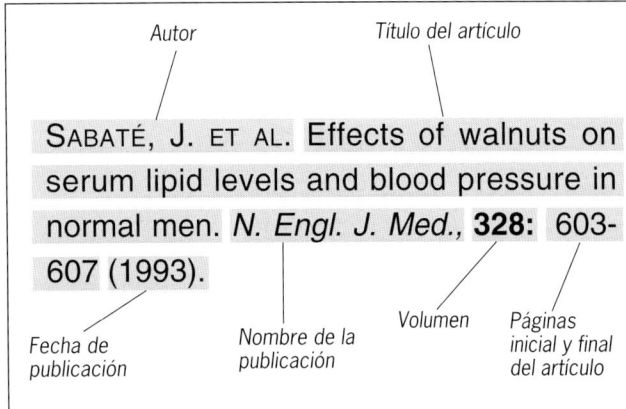

Modelo de referencias de revistas

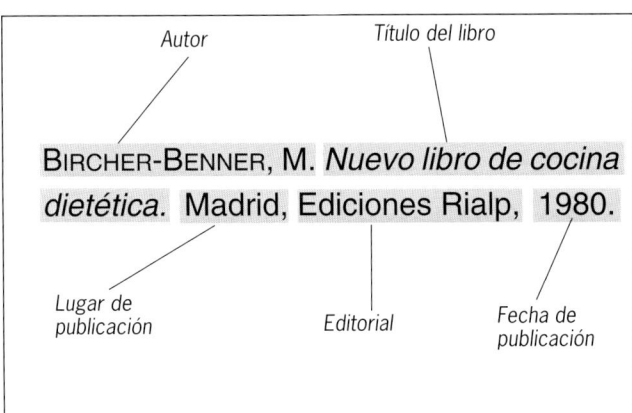

Modelo de referencias de libros

CAP. 19: ALIMENTOS PARA LOS OJOS

1. STRASBURGER ET AL. *Tratado de botánica.* Barcelona, Ediciones Omega, 8ª ed., 1994, pág. 166 [edición original: *Strasburger, Lehrbuch der Botanik,* Suttgart, Gustav Fischer Verlag, 33ª ed., 1991].
2. TAYLOR, A.; JACQUES, P.F.; EPSTEIN, E.M. Relations among aging, antioxidant status, and cataract. *Am. J. Clin. Nutr.,* **62**: 1439S-1447S (1995).
3. COUET, C.; JAN, P.; DEBRY, G. Lactose and cataract in humans: a review. *J. Am. Coll. Nutr.,* **10**: 79-86 (1991).
4. TAVANI, A.; NEGRI, E.; LA VECCHIA, C. Food and nutrient intake and risk of cataract. *Ann. Epidemiol.,* **6**: 41-46 (1996).
5. SEDDON, J.M.; AJANI, U.A.; SPERDUTO, R.D. ET AL. Dietary carotenoids, vitamins A, C and E, and advanced age-related macular degeneration. *JAMA,* **272**: 1413-1420 (1994).
6. CHANDRA, R.K. Excessive intake of zinc impairs immune responses. *JAMA,* **252**: 1443-1446 (1984).
7. EYE DISEASE CASE-CONTROL STUDY GROUP. Antioxidant status and neovascular age-related macular degeneration. *Arch. Ophthalmol.,* **111**: 104-109 (1993).
8. VALNET, J. *Tratamiento de las enfermedades por las verduras, frutas y cereales.* Madrid, Editorial Reus, 1973, pág. 132 [edición original: *Traitement des maladies par les légumes, les fruits et les céréals.* Paris, Librairie Maloine S.A. éditeur].
9. SEDDON, J.M.; AJANI, U.A.; SPERDUTO, R.D. ET AL. Dietary carotenoids, vitamins A, C and E, and advanced age-related macular degeneration. *JAMA,* **272**: 1413-1420 (1994).
10. REDDY, N.S.; MALEWAR, V.G. Bio-availability of iron from spinach cultivated in soil fortified with graded levels of iron. *Plant Foods Human Nutrition,* **42**: 313-318 (1992).
11. SATOH, T.; GOTO, M.; IGARASHI, K. Effects of protein isolates from radish and spinach leaves on serum lipids levels in rats. *Journal of Nutrition Science and Vitaminology of Tokyo,* **39**: 627-633 (1993).

CAP. 20: ALIMENTOS PARA EL SISTEMA NERVIOSO

1. BREAKEY, J. The role of diet and behaviour in childhood. *J. Paediatr. Child Health,* **33**: 190-194 (1997).
2. LECHKY, O. If children are developing poorly, ask what they had for breakfast. *CMAJ,* **143**: 210-213 (1990).
3. NEEDLEMAN, H.L.; RIESS, J.A.; TOBIN, M.J. ET AL. Bone lead levels and delinquent behavior. *JAMA,* **275**: 363-369 (1996).
4. POLLOCK, I.; WARNER, J.O. Effect of artificial food colours on childhood behaviour. *Arch. Dis. Child.,* **65**: 74-77 (1990).
5. TUORMAA, T. E. The adverse effects of food additives on health: a review of the literature with special emphasis on childhood hyperactivity. *Journal of Orthomolecular Medicine,* **9**: 225-243 (1994).
6. THOMAS, TOM. ET AL. Beta-amyloid-mediated vasoactivity and vascular endothelial damage. *Nature,* **380**: 168-171 (1996).
7. HELLENBRAND, W.; SEIDLER, A.; BOEING, H. ET AL. Diet and Parkinson's disease. I: A possible role for the past intake of specific foods and food groups. Results from a self-administered food-frequency questionnaire in a case-control study. *Neurology,* **47**: 636-643 (1996).
8. LEIRA, R.; RODRIGUEZ, R. Diet and migraine. *Rev. Neurol.,* May 24 **(129)**: 534-538 (1996).
9. PEATFIELD, R.C. Relationships between food, wine, and beer-precipitated migrainous headaches. *Headache,* **35**: 355-357 (1995).
10. KALMIJN, S.; LAUNER, L.J.; OTT, A. ET AL. Dietary fat intake and the risk of incident dementia in the Rotterdam Study. *Ann. Neurol.,* **42**: 776-782 (1997).
11. GIEM, P.; BEESON, W.L.; FRASER, G.E. The incidence of dementia and intake of animal products: preliminary findings from the Adventist Health Study. *Neuroepidemiology,* **12**: 28-36 (1993).
12. PAMPLONA ROGER, J. D. *Enciclopedia de las plantas medicinales.* Madrid, Editorial Safeliz, 5ª imp., 1998, pág. 151.
13. ESKO, K. ET AL: A comparison of diets with and without oats in adults with celiac disease. *The New England Journal of Medecine,* **333**: 1033-1037 (1995).
14. HALLFRISH, J.; SCHOLFIELD, D.J.; BEHALL, K.M. ET AL.: Diets containing oat extracts improve glucose and insulin responses of mederately hypercholesterolemic men and women. *Am. J. Clin. Nutr.,* **61**: 379-84 (1995).
15. MARLETT, J.; HOSIG, K.B.; VOLLENDORF, N.W. ET AL.: Mechanism of serum reduction by oat bran. *Hepatology,* **20**: 1450-1457 (1994).
16. DUBOIS, C.; ARMAND, M.; SENFT, M. ET AL.: Chronic oat bran intake alters postprandial lipemia and lipoproteins in healthy adults. *Am. J. Clin. Nutr.,* **61**: 325-333 (1995).
17. BRAATEN, J. Oat beta-glucan reduces blood cholesterol concentration in hypercholesterolemic subjects. *Eur. J. Clin. Nutr.,* **48**: 465-474 (1994).
18. BEER, M.; WOOD, P.J.; SCOTT, F.W. ET AL. Effects of oat gum on blood cholesterol levels in healthy young men. *Eur. J. Clin. Nutr.,* **49**: 517-522 (1995)
19. PAMPLONA ROGER, J. D. *Enciclopedia de las plantas medicinales.* Madrid, Editorial Safeliz, 5ª imp., 1998, pág. 160.
20. WOLFF R.L.; BAYARD C.C. Fatty acid composition of some pine seed oils. *Journal of the American Oil Chemists Society,* **72**: 1043-1046 (1995).
21. *Conocimientos actuales sobre nutrición.* Organización Panamericana de la Salud, Instituto Internacional de Ciencias de la Vida, Washington D.C., 6ª ed. [edición original: Present Knowldedge in Nutrition. International Life Sciences Institute, ILSI-North America, 1990, 6ª ed.], pág. 252.
22. OMS, Serie de informes técnicos nº 797 *(Dieta, nutrición y prevención de enfermedades crónicas:* informe de un grupo de estudio de la OMS). Ginebra, Organización Mundial de la Salud, 1990, pág. 90.
23. SPILLER, G.A.; JENKINS, D.J.; CRAGEN, L.N. ET AL. Effect of a diet high in monounsaturated fat from almonds on plasma cholesterol and lipoproteins. *J. Am. Coll. Nutr.* **11**: 126-130 (1992).

CAP. 21: ALIMENTOS PARA EL CORAZÓN

1. ENSMINGER, A.H. ET AL. *The Concise Encyclopedia of Foods and Nutrition.* Boca Ratón (Florida), CRC Press, 1995, pág. 537.

2. NESS, A.R.; POWLES, J.W. Fruit and vegetables, and cardiovascular disease: a review. *Int. J. Epidemiol.*, **26:** 1-13 (1997).
3. SINGH, R.B.; NIAZ, M.A.; AGARWAL, P. ET AL. Effect of antioxidant-rich foods on plasma ascorbic acid, cardiac enzyme, and lipid peroxide levels in patients hospitalized with acute myocardial infarction. *J. Am. Diet. Assoc.*, **95:** 775-780 (1995).
4. ORNISH, D.; BROWN, S.E.; SCHERWITZ, L.W. ET AL. Can lifestyle changes reverse coronary heart disease? The Lifestyle Heart Trial [see comments]. *Lancet*, **336:** 129-133 (1990).
5. FITZPATRICK, D.F.; HIRSCHFIELD, S.L.; COFFEY, R.G. Endothelium-dependent vasorelaxing activity of wine and other grape products. *Am. J. Physiol.*, **265:** H774-778 (1993).
6. ANTHONY, M.S.; CLARKSON, T.B.; HUGHES, C.L. JR. ET AL. Soybean isoflavones improve cardiovascular risk factors without affecting the reproductive system of peripubertal rhesus monkeys. *J. Nutr.*, **126:** 43-50 (1996).
7. OOSTHUIZEN, W. ET AL. Both fish oil and olive oil lowered plasma fibrinogen in women with high baseline fibrinogen levels. *Thromb. Haemost.*, **72:** 557-562 (1994).
8. ASCHERIO, A.; RIMM, E.B.; STAMPFER, M.J. Dietary intake of marine n-3 fatty acids, fish intake, and the risk of coronary disease among men. *N. Engl. J. Med.*, **332:** 977-982 (1995).
9. KNEKT, P.; REUNANEN, A.; JARVINEN, R. ET AL. Antioxidant vitamin intake and coronary mortality in a longitudinal population study. *Am. J. Epidemiol.*, **139:** 1180-1189 (1994).
10. GAZIANO, J.M.; MANSON, J.E.; BRANCH, L.G. ET AL. A prospective study of consumption of carotenoids in fruits and vegetables and decreased cardiovascular mortality in the elderly. *Ann. Epidemiol.*, **5:** 255-260 (1995).
11. HERTOG, M.G.; FESKENS, E.J.; HOLLMAN, P.C. ET AL. Dietary antioxidant flavonoids and risk of coronary heart disease: the Zutphen Elderly Study. *Lancet*, **342:** 1007-1011 (1993).
12. RIMM, E.B.; KATAN, M.B.; ASCHERIO, A. ET AL. Relation between intake of flavonoids and risk for coronary heart disease in male health professionals. *Ann. Intern. Med.*, **125:** 384-389 (1996).
13. HUMBLE, C.G.; MALARCHER, A.M.; TYROLER, H.A. Dietary fiber and coronary heart disease in middle-aged hypercholesterolemic men [see comments]. *Am. J. Prev. Med.*, **9:** 197-202 (1003).
14. RIMM, E.B.; ASCHERIO, A.; GIOVANNUCCI, E. ET AL. Vegetable, fruit, and cereal fiber intake and risk of coronary heart disease among men [see comments]. *JAMA*, **275:** 447-451 (1996).
15. ASCHERIO, ALBERTO, ET AL. Dietary iron intake and risk of coronary disease among men. *Circulation*, **89:** 969-974 (1994).
16. SNOWDON, D.A.; PHILLIPS, R.L.; FRASER, G.E. Meat consumption and fatal ischemic heart disease. *Prev. Med.*, **13:** 490-500 (1984).
17. WATTS, G.F.; JACKSON, P.; MANDALIA, S. ET AL. Nutrient intake and progression of coronary artery disease. *Am. J. Cardiol.*, **73:** 328-332 (1994).
18. GRAMENZI, A.; GENTILE, A.; FASOLI, M. Association between certain foods and risk of acute myocardial infarction in women. *BMJ*, **300:** 771-773 (1990).
19. WILLETT, W.C.; STAMPFER, M.J.; MANSON, J.E. ET AL. Intake of trans fatty acids and risk of coronary heart disease among women [see comments]. *Lancet*, **341:** 581-585 (1993).
20. BOOYENS, J.; VAN-DER-MERWE, C.F. Margarines and coronary artery disease. *Med. Hypotheses.*, **37:** 241-244 (1992).
21. ARTAUD-WILD, S.M.; CONNOR, S.L.; SEXTON, G. ET AL. Differences in coronary mortality can be explained by differences in cholesterol and saturated fat intakes in 40 countries but not in France and Finland. A paradox [see comments]. *Circulation*, **88:** 2771-2279 (1993).
22. NYGARD, O. ET AL. Plasma homocysteine levels and mortality in patients with coronary artery disease. *New England Journal of Medicine*, **337:** 230-236 (1997).
23. PERRY, I.J., ET AL. Prospective study of serum total homocysteine concentration and risk of stroke in middle-aged British men. *The Lancet*, **346,** 1395-1398 (1995).
24. MORRISON, H.I. ET AL. Serum folate and risk of fatal coronary heart disease. *Journal of the American Medical Association*, **275:** 1893-1896 (1996).
25. MOGHADASIAN, M.H. ET AL. Homocysteine and coronary artery disease. *Archives of Internal Medicine*, **157:** 2299-2308 (1997).
26. BOUSHEY, C.J. ET AL. A quantitative assessment of plasma homocysteine as a risk factor for vascular disease. *Journal of the American Medical Association*, **274:** 1049-1057 (1995).
27. ISENSEE, H.; JACOB, R. Differential effects of various oil diets on the risk of cardiac arrhythmias in rats. *J. Cardiovasc. Risk*, **1:** 353-359 (1994).
28. STOEWSAD, G. Bioactive organosulfur phytochemicals in Brassica oleracea vegetables (a review). *Food Chem. Toxicol.*, **33:** 537-543 (1995).
29. PREOBRAZHENSKAYA, M.; BUKHMAN, V.M.; KOROLEV, A.M. ET AL. Ascorbigen and other indole-derived compounds from brassica vegetables and their analogs as anticarcinogenic and inmunomodulating agents. *Pharmacol., Ther.*, **60:** 301-313 (1993).
30. MEHTA, R.; LIU, J.; CONSTANTINOU, A. ET AL. Cancer chemopreventive activity of brassinin, a phytoalexin from cabagge. *Carcinogenesis*, **16:** 399-404 (1995).
31. CHEN, M.; CHEN, L.T.; BOYCE, H.W. Cruciferous vegetables and glutathione: their effects on colon mucosal glutathione level and colon tumor development in rats induced by DMH. *Nutr. Cancer*, **23:** 77-83 (1995).
32. RAVAI, M. California walnuts: the natural way to a healthier heart. *Nutrition Today*, **30:**173-176 (1995).
33. PAMPLONA ROGER, J. D. *Enciclopedia de las plantas medicinales*. Madrid, Editorial Safeliz, 5ª imp., 1998, pág. 118
34. SABATE, J.; FRASER, G.E.; BURKE, K. ET AL. Effects of Walnuts on Serum Lipid Levels and Blood Pressure in Normal Men. *The New England Journal of Medecine*, **328:** 603-607 (1993).
35. FRASER, G.; SABATE, J.; BEESON, L. ET AL. A possible protective effect of nut consumption on risk of coronary heart disease. *Archives of Internal Medicine*, **152:** 1416-1424 (1992).
36. NAGY, S.; SHAW, P.E. *Tropical and subtropical fruits.* Westport (Connecticut), 1980, The AVI Publishing Company, Inc., pág. 548.
37. QUINN, L.A.; TANG, H.H. *Journal of the Amarican Oil Chemists Society*, **73:** 1585-1588 (1996).
38. AKO, H. ET AL. Healthful new oil from macadamia nuts. *Nutrition*, **11:** 286-288 (1995).
39. SEGAL I. ET AL. Fermentation of the carbohydrate of banana in the human large intestine. *American Journal of Gastroenterology*, **88:** 420-423 (1993).
40. HORIGOME T.; SAKAGUCHI E.; KISHIMOTO C. Hypocholesterolaemic effect of banana pulp in the rat fed on a cholesterol-containing diet. *British Journal of Nutrition*, **68:** 231-244 (1992).
41. KRISHNA G.C. Role of potassium in the pathogenesis of hypertension. *American Journal of Clinical Science*, **307:** S21-S25 (1994).
42. GILLMAN M.W. ET AL. Protective effect of fruits and vegetables on development of stroke in men. *JAMA*, **273:** 1113-1117 (1995).
43. JANSSON, B. Dietary, total body, and intracellular potassium-to-sodium ratios and their influence on cancer. *Cancer Detect. Prev.* **14:** 563-565 (1990).
44. ARORA A.; SHARMA M.P. Use of banana in non-ulcer dyspepsia. *Lancet*, **335:** 612-613 (1990).
45. DADOO R.C.; KHATRI H.L.; SINGLA S. Comparative evaluation of gastric secretory response to banana and porridge. *Indian Journal of Medical Science*, **49:** 5-8 (1995).
46. CELOTTI E. ET AL. Resveratrol content of some wines obtained from dried Valpolicella grapes: Recioto and Amarone. *Journal of Chromatography*, **730:** 45-52 (1996).
47. FITZPATRICK D.F. ET AL. Endothelium-dependent vasorelaxing activity of wine and other grape products. *American Journal of Physiology 265* (Heart Circ. Physiol. 34): H774-H778 (1993).
48. DEMROW, H.S. ET AL. Administration of wine and grape juice inhibits *in vivo* platelet activity and thombosis in stenosed canine coronary arteries. *Circulation*, **91:** 1182-1188 (1995).
49. LANNINGHAM-FOSTER, L. ET AL. Grape extract inhibits lipid peroxidation of human low density lipoprotein. *Biol. Pharm. Bull.* **18:** 1347-1351 (1995).
50. PAMPLONA ROGER, J. D. *Enciclopedia de las plantas medicinales*. Madrid, Editorial Safeliz. 5ª imp., 1998, pág. 545.

CAP. 22: ALIMENTOS PARA LAS ARTERIAS

1. VERSCHUREN, W.M.; JACOBS, D.; BLOEMBERG, B.P. ET AL. Serum total cholesterol and long-term coronary heart disease mortality in different cultures. Twenty-five year follow-up of the Seven Countries Study. *JAMA*, **274:** 131-136 (1995).
2. KRIS-ETHERTON, P.M. Trans fatty acids and coronary heart disease risk. *Am. J. Clin. Nutr.*, **62:** 655S-708S (1995).
3. WILLETT, W.C.; ASCHERIO, A. Trans fatty acids: are the effects only marginal? *Am. J. Public Health*, **84:** 722-724 (1994).
4. KRIS-ETHERTON, P.M.; SHAOMEI, Y. Individual fatty acid effects on plasma lipids and lipoproteins: human studies. *Am. J. Clin. Nutr.*, **65** (suppl): 1628S-1644S (1997).
5. ASCN/AIN Task Force on Trans Fatty Acids. Position paper on trans fatty acids. *Am. J. Clin. Nutr.*, **63:** 663-670 (1996).
6. KOHLMEIER, L.; SIMONSEN, N.; VAN'T VEER, P. ET AL. Adipose tissue trans fatty acids and breast cancer in the European Community Multicenter Study on Antioxidants, Myocardial Infarction, and Breast Cancer. *Cancer Epidemiol. Biomarkers Prev.*, **6:** 705-710 (1997).
7. REAVEN, P.D.; WITZTUM, J.L. Oxidized low density lipoproteins in atherogenesis: role of dietary modification. *Annu. Rev. Nutr.*, **16:** 51-71 (1996).
8. GILLMAN, M.W.; CUPPLES, L.A.; GAGNON, D. ET AL. Protective effect of fruits and vegetables on development of stroke in men. *JAMA*, **273:** 1113-1117 (1995).
9. SCIARRONE, S.E.; STRAHAN, M.T.; BEILIN, L.J. ET AL. Ambulatory blood pressure and heart rate responses to vegetarian meals. *J. Hypertens.*, **11:** 277-285 (1993).
10. SINGH, R.B.; RASTOGI, S.S.; SINGH, N.K. ET AL. Can guava fruit intake decrease blood pressure and blood lipids? *J. Hum. Hypertens.*, **7:** 33-38 (1993).
11. ASCHERIO, A.; HENNEKENS, C.; WILLETT, W.C. Prospective study of nutritional factors, blood pressure, and hypertension among US women. *Hypertension*, **27:** 1065-1072 (1996).
12. TOBIAN, L. Dietary sodium chloride and potassium have effects on the pathophysiology of

BIBLIOGRAFÍA

hypertension in humans and animals. *Am. J. Clin. Nutr.,* **65** (suppl): 606S-611S (1997).

13. ZHOU, B.; ZHANG, X.; ZHU, A. ET AL. The relationship of dietary animal protein and electrolytes to blood pressure: a study on three Chinese populations. *Int. J. Epidemiol.,* **23**: 716-722 (1994).

14. APPEL, L.J.; MILLER E.R. 3D; SEIDLER, A.J. ET AL. Does supplementation of diet with 'fish oil' reduce blood pressure? A meta-analysis of controlled clinical trials [see comments]. *Arch. Intern. Med.,* **153**: 1429-1438 (1993).

15. HUGHES, G.S.; RINGER, T.V.; WATTS, K.C. ET AL. Fish oil produces an atherogenic lipid profile in hypertensive men. *Atherosclerosis,* **84**: 229-237 (1990).

16. KLATSKY, A.L.; FRIEDMAN, G.D.; SIEGELAUB, A.B. ET AL. Alcohol consumption and blood presure: Kaiser-Permanente multiphasic health examination data. *N. Engl. J. Med.,* **296**: 1194-1200 (1977).

17. BAK, A.A.; GROBBEE, D.E. Abstinence from coffee leads to a fall in blood pressure. *J. Hypertens.* Suppl., **7**: S260-S261 (1989).

18. VAN DUSSELDORP, M.; SMITS, P.; THIEN, T. ET AL. Effect of decaffeinated versus regular coffee on blood pressure. A 12-week, double-blind trial. *Hypertension,* **14**: 563-569 (1989).

19. MUIR, J.G.; O'DEA, K. Measurement of resistant starch: factors affecting the amount of starch escaping digestion in vitro. *American Journal of Clinical Nutrition,* **56**: 123-127 (1992).

20. GILANI, A.H.; ASIF, M.; NAGRA, S.A. Energy utilization of supplemented cereal diets in human volunteers. *Arch. Latinoam. Nutr.,* **36**: 373-378 (1986).

21. GUENGERICH F.P.; KIM D. H. In vitro inhibition of dihydropyridine oxidation and aflatoxin B_1 activation in human liver microsomes by naringenin and other flavonoids. *Carcinogenesis,* **11**: 2275-2279 (1990).

22. HOLLANDER A.A. ET AL. The effect of grapefruit juice on cyclosporine and prednisone metabolism in transplant patients. *Clin. Pharmacol. Ther.,* **57**: 318-324 (1995).

23. YEE G. C. ET AL. Effect of grapefruit juice on blood cyclosporin concentration. *Lancet,* **345**: 955-956 (1995).

24. CERDA J.J. ET AL. Inhibition of atherosclerosis by dietary pectin in microswine with sustained hypercholesterolemia. *Circulation,* **89**: 1247-1253 (1994).

25. CERDA J. J. ET AL. The effects of grapefruit pectin on patients at risk for coronary heart disease without altering diet or lifestyle. *Clin. Cardiol.,* **11**: 589-594 (1988).

26. BAEKEY P. A. ET AL. Grapefruit pectin inhibits hypercholesterolemia and atherosclerosis in miniature swine. *Clin. Cardiol.,* **11**: 597-600 (1988).

27. ROBBINS R. C. ET AL. Ingestion of grapefruit lowers elevated hematocrits in human subjects. *Int. J. Vitam. Nutr. Res.,* **58**: 414-417 (1988).

28. MAHAN, L.K.; ARLIN, M.T. *Krause, nutrición y dietoterapia.* México, Interamericana McGraw-Hill, 1995, 3ª ed., pág. 394 [edición original: *Krause's Food, Nutrition and Diet Therapy.* Philadelphia, W.B. Saunders Company, 8ª ed.,1992].

29. *Conocimientos actuales sobre nutrición.* Organización Panamericana de la Salud, Instituto Internacional ed Ciencias de la Vida, Washington D.C., 6ª ed. [edición original: *Present Knowldedge in Nutrition.* International Life Sciences Institute, ILSI-North America, 1990, 6ª ed.], pág. 275.

30. HANKINSON, S.E.; STAMPFER, M.J.; SEDDON, J.M. ET AL. Nutrient intake and cataract extraction in women: a prospective study. *BMJ,* **305**: 335-339 (1992).

31. FURUKAWA, K. ET AL. The effect of dietary fiber from *Legenaria scineraria* (yugao-melon) on colonic carcinogenesis in mice. *Cancer,* **75** (6 suppl.): 1508-1515 (1995).

32. ARAGHINIKNAM, M. ET AL. Antioxidant activity of dioscrea and dehydroepiandrosterone (DHEA) in older humans. *Life Sciences,* **59**: PL147-157 (1996).

33. HONG-WANG; GUOHUA-CAO; PRIOR, R.L. Total antioxidant capacity of fruits. *Journal of Agricultural and Food Chemistry,* **44**: 701-705 (1996).

34. MASSEY, L.K.; ROMAN-SMITH, H.; SUTTON, R.A. Effect of dietary oxalate and calcium on urinary oxalate and risk of formation of calcium oxalate kidney stones. *Journal of the American Dietetic Association,* **93**: 901-906 (1993).

35. FINCH, A.M.; KASIDAS, G.P.; ROSE, G.A. Urine composition in normal subjects after oral ingestion of oxalate-rich foods. *Clinical Science,* **60**: 411-418 (1981).

36. MEYDANI, M. Vitamin E. *The Lancet,* **345**: 170-175 (1995).

37. BELLICE, M.C. ET AL. Vitamin E and coronary heart disease: the European paradox. *Eu. J. of Clinical Nutrition,* 48: 822-831 (1994).

38. PEREZ-JIMENEZ, F. ET AL. Lipoprotein concentrations in normolipidemic males consuming oleic acid-rich diets from two different sources: olive oil and oleic acid-rich sunflower oil. *Am. J. Clinical Nutrition,* **62**: 769-775 (1995).

39. SALONEN J. ET AL. Increased risk of non-insulin dependent diabetes mellitus at low plasma vitamin E concentrations: a four year follow up study in men. *British Medical Journal,* **311**: 1124-1127 (1995).

40. RAINEY, C.; AFFLECK, M.; BRETSCHGER, K. ET AL. The California avocado. *Nutr. Today,* **29**: 23-27 (1994).

41. NAGY, S.; SHAW, P.E. *Tropical and subtropical fruits.* Westport (Connecticut), The AVI Publishing Company, Inc., 1980, pág. 137.

42. NAGY, S.; SHAW, P.E. *Tropical and subtropical fruits.* Westport (Connecticut), The AVI Publishing Company, Inc., 1980, pág. 142.

43. GRANT, W.C. Influence of avocados on serum cholesterol. *Proc. Soc. Exp. Biol. Med.,* **104**: 45-47 (1960).

44. ALVIZOURI MUÑOZ, M. ET AL. Effects of avocado as a source of monounsaturated fatty acids on plasma lipid levels. *Arch. Med. Res.,* **23**: 163-167 (1992).

45. NAGY, S.; SHAW, P.E. *Tropical and subtropical fruits.* Westport (Connecticut), 1980, The AVI Publishing Company, Inc., pág. 136.

46. Ibíd., pág. 139

47. SIMON, E. ET AL. The blockade of insulin secretion by mannoheptulose. *J. Israel Med. Sci.,* **2**: 785-799 (1966).

48. LERMAN GARBER, I. ET AL. Effect of a high-monounsaturated fat diet enriched with avocado in NIDDM [Non Insulin Dependent Diabetes Mellitus]. *Diabetes Care,* **17**: 311-315.

49. NAGY, S.; SHAW, P.E. *Tropical and subtropical fruits.* Westport (Connecticut), 1980, The AVI Publishing Company, Inc., pág. 143

50. MARTÍN-CANREJAS, M.A. ET AL. Dietary fiber content of pear and kiwi pomaces. *Journal of Agricultural and Food Chemistry,* **43**: 662-666 (1995).

51. KRISHNA G.C. Role of potassium in the pathogenesis of hypertension. *American Journal of Clinical Science,* **307**: S21-S25 (1994).

52. NAGY, S.; SHAW, P.E. *Tropical and subtropical fruits.* Westport (Connecticut), The AVI Publishing Company, Inc., 1980, pág 282.

53. SINGH R.B.; RASTOGI, S.S.; SINGH, R. ET AL. Effects if guava intake on serum total and high-density lipoprotein cholesterol levels and on systemic blood pressure. *Am. J. Cardiol.,* **70**: 1287-1291 (1992).

54. THOMPSON, L.U. Antioxidants and hormone-mediated health benefits of whole grains. *Crit. Rev. Food. Sci. Nutr.,* **34**: 473-497 (1994).

55. KORPELA, J.T.; KORPELA, R.; ADLERCREUTZ, H. Fecal bile acid metabolic pattern after administration of different types of bread. *Gastroenterology,* **103**: 1246-1253 (1992).

CAP. 23: ALIMENTOS PARA LA SANGRE

1. TUNTAWIROON, M.; SRITONGKUL, N.; BRUNE, M. ET AL. Dose-dependant inhibitory effect of phenolic compounds in foods on nonheme-iron absorption in men. *Am. J. Clin. Nutr.,* **53**: 554-557 (1991).

2. SIEGENBERG, D. ET AL. Ascorbic acid prevents the dose-dependent inhibitory effects of polyphenols and phytates on nonheme-iron absorption. *Am. J. Clin. Nutr.,* **53**: 537-541 (1991).

3. MAHAN, L.K.; ARLIN, M.T. *Krause, nutrición y dietoterapia.* México, Interamericana McGraw-Hill, 1995, pág. 101 [edición original: *Krause's Food, Nutrition and Diet Therapy.* Philadelphia, W.B. Saunders Company, 8ª ed., 1992].

4. ABRAMS, S.A.; O'BRIEN, K.O.; WEN, J. ET AL. Absorption by 1-year-old children of an iron supplement given with cow's milk or juice. *Pediatr. Res.,* **39**: 171-175 (1996).

5. FAIRWEATHER-TAIT, S.; FOX, T.; WHARF, S.G. ET AL. The bioavailability of iron in different weaning foods and the enhancing effect of a fruit drink containing ascorbic acid. *Pediatr. Res.,* **37**: 389-394 (1995).

6. TUNTAWIROON, M.; SRITONGKUL, N.; ROSSANDER-HULTEN, L. ET AL. Rice and iron absorption in man. *Eur. J. Clin. Nutr.,* **44**: 489-497 (1990).

7. SULLIVAN, P.B. Cow's milk induced intestinal bleeding in infancy. *Arch. Dis. Child.,* **68**: 240-245 (1993).

8. WILCOX, J.N.; BLUMENTHAL, B.F. Thrombotic mechanisms in atherosclerosis: potential impact of soy proteins. *J. Nutr.,* **125** (3 Suppl): 631S-638S (1995).

9. WATTS, A. et al. Beeturia and the biological fate of beetroot pigments. *Pharmacogenetics,* **3**: 302-311 (1993).

10. SCHNEIDER, ERNST. *La salud por la nutrición.* Madrid, Editorial Safeliz, 1986, pág. 520.

11. LAMPE, J.; SLAVIN, J.L.; BAGLIEN, K.S. ET AL. Serum lipid and fecal bile acid changes with cereal, vegetable, and sugal-beet fiber feeding. *Am. J. Clin. Nutr.,* **53**: 1235-1241 (1991).

12. BALLOT, D.; BAYNES, R.D.; BOTHWELL, T.H. ET AL. The effects of fruit juices and fruits on the absorption of iron from a rice meal. *Br. J. Nutr.,* **57**: 331-343 (1987).

13. CRAIG W. J. Iron status of vegetarians. *Am. J. Clin. Nutr.,* **59** (S): 1233S-1237S (1994).

14. SIEGENBERG D. ET AL. Ascorbic acid prevents the dose-dependent inhibitory effects of polyphenols and phytates on nonheme-iron absorption. *Am. J. Clin. Nutr.* **53**: 537-541 (1991)

15. WATTENBERG, L.W.; COCCIA J.B. Inhibition of 4-(methylnitrosamino)-1-(3-pyridyl)-1-butanone caecinogenesis in mice by D-limonene and citrus fruit oils. *Carcinogenesis,* **12**: 115-117 (1991).

16. STEPHEN, A.M.; DAHL, W.J.; SIEBER, G.M. ET AL. Effect of green lentils on colonic function, nitrogen balance, and serum lipids in healthy human subjects. *Am. J. Clin. Nutr.,* **62**: 1261-1267 (1995).

17. PANLASIGUI, L.N.; PANLILIO, L.M.; MADRID, J.C. Glycaemic response in normal subjects to five different legumes commonly used in the Philippines. *Int. J. Food Sci. Nutr.,* **46**: 155-160 (1995).

18. *Conocimientos actuales sobre nutrición.* Organización Panamericana de la Salud, Instituto Internacional ed Ciencias de la Vida, Washington D.C., pág.144 [edición original: *Pre-*

sent Knowdledge in Nutrition. International Life Sciences Institute, ILSI-North America, 6ª ed.,1990].

19. LIAN, J.B. Osteocalcin: functional studies and postulated role in bone resorption. En: *Current advances in vitamin K research.* New York, Elsevier Science Publishers, 1988, pág. 275.

20. STORY J.A.; LEPAGE, S.L.; PETRO, M.S. ET AL. Interactions of alfalfa plant and sprout saponins with cholesterol in vitro and in cholesterol-fed rats. *Am. J. Clin. Nutr.,* **39:** 917-929 (1984).

21. FARNSWORTH N. Alfalfa pills and autoinmune diseases (letter). *Am. J. Clin. Nutr.,* **62:** 1026 (1995).

22. NAGY, S.; SHAW, P.E. *Tropical and subtropical fruits.* Westport (Connecticut), The AVI Publishing Company, Inc., 1980, pág. 304.

23. MURRAY, I.E. ET AL. Volatile constituents of passion fruit, Passiflora edulis. *Aust. J. Chem.* **25:** 1920-1933 (1972).

24. PAMPLONA ROGER, J. D. *Enciclopedia de las plantas medicinales.* Madrid, Editorial Safeliz, 5ª imp.,1998, pág. 167.

25. Génesis 43: 11.

26. Present Knowledge in Nutrition. International Life Sciences Institute, Washington, 6ª ed., 1990, pág. 304.

CAP. 24: ALIMENTOS PARA EL APARATO RESPIRATORIO

1. COOK, D.G.; CAREY, I.M.; WHINCUP, P.H. ET AL. Effect of fresh fruit consumption on lung function and wheeze in children. *Thorax,* **52:** 628-633 (1997).

2. BROUGHTON, K.S.; JOHNSON, C.S.; PACE, B.K. Reduced asthma symptoms with n-3 fatty acid ingestion are related to 5-series leukotriene production. *Am. J. Clin. Nutr.,* **65:** 1011-1017 (1997).

3. WHEELER, J.G.; SHEMA, S.J.; BOGLE, M.L. ET AL. Immune and clinical impact of Lactobacillus acidophilus on asthma. *Ann. Allergy Asthma Immunol.,* **79:** 229-233 (1997).

4. CAREY, O.J.; LOCKE, C.; COOKSON, J.B. ET AL. Effect of alterations of dietary sodium on the severity of asthma in men. *Thorax,* **48:** 714-718 (1993).

5. MEDICI, T.C.; SCHMID, A.Z.; HACKI, M. ET AL. Are asthmatics salt-sensitive? A preliminary controlled study. *Chest,* Oct; **104:** 1138-1143 (1993).

6. IODOE, L.; YAN, K Y ; LOBLAY, R.L. Assessment of food chemical intolerance in adult asthmatic subjects. *Thorax,* **51:** 805-809 (1996).

7. THIEN, F.C.K.; LEUNG, R.; BALDO, B.A. ET AL. Asthma and anaphylaxis induced by royal jelly. *Clinical and Experimental Allergy,* **26:** 216-222.

8. Números 11: 5.

9. LECLERC, H. *Précis de phytothèrapie.* Paris, Masson, 1983, pág.69.

10. HOLLMAN, P. ET AL. Absorption of dietary quercitin glycosides and quercitin in healthy ileostomy volunteers. *American Journal of Clinical Nutrition,* **62:** 1276-1282 (1995).

11. SCHNEIDER, ERNST. *La salud por la nutrición.* Madrid, Editorial Safeliz, 1986, pág. 498.

12. DANKERT, J.; TROMP, T.F.; DE VRIES, H. ET AL. Antimicrobial activity of crude juices of Allium ascalonicum, Allium cepa and Allium sativum. *Zentralbl. Bakteriol* [Orig. A], **245:** 229-239 (1979).

13. ELNIMA, E.; AHMED, S.A.; MEKKAWI, A.G. ET AL. The antimicrobial activity of garlic and onion extracts. *Pharmazie,* **38:** 747-748 (1983).

14. DORSCH, W.; SCHARFF, J.; BAYER, T. ET AL. Antiastmatic effects of onions. Prevention of platelet-activating factor induced bronchial hyperreactivity to hismine in guinea pigs by diphenylthiosulfinate. *Int. Arch. Allergy Appl. Immunol.,* **88:** 228-230 (1989).

15. WAGNER, H. Search for new plant constituents with potential antiphlogistic and antiallergic activity. *Planta Med.,* **55:** 235-241 (1989).

16. VERTES, C.; DEBRECZENI, L.A. Effect of intracerebrally injected aminophylline, vinpocetinum, vasoactive intestinal peptide and onion extract on breathing pattern of rats. *Z. Erkr. Atmungsorgane,* **173:** 134-137 (1989).

17. KLEIJNEN, J.; KNIPSCHILD, P.; RIET, G. Garlic, onions and cardiovascular risk factors. *British Journal of Clinical Pharmacology,* **28:** 535-544 (1989).

18. MULDOON, M.; KRITCHEVSKY, S.B. Flavonoids and heart disease. *British Medical Journal,* **312:** 458-459 (1996).

19. KNEKT, P. ET AL. Flavonoid intake and coronary mortality in Finland: a cohort study. *British Medical Journal,* **312:** 478-481 (1996).

20. SEBASTIAN, K.L. ET AL. The hypolipidemic effect of onion (Allium cepa) in sucrose fed rabbits. *Indian Journal of Physiology and Pharmacology,* **23:** 27-30 (1979).

21. YOU, W.C.; BLOT, W.J.; CHANG, Y.S. ET AL. Allium vegetables and reduced risk of stomach cancer. *Journal of the National Cancer Institute,* **81:** 162-164 (1989).

22. DORANT, E.; VAN DEN BRANDT, P.A.; GOLDBOHM, R.A. ET AL. Consumption of onions and a reduced risk of stomach carcinoma. *Gastroenterology,* **110:** 12-20 (1996).

23. DAVIS, D.L. Natural anticarcinogens, carcinogens, and changing patterns in cancer: some speculation. *Environ. Res.,* **50:** 322-340 (1989).

24. DORANT, E.; VAN DEN BRANDT, P.A.; GOLDBOHM, R.A. Allium vegetable consumption, garlic supplement intake, and female breast carcinoma incidence. *Breast Cancer Research and Treatment,* **33:** 163-170 (1995).

25. DORANT, E.; VAN DEN BRANDT, P.A.; GOLDBOHM, R.A. A prospective cohort study on Allium vegetable consumption, garlic supplement use, and the risk of lung carcinoma in The Netherlands. *Cancer Research,* **54:** 6148-6153 (1994).

26. MOUSA, O. Bioactivity of certain Egyptian Ficus species. *Journal Ethnopharmacology,* **41:** 71-76 (1994).

CAP. 25: ALIMENTOS PARA EL APARATO DIGESTIVO

1. PERDIGON, G.J. ET AL. Immune system stimulation by probiotics. *Dairy Sci.,* **78:** 1597-1606 (1995).

2. KONIG, K.G.; NAVIA, J.M. Nutritional role of sugars in oral health. *Am. J. Clin. Nutr.,* **62** (1 Suppl): 275S-282S (1995).

3. LUSSI, A.; JAEGGI, T.; JAEGGI-SCHARER,. S. Prediction of the erosive potential of some beverages. *Caries Res.,* **29:** 349-354 (1995).

4. IMFELD, T. Efficacy of sweeteners and sugar substitutes in caries prevention. *Caries Res.,* **27** (Suppl 1): 50-55 (1993).

5. GROBLER, S.R. The effect of a high consumption of citrus fruit and a mixture of other fruits on dental caries in man. *Clin. Prev. Dent.,* **13:** 13-17 (1991).

6. VAANANEN, M.K.; MARKKANEN, H.A.; TUOVINEN, V.J. ET AL. Dental caries and mutans streptococci in relation to plasma ascorbic acid. *Scand. J. Dent. Res.,* **102:** 103-108 (1994).

7. STOEWSAD, G. Bioactive organosulfur phytochemicals in Brassica oleracea vegetables (a review). *Food Chem. Toxicol.,* **33** (6): 537-543 (1995).

8. PREOBRAZHENSKAYA, M. ET AL. Ascorbigen and other indole-derived compounds from brassica vegetables and their analogs as anticarcinogenic and inmunomodulating agents. *Pharmacol., Ther.,* **60** (2): 301-313 (1993).

9. MARKS, H. Effect of S-methyl cysteine sulphoxide ands its metabolite methyl methane thiosulphinate, both occurring naturally in Brassica vegetables, on mouse genotoxicity. *Food Chem. Toxicol,* **31** (7): 491-495 (1993).

10. NAGY, S.; SHAW, P.E. *Tropical and subtropical fruits.* Westport (Connecticut), The AVI Publishing Company, Inc., 1980, pág. 323.

11. OSATO, J.A.; SANTIAGO, L.A.; REMO, G.M. ET AL. Antimicrobial and antioxidant activities of unripe papaya. *Life Sciences,* **53:** 1383-1389 (1993).

12. SATRIJA, F.; NANSEN, P.; BJORN, H. ET AL. Effect of papaya latex against Ascaris suum in naturally infected pigs. *Journal of Helminthology,* **68:** 343-346 (1994).

13. LIVESEY, G.; WILKINSON, J.A.; ROE, M. ET AL. Influence of the physical form of barley grain on the digestion of its starch in the human small intestine and implications for health. *Am. J. Clin. Nutr.,* **61:** 75-81 (1995).

14. IKEGAMI, S.; TOMITA, M.; HONDA, S. ET AL. Effect of boiled barley-rice-feeding in hypercholesterolemic and normolipemic subjects. *Plant Foods Hum. Nutr.,* **49:** 317-328 (1996).

15. LUPTON, J.R.; ROBINSON, M.C.; MORIN, J.L. Cholesterol-lowering effect of barley bran flour and oil. *J. Am. Diet. Assoc.,* **94:** 65-70 (1994).

16. NAISMITH, D.J.; MAHDI, G.S.; SHAKIR, N.N. Therapeutic value of barley in the management of diabetes. *Ann. Nutr. Metab.,* **35:** 61-64 (1991).

17. LILJEBERG, H.G.; GRANFELDT, Y.E.; BJÖRCK, I.M. Products based on a high fiber barley genotype, but not on common barley or oats, lower postprandial glucose and insulin responses in healthy humans. *J. Nutr.,* **126:** 458-466 (1996).

18. MCINTOSH, G.H. Colon cancer: dietary modifications required for a balanced protective diet. *Prev. Med.,* **22:** 767-774 (1993).

19. MINISTERIO DE AGRICULTURA, PESCA Y ALIMENTACIÓN DE ESPAÑA. *Aceite de oliva* (colección Alimentos de España). Madrid, El País, 1992, pág 18.

20. HEREDIA, A. ET. AL.: Apparent digestibility of dietary fibre and other components in table olives. *Nahrung,* **37:** 226-233 (1993).

CAP. 26: ALIMENTOS PARA EL HÍGADO Y VESÍCULA BILIAR

1. CHIARINO, C.; FROSI, A.; VEZZOLI, F. ET AL. Comparison between a diet with mainly vegetal protein content and a diet with mainly animal protein content in hepatic cirrhosis. *Minerva Gastroenterol. Dietol.,* **38:** 7-14 (1992)

2. BIANCHI, G.P.; MARCHESINI, G.; FABBRI, A. ET AL. Vegetable versus animal protein diet in cirrhotic patients with chronic encephalopathy. A randomized cross-over comparison [see comments]. *J. Intern. Med.,* **233:** 385-392 (1993).

3. PASTIDES, H.; TZONOU, A.; TRICHOPOULOS, D. ET AL. A case-control study of the relationship between smoking, diet, and gallbladder disease [see comments]. *Arch. Intern. Med.,* **150:** 1409-1412 (1990).

4. PIXLEY, F.; WILSON, D.; MCPHERSON, K. ET AL. Effect of vegetarianism on development of gall stones in women. *Br. Med. J. (Clin Res Ed),* **291:** 11-12 (1985).

5. THIJS, C.; KNIPSCHILD, P. Legume intake and gallstone risk: results from a case-control study. *Int. J. Epidemiol.,* **19:** 660-663 (1990).

6. THIJS, C.; KNIPSCHILD, P. Legume intake and gallstone risk: results from a case-control study. *Int. J. Epidemiol.,* **19:** 660-663 (1990).

7. SABLE, R.; SICART, R.; BERRY, E. Steroid pattern of bile and feces in response to fruit-enriched diet in hypercholesterolemic hamsters. *Annals of Nutrition and Metabolism,* **34:** 303-310 (1990).

BIBLIOGRAFÍA

8. OZBEN, T. Biliary lipid composition and gallstone formation in rabbits fed on soy protein, cholesterol, casein and modified casein. *Biochem. J.,* **263:** 293-296 (1989).
9. TOMPKINS, R.K.; BURKE, L.G.; ZOLLINGER, R.M. ET AL. Relationship of biliary phospholipid and cholesterol concentrations to the occurrence and dissolution of human gallstones. *Ann. Surg.,* **172:** 936-945 (1970).
10. SICHIERI, R.; EVERHART, J.E.; ROTH, H. A prospective study of hospitalization with gallstone disease among women: role of dietary factors, fasting period, and dieting. *Am. J. Public. Health.,* **81:** 880-884 (1991).
11. MACLURE, K.M.; HAYES, K.C.; COLDITZ, G.A. ET AL. Dietary predictors of symptom-associated gallstones in middle-aged women. *Am. J. Clin. Nutr.,* **52:** 916-922 (1990).
12. HOFMANN, A.F. Primary and secondary prevention of gallstone disease: implications for patient management and research priorities. *Am. J. Surg.,* **165:** 541-548 (1993).
13. SIMON, J.A.; GRADY, D.; SNABES, M.C. ET AL. Ascorbic acid supplement use and the prevalence of gallbladder disease. *Journal of Clinical Epidemiology,* **51:** 257-265 (1998).
14. KIM, M.; SHIN, H.K. The water-soluble extract of chicory reduces glucose uptake from the perfused jejunum in rats. *Journal of Nutrition,* **126:** 2236-2242 (1996).
15. PAMPLONA ROGER, J. D. *Enciclopedia de las plantas medicinales.* Madrid, Editoral Safeliz, 5ª imp.,1998, pág. 440.
16. SCHNEIDER, ERNST. *La salud por la nutrición.* Madrid, Editorial Safeliz, 1986, pág. 376.
17. KONOKOV, P. Accumulation of chemical elements in leaves and seeds of red perilla and woundwort nodules. *Applied Biochemistry and Microbiology,* **30:** 557-560 (1995).
18. TEUBNER, C.; LEVIN, H.G.; LANGE, E. *El gran libro de las verduras de todo el mundo.* Madrid, Editorial Everest, 1994, pág. 64 [ed. original: *Das Grosse Buch der Gemüse,* Teubner Edition, 1991].
19. ROJANAPO, W.; TEPSUWAN, A. Antimutagenic and mutagenic potential of Chinese radish. *Environ. Health Perspect.,* **101** (suppl. 3): 247-252 (1993).

CAP. 27: ALIMENTOS PARA EL ESTÓMAGO

1. MYERS, B.M.; SMITH, J.L.; GRAHAM, D.Y. Effect of red pepper and black pepper on the stomach. *Am. J. Gastroenterol.,* **82:** 211-214 (1987).
2. MAROTTA, R.B.; FLOCH, M.H. Diet and nutrition in ulcer disease. *Med. Clin. North. Am.,* **75:** 967-979 (1991).
3. THOMPSON, L.; COCKAYNE, A.; SPILLER, R.C. Inhibitory effect of polyunsaturated fatty acids on the growth of Helicobacter pylori: a possible explanation of the effect of diet on peptic ulceration. *Gut,* **35:** 1557-1561 (1994).
4. KATSCHINSKI, B.D.; LOGAN, R.F.; EDMOND, M. ET AL. Duodenal ulcer and refined carbohydrate intake: a case-control study assessing dietary fibre and refined sugar intake. *Gut,* **31:** 993-996 (1990).
5. GRAHAM, D.Y.; SMITH, J.L.; OPEKUN, A.R. Spicy food and the stomach. Evaluation by videoendoscopy. *JAMA,* **260:** 3473-3475 (1988)
6. KANG, J.Y.; TENG, C.H.; WEE, A. ET AL. Effect of capsaicin and chilli on ethanol induced gastric mucosal injury in the rat. *Gut,* **36:** 664-669 (1995).
7. JOHNSEN, R. ET AL. Aetiology of peptic ulcer: a prospective population study in Norway. *J. Epidemiol. Community Health,* **48:** 156-160 (1994).
8. KATO, I.; NOMURA, A.M.; STEMMERMANN, G.N. ET AL. A prospective study of gastric and duodenal ulcer and its relation to smoking, alcohol and diet. *Am. J. Epidemiol.* **135:** 521-530 (1992).
9. GRANDE, L.; MANTEROLA, C.; ROS, E. ET AL. Effects of red wine on 24-hour esophageal pH and pressures in healthy volunteers. *Dig. Dis. Sci.,* **42:** 1189-1193 (1997).
10. PEHL, C.; PFEIFFER, A.; WENDL, B. ET AL. The effect of decaffeination of coffee on gastro-oesophageal reflux in patients with reflux disease. *Aliment. Pharmacol. Ther.,* **11:** 483-486 (1997).
11. WENDL, B.; PFEIFFER, A.; PEHL, C. ET AL. Effect of decaffeination of coffee or tea on gastro-oesophageal reflux. *Aliment. Pharmacol. Ther.,* **8:** 283-287 (1994).
12. HELSER, M.A.; HOTCHKISS, J.H.; ROE, D.A. Influence of fruit and vegetable juices on the endogenous formation of N-nitrosoproline and N-nitrosothiazolidine-4-carboxylic acid in humans on controled diets. *Carcinogenesis,* **13:** 2277-2280 (1992).
13. FENNEMA, OWEN R. *Química de los alimentos.* Zaragoza, Editorial Acribia, 2ª ed., 1993, pág. 782 [edición original: *Food Chemistry.* New York, Marcel Dekker, 2ª ed., 1990].
14. PAMPLONA ROGER, J. D. *Enciclopedia de las plantas medicinales.* Madrid, Editorial Safeliz, 5ª imp.,1998, pág. 434.
15. SCHNEIDER, ERNST. *La salud por la nutrición.* Madrid, Editorial Safeliz, 1986, pág. 424.
16. MEHTA, R. ET AL. Cancer chemopreventive activity of brassinin, a phytoalexin from cabagge. *Carcinogenesis,* 16 (2): 399-404 (1995).
17. CHEN, M. Cruciferous vegetables and glutathione: their effects on colon mucosal glutathione level and colon tumor development in rats induced by DMH. *Nutr. Cancer,* 23 (1): 77-83 (1995).
18. GUO, Z. ET AL. Effects of phenethyl isothiocyanate, a carcinogenesis inhibitor, on xenobiotic-metabolizing enzymes and nitrosamine metabolism in rats, *Carcinogenesis,* 13 (12): 2205-2210 (1992)
19. MARKS, H. ET AL. Effects of S-methyl cysteine sulphoxide and its metabolite mrthyl methane thiosulphinate, both occurring naturally in *Brassica* vegetables, on mouse genotoxicity. *Food Chem. Toxicol.,* 31 (7): 491-495 (1993).
20. KIM, D. ET AL. Biphasic modifying effect of indole-3-carbinol on diethylnitrosamine-induced preneoplasic glutathione S-transferase placental form-positive liver cell foci in Sprague-Dawley rats. *Japon Journal Cancer Research,* 85 (6): 578-583 (1994).
21. STOEWSAD, G. Bioactive organosulfur phytochemicals in Brassica oleracea vegetables (a review). *Food Chem. Toxicol.,* 33 (6): 537-543 (1995).
22. PREOBRAZHENSKAYA, M. ET AL. Ascorbigen and other indole-derived compounds from brassica vegetables and their analogs as anticarcinogenic and inmunomodulating agents. *Pharmacol. Ther.,* 60(2): 301-313 (1993).
23. PAMPLONA ROGER, J. D. *Enciclopedia de las plantas medicinales.* Madrid, Editorial Safeliz, 5ª imp., 1998, pág. 763.
24. ESPINOSA-AGUIRRE, J.J. ET AL. Mutagenic activity of urban air samples and its modulation by chili extracts. *Mutation Research,* 303: 55-61 (1993).
25. WU, A.M. ET AL. Characterization of the okra mucilage by interaction with Gal, GalNAc and GlcNAc specific lectins. *Biochim Biophys Acta,* **1243:** 157-160 (1995)
26. UEDA, A. ET AL. Immediate-type allergy related to okra (Hibiscus esculentus Linn) picking and packing. ENVIRON. RES., **62:** 189-199 (1993).
27. CALVERT, R.J.; Otsuka, M.; Satchithanandam, S. Consumption of raw potato starch alters intestinal function and colonic cell proliferation in the rat. *Journal of Nutrition,* **119:** 1610-1616 (1989).
28. PEARCE, G.; McGINNIS, J.; RYAN, C.A. Nutritional studies of a carboxypeptidase inhibitor from potato tubers. *Adv. Exp. Med. Biol.,* **177:** 321-332 (1984).
29. GUMBMANN, M.R. ET AL. Pancreatic response in rats and mice to trypsin inhibitors from soy and potato after short and long-term dietary exposure. *Journal of Nutrition,* **119:** 1598-1609 (1989)
30. CEDERMARK, G.; SELENIUS, M.; TULLUS, K. Glycaemic effect and satiating capacity of potato chips and milk chocolate bar as snacks in teenagers with diabetes. *European Journal of Pediatry,* **152:** 635-639 (1993).
31. LOPEZ DE R. ET AL. Utilization of the protein and energy of the white potato by human infants. *Journal of Nutrition,* **110:** 1849-1857 (1980).
32. ENSMINGER, A.H. ET AL. *The Concise Encyclopedia of Foods and Nutrition.* Boca Ratón (Florida), CRC Press, 1995, pág. 869.
33. WILDMANN, J. ET AL. Occurence of pharmacologically active benzodiazepines in trace amounts in wheat and potato. *Biochem. Pharmacol.,* **37:** 3549-3559 (1988).
34. WILDMANN, J. Increase of natural benzodiazepines in wheat and potato during germination. *Biochem. Biophys. Res. Commun,* **157:** 1436-1443 (1988).
35. TAPPY, L. ET AL. Metabolic effect of pre-cooked instant preparations of bean and potato in normal and in diabetic subjects. *American Journal of Clinical Nutrition,* **43:** 30-36 (1986).
36. LOPEZ DE R. ET AL. Prolonged consumption of potato based diets by infants and small children. *Journal of Nutrition,* **111:** 1430-1436 (1981).
37. SCHNEIDER, ERNST. *La salud por la nutrición.* Madrid, Editorial Safeliz, 1986, pág. 512.

CAP. 28: ALIMENTOS PARA EL INTESTINO

1. TOMOMATSU, H. Health effects of oligosacharides. *Food Tech.,* **48:** 61-65 (1994).
2. ESKO, K. ET AL: A comparison of diets with and without oats in adults with celiac disease. *The New England Journal of Medecine,* 333 (16): 1033-1037 (1995).
3. FRANCIS, C.Y.; WHORWELL, P.J. Bran and irritable bowel syndrome: time for reappraisal. *Lancet,* **344:** 39-40 (1994)
4. PERDIGON, G.J. ET AL. Immune system stimulation by probiotics. *Dairy Sci.,* **78:** 1597-1606 (1995).
5. DE SIMONE, C.; VESELY, R.; NEGRI, R. ET AL. Enhancement of immune response of murine Peyer's patches by a diet supplemented with yogurt. *Immunopharmacol. Immunotoxicol.,* **9:** 87-100 (1987).
6. GREENFIELD, S.M.; GREEN, A.T.; TEARE, J.P. A randomized controlled study of evening primrose oil and fish oil in ulcerative colitis. *Aliment. Pharmacol. Ther.,* **7:** 159-166 (1993).
7. STENSON, W.F.; CORT, D.; RODGERS, J. ET AL. Dietary supplementation with fish oil in ulcerative colitis. *Ann. Intern. Med.,* **116:** 609-614 (1992).
8. LOESCHKE, K.; UEBERSCHAER, B.; PIETSCH, A. ET AL. n-3 fatty acids only delay early relapse of ulcerative colitis in remission. *Dig. Dis. Sci.,* **41:** 2087-2094 (1996).
9. PERSSON, P.G.; AHLBOM, A.; HELLERS, G. Diet and inflammatory bowel disease: a case-control study. *Epidemiology,* **3:** 47-52 (1992).
10. EPIDEMIOLOGY GROUP OF THE RESEARCH COMMITTEE OF INFLAMMATORY BOWEL DISEASE IN JAPAN. Dietary and other risk factors of ulcerative

colitis. A case-control study in Japan. *J. Clin. Gastroenterol.,* **19:** 166-171 (1994).
11. FRENCH, M.A.; PARROTT, A.M.; KIELO, E.S. ET AL. Polyunsaturated fat in the diet may improve intestinal function in patients with Crohn's disease. *Biochim. Biophys. Acta,* 3 (1360): 262-270 (1997).
12. KIM, Y.I. Can fish oil maintain Crohn's disease in remission? *Nutr. Rev.,* **54:** 248-252 (1996).
13. MCKENZIE, H.; MAIN, J.; PENNINGTON, C.R. ET AL. Antibody to selected strains of Saccharomyces'cerevisiae (baker's and brewer's yeast) and Candida albicans in Crohn's disease. *Gut,* **31:** 536-538 (1990).
14. RIORDAN, A.M.; HUNTER, J.O.; COWAN, R.E. ET AL. Treatment of active Crohn's disease by exclusion diet: East Anglian multicentre controlled trial. *Lancet,* **342:** 1131-1134 (1993).
15. ALDOORI, W.H.; GIOVANNUCCI, E.L.; RIMM, E.B. ET AL. A prospective study of diet and the risk of symptomatic diverticular disease in men. *Am. J. Clin. Nutr.,* **60:** 757-764 (1994).
16. BROSSARD J.; MACKINNEY G. The carotenoid of Diospyros kaki. *J. Agric. Food Chem.* **11:** 501-503 (1963).
17. PIZARRO, D. ET AL: Riced-based oral electrolyte solutions for the management of infantile diarrea. *The New England Journal of Medecine,* **324:** 517-521 (1991).
18. TUNTAWIROON, M. ET AL: Rice and iron absorption in man. *European Journal of Clinical Nutrition,* **44** (7): 489-497, (1990).
19. RAGHURAM, T. Nutritional significance of rice bran oil. *Indian Journal of Medical Research,* **102:** 241-244 (1995).
20. ORTHOEFER, F.T. Rice bran oil: Healthy lipid source. *Food Tech.,* **50:** 62-64 (1996).
21. MULDOON, M.F.; KRITCHEVSKY, SB: Flavonoids and heart disease. *British Medical Journal,* **312:** 458-459 (1996).
22. *Conocimientos actuales sobre nutrición.* Organización Panamericana de la Salud, Instituto Internacional de Ciencias de la Vida, Washington D.C., 6ª ed. [edición original: *Present Knowledge in Nutrition.* International Life Sciences Institute, ILSI-North America, 1990, 6ª ed.], pág. 341.
23. SASAKI, N. Life styles and blood pressure: the protective effect of apple-eating habits on high blood pressure in a high-salt population. *Nipon Eiseigaku Zasshi,* **45:** 954-963 (1990).
24. KNEKT, P. ET AL. Flavonoid intake and coronary mortality in Finland: a cohort study. *British Medical Journal,* **312:** 478-481 (1996).
25. SABLE, R.; SICART, R.; BERRY, E. Steroid pattern of bile and feces in response to fruit-enriched diet in hypercholesterolemic hamsters. *Annals of Nutrition and Metabolism,* **34:** 303-310 (1990).
26. HOEKSTRA, J.H. ET AL. Fluid intake and industrial processing in apple juice induced chronic non-specific diarrhoea. *Archives of Disease in Childhood,* **73:** 126-130 (1995).
27. HOEKSTRA, J.H. ET AL. Fruit juice malabsortion: not only fructose. *Acta Paediatrica,* **84:** 1241-1244 (1995).
28. AMENT, M.E. Malabsorption of apple juice and pear nectar in infants and children: clinical implications. *J. Am. Coll. Nutr.,* **15:** 26S-29S (1996).
29. OHKAMI, H. ET AL. Effects of apple pectin on fecal bacterial enzymes in azoxymethane-induced rat colon carcinogenesis. *Japan Journal of Cancer Research,* **86:** 523-529 (1995).
30. MAHAN, L.K.; ARLIN, M.T. *Krause, nutrición y dietoterapia.* México, Interamericana McGraw-Hill, 1995, 3ª ed. [edición original: *Krause's Food, Nutrition and Diet Therapy.* Philadelphia, W.B. Saunders Company, 1992, 8ª ed.), pág. 463.
31. TINKER L.F. ET AL. Consumption of prunes as a source of dietary fiber in men with hypercholesterolemia. *Am. J. Clin. Nutr.,* **53:** 1259-1265 (1991).
32. TINKER L.F. ET AL. Prune fiber or pectin compared with cellulose lowers plasma and liver lipids in rats with diet-induced hyperlipidemia. *Journal of Nutrition,* **124:** 31-40 (1994).
33. Cantar de los Cantares 4: 3.
34. ENSMINGER, A.H. ET AL. *The concise encyclopedia of foods and nutrition.* Boca Ratón (Florida), CRC Press, 1995, pág. 234.
35. SHANE, J.M.; WALKER, P.M. Corn bran supplementation of a low-fat controlled diet lowers serum lipids in men with hypercholesterolemia. *Journal of the American Dietetic Association,* **95:** 40-45 (1995).
36. GRAHAM, G.C. Quality-protein maize with a high fat content as a weaning food. *J. Pediatr. Gastroenterol. Nutr.,* **17:** 139-144 (1993).

CAP. 29: ALIMENTOS PARA EL APARATO URINARIO

1. HESSE, A.; SIENER, R.; HEYNCK, H. ET AL. The influence of dietary factors on the risk of urinary stone formation. *Scanning Microsc.,* **7:** 1119-1127 (1993).
2. SIENER, R.; HESSE, A. Einfluss verschiedener Kostformen auf die Harnzusammensetzung und das Kalziumoxalat-Steinbildungsrisiko [The effect of different food forms on the urine composition and the risk of calcium oxalate stone formation]. *Z. Ernahrungswiss.,* **32:** 46-55 (1993).
3. MASSEY, L.K.; ROMAN-SMITH, H.; SUTTON, R.A. Effect of dietary oxalate and calcium on urinary oxalate and risk of formation of calcium oxalate kidney stones. *J. Am. Diet. Assoc.,* **93:** 901-906 (1993).
4. HOSKING, D.H.; ERICKSON, S.B.; VAN DEN BERG, C.J. ET AL. The stone clinic effect in patients with idiopatic calcium urolithiasis. *J. Urol.,* **130:** 1115 (1983).
5. PARIVAR, F.; LOW, R.K.; STOLLER, M.L. The influence of diet on urinary stone disease. *J. Urol.,* **155:** 432-440 (1996).
6. HUGHES, J.; NORMAN, R.W. Diet and calcium stones. *Can. Med. Assoc. J.,* **146:** 137-143 (1992).
7. SAKHAEE, K.; HARVEY, J.A.; PADALINO, P.K. ET AL. The potential role of salt abuse on the risk for kidney stone formation. *J. Urol.,* **150:** 310-312 (1993).
8. MASSEY, L.K.; WHITING, S.J. Dietary salt, urinary calcium, and kidney stone risk. *Nutr. Rev.,* **53:** 131-139 (1995).
9. JUNGERS, P.; DAUDON, M.; HENNEQUIN, C. ET AL. Correlations entre apports protidique et sode et calciurie chez les lithiasiques calciques [Correlation between protein and sodium intake and calciuria in calcium lithiasis]. *Nephrologie,* **14:** 287-290 (1993).
10. BRESLAU, N.A.; BRINKLEY, L.; HILL, K.D. ET AL. Relationship of animal protein-rich diet to kidney stone formation and calcium metabolism. *J. Clin. Endocrinol. Metab.,* **66:** 140-146 (1988).
11. IGUCHI, M.; UMEKAWA, T.; ISHIKAWA, Y. ET AL. Clinical effects of prophylactic dietary treatment on renal stones. *J. Urol.,* **144:** 229-232 (1990).
12. DONADIO, J.V. JR; BERGSTRALH, E.J.; OFFORD, K.P. ET AL. A controlled trial of fish oil in IgA nephropathy. *Mayo Nephrology Collaborative Group. N. Engl. J. Med.,* **331:** 1194-1199 (1994).
13. ANONYMOUS. Effects of dietary protein restriction on the progression of moderate renal disease in the Modification of Diet in Renal Disease Study. *J. Am. Soc. Nephrol.,* **7:** 2616-2626 (1996).
14. DWYER, J. Vegetarian diets for treating nephrotic syndrome. *Nutr. Rev.,* **51:** 44-46 (1993).
15. BARSOTTI, G.; MORELLI, E.; CUPISTI, A. ET AL. A special, supplemented 'vegan' diet for nephrotic patients. *Am. J. Nephrol.,* **11:** 380-385 (1991).
16. D'AMICO, G.; GENTILE, M.G.; MANNA, G. ET AL. Effect of vegetarian soy diet on hyperlipidaemia in nephrotic syndrome. *Lancet,* **339:** 1131-1134 (1992).
17. TSI D. ET AL: Effects of aqueous celery *(Apium graveolens)* extract on lipid parameters of rats fed a high fat diet. *Planta. Med.,* **61** (1): 18-21, (1995).
18. GRAL N. ET AL: Étude des taux plasmatiques de psoralènes aprés ingestion de céléri. *Annal. Dermatol. Venereol.,* **120** (9): 599-603, (1993).
19. AMARO LOPEZ, M.A. ET AL. Influence of vegetative cycle of asparagus on copper, iron, zinc and manganese content. *Plants Foods in Human Nutrition,* **47:** 349-355 (1995).
20. GUILLEN, R. ET AL. Dietary fibre in white asparagus before and after processing. *Z. Lebensm. Unters. Forsch.,* **200:** 225-228 (1995).
21. STEINER, H. [Green asparagus - 500 years ago a medicinal plant, today a wholesome delicacy]. *Industrielle Obst. und Gemueseverwertung,* **64:** 119-121 (1979).
22. VALNET, J. *Tratamiento de las enfermedades por las verduras, frutas y cereales.* Madrid, Editorial Reus, 1973 [edición original: *Traitement des maladies par les légumes, les fruits et les céréals.* Paris, Librairie Maloine S.A. éditeur], pág. 151.
23. FLEET, J.C.: New support for a folk remedy: cranberry juice reduces bacteriuria and pyuria in elderly women. *Nutr. Rev.* **52** (5): 168-170, (1994).
24. AVORN J. ET AL.: Reduction of bacteriuria and pyuria after ingestion of cranberry juice. *JAMA,* **271** (10): 751-754, (1994).
25. ENSMINGER, A.H. ET AL. *The concise encyclopedia of foods and nutrition.* Boca Ratón (Florida), CRC Press, 1995, pág. 342.

CAP. 30: ALIMENTOS PARA EL APARATO REPRODUCTOR

1. MISHRA, S.K.; SHARMA, A.K.; SALILA, M. ET AL. Efficacy of low fat diet in the treatment of benign breast disease. *Natl. Med. J. India,* **7:** 60-62 (1994).
2. ERNSTER, V.L.; MASON, L.; GOODSON, W.H. 3D. ET AL. Effects of caffeine-free diet on benign breast disease: a randomized trial. *Surgery,* **91:** 263-267 (1982).
3. PARAZZINI, F.; LA VECCHIA, C.; RIUNDI, R. ET AL. Methylxanthine, alcohol-free diet and fibrocystic breast disease: a factorial clinical trial. *Surgery,* **99:** 576-581 (1986).
4. BARR, S.I.; JANELLE, K.C.; PRIOR, J.C. Vegetarian vs nonvegetarian diets, dietary restraint, and subclinical ovulatory disturbances: prospective 6-mo study. *Am. J. Clin. Nutr.,* **60:** 887-894 (1994).
5. ANTHONY, M.S. ET AL. Soybean isoflavones improve cardiovascular risk factors without affecting the reproductive system of peripubertal rhesus monkeys. *J. Nutr.,* **126:** 43-50 (1996).
6. ENSMINGER, A.H. ET AL. *The concise encyclopedia of foods and nutrition.* Boca Ratón (Florida), CRC Press, 1995, pág. 971.
7. BAGLIERI, A. ET AL. Gastro-jejunal digestion of soya-bean-milk protein in humans. *British Journal of Nutrition,* **72:** 519-532 (1994).
8. DWYER, J.T. ET AL. Tofu and soy drinks contain phytoestrogens. *J. Am. Diet. Assoc.,* **94:** 739-743 (1994).

BIBLIOGRAFÍA

9. SARREL, P.M. Estrogen actions in arteries, bone and brain. *Sci. Am. Sci. Med.* July/August 1994, pág. 44.
10. WEI, H. ET AL. Antioxidant and antipromotional effects of the soybean isoflavone genistein. *Proc. Soc. Exp. Biol. Med.*, **208**: 124-130 (1995).
11. BARNES, S. Rationale for the use of genistein-containing soy matrices in chemoprevention trials for breast and prostate cancer. *J. Cell. Biochem. Suppl.*, **22**: 181-187 (995).
12. KENNEDY, A.R. The evidence for soybean products as cancer preventive agents. *J. Nutr.*, **125** (3 Suppl): 733S-743S (1995).
13. LIENER, I.E. Possible adverse effects of soybean anticarcinogens. *J. Nutr.*, **125** (3 Suppl): 744S-750S (1995).
14. CLAWSON, G.A. Protease inhibitors and carcinogenesis: a review. *Cancer Invest.*, **14**: 597-608 (1996).
15. ANDERSON, J.W. ET AL. Meta-analysis of the effects of soy protein intake on serum lipids. *N. Eng. J. Med.*, **333**: 276-282 (1995).
16. RAO, A.V.; SUNG, K. Saponins as anticarcinogens. *J. Nutr.*, **125** (3 Suppl): 717S-724S (1995).
17. SIDHU, G.S.; OAKENFULL, D.G. A mechanism for the hypocholesterolaemic activity of saponins. *Br. J. Nutr.*, **55**: 643-649 (1986).
18. CASSIDY, A. Biological effects of a diet of soy protein rich in isoflavones on the menstrual cycle of premenopausal women. *Am. J. Clin. Nutr.*, **60**: 333-340 (1994).
19. HONORÉ, E.K. ET AL. Soy isoflavones enhance coronary vascular reactivity in atherosclerotic female macaques. *Fertility and Sterility*, **67**: 148-154 (1997).
20. WU, A.H. Tofu and risk of breast cancer in Asian-Americans. *Cancer Epidemiol. Biomarkers Prev.*, **5**: 901-906 (1996).
21. PERSKY, V.; VAN-HORN, L. Epidemiology of soy and cancer: perspectives and directions. *J. Nutr.*,**125** (3 Suppl): 709S-712S (1995).
22. STOLL, B.A. Eating to beat breast cancer: potential role for soy supplements. *Ann. Oncol.*, **8**: 223-225 (1997).
23. Barnes, S. Effect of genistein on in vitro and in vivo models of cancer. *J. Nutr.*, **125** (3 Suppl): 777S-783S (1995).
24. MESSINA, M.J. ET AL. Soy intake and cancer risk: a review of the in vitro and in vivo data. *Nutr. Cancer*, **21**: 113-131 (1994).
25. ADLERCREUTZ, H. ET AL. Plasma concentration of phytoestrogens in Japanese men. *Lancet*, **342**: 1209-1210 (1993).
26. BARRET-CONNER, E. Estrogen and coronary heart disease. *JAMA*, **265**: 1861 (1991).
27. ANTHONY, M.S. ET AL. Soybean isoflavones improve cardiovascular risk factors without affecting the reproductive system of peripubertal rhesus monkeys. *J. Nutr.*, **126**: 43-50 (1996).
28. POTTER, S.M. Overview of proposed mechanisms for the hypocholesterolemic effect of soy. *J. Nut.*, **125**: 606S-611S (1995).
29. SIRTORI, C.R. Soy and cholesterol reduction: clinical experience. *J. Nutr.*, **125** (3 Suppl): 598S-605S (1995).
30. CARROLL, K.K.; KUROWSKA, E.M. Soy consumption and cholesterol reduction: review of animal and human studies. *J. Nutr.*, **125** (3 Suppl): 594S-597S (1995).
31. POTTER, S.M. ET AL. Depression of plasma cholesterol in men by consumption of baked products containing soy protein. *Am. J. Clin. Nutr.*, **58**: 501-506 (1993).
32. WIDHUM, K. ET AL. Effect of soy protein diet versus standard low fat, low cholesterol diet on lipid and lipoprotein levels in children with familial or polygenic hypercholesterolemia. *J. Pediatr.*, **123**: 30-34 (1993).
33. JACQUES, H. ET AL. Influence of diets containing cow's milk or soy protein beverage on plasma lipids in children with familial hypercholesterolemia. *J. Am. Coll. Nutr.*, **11**: 69S-73S (1992).
34. SIDHU, G.S.; OAKENFULL, D.G. A mechanism for the hypocholesterolaemic activity of saponins. *Br. J. Nutr.*, **55**: 643-649 (1986).
35. IMAIZUMI, K.; FUKUYAMA, T.; SAKONO, M. Effect of dietary soybean protein on arterial lesions in hypercholesterolemic (ExHC) rats. *Report of the Soy Protein Research Committee (Japan)*, **16**: 32-35 (1995).
36. KANAZAWA, T.; TANAKA, M.; UEMURA, T. ET AL. Anti-atherogenicity of soybean protrein. *Ann. NY. Acad. Sci.* **676**: 202-214 (1993).
37. WILCOX, J.N.; BLUMENTHAL, B.F. Thrombotic mechanisms in atherosclerosis: potential impact of soy proteins. *J. Nutr.*, **125** (3 Suppl): 631S-638S (1995).
38. ABELOW, B.J.; HOLFORD, T.R.; INSOGNA, K.L. Cross-cultural association between dietary animal protein and hip fracture: a hypothesis. *Calcif. Tissue Int.*, **50**: 14-18 (1992).
39. BRESLAU, N.A.; BRINKLEY, L.; HILL, K.D. ET AL. Relationship of animal protein-rich diet to kidney stone formation and calcium metabolism. *J. Clin. Endocrinol. Metabol.* **66**: 140-146 (1988).
40. ARJMANDI, B.H. ET AL. Dietary soybean protein prevents bone loss in an ovariectomized rat model of osteoporosis. *J. Nutr.*, **126**: 161-167 (1996).
41. KONTESSIS. P. ET AL. Renal, metabolic and hormonal responses to ingestion of animal and vegetable proteins. *Kidney Int.*, **38**: 136-144 (1990).
42. GENTILE, M.G. ET AL. Treatment of proteinuric patients with a vegetarian soy diet and fish oil. *Clin. Nephrol.*, **40**: 315-320 (1993).
43. BHUTTA, Z.A. ET AL. Nutrient absorption and weight gain in persistent diarrhea: comparison of a traditional rice-lentil/yogurt/milk diet with soy formula. *J. Pediatr. Gastroenterol. Nutr.*, **18**: 45-52 (1994).
44. MESSINA, M.J.; BARNES, S. The role of soy products in reducing risk of cancer. *J. Natl. Cancer Inst.*, **83**: 541-546 (1991).
45. BRULÉ, D.; SARWAR, G.; SAVOIE, L. Changes in serum and urinary uric acid levels in normal human subjects fed purine-rich foods containing different amounts of adenine and hypoxanthine. *J. Am. Coll. Nutr.*, **11**: 353-358 (1992).
46. GARREL, D.R. ET AL. Milk- and soy-protein ingestion: acute effect on serum uric acid concentration. *Am. J. Clin. Nutr.*, **53**: 665-669 (1991).
47. LIENER, I.E. Implications of antinutritional components in soybean foods. *Crit. Rev. Food Sci. Nutr.*, **34**: 31-67 (1994).
48. STAHL, W.; SIES, H. Lycopene: a biologically important carotenoid for humans? *Arch. Biochem. Biophys*, **336**: 1-9 (1996).
49. CLINTON, S.K. ET AL. Cis-trans lycopene isomers, carotenoids, and retinol in the human prostate. *Cancer Epidemiol. Biomarkers Prev.*, **5**: 822-833 (1996).
50. GIOVANNUCCI ET AL. Intake of carotenoids and retinol in relation to risk of prostate cancer. *Journal of the National Cancer Institute*, **87**: 1767-1776 (1995).
51. STAHL, W.; SIES, H. Uptake of lycopene and its geometrical isomers is greater from heat-processed than from unprocessed tomato juice in humans. *Journal of Nutrition*, **122**: 2161-2166 (1992).
52. FRANCESCHI, S. ET AL. Tomatoes and risk of digestive-tract cancers. International *Journal of Cancer*, **59**: 181-184 (1994).
53. MATAIX, J. ET AL. *Tabla de composición de alimentos españoles*. Universidad de Granada, 1995, 2ª ed., pág. 316.

CAP. 31: ALIMENTOS PARA EL METABOLISMO

1. FESKENS, E.J.; VIRTANEN, S.M.; RÄSÄNEN, L. ET AL. Dietary factors determining diabetes and impaired glucose tolerance. A 20-year follow-up of the Finnish and Dutch cohorts of the Seven Countries Study. *Diabetes Care,* **18**: 1104-1112 (1995).
2. SALMERON, J.; MANSON, J.E.; STAMPFER, M.J. ET AL. Dietary fiber, glycemic load, and risk of non-insulin-dependent diabetes mellitus in women. *JAMA*, **277**: 472-477 (1997).
3. GOLAY, A.; ALLAZ, A.F.; MOREL, Y. ET AL. Similar weight loss with low- or high-carbohydrate diets. *Am. J. Clin. Nutr.*, **63**: 174-178 (1996).
4. ORTEGA, R.M.; REDONDO, M.R.; LOPEZ-SOBALER, A.M. ET AL.Associations between obesity, breakfast-time food habits and intake of energy and nutrients in a group of elderly Madrid residents. *J. Am. Coll. Nutr.*, **15**: 65-72 (1996).
5. REMER, T.; MANZ, F. Potential renal acid load of foods and its influence on urine pH. *J. Am. Diet. Assoc.*, **95**: 791-797 (1995).
6. TORSDOTTIR, I.; ALPSTEN, M.; ANDERSSON, H. ET AL. Gastric emptying and glycemic response after ingestion of mashed bean or potato flakes in composite meals. *Am. J. Clin. Nutr.,* **50**: 1415-1419 (1989).
7. TAPPY, L.; WÜRSCH, P.; RANDIN, J.P. ET AL. Metabolic effect of pre-cooked instant preparations of bean and potato in normal and in diabetic subjects. *Am. J. Clin. Nutr.,* **43**: 30-36 (1986).
8. NAISMITH, D.J.; MAHDI, G.S.; SHAKIR, N.N. Therapeutic value of barley in the management of diabetes. *Ann. Nutr. Metab.*, **35**: 61-64 (1991).
9. ROONGPISUTHIPONG, C.; BANPHOTKASEM, S.; KOMINDR, S. ET AL. Postprandial glucose and insulin responses to various tropical fruits of equivalent carbohydrate content in non-insulin-dependent diabetes mellitus. *Diabetes Res. Clin. Pract.,* **14**: 123-131 (1991).
10. LERMAN-GARBER. I.; ICHAZO-CERRO, S.; ZAMORA-GONZALEZ, J. ET AL. Effect of a high-monounsaturated fat diet enriched with avocado in NIDDM patients. *Diabetes Care,* **17**: 311-315 (1994).
11. SEBASTIAN, K.L.; ZACHARIAS, N.T.; PHILIP, B. ET AL. The hypolipidemic effect of onion (Allium cepa Linn) in sucrose fed rabbits. *Indian J. Physiol. Pharmacol.,* **23**: 27-30 (1979).
12. SWANSTON-FLATT, S.K.; DAY, C.; FLATT, P.R. ET AL. Glycaemic effects of traditional European plant treatments for diabetes. Studies in normal and streptozotocin diabetic mice. *Diabetes Res.,* **10**: 69-73 (1989).
13. FRATI, A.C.; GORDILLO, B.E.; ALTAMIRANO, P. ET AL. Influence of nopal intake upon fasting glycemia in type II diabetics and healthy subjects. *Arch. Invest. Med. Mex.,* **22**: 51-56 (1991).
14. UUSITUPA, M.I. Fructose in the diabetic diet. *Am. J. Clin. Nutr.,* **59** (3 Suppl): 753S-757S (1994).
15. SNOWDON, D.A.; PHILLIPS, R.L. Does a vegetarian diet reduce the occurrence of diabetes? *Am. J. Public. Health.,* **75**: 507-512 (1985).
16. ANDERSON J.W. ET AL. Serum lipid response of hypercholesterolemic men to single and divided doses of canned beans. *Am. J. Clin. Nutr.* **51**: 1013-1019 (1990).
17. ALVIZOURI MUÑOZ, M. ET AL. Effects of avocado as a source of monounsaturated fatty acids on plasma lipid levels. *Arch. Med. Res.,* **23**: 163-167 (1992).
18. SEBASTIAN, K.L. ET AL. The hypolipidemic effect of onion (Allium cepa) in sucrose fed rabbits.

Indian Journal of Physiology and Pharmacology, **23:** 27-30 (1979).
19. SINGH R.B. ET AL. Effects if guava intake on serum total and high-density lipoprotein cholesterol levels and on systemic blood pressure. *Am. J. Cardiol.* **70:** 1287-1291 (1992).
20. CARA, L. ET AL. Long-term wheat germ intake beneficially affects plasma lipids and lipoproteins in hypercholesterolemic human subjects. *J. Nutr.,* **122:** 317-326 (1992).
21. HARRIS, W.S. n-3 Fatty acids and serum lipoproteins: human studies. *Am. J. Clin. Nutr.,* **65** (suppl): 1645S-1654S (1997).
22. SMITH, J.B.; NIVEN, B.E.; MANN, J.I. The effect of reduced extrinsic sucrose intake on plasma triglyceride levels. *Eur. J. Clin. Nutr.,* **50:** 498-504 (1996).
23. GAITAN, E.; COOKSEY, R.C.; LEGAN, J. ET AL. Antithyroid effects in vivo and in vitro of babassu and mandioca: a staple food in goiter areas of Brazil. *Eur. J. Endocrinol.,* **131:** 138-144 (1994).
24. LOENEN, H.M.; ESHUIS, H.; LOWIK, M.R. ET AL. Serum uric acid correlates in elderly men and women with special reference to body composition and dietary intake (Dutch Nutrition Surveillance System). *J. Clin. Epidemiol.,* **43:** 1297-1303 (1990).
25. COLLING, M.; WOLFRAM, G. Determination of purine compounds and purine bases in food. *Z. Lebensm. Unters. Forsch.,* **185:** 288-291 (1987).
26. SWANSTON-FLATT, S.K. ET AL. Glycaemic effects of traditional European plant treatments for diabetes. Studies in normal and streptozotocin diabetic mice. *Diabetes Res.,* **10:** 69-73 (1989).
27. TOTH, E.; ERICKSON, J. Cancer induction in mice by feeding of the uncooked cultivated mushroom of commerce Agaricus bisporus. *Cancer Res.,* **46:** 4007-4011 (1986).
28. SHEPHARD, S.E.; GUNZ, D.; SCHLATTER, C. Genotoxicity of agaritine in the lacI transgenic mouse mutation assay: evaluation of the health risk of mushroom consumption. *Food Chem. Toxicol.,* **33:** 257-264 (1995).
29. MATSUMOTO, K. ET AL. Carcinogenicity examination of Agaricus bisporus, edible mushroom, in rats. *Cancer Lett.,* **58:** 87-90 (1991).
30. PAPAPARASKEVA, C.; IOANNIDES, C.; WALKER, R. Agaritine does not mediate the mutagenicity of the edible mushroom Agaricus bisporus. *Mutagenesis,* **6:** 213-217 (1991).
31. BLANCO, A; MUÑOZ, L. Contenido y disponibilidad biológica de los carotenoides de pejibaye (Bactris gasipaes) como fuente de vitamina A. *Archivos Latinoamericanos de Nutrición,* **42** (2): 146-154 (1992).
32. DE TOMMASI, N. ET AL. Hypoglycemic effects of sesquiterpene glycosides and polyhydroxylated triterpenoids of Eriobotrya japonica. *Planta Med.,* **57:** 414-416 (1991).
33. ROMAN-RAMOS, R. ET AL. Experimental study of the hypoglycemic effect of some antidiabetic plants. *Arch. Invest. Med. (Mexico),* **22:** 87-93 (1991).
34. DE TOMMASI, N. ET AL. Constituents of Eriobotrya japonica. A study of their antiviral properties. *Journal of Natural Products,* **55:** 1067-1073 (1992).
35. SCHNEIDER, ERNST. *La salud por la nutrición.* Madrid, Editorial Safeliz, 1986, pág. 1101.
36. Lucas, 6: 1.
37. JACOBS JR, D.R.; SLAVIN, J.; MARQUART, L. Whole grain intake and cancer: a review of the literature. *Nutr. Cancer,* **24:** 221-229 (1995).
38. ENSMINGER, A.H. ET AL. *The concise encyclopedia of foods and nutrition.* Boca Ratón (Florida), CRC Press, 1995, pág. 793.
39. CARA, L. ET AL. Long-term wheat germ intake beneficially affects plasma lipids and lipoproteins in hypercholesterolemic human subjects. *J. Nutr.,* **122:** 317-326 (1992).
40. BADIALI, D. Effect of wheat bran in treatment of chronic nonorganic constipation. A double-blind controlled trial. *Dig. Dis. Sci.,* **40:** 349-356 (1995).
41. ROSE, D.P.; LUBIN, M.; CONNOLLY, J.M. Effects of diet supplementation with wheat bran on serum estrogen levels in the follicular and luteal phases of the menstrual cycle. *Nutrition,* **13:** 535-539 (1997).
42. FRANCIS, C.Y.; WHORWELL, P.J. Bran and irritable bowel syndrome: time for reappraisal. *Lancet,* **344:** 39-40 (1994).
43. HARLAND, B.F.; MORRIS, E.R. Phytate: a good or a bad food component? *Nutr. Res.,* **15:** 733-754 (1995).
44. FRETZDORFF, B.; WEIPERT, D. [Phytic acid and cereals and cereal products. I: Phytic acid and phytase in rye and rye products]. *Z. Lebensm. Unters Forsch,* **182:** 287-293 (1986).
45. SANDBERG, A.S. The effect of food processing on phytate hydrolysis and availability of iron and zinc. *Adv. Exp. Med. Biol.,* **289:** 499-508 (1991).
46. HULTEN, L. Rice and iron absorption in man. *Eur. J. Clin. Nutr.,* **44:** 489-497 (1990).
47. GRAF, E.; EATON, J.W. Suppression of colonic cancer by dietary phytic acid. *Nutr. Cancer,* **19:** 11-19 (1993).
48. SHAMSUDDIN, A.M. Inositol phosphates have novel anticancer function. *J. Nutr.,* **125:** 725S-732S (1995).
49. TORRE, M.; RODRIGUEZ, A.R.; SAURA-CALIXTO, F. Effects of dietary fiber and phytic acid on mineral availability. *Crit. Rev. Food Sci. Nutr.,* **30:** 1-22 (1991).
50. BOURNE, G.H. ET AL. Nutritional value of cereal products, beans and starches. *World Review of Nutrition and Dietetics,* **60:** 92-122 (1989).

CAP. 32: ALIMENTOS PARA EL APARATO LOCOMOTOR

1. WEAVER, C.M. Calcium bioavailability and its relation to osteoporosis. *Proc. Soc. Exp. Biol. Med.,* **200:** 157-160 (1992).
2. WELTEN, D.C.; KEMPER, H.C.; POST, G.B. ET AL. Longitudinal development and tracking of calcium and dairy intake from teenager to adult. *Eur. J. Clin. Nutr.,* **51:** 612-618 (1997).
3. ARJMANDI, B.H.; ALEKEL, L.; HOLLIS, B.W. ET AL. Dietary soybean protein prevents bone loss in an ovariectomized rat model of osteoporosis. *J. Nutr.,* **126:** 161-167 (1996).
4. BUNKER, V.W. The role of nutrition in osteoporosis. *Br. J. Biomed. Sci.,* **51:** 228-240 (1994).
5. ABELOW, B.J.; HOLFORD, T.R.; INSOGNA, K.L. Cross-cultural association between dietary animal protein and hip fracture: a hypothesis. *Calcif. Tissue Int.,* **50:** 14-18 (1992).
6. HASLING, C. ET AL. Calcium metabolism in postmenopausal osteoporotic women is determined by dietary calcium and coffee intake. *J. Nutr.,* **122:** 1119-1126 (1992).
7. KIEL, D. ET AL. Caffeine and the risk of hip fracture: The Framingham study. *Am. J. Epid.,* **132:** 675-685 (1990).
8. HERNANDEZ-AVILA, M.; COLDITZ, G.A.; STAMPFER, M.J. ET AL. Caffeine, moderate alcohol intake, and risk of fractures of the hip and forearm in middle-aged women. *Am. J. Clin. Nutr.,* **54:** 157-163 (1991).
9. TORRE, M.; RODRIGUEZ, A.R.; SAURA-CALIXTO, F. Effects of dietary fiber and phytic acid on mineral availability. *Crit. Rev. Food Sci. Nutr.,* **30:** 1-22 (1991).
10. KJELDSEN-KRAGH, J.; RASHID, T.; DYBWAD, A. ET AL. Decrease in anti-Proteus mirabilis but not anti-Escherichia coli antibody levels in rheumatoid arthritis patients treated with fasting and a one year vegetarian diet. *Ann. Rheum. Dis., Mar.,* **54:** 221-224 (1995).
11. PELTONEN, R.; NENONEN, M.; HELVE, T. ET AL. Faecal microbial flora and disease activity in rheumatoid arthritis during a vegan diet. *Br. J. Rheumatol.,* **36:** 64-68 (1997).
12. PELTONEN, R.; KJELDSEN-KRAGH, J.; HAUGEN, M. ET AL. Changes of faecal flora in rheumatoid arthritis during fasting and one-year vegetarian diet. *Br. J. Rheumatol.,* **33:** 638-643 (1994).
13. KJELDSEN-KRAGH, J.; MELLBYE, O.J.; HAUGEN, M. ET AL. Changes in laboratory variables in rheumatoid arthritis patients during a trial of fasting and one-year vegetarian diet. *Scand. J. Rheumatol.,* **24:** 85-93 (1995).
14. KJELDSEN-KRAGH, J.; HAUGEN, M.; BORCHGREVINK, C.F. ET AL. Vegetarian diet for patients with rheumatoid arthritis–status: two years after introduction of the diet. *Clin. Rheumatol.,* **13:** 475-482 (1994).
15. WILHELMI, G. Potentielle Einflusse der Nahrung samt Zusatzstoffen auf gesunde und arthrotische Gelenke. I. Grundnahrungsstoffe [Potential effects of nutrition including additives on healthy and arthrotic joints. I. Basic dietary constituents]. *Z. Rheumatol.,* **52:** 174-179 (1993).
16. SKOLDSTAM, L.; BORJESSON, O.; KJALLMAN, A. ET AL. Effect of six months of fish oil supplementation in stable rheumatoid arthritis. A doubleblind, controlled study. *Scand. J. Rheumatol.,* **21:** 178-185 (1992).
17. ADAM, O. Ernahrung als adjuvante Therapie bei chronischer Polyarthritis [Nutrition as adjuvant therapy in chronic polyarthritis]. *Z. Rheumatol.,* **52:** 275-280 (1993).
18. KJELDSEN-KRAGH, J.; HVATUM, M.; HAUGEN, M. ET AL. Antibodies against dietary antigens in rheumatoid arthritis patients treated with fasting and a one-year vegetarian diet. *Clin. Exp. Rheumatol.,* **13:** 167-172 (1995).
19. HEUPKE, W.; WEITZEL, W. *Deutsches Obst und Gemüse in der Ernährung und Heilkunde* [Las frutas y hortalizas alemanas en la alimentación y en la terapéutica], Hippokrates Verlag, Stuttgart, 1950.
20. KOEPPEN, B.H.; HERRMANN, K. Flavonoid glycosides and hydroxycinnamic acid esters of blackcurrants (Ribes nigrum). *Z. Lebensm Unters Forsch,* **164:** 263-268 (1977).
21. DECLUME, C. Anti-inflamatory evaluation of a hydroalcoholic extract of black currant leaves (Ribes nigrum). *Journal of Ethnopharmacol,* **27:** 91-98 (1989).
22. JONADET, M. [Flavonoids extracted from Ribes nigrum L. and Alchemilla vulgaris L.: 1. In vitro inhibitory activities on elastase, trypsin and chymotrypsin. 2. Angioprotective activities compared in vivo.] *Journal of Pharmacology,* **17:** 21-27 (1986).
23. FESKANICH, D.; WILLETT, W.C.; STAMPFER, M.J. ET AL. Protein consumption and bone fractures in women. *Am. J. Epidemiol.,* **143:** 472-479 (1996).

CAP. 33: ALIMENTOS PARA LA PIEL

1. NORGAARD, A.; BINDSLEV-JENSEN, C. Egg and milk allergy in adults. Diagnosis and characterization. *Allergy,* **47:** 503-509 (1992).
2. OEHLING, A.; FERNANDEZ, M.; CORDOBA, H. Skin manifestations and immunological parameters in childhood food. *J. Investig. Allergol. Clin. Immunol.,* **7:** 155-159 (1997).
3. HILL, D.J.; BANNISTER, D.G.; HOSKING, C.S. ET AL. Cow milk allergy within the spectrum of atopic disorders. *Clin. Exp. Allergy,* **24:** 1137-1143 (1994).
4. O'NEIL, C.; HELBLING, A.A.; LEHRER, S.B. Allergic reactions to fish. *Clin. Rev. Allergy,* **11:** 183-200 (1993).

BIBLIOGRAFÍA

5. DE MARTINO, M.; PERUZZI, M.; DE LUCA, M. ET AL. Fish allergy in children. *Ann. Allergy,* **71:** 159-165 (1993).
6. HELBLING, A.; MCCANTS, M.L.; MUSMAND, J.J. ET AL. Immunopathogenesis of fish allergy: identification of fish-allergic adults by skin test and radioallergosorbent test. *Ann. Allergy Asthma Immunol.,* **77:** 48-54 (1996).
7. DEL POZO, M.D.; AUDICANA, M.; DIEZ, J.M. ET AL. Anisakis simplex, a relevant etiologic factor in acute urticaria. *Allergy,* **52:** 576-579 (1997).
8. CASTILLO, R.; DELGADO, J.; QUIRALTE, J. ET AL. Food hypersensitivity among adult patients: epidemiological and clinical aspects. *Allergol. Immunopathol.* (Madrid), **24:** 93-97 (1996).
9. MORENO-ANCILLO, A.; CABALLERO, M.T.; CABANAS, R. ET AL. Allergic reactions to anisakis simplex parasitizing seafood. *Ann. Allergy Asthma Immunol.,* **79:** 246-250 (1997).
10. URISU, A.; ANDO, H.; MORITA, Y. ET AL. Allergenic activity of heated and ovomucoid-depleted egg white. *J. Allergy Clin. Immunol.,* **100:** 171-176 (1997).
11. DE SETA, L.; SIANI, P.; SANTORO, C. ET AL. La storia naturale dell'allergia all'uovo nella dermatite atopica [The natural history of allergy to eggs in atopic dermatitis]. *Pediatr. Med. Chir.,* **16:** 485-487 (1994).
12. WERFEL S.J.; COOKE, S.K.; SAMPSON, H.A. Clinical reactivity to beef in children allergic to cow's milk. *J. Allergy Clin. Immunol.,* **99:** 293-300 (1997).
13. FREMONT, S.; KANNY, G.; NICOLAS, J.P. ET AL. Prevalence of lysozyme sensitization in an egg-allergic population. *Allergy,* **52:** 224-228 (1997).
14. SETTIPANE, G.A. The restaurant syndromes. *N. Engl. Reg. Allergy Proc.,* **8:** 39-46 (1987).
15. HANNUKSELA, M.; HAAHTELA, T. Hypersensitivity reactions to food additives. *Allergy,* **42:** 561-575 (1987).
16. VAN DEN AKKER, T.W.; ROESYANTO-MAHADI. I.D.; VAN TOORENENBERGEN, A.W. ET AL. Contact allergy to spices. *Contact. Dermatitis.,* **22:** 267-272 (1990).
17. VAN TOORENENBERGEN, A.W.; DIEGES, P.H. Demonstration of spice-specific IgE in patients with suspected food allergies. *J. Allergy. Clin. Immunol.,* **79:** 108-113 (1987).
18. BAUER, L.; KOHLICH, A.; HIRSCHWEHR, R. ET AL. Food allergy to honey: pollen or bee products? Characterization of allergenic proteins in honey by means of immunoblotting. *J. Allergy Clin. Immunol.,* **97:** 65-73 (1996).
19. HELBLING, A.; PETER, C.; BERCHTOLD, E. ET AL. Allergy to honey: relation to pollen and honey bee allergy. *Allergy,* **47:** 41-49 (1992).
20. MÜHLEMANN, R.J.; WÜTHRICH, B. [Food allergies 1983-1987] *Schweiz Med. Wochenschr.,* **121:** 1696-1700 (1991).
21. SOYLAND, E.; FUNK, J.; RAJKA, G. ET AL. Dietary supplementation with very long-chain n-3 fatty acids in patients with atopic dermatitis. A double-blind, multicentre study. *Br. J. Dermatol.,* **130:** 757-764 (1994).
22. MAJAMAA, H.; ISOLAURI, E. J. Probiotics: a novel approach in the management of food allergy. *Allergy Clin. Immunol.,* **99:** 179-185 (1997).
23. LUCAS, A.; BROOKE, O.G.; MORLEY, R. ET AL. Early diet of preterm infants and development of allergic or atopic disease: randomised prospective study. *BMJ,* **300:** 837-840 (1990).
24. ORANJE, A.P.; AARSEN, R.S.; MULDER, P.G. ET AL. Immediate contact reactions to cow's milk and egg in atopic children. *Acta Derm. Venereol.,* **71:** 263-266 (1991).
25. CARLIER, C. ET AL. Efficacy of massive oral doses of retinyl palmitate and mango (Mangifera indica L.) consumption to correct an existing vitamin A deficiency in Senegalese children. *British Journal of Nutrition,* **68:** 529-540 (1992).
26. HUNTER, G.L.K.; BUCEK, W.A.; RADFORD, T. Volatile components of canned Alphonso mango. *Journal of Food Science,* **39:** 900-903 (1974).
27. ROONGPISUTHIPONG, C. ET AL. Postprandial glucose and insulin responses to various tropical fruits of equivalent carbohydrate content in non-insulin-dependent diabetis mellitus. *Diabetes Research and Clinical Practice,* **14:** 123-131 (1991).
28. MINISTERIO DE AGRICULTURA, PESCA Y ALIMENTACIÓN DE ESPAÑA. *Las legumbres* (colección Alimentos de España). Madrid, El País, 1992, pág. 13.
29. BLANCO, A. Bioavailability of aminoacids in beans.*Arch. Latinoam. Nutr.,* **41** (1): 38-52, (1991).
30. ANDERSON J.W. ET AL. Serum lipid response of hypercholesterolemic men to single and divided doses of canned beans. *Am. J. Clin. Nutr.* **51** (6): 1013-1019 (1990).

CAP. 34: ALIMENTOS PARA LAS INFECCIONES

1. AVORN J. ET AL. Reduction of bacteriuria and pyuria after ingestion of cranberry juice. *JAMA* **271:** 751-754, (1994).
2. CHANDRA, R.K. Nutrition and the immune system: an introduction. *Am. J. Clin. Nutr.,* **66:** 460S-463S (1997).
3. KELLEY, D.S.; BENDICH, A. Essential nutrients and immunologic functions. *Am. J. Clin. Nutr.,* **63:** 994S-996S (1996).
4. DANKERT, J. ET AL. Antimicrobial activity of crude juices of Allium ascalonicum, Allium cepa and Allium sativum. *Zentralbl. Bakteriol [Orig. A]* **245:** 229-239 (1979).
5. ELNIMA, E. The antimicrobial activity of garlic and onion extracts. *Pharmazie,* **38:** 747-748 (1983).
6. LIANG, B.; CHUNG, S.; ARAGHINIKNAM, M. ET AL. Vitamins and immunomodulation in AIDS. *Nutrition,* **12:** 1-7 (1996).
7. KOCH, J.; GARCIA-SHELTON, Y.L.; NEAL, E.A. ET AL. Steatorrhea: a common manifestation in patients with HIV/AIDS. *Nutrition,* **12:** 507-510 (1996).
8. CHLEBOWSKI, R.T.; GROSVENOR, M.; LILLINGTON, L. ET AL. Dietary intake and counseling, weight maintenance, and the course of HIV infection. *J. Am. Diet. Assoc.,* **95:** 428-432 (1995).
9. KARTER, D.L.; KARTER, A.J.; YARRISH, R.J. ET AL. Vitamin A deficiency in non-vitamin-supplemented patients with AIDS: a cross-sectional study. *Acquir. Immune. Defic. Syndr. Hum. Retrovirol.,* **8:** 199-203 (1995).
10. TANG, A.M.; GRAHAM, N.M.; CHANDRA, R.K. ET AL. Low serum vitamin B-12 concentrations are associated with faster human immunodeficiency virus type 1 (HIV-1) disease progression. *J. Nutr.,* **127:** 345-351 (1997).
11. COWGILL, U.M. The distribution of selenium and mortality owing to acquired immune deficiency syndrome in the continental United States. *Biol. Trace Elem. Res.,* **56:** 43-61 (1997).
12. DELMAS-BEAUVIEUX, M.C. ET AL. The enzymatic antioxidant system in blood and glutathione status in human immunodeficiency virus (HIV)-infected patients: effects of supplementation with selenium or beta-carotene. *Am. J. Clin. Nutr.,* **64:** 101-107 (1996).
13. CHEN, J.D. ET AL. The effects of actinidia sinensis Planc. (kiwi) drink supplementation on athletes training in hot environments. *Journal of Sports Medecine Physiology Fitness,* **30:** 181-184 (1990).
14. MIDDLETON, E; KANDASWAMI, C. Potential health-promoting properties of Citrus flavonoids. *Food Technology,* **48:** 115-119 (1994).
15. CHUG-AHUJA, J.K. ET AL. The development and application of a carotenoid database for fruits, vegetables, and selected multicomponent foods. *J. Am. Diet. Assoc.,* **93:** 318-323 (1993).
16. CRAIG, W. Nutri-Fax vol. 5, núm. 1. Departamento de Nutrición de la Universidad Andrews, Michigan, USA.
17. WATTENBERG, L.; COCCIA, J. Inhibition of 4-(methylnitrosamino)-1-(3-pyridyl)-1-butanone carcinogenesis in mice by D-limonene and citrus fruit oils. *Carcinogenesis,* **12:** 115-117 (1991).
18. TROUT, D.L. Vitamin C and cardiovascular risk factors. *Am J Clin Nutr.,* **53:** 322-325S, (1991).
19. MIRVISH, S.S. Experimental evidence for inhibition of N-nitroso compound formation as a factor in the negative correlation between vitamin C consumption and the incidence of certain cancers. *Cancer Res.,* **54:** 1948s-1951s (1994).
20. BLOCK, G. Vitamin C and cancer prevention: the epidemiologic evidence. *Am. J. Clin. Nutr.,* **53:** 270S-282S (1991).
21. KANDASWAMI C. ET AL. Antiproliferative effects of citrus flavonoids on a human squamous cell carcinoma in vitro. *Cancer Letter,* **56:** 147-152 (1991).
22. BRACKE M. ET AL. Effect of catechins and citrus flavonoids on invasion in vitro. *Clin. Exp. Metastasis,* **9:** 13-25 (1991).
23. WATTENBERG L.W.; COCCIA J.B. Inhibition of 4-(methylnitrosamino)-1-(3-pyridyl)-1-butanone carcinogenesis in mice by D-limonene and citrus fruit oils. *Carcinogenesis,* **12:** 115-117 (1991).
24. ELSON, C.E.; MALTZMAN, T.H.; BOSTON, J.L. ET AL. Anti-carcinogenic activity of d-limonene during the initiation and promotion/progression stages of DMBA-induced rat mammary carcinogenesis. *Carcinogenesis,* **9:** 331-332 (1988).
25. PIENTA, K.J. Inhibition of spontaneus metastasis in rat prostate cancer model by oral administration of modified citrus pectin. *Journal of the National Cancer Institute,* **87:** 348-353 (1995).
26. BESRA, S.E. ET AL. Antiinflammatory effect of petroleum ether extract of leaves of Litchi chinensis Gaertn. *Journal of Ethnopharmacololy,* **54:** 1-6 (1996).
27. NAGY, S.; SHAW, P.E. *Tropical and subtropical fruits.* Westport (Connecticut), The AVI Publishing Company, Inc., 1980, pág. 341.
28. SCHNEIDER, ERNST. *La salud por la nutrición.* Madrid, Editorial Safeliz, 1986, pág. 171.

CAP. 35: LOS ALIMENTOS Y EL CÁNCER

1. WHITE, E. *Consejos sobre el régimen alimenticio.* Mountain View (California), Pacific Press Publishing Association, 1968, págs. 458 y 463.
2. OMS, Serie de Informes Técnicos, nº 797 (*Dieta, nutrición y prevención de enfermedades crónicas:* Informe de un grupo de expertos de la OMS). Ginebra, Organización mundial de la Salud, 1990.
3. STRICKLAND, P.T.; GROOPMAN, J.D. Biomarkers for assessing environmental exposure to carcinogens in the diet. *Am. J. Clin. Nutr.,* **61:** 710S-720S (1995).
4. ENSMINGER, A.H. ET AL. *The Concise Encyclopedia of Foods and Nutrition.* Boca Ratón (Florida), CRC Press, 1995, pág. 157 (gráfico adaptado).
5. WILLETT, W.C.; STAMPFER, M.J.; COLDITZ, G.A. ET AL. Moderate alcohol consumption and the risk of breast cancer. *N. Engl. J. Med.,* **316:** 1174-1180 (1987).
6. D'AVANZO, B.; LA VECCHIA, C.; FRANCESCHI, S. ET AL. Coffee consumption and bladder cancer risk. *Eur. J. Cancer,* **28A:** 1480-1484 (1992).

7. LA-VECCHIA, C.; NEGRI, E.; D'AVANZO, B. ET AL. Dietary indicators of laryngeal cancer risk. *Cancer Res.*, **50:** 4497-4500 (1990).
8. RIBOLI, E.; KAAKS, R.; ESTÈVE, J. Nutrition and laryngeal cancer. *Cancer Causes Control*, **7:** 147-156 (1996).
9. NOMURA, A.M.; ZIEGLER, R.G.; STEMMERMANN, G.N. ET AL. Serum micronutrients and upper aerodigestive tract cancer. *Cancer Epidemiol. Biomarkers Prev.*, **6:** 407-412 (1997).
10. DE STEFANI, E.; OREGGIA, F.; RIVERO, S. ET AL. Salted meat consumption and the risk of laryngeal cancer. *Eur. J. Epidemiol.*, **11:** 177-180 (1995).
11. PINTOS. J.; FRANCO, E.L.; OLIVEIRA, B.V. ET AL. Mate, coffee, and tea consumption and risk of cancers of the upper aerodigestive tract in southern Brazil. *Epidemiology*, **5:** 583-590 (1994).
12. ZHENG, Y.M.; TUPPIN, P.; HUBERT, A. ET AL. Environmental and dietary risk factors for nasopharyngeal carcinoma: a case-control study in Zangwu County, Guangxi, China. *Br. J. Cancer*, **69:** 508-514 (1994).
13. ZHENG, W.; MCLAUGHLIN, J.K.; CHOW, W.H. ET AL. Risk factors for cancers of the nasal cavity and paranasal sinuses among white men in the United States. *Am. J. Epidemiol.*, **138:** 965-972 (1993).
14. LA VECCHIA, C.; FRANCESCHI, S.; LEVI, F. ET AL. Diet and human oral carcinoma in Europe. *Eur. J. Cancer B. Oral Oncol.*, **29B:** 17-22 (1993).
15. WINN, D.M. Diet and nutrition in the etiology of oral cancer. *Am. J. Clin. Nutr.*, **61:** 437S-445S (1995).
16. MACFARLANE, G.J.; ZHENG, T.; MARSHALL, J.R. ET AL. Alcohol, tobacco, diet and the risk of oral cancer: a pooled analysis of three case-control studies. *Eur. J. Cancer B. Oral Oncol.*, **31B:** 181-187 (1995).
17. FRANCO, E.L.; KOWALSKI, L.P.; OLIVEIRA, B.V. ET AL. Risk factors for oral cancer in Brazil: a case-control study. *Int. J. Cancer*, **43:** 992-1000 (1989).
18. MARSHALL, J.R.; BOYLE, P. Nutrition and oral cancer. *Cancer Causes Control*, **7:** 101-111 (1996).
19. SARASUA, S.; SAVITZ, D.A. Cured and broiled meat consumption in relation to childhood cancer: Denver, Colorado. *Cancer Causes Control*, **5:** 141-148 (1994)
20. PRESTON-MARTIN, S.; POGODA, J.M. ET AL. Mueller, B.A. Maternal consumption of cured meats and vitamins in relation to pediatric brain tumors. *Cancer Epidemiol. Biomarkers Prev.*, **5:** 599-605 (1996)
21. BOEING, H.; SCHLEHOFER, D.; BLETTNER, M. ET AL. Dietary carcinogens and the risk for glioma and meningioma in Germany. *Int. J. Cancer*, **53:** 561-565 (1993).
22. TAVANI, A.; NEGRI, E.; FRANCESCHI, S. ET AL. Tobacco and other risk factors for oesophageal cancer in alcohol non-drinkers. *Eur. J. Cancer. Prev.*, **5:** 313-318 (1996).
23. BROWN, L.M.; SWANSON, C.A.; GRIDLEY, G. ET AL. Adenocarcinoma of the esophagus: role of obesity and diet. *J. Natl. Cancer Inst.*, **87:** 104-109 (1995).
24. CHENG, K.K.; DAY, N.E.; DUFFY, S.W. ET AL. Pickled vegetables in the aetiology of oesophageal cancer in Hong Kong Chinese. *Lancet*, **339:** 1314-1318 (1992).
25. CHENG, K.K.; DAY, N.E. Nutrition and esophageal cancer. *Cancer Causes Control*, **7:** 33-40 (1996).
26. WARD, M.H.; SINHA, R.; HEINEMAN, E.F. ET AL. Risk of adenocarcinoma of the stomach and esophagus with meat cooking method and doneness preference. *Int. J. Cancer*, **71:** 14-19 (1997).
27. DE STEFANI, E.; DENEO-PELLEGRINI, H.; CARZOGLIO, J.C. ET AL. Dietary nitrosodimethylamine and the risk of lung cancer: a case-control study from Uruguay. *Cancer Epidemiol. Biomarkers Prev.*, **5:** 679-682 (1996).
28. GOODMAN, M.T.; HANKIN, J.H.; WILKENS, L.R. ET AL. High-fat foods and the risk of lung cancer. *Epidemiology*, **3:** 288-299 (1992).
29. METTLIN, C. Milk drinking, other beverage habits, and lung cancer risk. *Int. J. Cancer*, **43:** 608-612 (1989).
30. SANCHEZ-DIEZ, A.; HERNANDEZ-MEJIA, R.; CUETO-ESPINAR, A. Study of the relation between diet and gastric cancer in a rural area of the Province of Leon, Spain. *Eur. J. Epidemiol.*, **8:** 233-237 (1992).
31. CORNEE, J.; POBEL, D.; RIBOLI, E. A case-control study of gastric cancer and nutritional factors in Marseille, France. *Eur. J. Epidemiol.*, **11:** 55-65 (1995).
32. BOEING, H.; FRENTZEL-BEYME, R.; BERGER, M. ET AL. Case-control study on stomach cancer in Germany. *Int. J. Cancer*, **47:** 858-864 (1991).
33. HELSER, M.A.; HOTCHKISS, J.H.; ROE, D.A. Influence of fruit and vegetable juices on the endogenous formation of N-nitrosoproline and N-nitrosothiazolidine-4-carboxylic acid in humans on controled diets. *Carcinogenesis* **13:** 2277-2280 (1992).
34. POBEL, D.; RIBOLI, E.; CORNEE, J. ET AL. Nitrosamine, nitrate and nitrite in relation to gastric cancer: a case-control study in Marseille, France. *Eur. J. Epidemiol.*, **11:** 67-73 (1995).
35. YOU, W.C.; BLOT, W.J.; CHANG, Y.S. ET AL. Allium vegetables and reduced risk of stomach cancer. *J. Natl. Cancer Inst.*, **81:** 162-164 (1989).
36. DORANT, E; VAN DEN BRANDT, P.A.; GOLDBOHM, R.A. ET AL. Consumption of onions and a reduced risk of stomach carcinoma. *Gastroenterology*, **110:** 12-20 (1996).
37. KNELLER, R.W.; GUO, W.D.; HSING, A.W. Risk factors for stomach cancer in sixty-five Chinese counties. *Cancer Epidemiol. Biomarkers Prev.*, **1:** 113-118 (1992).
38. YU, M.W.; HSIEH, H.H.; PAN, W.H. ET AL. Vegetable consumption, serum retinol level, and risk of hepatocellular carcinoma. *Cancer Res.*, **55:** 1301-1305 (1995).
39. NANJI, A.A.; FRENCH, S.W. Hepatocellular carcinoma. Relationship to wine and pork consumption. *Cancer*, **56:** 2711-2712 (1985).
40. STOLL, B.A. Eating to beat breast cancer: potential role for soy supplements. *Ann. Oncol.*, **8:** 223-225 (1997).
41. BARNES, S.; PETERSON, T.G.; COWARD, L. Rationale for the use of genistein-containing soy matrices in chemoprevention trials for breast and prostate cancer. *J. Cell. Biochem. Suppl.*, **22:** 181-187 (1995).
42. WU, A.H.; ZIEGLER, R.G.; HORN-ROSS, P.L. ET AL. Tofu and risk of breast cancer in Asian-Americans. *Cancer Epidemiol. Biomarkers Prev.*, **5:** 901-906 (1996).
43. INGRAM, D.M.; NOTTAGE, E.; ROBERTS, T. The role of diet in the development of breast cancer: a case-control study of patients with breast cancer, benign epithelial hyperplasia and fibrocystic disease of the breast. *Br. J. Cancer*, **64:** 187-191 (1991).
44. VERHOEVEN, D.T.; ASSEN, N.; GOLDBOHM, R.A. ET AL. Vitamins C and E, retinol, beta-carotene and dietary fibre in relation to breast cancer risk: a prospective cohort study. *Br. J. Cancer*, **75:** 149-155 (1997).
45. FREUDENHEIM, J.L.; MARSHALL, J.R.; VENA, J.E. ET AL. Premenopausal breast cancer risk and intake of vegetables, fruits, and related nutrients. *J. Natl. Cancer Inst.*, **88:** 340-348 (1996).
46. LONGNECKER, M.P.; NEWCOMB, P.A.; MITTENDORF, R. ET AL. Intake of carrots, spinach, and supplements containing vitamin A in relation to risk of breast cancer. *Cancer Epidemiol. Biomarkers Prev.*, **6:** 887-892 (1997).
47. HENDERSON, M.M. Nutritional aspects of breast cancer. *Cancer*, **76:** 2053-2058 (1995).
48. TRICHOPOULOU, A.; KATSOUYANNI, K.; STUVER, S.ET AL. Consumption of olive oil and specific food groups in relation to breast cancer risk in Greece. *J. Natl. Cancer Inst.*, **87:** 110-116 (1995).
49. IP, C.; LISK, D.J.; STOEWSAND, G.S. Mammary cancer prevention by regular garlic and selenium-enriched garlic. *Nutr. Cancer*, **17:** 279-286 (1992).
50. VAN'T VEER, P.; DEKKER, J.M.; LAMERS, J.W. ET AL. Consumption of fermented milk products and breast cancer: a case-control study in The Netherlands. *Cancer Res.*, **49:** 4020-4023 (1989).
51. WALKER, A.R.; WALKER, B.F.; STELMA, S. Is breast cancer avoidable? Could dietary changes help? *Int. J. Food Sci. Nutr.*, **46:** 373-381 (1995).
52. ROSE, D.P.; LUBIN, M.; CONNOLLY, J.M. ET AL. Effects of diet supplementation with wheat bran on serum estrogen levels in the follicular and luteal phases of the menstrual cycle. *Nutrition* **13:** 535-539 (1997).
53. MILLS, P.K.; ANNEGERS, J.F.; PHILLIPS, R.L. Animal product consumption and subsequent fatal breast cancer risk among Seventh-day Adventists. *Am. J. Epidemiol.*, **127:** 440-453 (1988).
54. GAARD, M.; TRETLI, S.; LOKEN, E.B. Dietary fat and the risk of breast cancer: a prospective study of 25.892 Norwegian women. *Int. J. Cancer*, **63:** 13-17 (1995).
55. DE STEFANI, E.; RONCO, A.; MENDILAHARSU, M. ET AL. Meat intake, heterocyclic amines, and risk of breast cancer: a case-control study in Uruguay. *Cancer Epidemiol. Biomarkers Prev.*, **6:** 573-581 (1997).
56. RICHARDSON, S.; GERBER, M.; CENEE, S. The role of fat, animal protein and some vitamin consumption in breast cancer: a case control study in southern France. *Int. J. Cancer.*, **48:** 1-9 (1991).
57. KNEKT, P.; JARVINEN, R.; SEPPANEN, R. ET AL. Intake of dairy products and the risk of breast cancer. *Br. J. Cancer*, **73:** 687-691 (1996).
58. KOHLMEIER, L.; MENDEZ, M. Controversies surrounding diet and breast cancer. *Proc. Nutr. Soc.*, **56:** 369-382 (1997).
59. KOHLMEIER, L.; SIMONSEN, N.; VAN'T VEER, P. ET AL. Adipose tissue trans fatty acids and breast cancer in the European Community Multicenter Study on Antioxidants, Myocardial Infarction, and Breast Cancer. *Cancer Epidemiol. Biomarkers Prev.*, **6:** 705-710 (1997).
60. GIOVANNUCCI, E.; RIMM, E.B.; STAMPFER, M.J. ET AL. Intake of fat, meat, and fiber in relation to risk of colon cancer in men. *Cancer Res.*, **54:** 2390-2397 (1994).
61. GHADIRIAN, P.; LACROIX, A; MAISONNEUVE, P. ET AL. Nutritional factors and colon carcinoma: a case-control study involving French Canadians in Montreal, Quebec, Canada. *Cancer*, **80:** 858-864 (1997).
62. SHANNON, J.; WHITE, E.; SHATTUCK, A.L. ET AL. Relationship of food groups and water intake to colon cancer risk. *Cancer Epidemiol. Biomarkers Prev.*, **5:** 495-502 (1996).
63. CENTONZE, S.; BOEING, H.; LEOCI, C. ET AL. Dietary habits and colorectal cancer in a low-risk area. Results from a population-based case-control study in southern Italy. *Nutr. Cancer*, **21:** 233-246 (1994).
64. BIDOLI, E.; FRANCESCHI, S.; TALAMINI, R. ET AL. Food consumption and cancer of the colon and rectum in north-eastern Italy. *Int. J. Cancer*, **50:** 223-229 (1992).

PROCEDENCIA DE LAS ILUSTRACIONES

PROCEDENCIA DE LAS ILUSTRACIONES

CALCIA, DANIEL. **TOMO 1:** 224 (niña), 324 (niña).

CHICHARRO, ÁNGEL (dibujos). **TOMO 1:** 110, 193 (ojo), 209, 237 (corazón), 250, 352, 354. **TOMO 2:** 67.

COREL STOCK PHOTO LIBRARY. **TOMO 1:** 60, 61, 132, 135 (foto superior), 182, 185, 186 (ternero mamando), 187, 197 (vacas), 214, 228 (gallinas), 235, 242 (acantilado), 244, 246, 258, 259, 260 (playa), 263, 264, 269, 270, 276, 278 (pollo asado), 287 (quesos), 293, 294 (carne con verduras), 298, 300, 304, 309, 310, 312, 314 (pavo), 316 (playa), 318, 328, 329, 331 (bueyes), 336, 359 (flor), 360 (abeja), 382. **TOMO 2:** 22, 89 (whisky y frutas), 128 (limones), 129, 153 (frutas), 156 (foto inferior), 216, 228, 240 (muchacha), 265, 269, 384.

DE DIEGO CALONGE, D. F. TOMO 1: 136, 143, 150 (*Entoloma lividum* y *Gyromitra esculenta*), 151 (reishi), 152 (*Agaricus xanthodermus* y *Amanita caesarea*), 156 (*Pleurotus ostreatus*), 157 (*Tuber nigrum*).

GAZELLE TECHNOLOGIES, INC. TOMO 2: 379, 380 (niños), 386 (niña con abuelo).

HEALTH & BEAUTY STOCKBYTE. TOMO 1: 364.

LIFE ART. TOMO 1: 39 (riñón, intestino grueso y corazón), 101 (hueso e intestino grueso), 119 (todos los dibujos), 123 (dibujo), 172, 173, 193 (intestino grueso), 224 (vesícula biliar), 301, 307, 317 (feto), 325 (cerebro), 356, 375, 379.

TOMO 2: 82, 168, 207 (intestino), 232 (corazón, riñón e hígado), 271, 272 (próstata, arteria, corazón y esqueleto), 312, 390.

PHOTO DISC. TOMO 1: 79 (lentejas), 197 (muchacho), 226, 230, 231 (langostinos), 256, 260 (marisco), 274, 282, 287 (carne asada), 321, 324 (*hot dog*), 326 (embutidos), 330, 332 (legumbres), 334, 335 (guindillas), 337. **TOMO 2:** 38, 56 (manzanas), 113 (foto inferior), 183, 187 (sacos de patatas), 204 (muchacha), 211 (manzanas), 280, 330.

SCHREMPP, HEINZ. TOMO 1: 138, 141 (*Suillus grevillei*), 148, 149, 150 (*Boletus satanas* y *Paxillus involutus*), 152 (*Agaricus campestris* y *Agaricus arvensis*), 153, 154, 155, 156 (*Russula aeruginea*), 157 (*Russula vesca* y *Sarcodon imbricatum*).

SALINERO CORRAL, CARMEN. TOMO 2: 263.

WERNER, LUDWIG. TOMO 1: 221, 344, 362, 363. **TOMO 2:** 206, 310 (muchacha), 381 (muchacha), 382 (muchacha).

■   ■   ■

Todas las **fotografías, cuadros, gráficos y dibujos** que no figuran en esta relación, han sido realizados por el **EQUIPO EDITORIAL DE SAFELIZ S.L.**

Abreviaturas, símbolos y siglas más usados

ADI: Siglas en inglés de *Acceptable Daily Intake* (ingestión diaria admisible, IDA; ver T. 1 pág. 384).

Al.: Abreviatura de 'alemán'.

°C: En esta enciclopedia, para la medición de la temperatura, se usa la escala llamada de Celsius, centesimal o centígrada. En algunos países y publicaciones en lengua inglesa se sigue usando la escala de Fahrenheit en la cual 0°C corresponden a 32°F y 100°C a 212°F.

cap.: Abreviatura de 'capítulo'.

Cat.: Abreviatura de 'catalán'.

cc: En la actualidad los 'centímetros cúbicos' no se usan como medida de volumen de líquidos. Un 'centímetro cúbico' equivale exactamente a un mililitro (ml).

CDR: Siglas de 'cantidad diaria recomendada' de un nutriente (ver T. 1 págs. 16 y 384). En algunos países hispánicos se usa IDR (ingesta diaria recomendada).

cl: Símbolo de 'centilitro', centésima parte del litro:
1 cl = 0,01 l / 1 l = 100 cl.

cm: Símbolo de 'centímetro', centésima parte del metro:
1 cm = 0,01 m / 1 m = 100 cm.

dl: Símbolo de 'decilitro', décima parte del litro:
1 dl = 0,1 l / 1 l = 10 dl.

EE. UU.: Abreviatura de 'Estados Unidos de Norteamérica'.

EPM: Siglas de la *Enciclopedia de las plantas medicinales* (2 tomos), perteneciente a esta misma BIBLIOTECA EDUCACIÓN Y SALUD.

Eusk.: Abreviatura de 'euskera' (vasco).

Fr.: Abreviatura de 'francés'.

g: Símbolo de 'gramo', unidad de peso en el sistema métrico decimal, equivalente a la milésima parte del kilogramo:
1 g = 0,001 kg / 1 kg = 1000 g.

Gal.: Abreviatura de 'gallego'.

H. de c.: Abreviatura de 'hidratos de carbono'.

HDL: Siglas en inglés de *High Density Lipoproteins* (lipoproteínas de alta densidad). El llamado 'colesterol HDL' es el que circula por la sangre unido a estas lipoproteínas, y resulta beneficioso para la salud (ver T. 2 pág. 83).

IDA: Siglas de 'ingesta diaria admisible', que se usa para las sustancias potencialmente peligrosas (ver T. 1 págs. 16 y 384).

IDR: Siglas de 'ingesta diaria recomendada' (ver T. 1 pág. 384).

IMA: Siglas de 'ingestión mínima aconsejada' de un nutriente (ver T. 1 pág. 384).

Ing.: Abreviatura de 'Inglés'.

kcal: Símbolo de 'kilocaloría', unidad de energía a la que comunmente se llama 'caloría'. 1 kcal = 4,18 kj.

kg: Símbolo de 'kilogramo', en apócope: 'kilo'. 1 kg = 1.000 g.

kj: Símbolo de 'kilojulio', unidad de energía a la que comunmente se llama 'julio' (en inglés, *Joule*). 1 kj = 0,24 kcal.

l: Símbolo de 'litro', unidad de medida de los líquidos en el sistema métrico decimal: 1 l = 1 dm³ = 1.000 ml (1 l de agua pesa 1 kg).

L.: Abreviatura de 'Linneo', botánico sueco que en el siglo XVIII clasificó y dio nombre a muchas especies de plantas (ver *EPM*, pág. 32).

LDL: Siglas inglesas *de Low Density Lipoproteins* (lipoproteínas de baja densidad). El llamado 'colesterol LDL' es el que circula por la sangre unido a estas lipoproteínas, y resulta nocivo (ver T. 2 pág. 83).

LTI: Siglas inglesas de *Less Tolerable Ingestion* (ingestión mínima aconsejada, IMA; ver T. 1 pág. 384).

m: Símbolo de 'metro', unidad patrón del sistema métrico decimal, aceptado hoy universalmente:
1 m = 10 dm = 100 cm = 1.000 mm

Mb: Símbolo de 'megabit', unidad de información que equivale a un millón de 'bytes' o caracteres.

Min.: Abreviatura de 'minerales'.

mg: Símbolo del 'miligramo', milésima parte del gramo:
1 mg = 0,001 g / 1 g = 1.000 mg.

ml: Símbolo de 'mililitro', que es la milésima parte del litro:
1 ml = 0,001 l / 1 l = 1.000 ml (1 ml = 1 cc = 1 cm³).

mmol/l: Símbolo de 'milimol por litro', una de las formas de medir la concentración de una sustancia, que se suele emplear en los análisis de sangre. Un milimol es la milésima parte de un mol. El mol se define en química como el número de gramos igual al peso molecular de una sustancia.

pág.: Abreviatura de 'página'.

pH: Símbolo de 'potencial de hidrogeniones'. El pH mide el grado de acidez o de alcalinidad de una solución. Un pH menor que 7 indica acidez; un pH mayor que 7, alcalinidad; y un pH exactamente igual a 7, neutralidad.

ppm: Símbolo de 'parte por millón', una de las formas de medir la concentración de una sustancia.
1 ppm = 1 mg/kg = 0,1 mg/100 g.

PRI: Siglas inglesas de *Population Reference Ingestion* (ingestión de referencia para la población). Es equivalente a la CDR (cantidad diaria recomendada; en inglés, RDA; ver T. 1 pág. 384).

Prot.: Abreviatura de 'proteínas'.

RP: Siglas de 'requisito promedio' de un nutriente (ver T. 1 pág. 384).

Sin.: Abreviatura de 'sinonimia'.

ssp.: Abreviatura de 'subespecie'.

T.: Abreviatura de 'tomo'.

U.I.: Abreviatura de 'unidades internacionales', que era la unidad de medida que se utilizaba cuando no se podía medir con exactitud el peso de algunas vitaminas. Era una medida de los "efectos biológicos" de una sustancia sobre los seres vivos. Hoy, que ya se cuenta con sistema de medida más precisos, se usan los microgramos (µg). En el caso de la vitamina A: 1 µg = 3,33 U.I.

var.: Abreviatura de 'variedad' en relación a las especies botánicas.

µ: Símbolo de 'micra' o 'micrón', millonésima parte del metro:
1 µ = 0,000001 m /1 m = 1.000.000 µ (1 mm = 1.000 µ).

µg: Símbolo de 'microgramo' o millonésima parte del gramo:
1 µg = 0.000001 g / 1 g = 1.000.000 µg (1 mg = 1.000 µg).

Entoloma lividum, 1/150
Eragrostis tef, 1/76
Ericaceae, 1/45
Eriobotrya japonica, 1/48, 2/298
Eruca sativa, 1/106
Ervum lens, 2/127
Euchlaena mexicana, 1/76
Eugenia uniflora, 1/47
Euphorbiaceae, 1/45, 1/108
Euterpe edulis, 1/110
Exogonium bracteatum, 1/105

Fagaceae, 1/58
Fagopyrum esculentum, 1/77, 2/102
– sagittatum, 2/102
– tataricum, 2/102
Fagus silvatica, 1/58
Feijoa sellowiana, 1/47, 2/115, 2/263
Ficus carica, 1/46, 2/145
Foeniculum vulgare, 1/111, 2/161
Fortunella japonica, 2/364
– margarita, 1/50
Fragaria chiloensis, 2/103
– vesca, 1/48, 2/103
– virginiana, 2/103
Fucus vesiculosus, 1/134

Ganoderma lucidum, 1/151
Garcinia cambogia, 1/45
– mangostana, 1/45
Gelidium cordeum, 1/135
Glycine max, 1/90, 1/125, 2/264
– subterranea, 1/91
Gossypium arboreum, 1/125
– barbadense, 1/125
– hirsutum, 1/125
Gramineae, 1/76, 1/108
Grifolia frondosa, 1/151
Guilelma gasipaes, 2/296
Guttiferae, 1/45
Gyromitra esculenta, 1/150

Helianthus annuus, 1/58, 1/125, 2/105, 2/300
– tuberosus, 1/105, 2/300
Hibiscus esculentus, 1/109, 2/200
Himanthalia elongata, 1/135
Hizikia fusiformis, 1/135
Hordeum vulgare, 1/76, 2/162

Inga laurina, 1/46
Ipomoea batatas, 1/105, 2/301

Juglandaceae, 1/58
Juglans regia, 1/58, 1/126, 2/64

Kuehneromyces mutabilis, 1/155

Labiatae, 1/108
Lactarius deliciosus, 1/144, 1/154
– torminosus, 1/154
Lactuca sativa, 1/105, 2/45
– virosa, 2/45
Lagenaria siceraria, 1/107
Laminaria digitata, 1/134
– hiperborea, 1/134
– ochroleuca, 1/134
– saccharina, 1/134
Lansium domesticum, 1/46
Lathyrus sativus, 1/90
Lauraceae, 1/108
Lecythidaceae, 1/59
Leguminosae, 1/46, 1/59, 1/90, 1/109

Lens culinaris, 1/90, 2/127
– esculenta, 2/127
Lentinus edodes, 1/151
Lepiota procera, 1/148, 1/149, 1/155
Liliaceae, 1/109
Limonia auratiifolia, 2/364
Litchi chinensis, 1/50, 2/366
Lodoicea maldivica, 1/59, 2/328
Luffa acutangula, 1/107
– cylindrica, 1/107
Lupinus albus, 1/90, 2/303
Lycopersicon esculentum, 2/275

Macadamia integrifolia, 1/59, 2/69
– ternifolia var. Muell, 2/69
Macrolepiota procera, 1/155
Malpighia glabra, 1/46, 2/367
Malpighiaceae, 1/46
Malvaceae, 1/109
Mammea americana, 1/45
Mangifera indica, 1/42, 2/341
Manihot dulcis, 1/108
– esculenta, 1/108
– utilissima, 1/108
Manilkara zapota, 1/51, 2/220
Maranta arundinacea, 1/109
Marantaceae, 1/109
Matisia cordata, 1/43, 2/220
Medicago sativa, 1/91, 2/130
Meliaceae, 1/46
Melicoccus bijugatus, 1/51
Mespilus germanica, 1/49, 2/299
Momordica charantia, 1/107
– lanata, 2/251
Montia perfoliata, 1/111
Moraceae, 1/46
Morchella esculenta, 1/155
– vulgaris, 1/155
Morinda citrifolia, 1/50
Moringa oleifera, 1/110
Moringaceae, 1/110
Morus alba, 1/46
– nigra, 1/46
Musa paradisiaca, 1/46
– x paradisiaca var. sapientum, 2/70
Musaceae, 1/46
Myrtaceae, 1/47

Nasturtium officinalis, 1/106, 2/132
Nephelium lappaceum, 1/51

Olea europaea, 1/126, 2/165
– europaea var. sylvestris, 2/167
Opuntia ficus-indica, 1/43
Oryza sativa, 1/76, 2/225
Oxalidaceae, 1/47, 1/110
Oxalis tetraphylla, 1/110
– tuberosa, 1/110

Palmae, 1/48, 1/59, 1/110
Palmaria palmata, 1/135
Panicum miliaceum, 1/76
Papaver somniferum, 1/126
Passiflora edulis, 1/48, 2/133
– incarnata, 2/134
– mollissima, 1/48
– quadrangularis, 1/48
Passifloraceae, 1/48
Pastinaca sativa, 1/111
Paxillus involutus, 1/150
Persea americana, 1/108, 2/108
– gratissima, 2/108
Phaseolus acutifolius, 1/91
– lunatus, 2/343
– max, 2/264

– vulgaris, 1/91, 1/109, 2/343
Phoenix dactylifera, 1/48, 2/147
Pholiota mutabilis, 1/155
– nameko, 1/151
Phyllanthus acidus, 1/45
Phyllostachys pubescens, 1/108
Physalis alkekengi, 1/51
– peruviana, 1/51
Physomitra esculenta, 1/150
Pinaceae, 1/59
Pinus araucana, 1/59, 2/47
– pinea, 1/59, 2/47
– communis, 1/49
Pirus malus, 1/49, 2/229
Pistacia vera, 1/58, 2/135
Pisum sativum, 1/109, 2/73
– sativum var. axiphium, 2/74
Pleurotus eryngii, 1/156
– ostreatus, 1/156
Polygonaceae, 1/77, 1/110
Polyporus frondosus, 1/151
Porphyra umbilicalis, 1/135
Portulaca oleracea, 1/111
Portulacaceae, 1/111
Pouteria lucuma, 1/51
– sapota, 2/220
Proteaceae, 1/59
Prunus amygdalus, 1/59, 2/48
– armeniaca, 1/49, 2/26
– avium, 1/49, 2/304
– cerasus, 1/49, 2/304
– domestica, 1/49, 2/233
– persica, 1/49, 2/75
– persica var. nectarina, 2/77
– persica var. nucipersa, 2/77
– spinosa, 1/49
Psalliota arvensis, 1/152
Psalliota bispora, 1/152
– campestris, 1/152
– xanthoderma, 1/152
Psidium acutangulum, 1/47, 2/115
– friedrichsthalianum, 1/47, 2/115
– guajaba, 1/47, 2/114
– guineense, 1/47, 2/115
Punica granatum, 1/48, 2/236
Punicaceae, 1/48
Pyrus communis, 2/112

Quercus ilex, 1/58

Raphanus sativus, 1/106, 2/181
Rhamnaceae, 1/48
Rheedia acuminata, 1/45
Rheum officinale, 1/110
Ribes nigrum, 1/51, 2/329
– rubrum, 1/51, 2/329
– uva-crispa, 1/51
Rodophyllus sinatus-R. lividus, 1/150
Rosa canina, 1/49
Rosaceae, 1/48, 1/59
Rubiaceae, 1/50
Rubus fructicosus, 1/49
– glaucus, 1/49
– idaeus, 1/49
– ulmifolius, 1/49
– x loganobaccus, 1/49
Rumex acetosa, 1/110
Russula aeruginea, 1/156
– cyanoxantha, 1/156
– vesca, 1/148, 1/157
Rutaceae, 1/50

Saccharum officinarum, 1/108
Salacca edulis, 1/48, 2/328
Salicornia europaea, 1/104

Sambucus canadensis, 1/44
– nigra, 1/44
Sandoricum koetjape, 1/46
Sapindaceae, 1/50
Sapotaceae, 1/51
Sarcodon imbricatum, 1/157
Saxifragaceae, 1/51
Scorzonera hispanica, 1/105
Secale cereale, 1/76, 2/116
Sechium edule, 1/107
Selenicereus grandiflorus, 1/43
Sesamum indicum, 1/126
Soja hispida, 2/264
Solanaceae, 1/51, 1/111
Solanum lycopersicum, 1/111, 2/275
– melongena, 1/111, 2/256
– muricatum, 1/51
– tuberosum, 1/111, 2/201
Sorbus domestica, 1/49
Sorghum bicolor, 1/76
Spinacia oleracea, 1/104, 2/28
Spirulina maxima, 1/134
Spondias cytherea, 1/42
– dulcis, 1/42
– mombin, 1/42
– purpurea, 1/42
– tuberosa, 1/42
Stachys sieboldii, 1/108, 2/180
Suillus grevillei, 1/141
Syzygium aqueum, 1/47
– jambos, 1/47
– malaccense, 1/47
– samarangense, 1/47

Tamarindus indica, 1/46
Tragopogon pratensis, 1/105
Triticum aestivum, 1/76, 1/127, 2/306, 2/307
– boeoticum, 2/307
– didoccum, 1/76
– durum, 2/307
– monococcum ssp. boeoticum, 2/307
– polonicum, 1/76
– spelta, 1/76
– turgidum, 2/307
Tuber melanosporum, 1/157
– nigrum, 1/157

Umbelliferae, 1/111

Vaccinium angustifolium, 2/259
– corymbosum, 1/45, 2/259
– macrocarpon, 1/45, 2/259
Vaccinium myrtillus, 1/45, 2/257, 2/259
– oxycoccus, 1/45, 2/259
– vitis-idaea, 1/45, 2/259
Valerianaceae, 1/111
Valerianella locusta, 1/111, 2/136
Vicia faba, 1/109, 2/137
Vigna angularis, 1/91, 2/266
– radiata, 1/91, 2/266
Vitaceae, 1/51
Vitis vinifera, 1/51, 1/127, 2/78
Voandzeia subterranea, 1/91

Xanthosoma sagittifolium, 1/104

Zea mays, 1/77, 1/127, 2/238
Zizania aquatica, 1/77
Ziziphus jujuba, 1/48, 2/149

Índices de alimentos en otros idiomas

*La sinomia hispánica (peninsular, insular e hispanoamericana) de los alimentos, se halla incluida en el **Índice general alfabético** (T. 2 pág. 425)*

En latín (nomenclatura científica)	419
En catalán	421
En euskera (vasco)	422
En gallego	422
En francés	423
En inglés	424
En alemán	424

En latín (nomenclatura científica)

Acca sellowiana, 2/115, 2/263
Achras zapota, 2/220
Actinidia chinensis, 1/42, 2/356
Actinidiaceae, 1/42
Adansonia digitata, 1/43
Agaricus arvensis, 1/152
– bisporus, 1/152, 2/294
– campestris, 1/148, 1/152, 2/294
– xanthodermus, 1/152
Alaria esculenta, 1/135
Allium ampeloprasum, 2/319
– ascalonicum, 1/109
– cepa, 1/109, 2/142
– fistulosum, 1/109, 2/144
– porrum, 1/109, 2/319
– sativum, 1/109
– schoenoprasum, 1/109
– ursinum, 1/109
Amanita caesarea, 1/149, 1/152
– muscaria, 1/149
– pantherina, 1/149
– phalloides, 1/148
– rubescens, 1/149, 1/153
– verna, 1/148
Amaranthaceae, 1/77, 1/104
Amaranthus caudatus, 1/77
– tricolor, 1/104
Anacardiaceae, 1/42, 1/58
Anacardium occidentale, 1/58, 2/40
Ananas comosus, 1/43, 2/189
– sativus, 2/189
Annona cherimola, 1/42, 2/59, 2/62
– muricata, 1/42, 2/62
– reticulata, 1/42, 2/62
– squamosa, 1/42, 2/62
Annonaceae, 1/42
Apium graveolens, 1/111, 2/248
Apocynaceae, 1/43
Araceae, 1/104
Arachis hypogea, 1/59, 1/124, 2/336
Araucaria araucana, 2/47
Arbutus unedo, 1/45
Arctocarpus heterophylla, 2/295
Armillaria mellea, 1/138
Armoracia rusticana, 2/181
Arracacia xanthorrhiza, 1/111
Artocarpus communis, 1/46, 2/295
– heterophyllus, 1/46
Asimina triloba, 1/42

Asparagus officinalis, 1/109, 2/250
Aster tripolium, 1/105
Avena sativa, 1/76, 2/41
Averrhoa bilimbi, 1/47
– carambola, 1/47, 2/219

Baccaurea motleyana, 1/45
Bactris gasipaes, 1/48, 2/296, 2/328
– major, 1/48, 2/328
Berberidaceae, 1/43
Berberis vulgaris, 1/43
Bertholletia excelsa, 1/59, 2/44
Beta cycla, 2/297
– vulgaris, 1/104
– vulgaris cv. vulgaris, 2/297
– vulgaris ssp. vulgaris cv. vulgaris, 2/297
– vulgaris ssp. vulgaris var. altissima, 2/123
– vulgaris ssp. vulgaris var. conditiva, 2/122
– vulgaris var. conditiva, 2/122
Betulaceae, 1/58
Blighia sapida, 1/50
Boletus badius, 1/153
– edulis, 1/153
– elegans, 1/141
– luteus, 1/153
– satanas, 1/150
Bombacaceae, 1/43
Boraginaceae, 1/104
Borago officinalis, 1/104, 2/358
Borassus flabellifer, 1/48, 2/328
Bouea macrophylla, 1/42
Brassica campestris, 1/124
– oleracea, 1/106, 2/63, 2/191
– oleracea var. acephala, 2/192
– oleracea var. botrytis, 2/154, 2/193
– oleracea var. bullata, 2/192
– oleracea var. capitata ssp. alba, 2/192
– oleracea var. capitata ssp. rubra, 2/193
– oleracea var. gemmifera, 2/192
– oleracea var. gongylodes, 2/193
– oleracea var. italica, 2/63, 2/193
– oleracea var. sabauda, 2/192

– pekinensis, 1/106, 2/193
– rapa, 1/106, 2/320
Bromeliaceae, 1/43

Cactaceae, 1/43
Cajanus cajan, 1/90
Calocarpum sapota, 1/51, 2/220
Calyporus frondosus, 1/151
Canavalia ensiformis, 1/90
Cantharellus cibarius, 1/154
Caprifoliaceae, 1/44
Capsicum annuum, 1/111, 2/198
Carica goudotiana, 1/44
– papaya, 1/44, 2/157
– pentagona, 1/44
– pubescens, 1/44
Caricaceae, 1/44
Carissa carandas, 1/43
Carthamus tinctorius, 1/124
Carya illinoiensis, 1/58
Casimiroa edulis, 1/50
Cassia fistula, 1/46
Castanea crenata, 2/323
– dentala, 2/323
– mollisima, 2/323
– sativa, 1/58, 2/322, 2/323
Ceratonia siliqua, 1/46
Chaerophyllum bulbosum, 1/111
Chamaerops humilis, 1/110
Chenopodiaceae, 1/77, 1/104
Chenopodium quinoa, 1/77
Chondrus crispus, 1/135
Chrysobalanus icaco, 1/48
Chrysophyllum cainito, 1/51
Cicer arietinum, 1/90, 2/91
Cichorium endivia, 1/105
– endivia var. crispum, 2/176
– endivia var. latifolium, 2/176
– intybus, 1/105, 2/176
– intybus var. foliosum, 2/175
Citrullus lanatus, 1/44, 2/251
Citrus aurantifolia, 1/50, 2/364
– aurantium, 1/50, 2/360, 2/364
– bergamia, 1/50
– decumanus, 2/364
– japonica, 2/364
– limetta, 1/50
– limon, 1/50, 2/124, 2/364
– maxima, 2/93, 2/364
– medica, 1/50, 2/364

– mitis, 1/50, 2/364
– paradisi, 1/50, 2/93
– reticulata, 1/50, 2/359, 2/364
– sinensis, 1/50, 2/360, 2/364
– vulgaris, 2/364
Clathrus ruber, 1/143
Cochlearia officinalis, 1/106
Cocos nucifera, 1/59, 1/124, 2/325
– nucifera var. aurantiaca, 2/328
Coix lacryma-jovi, 1/76
Colocasia esculenta, 1/104
Compositae, 1/58, 1/105
Convolvulaceae, 1/105
Corylus avellana, 1/58, 2/252
Crataegus azarolus, 1/48, 2/367
Cruciferae, 1/106
Cucumis melo, 1/44, 2/254
– melo var. cantalupensis, 2/255
– metuliferus, 1/44
– sativus, 1/107, 2/339
Cucurbia citrullus, 2/251
– maxima, 2/97
– pepo, 1/107, 1/58, 2/97
– pepo var. giromontina, 2/159
– pepo var. oblonga, 2/159
Cucurbitaceae, 1/44, 1/58, 1/107
Cyamopsis tetragonoloba, 1/90
Cydonia oblonga, 1/48, 2/221
Cynara cardunculus, 1/105, 2/177
– scolymus, 1/105, 2/178
Cyperaceae, 1/107
Cyperus esculentus, 1/107, 2/160
Cyphomandra betacea, 1/51

Daucus carota, 1/111, 2/25
Dimocarpus longan, 1/50
Dioscorea alata, 1/107, 2/101
– trifida, 1/107
Dioscoreaceae, 1/107
Diospyros kaki, 1/44, 2/222
– lotus, 1/44
– virginiana, 1/44, 2/224
Dolichos lablab, 1/90
– sesquipedalis, 1/90
– soja, 1/264
Durio zibethinus, 1/43

Ebenaceae, 1/44
Elaeis guineensis, 1/125
Eleocharis dulcis, 1/107, 2/323

ABREVIATURAS, SÍMBOLOS Y SIGLAS MÁS USADOS

ADI: Siglas en inglés de *Acceptable Daily Intake* (ingestión diaria admisible, IDA; ver T. 1 pág. 384).

Al.: Abreviatura de 'alemán'.

°C: En esta enciclopedia, para la medición de la temperatura, se usa la escala llamada de Celsius, centesimal o centígrada. En algunos países y publicaciones en lengua inglesa se sigue usando la escala de Fahrenheit en la cual 0°C corresponden a 32°F y 100°C a 212°F.

cap.: Abreviatura de 'capítulo'.

Cat.: Abreviatura de 'catalán'.

cc: En la actualidad los 'centímetros cúbicos' no se usan como medida de volumen de líquidos. Un 'centímetro cúbico' equivale exactamente a un mililitro (ml).

CDR: Siglas de 'cantidad diaria recomendada' de un nutriente (ver T. 1 págs. 16 y 384). En algunos países hispánicos se usa IDR (ingesta diaria recomendada).

cl: Símbolo de 'centilitro', centésima parte del litro:
1 cl = 0,01 l / 1 l = 100 cl.

cm: Símbolo de 'centímetro', centésima parte del metro:
1 cm = 0,01 m / 1 m = 100 cm.

dl: Símbolo de 'decilitro', décima parte del litro:
1 dl = 0,1 l / 1 l = 10 dl.

EE. UU.: Abreviatura de 'Estados Unidos de Norteamérica'.

EPM: Siglas de la *Enciclopedia de las plantas medicinales* (2 tomos), perteneciente a esta misma BIBLIOTECA EDUCACIÓN Y SALUD.

Eusk.: Abreviatura de 'euskera' (vasco).

Fr.: Abreviatura de 'francés'.

g: Símbolo de 'gramo', unidad de peso en el sistema métrico decimal, equivalente a la milésima parte del kilogramo:
1 g = 0,001 kg / 1 kg = 1000 g.

Gal.: Abreviatura de 'gallego'.

H. de c.: Abreviatura de 'hidratos de carbono'.

HDL: Siglas en inglés de *High Density Lipoproteins* (lipoproteínas de alta densidad). El llamado 'colesterol HDL' es el que circula por la sangre unido a estas lipoproteínas, y resulta beneficioso para la salud (ver T. 2 pág. 83).

IDA: Siglas de 'ingesta diaria admisible', que se usa para las sustancias potencialmente peligrosas (ver T. 1 págs. 16 y 384).

IDR: Siglas de 'ingesta diaria recomendada' (ver T. 1 pág. 384).

IMA: Siglas de 'ingestión mínima aconsejada' de un nutriente (ver T. 1 pág. 384).

Ing.: Abreviatura de 'Inglés'.

kcal: Símbolo de 'kilocaloría', unidad de energía a la que comunmente se llama 'caloría'. 1 kcal = 4,18 kj.

kg: Símbolo de 'kilogramo', en apócope: 'kilo'. 1 kg = 1.000 g.

kj: Símbolo de 'kilojulio', unidad de energía a la que comunmente se llama 'julio' (en inglés, *Joule*). 1 kj = 0,24 kcal.

l: Símbolo de 'litro', unidad de medida de los líquidos en el sistema métrico decimal: 1 l = 1 dm^3 = 1.000 ml (1 l de agua pesa 1 kg).

L.: Abreviatura de 'Linneo', botánico sueco que en el siglo XVIII clasificó y dio nombre a muchas especies de plantas (ver *EPM*, pág. 32).

LDL: Siglas inglesas *de Low Density Lipoproteins* (lipoproteínas de baja densidad). El llamado 'colesterol LDL' es el que circula por la sangre unido a estas lipoproteínas, y resulta nocivo (ver T. 2 pág. 83).

LTI: Siglas inglesas de *Less Tolerable Ingestion* (ingestión mínima aconsejada, IMA; ver T. 1 pág. 384).

m: Símbolo de 'metro', unidad patrón del sistema métrico decimal, aceptado hoy universalmente:
1 m = 10 dm = 100 cm = 1.000 mm

Mb: Símbolo de 'megabit', unidad de información que equivale a un millón de 'bytes' o caracteres.

Min.: Abreviatura de 'minerales'.

mg: Símbolo del 'miligramo', milésima parte del gramo:
1 mg = 0,001 g / 1 g = 1.000 mg.

ml: Símbolo de 'mililitro', que es la milésima parte del litro:
1 ml = 0,001 l / 1 l = 1.000 ml (1 ml = 1 cc = 1 cm^3).

mmol/l: Símbolo de 'milimol por litro', una de las formas de medir la concentración de una sustancia, que se suele emplear en los análisis de sangre. Un milimol es la milésima parte de un mol. El mol se define en química como el número de gramos igual al peso molecular de una sustancia.

pág.: Abreviatura de 'página'.

pH: Símbolo de 'potencial de hidrogeniones'. El pH mide el grado de acidez o de alcalinidad de una solución. Un pH menor que 7 indica acidez; un pH mayor que 7, alcalinidad; y un pH exactamente igual a 7, neutralidad.

ppm: Símbolo de 'parte por millón', una de las formas de medir la concentración de una sustancia.
1 ppm = 1 mg/kg = 0,1 mg/100 g.

PRI: Siglas inglesas de *Population Reference Ingestion* (ingestión de referencia para la población). Es equivalente a la CDR (cantidad diaria recomendada; en inglés, RDA; ver T. 1 pág. 384).

Prot.: Abreviatura de 'proteínas'.

RP: Siglas de 'requisito promedio' de un nutriente (ver T. 1 pág. 384).

Sin.: Abreviatura de 'sinonimia'.

ssp.: Abreviatura de 'subespecie'.

T.: Abreviatura de 'tomo'.

U.I.: Abreviatura de 'unidades internacionales', que era la unidad de medida que se utilizaba cuando no se podía medir con exactitud el peso de algunas vitaminas. Era una medida de los "efectos biológicos" de una sustancia sobre los seres vivos. Hoy, que ya se cuenta con sistema de medida más precisos, se usan los microgramos (μg). En el caso de la vitamina A: 1 μg = 3,33 U.I.

var.: Abreviatura de 'variedad' en relación a las especies botánicas.

μ: Símbolo de 'micra' o 'micrón', millonésima parte del metro:
1 μ = 0,000001 m /1 m = 1.000.000 μ (1 mm = 1.000 μ).

μg: Símbolo de 'microgramo' o millonésima parte del gramo:
1 μg = 0.000001 g / 1 g = 1.000.000 μg (1 mg = 1.000 μg).

En catalán

Actinídia, 2/356
Agerola, 1/154
Aguacate, 2/108
Albercoc, 2/26
Albergínia, 2/256
Alfals, 2/130
Alfàs, 2/130
Alficòs, 2/254
All porret, 2/319
Alvocat, 2/108
Alzinoi, 1/138
Amanita, fal·loide, 1/148
– panterina, 1/149
– rubescent, 1/153
– verna, 1/148
Ametla, 2/48
Ametlla, 2/48
Anacard, 2/40
Ananàs, 2/189
Annona, blanca, 2/62
– vermella, 2/62
Anou, 2/64
Apagallums, 1/155
Api, 2/248
Aranja, 2/93
Araucària de Xile, 2/47
Arròs, 2/225
Atzerola, 2/367
Avajonera, 2/257
Avellana, 2/252
Avena, 2/41

Bajoca, 2/198, 2/343
Banana, 2/70
Bastanaga, 2/25
Batata, 2/301
Bitxo, 2/198
Blat, 2/306
– cairut, 2/102
– de l'Índia, 2/238
– de moro, 2/238
– dur, 2/307
– moresc, 2/238
– negre, 2/102
– xeixa, 2/307
Blavet, 1/156
Bleda, 2/297
– vermella, 2/122
Bleda-rave, 2/122
– sucrera, 2/123
Bledera, 2/297
Bola-de-neu, anisada, 1/152
– pudent, 1/152
Bolet, bai, 1/153
– d'espinacal, 1/156
– d'or, 1/152
– de bou, 1/153
– de greix, 1/150
– de Satanàs, 1/150
Borraina, 2/358
Borratja, 2/358
Bresquilla, 2/75
Bròquil, 2/63

Cabra, 1/154
Cacauet, 2/336
Cairat, 2/102
Calçots, 2/144
Camperol, 1/152
– cultivat, 2/294
Canonges, 2/136
Caqui, 2/222, 2/224
Carabassa, 2/97
Carabasseta, 2/159
Carabassó, 2/159
Carambola, 2/219
Carbassa, 2/97
Carbassó, 2/159
Card, coler, 2/177
– formatger, 2/177
Cardigot, 2/177
Carlota, 2/25
Carxofa, 2/178
Carxofera, borda, 2/177
– d'espina, 2/177
Castanya, 2/322
Ceba, 2/142
Cedrater, 2/364
Cep, 1/153
Cigró, 2/91
Cirera, 2/304
Citroner, 2/364
Ciuró, 2/91
Civada, 2/41
Clenxa, 2/132
Coco, 2/325
Cocoter, 2/328
Codony, 2/221
Cogomassa, 1/148
Cogombre, 2/339
Col, 2/191
– aloma, 2/192
– bajana, 2/192
– borratgenca, 2/192
– de brot, 2/192
– de Brussel·les, 2/192
– de cabdell, 2/192
– de fulles, 2/192
– de la Xina, 2/193
– nana, 2/192
– primerenca, 2/192
– roja, 2/193
– verda, 2/192
– vermella, 2/193
– xinesa, 2/193
Col-i-bròquil, 2/63
Col-i-flor, 2/154
Col-i-nap, 2/193
Coralet, 2/198
Creïlla, 2/201
Creixen, 2/132
Créixens, 2/132
Cua de cavall, 1/153
Cualbra-llora aspra, 1/156

Dacsa, 2/238
Dàtil, 2/147
Dent de lleó, 1/155
Ditet, 2/198

Enciam, 2/45
Endívia, 2/175
Escardassa, 2/177
Escarxofa, 2/178
Esclata-sang, 1/154
Espàrgol, 2/250
Espàrrec, 2/250
Espinac, 2/28
Estirabec, 2/74

Fajol, 2/102
– de moro, 2/102
Fals, 2/130
– carlet esblanqueït, 1/150
Farinera borda, 1/148
Farinot, 1/148
– vernal, 1/148
Fava, 2/137
Feijoa, 2/263
Fenoll, 2/161
Fenollera, 2/161
Fesol, 2/343
Festuig, 2/135
Figa, 2/145
Flor-col, 2/154
Flor-i-col, 2/154
Fonoll, 2/161
– dolç, 2/161
Forment, 2/306
Fraga, 2/103
Fraula, 2/103
Fresol, 2/343
– del Japó, 2/264
Fruit de l'arbre del pa, 2/295

Garrofó, 2/343
Gerdera silvestre, 2/257
Gerdonera silvestre, 2/257
Gínjol, 2/149
Gírgola, de castanyer, 1/151
– de panical, 1/156
Gita de bruixa, 1/143
Guaiaba, 2/114
Guanàbana, 2/62

Herba, de fomatjar, 2/177
– de les vinyes, 2/161
– dels canonges, 2/136
– presonera, 2/177
Herba-col, 2/177

Kiwi, 2/356

Litxi, 2/366
Llentia, 2/127
Llentilla, 2/127
Lletuga, 2/45
Llima, 2/124
– dolça, 2/364
Llimó, 2/124
– dolç, 2/364
Llimona, 2/124
– dolça, 2/364
Llobí, 2/303
Llora aspra, 1/156

Macadàmia, 2/69
Maçana, 2/229
Maduixa, 2/103
Magrana, 2/236
Mamei, 2/220
Mandarina, 2/359
Mango, 2/341
Margarideta, 2/136
Margaridoia dolceta, 2/136
Mariotxa, 2/103
Melga, 2/130
Melgó, 2/130
Melicotó, 2/75
Meló, 2/254, 2/255
– alficòs, 2/254
– d'aigua, 2/251
– d'Alger, 2/251
– de moro, 2/251
– de tot l'any, 2/254
Melonera, 2/255

Millot, 2/238
Mirtil, 2/257
Molleric de calceta, 1/153
Mollerol, 1/153
Mongeta, 2/343
Moniatera, 2/301
Moniato, 2/301
Moresc, 2/238
Morritort d'aigua, 2/132
Morucla, 1/155
Múrgola, 1/155

Nabís, 2/257
Nabiu, 2/257
Nadiu, 2/257
Naiet, 2/257
Naió, 2/257
Nap, de bou, 2/320
– rodó, 2/320
– salvatge, 2/320
Nap-i-col, 2/320
Nespla, 2/299
Nespra, 2/298, 2/299
Nesprera, 2/299
Nispro, 2/298
Noga, 2/64
Nou, 2/64
Nou d'Austràlia, 2/69
Nou sud-americana, 2/44
Nyam, 2/101
Nyàmera, 2/300

Okra, 2/200
Oliva, 2/165
Olivera borda, 2/167
Ordi, 2/162
Orella de poll, 1/156
Orellana de pollancre, 1/156
Oriol, 1/152
Ou de reig, 1/152

Paella, 1/151
Panís de l'Índia, 2/238
Papaia, 2/157
Passionària, 2/133
Passionera, 2/133
Pastanaga, 2/25
Pataca, 2/300
Patata, 2/201
– de canya, 2/300
– de Màlaga, 2/301
Pebre, 2/198
Pebrot, 2/198
– picant, 2/198
Pera, 2/112
Perameny, 2/112
Perot, 2/112
Pèsol, 2/73
Picornell, 1/154
Pinetell, bord, 1/154
– de calceta, 1/153
Pinya, americana, 2/189
– d'Amèrica, 2/189
– tropical, 2/189
Pinyó, 2/47
Pipa, 1/151
– de gira-sol, 2/105
Pistatxo, 2/135
Pixacà pigat, 1/149
Plàtan, 2/70
Pocem, 2/364

Pollancó de cama prima, 1/155
Pollancró, 1/138
Poma, 2/229
– d'Índies, 2/59
Pomelo, 2/93
Poncir, 2/364
Porro, 2/319
Préssec, 2/75
Pruna, 2/233

Queradilla, 2/201

Rabassola, 1/155
Raïm, 2/78
– de pastor, 2/257
Rave, 2/181
Ravenera, 2/181
Ravenissa dolça, 2/160
Reig, 1/152
– bord, 1/149
– de fageda, 1/149
– vermell, 1/149
Remolatxa, 2/122
– sucrera, 2/123
Riber negre, 2/329
Rossinyol, 1/154
Rovelló, d'obaga, 1/154
– de cabra, 1/154
Rovelló-pinetell, 1/154
Rubiol, 1/152
Rússula, roja, 1/157
– verda, 1/156

Sabatera imbricada, 1/157
Safanòria, 2/25
Sègol, 2/116
Síndria, 2/251
Soia, 2/264
Soja, 2/264
Sureny, 1/153

Taronja, 2/360
– agra, 2/360, 2/364
– amarga, 2/360, 2/364
Tirabec, 2/74
Tòfona negra, 1/157
Tomaca, 2/275
Tomàquet, 2/275
Tomata, 2/275
Tomàtec, 2/275
Tomàtic, 2/275
Tomàtiga, 2/275
Tramús, 2/303
Tramúsol, 2/303
Trumfa, 2/201

Ullastre, 2/167
Userda, 2/130

Vinosa, 1/153

Xampinyó, 2/294
Xerimoia, 2/59
Xirimoia, 2/59
Xufla, 2/160
Xufleta, 2/160

EN EUSKERA

Ahabi, 2/257
Ahuakat, 2/108
Albarikoke, 2/26
Alberjinia, 2/256
Alkatxofa, 2/178
Almendra, 2/48
Alpapa, 2/130
Anagardua, 2/40
Andere-mahats beltz, 2/329
Angurri, 2/251
Anona, gorria, 2/62
 – zuria, 2/62
Apio, 2/248
Arabi sagar, 2/93
Aran, 2/233
Araukar pinazia, 2/47
Arbendol, 2/48
Arbi, 2/320
Arbi-aza, 2/193
Ardagai pipa, 1/151
Arroz, 2/225
Arto, 2/238
 – beltz, 2/102
Aza, 2/191, 2/192
 – gorri, 2/193
 – kizkur, 2/192
 – txinatar, 2/193
Azalore, 2/154
Azenario, 2/25
Azpiarrosa maltzur, 1/150
Azpibeltz
   tintausain-argi, 1/152
Azukre-erremolatxa, 2/123

Baba, 2/137
Baberrun, 2/343
Balerianela, 2/136
Banana, 2/70
Baratz gardu, 2/177
Barrengorri, 1/152, 2/294

Batata, 2/301
Bedaur, 2/160
Belarri landu 1/156
Boillur 1/157
Borraia, 2/358
Brasilintxaurra, 2/44
Brinoi, 2/77
Brokoli, 2/63
Brussela-aza, 2/192
Buru-aza, 2/192

Cantaloup meloi, 2/255

Datil, 2/147
Dilista, 2/127

Elur-bola, 1/152
Endibia, 2/175
Errefau, 2/181
Erremolatxa, 2/122
Eskuzuri, 2/303
Esnegorri, 1/154
 – faltsu, 1/154
Esparrago, 2/250
Espinaka, 2/28

Frantses patata, 2/300
Frantsesarbi, 2/122
Frantsesporru, 2/250

Galanperna
   puntadun, 1/155
Galdakao lanperna, 1/153
Garagar, 2/162
Garbantxu, 2/91
Gardu-ziza 1/156
Gari, 2/306
 – bigun, 2/307
 – gogor, 2/307
Gaztaina, 2/322

Gerezi, 2/304
Gibelarrosa goitziar, 1/157
Gibelberde orrikrema, 1/156
Granada, 2/236
Guaiaba, 2/114
Guanabana, 2/62

Hiltzaile, berde, 1/148
 – goiztiar, 1/148
Hur, 2/252

Ilar, 2/73
Indibaba, 2/343
Intxaur, 2/64
Irasagar, 2/221

Jujuba, 2/149

Kaiola gorri, 1/143
Kakahuete, 2/336
Kaki, 2/222, 2/224
Kalabazin, 2/159
Karanbola, 2/219
Karraspina arrunt, 1/155
Kiwi, 2/356
Koko, 2/325
Kui, 2/97
Kuleto, 1/152
 – faltsu, 1/149

Lanperna txar, 1/149
Laranja, gozo, 2/360
 – mingots, 2/360, 2/364
Letxu, 2/45
Lima, 2/364
Limoi, 2/124
Litchi, 2/366
Lusagar, 2/201
Luzerna, 2/130
Luzoker, 2/339

Madari, 2/112
Mahats, 2/78
Makadamia, 2/69
Mandarina, 2/359
Mango, 2/341
Maracujá, 2/133
Marrubi, 2/103
Maspil, 2/367
Meloi, 2/254
Melokotoi, 2/75
Mertxika, 2/26, 2/75
Mihilu, 2/161
Mingrana, 2/236
Mitra muin, 1/150
Mizpira, 2/299
Mizpirondo, 2/299
 – japoniar, 2/298
Muxurka, 2/26

Nektarina, 2/77

Ogi-arbola, 2/295
Oliba, 2/165
Olibondo, 2/167
Olo, 2/41
Onddo, apain, 1/141
 – arre, 1/153
Orburu, 2/178
Orri-onddo hiltzaile, 1/150

Pago-ziza, 1/138
Papaia, 2/157
Paraguaia, 2/77
Patata, 2/201
Pepino, 2/339
Perrexil heze, 2/248
Piku, 2/145
Pinaburu, 2/189
Pinazi, 2/47
Pinudi-onddo likin, 1/153

Piper, 2/198
Pipita, 2/105
Pistatxa, 2/135
Porru, 2/319

Sagar, 2/229
Sandia, 2/251
Satan onddo, 1/150
Soia, 2/264

Tipula, 2/142
Tipuleta, 2/144
Tomate, 2/275
Topinanbu, 2/300
Tripakilun ezkatatsu, 1/157
Txanpinoi, 2/294
Txirimoia, 2/59
Txitxirio, 2/91
Txufa, 2/160

Udare, 2/112
Udazkeneko
   onddozuri, 1/153
Ur-berro, 2/132
Ur-krexu, 2/132
Urraza, 2/45
Urritx, 1/156

Zekale, 2/116
Zerba, 2/297
Ziazerba, 2/28
Zidra, 2/364
Zitroin, 2/124
Zizahori, 1/154
Zuhain-aza, 2/192
Zuhain-azenario, 2/25

EN GALLEGO

*La nomenclatura en gallego se ha elaborado siguiendo el criterio de los profesores **Javier Amigo** y **Santiago Ortiz** del Departamento de Biología Vegetal de la Facultad de Farmacia de la Universidad de Santiago de Compostela, con la colaboración del Servicio de Normalización Lingüística de la Universidad de Santiago.*

Abelá, 2/252
Acelga, 2/297
Agrón, 2/132
Aguacate, 2/108
Albaricoque, 2/26
Alcachofa, 2/178
 – do Xapón, 2/180
Alfalfa, 2/130
Allo porro, 2/319
Ameixa, 2/233
Améndoa, 2/48
Amorodo, 2/103
Anacardio, 2/40
Ananás, 2/189
Anona, branca, 2/62
 – vermella, 2/62
Apio, 2/248
Arando, 2/257
 – agre, 2/259

 – americano, 2/259
 – vermello, 2/259
Araucaria, 2/47
Arroz, 2/225
Avea, 2/41
Azarola, 2/367
Azufaifa, 2/149

Bago, 2/78
Baloca, 2/201, 2/322
Banana, 2/70
Berenxena, 2/256
Borraxa, 2/358
Brócoli, 2/63

Cabaciña, 2/159
Cabaza, 2/97
Cabazo, 2/97
Cacauete, 2/336

Caqui, 2/222
 – de Virxinia, 2/224
Carambola, 2/219
Cardo, 2/177
Castaña, 2/201, 2/322
 – americana, 2/323
 – chinesa, 2/323
 – de auga chinesa, 2/323
 – xaponesa, 2/323
Cebada, 2/162
Cebola, 2/142
Ceboliña, 2/144
Cenoria, 2/25
Centeo, 2/116
Cereixa, 2/304
Cerollo, 2/233
Champiñón, 2/294
Chícharo, 2/73
 – bravo, 2/303

 – de raposo, 2/303
Chirimoia, 2/59
Chufa, 2/160
Cirola, 2/233
Coco, 2/325
Cogombro, 2/339
Col, 2/191
 – chinesa, 2/193
Coliflor, 2/154

Dátil, 2/147

Endivia, 2/175
Ervella, 2/73, 2/343
Espárrago, 2/250
Espinaca, 2/28

Faba, 2/137, 2/343
 – loba, 2/137
Faballón, 2/137

Fabeira, 2/343
Fabón, 2/137
Fatón, 2/233
Feixó, 2/343
Feixoa, 2/263
Feixoeiro, 2/343
Feixón, 2/137, 2/343
Figo, 2/145
Fiollo, 2/161
Fionllo, 2/161
Fiúncho, 2/161
Froita da paixón, 2/133
Froito da arbre do pan, 2/295

Garavanzo, 2/91
Goiaba, 2/114
Granada, 2/236
Grosella, 2/329

Guanabana, 2/62
Kiwi, 2/356
Laranxa, 2/360, 2/364
– anana, 2/364
Leituga, 2/45
Lentella, 2/127
Lima, 2/364
Limón, 2/124
Litchi, 2/366
Lombarda, 2/193
Macadamia, 2/69
Mainzo, 2/238
Mandarina, 2/359

Mango, 2/341
Marmelo, 2/221
Mazá, 2/229
Melocotón, 2/75
Melón, 2/254
– cantalupo, 2/255
Milleiro, 2/238
Millo, 2/238
Morote, 2/103
Nabo, 2/320
Néspera, 2/298
Nespereira europea, 2/299
Noz, 2/64
– do Brasil, 2/44

Ñame, 2/101
Okra, 2/200
Oliva, 2/165
Orxo, 2/162
Papaia, 2/157
Pataca, 2/201
– doce, 2/301
Pemento, 2/198
Pera, 2/112
Pexego, 2/75
Pexegueiro, 2/77
Piña, 2/189
Piñón, 2/47
Pipa, 2/105

Pistacho, 2/135
Plátano, 2/70
Pomelo, 2/93
Porro, 2/319
Ravo, 2/181
Remolacha, 2/122
– azucreira, 2/123
Repolo, 2/192
Sandía, 2/251
Semente de xirasol, 2/105
Soia, 2/264
Tirabeque, 2/74
Tomate, 2/275

Trigo, 2/306
– común, 2/307
– duro, 2/307
– mourisco, 2/102
– mouro, 2/102
– negro, 2/102
Uva, 2/78
Verza, 2/192
Xudía, 2/343
Zambullo, 2/167
Zapote, 2/220

■   ■   ■

En francés

Abricot, 2/26
Airelle, 2/257
– des marais, 2/259
– rouge, 2/259
Amande, 2/48
Anacarde, 2/40
Ananas, 2/189
Angerolier, 2/367
Angerolle, 2/367
Araucaria, 2/47
Artichaut, 2/178, 2/180
Asperge, 2/250
Aubergine, 2/256
Avocat, 2/108
Avoine, 2/41

Banane, 2/70
Batate douce, 2/301
Bette, 2/297
Betterave, 2/122
– à sucre, 2/123
Blé, 2/306, 2/307
– dur, 2/307
Bonnet grec, 2/200
Bourrache, 2/358
Brocoli, 2/63

Cacahuète, 2/336
Cachiman, 2/62
Calalou, 2/200
Canneberge, 2/259
Carambole, 2/219

Carotte, 2/25
Céleri, 2/248
Cerise, 2/304
Champignon, 2/294
Chardon, 2/177
Châtaigne, 2/322
– d'Amérique, 2/323
– d'eau, 2/323
– de Chine, 2/323
– du Japon, 2/323
Chérimole, 2/59
Chou, 2/191
Chou chinois, 2/193
– cloqué, 2/192
– commun, 2/192
– de Bruxelles, 2/192
– de Milan, 2/192
– de Savoie, 2/192
– pommé, 2/192
– rouge, 2/193
Chou-fleur, 2/154
Chou-rave, 2/193, 2/320
Ciboulette, 2/144
Citron, 2/124
Coing, 2/221
Concombre, 2/339
Corossol, 2/62, 2/328
– réticulée, 2/62
Courge, 2/97
Courgette, 2/159
Cresson, 2/132

Datte, 2/147
Endive, 2/175
Épinard, 2/28
Fenouil, 2/161
Fève, 2/137
Figue, 2/145
Fraise sauvage, 2/103
Fruit de l'arbre à pain, 2/295
Gombo, 2/200
Goyave, 2/114
– de Montevideo, 2/263
Graine du tournesol, 2/105
Grenade, 2/236
Grenadille, 2/133
Groseille noire, 2/329
Haricot, 2/343
Igname, 2/101
Jujube, 2/149
Kaki, 2/222, 2/224
Kiwi, 2/356
Laitue, 2/45
Lentille, 2/127
Lime, 2/364
Limette, 2/364

Lupin, 2/303
Luzerne, 2/130
Mâche, 2/136
Maïs, 2/238
Mandarine, 2/359
Mangue, 2/341
Melon, 2/254, 2/255
– d'eau, 2/251
Myrtille, 2/259
Navet, 2/320
Nectarine, 2/77
Nèfle, 2/298
Néflier-commun, 2/299
Noisette, 2/252
Noix, 2/64
– de coco, 2/325, 2/328
– de Queensland, 2/69
– du Brésil, 2/44
Oignon, 2/142
Olive, 2/165, 2/167
Orange, 2/360
– amère, 2/360, 2/364
Orge, 2/162
Palmier à vin, 2/328
Pamplemousse, 2/93
Papaye, 2/157
Pêche, 2/75, 2/77
Petit pois, 2/73
Pignon, 2/47

Piment, 2/198
Pistache, 2/135
Poire, 2/112
Poireau, 2/319
Pois, 2/73
– chiche, 2/91
– mangetout, 2/74
Pomelo, 2/93
Pomme, 2/229
– de cajou, 2/40
– de terre, 2/201
Pomme-canelle, 2/62
Prune, 2/233
Radis cultivé, 2/181
Raisin, 2/78
Riz, 2/225
Sapote, 2/220
Sapotille, 2/220
Sarrasin, 2/102
Sauvage, 2/103
Seigle, 2/116
Soja, 2/264
Souchet, 2/160
Tomate, 2/275
Topinambour, 2/300
Zalacca, 2/328

En inglés

Alfalfa, 2/130
Almond, 2/48
American chestnut, 2/323
 – cranberry, 2/259
Annual sunflower, 2/105
Apple, 2/229
Apricot, 2/26
Araucaria, 2/47
Artichoke, 2/178
Asparagus, 2/250
Aubergine, 2/256
Avocado, 2/108
Azarole, 2/367

Banana, 2/70
Barley, 2/162
Batata, 2/301
Beach palm, 2/328
Bean, 2/343
Beet, 2/297
Beetroot, 2/122
Bilberry, 2/257
Bitter orange, 2/364
Black currant, 2/329
Borage, 2/358
Brazil nut, 2/44
Bread wheat, 2/307
Breadfruit, 2/295
Broad bean, 2/137
Broccoli, 2/63
Brocoli, 2/63
Brusselssprout, 2/192
Buckwheat, 2/102

Cabagge, 2/191, 2/192
Calamondin, 2/364
Cantaloupe melon, 2/255
Carambola, 2/219
Cardoon, 2/177
Carrot, 2/25
Cashew nut, 2/40
Cauliflower, 2/154
Celery, 2/248
Cherimoya fruit, 2/59
Cherry, 2/304
Chestnut, 2/322
Chick pea, 2/91
Chicory, 2/175
Chinese, artichaut, 2/180
 – cabagge, 2/193
 – Chestnut, 2/323
 – water chestnut, 2/323
Chufa, 2/160
Citron, 2/364
Coconut, 2/325
 – palm, 2/328
Collard, 2/192
Corn, 2/238
Cowberrry, 2/259
Cranberry, 2/259
Cress, 2/132
Cucumber, 2/339
Custard-apple, 2/62

Date, 2/147
Durum wheat, 2/307

Endive, 2/175

Feijoa, 2/263
Fennel, 2/161
Field pea, 2/74
Fig, 2/145
Foxberry, 2/259

Grape, 2/78
Grapefruit, 2/93
Grenade, 2/236
Guava, 2/114

Hard wheat, 2/307
Hazelnut, 2/252
Highbush blueberry, 2/259

Japanese, chestnut, 2/323
 – loquat, 2/298
Jerusalem artichoke, 2/300
Jujube, 2/149

Kaki, 2/222
Kiwi, 2/356
Kohlrabi, 2/193

Lamb's lettuce, 2/136
Large American cranberry, 2/259
Leek, 2/319
Lemon, 2/124
Lentil, 2/127
Lettuce, 2/45
Lime, 2/364
Litchi, 2/366
Lupin, 2/303
Lupine, 2/303

Macadamia, 2/69
Maize, 2/238
Mammey sapote, 2/220
Mandarin, 2/359
Mango, 2/341
Maraja palm, 2/296
Medlar, 2/299
Melon, 2/254
Milan cabagge, 2/192
Mushroom, 2/294

Nectarine, 2/77
Nut, 2/47, 2/64

Oats, 2/41
Okra, 2/200
Olive, 2/165, 2/167
Onion, 2/142
Orange, 2/360

Palmyra palm, 2/328
Papaw, 2/157
Papaya, 2/157
Passionfruit, 2/133
Pe-tsai, 2/193
Pea, 2/73
Peach, 2/75, 2/77
Peanut, 2/336
Pear, 2/112
Pepper, 2/198
Persimmon, 2/222, 2/224
Pimiento, 2/198
Pine seed, 2/47
Pineapple, 2/189
Pistachio, 2/135
Plum, 2/233
Potato, 2/201

Quince, 2/221

Radish, 2/181
Red cabagge, 2/193
Rice, 2/225
Round kumquat, 2/364
Rye, 2/116

Salac, 2/328
Savoy cabbage, 2/192
Seville orange, 2/360
Soia bean, 2/264
Sour sop, 2/62
Spinach, 2/28
Spring onion, 2/144
Squash, 2/97
Strawberry, 2/103
Sugar beet, 2/123
Sugar-apple, 2/62

Tomato, 2/275
Turnip, 2/320

Vegetable marrow, 2/159

Walnut, 2/64
Watermelon, 2/251
Wheat, 2/306
Whortleberry, 2/257
Wild strawberry, 2/103
Winberry, 2/257
Witloof, 2/175

Yam, 2/101

En alemán

Acerola-kirsche, 2/367
Amerikanische Blueberry, 2/259
Ananas, 2/189
Apfel, 2/229
Aprikose, 2/26
Araukarie, 2/47
Artischocke, 2/178
Aubergine, 2/256
Avocado, 2/108

Banane, 2/70
Birne, 2/112
Bittere Orange, 2/364
Blumenkohl, 2/154
Bohne, 2/343
Borretsch, 2/358
Brokkoli, 2/63
Brotfrucht, 2/295
Brunnenkresse, 2/132
Brustbeere, 2/149
Buchweizen, 2/102
Butterpalme, 2/328

Cashewnuß, 2/40
Champignon, 2/294
Cherimoya, 2/59
Chicorée, 2/175

Dattel, 2/147
Dicke Bohne, 2/137

Englischer Weizen, 2/307
Erbse, 2/73
Erdbeere, 2/103
Erdmandel, 2/160
Erdnuß, 2/336

Feige, 2/145
Feijoa, 2/263
Feldsalat, 2/136
Fenchel, 2/161

Gerste, 2/162
Granatapfel, 2/236
Grapefruit, 2/93
Grosse moosbeere, 2/259
Guave, 2/114
Gurke, 2/339

Hafer, 2/41
Haselnuß, 2/252
Heidelbeere, 2/257
Herbstrübe, 2/320
Hespel, 2/299

Kaki, 2/222
Karambole, 2/219
Kardonenartischocke, 2/177
Kartoffel, 2/201
Kastanie, 2/322
Kichererbse, 2/91
Kirsche, 2/304
Kiwi, 2/356
Kohl, 2/191
Kokosnuß, 2/325
Kopfsalat, 2/45
Kranbeere, 2/259
Kürbis, 2/97

Linse, 2/127
Litschi, 2/366
Lupine, 2/303
Luzerne, 2/130

Macadamia, 2/69
Mais, 2/238
Mandarine, 2/359
Mandel, 2/48
Mango, 2/341
Mangold, 2/297
Milder Weizen, 2/307
Mispel, 2/298, 2/299
Mohrrübe, 2/25
Moosbeere, 2/259

Nektarine, 2/77
Nespel, 2/299
Netzannone, 2/62

Okra, 2/200
Olive, 2/165

Orange, 2/360

Palmyra-palme, 2/328
Papaya, 2/157
Paprika, 2/198
Paranuß, 2/44
Passionsfrucht, 2/133
Pfirsich, 2/75
Pfirsich-palmfrucht, 2/296
Pflaume, 2/233
Pinienkerne, 2/47
Pistazie, 2/135
Porree, 2/319
Preiselbeere, 2/259

Quitte, 2/221

Reis, 2/225
Rettich, 2/181
Roggen, 2/116
Rote Bete, 2/122
Rotkohl, 2/193

Sapote, 2/220
Schuppenannone, 2/62
Schwarze johannisbeere, 2/329
Sellerie, 2/248
Soja, 2/264
Sonnenblumenkerne, 2/105
Spargel, 2/250

Spinat, 2/28
Stachelannone, 2/62
Süße Zitrone, 2/364
Süßkartoffel, 2/301

Tomate, 2/275
Topinambur, 2/300

Unterkohl-rabi, 2/193

Walnuß, 2/64
Wassermelone, 2/251
Weintraube, 2/78NDX
Weißkohl, 2/192
Weizen, 2/306
Wilde Olive, 2/167
Winterkohl, 2/192
Winterzwiebel, 2/142, 2/144
Wirsing(kohl), 2/192

Yamswurzel, 2/101

Zitrone, 2/124, 2/364
Zucchini, 2/159
Zuckermelone, 2/254
Zuckerrübe, 2/123

ÍNDICE GENERAL ALFABÉTICO, TOMOS 1 Y 2

- Ver también el **Índice de enfermedades** (pág. 8 de cada tomo) y el **Índice de alimentos** (pág. 10 de cada tomo).
- En este **Índice general alfabético** figuran como entradas:
  – los nombres hispánicos de los alimentos (con sus sinónimos),
  – los nutrientes estudiados,
  – todos los temas y términos signficativos que se abordan en los dos primeros tomos de esta ENCICLOPEDIA DE LOS ALIMENTOS Y SU PODER CURATIVO,
  – los temas o conceptos que se abordan en los **pies** de ilustraciones o en **glosas al margen** de la página, donde se presentan informaciones complementarias o destacables.

- los contenidos de **cuadros** y **gráficos** que tienen entidad propia.
- La indicación VER remite a otra entrada del **Índice** o directamente del texto (cuando va con indicación de tomo y página). La indicación VER TAMBIÉN remite a una ampliación del mismo tema en el propio **Índice**.
- En algunos casos, la entrada que aparece en el índice es un término o una expresión sinónima de la que se encuentra en la página correspondiente.
- Este **Índice** pretende ser completo, pero con el fin de que resulte manejable y práctico, no es exhaustivo.

Ababaya, 2/157
Abatí, 2/238
Ablana, 2/252
Abricotina, 2/233
Abubo, 2/112
Acahual, 2/105
Acayoba, 2/40
Accidente vascular cerebral,
VER Apoplejía, 2/87
Acebuche, 2/167
Acedera, 1/110
Aceite de,
– adormidera, 1/126
– algodón, 1/125
– avellana, 2/252
– cacahuete, 1/124, 2/338
– canola, 1/124
– cártamo, 1/124
– coco, 1/124, 2/325
– colza, 1/124
   – intoxicación por, 1/117
– girasol, 1/125
– macadamia, 2/69
– maíz, 1/127
   – reduce colesterol, 2/239
– nuez, 2/64, 1/126
– oliva, 1/118, 1/126
   – contra arteriosclerosis, 1/119
   – favorece al hígado, 2/169
   – fórmula ideal, 1/118
   – orujo de, 1/120
   – previene cáncer, 2/370
   – propiedades curativas, 1/119
   – reduce colesterol, 1/119
   – tipos de, 1/120
   – ventajas del, 1/118
   – virgen, 1/120
   – y de pescado, comp. 1/240
– palma, 1/125
– pescado, 1/240
   – disminuye triglicéridos, 2/291

   – efectos indeseables, 1/241
   – prudencia con supl., 2/87-88
– salvado de arroz, 2/228
– sésamo, 1/126
– soja, 1/89, 1/125
– trigo (germen), 1/127
– uva (pepitas), 1/127
Aceites, 1/112
– adulteración de los, 1/117
– cambios al freír, 1/122
– como suplementos, 1/354
– composición de los, 1/116
– del mundo, 1/124
– disolventes en los, 1/114
– extrac. en cal. y frío, 1/114-115
– inconvenientes de los, 1/117
– refinado de los, 1/114
– valor nutritivo de los, 1/117
– vegetales y grasas lácteas, 1/205
– vit. E y fitosteroles en los, 1/116
Aceituna, alimento para ap. digestivo [e hígado y v. biliar], 2/165
– alto contenido en sodio, 2/167
– contraindic. en hipertens., 2/165
– estimula el apetito, 2/167
VER TAMBIÉN Oliva
Acelga, 2/28
– alcalinizante, 2/297
– alimento para el metabolismo [y ap. digestivo], 2/297, 1/104
– contiene ácido oxálico, 2/297
– rica en hierro, combate anemia, 2/297
Acerola, alimento para infecciones [y ap. respiratorio], 2/367, 1/46
– fruta más rica en vit. C, 2/367
– mediterránea, 1/48, 2/367
Acesulfam K, 1/179
Acetilcisteína, suplemento, 1/356
Acetilcolina, 1/89

Achicoria,
– blanca, 2/175
– de hojas, 2/176
– silvestre, 2/176
Achita, 1/104
Acidez, lucha contra la, 2/283
– gástrica (estomacal), 2/100
   – calabaza neutraliza, 2/188
   – jugo de patata neutraliza, 2/203
   – plátano reduce, 2/71
– y alcalinidad, equilibrio, 2/282
Acidificación, evitar, 2/283
– producida por, carne, 1/300
   – trigo, 2/308
Acidificantes,
alimentos, 2/282, 2/293
Ácido,
– ascórbico, VER Vitamina C
– cianhídrico en vegetales, 1/103
– cítrico, ananás rico en, 2/189
   – granada rica en, 2/237
– clorhídrico, 2/182
– elágico, cerezas tienen, 2/305
– fítico, de la soja y cereales, 2/268
VER TAMBIÉN Fitatos
– fólico, 1/394
   – espinaca rica en, 2/29
   – funciones del, 2/361
   – previene el infarto, 2/57
   – protege al feto, 2/361
VER TAMBIÉN Folatos
– láctico, 1/201
– málico, ananás rico en, 2/189
– nicotínico, VER Niacina
– ortofosfórico, 2/399
– oxálico, acelga contiene, 2/297
   – espinacas contienen, 2/29
   – fresas contienen, 2/104
   – Oxalidáceas ricas en, 1/47
   – tomate contiene, 2/277
   – vegetales contienen, 1/103

   – pantoténico, 1/409
   – carencia, 2/346
   – en las judías, 2/346
– quínico, arándanos ricos, 2/259
– salicílico, cereza tiene, 2/305
   – fresa contiene, 2/104
– úrico, 2/292
   – cafeína lo favorece, 2/293
   – carne lo produce, 2/293
   – huevo no produce, 1/224
   – judías producen, 2/344
   – leche no produce, 1/192
   – legumbres contienen, 1/84
   – levadura de cerveza lo favorece, 2/293
   – pescado produce, 2/293
   – puerro elimina, 2/319
   – soja desaconsejada, 2/274
VER TAMBIÉN Gota
Ácidos grasos, de aceituna, 2/166
– de cadena media, 1/405
– de los pescados, 1/238
– del aguacate, 2/110
– del cacahuete, funciones, 2/338
– de la carne, 1/290-291
– libres, 2/109
– omega-3, 1/240-241
– poliinsat. de la carne, 1/291
– proporción adecuada, 1/118
– tipos, 2/85
– trans favorecen cáncer, 2/373
VER TAMBIÉN Grasa
Acidosis metabólica, 2/284
Acimboga, 2/364
Acné, 2/331
– polen lo combate, 1/359
Acompañamiento, susts. de, 1/410
Actina, 1/284
Actinidia, 2/356
Actinidiáceas, 1/42
¿Adelgaza la carne?, 1/293

ÍNDICE GENERAL ALFABÉTICO

Adelgazamiento, 2/284
— por hipertiroidismo, 2/291
Adelgazar, VER Obesidad
ADI, VER IDA, 1/384
Adicción, a la cafeína, 1/370
— a la carne, 1/283
Aditivos, en la carne, 1/271
— provocan asma, 2/140
— seguridad de los, 2/398
— ventajas e inconvenientes, 2/399
Adlay, 1/76
ADN, folatos necesarios para, 1/394
Adolescentes,
— aguacate les conviene, 2/111
— alforfón les conviene, 2/102
— alimentos para los, 2/381
— espinacas les convienen, 2/29
— necesidades nutritivas, 2/381
Adormidera, aceite de, 1/126
Aflatoxinas, 1/140
Afrodisíaco, aguacate, 2/108
Aftas bucales, VER Llagas en la boca
Agar-agar, 1/130-131
Agaricus arvensis, 1/152
— *bisporus*, 1/152
— *campestris*, 1/148, 1/152
— *xanthodermus*, 1/152
— *xantoderma*, 1/152
Agotamiento físico, VER Fatiga
Agracejo, 1/43
Agresividad, 2/32
— desayuno pobre provoca, 2/32
— plomo provoca, 2/32
Agua, 1/362
— combate cálculos renales, 2/244
— corporal, equilibrio, 1/364
— cuándo y cuánta, 1/362-363
— de arroz, 2/225, 2/226
— de avena, 2/41
— de cebada, 2/163
— de cebolla, 2/142
— de coco, 2/325, 2/328
— viva del melón, 2/254-255
Aguacate,
— ácidos grasos del, 2/110
— afrodisíaco, 2/108
— alimento para las arterias [y corazón, sangre, sist. nervioso y ap. digestivo], 2/108, 1/108
— combate la anemia, 2/111
— conviene a muchachas, 2/111
— conviene en diabetes, 2/111
— fruta más rica en grasa y vitaminas B₆ y E, 2/109
— hipolipemiante, 2/110
— proteínas del, 2/109
— reduce colesterol, 2/110
— rico en hierro, 2/109
Aguas residuales, 1/258
Aguaturma, alimento para metabol. [y energético], 2/300, 1/105
— contiene inulina y conviene en diabetes, 2/300
— conveniente para la gota, 2/300
— rica en hierro, 2/300
Agudeza visual, pérdida de, 2/24
Ahumado, de la carne, 1/271
— del pescado, 1/233
AIDS, VER Sida
Aje, 2/301

Ajedrea, 1/343
Ajete, 2/319
Ají, dulce, 2/198
— turco, 2/200
Ajipuerro, 2/319
Ajito tierno, 2/319
Ajo, 1/109
— como condimento, 1/338
— de oso, 1/109
— macho, 2/319
— puerro, 2/319
Alaria, 1/135
Albahaca, 1/343
Albaricoque,
— alcalinizante, 2/27
— alimento para los ojos [y sangre, piel y sist. nervioso] 2/26, 1/49
— bajo en sodio, 2/27
— combate la anemia, 2/27, 2/119
— combate la obesidad, 2/27
— contra la depresión, 2/27
— rico en vitamina A, 2/27
Albarillo, 2/26
Albedo del pomelo, 2/94
Albenga, 2/63, 2/154
Albérchigo, 2/26
Alberge, 2/26
Alberja, 1/90
Albopán, 2/295
Albudeca, 2/251, 2/254
Alcacer, 2/130
— verde, 2/162
Alcachofa, alimento para el hígado y v. biliar [y ap. urinario, arterias, metabolismo y piel], 2/178, 1/105
— conveniente en diabetes, 2/180
— de Jerusalén, 2/300
— de tierra, 2/300
— del Japón, 1/108, 2/180
— esteroles en la, 2/179
— reduce colesterol, 2/180
— rica en cinarina, 2/178-180
Alcagües, 2/336
Alcalinidad y acidez, equilibrio, 2/282
Alcalinización, importancia, 2/79
Alcalinizante, acelga, 2/297
— albaricoque, 2/27
— apio, 2/249
— arroz, 2/228
— castaña, 2/245, 2/324
— cebolla, 2/143-144
— limón, 2/126
— manzana, 2/230
— melón, 2/255
— nabo, 2/321
— patata, 2/205, 2/246
— pepino, 2/340
— pera, 2/113
— puerro, 2/319
— remolacha, 2/123
— tomate, 2/276-277
— uva, 2/79
Alcalinizantes, alimentos, 2/282-284
— de la orina, frutos cítricos, 2/349
Alcaparra, 1/342
Alcaucil, VER Alcachofa
— silvestre, 2/177
Alcohelo, 2/358

Alcohol, ¿beneficioso?, 1/376
— como medicamento, 1/376
— droga más nociva, 1/376
— favorece arteriosclerosis, 2/87
— favorece osteoporosis, 2/315
— inconvenientes del, 1/379
— nocivo para sist. nervioso, 2/31
— provoca gastritis, 2/185
— veneno para el hígado, 2/170
— y cerdo favorecen cáncer, 1/325
— y setas, 1/147
VER TAMBIÉN Cerveza, Vino
Alcohólico fetal, síndrome, 1/379
Alegría, 2/198
Alergeno, 2/333
Alergia, a la leche de vaca, 1/194
— al pescado, 1/249
— fresas provocan, 2/104
— y asma, 2/140
Alergias, 2/333
— dieta de eliminación para, 2/333
— huevos causan, 1/225
— leche, causa frecuente de, 2/333
— naranja las combate, 2/363
— pesc. y marisco causan, 2/333
— polen las combate, 2/359
— refrescos causan, 2/367
— solanina causa, 2/317
Aletas y escamas, 1/244
Aleurona del trigo, 2/309
Alfa-galactosidasa, 1/81
Alfa-tocoferol, VER Vitamina E
Alfalfa, alimento para la sangre [y ap. locomotor, infecciones, ap. digestivo y arterias], 2/130, 1/91
— combate la anemia, 2/131
— combate la depresión, 2/131
— de Colombia, 2/130
— muy rica en vitamina K, 2/131
— previene las hemorragias, 2/131
— reduce colesterol, 2/131
Alfalfe, 2/130
Alfaz, 2/130
Alficoz, 2/339
Alfóncigo, 2/135
Alfónsigo, 2/135
— de tierra, 2/336
Alforfón, alimento para las arterias, 2/102, 1/77
— rico en lisina y rutina, 2/102
Algarroba, 1/46
Algas, 1/128
Algas azules, 1/81, 1/134
— cianofíceas y feofíceas, 1/134
— derivados de las, 1/128
— evitan el bocio, 1/133
— gomas de, 1/128
— la mejor fuente de yodo, 1/132
— mucílagos de, 1/128
— nutrientes y usos de las, 1/132
— pardas y rojas, 1/134-135
— tóxicas, 1/259
— ventajas e inconvenientes, 1/133
Alginatos, 1/130
Algodón, aceite de, 1/125
Alhócigo, 2/135
Alholva, como suplemento, 1/352
Alhóstigo, 2/135
Aliento fétido, VER Halitosis, 2/151

Alimentación, deficitaria, 2/285
— del ganado, 1/298
— equilibrada, 2/389
— en calorías, 2/393
— original, la mejor, 1/298
— problemas de la actual, 2/396
— saludable, pirámide de la, 2/389
— y dentadura, 2/396
VER TAMBIÉN Dieta
Alimenticio, VER Nutritivo
Alimento, completo, VER Completo
— definición de, 1/23
Alimentos, a lo largo de vida, 2/378
— animales, poder curativo, 1/25
— y vegetales, 1/27
— beneficiosos y dañinos, 1/25
— buen uso de los, 2/388
— composición de los, 1/382
— crudos, 2/397
— funcionales, 1/352
— funciones de los, 1/24
— imprescindibles, 1/23
— industriales, 2/397
— manipulación genética, 2/402
— naturales, 2/397
— para el ser humano, 1/22
— poder curativo, 1/28
— procedencia de los, 1/26
— ¿qué se espera de ellos?, 1/24
— transgénicos, 2/402-403
Alimentos y cáncer, 2/368
Aliños, 1/98
Allium género anticolesterol y anticancerígeno, 1/109
Allozo, 2/48
Almacena, 2/233
Almeiza, 2/233
Almendra, alimento para el sist. nervioso [y arterias, corazón, ap. locomotor y piel], 2/48, 1/59
— amarga, precauciones, 2/50
— buen cociente calcio-magnesio y calcio-fósforo, 2/50
— del Amazonas, 2/44
— del Beni, 2/44
— leche de, 2/48, 2/51
— contra diarreas y eccemas infantiles, 2/51
— para el crecimiento, 2/51
— y la de vaca, 2/49
— muy rica en calcio, 2/316
— previene la osteoporosis, 2/51
— reduce el colesterol, 2/50
— rica en proteínas, 2/49
Almendrón, 2/44
Almidón, 1/387
— arrurruz rico en, 1/109
— asimilación, 2/74
— del f. del pan, transform., 2/295
— del trigo, digestión, 2/307
— género *Artocarpus* rico en, 1/46
— Gramíneas ricas en, 1/76
— ptialina (saliva) y digestión, 2/203
Almorranas, VER Hemorroides
Almorta, 1/90, 2/303
Alopecia, VER Cabello, caída
Alquequenje, 1/37, 1/51
Alternativas saludables,
— a la carne, 1/332
— a la leche de vaca, 1/216

ENCICLOPEDIA DE LOS ALIMENTOS

Índice general alfabético

– a la mantequilla, 1/216
– a la sal, 1/347
– a los lácteos, 1/216
– al café, 1/371
– al queso, 1/217
Altoverde, 2/238
Altramuz, alimento para el metabol. [y energético], 2/303, 1/90
– harina de, 2/303
– para diabéticos y deport., 2/303
Alubia, 2/343
Aluminio, favorece Alzheimer, 2/34
Alzheimer, enfermedad de, 2/34
Amacena, 2/233
Amanita caesarea, 1/149, 1/152
– de los césares, 1/152
– *muscaria*, 1/149
– *pantherina*, 1/149
– *phalloides*, 1/148
– *rubescens*, 1/149, 1/153
– *verna*, 1/148
– *vinosa*, 1/153
Amarantáceas, 1/104, 1/77
Amaranto, 1/104, 1/77
Ambarela, 1/42
Ambó, 2/341
Ambrunesa, 2/304
Americanas, pautas dietéticas, 2/392
Amigdalitis, 2/355
Aminoácido limitante, 1/286
Aminoácidos, de la carne, 1/331
– del maíz y la leche comp., 2/239
– edulcorantes, 1/177
– en cereales y legumbres, 2/42
– esenciales, 1/386, 2/344
– en la leche de vaca, 1/190
– en nueces y cereales, 2/65
– en soja y leche, 2/267
– que proporciona la carne, 1/285
– todos de origen vegetal, 1/284
Anacardiáceas, 1/42, 1/58
Anacardo, alimento para el sist. nervioso [y arterias y aps. digestivo y reproductor], 2/40, 1/58
– rico en magnesio, 2/40
Ananás, alimento para el estómago [y metabolismo, ap. reproductor y anticancerígeno], 2/189, 1/43
– combate esterilidad, 2/190
– combate obesidad, 2/190
– muy rico en manganeso, 2/190
– no en úlcera gastr., 2/190
– rico en ác. cítrico y málico, 2/189
Anavia, 2/257
Anchoado, 1/243
Andrehuela, 2/254
Anemia, 2/119
– acelgas la combaten, 2/297
– aguacate la combate, 2/111
– albaricoque contra, 2/27, 2/119
– alfalfa la combate, 2/131
– alimentos que la combaten, 1/29
– caqui la combate, 2/224
– espinacas la previenen, 2/29
– feijoa protege contra, 2/263
– ferropénica, 2/120
– habas la combaten, 2/137
– hemolítica, 2/120
– hierba canón. la combate, 2/136
– hortalizas la combaten, 1/101

– judías la combaten, 2/346
– kiwi la combate, 2/357
– lentejas la combaten, 2/129
– limón conveniente, 2/119, 2/125
– pasionaria la combate, 2/134
– pistachos la combaten, 2/135
– por consumo de arroz, 2/227
– por consumo de leche, 1/195
– remolacha la combate, 2/123
– y consumo de carne, 1/330
– zapote la combate, 2/220
Anetol, hinojo rico en, 2/161
Anfótero, efecto, 2/79
Angina de pecho, 2/54
Anginas, 2/355
Anguilas, 1/244
Angurria, 2/251
Anigo, 2/116
Animal, alimentos de origen,
– comparación con vegetales 1/27
– grasa y proteínas, exceso, 2/400
– poder curativo, 1/25
Animales, alimentación de los, 1/298
– impuros según la Biblia, 1/297
– proteínas, 1/386
– sacrificio de los, 1/299
Anís, 2/161
– verde, 1/343
Anisakis, 1/250
Anón, 2/59
– cubano, 2/62
– manteca, 2/62
Anona, amarilla, 2/62
– azucarada, 2/62
– blanca, 1/42, 2/62
– colorada, 1/42, 2/62
– cortazón, 2/62
– de la India, 2/62
– de México, 2/62
– del Perú, 2/62
– chirimoya, 2/59
Anonáceas, 1/42, 2/62
Anorexia nerviosa, 2/33
Ansiedad, 2/34
– dietas deseq. la provocan, 2/34
– pasionaria la calma, 2/134
Antabús, efecto, 1/147
Antianémicos, alimentos, VER Anemia
Antibiótico,
– alimentos con efecto, 2/351
– arándanos, efecto, 2/258
– cebolla, efecto, 2/144
– propóleos, efecto, 1/361, 2/139
Antibióticos, en la carne, 1/303
– en la leche, 1/196
– naturales, 2/351
Anticancerígeno, VER Cáncer
Antígeno, 2/333
Antihelmíntico, VER Vermífugas
Antiinflamatoria, grosella, 2/329
Antinutritivos,
VER Factores antinutritivos
Antioxidante, caroteno, 1/389, 1/411
– cereza, 2/305
– espinaca, 2/29
– fresa, fruta más, 2/104
– germen de trigo, 2/310
– granada, 2/237
– grosella, 2/329
– manzana, 2/230

– melocotón, 2/76
– salvado, 2/311
– selenio, 1/409, 2/87
– vitamina C, 1/395
– vitamina E, 1/397
– zarzamora, 1/49
Antioxidantes, 2/399
– alimentos, 1/29
– antocianinas, 1/411, 2/79, 2/104
– carne carece de, 1/292
– contra impotencia sexual, 2/261
– convenientes en diabetes, 2/289
– elementos fitoquímicos, 1/410
– favorece colest., carencia, 2/83
– fitatos, 1/411
– flavonoides, 1/411, 2/125
– isoflavonas de la soja, 2/268
– lignanos, 1/411
– muy necesarios en sida, 2/353
– para la vista (ojos), 2/22
– protegen contra el infarto, 2/56
– suplementos, 1/350, 1/354
Antiséptico, arándanos como, 2/258
– manzana como, 2/231
– para aparato urinario, alimentos con efecto, 1/28
Antivírico, VER Virus
Antocianinas, 1/411, 2/395
– antioxidantes, 1/411, 2/104
– arándano rico en, 2/259
– como suplemento, 1/355
– de la uva, 2/79
– género *Vaccinium* rico en, 1/45
– granada rica en, 2/237
– mejoran retina, 2/24
Añai, 2/116
Aparato,
– digestivo, alimentos para, 2/150
– de la vaca, 1/182
– reproductor, alim. para, 2/260
– locomotor, alimentos para, 2/312
VER TAMBIÉN Huesos
– respiratorio, alim. para, 2/138
– urinario, alimentos para el, 2/242
Apepú 2/364
Apetito, aceitunas estimulan, 2/167
– condimentos estimulan el, 1/338
– educación del, 2/390
– exceso de, VER Bulimia
– falta de, 2/152
– y razón, 2/390
Apichú, 2/301
Apio,
– acuático, 2/248
– alcalinizante, 2/249
– alimento para el aparato urinario [y arterias, metabolismo y piel], 2/248, 1/111
– blanco, 1/110
– bravío, 2/248
– combate edemas, hipertensión y psoriasis, 2/249
– común, 2/248
– contraindic. en embarazo, 2/249
– conveniente en diabetes, 2/249
– de huerta, 2/248
– palustre, 2/248
– reduce colesterol, 2/249
– sal de, 2/249
Apocináceas, 1/43

Apoplejía, 2/87
Aprín, 2/149
Aráceas, 1/104
Arándano,
– agrio, 1/45, 2/259
– alimento para el ap. urinario [e intest., venas, ojos], 2/257, 1/45
– americano, 1/45, 2/259
– pequeño, 2/259
– antibiótico y antiséptico, 2/258
– bajo en grasa, 2/258
– combate la cistitis, 2/258
– común, 2/259
– especies de, 2/259
– rico en ácido quínico, antocianinas y taninos, 2/259
– rojo, 1/45, 2/259
– trepador, 1/45, 2/259
Araucaria, 2/47
Árbol del pepino, 2/219
Arce, azúcar de, 1/170
– sirope de, 1/174
Armilaria color miel, 1/138
Armillaria mellea, 1/138
ARN, folatos para su síntesis, 1/394
Arracacha, 1/111
Arrafiz, 2/177
Arrayán, 2/114
Arrayana, 2/114
Arritmia, 2/58
Arrocillo, 1/77
Arroz,
– aceite de salvado de, 2/228
– agua de, 2/225-226
– alcalinizante, 2/228
– alimento para intestino [y arterias, corazón y metab.], 2/225, 1/76
– anemia por consumo de, 2/227
– bajo en grasas y sodio, 2/226
– blanco, beriberi por, 2/226-228
– de grano corto, 2/227
– de grano largo, 2/227
– cargo, 2/227
– cáscara, 2/227
– combate hipertensión, 2/227
– completo o integral, 2/227
– común, 2/225
– en bruto, 2/227
– harina de, 1/69
– miseria y grandeza, 2/228
– paddy,
   parboiled y precocinado, 2/227
– proteínas del, 2/226
– reduce colesterol, 2/227
– sancochado, 2/227
– silvestre, 1/77
– tipos de, 2/227
– vaporizado, 2/227
Arrurruz, rico en almidón, 1/109
Arterias, alimentos para las, 2/82
– colesterol primer enemigo, pero solo no suficiente, 2/82-83
– limón mejora las, 2/121
Arteriosclerosis, 2/86
– aceite de oliva la previene, 1/119
– alcohol la favorece, 2/87
– alimentación, primer factor, 2/86
– batata protege contra la, 2/302
– castañas la previenen, 2/324
– cebollas y manzanas prev., 2/144

ÍNDICE GENERAL ALFABÉTICO

– grosellas la previenen, 2/329
– mango protege contra la, 2/342
– manzana la previene, 2/231
– provoca impotencia, 2/262
– selenio protege contra, 2/87
– soja la previene, 2/270
– tomate la previene, 2/277
Articulaciones, inflamación, 2/317
Artificial, lactancia, 2/379
Artificiales, edulcorantes, 2/399
– y naturales, colorantes, 2/394
Artocarpus, gro. rico en almidón, 1/46
Artritis, degenerativa, 2/315
– reumatoide, 2/317
– úrica, 2/315
Artrosis, 2/315
Arveja, 2/73
Arzollo, 2/48
Asado de la carne, 1/278
Asimina, 1/42
Asma, 2/140
– aditivos lo provocan, 2/140
– radicales libres favorecen, 2/140
– sal favorece, 1/345, 2/140
– y alergias, 2/140
Aspárago, 2/250
Aspartame, 1/177-179
Astenia, 2/285
Áster de costa, 1/105
Astringentes, alimentos, 1/28
Atá, 2/62
Ataque cerebral, VER Apoplejía, 2/87
Até, 2/62
Aterosclerosis, VER Arteriosclerosis
Atopia,
 VER Dermatitis y eccema, 2/334
Atún, 1/235
Auyama, 2/97
Ave, carne de, 1/315
– contaminación
 bacteriana y vírica, 1/315
– menos colesterol, 1/315
Avellana,
– aceite de, 2/252
– alimento para ap. urinario [y
 metab. y energ.], 2/252, 1/58
– americana, 2/336
– contraindic. en hipertensión, 2/253
– convenientes en diabetes, 2/253
– de Valencia, 2/336
– europea, 2/252
– horchata de, 2/252
– previene cálculos renales, 2/253
Avena,
– adecuada para la diabetes, 2/43
– agua de, 2/41
– alimento para el sistema nervioso
 [y aparato digestivo, metabolismo
 y arterias], 2/41, 1/76
– beta-glucanos de la, 2/43
– blanca, 2/41
– común, 2/41
– conveniente para celiaquía, 2/43
– copos de, 2/41
– grasas de la, 2/43
– hidratos de carbono de la, 2/42
– lecitina de la, 2/43
– muy energética, 2/284

– proteínas de la, 2/42
– reduce colesterol, 2/43
– salvado de, 2/42
Avenasterol, fitosterol de avena, 2/43
Avenina de la avena, sedante, 2/33
Avidina, 1/221
Avocado, 2/108
Avugo, 2/112
Ayocote, 2/343
Azafrán, 1/343
Azanoria, 2/25
Azofaifa, 2/149
Azúcar, 1/168
– bajo, VER Hipoglucemia, 2/285
– blanco, 1/170
– comp. con miel y melaza, 1/161
– crudo, 1/170
– cuánto consumir, 1/169
– de arce, 1/170
– edulcorantes y miel, 1/158
– el lado amargo, 1/173
– enfermedades que provoca, 1/173
– exceso en la alimentación, 2/398
– favorece, el cáncer, 2/373
 – la úlcera, 2/187
 – las caries, 2/153
– granulado,
 integral e invertido, 1/170
– ladrón de calcio, 1/172
– moreno (integral), 1/170
– nocividad, 1/168
– oculto en los alimentos, 1/168
– productos bajos en, y sin, 1/178
– provoca nerviosismo, 2/31
– refinado y turbinado, 1/170
– tipos de, 1/170
– ventajas e inconvenientes, 1/172
– y obesidad, 1/169
Azúcares, 1/159
– en las frutas, 1/167
– remolacha rica en, 2/123
Azufaifa, alimento para el aparato
 respiratorio [e intestino] 2/149, 1/48
– combate el estreñimiento, 2/149
Azufiefa, 2/149
Azufre, cebolla rica en, 2/143
– coles ricas en, 2/194
Azuki, 1/91, 2/266

B
abaco, 1/44
Bacon, 1/326
– exceso de grasa, 1/326
– y embutidos nitritos en, 1/326
Bacterias, del yogur, 1/203
– en el huevo, 1/225
– en la carne, 1/302
– en la leche, 1/185, 1/196
– en las hamburguesas, 1/316
– papaya las destruye, 2/158
Badea, 1/48, 2/254, 2/339
– común, 2/251
Baja de defensas,
 VER Inmunodepresión 2/350
Balaustia, 2/236
Balimbín, 2/219
Balsamita mayor, 2/132
Bálsamo de María, 1/45
Bambarra, 1/91
Bambú, brotes, 1/108

Banana, 2/70
Baobab, 1/43
Barbacoa, 1/278
Barrilla, 1/104
Batata, alimento para metabolismo [y
 arterias y energético], 2/301, 1/105
– baja en sodio, 2/302
– combate la obesidad, 2/302
– de China, 2/101
– hemicelulosa de la, 2/301
– muy rica en vitamina A, 2/301
– no conviene en diabetes, 2/302
– previene la arteriosclerosis, 2/302
– provoca ferment. y gases, 2/302
Batia, 2/251
Batidos de fruta, 1/369
Battle Creek, 1/67
Bayas, 1/40
Beano, 1/81
Bebida de soja, VER Leche de soja
Bebidas, 1/362
– alcohólicas, VER Alcohol
– con aromas de frutas, 1/366
– de cola, 1/366
– de frutas, 1/368
– estimulantes, 1/370
 – contenido en cafeína, 1/370
– isotónicas, 1/364
– no nutritivas, 1/363
– nutritivas, 1/363, 1/368
Bejuco blanco, 1/105
Bellota dulce, 1/58
Berberidáceas, 1/43
Berenjena, alimento para el aparato
 urinario [y ap. digestivo, intestino y
 anticancerígeno], 2/256, 1/111
– diurética, 2/256
– nunca cruda, 2/256
– previene el cáncer, 2/256, 2/371
– solanina en la, 2/256
Bergamota, 1/50, 2/112
Beriberi por arroz, 2/226, 2/228
Berro, alimento para la sangre [y aps.
 digestivo y respir.], 2/132, 1/106
– blanco, 2/132
– de fuente, 2/132
– depurativo de la sangre, 2/132
– elimina mucosidad, 2/132
– evitar en el embarazo, 2/132
– expectorante, 2/132
– francés, 2/132
Berza, 2/192
– común, 2/192
– de Bruselas, 2/192
– de Siam, 2/193
– gallega, 2/192
– silvestre, 2/320
Beta, 2/297
Beta-caroteno, 1/411, 2/394
– como suplemento, 1/354
– en la zanahoria, 2/25
– funciones, 2/100
– para la vista (ojos), 2/22, 2/100
 VER TAMBIÉN Caroteno, Carotenoides,
 Provitamina A, Vitamina A
Beta-glucanos, fibra de avena, 2/43
– funciones, 2/43
Betabel, 2/122
Betacianina, 2/395
– remolacha contiene, 2/122

Betuláceas, 1/58
Biblia y carnes, 1/296-297
Bifidobacterium bifidus, 1/203
Bifidus, 1/203
Biliar, disquinesia, VER Trastornos
 de la vesícula biliar, 2/173
Bilimbi, 1/47
Bilirrubina, exceso, VER Ictericia, 2/170
Bilis, colesterol componente de, 2/174
– espesa, VER Trastornos
 de la vesícula biliar, 2/173
Bioflavonoides, 1/411
– como suplemento, 1/355
Biogur, VER Yogur bio
Biotina, 1/408
Bircher-Benner
 y el valor de lo crudo, 1/98
Bisalto, 2/74
Bitters, 1/366
Bivalvos, 1/253
Blando trigo, 2/307
Blandos, exceso de alimentos, 2/396
Bledo, 1/104
Boca, llagas en la, 2/151
Bocio, algas evitan, 1/133
Bola de nieve, 1/152
Boleto, 1/153
– amarillo, 1/153
– anillado, 1/153
– bayo, 1/153
– de Satanás, 1/150
– elegante, 1/141
– rojo, 1/152
Boletus badius, 1/153
– *edulis*, 1/153
– *luteus*, 1/153
– *Satanas*, 1/150
Bollería, 1/73
Bomba energética, dátil, 2/148
Bombacáceas, 1/43
Bombalón, 2/198
Bonete, 1/150
Boniato, 2/301
Bora, 2/358
Boraginaceas, 1/104
Boraso, 2/328
Boro, manzana rica en, 2/230
– previene la osteoporosis, 2/230
Borona, 2/238
Borracha, 2/358
Borraja, alimento para las infecciones
 [e intestino, metabolismo y aparato
 urinario], 2/358, 1/104
– combate la obesidad, 2/358
Botulismo, 1/256, 1/271
Brécol, alimento para el corazón,
 [y ap. urinario, metabolismo y
 anticancer.], 2/63, 1/106, 2/193
– combate la obesidad, 2/63
– conveniente en diabetes, 2/63
– de cabeza, 2/154
Bretón, 2/192
Breva, 2/145
Brocolate, 2/154, 2/63
Brócoli, 2/63
– calabrés, 2/154
– de cabeza, 2/154
Brócul, 2/63
Bróculi, 2/63
Bromeliáceas, 1/43

Bromelina, 2/190
Bronquios, higos convienen a, 2/146
Bronquitis, 2/139
– okra conveniente para la, 2/200
Bróquil, 2/63
Brotes, VER Germinados, 1/86-87
Bruna, 2/233
Bruño, 2/233
Búfala, leche de, 1/187
Bufanaga, 2/25
Bulbo de hinojo, 2/161
Bulbos comestibles, 1/97
Bulgur, trigo, 2/306
Bulimia, 2/35
Burgos, queso de, 1/212
Burra, leche de, 1/187

Caballo, carne de, 1/329
Cabello, caída del, 2/331
– débil, coco lo fortalece, 2/328
– fragilidad, 2/331
– pipas girasol fortalecen, 2/107
VER TAMBIÉN Piel
Cabeza, de negro, 2/62
– dolor de (cefaleas), 2/38
Cabra, leche de, 1/186
Cacahuate, 2/336
Cacahué, 2/336
Cacahuet, 2/336
Cacahuete,
– aceite de, 1/124, 2/338
– ácidos grasos del, 2/338
– alimento para la piel
 [y corazón], 2/336, 1/59
– bajo en sodio, 2/338
– crema de, 2/336
– grasas del, 2/338
– harina de, 2/336
– manteca (crema) de, 1/55, 2/336
– proteínas del, 2/337
– reduce colesterol, 2/338
– rico en niacina y potasio, 2/338
Cacahuey, 2/336
Cachimán, 2/59
Cachipay, 2/296
Cacho, 2/221
Cactáceas, 1/43
Cadavérica de la carne, rigidez, 1/265
Cadillo de hierba, 2/130
Café, 1/374
– agrava la hernia de hiato, 2/188
– alternativas saludables, 1/371
– descafeinado, 1/371
– droga estimulante, 1/374
– efectos nocivos, 1/375
– favorece, cáncer, 2/373
 – colesterol, 1/375
 – dispepsia, 2/183
 – gastritis, 2/185
 – glaucoma, 2/23
 – osteoporosis, 1/375
– lo que hay en una taza de, 1/374
– malta, buen sustitutivo del, 2/164
Cafeína, 1/370
– agrava nerviosismo, 2/31
– crea adicción, 1/370
– en bebidas estimulantes, 1/370

– favorece, ácido úrico, 2/293
 – osteoporosis, 2/315
 – quistes mamarios, 2/260
– provoca arritmias, 2/58
– reduce absorción calcio, 2/315
– refrescos con, 1/365
– síndrome de abstinencia, 1/370
– una purina, 2/293
Caimito, 1/51
Cajel, 2/364
Cajú, 2/40
Calabacín, alimento para ap. digestivo
 [y arterias y metab.], 2/159, 1/107
– bajo en sodio, 2/159
– combate la obesidad, 2/159
– crema de, 2/159
Calabaza,
– africana, 1/107
– alimento para las arterias [y
 corazón, ap. urinario, estómago e
 intestino], 2/97, 1/107
– cociente sodio-potasio bajo, 2/98
– cucurbitacina en pipas de, 2/99
– de estropajo, 1/107
– flores de, 1/107, 2/100
– muy baja en grasa y sodio, 2/98
– neutraliza acidez gástrica, 2/100
– para los ojos, 2/100
– pipas (semillas) de, 1/58, 2/99
– previene el cáncer, 2/100
– vermífugas, pipas de, 2/99
– vinatera, 1/107
Calamaco, 2/343
Calambres musculares, 2/318
Calamondia, 2/364
Calamondín, 1/50, 2/364
Calcio, 1/398
– almendra rica en, 2/49, 2/316
– azúcar ladrón de, 1/172
– biodisponibilidad, 2/313-314
– cafeína reduce absorción, 2/315
– carne pobre en, 1/300
– CDR, 1/398
– chirimoya rica en, 2/60
– cidra, cítrico con más, 2/364
– de la leche, absorción, 2/313
 – y los vegetales, 1/216
– del queso, 1/215
– equilibrio del, 2/315
– favorece cálculos, exceso, 2/245
– -fósforo,
 almendras cociente óptimo, 2/50
– maíz pobre en, 2/241
– nabo verdura más rica en, 2/321
– naranja rica en, 2/316, 2/365
– necesidades en adolesc., 2/381
– pérdida, por exceso de sal, 1/345
 – por refrescos, 1/367
– pescado pobre en, 1/234
– pomelo interfiere metabolización
 antagonistas del, 2/96
– previene la osteoporosis, 2/313
– puerros ricos en, 2/319
Cálculos,
– biliares (en la vesícula),
 VER Colelitiasis, 2/174
– renales, acelgas favor., 2/297
 – avellanas, previenen, 2/253
 – carne, chocolate, calcio,
 leche y sal, favorecen, 2/244

– cerveza, riesgo, 2/245
– naranja los combate, 2/365
– y tomate, 2/277
VER TAMBIÉN Litiasis renal, 2/244
Caldo, de carne, 1/316
– depurativo, 1/369, 2/88
Calentura, VER Fiebre, 2/349
Calorías, 1/385
– CDR, 1/385
– cómo reducirlas, 2/281
– de grasa saturada, 1/291
– en una dieta equilibrada, 2/393
– equilibrio, 2/280
– fresas muy bajas en, 2/104
– IDA de grasa, 1/404
– vacías, refrescos, 1/366-367
VER TAMBIÉN Energía
Camándulas, 1/76
Camembert, queso, 1/210
Camote, 2/301
Camuesa, 2/229
Canavalia, 1/90
Cáncer, aceite de oliva contra, 2/370
– ác. grasos trans favorecen, 2/373
– aditivos lo favorecen, 2/398
– alcohol y cerdo favorecen, 1/325
– alimentos que,
 lo favorecen, 2/368, 2/372
 – lo previenen,
 1/29, 2/369-370, 2/374
– ananás lo previene, 2/190
– azúcar lo favorece, 2/373
– berenjena previene, 2/256, 2/371
– brécol lo previene, 2/63
– café lo favorece, 2/373
– calabaza lo previene, 2/100
– carne lo favorece, 1/293
– cebolla lo favorece, 2/144
– cerdo lo favorece, 1/325
– cereales int. previenen, 2/370
– cerezas lo previenen, 2/305
– cítricos lo previenen, 2/365
– coles lo previenen, 2/196, 2/371
– coliflor lo previene, 2/156
– Crucíferas lo previenen, 2/156
– D-limoneno lo previene, 2/125-126
– de boca, 2/374
– de colon, 2/376
 – centeno previene, 2/117
 – ciruelas lo previenen, 2/234
 – fibra lo previene, 2/208
 – manzana lo previene, 2/232
 – salvado lo previene, 2/311
– de cuello de útero, 2/377
 – y cerdo, 1/320-321
– de endometrio, 2/377
– de esófago, 2/375
– de estómago, 2/375
 – por exceso de sal, 1/345
 – vino lo favorece, 1/379
– de hígado, 2/375
– de laringe, 2/374
– de mama, 2/376
 – a. de oliva protege, 1/119
 – soja lo previene, 2/269
 – vino lo favorece, 1/379
– de ovario, 2/377
 – por la leche, 1/197
– de páncreas, 2/376
– de próstata, 2/377

 – por la leche, 1/197
 – soja lo previene, 2/269
 – tomate lo previene, 2/277
– de pulmón, 2/375
– de riñón, 2/376
– de vejiga, 2/377
– definición, 2/369
– del cerebro, 2/374
– elem. fitoquím. previenen, 1/410
– especias lo favorecen, 2/373
– factores causantes del, 2/369
– fitatos previenen, 2/311, 2/370
– fritos favorecen, 1/123
– fructosa lo previene, 2/373
– fruta protege contra el, 2/370
– género Allium previene, 1/109
– germen de trigo previene, 2/310
– hamburguesas favorecen, 1/316
– hortalizas protegen, 1/101, 2/371
– infantil y hot dogs, 1/324
– limón lo previene, 2/125-126
– naranja previene, 2/365
– pescado favorece, 1/236, 2/373
– pimiento previene, 2/199, 2/371
– pipas de girasol previenen, 2/107
– pomelo lo previene, 2/96
– por cocinado de la carne, 1/276
– por consumo de huevos, 1/225
– prods. refinados favorecen, 2/373
– rábano lo previene, 2/181
– remolacha previene, 2/123, 2/371
– resveratrol de uva previene, 2/81
– riesgo para el feto, 2/385
– selenio protege contra, 1/409
– soja, lo previene, 2/271
 – y legumbres previenen, 2/371
– tofu lo previene, 2/371
– tomate lo previene, 2/371
– vits. C y E lo previenen, 2/385
– y carne, 1/306-307
 – de cerdo, 1/324
– y leche, 1/193, 1/197
– yogur lo previene, 1/202, 2/371
– zanahoria lo previene, 2/371
Cancerígeno, aditivos, efecto, 2/398
– carne de cerdo, efecto, 1/325
– carne, efecto, 1/276
– definición, 2/369
Candidiasis, 2/354
Canela, 1/340
Canguil, 2/238
Canola, aceite de, 1/124
Canónigos, 2/136
Cansancio, VER Fatiga, 2/285
Cantarela, 1/154
Cantharellus cibarius, 1/154
Caña de azúcar, 1/108
Cañafístula, 1/46
Caparrón, 2/343
Capiá, 2/238
Capilares, flavonoides y hesperidina
 fortalecen los vasos, 2/90
Caprifoliáceas, 1/44
Capsacina en los pimientos, 2/199
Capulí, 1/51
Caqui, alimento para el intestino
 [y corazón, arterias, sangre y
 metabolismo], 2/222, 1/44
– bajo en sodio, 2/224
– combate la anemia, 2/224

TOMO 2 / **429**

ÍNDICE GENERAL ALFABÉTICO

– conveniente en diabetes, 2/224
– de Virginia, 1/44, 2/224
– fructosa del, 2/224
– muy rico en pectina, 2/223
– puré de, 2/222
– rico en carotenoides, criptoxantina, hierro, licopeno, mucílagos, provitamina A, y taninos, 2/223-224
– silvestre, 2/224
Caracoles, 1/261
Carambola, alimento para el intestino [y arterias], 2/219, 1/47
– reduce el colesterol, 2/219
– rica en fibra y laxante, 2/219
Carambolero, 2/219
Carambolo, 2/219
Caranda, 1/43
Caráota, 2/343
Carbohidratos, VER Hidratos de carbono
Carbonera, 1/156
Cardíacos / Cardiopatías, VER Alimentos para el corazón, 2/52
Cardiosaludable, alimentación, 2/53
Cardo,
– alcachofero, 2/178
– alimento para el hígado y v. biliar [y metabolismo], 2/177, 1/105
– contiene cinarina, 2/177
– conveniente en diabetes, 2/177
– de arrecife, 2/177
– de Castilla, 2/177
– de comer, 2/177
– de huerta, 2/177
– pencas de, 2/177
Caricáceas, 1/44
Caries, 2/153
– azúcar favorece, 1/172, 2/153
– cítricos pueden favorecer, 2/153
– por los refrescos, 1/367, 2/153
Carne, 1/262
– acidificante, 1/300
– ácidos grasos de la, 1/290-291
– ¿adelgaza?, 1/293
– adicción a la, 1/283
– aditivos en la, 1/271
– ahumado de la, 1/271
– aminoácidos de la, 1/285, 1/331
– anemia y consumo de, 1/330
– antibióticos en la, 1/303
– asado de la, 1/278,
– aspectos positivos, 1/282
– cálculos favorecidos por, 2/244
– caldos de, 1/316
– calidad, factores que influyen, 1/265, 1/296, 1/299
– de sus proteínas, 1/286
– cáncer por cocinado de la, 1/276
– cánceres por la, 1/293, 1/306
– carencia de antioxidantes, 1/292
– carencias nutritivas de la, 1/300
– cocinado de la, 1/274
– colesterol en diversas, 1/281, 1/290, 1/292, 1/294
– comestible, según Biblia, 1/296
– congelación de la, 1/272
– conservación, 1/270
– por irradiación, 1/273
– contaminación, 1/321
– bacteriana, 1/302

– química, 1/300
– corazón y, 1/304
– creatina en la, 1/281
– ¿cruda o bien hecha?, 1/275
– curado de la, 1/270
– de ave, VER Ave
– de caballo, 1/329
– de caza, 1/328
– de cerdo, VER Cerdo
– de conejo y liebre, 1/329
– de cordero, VER Cordero
– de membrillo, 2/221
– de pollo, VER Ave
– de vacuno, VER Vacuno
– descalcificante, 1/300
– despojos de la, 1/263
– diabetes, riesgo por la, 1/301
– dieta equilibrada y, 1/305
– digestibilidad de sus proteínas, 1/286
– diverticulosis por la, 2/217
– efectos en el embarazo, 2/385
– enfermedades por la, 1/301
– enlatado de la, 1/272
– especie animal y, 1/296
– estimulante, 1/281, 1/283
– fármacos en la, 1/303
– fibra colágena de la, 1/280
– frita, humos cancerígenos, 1/123
– frutos secos, alternativa, 1/332
– gluten, alternativa, 1/332
– grasa, 1/280, 1/290
– eliminarla, 1/294
– invisible, 1/288
– hierro de la, 1/280, 1/304, 1/330
– hipoxantina estimulante en, 1/281
– hormonas en la, 1/303
– inconvenientes, de la, 1/300
– del cocinado de la, 1/274
– infecciones digestivas por, 1/302
– irradiación de la, 1/273
– legumbres, comparación, 1/82
– alternativa a la, 1/332
– maduración de la, 1/267
– magras, comparación de diversos tipos de, 1/313
– menudos de la, 1/263
– métodos de cocinarla, 1/278
– microorganismos en la, 1/302
– mitos sobre la, 1/330
– ninguna reduce colesterol, 1/294
– nitritos en la, 1/272
– nitrosaminas en la, 1/276
– no necesaria, 1/282
– ¿nociva?, grasa de la, 1/291
– osteoporosis favorecida por la, 1/301, 2/312, 2/314
– producción de la, 1/264
– produce ácido úrico, 2/293
– proteínas, 1/280, 1/284, 1/331
– provoca, enfermedades, 1/301
– intoxicaciones, 1/303
– puede favorecer fibromas, 2/260
– purinas en la, 2/293
– realidades científicas, 1/331
– reumatismo favorecido por, 1/301
– sobrecarga riñones, 2/246-247
– soja como alternativa a la, 1/332
– sustitutivos de la, 1/333
– tierna, 1/268

– valor, biológico de sus prot., 1/286
– nutritivo, 1/280
– vegetal, 1/332
– vegetales, comparación, 1/295
– ventajas, 1/282
– del cocinado, 1/274
– vitamina B_{12} en la, 1/281, 1/331
Caroteno, antioxidante, 1/389, 1/411
– para la vista, 2/22
– protector del corazón, 1/389
VER TAMBIÉN Beta-caroteno, Carotenoides, Provitamina A, Vitamina A
Carotenoides, 1/411, 2/395
– caqui, rico en, 2/223
– principales del, 2/223
– del mango, 2/342
– en la zanahoria, 2/25
– pomelo pulpa roja rico en, 2/94
VER TAMBIÉN Beta-caroteno, Caroteno, Provitamina A, Vitamina A
Carragenato, 1/131
Cártamo, aceite de, 1/124
Caruja, 2/112
Cas, 1/47, 2/115
Cascabellillo, 2/233
Caseína, 1/188, 1/191, 1/209
Casimiroa, 1/50
Casis, 2/329
Castaña,
– alcalinizante, 2/245, 2/324
– alimento para el ap. locomotor [y arterias, corazón, intestino y aparato urinario], 2/322, 1/58
– americana, 2/323
– baja en sodio, 2/324
– china, 2/323
– conviene a lactantes, 2/324
– de agua china, 1/107, 2/323
– de Pará, 2/44
– de tierra, 2/300
– energética, 2/323
– japonesa, 2/323
– previene arteriosclerosis, 2/324
– puré de, 2/322
– rica en hidratos de carbono y potasio, 2/323-324
Castañero silvestre, 2/322
Castaño, 2/322
Castellana, 2/102
Casulla, 2/225
Catalogna, 2/176
Cataratas, 2/23
– por consumo de leche, 1/195
Catarro nasal, VER Resfriado, 2/352
Catoche, 2/62
Catsup, 1/341
Catuche, 2/59, 2/62
Caucha, 2/238
Caviar, 1/238
Caza, carne de, 1/328
CDR (cantidad diaria recomendada), 1/384, 2/17-18
Cebada,
– agua de, 2/163
– alimento para el aparato digestivo [y arterias, corazón, metabolismo e intestino], 2/162, 1/76,
– común, 2/162

– conveniente para diabetes, 2/163
– grano de, 2/163
– harina de, 1/69
– muy rica en fibra, 2/163
– perlada, 2/162-163
– reduce colesterol, 2/144, 2/163
– verde como suplemento, 1/352
Cebolla,
– agua de, 2/142
– alcalinizante, 2/143-144
– alimento para el ap. resp. [y corazón, ap. urinario, hígado y v. b. y anticance.], 2/142, 1/109
– común, 2/142
– conveniente en diabetes, 2/144
– de primavera, 2/144
– efecto antibiótico, 2/144
– flavonoides y quercitina en, 2/143
– glucoquina en la, 2/143
– hipolipemiante, 2/144
– impide la trombosis, 2/144
– inglesa, 2/144
– jarabe de, 2/142
– mucolítica, 2/144
– previene el cáncer, 2/144
– rica en azufre, disulfuro de alilo, enzimas y tiosulfinato, 2/143
Cebolleta, 1/109, 2/144
Cebollín, 2/142, 2/319
Cebollino, 1/109, 2/319
Cedro limón, 2/364
Cefaleas y jaquecas, 2/38
Cefalópodos, 1/253
Ceguera, nocturna, 2/24, 2/29
Ceibey, 2/133
Celiaquía, 2/209
– avena conveniente para la, 2/43
– plátano conveniente para la, 2/72
– trigo prohibido en, 2/308
Celulitis, VER Obesidad
Celulosa, col rica en, 2/192
Centeno, alimento para las arterias [y corazón, intestino y anticancerígeno], 2/116, 1/76
– bajo en sodio, 2/117
– harina de, 1/69
– pan de, 1/72
– previene cáncer de colon, 2/117
– rico en fibra, 2/117
Cerdo,
– aspectos positivos y negativos de la carne, 1/318-320
– cancerígeno con alcohol, 1/325
– cirrosis por consumo de, 1/319
– cisticercosis por consumo, 1/322
– cólera y condilomas por, 1/321
– contraindicaciones, 1/319
– favorece el cáncer, 1/320, 1/324-325
– gastroenteritis por, 1/320-321
– grasa del, 1/318-319
– infecciones e intoxic. por, 1/320
– parásitos en el, 1/319, 1/322
– salchichas de, 1/333
– salmonelosis por consumo, 1/320
– solitaria (tenia) por consumo, 1/322
– toxoplasmosis por, 1/322
– triquinosis por, 1/322-323
– verrugas por la carne de, 1/321

- virus en la carne de, 1/321
- vitamina B₁ en la carne de, 1/318

Cereales, 1/60
- alimento fundamental, 1/60
- copos de, 1/67
- del mundo, 1/76
- ¿engordan?, 1/63
- falsos, VER Pseudocereales, 1/77
- grano de los, 1/64
- harina de, 1/68
- integrales, 1/62, 2/396
  - consumo escaso, 2/396
  - copos de, 1/67
  - previenen estreñimiento y diabetes, 1/65
  - protegen contra cáncer, 2/370
- lisina en los, 1/70
- molienda de los, 1/62
- para el desayuno, 1/67
- producción mundial, 1/63
- productos de los, 1/66
- refinados, 2/396
- sémola de, 1/69
- valor nutritivo, 1/64
- ventajas e inconvenientes, 1/65
- y legumbres, 1/78
  - aminoácidos en, 2/42
  - proteína completa, 1/80
- y nueces, proteína completa, 2/65
- y obesidad, 1/63

Cerebral accidente vascular, VER Apoplejía, 2/87

Cerebro,
- alimentos para sist. nerv. y, 2/30
- nueces lo fortalecen, 2/67
- piñón lo fortalece, 2/47

VER TAMBIÉN Sistema nervioso

Cereza,
- agria, 1/45
- alimento para el metabolismo [y ap. locomotor, arterias, hígado y v. biliar y corazón], 2/304, 1/49
- antioxidante, 2/305
- combate la obesidad, 2/305
- conveniente en diabetes, 2/305
- de Cayena, 1/47
- depurativa, 2/305
- posee á. elágico y salicílico, 2/305
- previene el cáncer, 2/305
- rica en pectina y potasio, 2/305
- tropical, 2/367

Cermeña, 2/112
Cerraja, 2/45

Cerveza, 1/380
- aspectos negativos, 1/381
- aumenta riesgo cálculos, 2/245
- contraindicada en la gota, 1/381
- efectos sobre el corazón, 1/380
- ingredientes, 1/380
- jaquecas (migrañas) por, 1/381
- nitrosaminas en la, 1/381
- sin alcohol, 1/377

VER TAMBIÉN Alcohol, Vino

Chabacano, 2/26
Chalaza, 1/222
Chalote, 1/109

Champiñón, alimento para el metabolismo, 2/294, 1/152
- amarilleante, 1/152
- combate la obesidad, 2/294

- cultivado, 1/152, 2/294
- reduce necesidad de insulina en diabetes, 2/294
- silvestre, 1/148, 1/152, 2/294

Chantaduro, 2/296
Chapati, 1/72
Chaucha, 2/343
Chayote, 1/107, 2/97
Cheddar, queso, 1/211
Chícharo, 2/73, 2/91
Chicozapote, 1/51, 2/220
- goma de mascar de, 2/220

Chile, 1/340
- dulce, 2/198

Chiltipiquín, 2/198
Chimalte, 2/105
China, castaña de agua, 2/323
- dulce, 2/360

Chinola, 2/133
Chirimorriñón, 2/59

Chirimoya, alimento para corazón [y estóm. y metab.], 2/59, 1/42, 2/62
- ayuda a combatir obesidad, 2/61
- muy baja en sodio, 2/61
- rica en vits. B, calcio, potasio, 2/61
- roja, 2/62

Chirimoyo de la Florida, 1/42
Chirivía, 1/111
Chocho, 2/303
Choclo, 2/238

Chocolate, 1/357
- favorece cálculos renales, 2/245

Choglios, 2/238
Cholo, 2/343

Chucrut, 2/197
- previene el estreñimiento, 2/197
- rico en vitamina C, 2/197

Chufa, alimento para ap. digestivo [e intestino], 2/160, 1/107
- horchata de, 1/369, 2/160
- rica en enzimas, 2/160

Chuleta de huerta, 2/25
Chunu, 2/201
Chuño, 2/201
Chupachupa, 1/43, 2/220
Cianobacterias, 1/81
Cianocobalamina, VER Vitamina B₁₂
Cianofíceas, 1/134

Cicatrizante, miel, 2/186
Ciclamatos, 1/179
- poder edulcorante, 1/176

Ciclosporina, 1/140
- pomelo interfiere metabol., 2/96

Cidra, 1/50, 2/364
- cítrico con más calcio, 2/364

Ciervo, carne de, 1/329
Ciguatera, 1/246
Cilantro, 1/342

Cinarina, cardo contiene, 2/177
- de la alcachofa, 2/178-180

Cinc, 1/403
- adolescentes necesitan, 2/381
- CDR, 1/403
- garbanzos ricos en, 2/92
- impotencia sex., combate, 2/261
- nueces ricas en, 2/66
- ojos necesitan, 2/24
- próstata lo necesita, 2/262
- soja rica en, 2/267
- ¿vegetales deficitarios?, 2/92

Ciperáceas, 1/107

Circulación,
cebolla mejora, 2/54, 2/143

Circulatorios, trast., VER Arterias, 2/82
Cirrosis, 2/171
- por consumo de cerdo, 1/319

Ciruela, alimento para el intestino, [y metab., arterias, ap. locomotor y anticancerígeno], 2/233, 1/49
- colorada, 1/42
- de monte, 1/42
- del país, 1/42
- desintoxicante, 2/234
- dihidroxifemilisatina en la, 2/234
- pasa, 2/235
- previene cáncer de colon, 2/234
- reduce colesterol, 2/234
- rica en cobre, fibra, hierro y pectina, 2/234-235

Cisternas, 1/182
Cisticercosis por cerdo, 1/322

Cistina, 1/84
- legumbres deficientes en, 1/84

Cistitis, 2/349
- arándanos combaten, 2/258

Cítricos, alcalinizantes orina, 2/349
- flavonoides de los, 2/365
- frutas, 2/364
- para lactantes, 2/379
- pectina de los, 2/365
- previenen el cáncer, 2/365
- pueden favorecer caries, 2/153
- tipos de, 2/364
- vitamina C de los, 2/365

Citrus, género rico en vitaminas, flavonoides y esencias, 1/50

Civilización, enfs. de la, 2/396
Clara del huevo, 1/222
Clathrus ruber, 1/143
Clatro rojo, 1/143
Claudia, 2/233
Claúsula Delaney, 2/398
Clavo, 1/340

Clembuterol
para el ganado, 1/290, 1/303

Clorofila, 2/394
- como suplemento, 1/355

Cloruro, de etileno en aceites, 1/114
- sódico, 1/344

Cobre, 1/409
- ciruelas ricas en, 2/235
- nueces ricas en, 2/67
- soja rica en, 2/267

Coca, 2/254

Cociente, calcio-fósforo, óptimo en la almendra, 2/50
- calcio-magnesio, equilibrado en la almendra, 2/50
- sodio-potasio, muy bajo en la calabaza, 2/98

Coclearia, 1/106

Coco, aceite de, 1/124, 2/325
- agua de, 2/325, 2/328
- alimento para el aparato locomotor [y piel], 2/325, 1/59
- composición de su grasa, 2/326
- de agua, 2/325
- de beber, 1/59, 2/328
- de castillo, 2/325
- de Indias, 2/325

- de las islas Seychelles, 2/328
- de mar, 1/59, 2/328
- fortalece, cabello y uñas, 2/328
  - huesos, 2/326
- leche de, 2/325, 2/327-328
- magnesio del, 2/326
- no aumenta el colesterol, 2/326
- previene la osteoporosis, 2/328
- real, 2/328
- rico en grasa, 2/326
- tipos de, 2/328

Cocoteros, 2/328
Codón, 2/221
Coenzima, A, 1/409
- Q10, suplemento, 1/356

Cohombro, 2/339

Col,
- agria, 2/197
- alimento para el estómago [y ap. digestivo, corazón, metabolismo y anticancerígeno], 2/191, 1/106
- blanca, 2/192
- china, 1/106, 2/193
  - rica en vitamina A, 2/193
- común, 2/192
- de Bruselas, 1/106, 2/192
- de Milán, 2/192
- fermentada, 2/197
- forrajera, 2/192
- jugo, excelente cicatrizante, 2/195
- murciana, 2/192
- rábano, 2/193
- rica en celulosa, 2/192
- rizada, 2/192
- roja, 2/193
- verde, 2/192
- vitamina U en la, 2/195

VER TAMBIÉN Coles

Cola, beb. y refrescos, 1/366, 1/372
Colágeno, 1/285
Colagogo y colerético, rábano, 2/181
Colecalciferol, VER Vitamina D
Coledisquinesias, VER Trastornos de la vesícula biliar, 2/173

Colelitiasis, 2/174
- coliflor contraindicada, 2/156
- manzana la combate, 2/231

Cólera por consumo de cerdo, 1/321
- de marisco, 1/256

Colerética, alcachofa muy, 2/179
- manzana, 2/231

Coles, combaten obesidad e hipertensión, 2/194-196
- composición comparativa, 2/194
- elementos fitoquímicos, 2/194
- glucosinolatos y goitrina de, 2/195
- muy ricas en potasio, 2/194
- previenen estreñimiento y osteoporosis, 2/196
- prot. contra cáncer, 2/196, 2/371
- ricas en, azufre y fibra, 2/194
  - vitamina C, 2/196
- vermífugas, 2/195
- y patatas prot. estómago, 2/187
- y tiroides, 2/195

VER TAMBIÉN Col

Colesterol, 1/406, 2/400
- aceite, de maíz reduce, 2/239
  - de oliva protege contra, 1/119
- aguacate reduce, 2/110

ÍNDICE GENERAL ALFABÉTICO

– alcachofa reduce, 2/180
– alfalfa reduce, 2/131
– alimentos que reducen, 1/29
– almendras reducen, 2/50
– apio reduce, 2/249
– arroz reduce, 2/227
– avena reduce, 2/43
– beneficioso HDL, 2/83
– cacahuete reduce, 2/338
– café lo favorece, 1/375
– carambola reduce, 2/219
– carencia antioxidantes lo favorece, 2/83
– carne de ave, menos, 1/315
– cebada reduce el nivel de, 2/163
– cebolla reduce, 2/144
– ciruela reduce, 2/234
– coco no lo aumenta, 2/326
– componente de la bilis, 2/174
– dieta para reducir, 2/84
– elevado, 2/84
– en la carne, 1/281, 1/290-294
– enemigo de arterias, 2/82
– fibra reduce, 2/208
– garbanzos reducen, 2/92
– género Allium reduce, 1/109
– germen de trigo reduce, 2/310
– guayaba reduce, 2/115
– huevos, y, 1/226
 – que no aumentan, 1/228
– IDA, 1/406
– judías reducen, 2/346
– kiwi reduce, 2/357
– legumbres reducen, 1/85
– lentejas reducen, 2/129
– manzana reduce, 2/230-231
– membrillo reduce, 2/221
– niacina vegetal reduce, 1/392
– ninguna carne reduce, 1/294
– nivel normal, 2/83
– nocivo LDL, 2/83
– nueces, del Brasil, no conviene abusar, 2/44
 – lo combaten, 2/67
– pectina pomelo reduce, 2/93-96
– pipas de girasol reducen, 2/107
– provoca impotencia sexual, 2/262
– queso maduro aumenta, 1/209
– remolacha reduce, 2/123
– salvado reduce, 2/311
– soja reduce, 2/266, 2/270
– solo no es suficiente para dañar las arterias, 2/83
– tipos de, 2/83
– y grasas animales, exceso, 2/400
Coliflor, alimento para el aparato digestivo, [y metabolismo, corazón, aparato urinario y anticancerígeno], 2/154, 1/106, 2/63, 2/193
 – baja en sodio, 2/155-156
 – contraindicada en colelitiasis y flatulencias intestinales, 2/156
 – conveniente para riñones, 2/156
 – rica en, oligoelementos, 2/155
  – potasio, 2/155-156
Colina, 1/89, 1/408
Colinabo (nabo), 1/106, 2/193, 2/320
 – rico en magnesio, 2/193
Colirrábano, 2/193

Colitis, 2/214
 – agua de cebada para las, 2/163
 – espástica,
  VER Colon irritable, 2/212
 – horchata la combate, 2/160
 – ulcerosa, 2/215
  – ácidos grasos omega-3 la combaten, 2/215
  – comida rápida favorece, 2/215
 – y diarreas, manzana contra, 2/231
 VER TAMBIÉN Diarrea
Colmenilla, 1/155
Colocasia, 1/104
Colon,
 ciruelas contra cáncer, 2/234
 – enfermedad diverticular del,
  VER Diverticulosis, 2/217
 – fibra previene cáncer de, 2/208
 – inflamación del, VER Colitis
 – irritable, 2/212
 – manzana prev. cáncer de, 2/232
 – salvado prev. cáncer de, 2/311
Colorante saludable, pimentón, 2/198
Colorantes, 2/399
  – naturales y artificiales, 2/394
  – provocan hiperactividad, 2/32
Colores, comer, 2/394
Colrabi, 2/193
Colza, 2/320
 – aceite de, 1/124
Combinar bien los alimentos, 2/392
Comida, blanda, exceso de, 2/396
 – rápida, fav. colitis ulcerosa, 2/215
  – favorece enf. de Crohn, 2/215
Comino, 1/343, 2/161
Completo, huevo alimento, 1/218
 – leche alimento, 1/192
 – trigo alimento casi, 2/307
 VER TAMBIÉN Integral
Composición de, aceites, 1/116
 – alimentos, 1/382
 – grasa del coco, 2/326
 – legumbres y carne, 1/82
 – miel, 1/161
 – pasta, 1/74
 – pescados, 1/239
Compuestas, 1/58, 1/105
Conalbúmina, 1/221
Condilomas por cerdo, 1/321
Condimentación, arte, 1/336-337
Condimento, sal como, 1/339, 1/344
Condimentos, digestivos, 1/338
 – saludables, 1/338
 – ventajas e inconvenientes, 1/338
 – y especias, 1/338
Conejo y liebre, carne de, 1/328-329
Confituras, elaboración, 1/34
Congelación, de la carne, 1/272
 – de la fruta, 1/34
 – de los huevos, 1/220
 – del pescado, 1/233
Conguito, 2/198
Conjuntivitis, 2/23
Conservación de, la carne, 1/270
 – la fruta, 1/34
 – las especias, 1/337
 – los alim. por condimentos, 1/338
Conservantes, 2/399
Constipación intestinal,
 VER Estreñimiento, 2/210

Constipado, VER Resfriado, 2/352
Contaminación,
 – bacteriana, de la carne, 1/302
  – de la carne de ave, 1/315
  – de las hamburguesas, 1/316
  – de los huevos, 1/225
 – de alimentos, 1/349
 – de la carne, 1/321
 – de la leche, 1/193
 – del queso, 1/208
 – marina, 1/232
Contaminantes químicos, 2/402
 – de la carne, 1/300
 – de la leche, 1/196
Contracturas musculares, VER Calambres musculares, 2/318
Contraindicaciones,
 VER CADA ALIMENTO O NUTRIENTE
Convolvuláceas, 1/105
Copos, de avena, 2/41
 – de cereales, 1/67
 – de trigo, 2/306
 – procesados, 1/67
Copra, 2/325
Coquito de Brasil, 2/44
Corazón, alimentos para el, 2/52
 – almendras convenientes, 2/51
 – arroz conveniente, 2/227
 – ataque al, VER Infarto, 2/55
 – caroteno protector del, 1/389
 – débil, 2/58
 – insuficiencia, VER In. cardíaca, 2/58
 – jugo de uva conviene, 2/53
 – mantequilla, margarina y, 1/121
 – naranja lo protege, 2/363
 – sal nociva para el, 1/345
 – soja conveniente para, 2/272
 – trabajo del, 2/52
 – vino y cerveza, ¿favorables?, 1/378, 2/80
 – y carne, 1/304
 – y leche, 1/195
 – y mercurio del pescado, 1/250
 – y pescado, 1/237
Cordero, carne de, 1/312
 – lo positivo y lo negativo, 1/313
Cordiceps, 1/151
Corn flakes, 1/67
Corned beef, 1/272
Cornetilla, 2/198
Corocillo, 2/160
Corojo, 2/328
Coronarias, cebollas y manzanas previenen enfermedades, 2/144
Coronilla, 1/47, 2/115
Corozo, 1/48, 2/62, 2/328
Corrago, 2/358
Cottage cheese, queso, 2/212
Cotufa, 2/160, 2/300
Creatina en la carne, 1/281
Crecimiento, espinacas para el, 2/29
 – leche de almendras para el, 2/51
 – para ganado, hormona del, 1/290
 – retraso por consumo excesivo de zumos (jugos), 1/35
Crema, de cacahuete, 2/336
 – de calabacín, 2/159
 – de frutos secos, 1/55

– de leche (nata), 1/204
 – montada, 1/204
 – y mantequilla ventajas e inconvenientes, 1/204
Creutzfeldt-Jakob, enf. de, 1/311
Criadilla de tierra, 2/201
Crilla, 2/201
Criollo, 2/181
Criptoxantina, caqui rico en, 2/223
Crispetas (palomitas) de maíz, 2/239
Cristalización de la miel, 1/162
Crohn, enfermedad de, 2/215
Cromo, 1/409
Crucíferas, 1/106
 – poseen elementos fitoquímicos anticancerígenos, 1/106
 – previenen cáncer, 2/156
Cruda para la piel, dieta, 2/335
Crudos, consumo escaso de alimentos, 2/397
Crustáceos, 1/253
Cuajada, 1/198
 – de leche, 1/199
 – diferencias con yogur, 1/199
Cuájar, 1/182
Cuajos para el queso, 1/207
Cuatequil, 2/238
Cuca, 2/160
Cucurbitáceas, 1/44, 1/58, 1/107
Cucurbitacina (cucurbitina), 2/99
 – en pipas de calabaza, 2/99
Cuiba, 1/110
Cura, 2/108
Curado de la carne, 1/270
 – del queso, 1/207
Curativo, alimentos con poder, 1/28
Curry, 1/341
Curuba, 1/48
Cuscús, 1/69

D-limoneno, 2/362
 – previene el cáncer, 2/125, 2/126
Damasco, 2/26
Damasquillo, 2/26
Dátil, alimento para ap. respiratorio [y urinario y metab.], 2/147, 1/48
 – bomba energética, 2/148
 – no en diabetes y obesidad, 2/148
 – rico en fibra, 2/148
DDT, 2/402
Dedos de dama, 2/200
Defensas, disminución,
 VER Inmunodepresión, 2/350
 – falta de proteínas debilita, 2/350
 – kiwi las estimula, 2/357
 – limón las aumenta, 2/126
Deficitaria, alimentación, 2/285
Degeneración macular de la retina, 2/24, 2/29
Degenerativa, artritis, 2/315
Degul, 2/343
Dehidrorretinol, VER Vitamina A
Delaney, cláusula, 2/398
Delgadez, 2/284
 – por hipertiroidismo, 2/291
Demencia, 2/38
 – de Alzheimer, 2/34
Dentadura y alimentación, 2/396
Deportistas,
 – alforfón conviene a los, 2/102

ENCICLOPEDIA DE LOS ALIMENTOS
Índice general alfabético

– alimentación de los, 2/382
– altramuces para los, 2/303
– bomba energética para, 2/148
– espinacas para, 2/29
– germen de trigo para los, 2/310
– kiwi para los, 2/357
– pejibaye para los, 2/296
Depresión, 2/36
– albaricoques recomendables, 2/27
– alfalfa conveniente para la, 2/131
– del sistema inmunitario, 2/350
– garbanzos para la, 2/92
Depurativas, cerezas, 2/305
Depurativo, caldo, 1/369, 2/88
Dermatitis atópica,
VER Dermatitis y eccema, 2/334
Derrame cerebral, VER Apoplejía, 2/87
Desayuno, buen, 2/382
– cereales para el, 1/67
– fuerte evita la obesidad, 2/280
– pobre provoca agresividad, 2/32
Descafeinado, café, 1/371
Descalcificación, carne provoca, 1/300
– por los refrescos, 1/367
Descomposición del marisco, 1/255
– del pescado, 1/242
– cómo retrasarla, 1/243
Desecación de la fruta, 1/34
Desequilibrio alimentario provoca
ansiedad, 2/34
Deshidratación de la piel, 2/332
Desintoxicantes, ciruelas, 2/234
Despojos de la carne, 1/263
Dextrinado, pan, 1/73
Dextrinas, 1/73
Dextrosa, VER Glucosa, 1/170
DHA, huevos enriquecidos, 1/228
Diabetes, 2/288
– aguacate conveniente, 2/111
– aguaturma conveniente, 2/300
– alcachofa conveniente, 2/180
– altramuces convenientes, 2/303
– antioxidantes conven., 2/289
– apio conveniente, 2/249
– avellanas convenientes, 2/253
– avena conveniente, 2/43
– batata no conveniente, 2/302
– brécol conveniente, 2/63
– caqui conveniente, 2/224
– cardo conveniente, 2/177
– cebada conveniente, 2/163
– cebolla conveniente, 2/144
– cereales integr. previenen, 1/65
– cerezas convenientes, 2/305
– champiñones muy conv., 2/294
– coles convenientes, 2/196
– consumo excesivo de dulces la
 provoca, 2/289
– dátiles no convienen, 2/148
– del adulto, 2/289
– dieta clásica y actual para, 2/279
– endivia conveniente, 2/176
– fibra conveniente, 2/208
– fructosa tolerada, 2/176, 2/289
– fruta conveniente, 2/288
– germen de trigo conv., 2/310
– guisantes convenientes, 2/74
– juvenil (insulinodependiente), 2/288
– lechuga conveniente, 2/46
– legumbres convenientes, 1/85

– lentejas convenientes, 2/129
– mango conveniente, 2/342
– manzana conveniente, 2/232
– mellitus, 2/288
– nísperos convenientes, 2/299
– no-insulinodependiente
 (del adulto), 2/289
– novedades, 2/279
– nueces convenientes, 2/68
– patatas convenientes, 2/205
– pera conveniente, 2/113
– pipas de girasol conv., 2/107
– por consumo de,
 – carne, riesgo de, 1/301
 – leche, riesgo de, 1/195
– sacarina, 2/288
– sandía conveniente, 2/251
– verduras convenientes, 2/288
Diarrea, 2/213
– agua de cebada para las, 2/163
– horchata la combate, 2/160
– infantil, agua de arroz com., 2/226
– leche
 de almendras combate, 2/51
– infecciosa, papaya comb., 2/158
– níspero la combate, 2/299
– por jugo de manzana, 2/231
– y colitis, manzana comb., 2/231
VER TAMBIÉN Colitis
Diastasas, malta rica en, 2/164
Dieta, cruda conveniente
 para la piel, 2/335
– de eliminación en alergias, 2/333
– desequil. provoca ansiedad, 2/34
– equilibrada y carne, 1/305
– ideal, 1/24
– mediterránea, frutos secos
 fundamentales, 1/52
 – garbanzos,
 componente de la, 2/91
 – hortalizas en, 1/92
VER TAMBIÉN Alimentación
Dietéticas para EE.UU., pautas, 2/392
Digestión, hidratos de carbono,
2/302, 2/308
– pesada, VER Dispepsia, 2/183
Digestivo, alimentos para el ap., 2/150
Digestivos, alimentos, 1/29
– condimentos, 1/338
Dioscoreáceas, 1/107
Diosmina, 2/125
Disbacteriosis, 2/216
– intestinal, 2/210
– puede causar flatulencia, 2/216
Disco germinativo, 1/222
Diseño, alimentos de, 1/352
Dismenorrea, 2/261
Disolventes en los aceites, 1/114
Dispepsia, 2/183
– biliar, VER Trastornos
 de la vesícula biliar, 2/173
– café provoca, 2/183
Distrofia farinácea, 1/65
Disulfuro de alilo, cebolla rica en, 2/143
Diurético,
– alimentos con efecto, 1/28, 2/243
– berenjena, efecto, 2/256
– maíz, 2/240
– níspero, 2/299

– puerro, 2/319
– sandía, efecto muy, 2/251
Diverticulosis, 2/217
– carne la favorece, 2/217
– fibra la previene, 2/208
Dolicos, 1/90
Don Quijote y las legumbres, 1/82
Donguindo, 2/112
Dopamina y Parkinson, 2/37
Dormir, VER Insomnio
Droga estimulante, café, 1/374
Drogas y embarazo, 2/385
Drupas, 1/40
Dudhi, 1/107
Duku, 1/46
Dulce, apetencia por lo, 1/158
– (carne) de membrillo, 2/221
– patata, 2/301
Dulces,
– naturales, valor nutritivo, 1/167
– provocan diabetes, 2/289
VER TAMBIÉN Azúcar
Dulceta, 2/136
Dulse, 1/135
Dumping, síndrome del, 1/194
Durazno, 2/75, 2/77
Dureza de los alimentos, 2/396
Durión, 1/43

Ebenáceas, 1/44
Eccema, 2/334
– atópico, VER
 Dermatitis y eccema, 2/334
– infantil, la leche
 de almendras lo mejora, 2/51
– manzana lo mejora, 2/231-232
Edam, queso, 1/210
Edemas, apio los combate, 2/249
– pera conveniente para, 2/113
Educación del apetito, 2/390
Edulcorados, productos, 1/177
Edulcorantes,
– artificiales, 2/399
 – seguridad de, 1/178
– intensos, 1/177, 1/179
– químicos, 1/159, 1/176
– tipos de, 1/159
Efecto, anfótero, 2/79
– antabús, 1/147
Ejercicio previene osteoporosis, 2/314
Ejote, 2/343
Elastina, 1/285
Elementos fitoquímicos, 1/100, 1/410
– anticancer. de Crucíferas, 1/106
– de la naranja, propiedades, 2/362
– de la uva, 2/79
– de las coles, 2/194
– de los frutos secos, 1/56
– del limón y sus efectos, 2/125
Elote, 2/238
Embarazo, alimentación, 2/384-385
– apio contraindicado, 2/249
– espinacas útiles en el, 2/29
– evitar berros en el, 2/132
– feijoa ideal en el, 2/263
– folatos, necesidades, 2/384
– garbanzos convenientes, 2/92
– germen de trigo conv., 2/310
– hierro, necesidades, 2/384

– lentejas convenientes, 2/129
– necesidad de nutrientes, 2/384
– suplementos vit. y miner., 2/384
– y carne, 2/385
– y drogas, 2/385
– y pesticidas, 2/385
Embutidos, 1/326
– aditivos en los, 1/271
– nitritos y nitratos en los, 1/271
– ricos en sodio, 2/89
– y bacon, nitritos en, 1/326
Emmental, queso, 1/210
Emoliente, 2/139
Emulsionantes, espesantes y
estabilizantes, 2/399
Encefalitis espongiforme, 1/312
– bovina, 1/310
Encías, inflamación, VER
Gingivitis y periodontitis, 2/152
Endibia, 2/175
Endive, 2/175
Endivia, alimento para el hígado y v.
biliar [y metabolismo], 2/175, 1/105
– combate la obesidad, 2/176
– contiene inulina y conviene en
 diabetes, 2/176
Endocarpo, 1/38
Endospermo, 1/64
– del trigo, 2/309
Endrina, 1/49
Endulzantes, VER Azúcar, Edulcorantes
Eneldo, 2/161, 1/342
Energía, 1/385
– altramuces proporcionan, 2/303
– avena proporciona, 2/284
– batata la proporciona, 2/302
– castañas la proporcionan, 2/323
– falta de, 2/285
– necesidades diarias, 1/385
– pejibaye la proporciona, 2/296
– trigo la proporciona, 2/308
VER TAMBIÉN Calorías
Enfermedad, de Alzheimer, 2/34
– de Creutzfeldt-Jakob, 1/311
– de Crohn, 2/215
 – comida rápida favorece, 2/215
 – gluten la favorece, 2/216
– de las vacas locas, 1/197, 1/310
– de Parkinson, 2/37
– diverticular del colon, 2/217
Enfermedades,
de la civilización, 2/396
– de los peces, 1/233
– y azúcar, 1/173
Enlatada, carne, 1/272
– fruta, 1/34
Enoki, 1/151
Ensaladas, aperitivo perfecto, 1/98
– crudas, contaminación, 1/98
Enterovirus del marisco, 1/257
Entoloma lividum, 1/150
Envejecimiento, alimentos
que lo retrasan, 2/386-387
– y radicales libres, 2/386
Envenenamiento, VER Intoxicación
Enzimas, cebolla rica en, 2/143
– chufa rica en, 2/160
– ingestión insuficiente de, 2/401
Epicarpo, 1/38
Epilepsia, 2/32

TOMO 2 / 433

ÍNDICE GENERAL ALFABÉTICO

Equilibrada, alimentación, 2/389
Equilibrio, calórico, 2/280
 – de la dieta y carne, 1/305
 – diario del agua corporal, 1/364
Ergocalciferol, VER Vitamina D
Ergotamina, 1/140
Ericáceas, 1/45
Eritadenina, 1/151
Eritema pernio, VER Sabañones, 2/90
Eruca, 1/106
Escamas y aletas, pescados, 1/244
Escaña, 1/76
 – menor silvestre, 2/307
Escaramujo, 1/49
Escarola, 1/105, 2/176
 – lisa, 2/176
 – rizada, 2/176
Escasez de jugos gástricos, 2/183
Esclerosis múltiple, 2/39
Escorzonera, 1/105
 – rica en proteínas, 1/105
Espagueti de mar, 1/135
Espárrago, alimento para el ap. urinario [y metabolismo, piel e intestino], 2/250, 1/109
 – combate la obesidad, 2/250
 – común, 2/250
 – estimula los riñones, 2/250
 – rico en purinas, 2/293
Espasmos del colon, VER Colon irritable, 2/212
Especias, afectan al estómago como la aspirina, 2/187
 – de sabor intenso, 1/340
 – favorecen el cáncer, 2/373
 – inconvenientes, 1/339
 – irritación de estómago, 1/339
 – procedencia botánica, 1/337
 – y condimentos, 1/334
Especie animal y carne, 1/296
Espelta, 1/76
Espesantes, estabilizantes y emulsionantes, 2/399
Espinaca, alimento para los ojos [y sangre, arterias y aparato reproductor], 2/28, 1/104
 – antioxidante, 2/29
 – contiene, ácido oxálico, 2/29
  – luteína, 2/29
  – zeaxantina, 2/29
 – previene la anemia, 2/29
 – rica en ácido fólico, 2/29
 – útil en el embarazo, 2/29
Espirulina, 1/134
 – como suplemento, 1/357
Esponja, 1/107
Esprúe celíaco, 2/209
 – trigo prohibido en el, 2/308
Esquizofrenia, 2/39
 – hipoglucemia la favorece, 2/39
Estabilizantes, espesantes y emulsionantes, 2/399
Esteatorrea, 2/209
Esterilidad, ananás combate, 2/190
 – germen de trigo combate, 2/310
 – nueces la combaten, 2/68
Esterilización de la leche, 1/184
Esteroides anabolizantes para el ganado, 1/290, 1/303
Esteroles en la alcachofa, 2/179

Estimulantes, bebidas, 1/370
 – suplementos, 1/356
Estómago, alimentos para, 2/182
 – caído, ananás conviene, 2/190
 – cáncer de, consumo sal, 1/345
  – vino lo favorece, 1/379
 – e intestino, inflamación, VER Gastroenteritis, 2/218
 – especias le afectan como la aspirina, 2/187
 – inflamación, VER Gastritis, 2/184
 – irritación por especias, 1/339
 – patata, gran amiga del, 2/201
  – y coles protegen, 2/187
  – puré de, conviene, 2/202
 – salazones nocivos para el, 1/345
Estreñimiento, 2/210
 – azufaifas lo combaten, 2/149
 – cereales integr. previenen, 1/65
 – chucrut lo previene, 2/197
 – coles lo previenen, 2/195
 – cómo evitarlo, 2/207
 – fibra lo previene, 2/208
 – higos lo combaten, 2/146
 – judías lo previenen, 2/346
 – kiwi lo combate, 2/357
 – naranja lo combate, 2/363
 – oligosacáridos previenen, 2/208
 – puerro lo evita, 2/319
 – salvado lo combate, 2/208
VER TAMBIÉN Laxante
Estrés, 2/35
 – de los animales, 1/269
 – garbanzos convenientes, 2/92
Estrógenos naturales en soja, 2/268
Estropajo, 1/107
Estudiantes, alimentación de, 2/382
 – germen de trigo para los, 2/310
Euforbiáceas, 1/45, 1/108
Evacuación intestinal, VER Estreñimiento, 2/270
Exóticas, frutas, 1/36
Expectorante, berro, 2/132

Fabera, 2/137
Factor PP, VER Niacina
Factores antinutritivos, en soja, 2/274
 – en los aceites, 1/117
Fagáceas, 1/58
Falafel, 2/91
Falsa, galaperna, 1/153
 – oronja, 1/149
 – seta de cardo, 1/156
Falso guayabo, 2/263
Farináceos, frutos secos, 1/53
Faringitis, 2/355
Farmacia vegetal, 1/410
Fármacos, al ganado, 1/290
 – en la carne, 1/303
Fast food, VER Comida rápida
Fatiga, 2/285
 – intelectual, 2/31
Favismo, 1/84, 2/137
Feijoa, alimento para el aparato reproductor [y metabolismo e intestino], 2/263, 1/47, 2/115
 – ideal en el embarazo, 2/263
 – laxante, 2/263

 – protege contra la anemia, 2/263
 – rica en folatos y yodo, 2/263
Feofíceas, 1/134
Fermentación, de la leche, 1/200
 – del queso, 1/207
Feto, alimentación y contaminación de la madre afectan al, 2/385
Fibra, 1/388
 – aguacate rico en, 2/109
 – carambola rica en, 2/219
 – CDR, 1/388
 – cebada muy rica en, 2/163
 – centeno rico en, 2/117
 – ciruelas ricas en, 2/234, 2/235
 – colágena de la carne, 1/280
 – coles ricas en, 2/194
 – cómo aumentar la ingesta, 2/208
 – conveniente en diabetes, 2/208
 – dátiles ricos en, 2/148
 – de remolacha, 2/123
 – dietética, suplemento, 1/354
 – en la alimentación infantil, 2/380
 – evita las reglas dolorosas, 2/261
 – ingestión insuficiente, 2/401
 – lentejas muy ricas en, 2/129
 – maíz rico en, 2/240
 – necesidades adolescentes, 2/381
 – okra rica en, 2/200
 – pasionaria muy rica en, 2/134
 – pera rica en, 2/113
 – previene cáncer de colon, estreñimiento y divertic., 2/208
 – reduce colesterol, 2/208
 – salvado de trigo rico en, 2/308
 – soja rica en, 2/267
 – trigo integral rico en, 2/307
Fibromas y quistes de mama, VER Mastopatía fibroquística, 2/260
Fiebre, 2/349
Filoquinona, VER Vitamina K,
Fitatos, 1/65, 1/87, 1/411
 – ácido fítico de la soja y los cereales, 2/268
 – anticancerígenos, 2/370
 – antioxidantes, 1/411
 – del salvado, de trigo, 2/311
  – dificultan abs. hierro, 2/120
 – lo positivo y lo negativo, 2/311
 – previenen el cáncer, 2/311
Fitoestrógenos, isoflavonas, 1/411
 – legumbres aportan, 2/86
Fitoquímicos, VER Elementos fitoquímicos
Fitosteroles, aceite maíz rico, 1/127
 – en la soja, 2/268
 – en los aceites, 1/116
 – funciones de los, 2/268
Flatulencia, 2/216
 – con las legumbres, 1/81
Flavonoides, 1/411, 2/395
 – antioxidantes, 1/411
 – como suplemento, 1/355
 – de la naranja, 2/362
 – de los cítricos, 2/365
 – efectos, 2/143
 – en el limón, 2/125
 – en el vino, 1/378
 – en la uva, 2/79
 – fortalecen vasos capilares, 2/90

 – manzana muy rica en, 2/230
 – pomelo rico en, 2/94
Flemón, 2/332
Flor de sol, 2/105, 2/300
Flora bacteriana alterada, VER Disbacteriosis intestinal, 2/210
Flores comestibles, 1/96
Foie gras, 1/327
Folacina, 1/394
VER TAMBIÉN Ácido fólico, Folatos
Folatos, 1/394
 – CDR, 1/394
 – conv. en enf. de Crohn, 2/215
 – en las judías, 2/345
 – feijoa rica en, 2/263
 – garbanzos ricos en, 2/92
 – kiwi rico en, 2/357
 – legumbres la mejor fuente, 1/394
 – lentejas ricas en, 2/129
 – necesarios para la síntesis del ADN y ARN, 1/394
 – necesidades en embarazo, 2/384
 – previenen el infarto, 2/57
 – reducen homocisteína, 2/86
VER TAMBIÉN Ácido fólico
Foliota cambiante, 1/155
Forrajera, 2/25
Fosfolípidos, 2/109
Fosfoproteínas, 1/221
Fósforo, 1/399
 – alimentos más ricos en, 2/246
 – CDR, 1/399
 – cociente calcio-, 2/50, 2/315
 – exceso favorece osteoporosis, 1/399, 2/152
 – pescado rico en, 1/234
 – soja rica en, 2/267
Fraga, 2/103
Fragilidad, del cabello, 2/331
 – vascular, 2/90
Frambuesa, 1/49
Freír, cambios que provoca, 1/122
Frejol, 2/343
Fresa, alimento para las arterias [y corazón, ap. locomotor, intestino e hígado y v. biliar], 2/103, 1/48
 – cont. ác. oxálico y salicílico, 2/104
 – fruta más antioxidante, 2/104
 – muy baja en calorías, grasas y sodio, 2/104
 – neutraliza radicales libres, 2/104
Fresón, 2/103
Fresquilla, 2/75
Frijol, 1/91, 2/343
 – del Japón, 2/264
 – mexicano, 2/347
 – mungo, 2/266
 – soya, 2/264
Fritos, 1/122
 – peligrosos, 1/122
 – sustancias cancerígenas, 1/123
Fritura de la carne, 1/279
Fructosa, 1/161, 1/171
 – de la endivia bien tolerada por los diabéticos, 2/176
 – de la uva, 2/79
 – del caqui, 2/224
 – en la diabetes, 2/289
 – fórmula, 1/169
 – inconvenientes, 1/171

TOMO 2 / 434

ENCICLOPEDIA DE LOS ALIMENTOS

índice general alfabético

- manzana rica en, 2/229
- poder edulcorante, 1/176
- protege contra el cáncer, 2/373

Fruta, 1/30
- ayuda a respirar mejor, 2/138
- "cinco al día", 1/94
- congelada, 1/34
- conveniente en diabetes, 2/288
- de Jack, 1/46
- de la pasión, alimento para la sangre [y el intestino y sistema nervioso], 2/133, 1/48
  - calma ansiedad, 2/134
  - combate la anemia (fruta más rica en hierro), 2/134
  - muy rica en fibra, 2/134
- del conde, 2/62
- desecada, 1/34
- el mejor dulce, 1/167
- ¿engorda?, 1/40
  VER TAMBIÉN Obesidad
- enlatada, 1/34
- favorece absor. del hierro, 2/119
- insustituible, 1/32
- jugos (zumos), 1/33-35, 1/368
- néctares de la, 1/368
- ¿pelarla?, 1/34
- procesado y conservación, 1/34
- producción mundial de, 1/41
- protege contra, el cáncer, 2/370
  - la hipertensión, 2/88
- sentidos estimulados por la, 1/33
- valor nutritivo y curativo, 1/38-39
- ventajas e inconv., 1/39-40
- verde, menos nutritiva, 1/349
- y fruto, distinción, 1/31
- zumos de, VER Jugos de fruta
VER TAMBIÉN Frutas

Frutabomba, 2/157
Frutapán, 2/295
Frutas, cítricas, 2/364
- del mundo, 1/42
- dulces, 1/167
- exóticas, 1/36
- manzana, reina de las, 2/229
- procedencia de las, 1/41
- tropicales, 1/36
VER TAMBIÉN Fruta

Frutilla, 2/103
Fruto,
- del loto, 1/44
- del pan, alimento para el metabolismo [y energético], 2/295, 1/46,
  - almidón del, 2/295
  - harina del, 2/295
- distinción entre fruta y, 1/31
- tipos de, 1/40

Frutos (botánicos) comestibles, 1/97
Frutos secos,
- farináceos, 1/53
- oleaginosos, 1/52
  - alternativa a la carne, 1/332
  - cremas de, 1/53
  - en alimentación infantil, 2/380
  - ¿engordan?, 1/55
    VER TAMBIÉN Obesidad
- procesado, 1/54
- producción mundial, 1/54
- uso alimentario, 1/52

- valor nutritivo, 1/56
- ventajas e inconv., 1/57
- y semillas del mundo, 1/58

Fucus, 1/134
Fugu, 1/245
Fumadores necesitan más vits., 1/351
Fumar,
hortalizas ayudan a dejar de, 2/141

Galactosa, 1/188
- cataratas provocadas por, 1/23
- poder edulcorante, 1/176

Galactosemia, 1/194
Gálbana, 2/73
Gamba, 1/254
Gamboa, 2/221
Gambusina, 2/112
Ganado, alimentación del, 1/298
- criado con fármacos, 1/290, 1/303
- estrés del, 1/269

Gandaria, 1/42
Gandul, 1/90
Ganoderma, 1/151
Garbanzo, alimento para las arterias [e intestino, sistema nervioso y aparato reproductor], 2/91, 1/90
- conviene en estrés y depre., 2/92
- muy rico, en hierro, 2/92
  - en proteínas, 2/91
- reduce colesterol, 2/92
- rico en cinc y folatos, 2/92

Garcinia, 1/45
Gardincha, 2/257
Garganta,
- infección, VER Faringitis, 2/355
- okra conveniente para la, 2/200

Gases,
intestinales, VER Flatulencia, 2/216
- legumbres sin, 1/81
- oligosacáridos producen, 2/208

Gasipaes, 2/296
Gasterópodos, 1/253
Gastritis, 2/184
- alcohol la provoca, 2/185

Gastroenteritis, 2/218
- huevos la provocan, 2/218
- leche la agrava, 2/218
- por consumo de cerdo, 1/320-321
- por consumo de marisco, 2/258

Gazpacho, 1/102
Gelatina, 1/285, 1/317
- vegetal, ventajas agar-agar, 1/131

Genética, alimentos por ing., 1/352
- de los alimentos, manipul., 2/402
- ventajas e inconv., 2/403

Genisteína de la soja, previene la trombosis, 2/271

Germen, 1/64
Germen de trigo, 2/309
- aceite de, 1/127
- antioxidante, 2/310
- combate, esterilidad, 2/310
  - impotencia sexual, 2/261
- como suplemento, 1/352, 2/310
- conviene: embarazo, diabetes, deportistas y estudiantes, 2/310
- fortalece los nervios, 2/310
- protege contra el cáncer, 2/310

- proteína del, 2/307
- reduce colesterol, 2/310
- rico en vitamina E, 2/310

Germinados, 1/86-87
- ventajas e inconv., 1/86-87

Gingivitis y periodontitis, 2/152
Girasol, aceite de, 1/125
- pipas de, alimento para arterias [y corazón, piel, sist. nervioso y anticancerígeno], 1/58, 2/105
  - conv. en diabetes, 2/107
  - para cabello y uñas, 2/107
  - precauciones con las, 2/106
  - reducen colesterol, 2/107
  - ricas en hierro, lecitina, vitaminas B_1 y E, 2/107

Giromitra comestible, 1/150
Glaucoma, 2/23
Gliadina (proteína del gluten), intolerancia a la, 2/43
Glicéridos, 2/109
Glicina, poder edulcorante, 1/176
Globulinas, 1/221
Glúcidos, VER Hidratos de carbono
Glucomanano, suplemento, 1/354
Glucoquina en la cebolla, 2/143
Glucosa, 1/161, 1/170-171
- baja, 2/287
- en la uva, 2/79
- fórmula, 1/169
- poder edulcorante, 1/176
- primera fuente de energía, 2/295

Glucosinolatos, 1/411
- en las coles, 2/195

Gluten de trigo, 2/307
- alternativa a la carne, 1/332
- intolerancia, VER Celiaquía, 2/209
- pobre en lisina, 2/307
- proteína incompleta, 2/307
- y enfermedad de Crohn, 2/216

Gofio de trigo, 1/69
Goiabada, 2/114
Goitrina en las coles, 2/195
Goma, de las algas, 1/128
- de mascar (chicle) elaborada con chicozapote, 2/220
- guar, 1/90

Gombo, 2/200
Gosipol, 1/125
Gota, 2/292, 2/315
- aguaturma conveniente, 2/300
- cerveza contraindicada, 1/381
- nabo conveniente para la, 2/321
- soja desaconsejada, 2/274
VER TAMBIÉN Ácido úrico

Gouda, queso, 1/210
Gramíneas, 1/76, 1/108
Granada, alimento para el intestino [y estómago, sangre, arterias y metabolismo], 2/236, 1/48
- antioxidante, 2/237
- baja en sodio, 2/237
- combate la obesidad, 2/237
- mejora la hipertensión, 2/237
- rica en ácido cítrico, antocianinas, pelletierina, potasio, taninos, 2/237
- vermífuga, 2/237

Granadilla, 2/133, 2/236
Granadina, 2/236
Grano turco, 2/102

GRAS, 2/398
Grasa,
- aguacate fruta más rica en, 2/109
- animal y colesterol, 2/400
- arándano bajo en, 2/258
- arroz muy bajo en, 2/226
- calabaza muy baja en, 2/98
- calorías diarias de la, 1/118
- cerdo, mayor contenido en, 1/319
- cocinar carne con menos, 1/294
- coco rico en, 2/326
- composición de alimentos, 1/292
- contenido, en carnes, 1/290
  - en aves, 1/315
  - excesivo en bacon, 1/326
  - variable en pescado, 1/238
- de ave, menos nociva, 1/315
- de la carne, 1/280, 1/288
  - composición, 1/290
  - eliminarla, 1/294
  - ¿nociva?, 1/291
- de la leche, 1/188, 1/191, 1/195
- de las nueces, 2/65
- de los frutos secos, 1/56-57
- de reserva, 2/287
- del cacahuete, 2/338
- del cerdo, 1/318
- del coco, composición, 2/326
- del huevo, 1/223
- del pescado, 1/238, 1/240
- disminución, VER Hipolipemiante, Triglicéridos
- hidrogenada, 1/121
- ingesta diaria, americanos, 1/289
- invisible de la carne, 1/288
- láctea y aceites vegetales, 1/205
- localización en las carnes, 1/294
- no convienen a celíacos, 2/209
- olestra, aceite sin, 1/120
- proporción adecuada de ácidos grasos, 1/118
- saturada, 1/405
  - favorece la impotencia, 2/262
  - IDA, 1/405
- total, 1/404
  - IDA, 1/404
- y sodio, lo más nocivo para las arterias, 2/87
VER TAMBIÉN Ácidos grasos, Hipolipemiante, Triglicéridos

Grelos, 1/96, 2/321
Griñón, 2/75
Gripe, 2/352
- naranja la combate, 2/362

Grosella, alimento para el aparato locomotor [y arterias, corazón y aparato urinario], 2/329, 1/45
- antiinflamatoria, 2/329
- antioxidante, 2/329
- carambola, 2/219
- china, 2/356
- espinosa, 1/51
- muy rica en vitamina C, 2/329
- negra, 1/51, 2/329
- previene la arteriosclerosis, 2/329
- rica en hierro, 2/329
- roja, 1/51

Grumo, 2/63, 2/154
Gruyère, queso, 1/210
Gua, 2/238

TOMO 2 / 435

Guacamaya, 1/104
Guacamole, 2/108
Guamo, 1/46
Guampán, 2/295
Guanábana, 1/42, 2/62
Guar, 1/90
Guaraná, suplemento, 1/356
Guava, 2/114
Guayaba,
 – ácida, 1/47, 2/115
 – alimento para las arterias, [y corazón y metab.], 2/114, 1/47
 – ananás, 2/263
 – ayuda abandono tabaco, 2/115
 – baja en sodio, 2/115
 – chilena, 2/263
 – combate la hipertensión, 2/115
 – de Anselmo, 1/47, 2/115
 – de Brasil, 1/47, 2/115
 – del país, 2/115
 – muy rica en vitamina C, 2/114
 – reduce colesterol, 2/115
Guayabo, 2/263
 – del país, 2/263
 – piña, 2/263
Guayacán de Virginia, 2/224
Guayaco, 2/222
Guaytamba, 2/75
Gubdi, 1/43
Guinda, 1/49, 2/149, 2/304
Guindilla, 2/198
Guineo, 2/70
Guisante, alimento para el corazón [y arterias, sist. nervioso, ap. reprod. y metabolismo], 2/73, 1/109
 – bajo en sodio, 2/74
 – conveniente en diabetes, 2/74
 – mollar, 2/74
Gutíferas, 1/45
Gyromitra esculenta, 1/150

Haba, alimento para la sangre [y ap. reproductor], 2/137, 1/109
 – de lobo, 2/303
 – rica en hierro, combate la anemia, 2/137
Habichuela, 2/137, 2/343
Habón, 2/137
Haboncillo, 2/137
Halitosis, 2/151
Hambre, solución, 2/403
Hamburguesas, 1/316
 – bacterias en las, 1/316
 – benzopireno en las, 1/276
 – favorecen el cáncer, 1/316
Harina, de altramuces, 2/303
 – de cacahuete, 2/336
 – de centeno, 2/116
 – de cereales, 1/68
 – de plátano, 2/72
 – de soja, 2/264
 – de trigo, tipos de, 1/68-69
  – por qué se usa más la blanca, 2/308
 – del fruto del pan, 2/295
 – grado de extracción, 1/68
Hayuco, 1/58
HDL, colesterol beneficioso, 2/83
Helados lácteos, 1/214

Helmintiasis,
 VER Parásitos intestinales, 2/217
Hematocrito, 2/95
Hematomas,
 VER Fragilidad vascular, 2/90
Hemeralopía,
 VER Ceguera nocturna, 2/24
Hemicelulosa de la batata, 2/301
Hemorragias, alfalfa previene, 2/131
 – injustificadas,
  VER Fragilidad vascular, 2/90
 – intestinales por exceso de leche, pequeñas, 2/120
Hemorroides, 2/211
 – uva mejora, 2/81
Hepáticos, alimentos protec., 1/28
Hepatitis, 2/172
 – marisco la transmite, 1/257
Hepatopatías, 2/169
 VER TAMBIÉN Hígado
Hernia de hiato, 2/188
 – café la agrava, 2/188
Hespérides, frutos cítricos, 1/50
Hesperidina, del limón, 2/125, 2/126
 – flavonoide más efectivo, 2/90
 – fortalece vasos capilares, 2/90
Hexano en los aceites, 1/114
Hiato, hernia de, 2/188
Hidratos de carbono, 1/387
 – castañas ricas en, 2/323
 – CDR, 1/387
 – de la avena, 2/42
 – digestión de los, 2/302, 2/308
 – no engordan, 2/281
 – tipos y funciones, 2/42
Hidrogenación de las grasas, 1/121
Hierba de los canónigos, alimento para la sangre [y ap. digestivo e intestino], 2/136, 1/111
 – muy rica en hierro, combate la anemia, 2/136
Hierba santa, 2/161
Hierbas aromáticas, 1/339
Hierro, 1/401
 – absorción, 2/118
 – acelgas ricas en, 2/297
 – aguacate rico en, 2/109
 – aguaturma rica en, 2/300
 – alfalfa rica en, 2/119
 – caqui rico en, 2/223
 – CDR, 1/401
 – ciruelas ricas en, 2/235
 – de carne, 1/280, 1/304, 1/330
 – fitatos del salvado dificultan la absorción, 2/120
 – fruta favorece absorción, 2/119
 – garbanzos muy ricos en, 2/92
 – grosellas ricas en, 2/329
 – habas ricas en, 2/137
 – hem y no hem, 2/118
 – hemínico y no hemínico, 1/401
 – h. canónigos muy rica en, 2/136
 – inorgánico, 1/401
 – judías ricas en, 2/345
 – lentejas ricas en, 2/129
 – melón rico en, 2/255
 – necesidades, adolescentes, 2/381
  – embarazo, 2/384
 – orgánico, 1/401
 – pasionaria fruta más rica, 2/134

 – pistachos muy ricos en, 2/135
 – puerros ricos en, 2/319
 – semillas de girasol ricas en, 2/106
 – soja, legumbre más rica en, 2/119, 2/267
 – tipos de, 2/111
 – tofu, buena fuente de, 2/118
 – tomate rico en, 2/276
 – uvas y pasas ricas en, 2/81
 – verduras y hortalizas ricas, 1/101
 – vitamina C facilita absorción, 1/401, 2/111
Hígado, aceite de oliva lo protege, 1/119, 2/169
 – alcohol veneno para el, 2/170
 – alimentos, para el, 2/168
  – protectores del, 1/28
 – cebolla conveniente, 2/144
 – enfs. del, VER Hepatopatías, 2/169
 – exceso de vitamina A en el, 1/317
  – proteínas lo recarga, 2/170
  – retinol (vit. A) recarga, 2/172
 – huevo apropiado para el, 1/224
 – inflamación, VER Hepatitis, 2/172
 – manzana conveniente, 2/232
 – nísperos lo protegen, 2/299
 – peligros del consumo de, 1/317
 – pepino amargo inapropiado, 1/107
Higo, alimento para el ap. respiratorio [e intestino y sangre], 2/145, 1/46
 – chumbo, 1/43
 – combate el estreñimiento, 2/146
 – extranjero, 2/145
 – fresco, comp. con el seco, 2/146
 – pan de, 2/145
Himno imbricado, 1/157
Hinojo, bulbo, 1/111, 2/161
 – común, 2/161
 – de anís, 2/161
 – rico en anetol, 2/161
Hiperactividad y agresividad, 2/32
Hipertensión, 2/88
 – aceitunas contraindicadas, 2/165
 – apio la combate, 2/249
 – arroz la combate, 2/227
 – avellanas contraindicadas, 2/253
 – coles recomendables en, 2/194
 – granada mejora, 2/237
 – guayaba la combate, 2/115
 – manzana la previene, 2/231-232
 – pera la combate, 2/113
 – por desequilibrio sodio-potasio, 1/402, 1/407
Hipertiroidismo, 2/291
 – adelgazamiento por, 2/291
Hipertrofia de la próstata, 2/262
Hipoclorhidria, VER Escasez de jugos gástricos, 2/183
Hipoglucemia, 2/287
 – favorece la esquizofrenia, 2/39
 – provoca el nerviosismo, 2/31
Hipolipemiante, aguacate, 2/110
 – alimentos con efecto, 1/29
 – cebolla, 2/144
 – ñame, 2/101
 VER TAMBIÉN Ácido grasos, Grasa, Triglicéridos
Hipotiroidismo, 2/292
Hipoxantina, estimulante de la carne, 1/281, 1/283

Histamina, 1/248
Hojas, comestibles, 1/96
 – del nabo, 1/96, 2/321
Homocisteína, folatos reducen, 2/86
 – y riesgo de infarto, 2/57
Homogeneización de la leche, 1/184
Hongo comestible, 2/294
Hongos, reino de los, 1/137
 – sustancias que producen, 1/140
 – y setas, 1/137
 VER TAMBIÉN Setas
Horchata, comp. con leche, 2/160
 – de avellanas, 2/252
 – de chufa, 1/369, 2/160
Hordio, 2/162
Hormona, del crecimiento para el ganado, 1/290
 – vegetal glucoquinona, 2/143
Hormonas, en la carne, 1/303
 – en la leche, 1/196
Hortalizas, clasific. botánica, 1/96
 – cómo cocinarlas, 1/99
 – del mundo, 1/104
 – en la dieta mediterránea, 1/92
 – nutrientes en las, 1/100
 – producción mundial, 1/103
 – pueden disminuir el deseo de fumar, 2/141
 – tipos de, 1/96
 – valor nutritivo, 1/100
 – ventajas e inconvenientes, 1/101
 – y verduras, 1/92
  – anticancerígenas, 2/371
  – definición, 1/93
  – jugos, 1/368
  – procesado, 1/99
  – valor nutritivo, 1/100
  – vent. e inconv., 1/101-102
Hot dogs y cáncer infantil, 1/324
Hueso, 1/38
Huesos, almendras convienen a, 2/51
 – coco los fortalece, 2/326
 – deformación, VER Raquitismo y osteomalacia, 2/316
 – soja conveniente para los, 2/272
 VER TAMBIÉN Aparato locomotor
Huevas del pescado, 1/247
Huevo, 1/218
 – a niños, después del año, 1/225
 – ácido úrico, no produce, 1/224
 – alergias provocadas por, 1/225
 – alimento completo, 1/218
 – biológico, 1/228
 – cáncer por consumo de, 1/225
 – clara del, 1/222
 – congelación, 1/220
 – contaminación bacteriana, 1/225
 – crudo, 1/229
 – deshidratación, 1/220
 – DHA, 1/228
 – estructura de un, 1/222
 – formación de un, 1/220
 – fresco, 1/219
  – cómo reconocerlo, 1/227
 – gastroenteritis, provoca, 2/218
 – hígado, apropiado para el, 1/224
 – higiene del, 1/227
 – infecciones por, 1/227
 – lecitina del, 1/223
 – pasteurización del, 1/220

ENCICLOPEDIA DE LOS ALIMENTOS

Índice general alfabético

– procesado del, 1/220
– proteínas del, 1/221
　– valor biológico de las, 1/223
– rico en sodio, 1/223, 1/225
– sustitutivos del, 1/221
– tamaño, 1/229
– tipos de, 1/228
– valor nutritivo, 1/223
– ventajas e inconv., 1/224-225
– yema del, 1/222
　– rica en sodio, 2/89
Humano, alimentos para el ser, 1/22
Humos, de carne frita, cancerígenos, 1/123
Hurapo, 2/114

Ibia, 1/110
Icaco, 1/48
Ictericia, 2/170
Ictus, VER Apoplejía, 2/87
IDA, 1/384
IDR, 1/384
IMA, 1/384
Imbú, 1/42
Impotencia sexual, 2/261
　– antioxidantes la combaten, 2/261
　– arteriosclerosis provoca, 2/262
　– cinc la combate, 2/261
　– exceso de grasa provoca, 2/262
　– germen de trigo combate, 2/261
Impuros, animales s. Biblia, 1/297
Inapetencia, VER Falta de apetito, 2/152
Inchic, 2/336
Incompatibilidades, 2/393
Índice P/S, 1/292
Indoles, 1/411
Industriales, alimentos, 2/397
Infantil, VER Niños
Infarto de miocardio, 2/55
　– ácido fólico previene, 2/57
　– antioxidantes protegen, 2/56
　– apoplejía y homocisteína, 2/57
　– conocer el riesgo de, 2/57
　– dieta posterior al, 2/53
　– flavonoides y lignanos prev., 1/411
　– nueces protegen contra el, 2/67
　– soja lo previene, 2/270
Infecciones, 2/351
　– alimentos para las, 2/348
　– digestivas y carne, 1/302
　– limón protege contra las, 2/126
　– por la carne de cerdo, 1/320
　– producidas por mariscos, 1/256
　– transmitidas por huevos, 1/227
Inflamación articulaciones, 2/317
　– encías, VER Gingivitis y periodontitis, 2/152
　– vejiga de la orina, 2/349
Infrutescencias, 1/40
Ingeniería genética, alimentos, 1/352
Inhibinas de la miel, 1/165
Inmunitario, depresión del sist., 2/350
Inmundos, s. Biblia, animales, 1/297
Inmunodepresión, 2/350
Insomnio, 2/33
　– lechuga combate, 2/46
Insuficiencia, cardíaca, 2/58
　– renal, 2/245
　　– castaña conviene, 2/324

– melocotón conviene, 2/77
– pera conviene, 2/113
– uva conviene, 2/81
Insulina, champiñones reducen necesidad de, 2/294
Insulinodependiente, diabetes, 2/288
Integral, arroz, 2/227
– auténtico, pan, 1/71
– azúcar, 1/170
– de limón, zumo (jugo), 2/125
– pan de trigo, 1/71
– trigo, rico en fibra, 2/307
Integrales, cereales,
　VER Cereales integrales
Intelectual, fatiga, 2/31
Interferón, seta induce prod., 1/151
– vitamina C aumenta, 2/367
Intestino, alimentos para el, 2/206
– y estómago, inflamación
　VER Gastroenteritis, 2/218
Intolerancia al gluten,
　VER Celiaquía, 2/209
Intolerancias, 2/333
　VER TAMBIÉN Alergias
Intoxicación,
– por aceites adulterados, 1/117
– por carne, 1/303
– por consumo de cerdo, 1/320
– por marisco, 1/256, 1/260-261
– por mercurio del pescado, 1/250
– por pescado, 1/246
– por setas, 1/146
Inulina, aguaturma contiene, 2/300
– cardo contiene, 2/177
– endivia contiene, 2/175
Irradiación de la carne, 1/273
Isoflavonas, 1/411
– en la soja, antiox., 2/267-268
– fitoestrógenos, 1/411
Isotónicas, bebidas, 1/364
Iziki, 1/135

Jabalí, 1/322
Jalea real, 1/360
– poderoso tonificante, 1/360
– suplemento, 1/353
Jaleas, elaboración, 1/34
Jamón, 1/327
– cocido, 1/327
– de York, 1/327
– nitritos y nitrosaminas, 1/327
Japonesas, setas, 1/151
Jaqueca, 2/38
– por consumo de cerveza, 1/381
– y cefaleas, 2/38
Jaquero, 2/295
Jarabe de cebolla, 2/142
Jarabes naturales, 1/159, 1/174
Jengibre, 1/341
Jícama, 1/105, 2/101
Jijirre, 2/296
Jitomate, 2/275
Jobo, amarillo, 1/42
– de la India, 1/42
– rojo, 1/42
Jocote, 2/40
– amarillo, 1/42
– rojo, 1/42
Jóvenes, alimentos para, 2/382

Jubia, 2/44
Judía,
– ácido pantoténico en la, 2/346
– alimento para la piel, 2/343, 1/91
– azuki, 2/266
– blanca redonda, 2/347
– canela, 2/347
– carilla, 2/347
– de caballo, 1/90
– de Kidney, 2/347
– egipcia, 1/90
– espárrago, 1/90
– folatos en la, 2/345
– lima, 2/347
– mungo (soja verde), 1/91, 2/266
– negrita, 2/347
– niacina en la, 2/345
– pinta, 2/347
– previene el estreñimiento, 2/346
– produce ácido úrico, 2/344
– proteína completa con la, 2/344
– reduce colesterol, 2/346
– rica en hierro, combate la anemia, 2/345-346
– roja, 2/347
– seca, 2/343
– teparí, 1/91
– variedades de, 2/347
– verde, 1/109
Juglandáceas, 1/58
Jugo, de manzana, diarrea por, 2/231
– de remolacha antianémico, 2/123
– de uva, 1/377
　– conviene para corazón, 2/53
Jugos, consumo en obesidad, 1/35
– de fruta, 1/33, 1/35, 1/368
　– y hortalizas o suplementos farmacéuticos, 1/350
– de verduras y hortalizas, 1/368
– gástricos, escasez, 2/183
– retraso en el crecimiento por consumo excesivo de, 1/35
Jujubo, 2/149
Julios, 1/385
Juvenil, diabetes, 2/288

Kamut, 1/76
Kéfir, 1/200
Kellogg, creador corn flakes, 1/67
Kelp, 1/134
Ketchup, 1/341
Kilocalorías, 1/385
Kilojulios, 1/385
Kiwano, 1/36, 1/44
Kiwi, alimento para infeccs. [y sangre, arterias e intestino], 2/356, 1/42
– combate la anemia, 2/357
– conviene a deportistas, 2/357
– estimula las defensas, 2/357
– reduce colesterol, 2/357
– rico en folatos y vit. C, 2/357
Kombú, 1/134
Kumcuant, 2/364
Kumis, 1/203
Kumquat, 1/50, 2/364
– redondo, 2/364
Kwashiorkor, por maíz, 2/241

Labiadas, 1/108
Lablab, 1/90
Lactancia, aliment. compl., 2/379
– artificial, 2/379
Lactantes, alimentos para, 2/379
– castañas para madres, 2/324
– cítricos para los, 2/379
– leche de, soja para los, 2/379
　– vaca inadecuada para, 2/379
　– vaca para, 1/215
– necesidad de nutrientes de las madres, 2/384
Lactarius deliciosus, 1/154
– *torminosus*, 1/155
Lactasa, 1/171
Lácteas, grasas y aceites vegetales, comparación, 1/205
Lácteos, a lo largo de la vida, 1/215
– alternativas a los, 1/216
– helados, 1/214
– no convienen a celíacos, 2/209
– postres, 1/214
– productos, 1/201
– razones para evitarlos, 1/217
　VER TAMBIÉN Leche, Yogur, Queso, Crema (nata)
Láctico, ácido, 1/201
Lactobacillus acidophilus, 1/203
– *bulgaricus*, 1/203
Lactobacilos, suplemento, 1/357
Lactosa, 1/171, 1/188
– intolerancia a la, 1/194
– ventajas e inconvenientes, 1/188
Lágrimas de Job, 1/76
Laminarias, 1/134
Lampreas, 1/244
Langsat, 1/46
Lansón, 1/46
Lanteja, 2/129
Lata, carne en, 1/272
– fruta en, 1/34
Latirismo, 1/84
Lauráceas, 1/108
Laurel, 1/342
Lavapén, 2/295
Laxante, alimentos con efecto, 1/29
– feijoa, 2/263
– puerro, 2/319
　VER TAMBIÉN Estreñimiento
LDL, colesterol nocivo, 2/83
Leché, 2/366
Leche, animal, valor nutritivo de varios tipos, 1/187
– de almendras, 2/48
　– comp. con la de vaca, 2/49
　– contra diarreas infant., 2/51
　– conviene en crecimiento, 2/51
　– mejora eccemas inf., 2/51
– de baobab, 1/43
– de búfala, 1/187
– de burra, 1/187
– de cabra, 1/186
– de coco, 2/325, 2/327, 2/328
　– rica en minerales, 2/328
– de oveja, 1/187
– de soja, 1/88
　– para lactantes, 2/379
　– protege del cáncer, 2/371
– de vaca, 1/186
　– absorción calcio de, 2/313

ÍNDICE GENERAL ALFABÉTICO

– acidez por rebote, 2/187
– acidificada, 1/200
– agrava gastroenteritis, 2/218
– agria, 1/200
– alergias por, 1/194, 2/333
– alimento completo, 1/192
– alternativas a la, 1/216
– aminoácidos en la, 1/190
– anemia por, 1/195
– antibióticos en la, 1/196
– bacterias en la, 1/185, 1/196
– cataratas por, 1/23, 1/195
– comp. con horchata, 1/160
– comp. con la de almen., 2/49
– con grasa vegetal, 1/217
– consumo en úlcera, 1/195
– contaminación
   de la, 1/185, 1/193, 1/196
– contraindicaciones, 1/193
– crema de, 1/204
– cuajada, 1/199
– diabetes por, 1/195
– enfermedades que provoca,
   1/185, 1/193, 1/195
– enriquecida, 1/187
– favorece cálculos, 2/244
– fermentación, 1/200
– grasa, 1/188, 1/191, 1/195
– higienización, 1/184
– homogeneización, 1/184
– hormonas en la, 1/196
– linfomas causados por, 1/196
– microhemorragias intestinales
   por exceso de, 2/120
– minerales en la, 1/189
– no conviene a celíacos, 2/209
– no para lactantes, 2/379
– no produce ácido úrico, 1/192
– para niños, 1/215
– pesticidas en la, 1/196
– previene osteoporosis, 1/192
– procesado, 1/184
– proteínas de la, 1/188-190
– sodio en la, 1/189
– suero de, 1/199
– valor nutritivo, 1/188
– vitaminas en la, 1/189
– y cáncer, 1/193, 1/197
– y corazón, 1/195
– y diabetes, 1/195
– y maíz, aminoácidos
   comparados, 2/239
– y soja, aminoácidos en, 2/267
– yodo, contenido en, 1/189
VER TAMBIÉN Lácteos
– de yegua, 1/187
– humana, 1/186
– materna, 2/379
– vegetal, tipos de, 1/369
Lechosa, 2/157
Lechuga, alimento para el sistema
 nervioso [y ap. digestivo, intestino y
 metabolismo], 2/45, 1/105
– combate insom. y obesidad, 2/46
– conveniente en diabetes, 2/46
– de campo, 2/136
– romana, 2/45
– sedante, 2/45
Lecitidáceas, 1/59

Lecitina, colina de la, 1/408
– como suplemento, 1/89, 1/354
– de la avena, 2/43
– de soja, 1/89, 2/267
– del huevo, 1/223
– pipas de girasol ricas en, 2/106
Legumbres, 1/78
– ácido úrico en las, 1/84
– alternativa a la carne, 1/332
– aportan fitoestrógenos, 2/86
– caract. botánicas de las, 1/91
– cocción de las, 1/83
– contienen purinas, 1/84, 2/293
– convenientes en diabetes, 2/288
– defic. en cistina y metionina, 1/84
– del mundo, 1/90
– gases (flatulencias) por las, 1/81
– mejor fuente de folatos, 1/394
– necesidad de cocinarlas, 1/84
– nutrientes en las, 1/84
– previenen la diabetes, 1/85
– procesado de las, 1/78
– producción mundial, 1/81
– propiedades medicinales, 1/85
– protegen contra el cáncer, 2/371
– reducen colesterol, 1/85
– sin gas, 1/81
– superan a la carne, 1/82
– valor nutritivo de las, 1/84
– ventajas e inconv., 1/84-85
– y carne, composición, 1/82
– y cereales, 1/78
    – aminoácidos en, 2/42
    – suplementac. proteínica, 1/80
Leguminosas,
  1/46, 1/59, 1/90, 1/109
– características botánicas, 1/91
Lenguado, 1/235
Lenteja, alimento para la sangre [e
 intestino, metabol., ap. reproductor
 y arterias], 2/127, 1/90
– alimentos
   que combinan bien con, 2/128
– conveniente en
   embarazo y en diabetes, 2/129
– muy rica en, fibra, 2/129
    – folatos, 2/129
    – proteínas, 2/128
– reduce colesterol, 2/129
– rica en hierro,
   combate la anemia, 2/129
– ventajas sobre la carne, 1/82
Lentinano de las setas, protege
  contra el cáncer, 1/151
Lepiota procera, 1/148-149, 1/155
Leudado, 1/70
Levadura,
– de cerveza, suplemento, 1/358
– de tórula, suplemento, 1/357
– en polvo, 1/71
– favorece el ácido úrico, 2/293
– natural, 1/70
– panificable, 1/71
Levaduras, 1/70
– artificiales, 1/71
– infección por,
   VER Candidiasis, 2/354
Levístico, 1/343
Levulosa, VER Fructosa
Leyes aliment. de Moisés, 1/296-298

Libro, 1/182
Lichi, 2/366
Licopeno, 1/411, 2/394
– caqui rico en, 2/223
– del tomate, funciones, 2/276
– protege la próstata, 2/262
Liebre y conejo, carne de, 1/328-329
Ligeros (light), productos, 1/178
Lignanos, antioxidantes, 1/411
Liliáceas, 1/109
Lima, 1/50, 2/364
– boba, 2/364
– dulce, 1/50, 2/364
– filipina, 2/364
Limón,
– agrio, 2/124, 2/364
– alcalinizante, 2/126
– alimento para la sangre
   [y arterias, metabolismo,
   infecciones y anticancerígeno],
   2/124, 1/50, 1/338, 2/364
– aumenta las defensas, 2/126
– bergamoto, 2/364
– cidra, 2/364
– como condimento, 1/338
– conveniente
   para anemia, 2/119, 2/125
– corriente, 2/364
– cubre la CDR de vit. C, 2/124
– de Ceuta, 2/364
– del trópico, 2/364
– desaconsejado en úlcera
   gastroduodenal, 2/125
– flavonoides antioxi. del, 2/125
– mejora las arterias, 2/121
– poncilo, 2/364
– real, 2/124, 2/364
– sutil, 2/364
– verdadero, 2/124
– zumo (jugo) integral, 2/125
   – previene el cáncer, 2/125
Limonoides, 2/365
– de la naranja, 2/362
Linfomas por la leche, 1/197
Lino, como suplemento, 1/354
Linoleico, ácido, VER Ácido linoleico
Linolénico, ácido, VER Ácido linolénico
Lípidos, VER Grasa
Lipoide, 1/406
Lipoproteínas, 1/221
Lisina, alforfón rico en, 2/102
– cereales pobres en, 1/65, 1/70
– gluten pobre en, 2/307
– maíz pobre en, 2/241
– patatas ricas en, 2/203
– trigo pobre en, 2/307
Listeriosis por queso, 1/208
Litchi, alimento para
  las infecciones, 2/366, 1/37, 1/50
Litiasis, renal, 2/244
  VER TAMBIÉN Cálculos renales
– urinaria, 2/244
Llagas en la boca, 2/151
Llanta, 2/192
Locomotor, alimentos para ap., 2/312
  VER TAMBIÉN Huesos
Locote, 2/198
Locuá, 2/222
Lombarda, 2/192, 2/193

Lombrices,
  VER Parásitos intestinales, 2/217
Longan, 1/50
LTI VER IMA, 1/384
Lúcumo, 1/51
Lufa, 1/107
Luma, 2/114
Lupino, 2/303
Luteína, 1/411
– en las espinacas, 2/29

Macadamia,
– aceite de, 2/69
– alimento para el
   corazón [y arterias], 2/69, 1/59,
Machicho, 2/339
Macular de la retina,
  degeneración, 2/24, 2/29
Madres lactantes, alimentos y
  necesidad de nutrientes, 2/384
Madroño, 1/45
– americano, 1/45
Maduración, artificial, 1/102
– de la carne, 1/267
– del queso, 1/207
Magnesio, 1/400
– anacardo rico en, 2/40
– carne pobre en, 1/300
– CDR, 1/399
– cociente calcio-, 2/50
– colinabo rico en, 2/193
– del coco, funciones, 2/326
– funciones del, 2/40
– melón rico en, 2/255
– puerro rico en, 2/319
– soja rica en, 2/267
Magrana, 2/236
Magros, pescados, 1/238
Maicena, 1/69, 2/238
Maitake, 1/151
Maíz,
– aceite de, 1/127
– alimento para el intestino [y
   aparato urinario, arterias y
   metabolismo], 2/238, 1/77
– cómo superar
   sus deficiencias nutritivas, 2/241
– de Texas, 2/105
– diurético, 2/240
– harina de, 1/69
– kwashiorkor por consumo, 2/241
– meco, 2/105
– palomitas, 2/239
– pelagra por consumo de, 2/241
– pobre en calcio, lisina y
   triptófano, 2/241
– proteínas del, 2/239
– rico en fibra, 2/240
– rico en lisina Opaco-2, 2/241
– salvado, 2/240
– sirope de, 1/174
– tortillas de, 1/72, 2/241
– y leche aminoác. compara., 2/239
Majora, 2/343
Mal aliento, VER Halitosis, 2/151
Malajo, 2/238
Malanga, 1/104
– amarilla, 1/104
Malpigiáceas, 1/46

Malta, 2/164
 – buen sustitutivo del café, 2/164
 – rica en diastasas, 2/164
Malteado, 2/164
Maltosa, 1/171, 2/164
 – poder edulcorante, 1/176
Malváceas, 1/109
Mama, fibromas
 y fibroadenomas, 2/260
 – fibromas y quistes, VER
  Mastopatía fibroquística, 2/260
 – quistes, 2/260
 – soja previene cáncer de, 2/269
 – vino favorece cáncer de, 1/379
Mamao, 2/157
Mamén, 2/157
Mamey, 1/45
 – colorado, 1/43, 1/51, 2/220
 – zapote, 2/220
Mamón, 1/51, 2/62
Mamoncillo, 1/51
 – chino, 2/366
Manchego, queso, 1/211
Mandarina, alimento para infecciones
 [y arterias], 2/359, 1/50, 2/364
Mandioca, 1/108
 – dulce, 1/108
Mandouí, 2/336
Manganeso, 1/409
 – ananás muy rico en, 2/190
 – carencia afecta al feto, 2/32
 – nueces ricas en, 2/67
 – soja rica en, 2/267
Manglar, 2/341
Mango, alimento para la piel [y ojos,
 arterias y metab.], 2/341, 1/42
 – conveniente en diabetes, 2/342
 – conveniente para los ojos, 2/342
 – protege arteriosclerosis, 2/342
 – rico en provitamina A, 2/342
Mangostán, 1/36, 1/45
Mangotina, 2/341
Maní, 1/59, 2/336
 VER TAMBIÉN Cacahuete
Mania, 2/336
Manipulación genética
 de los alimentos, 2/402-403
Manoheptulosa, 2/111
Manteca de cacahuete, 1/55, 2/336
Mantequilla, 1/204
 – alternativas a la, 1/216
 – cómo afecta al corazón, 1/121
 – comp. con margarina, 1/121
 – de cacahuete, 1/55, 2/336
 – riesgo de cataratas por, 2/23
 – y crema, vent. e inconv., 1/204
Manuka, miel de, 2/186
Manzana,
 – alcalinizante, 2/230
 – alimento para el intestino
  [arterias, hígado y v. biliar, metab.
  y anticancerígeno], 2/229, 1/49
 – antioxidante, 2/230
 – antiséptica y colerética, 2/231
 – conveniente en diabetes, 2/232
 – conveniente para hígado, 2/232
 – de Adán 2/364
 – de amor, 2/256
 – de Java, 1/47
 – de oro, 1/42

 – diarrea por jugo de, 2/231
 – mejora eccemas, 2/231-232
 – muy rica en flavonoides,
  quercitina y taninos, 2/230-231
 – previene arteriosclerosis
  e hipertensión, 2/231-232
 – reduce colesterol, 2/230-231
 – reina de las frutas, 2/229
 – rica en boro, 2/230
 – rica en fructosa y pectina, 2/229
 – vinagre de, 1/337
Manzanilleta, 2/257
Mar, agotamiento
 y contaminación del, 1/232
Maracuyá, 2/133
Marantáceas, 1/109
Marañón, 2/40
Maravilla, 2/105
Marea roja, 1/260
Marenquera, 2/300
Margarina, 1/121
 – cómo afecta al corazón, 1/121
 – comp. con mantequilla, 1/121
 – producción, 1/121
 – y aceites, 1/112
Marisco, 1/252
 – cólera transmitido por el, 1/256
 – contaminación, 1/256-257
 – contraindicaciones, 1/257
 – descomposición, 1/255
 – enfermedades por, 1/255
 – hepatitis por, 1/258
 – infecciones e intox. por, 1/256
 – intoxicación por, 1/258-261
 – no imprescindible, 1/255
 – nutrientes en el, 1/254
 – parálisis tóxica por, 1/259
 – parasitosis por, 1/258
 – riesgo de cáncer, 1/255
 – transmite hepatitis, 1/257
 – valor nutritivo, 1/254
 – vent. e inconv., 1/254-255
 – y pescado, 1/230
Marmello, 2/221
Marron glacé, 2/322
Marumi, 2/364
Marure, 2/295
Masticación, necesidad, 2/396
Mastopatía fibroquística, 2/260
Mastuerzo, acuático, 2/132
 – de agua, 2/132
Matacandil, 1/155
Matadero, animales en, 1/269, 1/299
Matamoscas, 2/149
Matanza, 1/264
Mataparientes, 1/150
Mate, 1/372
Matzot, 1/72
Mazapán, 2/48, 2/295
Medicalimentos,
 VER Elementos fitoquímicos
Medicinales, alimentos, 1/28
Mediterránea, frutos secos
 fundamentales en la dieta, 1/52
 – garbanzos en la dieta, 2/91
 – hortalizas en la dieta, 1/92
Melado, VER Melaza
Melaza, 1/175
 – como suplemento, 1/352

 – comparación
  con miel y azúcares, 1/161
 – negra, 1/175
 – rica en minerales, 2/313
Meliáceas, 1/46
Mellitus, diabetes, 2/288
Melocotón, alimento para el corazón
 [y ap. digestivo, ap. urinario y
 metabolismo], 2/75, 1/49
 – bajo en sodio, 2/76
 – combate la obesidad, 2/77
 – conviene en insufi. renal, 2/77
 – en conserva y fresco, comp., 2/77
 – rico en antiox. y potasio, 2/76
Melón,
 – alcalinizante, 2/255
 – alimento para aparato urinario [e
  intestino y metabol.], 2/254, 1/44
 – cantalupo, 1/44, 2/255
  – rico en vitamina A, 2/255
 – de agua, 2/251
 – francés, 2/255
 – fuente de agua viva, 2/254-255
 – rico en hierro y magnesio, 2/255
 – zapote, 2/157
Membrillo, alimento para intestino [y
 ap. digest. y arterias], 2/221, 1/48
 – carne (dulce) de, 2/221
 – reduce colesterol, 2/221
 – rico en pectina y taninos, 2/221
Menaquinona, VER Vitamina K
Menopausia, soja previene
 sus trastornos, 2/269
Menstruación dolorosa,
 VER Dismenorrea, 2/261
Mentales, trastornos,
 VER Sistema nervioso
Menudillos, 1/317
Menudos de la carne, 1/263
Mercurio, pescado
 contaminado por, 1/250-251
Merey, 2/40
 – del diablo, 1/50
Mermeladas, elaboración, 1/34
Mervéndano, 2/257
Mesocarpo, 1/38
Metabolismo, alimentos para, 2/278
Metanutrientes,
 VER Elementos fitoquímicos
Meteorismo intestinal,
 VER Flatulencia, 2/216
Metilmercurio en pescado, 1/250-251
Metionina, 1/84
 – legumbres deficientes en, 1/84
Micofilia y micofobia, 1/136
Micotoxinas, 1/140
Microhemorragias intestinales por
 exceso de leche, 2/120
Microorganismos, suplemento, 1/357
 – en la carne, 1/302
Miel, 1/160
 – azúcar y edulcorantes, 1/158
 – cicatrizante, 2/186
 – como suplemento, 1/353
 – comp. con melaza y azúcar, 1/161
 – cristalización de la, 1/162
 – de caña, VER Melaza
 – de manuka, 2/186
 – indicaciones terapéuticas, 1/164
 – no conviene a lactantes, 1/164

 – poder edulcorante, 1/176
 – procesado y producción, 1/160
 – propiedades curativas, 1/162
 – tipos de, 1/166
 – tóxica, 1/165
 – ventajas e inconvenientes, 1/165
Migrañas, por cerveza, 1/381
 VER TAMBIÉN Cefaleas y jaquecas
Mijo, 1/76, 2/238
Millo, 2/238
Minarete, 2/155
Minerales, alimentos, 1/26
 – del huevo, 1/223
 – en el pescado, 1/234
 – en la leche, 1/189
 – leche de coco rica en, 2/328
 – melaza rica en, 2/313
 – soja muy rica en, 2/267
 – suplementos, VER Suplementos
 – trigo rico en, 2/308
 – varios, 1/409
Mioglobina, 1/285
Miosina, 1/284
Mirabel, 2/105
Miracielos, 2/198
Mirasol, 2/105
Mirtáceas, 1/47
Mirtillo, 2/257
Miso, 1/88
Moco de pavo, 1/77
Mohos de los alimentos, 1/141
Moisés, leyes aliment., 1/296-298
Mollar, 2/304
Moluscos, 1/253
Mombín, 1/42
Momona, 2/59
Mondonguito, 2/149
Moniato, 2/301
Moniliasis, 2/354
Monogástricos, animales, 1/289
Monosacáridos,
 asimilación de los, 1/387, 2/79
Monoterpenos, 1/411
Mora, blanca, 1/46
 – de Castilla, 1/49
 – logan, 1/49
 – negra, 1/46
Moráceas, 1/46
Morchella esculenta, 1/155
Morilla, 1/155
Morinda, 1/50, 1/110
Moringáceas, 1/110
Morrillera, 2/178
Mortas, 2/178
Mosquerola, 2/112
Mosqueruela, 2/112
Mostaza, 2/320
 – preparada, 1/341
Mosto, 1/377, 2/78
Mucílagos, caqui rico en, 2/223
 – de las algas, 1/128
Mucolítico, 2/139
 – de la cebolla, efecto, 2/144
Mucosa estomacal, barrera
 protectora, 2/182
 – inflamación,
  VER Gastroenteritis, 2/218
Mucosidad,
 berro ayuda a eliminarla, 2/132
Muela, 2/303

ÍNDICE GENERAL ALFABÉTICO

Muesli, 1/67
  – copos de avena básicos, 2/41
Musáceas, 1/46
Musculares, calambres, 2/318
  – contracturas, 2/318
Musgo de Irlanda, 1/135
Müsli, VER Muesli
Musquerola, 2/112
Mutágeno, definición, 2/369

N-acetilcisteína, suplemento, 1/356
Nabo,
  – alcalinizante, 2/321
  – alimento para ap. locomotor [y ap. urinario y metab.], 2/320, 1/106
  – blanco, 2/320
  – chino, 2/181
  – combate obesidad y gota, 2/321
  – hojas del, 2/321
  – silvestre, 2/320
  – verdura más rica en calcio, 2/321
  – y tiroides, 2/321
Nabón, 2/181
Nance, 2/364
Nanche, 2/367
Naranja,
  – ácido fólico de la, 2/361
  – agria 2/364
  – alimento para las infecciones [y arterias, intestino, ap. locomot. y anticancer.], 2/360, 1/50, 2/364
  – amarga, 1/50, 2/364
  – combate, alergias, 2/363
    – cálculos renales, 2/365
    – estreñimiento, 2/363
    – resfriado y gripe, 2/362
  – común, 2/360
  – conveniente para los ojos, 2/365
  – de la China, 2/360
  – de Sevilla, 2/364
  – dulce, 2/364
  – elementos fitoquímicos, 2/362
  – en ayunas afecta a vesícula, 2/173
  – enana, 2/364
  – flavonoides y limonoides, 2/362
  – mandarina, 2/359
  – portuguesa, 2/360
  – protege el corazón, 2/363
  – rica en, calcio, 2/316, 2/365
    – vitamina C, 1/41, 2/361-363
  – zaparí, 2/364
Naranjita, china, 2/364
  – de San José, 2/364
  – del obispo, 2/364
Naringenina, 2/94
  – pomelo rico en, 2/94
Nata, VER Crema
Naturales, consumo
  escaso de alimentos, 2/397
Navina, 2/320
Naviza, 2/320
Néctar de fruta, 1/35, 1/368
Nectarina, 2/75, 2/77
Nefrolitiasis, 2/244
Nefrosis, 2/247
Neohesperidina, 1/179
  – poder edulcorante, 1/176
Nervios, avena fortalece, 2/43
  – germen de trigo fortalece, 2/310

  – nueces los fortalecen, 2/68
  – pipas de girasol fortal., 2/107
VER TAMBIÉN Sistema nervioso
Nerviosismo, 2/31
  – hipoglucemia lo provoca, 2/31
  – pasionaria lo calma, 2/134
Neuralgia, 2/37
Niacina, 1/392
  – cacahuetes ricos en, 2/338
Niacina, CDR, 1/392
  – consumo de tortillas mexicanas no provoca carencia de, 2/241
  – de las judías funciones, 2/345
  – maíz deficitario en, 2/241
  – vegetal reduce colesterol, 1/392
  – vitamina más estable, 1/392
Nicotina, vit. C contra la, 2/141
VER TAMBIÉN Tabaco
Nicotinamida, VER Niacina
NIDDM, 2/289
Niños, alimentos para los, 2/380
  – fibra para los, 2/380
  – frutos secos para los, 2/380
  – leche de vaca para los, 1/215
  – soja para los, 2/271, 2/273
  – vegetarianos, 2/380
Níscalo, 1/144, 1/154
  – falso, 1/154
Níspera, 2/298
Níspero, alimento para metabolismo [e hígado y v. biliar, intestino, ap. urinario e infecciones], 2/298, 1/48,
  – combate virus, 2/299
  – conveniente en diabetes, 2/299
  – de España, 2/298
  – del Japón, 2/298
  – efecto diurético, 2/299
  – europeo, 1/49, 2/299
    – rico en pectina y tanino, 2/299
  – germánico, 2/299
Níspola, 2/298, 2/299
Nitratos y nitritos, en vegetales, 1/103
Nitritos, afectan al feto, 2/385
  – en curado de carne, 1/270
  – en el jamón, 1/327
  – en embutidos y bacon, 1/326
  – en la carne, 1/272
Nitrógeno,
  fijado por las Leguminosas, 1/81
  – imprescindible para
    formar proteínas, 1/81
Nitrosaminas, 1/271
  – en carne, 1/276
  – en cerveza, 1/381
  – en jamón, 1/327
Nochizo, 2/252
Noé, clasificación de carnes
  comestibles, 1/298
Nopal, 1/43
Nori, 1/135
Nucleoproteínas, 2/292
Nueces, VER Frutos secos
Nuez,
  – aceite de, 2/64, 1/126
  – alimento para el corazón [y arterias, sist. nervioso, ap. reprod. y metabol.], 2/64, 1/58
  – americana, 1/58
  – australiana, 2/69
  – baja en sodio, 2/66

  – combate la esterilidad, 2/68
  – común, 2/64
  – contenido en grasa, 2/65
  – contra el infarto, 2/67
  – conveniente en diabetes, 2/68
  – de Castilla, 2/64
  – de macadamia, 2/69
  – de Pará, 2/44
  – del Brasil, alimento para el sistema nervioso, 2/44, 1/59
    – ayuda abandono tabaco, 2/44
    – no conv. para colesterol, 2/44
    – rica en vitamina B_1, 2/44
  – del Marañón, 2/44
  – europea, 2/64
  – moscada, 2/340
  – pecán, 1/58
  – proteínas de la, 2/65
  – reduce colesterol, 2/67
  – rica ác. linoleico y linolén., 2/65
  – rica en oligoelementos, cinc, cobre y manganeso, 2/66-67
  – rica en vitamina B_6, 2/66
  – y cereales, prot. completa, 2/65
  – y cerebro, 2/65
Nutricéuticos, alimentos, 1/352
Nutrientes, en la fruta, 1/38
  – en las hortalizas, 1/100
  – en las legumbres, 1/84
  – en los cereales, 1/64
  – en los frutos secos, 1/56
  – necesidades, de madres lactantes, 2/384
    – diarias, 1/384
    – en embarazo, 2/384
  – tipos de, 1/384
VER TAMBIÉN Nutritivo
Nutritivas, bebidas, 1/368
Nutritivo,
  – valor, 1/280
    – de la fruta, 1/38
    – de las legumbres, 1/84
    – de los cereales, 1/64
    – de los frutos secos, 1/56
VER TAMBIÉN Nutrientes

Ñame, alimento para las
arterias [y corazón], 2/101, 1/107
  – blanco, 2/101
  – boniato, 2/101
  – de cuscús, 1/107
  – hipolipemiante, 2/101
  – rico en potasio, 2/101
Ñora, 2/198
Ñoro, 2/198

Obesidad, 2/286
  – acelgas la combaten, 2/297
  – ¿adelgaza la carne?, 1/293
  – albaricoques combaten, 2/27
  – ananás la combate, 2/190
  – batata la combate, 2/302
    borraja la combate, 2/358
  – brécol la combate, 2/63
  – calabacín la combate, 2/159
  – calorías del plátano, 2/72
  – cerezas las combaten, 2/305
  – champiñones la combaten, 2/294
  – chayote la combate, 1/107

  – chirimoya la combate, 2/61
  – coles la combaten, 2/194-196
  – cómo comer para evitarla, 2/280
  – dátiles no convienen, 2/148
  – desayuno fuerte la evita, 2/280
  – endivia la combate, 2/176
  – ¿engorda la fruta?, 1/40
  – ¿engordan los cereales?, 1/63
  – ¿engordan los frutos secos?, 1/55
  – espárragos la combaten, 2/250
  – granada la combate, 2/237
  – lechuga la combate, 2/46
  – melocotón la combate, 2/77
  – nabo la combate, 2/321
  – patatas la combaten, 2/205
  – pepino la combate, 2/340
  – pera la combate, 2/113
  – pomelo la combate, 2/95
  – por consumo de jugos, 1/35
  – reducir consumo de olivas, 2/165
  – sandía la combate, 2/251
  – sodio la favorece, 2/286
  – verduras y hortalizas la combaten, 1/95, 1/101
  – y azúcar, 1/169
  – y cereales, 1/63
  – y fruta, 1/40
  – y frutos secos, 1/55
Oca, 1/110
Ocorora, 2/132
Ocratoxinas, 1/140
Octacosanol del germen, 2/310
Ojos, alimentos para los, 2/22
  – calabaza conven. para, 2/100
  – mango conveniente para, 2/342
  – naranja conveniente para, 2/365
  – sorprendente, 2/22
VER TAMBIÉN Vista
Okra, alimento para el estómago [e intest. y ap. respirat.], 2/200, 1/109
  – conveniente para
    garganta y bronquitis, 2/200
  – rica en fibra, 2/200
Oleaginosos, frutos secos,
VER Frutos secos
Olestra, aceite sin grasa, 1/120
Oleuropeósido, 2/167
Oligoelementos,
  – coliflor rica en, 2/155
  – del huevo, 1/223
  – en la diabetes, 2/289
  – funciones, 2/66
  – nueces ricas en, 2/66
  – por agotamiento del suelo, falta de, 1/348
Oligosacáridos, previenen el
  estreñimiento, 2/208
  – producen gases, 2/208
Oliva, 2/165
  – aceite de, VER Aceite de oliva
VER TAMBIÉN Aceituna
Olivo silvestre, 2/167
Omega-3, ácidos grasos, 1/240-241
  – combaten colitis ulcerosa, 2/215
  – verdolaga rica en, 1/111
Onagra, epilepsia provocada por, 2/32
Opaco-2 rico en lisina, maíz, 2/241
Orégano, 1/343
Orejones, 2/27
Oreo, 1/268

Origen de los alimentos, 1/26
Orina, escasa, 2/243
– infección, VER Cistitis, 2/349
– inflamación de la vejiga, 2/349
– pérdida de proteínas por, 2/247
Oronja, 1/149, 1/152
– pantera, 1/149
– verde, 1/148
– vinosa, 1/149, 1/153
Ortofosfatos, 2/399
Ortofosfórico, ácido, 2/399
Orujo de aceite de oliva, 1/120
Osteoartritis, 2/315
Osteomalacia, 2/316
Osteoporosis, 2/313
– alcohol la favorece, 2/315
– almendras la previenen, 2/51
– boro la previene, 2/230
– café la favorece, 1/375
– cafeína la favorece, 2/315
– calcio la previene, 2/313
– carne la favorece, 2/301, 2/312
– coco la previene, 2/328
– coles la previenen, 2/196
– ejercicio físico la previene, 2/314
– exceso de fósforo
la favorece, 1/399, 2/152
– exceso de sal la favorece, 2/314
– falta de ejercicio provoca, 2/314
– leche la previene, 1/192
– pescado contraindicado, 1/236
– prevención, 2/312
– soja protege contra, 2/271
Ostra, 1/254
Oveja, leche de, 1/187
Ovoalbúmina, 1/221
Ovomucina, 1/221
Ovomucoide, 1/221
Ovoproductos, 1/220, 1/229
Oxálico, ácido, VER Ácido oxálico
Oxalidáceas, 1/47, 1/110

Padres,
alimentos para los futuros, 2/383
Pagua, 2/108
PAH, 1/276
Pajuil, 2/40
Palma, aceite de, 1/125
– de coco, 2/325
– indiana, 2/325
– pichiguao, 2/296
Palmáceas, 1/48, 1/59, 1/110
Palmera datilera, 2/148
Palmira, 1/48, 2/328
Palmito, 1/110
– mediterráneo, 1/110
Palomitas de maíz, 2/239
Palosanto, 2/222
Palpitaciones, VER Arritmia, 2/58
Palta, 2/108
Paludismo en los arrozales, 2/228
Pamplemusa, 2/93
Pan, alimento fundamental, 1/70
– blanco, 1/72
– por qué se usa más, 2/ 308
– de centeno, 1/72
– de higos, 2/145
– de pobre, 2/295
– de salvado, 1/72

– de todo el año, 2/295
– de trigo integral, 1/71
– dextrinado, 1/73
– inconvenientes del, 1/73
– integral auténtico, 1/71
– limitaciones del, 1/70
– no leudado, 1/72
– tipos de, 1/72
– tostado, 1/73
Pana peu, 2/295
Panceta, VER Bacon
Pantoténico, ácido,
en las judías, 2/346
Panul, 2/248
Panza, 1/182
Papa, 1/111, 2/201
– de caña, 2/300
– dulce, 2/301
VER TAMBIÉN Patata
Papaína, 2/150, 2/158
Papaya, alimento para
el aparato digestivo [y estómago,
metabolismo y piel], 2/157, 1/44
– combate diarrea infecc., 2/158
– de montaña, 1/44
– destruye las bacterias, 2/158
– rica en potasio, 2/158
– silvestre, 1/44
– vermífugo, látex de la, 2/158
Papayuela, 1/44
Paraguaya, 2/75, 2/77
Parálisis tóxica por marisco, 1/259
Parásitos, en el cerdo
y su carne, 1/319, 1/322
– intestinales, 2/217
VER TAMBIÉN Vermífugas
Parasitosis por mariscos, 1/258
Parasol, 1/149, 1/155
Parcha, 1/48, 2/133
Parkinson, enfermedad de, 2/37
– y dopamina, 2/37
Parmesano, queso, 1/210
Parodontosis, VER Periodontitis, 2/152
Parra, 2/78
Parrilla, asado a la, 1/278
Pasas, ciruelas, 2/235
– de uva, 2/81
– ricas en hierro, 2/81
Pasifloráceas, 1/48
Pasionaria (fruta de la pasión),
– alimento para la sangre [e intest.
y sistema nervioso], 2/133, 1/48
– calma nervios y ansiedad, 2/134
– fruta más rica en hierro,
combate la anemia, 2/134
– muy rica en fibra, 2/134
Pasta, 1/74
– cocción perfecta, 1/75
– composición, 1/74
– elaboración, 1/74
– tipos de, 1/74-75
– ventajas e inconvenientes, 1/74
Pasteurización, de la leche, 1/184
– de los huevos, 1/220
Pataca, 2/300
Patata,
– alcalinizante, 2/205, 2/246
– alimento casi completo, 2/202

– alimento para el estómago, [y
corazón, arterias, aparato urinario
y metabolismo], 2/201, 1/111
– baja en sodio, 2/204
– buena fuente de proteínas, 2/203
– combate la obesidad, 2/205
– contiene susts. sedantes, 2/204
– contiene tóxicos, piel de la, 2/204
– de América, 2/301
– de caña, 2/300
– de Málaga, 2/301
– de palo, 2/300
– dulce, 2/301
– neutraliza
acidez gástrica, jugo de, 2/203
– para estómago, puré de, 2/202
– pérdida nutri. al cocinarlas, 2/202
– rica en lisina, 2/203
– Vitelotte noire, 2/202
Patatas fritas, 2/205
Paté de aceitunas, 2/165
Patés, 1/327
Patilla, 2/251
Pava, 2/63, 2/154
Pavía, 2/75
Pavo, 1/314
Paxillus involutus, 1/150
Paxilo enrollado, 1/150
PCB, 2/402
Pebrera, 2/198
Pecán, 1/58
Peces, carnívoros, 1/248
– enfermedades de los, 1/233
– gato, 1/244
– globo, 1/245
– insanos o peligrosos, 1/245
– sin escamas, 1/244
– sopladores, 1/245
VER TAMBIÉN Pescado, Pesquería
Peciolos comestibles, 1/97
Pectina, albedo rico en, 2/94
– caqui muy rico en, 2/223
– cerezas ricas en, 2/305
– ciruelas ricas en, 2/234-235
– de los cítricos, 2/365
– de pomelo
reduce colesterol, 2/94, 2/96
– funciones, 2/234-235
– manzana rica en, 2/230
– membrillo rico en, 2/221
– níspero europeo rico en, 2/299
– pomelo rico en, 2/94-96
Pejibaye, alimento para metabolismo
[y energético], 2/296, 1/48
– para deportistas, 2/296
Pelagra por consumo de maíz, 2/241
Pelletierina, granada rica en, 2/237
Pelo, 2/330
VER TAMBIÉN Cabello, Piel
Pencas, de cardo, 2/177
– de la acelga, 2/297
Penicilina, 1/140
Pepinillo, 2/339
Pepinillos en vinagre, 2/339
Pepinito, 1/47
Pepino,
– alcalinizante, 2/340
– alimento para piel [e intestino, ap.
locom. y metab.], 2/339, 1/107
– amargo, 1/107

– dulce, 1/51
– morado, 2/256
– silvestre africano, 1/44
Pepón, 2/251
Pepónidas, 1/40
Pera,
– alcalinizante, 2/113
– alimento para arterias [y ap. urin.,
metab e intest.], 2/112, 1/49
– combate la hipertensión, 2/113
– combate la obesidad, 2/113
– conveniente en diabetes, insuf.
renal y edemas, 2/113
– de tierra, 2/300
– no contiene sodio, 2/113
– rica en fibra, 2/113
Perejil, 1/342
Pérfida, 1/150
Pericarpio del trigo, 2/309
Perifollo, 1/343
– bulboso, 1/111
Periodontitis, 2/152
Perlada, cebada, 2/162
Perojo, 2/112
Peróxidos en los aceites, 1/117
Persimón japonés, 2/222
Pesca, agotamiento de la, 1/232
Pescado, 2/293
– aceite de, 1/240
– disminuye triglicéridos, 2/291
– prudencia con supl., 2/87-88
– ahumado, 1/233
– alergia al, 1/249
– alimento natural, 1/231, 1/236
– azul y blanco, 1/238-239
– cáncer por consumo de, 1/236
– cómo reconocer frescura, 1/242
– cómo retrasar
descomposición, 1/243
– congelación del, 1/233
– conservación del, 1/233
– contaminación, bacteriana, 1/248
– por mercurio, 1/250-251
– por parásitos, 1/250
– contenido, en sodio y yodo, 1/234
– variable en grasa, 1/238
– contrain. en osteoporosis, 1/236
– en salazón, 1/233
– favorece el cáncer, 2/373
– grasas del, 1/238-240
– graso y magro, 1/238-239
– hueva de, 1/247
– insano, 1/245
– intoxicaciones por el, 1/246
– mejor que el, 1/237
– metilmercurio en el, 1/250-251
– minerales en el, 1/234
– nutrientes en el, 1/234
– partes tóxicas del, 1/247
– pobre en calcio, 1/234
– procesado del, 1/233
– produce ácido úrico, 2/293
– proteínas del, 1/234
– rico en fósforo y vit. D, 1/234
– sangre tóxica del, 1/245
– valor nutritivo, 1/234, 1/239

ÍNDICE GENERAL ALFABÉTICO

– ventajas e inconvenientes, 1/236
– y corazón, 1/237
– y marisco, 1/230
– causa de alergias, 2/333
VER TAMBIÉN Peces, Pesquería
Peso, exceso de, VER Obesidad
– falta de, 2/284
– pérdida de, VER Delgadez, 2/284
– recuperar, 2/284
Pésol, 2/73
Pesquería, productos de, 1/231
VER TAMBIÉN Peces, Pescado,
Pesticidas, afectan al feto, 2/385
– en la leche, 1/196
Petit suisse, queso, 1/213
Pez espada, 1/245
pH orgánico, 2/283-284
Pholiota mutabilis, 1/155, 1/156
Piche, 2/114
Picota, 2/304
Picudillo, 2/198
Piedras, en el riñón,
VER Litiasis renal, 2/244
– en la vesícula, VER Colelitiasis
Piel, alcachofa la protege, 2/180
– alimentos para la, 2/330
– de la fruta, 1/38
– deshidratación, 2/332
– dieta cruda conveniente, 2/335
– papaya conveniente, 2/158
– pepino conveniente, 2/340
– pipas de girasol protegen, 2/107
– seca, 2/332
– tercer riñón, 2/230
VER TAMBIÉN Cabello
Pigmentos vegetales,
ingestión insuficiente, 2/401
Pijibay, 2/296
Pijiguao, 2/296
Pimentón, 2/198
– colorante saludable, 2/198
Pimienta, 1/340
Pimiento, alimento para el estómago
[y ap. digestivo, intestino, metabol.
y anticancerígeno], 2/198, 1/111
– capsacina en el, 2/199
– de cerecilla, 2/198
– de las Indias, 2/198
– picante, 1/340
– previene el cáncer, 2/199, 2/371
– rico en provitamina A, 2/199
Pináceas, 1/59
Pino, albar, 2/47
– blanquillo, 2/47
– de Chile, 2/47
– del Neuquén, 2/47
– mollar, 2/47
– real, 2/47
– rubial, 2/47
Piña, americana, 1/43, 2/189
– tropical, 1/43, 2/189
Piñón, alimento para sist. nervioso [y
sangre, corazón y arts.], 2/47, 1/59
– araucano, 1/59, 2/47
– fortalece el cerebro, 2/47
Pipa, 1/151
Pipas, 2/105
– de calabaza, 2/99
– de girasol, VER Girasol, pipas de

Pirámide, de la alimentación, 2/389
– trófica (alimentaria) marina, 1/248
Piridoxal, VER Vitamina B$_6$
Piridoxamina, VER VitaminaB$_6$
Piridoxina, VER Vitamina B$_6$
Pirosis, 2/188
Pistachero, 2/135
Pistacho, alimento
para la sangre, 2/135, 1/58
–muy rico en hierro, combate la
anemia, 2/135
Pitahaya, 1/37, 1/43
Pitanga, 1/47, 2/263
Pitaya, 1/43
Pitipuá, 2/73
Piuria, 2/349
Plancton, 1/248
Plantas aromáticas, 1/342
Plátano, alimento para el corazón [y
arterias, estómago, intestino y
aparato locomotor], 2/70, 1/46
– bajo en sodio, 2/71, 2/72
– cociente potasio-sodio alto, 2/71
– contiene serotonina, 2/71
– conveniente para celiaquía, 2/72
– de guisar, 2/72
– enano, 2/72
– hartón, 2/72
– macho, 1/46, 2/72
– muy rico en potasio, 2/71
– previene la úlcera gastr., 2/71
– reduce la acidez gástrica, 2/71
– rico en vitamina B$_6$, 2/71
– rojo, 2/72
– variedades, 2/72
Pleuroto ostreado, 1/156
Pleurotus eryngii, 1/156
– *ostreatus*, 1/156
Plomo provoca agresividad,
contaminación por, 2/32
Poguy, 2/201
Polen, combate el acné, 1/359
– combate las alergias, 1/359
– como suplemento, 1/353
– concentrado nutritivo, 1/359
Polenta, 1/69, 2/238
Poligonáceas, 1/77, 1/110
Polioles, 1/176
Polípero frondoso, 1/151
Polisacáridos, 1/387
Pollo, 1/314
– grasa menos nociva, 1/315
– lo positivo y negativo, 1/315
Poma, 2/229
Pomagranada, 2/236
Pomarrosa, 1/47
– de agua, 1/47
Pomelo,
– albedo del, 2/94
– alimento para las arterias [y
corazón, metab., infeccs. y
anticancer.], 2/93, 1/50, 2/364
– combate la obesidad, 2/95
– de pulpa roja,
rico en carotenoides, 2/94
– interfiere el metabolización de,
la ciclosporina, 2/96
– los antagonistas calcio, 2/96
– muy bajo en sodio, 2/94
– reduce colesterol, 2/96

– rico en flavonoides,
limoneno, naringina,
pectina y potasio, 2/94-96
– y medicamentos, 2/96
Pomos, 1/40
Ponsigué, 2/149
Pop corn, 2/239
Poroto, 2/343
– soya, 2/264
Porridge, 2/41
Porrina, 2/319
Porrino, 2/319
Porro, 2/319
Portulacáceas, 1/111
Postres lácteos, 1/214
Potasio, 1/402
– cacahuete rico en, 2/338
– castañas ricas en, 2/324
– CDR, 1/402
– cerezas ricas en, 2/305
– chirimoya rica en, 2/61
– coles muy ricas en, 2/194
– coliflor rica en, 2/155-156
– en la calabaza,
cociente sodio-, 2/98
– granada rica en, 2/237
– melocotón rico en, 2/76
– ñame rico en, 2/101
– papaya rica en, 2/158
– plátano, muy rico en, 2/71
– macho, rico en, 2/72
– potasio/sodio,
cociente alto, 2/71
– pomelo rico en, 2/94
– soja rica en, 2/267
– tomate rico en, 2/276
– verduras y horts. ricas en, 1/101
Potencia sexual, 2/262
Potenciadores del sabor, 2/399
PP, factor, VER Niacina
Prasio, 2/319
Prensado de los aceites, 1/114
Presión, alta, VER Hipertensión
– de los aceites
en caliente y en frío, 1/115
Prevención,
VER ENFERMEDAD CORRESPONDIENTE
Prisco, 2/26
Proantocianidinas, suplemento, 1/355
Probiótico, yogur alimento, 1/202
Propóleos, 1/361
– como suplemento, 1/353
– efecto antibiótico, 1/361, 2/139
Prostaglandina E1, funciones, 2/107
Prostaglandinas, funciones, 2/68
Próstata, cinc la protege, 2/262
– hipertrofia de la, 2/262
– licopeno la protege, 2/262
– pipas de calabaza
impiden la hipertrofia, 2/99
– selenio la protege, 2/262
– soja y tofu
previenen el cáncer de, 2/269
– tomate
previene el cáncer de, 2/277
Proteáceas, 1/59
Proteasas en la soja,
inhibidores de las, 2/268
Proteína, completa,
– nueces y cereales, 2/66

– del germen de trigo, 2/307
– en polvo, suplemento, 1/352
Proteínas, 1/386
– almendras ricas en, 2/49
– animales, 1/386
– calidad comparativa, 1/285-286
– carencia debilita defensas, 2/349
– completas con la alubia, 2/344
– contráctiles, 1/284
– de la avena, 2/42
– de la carne, 1/280, 1/284, 1/331
– calidad, 1/286
– digestibilidad, 1/286
– valor biológico, 1/286
– de la leche, 1/188, 1/190
– de las legumbres y cereales, 1/80
– de las nueces, 2/65
– de las verduras y horts., 1/100
– de los frutos secos, 1/56
– de origen animal, exceso, 2/400
– debilita defensas, falta de, 2/350
– del aguacate, 2/109
– del arroz, 2/226
– del cacahuete, 2/337
– del centeno, 2/117
– del huevo, 1/221, 1/223
– del maíz, 2/238
– del pescado, 1/234
– del queso, 1/209
– del suero de leche, 1/191
– del trigo, 2/307
– eficacia animal al producir, 1/284
– escorzonera rica en, 1/105
– exceso recarga, hígado, 2/170
– riñones, 2/242, 2/246-247
– excitan los nervios, 2/33
– garbanzos muy ricos en, 2/91
– glaucoma por exceso de, 2/23
– importancia de las, 1/295
– judías ricas en, 2/344
– lácteas, composición, 1/191
– legumbres,
máxima riqueza en, 1/84
– lentejas muy ricas en, 2/128
– necesid. de adolescentes, 2/381
– necesidades diarias, 1/386
– patata buena fuente de, 2/203
– pérdida por la orina, 2/247
– sarcoplásmicas, 1/285
– soja, alimento
más rico en, 1/89, 2/265
– taro rico en, 1/104
– valor relativo de las, 1/295
– valoración, 1/285
– varias, valor nutritivo, 1/287
– vegetales, 1/386
Prótidos, VER Proteínas
Protoantocianidinas, 1/411
Provitamina A, acedera rica en, 1/110
– mango rico en, 2/342
VER TAMBIÉN Beta-caroteno, Caroteno,
Carotenoides, Vitamina A
Pruna, 2/233
Pseudocereales, 1/77
Psilocibina, 1/140
Psoralenos, 2/335
Psoriasis, 2/335
– apio la combate, 2/249
Ptialina (enzima salivar) y digestión
del almidón, 2/203

Tomo 2 / **442**

Ptosis gástrica, 2/190
  – ananás conveniente para, 2/190
Puerco, VER Cerdo
Puerro, alcalinizante, 2/319
  – alimento para aparato
    locomotor [e intestino y aparato
    respiratorio], 2/319, 1/109
  – común, 2/319
  – diurético, 2/319
  – elimina el ácido úrico, 2/319
  – evita el estreñimiento, 2/319
  – rico en calcio y magnesio, 2/319
Pulmones, VER Aparato respiratorio
Pumpernickel, 2/117
Punicáceas, 1/48
Puré de caqui, 2/222
  – de castañas, 2/322
  – de patatas, conveniente
    para estómago, 2/202
Purina, cafeína una, 2/293
Purinas, 2/292
  – carne contiene, 2/293
  – en las legumbres, 1/84 2/293
  – espárragos ricos en, 2/293

Quenepa, 1/51
Quenopodiáceas, 1/77, 1/104
Quercitina, cebolla contiene, 2/143
  – flavonoide muy activo, 2/143
  – manzana muy rica en, 2/230
Queso, 1/206
  – alternativas al, 1/217
  – blanco, 1/212
  – Camembert, 1/210
  – Cheddar, 1/211
  – contaminación, 1/208
  – contenido en calcio, 1/215
  – cottage cheese, 1/212
  – curado (maduradо), 1/206
    – contraindicaciones, 1/208
    – más sabroso, tipos de, 1/210
  – de Burgos, 1/212
  – de suero, 1/212
  – Edam, 1/210
  – fermentación, 1/207
  – fresco saludable, tipos de, 1/212
  – fundido, 1/211
  – Gouda, 1/210
  – Gruyère, 1/210
  – listeriosis por, 1/208
  – maduración, 1/206-207
  – madurado, contraindics., 1/208
    – valor nutritivo, 1/209
    – vent. e inconvenientes, 1/209
  – manchego, 1/210
  – menos saludable, 1/211
  – Parmesano, 1/210
  – Petit suisse, 1/213
  – Roquefort, 1/210
  – salmonelosis por, 1/208
  – speisequark, 1/213
  – vegetariano, 1/207
  VER TAMBIÉN Lácteos
Químicos,
  exceso de contaminantes, 2/402
Quingombó, 2/200
Quinoa, 1/77
Quinoto, 2/364
Quistes de mama, 2/260

Rabanete, 2/181
Rabanito, 2/181
Rábano, alimento para hígado y v. b.
  [y ap. digestivo, estómago, ap.
  respir. y anticancer.], 2/181, 1/106
  – colagogo y colerético, 2/181
  – de caballo, 1/110
  – rusticano, 1/343
Radiactiva de la leche,
  contaminación, 1/196
Radicales libres, favor. asma, 2/140
  – fresas neutralizan, 2/104
  – selenio protege contra, 1/409
  – vitamina E los neutraliza, 2/397
  – y envejecimiento, 2/386
Radicchio, 1/105, 2/176
Raíces comestibles, 1/97
Rambai, 1/45
Rambután, 1/37, 1/51
Ramnáceas, 1/48
Raquitismo, vit. D previene, 2/316
  – y osteomalacia, 2/316
Ráspano, 2/257
Raviolli, 1/75
Rayas, 1/244
Raynaud, síndrome de, 2/90
Rayos gamma y X, conservación
  de la carne con, 1/273
RDA ver CDR, 1/384
Rebancá, 2/320
Rebozuelo, 1/154
Redecilla, 1/182
Refinado de los aceites, 1/114
Refinados, cereales, 2/396
  – favor. cáncer, productos, 2/373
Refrescos, 1/365
  – alergias por, 1/367
  – calorías, de una lata, 1/366
    – vacías de los, 1/367
  – caries por, 1/367, 2/153
  – composición, 1/365
  – de cola, 1/372
  – de té, 1/373
  – descalcificación por, 1/367
  – los niños y los, 1/365
  – pérdida de calcio por, 1/367
  – ventajas e inconvenientes, 1/367
Regla dolorosa,
  VER Dismenorrea, 2/261
Regoldo, 2/322
Reina de la noche, 1/43
Reishi, 1/151
Remolacha,
  – azucarera,
    rica en azúcares, 2/123
  – colorada, 2/122
  – de huerta, 2/122
  – de mesa, 2/122
  – roja, alcalinizante, 2/123
    – alimento para la sangre [y
      metabolismo, intestino y
      anticancer.], 2/122, 1/104
    – combate la anemia, 2/122
    – contiene betacianina, 2/122
    – reduce colesterol, 2/123
    – rica en fibra, 2/123
Renal, insuficiencia,
  VER Insuficiencia renal
Renales, cálculos,
  VER Cálculos renales

Repollito de Bruselas, 2/192
Repollo blanco, 2/192
  – chino, 2/193
  – colorado, 2/193
  – crespo, 2/192
  – de Milán, 2/192
  – de queso, 2/192
  – liso, 2/192
Reproductor, alimentos para el
  aparato, 2/260
Requesón, 1/212
Resfriado, naranja lo combate, 2/362
  – nísperos lo combaten, 2/299
  – vitamina C contra el, 2/352
  – y gripe, 2/352
Respirar mejor, fruta ayuda a, 2/138
Respiratorio, alimentos para el
  aparato, 2/138
Resveratrol de la uva,
  previene el cáncer, 2/79-81
Retina,
  degeneración macular de la, 2/24
Retinol, VER Vitamina A
Reumatismo, carne favorece, 1/301
Reumatoide, artritis, 2/317
Riboflavina, VER Vitamina B_2
Rigidez cadavérica de la carne, 1/265
Riñón,
  – cálculos en el,
    VER Cálculos renales
  – la piel, tercer, 2/230
  – piedras en el,
    VER Litiasis renal, 2/244
Riñones, alcachofa para, 2/180
  – alimentos acidificantes los
    recargan, 2/282
  – calabaza conveniente, 2/98
  – coliflor conveniente, 2/156
  – espárragos los estimulan, 2/250
  – exceso de carne y de proteínas los
    sobrecarga, 2/242, 2/246-247
  – mejores amigos de los, 2/242
  VER TAMBIÉN Renal
Robellón, 1/154
Rodófitos, 1/135
Romanesco, 1/106, 2/155
Romero, 1/342
Roquefort, queso, 1/210
Roqueta, 1/106
Rosáceas, 1/48, 1/59
Rosetas (palomitas) de maíz, 2/239
RP ver CDR, 1/384
Rubiáceas, 1/50
Rubión, 1/102
Ruibarbo, 1/110
Rumiantes, 1/289
  – aparato digestivo, 1/182
Russula aeruginea, 1/156, 1/157
  – *cyanoxantha*, 1/156, 1/157
  – *vesca*, 1/148, 1/157
Rúsula, 1/148
  – comestible, 1/157
  – de color cardenillo, 1/156
Rutáceas, 1/50
Rutina, alforfón rico en, 2/102
  – funciones de la, 2/102

Sabañones, 2/90
Sabor, búsqueda del, 1/334
  – potenciadores del, 2/399
Sacarina, 1/177-179
  – diabetes, 2/288
  – poder edulcorante, 1/176
Sacarosa, fórmula, 1/169
Sacrificio de los animales, 1/264
Sahuinto, 2/114
Sal, 1/344
  – alternativas a la, 1/347
  – cáncer de estómago por, 1/345
  – como condimento, 1/339, 1/344
  – contraindicaciones, 1/344-345
  – de apio, 2/249
  – de hierbas, 1/347
  – exceso de, 2/400
  – favorece cálculos renales, 2/244
  – favorece el asma,
    exceso de, 1/345, 2/140
  – marina, 1/346, 1/347
  – necesidades de, 1/346
  – nociva para el corazón, 1/345
  – oculta, 1/347
  – pérdida de calcio
    por consumo de, 1/345
  – provoca osteoporosis,
    exceso de, 2/314
  – refinada, 1/346
  – tipos, 1/346
  – vent. e inconven., 1/344-345
  – yodada se recomienda, 1/409
  VER TAMBIÉN Salazones, Sodio
Salaca, 1/48, 2/328
Salazón (salado) del pescado, 1/233
Salazones, nocivos
  para el estómago, 1/345
  VER TAMBIÉN Sal, Sodio
Salchichas, de cerdo, 1/333
  – vegetales, 1/333
Salmonelosis por consumo de,
  – cerdo, 1/320
  – queso, 1/208
Salpetre, 1/271
Salsa tabasco, 1/341
Salsa Worcestershire, 1/341
Salsas, 1/341
Salsifí blanco, 1/105
  – negro, 1/105
Salvado, 1/64
  – antioxidante, 2/311
  – combate el estreñimiento, 2/208
  – de arroz, aceite de, 2/228
  – de avena, 2/42
  – de trigo, como suplemento,
    1/354, 2/308, 2/309, 2/311
    – fitatos del, 2/311
    – fitatos dificultan
      absorción del hierro, 2/120
    – muy rico en fibra, 2/308
    – uso correcto, 2/311
    – vent. e inconvenientes, 2/311
  – del maíz, 2/240
  – pan de, 1/72
  – previene cáncer de colon, 2/311
  – reduce colesterol, 2/311
Salvia, 1/342
Sandía, alimento para el ap. urinario
  [e intestino y metab.], 2/251, 1/44
  – combate la obesidad, 2/251

TOMO 2 / 443

- conveniente en diabetes, 2/251
- muy diurética, 2/251
Sangre, alimentos para la, 2/118
- berro depurativo de la, 2/132
- cebolla fluidifica la, 2/54, 2/143
- de pescado, tóxica, 1/245
- indica riesgo de infarto, análisis de, 2/57
Sanogur, VER Yogur bio
Santol, 1/46
Sapindáceas, 1/50
Sapodilla, 1/43, 2/220
Saponinas, 1/87
- en la soja, 2/268
Sapotáceas, 1/51
Saramuya, 2/62
Sarcodon imbricatum, 1/157
Sarcoplásmicas, proteínas, 1/285
Sargazo vejigoso, 1/134
Saúco, 1/44
- del Canadá, 1/44
Sauerkraut, 2/197
Saxifragáceas, 1/51
Sedante, lechuga, 2/45
- patata, 2/204
Selenio, 1/355, 1/409
- antioxidante, 1/409, 2/87
- como suplemento, 1/355
- contra el sida, 2/353
- necesidad de suplems., 1/409
- protege, contra el cáncer, 1/409
– arteriosclerosis, 2/87
– la próstata, 2/262
Semeruco, 2/367
Semillas, 1/38, 1/53
- comestibles, 1/97
- de calabaza, 2/99
- de girasol, VER Girasol, pipas de
- y frutos secos del mundo, 1/58
Sémolas, 1/69
Sequedad de la piel, VER Piel seca, 2/332
Serba, 1/49
Serotonina del plátano, 2/71
Sésamo, aceite de, 1/126
- como suplemento, 1/352
Seso vegetal, 1/50
Seta, anatomía de una, 1/139
- de alerce, 1/141
- de Burdeos, 1/153
- de campo, 2/294
- de cardo, 1/146, 1/156
- de cepa, 1/156
- de ostra, 1/156
- de París, 2/294
- engañosa, 1/150
- induce producc. interferón, 1/151
- mortal, 1/148
- partes de una, 1/139
Setas, 1/136
- comestibles, 1/152
- cómo consumirlas, 1/142
- intoxicación por, 1/146
- japonesas, 1/151
- orientales medicinales, 1/151
- recolección, 1/142
- silvestres, 1/142
- tóxicas, 1/148
- valor nutritivo de las, 1/144
- venenosas, 1/148

- afirmaciones peligrosas acerca de las, 1/143
- cómo reconocerlas, 1/139, 1/143
- confusiones, 1/148
- ventajas e inconvenientes, 1/145
- y alcohol, 1/147
- y hongos, 1/137
VER TAMBIÉN Hongos
Sexual, impotencia, 2/261
- potencia, 2/262
Sexuales, nueces mejoran los trastornos, 2/68
Shiitake, 1/151
Sida, 2/353
- antioxidantes necesarios, 2/353
- selenio contra el, 2/353
Siluro, 1/244
Síndrome, alcohólico fetal, 1/379
- de abstinencia de cafeína, 1/370
- de Raynaud, 2/90
- del colon irritable, 2/212
- del dumping, 1/194
- del túnel carpiano, 2/316
- premenstrual, 2/261
Sinini, 2/62
Sinoria, 2/25
Sirope, de arce, 1/174
- de maíz, 1/174
Siropes, 1/159, 1/174
Sistema,
- inmunitario, depresión del, 2/350
- nervioso, alimentos para el, 2/30
– lechuga lo fortalece, 2/46
VER TAMBIÉN Cerebro, Nervios
Sobrepeso, VER Obesidad
Sodio, 1/344, 1/407
- aceitunas alto contenido, 2/167
- agrava la tos, exceso de, 2/138
- albaricoque bajo en, 2/27
- arroz muy bajo en, 2/226
- batata baja en, 2/302
- cacahuete bajo en, 2/338
- calabacín bajo en, 2/159
- calabaza muy baja en, 2/98
- caqui bajo en, 2/224
- castañas bajas en, 2/324
- centeno bajo en, 2/117
- chirimoya muy baja en, 2/61
- coles muy bajas en, 2/194
- coliflor baja en, 2/155, 2/156
- contenido del huevo en, 1/223
- contenido en el pescado, 1/234
- embutidos ricos en, 2/89
- en la alimentación, procedencia, 2/98, 1/344
- en la leche, 1/189
- favorece la obesidad, 2/286
- fresas muy bajas en, 2/104
- granada baja en, 2/237
- guayaba baja en, 2/115
- guisantes bajos en, 2/74
- huevos ricos en, 1/223, 1/225
- IDA, 1/407
- melocotón bajo en, 2/76
- necesidades diarias, 1/346
- nueces bajas en, 2/66
- patata baja en, 2/204
- pera no contiene, 2/113
- plátano bajo en, 2/71-72

- pomelo bajo en, 2/94
- -potasio, de la calabaza, muy bajo cociente, 2/98
– hipertensión por desequilibrio, 1/402, 1/407
- y grasa, lo más nocivo para arterias, 2/87
- yema de huevo rica en, 2/89
VER TAMBIÉN Sal, Salazones
Soja,
- aceite de, 1/89, 1/125
- ácido fítico en, 2/268
- alimento más rico en proteínas, 1/89, 2/264, 2/265
- alimento para el aparato reprod. [y arterias, ap. locom., sangre y anticancerígeno], 2/264, 1/90
- alternativa a la carne, 1/332
- antioxidante, 2/268
- aspectos negativos, 2/274
- aspectos positivos, 2/272
- bebida (leche) de, 1/88
- conv. huesos y corazón, 2/272
- conv. para niños, 2/271, 2/273
- cultivo de la, 2/265
- desaconsejada en gota, 2/274
- estrógenos naturales en, 2/268
- factores antinutritivos, 2/274
- fitosteroles en la, 2/268
- harina de, 2/264
- inhib. de las proteasas en, 2/268
- isoflavonas en la, 2/267
- leche de, 1/88
- lecitina de la, 1/89, 2/267
- legumbre más rica en hierro, 2/118-119
- muy rica en minerales, 2/267
- para lactantes, leche de, 2/379
- previene, arteriosclerosis e infarto, 2/270
– cáncer, 2/269, 2/271, 2/371
– osteoporosis, 2/271
– trastornos menopausia, 2/269
– trombosis, 2/271
- productos de la, 1/88
- reduce colesterol, 2/266, 2/270
- rica en fibra, 2/267
- saponinas de la, 2/268
- sobre las grasas sanguíneas, efectos de la, 2/268
- transgénica, 2/274
- ventajas e inconv. de la, 2/272
- verde, 1/91, 2/266
- y leche de vaca, aminoácidos esenciales en, 1/88
Solanáceas, 1/51, 1/111
- contienen solanina, 2/203
Solanina, 1/103
- en las berenjenas, 2/256
- en las Solanáceas, 2/203
- provoca alergias, 2/317
Solitaria (tenia) por consumo de cerdo, 1/322
Somatotropina bovina, 1/196
Sorbitol, poder edulcorante, 1/176
Sorgo, 1/76
Soya, 2/264
Speisequark, queso, 1/213
SRM, 1/310
Streptococcus thermophilus, 1/203

Sueño, falta de, VER Insomnio, 2/33
Suero,
- de leche, 1/199
– proteínas del, 1/191
- de mantequilla, 1/204
- queso de, 1/212
- vegetal, 2/254
Suillus grevillei, 1/141
Sulfurosos, compuestos, 1/411
Sumina, 2/263
Supa, 2/296
Superóxido-dismutasa, 1/151
Suplementación proteínica, soja ideal para la, 2/265
Suplemento, aceite como, 1/354
- antioxidantes como, 1/354
- estimulantes como, 1/356
- fibra dietética como, 1/354
- microorganismos como, 1/357
Suplementos, de selenio, necesidad de, 1/409
- dietéticos, 1/349, 1/352
- farmacéuticos, jugos de fruta y hortalizas, 1/350
- nutritivos, 1/348
– inconvenientes de los, 1/351
– quiénes los necesitan, 1/349
- razones para tomar, 1/348
- vitaminas y minerales como, 1/353
- vitamínicos, 1/349
– exceso recarga riñones, 2/246
– y miner. en embarazo, 2/384
Surimi, 1/239
Sustancias, de acompañamiento, VER Elementos fitoquímicos
- no nutritivas, VER Elementos fitoquímicos

Tabaco (fumadores) necesitan más vitaminas, 1/351
- desintoxicación, 2/141
- guayaba ayuda a abandono, 2/115
- hortalizas pueden disminuir el deseo de, 2/141
- nueces del Brasil ayudan a abandonarlo, 2/44
- vitamina C, antídoto contra la nicotina, 2/141
Tabasco, salsa, 1/341
Tacón, 2/73
Tacso, 1/48
Tallos comestibles, 1/96
Támara, 2/147
Tamari, 1/88
Tamarillo, 1/36, 1/51
Tamarindo, 1/36, 1/46
Tangerina, 2/359
Tania, 1/104, 2/101
Tanino, arándanos ricos en, 2/259
- caqui rico en, 2/223-224
- granada rica en, 2/237
- manzana rica en, 2/230-231
- membrillo rico en, 2/221
- níspero europeo rico en, 2/299
Tapioca, 1/108
Tapiramo, 2/343
Tapirucuso, 2/343

ENCICLOPEDIA DE LOS ALIMENTOS

Índice general alfabético

Taro, alimento para las arterias [y corazón], 2/101, 1/104
– rico en proteínas, 1/104
Taumatina, 1/179
Té, 1/372-373
– refrescos de, 1/373
Tef, 1/76
Tempeh, 1/88
Temperatura elevada, VER Fiebre, 2/349
Tenga, 2/296
Tenia, por consumo de cerdo, 1/322
Tensión alta, VER Hipertensión
Teosinte, 1/76
Ternera, 1/308
Terpenos, 1/411, 2/125
Tetrodotoxismo, 1/246
Tiamina, VER Vitamina B$_1$
Tiaminasa, 1/390
Tiburón, 1/244
Tiosulfinato, cebolla rica en, 2/143
Tirabeque, 1/109, 2/74
Tiriguro, 2/219
Tiroides, contienen yodo, hormonas de la, 1/409
– funcionamiento, escaso, VER Hipotiroidismo, 2/292
– excesivo, VER Hipertiroidismo, 2/291
– y coles, 2/195
– y nabo, 2/321
Tito, 2/73, 2/303
Tocoferol, VER Vitamina E
Tofu, 1/88, 1/217
– buena fuente de hierro, 1/118
– previene el cáncer, 1/371
– de próstata, 2/269
Tomate,
– ácido oxálico en el, 2/277
– alcalinizante, 2/276-277
– alimento para el ap. reprod. [y ap. urinario, infecciones, arterias y anticancerígeno], 2/275, 1/111
– de árbol, 1/51
– licopeno en el, 2/276
– previene arteriosclerosis, 2/277
– previene el cáncer, 2/277, 2/371
– protege la próstata, 2/277
– rico en hierro, potasio y vitamina C, 2/276
– y cálculos renales, 2/277
Tomatillo, 2/304
Tomillo, 1/343
Tongo, 2/101
Tónicas, 1/366
Topán, 2/295
Topi, 2/300
Topinambur, 2/300
Tornasol, 2/105
Toronja, 2/93, 2/364
Tortellini, 1/75
Tortillas, de maíz, 1/72, 2/241
– mexicanas, 2/238
– no provocan carencia de niacina, 2/241
Tos, 2/138
– sodio en exceso la agrava, 2/138
Tóxicas, de pescados, partes, 1/247
– setas, 1/148
Toxinas del marisco, 1/258-261

Toxoplasmosis
 por consumo de cerdo, 1/322
Transgénicos, alimentos, 2/402
– ventajas e inconvenientes, 2/403
Trébol, de carretilla, 2/130
– de cuatro hojas, 1/110
Triacilgliceroles, 1/240
Triglicéridos, 1/116, 1/240
– alimentos que los reducen, 1/29
– azúcar favorece aumento, 1/172
– disminución, VER Hipolipemiante
– elevados, 2/290
– ñame disminuye, 2/101
Trigo,
– acidificante, 2/308
– aleurona del, 2/309
– alimento casi completo, 2/307
– alimento para el metabolismo, el aparato digestivo, arterias, corazón e intestino], 2/306, 1/76
– almidón del, 2/307
– anatomía del grano de, 2/309
– árabe, 2/102
– bajo en grasas, 2/307
– blando, 2/307
– bulgur, 2/306
– cabezorro, 2/307
– común, 2/307
– copos de, 2/306
– durillo, 2/307
– duro, 2/307
– endospermo del, 2/309
– energético, 2/308
– germen del, VER Germen de trigo
– gluten del, VER Gluten de trigo
– grano entero de, 2/306
– harinas de, 1/68-69
– por qué se usa más la blanca, 2/308
– inca, 1/77
– integral, pan de, 1/71
– rico en fibra, 2/307-308
– morisco, 2/102
– moruno, 2/307
– muy nutritivo, 2/308
– negro, 2/102
– pericarpio del, 2/309
– pobre en lisina, 2/307
– prohibido a los celíacos, 2/308
– proteínas del, 2/307
– recio, 2/307
– rico en minerales, 2/308
– sarraceno, 1/77, 2/102
– semolero, 2/307
Triguillo, 1/77
Triptófano, fuente de niacina, 1/392
– maíz pobre en, 2/241
– poder edulcorante del, 1/176
Triquina, ciclo de la, 1/323
Triquinosis, por consumo de cerdo, 1/322-323
Trombosis, 2/121
– cebolla la impide, 2/144
– genisteína de la soja previene, 2/271
– uva previene, 2/81
Trompeta de amor, 2/105
Tropicales, frutas, 1/36

Trufa, 1/157
– de Perigod, 1/157
– negra, 1/157
Tuber nigrum, 1/157
Tubérculos comestibles, 1/97
Tumbo serrano, 1/48
Túnel carpiano, síndrome del, 2/316
Tupinambo, 2/300
Turma de agua, 2/300
Turrón, 1/55, 2/48

Ubequinona
 como suplemento, 1/356
Uchú, 2/198
UHT, esterilización de la leche, 1/184
Uji, 2/198
Úlcera gastroduodenal, 2/186
– ananás contraindicado, 2/190
– azúcar favorece, 2/187
– consumo de leche en, 1/195
– limón desaconsejado, 2/125
– plátano previene, 2/71
Umbelíferas, 1/111
UNP, 1/286
Uñas débiles, coco fortalece, 2/328
– pipas de girasol fortalecen, 2/107
VER TAMBIÉN Piel
Uperización de la leche, 1/184
Úrica, artritis, 2/315
Úrico, ácido, VER Ácido úrico
Urinaria, infección, VER Cistitis, 2/349
Urinario, alimentos para el ap., 2/242
Urolitiasis, 2/244
Urticaria,
 VER Dermatitis y eccema, 2/334
Uste, 2/367
Uva,
– aceite de semillas de, 1/127
– alcalinizante, 2/79
– alimento para el corazón [y arterias, sangre, intestino y anticancerígeno], 2/78, 1/51
– antocianinas en la, 2/79
– conveniente para insuf. renal, 2/81
– de bosque, 2/257
– elementos fitoquímicos en, 2/79
– espina, 1/51
– del Cabo, 1/51
– estrellada, 1/45
– flavonoides de la, 2/79
– fructosa y glucosa de la, 2/79
– jugo (zumo) de, 1/377, 2/78
– conviene para corazón, 2/53
– mejora las hemorroides, 2/81
– muy rica en vitamina B$_6$, 2/79
– pasas, 2/81
– ricas en hierro, 2/81
– previene el cáncer, resveratrol de la, 2/81
– previene la trombosis, 2/81
Uvilla azul, 2/259

Vaca, aparato digestivo de la, 1/182
Vacas locas, enfermedad de las, 1/197, 1/310
Vaccinium, género rico en antocianinas, 1/45
Vacuno, aspectos positivos y negativos de carne de, 1/308-309

Vadurización, 1/273
Vainilla, 1/341
Valerianáceas, 1/111
Valor nutritivo, VER Nutritivo, valor
Varices en el ano, VER Hemorroides, 2/211
Vascular cerebral, accidente, VER Apoplejía, 2/87
Vascular, fragilidad, 2/90
Vasos sanguíneos frágiles, 2/90
Vegetal, carne, 1/332
Vegetales, aceites y grasas lácteas comparación con, 1/205
– ácido cianhídrico en los, 1/103
– ácido oxálico en los, 1/103
– alimentos, 1/26
– comparación con los alimentos animales, 1/27
– comparados con la carne, 1/295
– insuficiencia de pigmentos, 2/401
– nitratos y nitritos en los, 1/103
– poder curativo de los, 1/28
– proteínas de los, 1/386
– salchichas, 1/332
Vegetarianos, niños, 2/380
Vejiga de la orina, inflamación, 2/349
Venenosas, setas, 1/146-148
Verde de cebada, suplemento, 1/352
Verde (inmadura), fruta, menos nutritiva, 1/349
Verdolaga, 1/111
– de invierno, 1/111
Verduras, cómo cocinarlas, 1/99
– convenientes en diabetes, 2/288
– del mar, 1/132
– y hortalizas, 1/92
– definición, 1/93
– jugos de, 1/368
– protegen del cáncer, 2/371
– proteínas de las, 1/100
– valor nutritivo, 1/100
– ventajas e inconv., 1/101-102
– y los niños, 1/94
– y obesidad, 1/95
Vermífugas, granadas, 2/237
– coles, 2/196
– papaya (látex), 2/158
– pipas de calabaza, 2/99
Verrugas, por carne de cerdo, 1/321
Vesícula biliar, alimentos para, 2/168
– cálculos, VER Colelitiasis, 2/174
– naranja en ayunas puede afectar a la, 2/173
– olivas le convienen, 2/167
– trastornos de la, 2/173
– perezosa, VER Trastornos de la vesícula biliar, 2/173
– piedras, VER Colelitiasis, 2/174
Vibriones, 1/256
Vidueño, 2/78
Viduño, 2/78
VIH, VER Sida
Vinagre, 1/337
– de manzana, 1/337
– no recomendable col fermentada con, 2/197
– pepinillos en, 2/339
Vinagreta, 1/110
Vinagrillo, 1/47

TOMO 2 / 445

ÍNDICE GENERAL ALFABÉTICO

Vino, aspectos positivos, 1/378
  – efecto favor. en corazón, 1/378
  – en píldoras, 1/51
  – favorece el cáncer de estómago, y de mama, 1/379
  – flavonoides en el, 1/378
  – inconvenientes del, 1/379
  – lo que no se dice del, 1/378
  – sin alcohol, 1/377
  – tinto,
    ¿positivo para el corazón?, 2/80
  VER TAMBIÉN Alcohol, Cerveza
Viñedo, 2/78
Virus, en la carne de ave, 1/315
  – en la carne de cerdo, 1/321
  – en la leche, 1/185
  – nísperos los combaten, 2/299
  – transmitidos por marisco, 1/257
Vísceras o menudillos, 1/317
Visión, pérdida de, VER Pérdida de agudeza visual, 2/24
Vista, antioxidantes para la, 2/22
  – beta-carot. protege, 2/22, 2/100
  – naranja conviene para la, 2/365
  – vitamina A para la, 2/22
  VER TAMBIÉN Ojos
Visual, pérdida de agudeza, 2/24
Vitáceas, 1/51
Vitamina (provitamina) A, 1/389
  – albaricoques ricos en, 2/27
  – animal (retinol) recarga al hígado, exceso de, 2/172
  – batata muy rica en, 2/301
  – caqui rico en, 2/223
  – carencia causa xeroftalmia, 2/24
  – CDR, 1/389
  – col china rica en, 2/193
  – crema y manteq. ricas en, 1/205
  – en la zanahoria, 2/25
  – exceso en hígado y vísceras, 1/317
  – melón cantalupo rico en, 2/255
  – necesaria para la vista, 2/22
  – pimientos ricos en, 2/199
  – riesgo de toxicidad, 2/246
  VER TAMBIÉN Beta-caroteno, Caroteno, Carotenoides, Provitamina A
Vitamina B, chirimoya rica en, 2/60
  – metaboliza azúcares, 2/79

Vitamina B_1, 1/390
  – CDR, 1/390
  – descubrimiento, 2/228
  – en la carne de cerdo, 1/318
  – nuez del Brasil rica en, 2/44
  – pipas de girasol ricas en, 2/107
  – tiaminasa la destruye, 1/390
Vitamina B_2, 1/391
  – CDR, 1/391
Vitamina B_6, 1/393
  – aguacate
    fruta más rica en, 2/109
  – nueces ricas en, 2/66
  – plátano rico en, 2/71
  – uva muy rica en, 2/79
Vitamina B_{12}, 1/395
  – CDR, 1/395
  – en la carne, 1/281, 1/331
  – en mantequilla y crema, 1/205
  – huevos ricos en, 1/223
Vitamina C, 1/41, 1/396
  – acerola, fruta más rica en, 2/367
  – aliñar con limón provee, 2/126
  – antídoto contra la nicotina, 2/141
  – aumenta interferón, 2/367
  – CDR, 1/396
  – chucrut rico en, 2/197
  – coles ricas en, 2/196
  – como suplemento, 1/354
  – contra los resfriados, 2/352
  – de la naranja, 2/361-363
  – de los cítricos, 2/365
  – facilita la absorción del hierro, 1/401, 2/111
  – funciones, 2/367
  – grosellas muy ricas en, 2/329
  – guayaba muy rica en, 2/114
  – kiwi rico en, 2/357
  – la más inestable, 1/396
  – limón mediano cubre CDR, 2/124
  – necesaria en cada comida, 2/126
  – necesidades aumentadas, 2/355
  – pimientos muy ricos en, 2/199
  – suficiente para la humanidad, 1/41
  – tomate rico en, 2/276
Vitamina D, 1/408
  – huevos ricos en, 1/223
  – leche enriquecida con, 1/187

  – pescado rico en, 1/234
  – previene el raquitismo, 2/316
Vitamina E, 1/397
  – aguacate fruta más rica, 2/109
  – antioxidante, 1/397
  – CDR, 1/397
  – como suplemento, 1/355
  – conjunta con el selenio, 1/409
  – en los aceites, 1/116
  – funciones, 2/107
  – germen de trigo rico en, 2/310
  – neutraliza radicales libres, 1/397
  – pipas de girasol ricas en, 2/107
  – preventiva del cáncer, 2/107
Vitamina K, 1/408
  – alfalfa muy rica en, 2/131
  – funciones, 2/131
Vitamina P, VER Rutina, 2/102
Vitamina U, en la col, 2/195
Vitaminas, de la carne, 1/281
  – de la leche, 1/189
  – fumadores necesitan más, 1/351
  – ingestión insuficiente, 2/401
  – varias, 1/408
  – y minerales, suplementos, 1/353
Vitamínicos, suplementos,
  VER Suplementos
Vítelo, 1/218
  – germinativo, 1/222
  – nutritivo, 1/218
Vitelotte noire, patatas, 2/202

White Ellen G., 1/67
Wing, 1/135
Worcestershire, salsa, 1/341

Xantofilina, 1/222
Xilitol, poder edulcorante, 1/176

Yaca, 2/62
Yame, 2/101
Yauti, 1/104
Yegua, leche de, 1/187
Yema de huevo, 1/222, 1/152
  – proteínas de la, 1/221
Yodo, 1/409

  – algas, la mejor fuente de, 1/132
  – contenido, en el pescado, 1/234
    – en la leche, 1/189
  – feijoa rica en, 2/263
Yoduro potásico, 1/347
Yogur, 1/201
  – alimento probiótico, 1/202
  – bio, 1/203, 2/317, 2/354
  – conservación del, 1/203
  – diferencias con la cuajada, 1/199
  – previene el cáncer, 1/202, 2/371
  – propiedades curativas del, 1/202
  – vent. e inconvenientes, 1/202-203
  VER TAMBIÉN Lácteos
Yuca, 1/108
Yuco, 1/51, 2/220
Yuyo, 2/320
Yuyubí, 2/149

Zamboa, 2/364
Zanahoria, alimento para ojos [y piel, estóm. y ap. digest.], 2/25, 1/111
  – beta-carot. y carotenoides, 2/25
  – cruda,
    masticarla previene caries, 2/153
  – previene el cáncer, 2/371
  – vitamina A en la, 2/22-25
Zapallo, 2/97, 2/159
Zapote,
  – agrio, 2/62
  – alimento para el intestino, [y sangre], 2/220, 1/51
  – chico, 2/220
  – chupachupa, 1/43, 2/220
  – colorado, 1/51
  – del Perú, 1/43
  – japonés, 2/222
  – previene la anemia, 2/220
  – rojo, 2/220
Zara, 2/238
Zarzamora, 1/49
  – antioxidante, 1/49
Zeaxantina, 1/411
  – en las espinacas, 2/29
Zeína, 2/239
Zinc, VER Cinc
Zumo/s, VER Jugo/s
Zwieback, 1/73

Tomo 2 / 446